Barbara Volkmar

Die Fallgeschichten des Arztes Wan Quan

Über die Autorin:

Barbara Volkmar ist Ärztin und Sinologin. Sie promovierte über das Thema „Das Kind in der chinesischen Medizin". Eine mehrjährige klinische Tätigkeit in China schloss sie als Fachärztin für Traditionelle Chinesische Pädiatrie ab. Es folgten zahlreiche Forschungsaufenthalte in Peking, Shanghai, Tokyo, Taipei, London, Washington DC und Princeton, gefördert durch die Deutsche Forschungsgemeinschaft (DFG). Seit ihrer Habilitation im Fach Sinologie lehrt sie am Zentrum für Ostasienwissenschaften der Universität Heidelberg und praktiziert als Ärztin in der Praxis für TCM in Freiburg.

Barbara Volkmar

Die Fallgeschichten des Arztes Wan Quan (1500–1585?)

Medizinisches Denken und Handeln in der Ming-Zeit

ELSEVIER
URBAN & FISCHER

URBAN & FISCHER
München • Jena

Zuschriften und Kritik an:
Elsevier GmbH, Urban & Fischer Verlag, Lektorat Komplementäre und Integrative Medizin, Karlstraße 45, 80333 München

Wichtiger Hinweis für den Benutzer
Die Erkenntnisse in der Medizin unterliegen laufendem Wandel durch Forschung und klinische Erfahrungen. Herausgeber und Autoren dieses Werkes haben große Sorgfalt darauf verwendet, dass die in diesem Werk gemachten therapeutischen Angaben (insbesondere hinsichtlich Indikation, Dosierung und unerwünschten Wirkungen) dem derzeitigen Wissensstand entsprechen. Das entbindet den Nutzer dieses Werkes aber nicht von der Verpflichtung, anhand weiterer schriftlicher Informationsquellen zu überprüfen, ob die dort gemachten Angaben von denen in diesem Buch abweichen und seine Verordnung in eigener Verantwortung zu treffen.

Bibliografische Information der Deutschen Nationalbibliothek
Die Deutsche Nationalbibliothek verzeichnet diese Publikation in der Deutschen Nationalbibliografie; detaillierte bibliografische Daten sind im Internet über http://dnb.d-nb.de abrufbar.

07 08 09 10 11 5 4 3 2 1

Planung und Lektorat: Christl Kiener, München
Projektmanagement: Christl Kiener, München
Herstellung: Antje Arnold, München
Satz: abavo GmbH, Buchloe
Druck und Bindung: LegoPrint, Lavis
Umschlaggestaltung: SpieszDesign, Büro für Gestaltung, Neu-Ulm

ISBN-13: 978-3-437-57390-3
ISBN-10: 3-437-57390-X

Aktuelle Informationen finden Sie im Internet unter **www.elsevier.de** und **www.elsevier.com**

[In diesem Buch] eröffne ich meine Gedanken
und kehre mein Innerstes nach außen.
Ich werde bis an die Grenzen der Mitteilbarkeit gehen,
und die Geheimnisse [der Heilkunst] in all ihren Einzelheiten darlegen.
Seht [diese Geheimnisse] als Hasenfalle und Fischreuse!

Wan Quan in seiner Geheimschrift

Fischreusen sind da um der Fische willen; hast du die Fische,
kannst du die Reusen vergessen.
Hasenfallen sind da um der Hasen willen; hast du die Hasen,
kannst du die Fallen vergessen.
Worte sind da um der Bedeutung willen;
Hast du die Bedeutung, kannst du die Worte vergessen.

Aus dem Buch Zhuangzi (ca. 365-290 v.w.Z.)

Einführung

I.

Ein tragischer Zwischenfall ereignet sich in der Familie Wan: Alle Manuskripte des bekannten Arztes Wan Quan 萬全 mit Beinamen Mizhai 密齋 werden gestohlen und geraten an die Öffentlichkeit. Als dieser davon erfährt, beschließt er etwas, das im traditionellen China höchst ungewöhnlich ist. Er bricht mit dem Prinzip der Geheimhaltung und richtet sich an die Öffentlichkeit. Er will sein gesamtes medizinisches Wissen an Ärzte nachfolgender Generationen weitergeben. Es sind elementare Fragen, die ihn hierbei bewegen: Wie kann er klinische Erfahrung schriftlich mitteilen und in die überlieferten Theorien einbinden? Wie kann er medizinische Erkenntnis über die flüchtige Arzt-Patienten-Begegnung hinaus festhalten und weitertradieren? Wie lässt sich der eigene Lernprozess hierbei beschreiben?

Wan Quan wählt ein bereits etabliertes Medium: Aus seinen über die Jahre angesammelten Anamnesebögen, Fallprotokollen und Rezepten stellt er literarisch gefasste, medizinische Fallgeschichten zusammen und bindet diese Fallgeschichten von nun an in all seine Fachbücher mit ein. Er versucht, jedes diagnostische Detail festzuhalten, das aus seiner Sicht wesentlich ist, um erfolgreich behandeln zu können.

Der Diebstahl der Manuskripte, der für den Arzt Wan Quan noch so manche bittere Erkenntnis nach sich ziehen sollte, stellt daher für uns heute einen einzigartigen Glücksfall dar. Sehr wenig ist bekannt darüber, wie die chinesische Medizin in der Vergangenheit praktiziert wurde. In den Bemühungen, die Medizin des eigenen Landes als ebenbürtig zur westlichen Medizin darzustellen, wurden im Laufe des 20. Jahrhunderts willkürlich medizinische Theorien längst vergangener Perioden zu einem systemischen Kunstprodukt amalgamiert, das als „Nationale Medizin" und später „Traditionelle Chinesische Medizin" bezeichnet wurde. Ein vermeintlich anderes Denken sollte diese Medizin durchdringen. Doch längst hatte sich in China kulturell und politisch ein Bruch mit der Tradition vollzogen. Die Lebenswelt hatte sich radikal verändert.

Wan Quans Fallgeschichten stellen aus heutiger Sicht einmalige Dokumente dar. Aus ihnen lässt sich rekonstruieren, wie sich das medizinische Denken und Handeln in China vor der Begegnung mit der westlichen Medizin gestaltet hat. Wan Quans Fallgeschichten eröffnen uns Einblick in eine Medizin, die heute weit über die Grenzen Chinas hinaus praktiziert wird, doch deren historisch-begriffliche Wurzeln in die Lebenswelt eines fernen Kulturkreises zurückreichen.

II.

Medizin und Lebenswelt haben eine Beziehung zueinander, die vielfältige Segmente aufweist. In ihrem historischen und kulturellen Horizont enthält die Lebenswelt alles Bekannte und Gesetzesartige, mit dem der Mensch sich das Unbekannte und Kontingente erklären kann. Sowohl alltägliche als auch wissenschaftliche Sinnbildungen und Begriffe werden aus der Lebenswelt heraus entwickelt.

Die vorliegende Untersuchung, die die Fallgeschichten einer einzelnen Person der chinesischen Geschichte in den Mittelpunkt stellt, greift diese Segmente, in denen sich Medizin und Lebenswelt begegnen, nacheinander auf und versucht, ihre Bezüge so weit wie möglich aufzuklären. Es ist die Ebene der Theoriebildung und der Theorieanwendung, die hierbei besondere Beachtung finden soll.

In den medizinischen Theorien der chinesischen Vormoderne, die heutzutage auch im Westen großen Anklang finden, ist die lebensweltliche Anschaulichkeit kaum noch gegeben. Die Kategorien und Kategorienbeziehungen, nach denen Natur- und Krankheitsprozesse erklärt werden, sind so weit abstrahiert, dass ihr Ursprung nicht mehr kenntlich ist. Erst bei näherer Betrachtung lassen sich Erfahrungswerte allgemeinster Art erkennen wie Regelmäßigkeiten und Verlaufsschemata der Natur, astronomische Konstellationen, Gegensatzpaare, Qualitäten, Dispositionen, Stimmungen, Resonanzeffekte, Sozialkonflikte, Hierarchien, usw. Die ontologische Ebene, auf der erklärt wird, hat keine direkte Verbindung mit der Ebene der klinisch beobachtbaren Fakten.

Zumeist sind diese medizinischen Theorien aus Naturmodellen abgeleitet, die außerhalb der Medizin und bereits sehr früh in der Geschichte entwikkelt wurden. So gibt es kaum praktizierende Heiler, die umfassendere, eigene Theorien entwickelt hätten. Die pragmatisch orientierte Heilpraxis hat aus sich selbst heraus keinen größeren Theorie- und Erklärungsbedarf. Sie ist an einfachen Wirkzusammenhängen interessiert, bei denen es um die Verknüpfung von Symptom und Therapie oder bestenfalls noch Symptom und Ursache (in prophylaktischer Absicht) geht. Weitergehende Theorieansprüche sind ihr gleichgültig.

Im Gegensatz hierzu stellen die Naturmodelle, die vor allem aus der Philosophie heraus entwickelt werden, Theorien mit universalem Geltungsanspruch dar. Sinn und Zweck dieser Theorien ist es, für alle mögliche Naturereignisse und -verläufe Erklärbarkeit zu demonstrieren. Das, womit erklärt wird, hat dabei hypothetischen Charakter. Jede Theorie besteht aus zahlreichen Einzelhypothesen, die in idealer Weise zusammengesetzt ein logisch strukturiertes, umfassendes Welterklärungsmodell bilden. Sehr oft haben die Vertreter solcher Modelle ein Interesse gehabt, deren universelle Anwendbarkeit und Geltung an praxisbezogenen Wissensbereichen mit bereits vorgeordnetem Datenmaterial exemplarisch vorzuführen. Jenseits der sozial zumeist gering geschätzten Handwerksdisziplinen bot sich hierfür (neben der Astronomie) vornehmlich die Medizin an, zumal diese ein anerkannt wichtiges, individuelles und auch öffentliches Interesse quer durch alle sozialen Schichten befriedigt. Abstrakt formulierte Theorien sollten auf diese Weise näher an die Fakten herantragen werden.

Der Anspruch, Theorie und Praxis schlüssig miteinander zu verknüpfen und in den Erklärungen von physiologischen und pathologischen Prozessen ein gewisses Niveau zu erzielen, tritt also zumeist von außen an die Medizin heran. Insbesondere die exponierten Ärzte und Heiler der Vormoderne, Hof-, Beamten- und Leibärzte sowie akademisch organisierte Lehrpersonen mussten ihr medizinisches Handeln erklären und diese Erklärungen einem bestimmten theoretischen Anspruch anpassen. Dabei waren sie zumeist Rezipienten einer bestimmten naturphilosophischen Tradition, die sie unter dem Legitimationsdruck professioneller und juristischer Belange und dem Filter ihrer persönlichen Erfahrungen, Interessen und Neigungen in eine Erklärungspraxis umsetzten.

Die Medizin verhielt sich also (und verhält sich tendenziell immer noch) eher parasitär zu den geltenden Naturkonzeptionen, d.h. sie setzt ihre Erfahrungen nicht unmittelbar in eigene Erklärungsmodelle um. Vielmehr klopft sie das verfügbare naturkundliche Wissen auf seine Brauchbarkeit für ihre Themen ab. Ihr Wissenserwerb ist rein praxisorientiert, ihr Denken ist zweckbezogen und kaum von grundsätzlichen Erwägungen geprägt. Darum genügen auch Minimalansprüche an logischer Kohärenz und Konsistenz. Vorbehaltlich der Grenzen dessen, was den Patienten, bzw. der Gesellschaft insgesamt, an Inkohärenz zugemutet werden kann, wird die Medizin von sich aus nicht auf die Vollständigkeit der Erklärung oder ein bestimmtes Erklärungsniveau drängen. Als technische Disziplin hat sie kein besonders dringliches Verhältnis zur Wahrheit. Sie verfolgt – legitimer Weise – andere Interessen als Philosophie und Wissenschaft: Sie will Wirkungen erzielen.

III.

Kulturgeschichtliche Hervorbringungen gleich welcher Art – Naturmodelle, Mythen, Weltbilder, Kunstwerke –, die Aspekte der Lebenswelt aufgreifen, erklären, darstellen, abbilden, werden in der historischen Forschung auf sehr unterschiedliche Weise interpretiert. Mit ihren empiristischen, hermeneutischen, strukturalistischen, diskurstheoretischen, rekonstruktiven oder dekonstruktiven Methoden verbindet die zeitgenössische Geschichtsschreibung jeweils einen unterschiedlichen Grad an Verstehenkönnen und an Verstehenwollen, an Distanz oder Nähe zu den Intentionen, die die Urheber mit der Schaffung ihrer Gebilde verknüpft haben mochten.

Zumeist werden die geistigen Gebilde nach externen Gesichtspunkten erklärt, die in der Gegenwart als relevante Beeinflussungsgrößen anerkannt sind, z.B. psychologische, anthropologische, soziologische und wirtschaftliche Faktoren. Es werden Evidenzen und Beweise gesammelt und übergreifende Bewertungskriterien entworfen, mittels derer die geistigen Gebilde in ein historisches Entwicklungsgeschehen eingeordnet werden können. Dabei werden oft auch Maßstäbe, Motive, Interessen, Globaltendenzen zugrundegelegt, die in der damaligen Lebenswelt nicht relevant oder zumindest den damaligen Akteuren so nicht bewusst gewesen sein konnten.

Die Erklärung von medizinischen Theoriegebilden der Vergangenheit stellt eine besonders große Herausforderung an die historische Forschung dar. Es gibt kaum Anhaltspunkte, wie die alten Texte, die ein im wesentlichen handlungsorientiertes Wissen über Natur- und Krankheitsprozesse vermitteln, erschlossen werden können, damit Sinn entsteht. Lässt man sich auf diese alten medizinischen Texte ein, so gerät man sehr bald in ein Labyrinth von Konzepten, Theorien und wirren Rezeptvorschriften, aus denen es kein Entkommen zu geben scheint. Das Material ist derart heterogen, dass sich von innen heraus keine Ordnung herstellen lässt. Die Semiologie der Krankheiten ist hier gänzlich anders strukturiert als in der naturwissenschaftlichen Medizin, so dass sich die Begriffe fast nie deckungsgleich in eine moderne Sprache übertragen lassen. Oft lässt sich nicht einmal feststellen, welche medizinischen Problembereiche und Krankheiten angesprochen sind. Auch existieren kaum Informationen darüber, wie der Heilerfolg einer Therapie, die zur Behandlung einer bestimmten Krankheit als wirksam beschrieben wird, tatsächlich aussah.

Die sinologische Forschung ist der Medizinliteratur daher lange Zeit aus dem Weg gegangen. Sie stufte sie als Ausdruck einer okkulten Pseudowissenschaft ein und charakterisierte ihre Entwicklung seit der frühen Han-Zeit als Erscheinung des Niedergangs der autochthon chinesischen Philosophie in der Frühlings- und Herbstperiode und eines überhandnehmenden Aberglaubens. Erst angesichts der zunehmenden Bedeutung, die die chinesische Medizin in den letzten Jahrzehnten für die klinische Praxis im Westen gewonnen hat, wurden Forschungen zu den Ideen, Konzepten und Theorien chinesischer Heiltradition durchgeführt.

Zunächst sind die wissenschaftshistorischen Forschungen von Needham und Lu Gwei-djen zwischen 1956 und 1990 zu nennen. In ihrem umfassenden Projekt *Science and Civilisation* haben die beiden Forscher zu allen wissenschaftlichen Fachbereichen der chinesischen Geschichte chronologisch solche Entdeckungen und Innovationen zusammengestellt, die ihnen aus naturwissenschaftlicher Perspektive wertvoll und bedeutsam erschienen. In ihrer Vergleichschronologie, die auf einen Nachvollzug der immanenten Logik der Erfindungen gänzlich verzichtet, wird die Medizin als ein herausragendes Anwendungsgebiet chinesischer Wissenschaft gekennzeichnet. Neben der Akupunktur, die Needham und Lu 1980 als rational begründete Behandlungstechnik einstufen und dem Westen zur Übernahme empfehlen, finden dabei vor allem solche Konzepte und Praktiken aus der chinesischen Medizintradition Erwähnung, die als Vorstufen naturwissenschaftlichen Denkens qualifiziert werden können. Der soziale und geistesgeschichtliche Kontext wird dabei nur darauf hin untersucht, ob und wie weit er sich förderlich und hemmend auf (natur-) wissenschaftliche Erkenntnisse auswirkte.

Im Gegensatz zu dieser Darstellungsweise, in der lediglich solche Entwicklungen chinesischer Medizingeschichte Beachtung finden, die den Autoren aus naturwissenschaftlicher Sicht sinnvoll oder vernünftig erschienen, nahm Porkert 1975 genau die umgekehrte Perspektive ein. Er wählte aus der chinesischen Medizinliteratur lediglich die Theorieanteile aus, die ihm Alternativen zu schulmedizinischen Denkansätzen zu verkörpern schienen, und stellte hieraus eine Systematik der Akupunkturtherapie und Rezepturenlehre für die heutige Praxis zusammen. Um die Andersartigkeit und zugleich Wissenschaftlichkeit seiner fiktiv-ahistorischen „Chinesischen Medizin" zu unterstreichen, übertrug er die gesamte chinesische Fachterminologie ins Lateinische und präsentierte sie westlichen Klinikern als in sich geschlossenes Gegenmodell zur modernen Schulmedizin. Alle Entwicklungen, die die chinesische Medizin nach der Song-Dynastie, insbesondere im Laufe des 20. Jahrhunderts, durchlaufen hatte, wurden von Porkert pauschal als Entfremdung von diesem Modell betrachtet.

In der sozialgeschichtlich-anthropologisch orientierten Forschungsrichtung zur chinesischen Medizin, die von Unschuld 1980 begründet wurde, werden Aspekte der klinischen Praxis und Wirksamkeit bewusst ausgeklammert und Projektionen und Idealisierungen hinsichtlich des fremden Medizinsystems vermieden. Hier sind es Historiker, Philologen, Linguisten und Anthropologen, die sich der Medizin als einem Teilbereich der Kultur widmen. Die Geschichte der chinesischen Medizin wird als eine Geschichte von Ideen zur Heilung betrachtet, als ein Wandel von Konzepten, der in charakteristischer Weise mit sozioökonomischen Prozessen verknüpft wird. In der Aufarbeitung medizinischer Texte der Vergangenheit richtet sich die Aufmerksamkeit der Forscher weniger auf den Erklärungsgehalt der Theorien für bestimmte medizinische Zusammenhänge, sondern vor allem auf ihre sprachliche Oberfläche. Von hier aus wird der Bezug zum gesellschaftlichen Hintergrund hergestellt, aus dem heraus die Theorien entstanden sein könnten. So legt Unschuld beispielsweise nahe, dass die Urheber von medizinischen Theorien durch die politische Organisation ihres Staates derart beeindruckt waren, dass sie eine analoge medizinische Fachsprache hierzu entwarfen. Die Wahl der Metaphern und Begriffe wirkte sich seiner Meinung nach nicht nur auf die Plausibilität, sondern auch auf die Verbreitung dieser Theorien während bestimmter historischer Perioden aus.

Die historisch-anthropologische Forschung vollzieht also nur bestimmte Ausprägungen von medizinischen Theorien in ihren historischen Entwicklungen nach und versucht, sie in medizinfremden Begriffen zu erklären und auf gesellschaftliche Prozesse zurückzuführen. Das in der medizinischen

Literatur enthaltene Wissen wird im Wesentlichen auf rhetorische Funktionen abgeklopft und letztendlich als ein vorgetäuschtes Wissen entlarvt.

Die Methodik der Geschlechterforschung, wie sie von Duden 1985 auf die abendländische Medizingeschichte angewandt und von Furth 1987, 1999, Farquhar 1994 und Bray 1997 auf die chinesische Medizingeschichte übertragen wurde, zeigt eine sehr ähnliche Tendenz. Hier werden die Machtverhältnisse bei den Geschlechterrollen in ihrer Bedeutung für die Ausprägung medizinischer Inhalte, insbesondere im Bereich der Frauenheilkunde, aufgedeckt und als Formen maskierter männlicher Unterdrückung überführt.

All diese diskurstheoretischen Forschungen führten zu einem besseren Verständnis sozialer Faktoren in ihrem Einfluss auf biologische Determinierungen und Fixierungen, andererseits jedoch auch zu einseitigen Interpretationen: Dass in den alten medizinischen Texten über Fortpflanzung, Geburt, Krankheit und Tod abgrenzbare und objektive Vorgänge geschildert sein könnten, die mit der Physiologie des Menschen zusammenhängen, wird mehr oder weniger bewusst in Abrede gestellt. Der menschliche Körper mit seinen physiologischen Funktionen und Krankheiten wird in einem solchen Maße historisiert, dass er als etwas beliebig Formbares und Beschreibbares erscheint. Handlungen an und mit diesem Körper erscheinen an sich willkürlich, eine so gut wie die andere. Die Intention des zu erforschenden Gegenstandes – nämlich der Medizin als eines tradierten naturkundlichen Wissens, welches zum Zwecke entwickelt wurde, Wirkungen – bestenfalls Heilungen – zu erzielen, gerät in diesen Forschungsansätzen in Vergessenheit. Der menschliche Körper wird gänzlich zu einem diskursbestimmten Konstrukt.

Die medizinisch-fachliche Forschungsrichtung zur chinesischen Medizin zeigt einen gerade umgekehrten Trend. Hier wird der Anspruch erhoben, dass es sich bei dem historisch tradierten Korpus der chinesischen Medizin um ein reines Erfahrungswissen handelt, welches über einen andersartigen philosophischen Zugang zu Mensch und Natur erworben wurde. Theorie und Praxis der chinesischen Medizin werden in den Lehrbüchern pauschal auf eine vermeintlich zweitausend Jahre alte Naturphilosophie zurückgeführt. Ohne dass es stringente Bezüge gäbe, werden von diesen naturphilosophischen Grundlagen physiologische, pathologische und therapeutische Konzepte abgeleitet.

Für die Präsentation des vermeintlichen Erfahrungswissens der chinesischen Medizin an weltweit interessierte Ärzte ringen westliche Autoren allerdings mit einem wissenschaftstheoretischen Problem, das sie nicht bewältigen können. Es ist die kategoriale Ungeordnetheit, Inkohärenz und Inkompatibilität der historisch tradierten Theorien untereinander. Obwohl das tradierte Wissen bereits im Sinne westlicher Adressaten gesiebt, gefiltert und sprachlich geglättet wurde, sind die kognitiven Sprünge, die den Lesern der immer gleich aufgebauten „Lehrbücher" zugemutet werden, enorm. Da die Autoren keinen Zugang zu den Originaltexten haben und die alten Begriffe der chinesischen Medizin weder übersetzen noch reflektieren können, überbrücken sie ihr rudimentäres Wissen mit Versatzstücken aus der modernen Wissenschaft und ihren persönlichen Weltanschauungen. So werden ihre Darstellungen der vermeintlich „Traditionellen Chinesischen Medizin" zu in sich völlig heterogenen, mal esoterisch mal pseudowissenschaftlich eingefärbten Phantasiegebilden.

Die kategoriale Ungeordnetheit der Lehrbücher tut dem Erfolg allerdings keinen Abbruch. Der vermeintlich so „andersartige" philosophische Hintergrund der chinesischen Medizin und die mit ihm verknüpften Erklärungen zu Gesundheit und Krankheit wirken sowohl bei naturwissenschaftlich ausgebildeten Medizinern als auch bei Laien so plausibel, dass auch gänzlich unlogische Theorieanteile als kulturbedingte Besonderheiten gerne hingenommen werden.

In der VR China zeigen sich ganz ähnliche Tendenzen. Im Gegensatz zum Westen spielt hier für die Präsentation des tradierten Wissens weniger der naturorientierte Zeitgeist als vielmehr die national-propagandistische Stoßrichtung gegenüber dem Ausland die entscheidende Rolle. Obwohl das tradierte Wissen der chinesischen Medizin als gegensätzlich zur westlichen Medizin, oder noch weitergehend, als grundsätzlich andersartig gekennzeichnet wird, sieht man angesichts der Tatsache, dass es um die eigene Wissenstradition geht, keinen Bedarf für weitergehende Erläuterungen. Der Zugang zu den alten Theorien scheint durch das kulturelle Erbe und die gemeinsame Sprache und Schrift von Natur aus gegeben, besondere geisteswissenschaftliche Methoden für ihre Erforschung nicht erforderlich. Die historische Forschung geht in der VR China daher sehr andere Wege als im Westen. Sie stellt sich ganz in den Dienst der klinischen Forschung. Sie bereitet das „Erfahrungswissen" der Medizingeschichte auf und bietet es den Klinikern für eine mögliche praktische Umsetzung an. Unzählige historische Detailstudien beschäftigen sich mit bestimmten Behandlungsverfahren und Rezepturen. Studien, die weitergefasst auch das sozialgeschichtliche Umfeld beleuchten, kämpfen bis heute um ihre Legitimation. Die vielen Säuberungskampagnen der vergangenen Jahrzehnte, mittels derer aus der alten Medizin eine marxistisch geprägte „Neue Medizin" geschaffen werden sollte, haben bis heute ihre Spuren hinterlassen. Die Trennung der alten Theorien nach rationalen und auszugliedernden „abergläubischen" Inhalten prägt immer noch den historischen Denkansatz. Allerdings werden zunehmend auch ausgefallene und absonderliche Theorien aus den alten Texten hervorgeholt. Sie werden neu aufbereitet und zur Essenz der gesamten Medizin stilisiert. Primitive Weltbilder, Natur- und Körpermodelle, von denen man dachte, dass sie in der Menschheitsgeschichte erledigt und abgehakt seien, werden so wieder zum Leben erweckt. Der Wildwuchs von Theorien, der bereits in der Geschichte Kennzeichen der chinesischen Medizin war, hat in den letzten Jahren in China, und von dort aus resonanzartig auch im Westen, noch zugenommen.

Trotz aller Unterschiede in diesen Tendenzen der historisch-anthropologischen und der medizinisch-fachlichen Forschung in Ostasien und im Westen fällt bei näherer Betrachtung ein gemeinsames Merkmal auf. Hinter den Alternativtheorien, die in den alten Texten ein Erfahrungswissen sehen, für dessen Entstehung sie ein „andersartiges" chinesisches Denken postulieren, und den sozialgeschichtlich-anthropologischen Diskurstheorien, die lebensweltliche und medizinische Erfahrungswerte ignorieren und die alten Texte soziologisch-metaphorisch oder rhetorisch interpretieren, steht jeweils dieselbe Hypothese, nämlich dass sich menschliche Intelligenz historisch betrachtet in beliebigen Denkformen äußern und auf die eine oder andere Weise niederschlagen könne. Während die Alternativtheorien die spezifisch chinesische Ausprägung dieser Intelligenz als eine der naturwissenschaftlichen entgegen gesetzte oder bessere Form konzipieren und diese in dem so genannten synthetischen oder ganzheitlichen Denkansatz festmachen, weisen die Diskurstheorien auf gesellschaftlich, wirtschaftlich und kulturell geprägte Denkstile, nach denen in den medizinischen Theorien beispielsweise auch ein vermeintlich „anderer Umgang mit der Wahrheit" zum Ausdruck kommen kann. Gleichgültig also, ob es den Autoren um die historische Relativierung der alten medizinischen Konzepte oder um die Anerkennung ihrer wissenschaftlichen Gleichwertigkeit geht, schließen sie die Existenz einer allen Menschen gemeinsamen Lernfähigkeit im Umgang mit akkumulierender Erfahrung aus.

IV.

Wan Quans Fallgeschichten stellen medizinisches Denken und Handeln in den Kontext der Lebenswelt. Sie sind größtenteils datiert und spiegeln eine Zeitspanne von fünfzig Jahren klinischer Tätigkeit in der Entwicklung anwachsender Erfahrung wider.

Anhand konkreter Handlungsbeschreibungen machen sie uns mit den diagnostischen und therapeutischen Techniken der damaligen Medizin vertraut und veranschaulichen in lebendigen Dialogen, wie sich der medizinische Umgang zwischen Arzt und Patient gestaltete. Auf diese Weise bilden sie ein sehr geeignetes Quellenmaterial, um neben gesellschaftlichen Rahmenbedingungen auch kognitive und technische Aspekte klinischen Denkens und Handelns zu erforschen.

Unterschiedliche Ansätze des Verstehens werden zur Anwendung gebracht: biographische, wirtschaftliche, medizin-, sozial- und lokalgeschichtliche, textgeschichtliche, philologische, erkenntnis- und handlungstheoretische sowie medizinisch praktische. Es soll vor dem Hintergrund sämtlicher überlieferter Aufzeichnungen des Arztes Wan Quan versucht werden, die Grenzen historischer Verstehbarkeit auszuloten. Dabei werden nur solche Deutungen vollzogen, die im Horizont dieser Person und ihres Wissens- und Erfahrungsstandes liegen. Das methodische Konzept für diese Rekonstruktion geht also von einem Individuum aus: Es werden Schicht für Schicht Gründe und Motive zusammengetragen, die das Denken und Handeln der Person erklären, in ihrer abstrakten Dimension jedoch nicht auf diese Person allein reduziert zu werden brauchen.

Als praktisch tätiger Arzt war Wan Quan vor allem in der Kinder- und Pockenheilkunde in der Ming-Zeit sehr bekannt und übte als Theoretiker während der nachfolgenden Dynastie der Qing großen Einfluss aus. Sein Werk, welches nahezu alle Fächer der damaligen Zeit abdeckt, ist durch große Vielseitigkeit und Lebensnahe ausgezeichnet. Das Spektrum der Denkansätze, das in seinen Fallgeschichten zum Ausdruck kommt, gibt einen repräsentativen Querschnitt von Möglichkeiten ab, nach denen in der chinesischen Medizin gedacht und gehandelt wird. Wan Quan führt dies in seinen Schriften gewissermaßen vor. Er präsentiert für jedes Fach zunächst eine Art Theoriesynopsis bis in die Ming-Zeit und dokumentiert und begründet seine eigenen Therapieansätze und konkreten medizinischen Handlungen in den Fallgeschichten teilweise sehr detailreich. Sowohl gegenüber dem heterogenen Stoff der Tradition als auch gegenüber konkurrierenden „alternativen" Heilkonzepten, die in der Ming-Zeit kursierten, nimmt er dabei eine sehr rationale Position an. Er versucht sich selbst und seinen Lesern den Sinn einer Theorie immer plausibel zu machen und weist dabei nicht nur auf Anwendungsmöglichkeiten, sondern auch auf die Grenzen einer Theorie für die Erklärung bestimmter medizinischer Sachverhalte hin. Dies stellte angesichts der Fülle des Stoffs eine große Herausforderung dar. Medizin und Wissenschaft befanden sich in einer Umbruchperiode. Aufgrund der frühen Spezialisierung hatten sich in den einzelnen Fachdisziplinen über die Jahrhunderte hinweg bis hin zur Ming-Zeit zahllose Ringe um die eigentlichen Kerntheorien gelegt. Das klinische Wissen hatte sich immer weiter differenziert.

Für die Untersuchung der kognitiven Aspekte klinischen Denkens und Handelns in den einzelnen Fachdisziplinen der damaligen Medizin bedarf es daher einer besonderen Methodologie. Um die vielfältigen Erklärungsformen, die Wan Quan verwendet und die auch heute noch in rudimentärer Form in der so genannten „Traditionellen Chinesischen Medizin" Anwendung finden, zu charakterisieren und in ihrer Entwicklung darstellen zu können, wird ein Stufenmodell verwendet. Mit diesem Stufenmodell werden Erklärweisen für Natur- und Krankheitsprozesse, die im historischen Diskurs der chinesischen Medizin verankert sind, auf ihre strukturlogischen Besonderheiten hin analysiert. Es geht dabei weniger um die Details der einzelnen medizinischen Theorien, die in ihren konkreten Ausprägungen oft nicht mehr verständlich sind, sondern vielmehr um die elementaren Kategorien, nach denen der Kosmos insgesamt erklärt wird. Die Erklärungskategorien werden nach ihrem jeweiligen Abstraktionsgrad geordnet und in eine logisch aufsteigende Reihe von Stufen gebracht, wobei die abstrakte Erklärungskategorie „Zahl" für die unterste und elementarste und die Erklärungskategorie „Person" für die oberste und am stärksten religiös geprägte Stufe vorwissenschaftlichen Erklärens steht. Die Gesamtheit der dabei gebildeten Hypothesen für den Kosmos als ganzes wird als „Welt" bezeichnet.

Vier unterschiedliche Entwürfe lassen sich aus dem heterogenen Material der chinesischen Natur- und Krankheitserklärungen differenzieren:
1) Die Welt der Zahlen
2) Die Welt der Symbole und Symbolstrukturen
3) Die Welt der Bedeutungen und Sinnstrukturen
4) Die Welt der Geister und Dämonen

Diese Welterklärungsmodelle sind mit ihren elementaren Erklärungskategorien in den historischen Horizont lebensweltlicher Alltagserfahrung eingebunden. Jede dieser Welten ist durch eine bestimmte kognitive Struktur charakterisiert, nach der der gesamte Kosmos erschöpfend erklärt werden kann. Jede Welt beansprucht universale Geltung und tritt hierdurch mit den jeweils anderen Welten natürlicher Weise in Konkurrenz. Als unterschiedliche Modi des Erklärens weisen die Welten logische Unterschiede auf. Um diese Hierarchie der Welten untereinander zu kennzeichnen, wird der Differenzierungsgrad, den das Erklärende für das Erklärte entwickelt, herangezogen: Erklärungen mit elementaren und abstrakten Kategorien entwickeln eine große Differenziertheit hinsichtlich des zu Erklärenden. Die Mannigfaltigkeit der Erscheinungen wird dabei durch multiple Verknüpfungen der Einzelelemente, beispielsweise in Zyklen und Strukturen, hergestellt. Mit personalen Erklärungskategorien lässt sich dagegen kaum eine Differenziertheit erzielen. Die Erklärungskategorien Person und Bedeutung sind in sich selbst bereits sehr komplex. Jede Krankheit wird gleichermaßen als Handlung personaler Mächte und ihrer Motive erklärt. Das Erklärte wird also auf ein noch komplexeres Erklärendes zurückgeführt oder wird zu einem Teilaspekt des Erklärenden. Diese derivative Art des Erklärens, die eigentlich keine echte Erklärung darstellt, leitet die Mannigfaltigkeit aus der Komplexität des erklärenden Elementes selbst her. Eine Formel für die Rangfolge von Naturerklärungen könnte daher lauten: Je elementarer eine Erklärungskategorie, um so differenzierter und anspruchsvoller ihr Erklärungswert.

V.

Das Buch gliedert sich in vier Teile. Im ersten Teil werden alle verfügbaren historischen Daten und Indizien über die Person Wan Quan und ihr gesellschaftliches Umfeld gesammelt. Es werden unterschiedliche Lebenswelten am Kaiserhof und an Wan Quans Heimatort Luotian in der Provinz Huguang (heute: Hubei) rekonstruiert und die sozialen Rahmenbedingungen ausgeleuchtet, in denen sich das medizinische Denken im 16. Jahrhundert bewegte und entfalten konnte.

Anhand von ineinander geschnittenen Text- und Bildquellen unterschiedlichen Typs und Ursprungs werden die Elemente konkreter Lebenswirklichkeit wie Mosaiksteine zusammengesetzt und neben den individuellen auch überindividuelle, gesellschaftlich-ökonomische Bedingungen herausgearbeitet, die den Beruf des Arztes in der Ming-Zeit prägten und medizinisches Denken und Handeln erklären könnten. Die Persönlichkeit von Wan Quan, in der die verschiedenen Schichten der Lebenswelt zusammentreffen, gewinnt somit im Spiegel seines gesellschaftlichen Umfeldes langsam Kontur.

Im zweiten Teil wird der Schaffensprozess nachvollzogen, nach dem Wan Quan seine einzelnen Schriften verfasst hat. Es werden sämtliche an internationalen Bibliotheken noch verfügbaren Gesamt- und Einzeleditionen, die seit Ende der Ming-Zeit unter Wan Quans Namen kursieren, auf ihre Echtheit und Funktion geprüft und anhand vielfältiger Text- und Editionsvergleiche rekonstruiert, in welcher Reihenfolge sie verfasst und welche Inhalte und Erfahrungswerte in den jeweils späteren Schriften eingearbeitet wurden. Bei diesen Recherchen tauchten unerwarteter Weise auch Schriften aus der geheimen Überlieferung auf, die Wan Quan lediglich für den ausgewählten Kreis der Schüler und Söhne bestimmt hatte. An diesen geheimen Schriften können erstmals in der westlichen Sekundärliteratur auch Kerninhalte dessen bestimmt werden, was in der chinesischen Medizin derzeit als handlungsrelevant betrachtet wurde.

Nach diesen Voruntersuchungen wechselt im dritten Teil die Perspektive: Wan Quan tritt als Hauptfigur in den Hintergrund. Aus den unterschiedlichen logischen Segmenten seines Werkes werden die Welterklärungsmodelle („Welten") rekonstruiert, aus denen heraus im Sinne eines hermeneutischen Zirkels Wan Quans Erklärungen für medizinische Sachverhalte in ihren logischen Strukturen verständlich werden. Die Welten, die sich hierbei identifizieren lassen, werden in der Reihenfolge ihres Abstraktionsgrades nachvollzogen, wobei die „oberste" personale Welt der Dämonen und Geister lediglich im Kontrast zu den anderen drei Welten Konturen erhält. Sie wird von Wan Quan in seinen Krankheitserklärungen strikt ausschlossen.

Die Skizzierung des logisch-kognitiven Gerüstes jeder einzelnen Welt wird mit der Beschreibung der historischen Entwicklung ihrer Grundannahmen verknüpft. Für jedes logische Segment wird also eine Genealogie in der chinesischen Geistesgeschichte konstruiert, die nachvollzieht, zu welcher Zeit und aus welchen lebensweltlichen Beobachtungen heraus erste Kernhypothesen aufgestellt, aus denen dann immer ausgefeiltere Theorien zu Natur- und Krankheitsprozessen entwickelt wurden. Wan Quans eigene Erklärungen für medizinische Sachverhalte erscheinen dabei wie die Variationen eines in seinen logischen Strukturen bereits festgelegten Themas. Seine besonderen Fertigkeiten als Arzt und Theoretiker sind an der Subtilität seiner Interpretation festzumachen. In seinen Erklärungen zu bestimmten Krankheiten wird deutlich, dass die elementaren Kategorien Zahl, Symbol und Bedeutung in einer als heuristisch zu bezeichnenden Form zwischen Erklärungsebene und Fakten vermitteln, ohne dass hierbei ein zwingender kausaltheoretischer Zusammenhang behauptet wird. Eine bestimmte Erscheinung kann beispielsweise auch in einem anderen logischen Erklärungstypus erklärt werden, bis hin zur Überdeterminierung. Eine Falsifikation der Modelle ist somit nicht vorgesehen.

In den Fallgeschichten des vierten Teils werden die oben geschilderten Funktionen der medizinischen Theorie veranschaulicht und Wan Quans konkrete Erklärungen für medizinische Sachverhalte in die Lebenswelt der Ming-Zeit zurückgebunden. Viele Figuren des ersten Teils tauchen als Konkurrenten, Patienten oder Angehörige wieder auf. Die Fallgeschichten, die von Wan Quan sehr sorgfältig nach Name, Alter, Behandlungsdatum, Diagnose und Therapie dokumentiert sind, werden in einer chronologischen Reihenfolge aufgeführt. Konkrete Behandlungsformen und Techniken wie die Arznei-, Moxa-, Akupunktur- und manuelle Therapie, die Wan Quan anwendet, werden detailliert erläutert und die Zusammensetzung der Arzneirezepturen wie ein Rezeptformular jeweils am Schluss jeder Fallgeschichte eingeblendet. Die pharmazeutischen Angaben zu den Einzelarzneien lassen sich dem Arzneiregister im Anhang entnehmen.

Damit das gesamte Buch für die Leserinnen und Leser, die mit der chinesischen Geistes- und Kulturgeschichte nicht vertraut sind, verständlich bleibt, sind in den Text immer wieder ergänzende Erläuterungen eingefügt. Sie erscheinen auf derselben Seite unten als durchnummerierte Fußnoten. Wissenschaftlich interessierte Leserinnen und Leser, die sich in ein bestimmtes Thema vertiefen wollen, finden weitere Verweise. Sie sind als hochgestellte Buchstaben (von der Fußnote durch einen Schrägstrich abgesetzt) gekennzeichnet und führen zu den Anmerkungen am Ende des Buches.

Inhaltsverzeichnis

Teil I ... 1

Die Welt des Kaiserhofs ... 5

Tao Zhongwen – der Magier aus der Provinz ... 6
Das Ende der Jiajing-Zeit ... 9

Die Welt am Ort Luotian ... 14

Die Medizintradition der Familie Wan ... 19
Die dritte Generation: Wan Quan ... 24
Die große akademische Hürde: Die Beamtenprüfung ... 26
Lebenskrise und Tod des Vaters ... 27
Die Familie Wan in der vierten Generation ... 29
Die Widersacher: Rückblick im Vergleich ... 33

Die Welt der Ärzte und Heiler in der Provinz ... 36

Existenzkämpfe und klinische Tätigkeit ... 39
Kinderärzte und andere Spezialisten ... 40
Arzt in Erbfolge oder Gelehrtenarzt ... 46
Krankenakten und Fallgeschichten ... 50
Herausforderungen und Ideale ... 63
Gesellschaftlicher Aufstieg ... 70

Teil II ... 77

Frühe Schaffensperiode ... 86

Kommentarschriften zu den medizinischen Klassikern:
„Erkenntnisse im Brunnenloch“ ... 86
Literarische Schreibversuche in der Kinder- und Pockenheilkunde:
„Im Schatten des Vaters“ ... 90
Das Plagiat ... 94
Vorbereitungen für die erste Drucklegung ... 97

Späte Schaffensperiode ... 103

Fruchtbarkeitsmedizin und gesunde Lebensführung ... 103
Überarbeitung des Pockentraktates ... 114
Vorbereitung des Nachlasses ... 118
Auf der Suche nach dem wahren Schüler ... 120

Authentizitätsprüfung einzelner Schriften 124
Leitverse zur Lebenserhaltung 124
Das geheime Fach der Frauenheilkunde 127
Kernmethoden zum Fach der Äußeren Krankheiten 130
Der winzige Klassiker zu den Alkoholkrankheiten 134
Unterschiedliche Textversionen des Pockentraktates 137
Unterschiede zwischen den Textversionen 3 und 4: Die Fallgeschichten 140
Publikationsgeschichte von Wan Quans Pockenschriften 143
Geheime und offene Tradierung 151
Die Geheimschrift 158
Geheimschrift, Jadeschrift und Plagiat 164

Auswertung: Zusammenstellung aller von Wan Quan verfassten Schriften 168

Teil III 175

Überlegungen zur Methodik 177

Die Welt der Zahlen 183
Zahlen und Analogien 187
Zahlen und medizinische Kategorien 194
Das Werden des Menschen im Spannungsfeld der Zahlen 203

Die Welt der Symbole und Symbolstrukturen 213
Oberflächen- und Tiefenstruktur: Bild und Abbild 217
Polaritäten und *Qi* 220
Regelsysteme und Konstellationen 223
Zyklen und klimatische Ereignisse 225
Symbol und Notation in der neokonfuzianischen Medizin 226
Symptomkonstellation und Notation in der praktischen Medizin 231
Konstellationen und Prognosen 238

Die Welt der Bedeutungen und Sinnstrukturen 251
Bedeutung, Abbild und Trägerstoff 256
Bedeutung und Resonanz 261
Therapie und Handlungsstrategie 263
Bedeutung und Introspektion 269
Bedeutung und unkonventionelle Deutungen 275
Die Suche nach der Bedeutung einer Krankheit 285
Die Welt der Bedeutungen und ihre Rezeption in der Qing-Zeit 288

Teil IV ... 293

Einführung in die Fallgeschichten ... 295

Zum konzeptuellen und strukturellen Aufbau der Fallgeschichten ... 296

Zur Darstellungsform ... 301

Die Fallgeschichten ... 302

Anhang ... 397

In den Fallgeschichten erwähnte Arzneidrogen ... 399

Zeittafeln ... 418

Literaturverzeichnis ... 423

Bibliographische Abkürzungen ... 424

Werk- und Editionsverzeichnis ... 428

Ming-zeitliche Editionen ... 428
Moderne Editionen (geordnet nach Publikationsjahr) ... 431

Primärquellen ... 433

Primärquellen der medizinischen Literatur ... 433
Primärquellen unterschiedlicher Gattung ... 436
Lokalchroniken und geographische Verwaltungshandbücher ... 438

Sekundärliteratur ... 439

Forschung zu Wan Quan, seiner Biographie, seinen Werken und seinen medizinisch-klinischen Konzepten ... 439
Chinesische und japanische Sekundärliteratur ... 441
Sekundärliteratur in westlichen Sprachen ... 446

Abbildungsnachweis ... 469

Danksagung ... 473

Register der Rezepturen aus den Fallgeschichten ... 475

Namensregister ... 489

Stichwortregister ... 491

Teil I

In den Bergen lese ich im Buch der Wandlungen
und ergründe den tieferen Sinn.
[Hier heißt es:] „Das Kleine geht hin, das Große kommt her.[1]
Glück und Langlebigkeit finden stets ihren Ausgleich.“
[Was mag dies bedeuten?]

So viele Jahre und Monate zogen wie Wolken dahin,
ohne dass ich irgendetwas erreicht hätte.
Erst jetzt, [da ich in den Kreis der konfuzianischen Gelehrten
aufgenommen bin,]
und mich der Aufgabe [widme,
meine medizinischen Erfahrungen darzulegen]
erfahre ich von allen Seiten Unterstützung.

„Kenner des Weges zur Unsterblichkeit“ ist mein Beiname.
Mit meinem Handwerk der Heilkunst
zog ich [mein Leben lang] über Flüsse und Seen.[2]
Jetzt bin ich ein zurückgezogener Greis von vierundsiebzig Jahren.

Wan Quan 萬全 aus einem Vorwort um 1573

---

1 „Das Kleine geht hin, das Große kommt her. Heil! Gelingen!“. Urteilspruch aus dem Buch der Wandlungen, elftes Wandlungszeichen tai 泰: „Der Friede“. *Zhouyi* 2:16 in SSJ 28. Übersetzung Wilhelm 1924, 35. Dieses Urteil wurde als überaus günstig angesehen.

2 Die Ärzte wurden in dieser Zeit oft als „über Flüsse und Seen ziehende Ärzte“ (*jianghuyi* 江湖醫) bezeichnet. Sie waren viel unterwegs, weil sie ihr Handwerk an verschiedenen Orten feilboten und Hausbesuche machten.

Diese Verse, die der Arzt Wan Quan seinen Fallgeschichten zur Kinderheilkunde voranstellt, sind biographisch wie auch historisch an einem Wendepunkt angesiedelt. Es ist das Jahr 1573, das erste Jahr der Regierungsperiode Wanli[3], sechs Jahre nach dem Ende der Regierungszeit Jiajing.[4] Während der 45 Jahre dauernden Jiajing-Periode hatte sich im Reich vieles verändert, jedoch nach Ansicht der konfuzianischen Beamtengelehrten keineswegs zum Guten. Kritik an der irrationalen und blinden Selbstbezogenheit des Kaisers hatte zu grausamen Strafen geführt, die nieder- und hochrangige Beamte gleichermaßen trafen.

Der ehemalige Revisor im Finanzministerium Sun Ying'ao 孫應鰲 (1528–1583?), der in den fünfziger Jahren nach Konflikten mit dem Großsekretär am Hofe Yan Song 嚴嵩 (1480–1565) entlassen und in einen abgelegenen Landstrich geschickt worden war, legt in diesem Jahr 1573 ein Memorandum ein, in dem er die Rehabilitierung aller verurteilten Beamten der Jiajing-Zeit und eine finanzielle Entschädigung ihrer Angehörigen fordert. Das Memorandum wird angenommen und damit ein Schlussstrich gezogen unter eine Ära, die das Leben vieler Beamter und Gelehrter im Reich überschattet hatte.[a]

Während seiner Zeit in der Provinz Huguang hatte Sun Ying'ao den Arzt Wan Quan kennen und schätzen gelernt. Er wurde sein Freund und Förderer und der erste Herausgeber von Wan Quans heilkundlichen Schriften. Auch Wan Quan steht 1573 an einem Wendepunkt seiner Biographie. Er ist 74 Jahre[5] alt und hat gerade seine ärztliche Praxis aufgegeben. Mit Unterstützung von Sun Ying'ao hat er wenige Jahre zuvor die Drucklegung seiner Lehrmanuskripte erreicht. Durch diesen Erfolg angespornt wird er sich nun – in hohem Alter – ganz dem Schreiben widmen und seine langjährigen praktischen Erfahrungen in Schriften umsetzen, die in der Auseinandersetzung mit den medizinischen Klassikern und zeitgenössischen philosophischen Ideen gereift sind. „Kenner des Weges zur Unsterblichkeit" (*Tongxian* 通仙) nennen ihn später seine Patienten und Freunde spielen damit auf sein reiches medizinisches Wissen an. (Abb. 1.1)

---

3 Chinesische Geschichtsperioden werden einmal in Dynastien, innerhalb der Dynastien dann in die Regierungszeiten der jeweiligen Kaiser unterteilt. Jeder Kaiser wählte bei seiner Inthronisierung eine Devise, die von da an seine Regierungszeit bezeichnete. Die Periode Wanli 萬曆 (wörtl. „zehntausendjährige Geschichte") in der Ming-Dynastie dauerte von 1573–1620. Für konkrete Kalenderdaten der Ming-Zeit wird auf die Gegenüberstellung des chinesischen und westlichen Kalenders in Hazelton 1984 verwiesen.

4 Regierungsperiode Jiajing 嘉靖, „Herrliche Ruhe", 1522–1566.

5 In der gesamten Untersuchung wird durchweg die chinesische Altersangabe genommen, von der nach westlicher Zählung immer ein Jahr abgezogen werden muss. Der Unterschied kommt dadurch zustande, dass im Chinesischen unabhängig vom Zeitpunkt der Geburt mit jedem Neujahrsfest ein Lebensjahr dazugezählt wird.

Die Jiajing-Periode umfasste den größten Teil seines bisherigen Lebens. Auch wenn es in den Versen nur nebenbei anklingt („das Kleine geht…") – es war eine Zeit schwerer Existenzkämpfe und immer neuer beruflicher und persönlicher Rückschläge für Wan Quan selbst wie für seine Lehrer und Förderer.

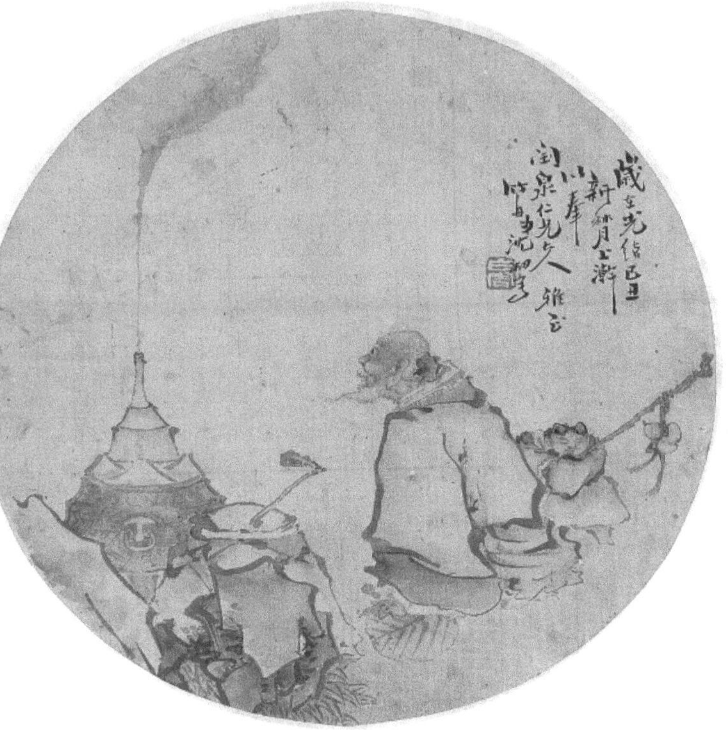

Abb. 1.1 Ein alter Arzt oder Alchemist beim Raffinieren von Arzneien. Über dem konisch zulaufenden mehrstöckigen Kesselaufsatz steigt senkrecht-steil der Dampf auf. Die aufmerksam leuchtenden Augen des alten Mannes deuten an, dass hier ein besonderes Elixier – das Unsterblichkeitselixier – hergestellt werden soll. Ein junger Schüler hält verträumt einen gewundenen Stock im Arm, an den der charakteristische Flaschenkürbis (*hulu* 葫蘆) als Arzneibehältnis und Symbol ärztlicher Heilkunst gebunden ist.

Die Welt des Kaiserhofs

Kaiser Zhu Houcong (1507–1567) galt als despotisch und exzentrisch. Er ließ sich – wie die Qing-zeitliche Geschichtsschreibung es darstellt – in wesentlichen Entscheidungen von verantwortungslosen Eunuchen und daoistischen Magiern beraten.[b] Offenbar hielt er wenig von konfuzianischem Gelehrtentum, ebenso wie von den kaiserlichen Pflichten, denen er sich im Laufe seiner Regierungszeit mehr und mehr entzog. Sein Hauptziel war die individuelle Lebensverlängerung. Religiös-magische Praktiken und Kulte (*zhaijiao* 齋醮), die dem zeitgenössischen religiösen Daoismus entstammten,[c] sollten ihm dazu verhelfen.

Zhu Houcong war der Enkel eines Cousins des Kaisers der vorangegangenen Zhengde-Periode. Nachdem der Zhengde-Kaiser ohne männliche Nachkommen oder Brüder gestorben war, bestieg mit Zhu Houcong zum ersten Mal in der Geschichte der Ming-Dynastie ein Prinz aus einer Seitenlinie den kaiserlichen Thron. Gleich zu Beginn seiner Regierungszeit setzte sich der junge Kaiser in dem so genannten Ritenstreit (*daliyi* 大禮議) gegen die Tradition durch. Er erhob seinen eben verstorbenen Vater, der von seinem Stand her nur als Prinz einzustufen war, posthum in den kaiserlichen Rang und erteilte dem Ort Anlu / Provinz Huguang, in dem sich der ehemalige Prinzenpalast befand, den Status einer Hauptstadt mit dem Namen Chengtianfu 承天府. [6]

Der Fall des Zhengde-Kaisers[7], der keine Söhne hinterlassen hatte, lenkte die Aufmerksamkeit des Hofes auf ein Problem, das sich in der Folgezeit in einem eigenen medizinischen Fach niederschlagen sollte: *guangsi* 廣嗣, wörtlich „Vermehrung der Nachkommenschaft", nach heutigem Sprachgebrauch einfach „Fortpflanzung". Bereits im zweiten Jahr seiner Regierungszeit berief der Jiajing-Kaiser einen Priester der daoistischen Zhengyi-Sekte,[8/d] Shao Yuanjie 召元節 (1459–1539)[9], an den Hof und übertrug ihm den Bereich der Fruchtbarkeitsriten und Lebensverlängerungsverfahren. Shao muss den Kaiser mit seinen aufwendigen Gebeten und kostspieligen magischen

---

6 Damit stellte er seine Vaterstadt auf die gleiche Ebene wie die beiden damaligen Hauptstädte Yingtianfu 應天府 (Nanking) und Shuntianfu 順天府 (Peking).

7 Im Folgenden werden alle Kaiser nicht mit ihrem persönlichen Namen, sondern mit der von ihnen gewählten Regierungsdevise bezeichnet. Der Kaiser der vorausgegangenen Periode, deren Devise Zhengde 正德 „Aufrechte Tugend" war, regierte von 1506–1521.

8 *Zhengyi* 正一, die „korrekte eine" Lehre, bezeichnet die orthodoxe Linie des religiösen Daoismus unter der Leitung eines Patriarchen. Die Orthodoxen sahen sich in der Ming-Zeit in starker Konkurrenz zu der von Wang Zhe (1112–70) gegründeten *Quanzhen* 全真-Sekte – der „vollständig authentischen" Lehre. Während die erstere Rituale und Zeremonien betonte, lag der Schwerpunkt der letzteren auf Techniken zur Bewusstseinserweiterung und Lebensverlängerung.

9 Die Biographie von Shao Yuanjie findet sich in der Dynastiengeschichte der Ming unter der bezeichnenden Rubrik „Schmeichler und Günstlinge" (MS 307:7894–7895 sowie in DMB 1169–1170).

Ritualen sehr beeindruckt haben, denn der Kaiser ernannte ihn 1526 zum Patriarchen[10] und überhäufte ihn und seine Angehörigen mit den kostbarsten Gütern und Liegenschaften im Reich. Elf Jahre nach seiner Inthronisierung war der Kaiser jedoch noch immer ohne Söhne.

Zu der Zeit, als die Fruchtbarkeitskulthandlungen auf ihrem Höhepunkt waren und der Kaiser kaum noch Audienzen abhielt, reichte Zhang Mingdao 張明道 (einer der Lehrer Wan Quans, von dem später noch ausführlicher die Rede sein wird) als Zensor am Hauptgerichtshof ein Memorandum ein, in welchem er den Kaiser direkt kritisierte.[e] Der reagierte prompt: Als Zhang ihm seine Aufwartung machen wollte, ließ er ihn im Audienzraum vor aller Augen prügeln. Die Prügelstrafe, die der erste Kaiser der Ming-Dynastie von den Mongolen übernommen hatte, war mehr als nur eine Peinlichkeit. In einer Qing-zeitlichen Beschreibung heißt es: „Die meisten, die diese Strafe erhielten, starben. Und wenn sie zufällig überlebten, so musste ein Pikul totes Fleisch entfernt werden. Die Genesung erforderte viele Monate."[f] Zhang Mingdao überlebte die Tortur, wurde zum Präfektassistenten degradiert und in die Provinz Süd-Zhili versetzt. Viele seiner Zeitgenossen hatten weniger Glück, sie starben unter den Schlägen oder im Gefängnis.

Im Jahr 1533 erhielt der Kaiser endlich männliche Nachkommenschaft, so dass er sich und sein Vertrauen in den Daoisten Shao Yuanjie bestätigt sah. Doch von den drei Söhnen, die dem Kaiser innerhalb eines kurzen Zeitraums geboren wurden, starb der erste gleich nach der Geburt. Shao Yuanjie, der 1537 zum Leiter des Ritenministeriums ernannt worden war, erkrankte in diesen Jahren selbst so schwer, dass er dem Kaiser einen Nachfolger empfehlen musste, Tao Zhongwen. Dieser begleitete anstelle von Shao Yuanjie den Kaiser, als der 1539 nach Huguang zum Grab seines Vaters reiste. Bald darauf starb Shao und wurde mit großem Pomp begraben.

Tao Zhongwen – der Magier aus der Provinz

Tao Zhongwen 陶仲文 (1481–1560)[11] stammte wie der Kaiser aus der Provinz Huguang, genauer gesagt aus dem Ort Huanggang, einem Nachbarort von Luotian, der Heimat Wan Quans. Er hatte sein magisches „Handwerk",

---

10 Die *Zhengyi*-Sekte bestimmte als ihren Patriarchen stets einen Nachkommen des ersten „Himmlischen Meisters" Zhang Daoling (fl. 2.Jh.). Mit der Einsetzung von Shao griff der Kaiser also willkürlich in eine Tradition ein und stieß den 48. Patriarchen Zhang Yanyu (?–1550) vor den Kopf.

11 Die Biographie von Tao Zhongwen findet sich in der Dynastiegeschichte der Ming ebenfalls unter der bezeichnenden Rubrik „Schmeichler und Günstlinge" (MS 307:7896–7898, HBTZ 153:3787 sowie DMB 1266–1268).

zu dem vor allem Divination, Geomantik und die „Bannspruchwasser“-Methode (*fushui* 符水)[12] gehörten, von dem schon zu Lebzeiten als Legende betrachteten Wan Fudun 萬福敦 (1429–1520)[g] gelernt.

Der stammte wie Wan Quan aus Luotian, war aber trotz des gleichen Familiennamens nicht mit ihm verwandt. Möglicherweise hat der Kaiser während seiner Reise nach Huguang 1539/40 sogar das Grab von Wan Fudun besucht. Ein Eintrag des Landrats von Luotian lässt sich so interpretieren (siehe Seite 16).

Tao Zhongwen stellte dem Kaiser sein Können gleich in zwei Angelegenheiten unter Beweis. Zunächst sagte er für die Zeit der Reise nach Huguang ein Unglück voraus, und in der Tat brannte während der Abwesenheit des Kaisers ein Teil seines Palastes aus. Als im Jahre 1540 der zweite Sohn des Kaisers, der Thronfolger, an Pocken erkrankte, schrieb der Kaiser die Genesung der Wirkung von Taos Gebeten zu.[13] Tao wurde daraufhin zum Ritenminister ernannt und erhielt das Gehalt eines Großsekretärs. Von da an konnte er unumschränkt über Mittel für seine aufwendigen alchemistischen Experimente und daoistischen Tempelbauten und Altäre verfügen, und selbst der mächtige Großsekretär Yan Song musste sich mit ihm verbünden, um seine eigene Position zu verbessern. Es erscheint nicht verwunderlich, dass sich am Hofe Widerstand rührte und mehrere Anschläge auf den Kaiser verübt wurden. Erstaunlicher Weise überlebte der Kaiser jeden Anschlag, selbst das Komplott einer Gruppe von Konkubinen, die ihn erdrosseln wollten. In diesem Fall war es ausnahmsweise ein Hofarzt, Xu Shen 許紳, dem er die Rettung verdankte. Als Belohnung wurde der Arzt mit einem Posten im Ritenministerium bedacht. Allerdings war ihm kaum Zeit beschieden, seine neue Position am Hofe auszukosten oder gar einen Wandel in der Haltung des Kaisers herbeizuführen, denn er starb bald darauf.[14]

In den fünfziger Jahren wurden die Inszenierungen daoistischer Praktiken noch ausgeweitet: Tao Zhongwen wählte über 800 – und später nochmals 160 – Mädchen im Alter von acht bis zwölf Jahren persönlich aus und ließ sie an den Hof bringen, damit sie den Kaiser mit ihren noch unberührten *Yin*-Sekreten versorgten und unsterblich machten. Daneben wurde drei Jahre lang systematisch im ganzen Reich nach dem so genannten „Zauberpilz“ (*Lingzhi* 靈芝, gesucht, von dem es seit der Han-Zeit hieß, dass er Unsterblichkeit

---

12 Bei der „Bannspruchwasser“- bzw. Talismanwassermethode wurde mit spezifischen Bannsprüchen beschriftetes Papier verbrannt, die Asche mit Wasser versetzt und als Medizin verabreicht. Einen Krankheitsfall, bei dem ein auswärtiger Heiler diese Methode angewandte, beschreibt Wan Quan in seinen Fallstudien. Siehe Fallgeschichte Nr. 48.

13 Auch dieser zweite Sohn erreichte nicht das Erwachsenenalter. 1549 starb er im Alter von zwölf Jahren – zwei Tage nach seiner Kappungszeremonie. (MS 307:7896, DMB 320).

14 Der Hofarzt Xu Shen setzte offenbar einen Kontrapunkt zu der Wundergläubigkeit am Hof des Jiajing-Kaisers. Sein Biograph beschreibt sehr schön, wie der Arzt in seiner Klarsicht seine Krankheit sofort als unheilbar diagnostizierte und starb, ohne einen Therapieversuch zugelassen zu haben (MS 187:7650).

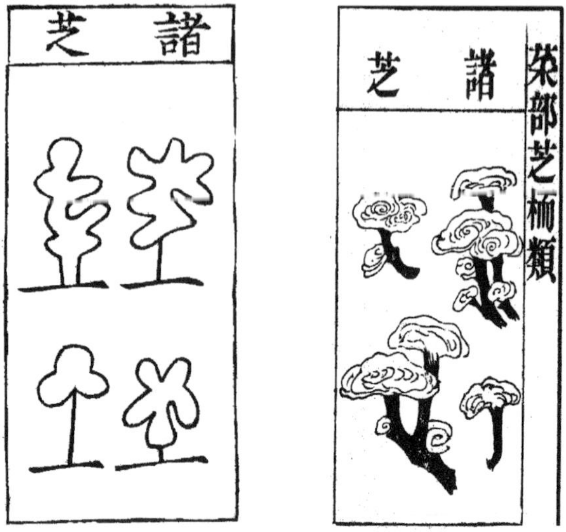

Abb. 1.2 a, b Links: Illustration der Pilzart *zhi* 芝 in der ersten Edition der „Klassifizierten Materia Medica“ (*Bencao gangmu* 本草綱目) von Li Shizhen 李時珍 (1518–1593).
Rechts: Relativ getreue Illustration der Pilzart *zhi* 芝 in einer späteren Fassung der „Klassifizierten Materia Medica“.

verleihen könne.[15] Mehrere tausend Exemplare, auf die die Beschreibung des „Zauberpilzes“ passte, wurden an den Hof gebracht und dem Kaiser als „Duftender Pilzberg des ewigen Lebens“ offeriert (s. Abb. 1.2a–c).[h]
Dem Initiator der Suchaktion allerdings vermochte kein Kraut das Leben zu verlängern: Im Jahre 1560 verschied Tao Zhongwen. Er wurde, wie sein Vorgänger Shao Yuanjie, aufwendig und mit allen kaiserlichen Ehren begraben.

[15] *Lingzhi*, der „Zauberpilz“, war im 16. Jahrhundert noch nicht als konkretes Gewächs identifiziert. Der bekannte Arzt und Pharmakologe Li Shizhen 李時珍 (1518–1593), ein Zeitgenosse von Wan Quan, der im Nachbarkreis Qizhou lebte, unterscheidet in seiner 1596 erschienenen „Klassifizierten Materia Medica“ (*Bencao gangmu* 本草綱目) fünf verschiedene Pilzarten der Gattung *zhi* 芝 mit fünf verschiedenen Farben. Sie sollten den fünf Wandlungsphasen entsprechend fünf verschiedene Geschmacksrichtungen und Wirkqualitäten haben. Allen fünf verschiedenen Pilzgattungen spricht Li Shizhen die Wirkung zu, dass sie „den Körper leicht machen“ (*qingshen* 輕身), den Menschen „nicht alt werden lassen“ (*bulao* 不老), seine „Lebensjahre verlängern“ (*yannian* 延年) und ihn „erleuchten und unsterblich machen“ (*shenxian* 神仙). Heute bezieht sich der Name *Lingzhi* auf den Pilz Ganoderma lucidum bzw. *Ganoderma japonicum Lloyd*, dem zwar keine so weitreichenden Wirkungen zugesprochen werden, der aber gerade in den letzten Jahren wieder höchst begehrt ist und zu den best verkauften Arzneiprodukten der TCM in der VR China gehört. Forschungen sollen ergeben haben, dass seine anti-oxidativen Inhaltsstoffe das Immunsystem stärken und eine spezifische anti-cancerogene Wirkung im Körper entfalten.

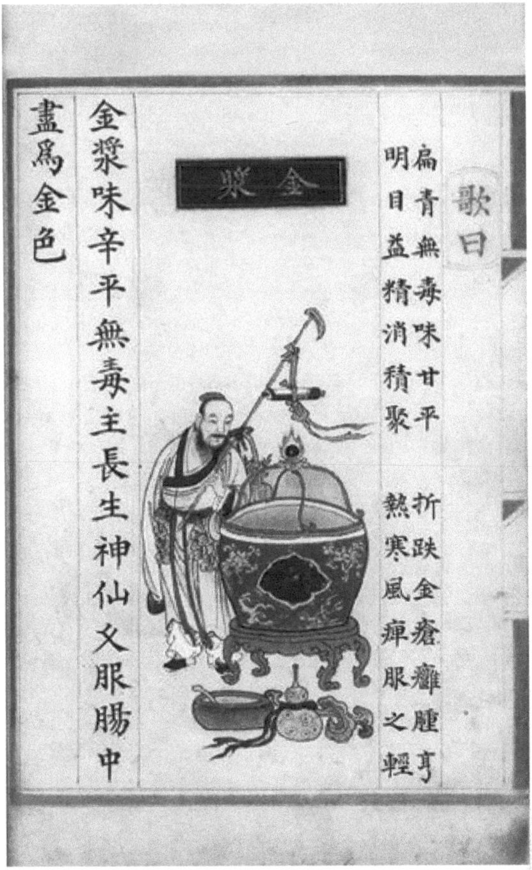

Abb. 1.2 c Herstellung einer Essenz zur Lebensverlängerung: Vor dem Trog, in dem die Essenz angerührt werden soll, liegen von links nach rechts eine Schale mit flüssigem Gold, ein Flaschenkürbis und ein Zauberpilz als Mittel zur Unsterblichkeit (aus einem Arzneibuch von 1591).

Das Ende der Jiajing-Zeit

Jahrelang hatte der Kaiser auf Anraten der Daoisten Mittel zu sich genommen, denen eine potenzfördernde und lebensverlängernde Wirkung nachgesagt wurde. Heute ist bekannt, dass die u.a. Blei-Tetroxid und Arsenik enthaltenden Mittel bei lang dauernder Einnahme schwere Vergiftungserscheinungen wie Hautveränderungen, Reiz- und Degenerationserscheinungen am ZNS, neurologische Ausfälle und Enzephalopathien nach sich ziehen können. Die Wahnvorstellungen, unter denen der Kaisers litt – er ertrug es kaum noch, seinem Sohn, dem Thronfolger, zu begegnen, und wirkte zunehmend brutal auf seine Umgebung ein – wurden möglicherweise durch die daoistischen

„Heilmittel" ausgelöst oder verstärkt. Während seiner letzten Lebensjahre umringten den Kaiser weitere zwielichtige Gestalten aus dem Spektrum der Magier und Hochstapler, die ihm Unsterblichkeit versprachen, aber nicht mehr die Überzeugungskraft und Machtposition eines Shao oder Tao erreichten.

Trotz der Menschen und Mittel verschleißenden, unablässigen Bemühungen um Zeugung und Erhalt seiner Nachkommenschaft erreichten von den acht Söhnen und fünf Töchtern, die dem Kaiser geboren wurden, nur jeweils zwei das Erwachsenenalter. Leider ist uns nicht überliefert, woran die anderen Kinder starben. Möglicherweise verloren sie trotz aller Gebete ihr Leben an der „Gefahrenschranke"[16] der Pocken, die in der Ming-Zeit eine verhängnisvolle Rolle spielte.

Die Bestrebungen am Hof hatten einen großen Einfluss auf die praktische medizinische Tätigkeit im Reich: Ärzte, Heiler und Magier suchten nach Konzepten, Substanzen und Techniken zur Verlängerung des Lebens, zur Fortpflanzung und zum Schutz von Kindern gegen Pocken. Dies sollte sich auch über die Regierungszeit des Jiajing-Kaisers hinaus fortsetzen. Sein dritter Sohn, der ihm als Longqing-Kaiser auf den Thron folgte, erhob während seiner kaum sechs Jahre währenden Regierungszeit (1567–1572) die Pockenheilkunde zu einem eigenen Fach (vgl. Tabelle 1.1) an der Kaiserlichen Medizinischen Akademie.[17] Der Suche nach rationalen Kriterien für die Behandlung von Pocken wurden damit neue Impulse gegeben.
Gleichzeitig setzte der Longqing-Kaiser dem Einfluss daoistischer Priester und Magier bei Hofe ein Ende, indem er die noch lebenden Berater seines Vaters hinrichten ließ und den verstorbenen posthum alle Titel aberkannte.[18] Als bereits nach wenigen Jahren dieser Kaiser verstarb und im Jahr 1573 sein

---

[16] Aus Qing-zeitlichen Schriften ist bekannt, dass nach den Vorstellungen der chinesischen Volksmedizin jedes Kind vor dem 12. Lebensjahr bestimmte „Gefahrenpässe überwinden" (*guoguan* 過關) musste, um erwachsen zu werden. Dazu zählten Unfälle bestimmter Art und verschiedene Krankheiten, auch Masern und Pocken. Solche Ereignisse wurden von einem Ritual begleitet. Vgl. Doré 1914/1966 (I), 1–27, Topley 1970, 421–437 und Volkmar 1985, 72–76.

[17] Bis 1571 gab es an der Kaiserlichen Medizinischen Akademie dreizehn anerkannte Fächer, danach nur noch elf. Vgl. Tabelle 1.1 und 1.2. Die Fächer „Beschwörung" und „Manuelle Therapien", die auf nicht-konfuzianischen Grundlagen aufbauten, wurden herausgenommen. Vgl. *Taiyiyuanzhi* 太醫院志 (Manuskript von 1616) 11a, MS 74:1812–1813 und DMHD 224:2b.

[18] Tao Zhongwen hatte weitere „Kollegen" aus der Provinz an den Hof geholt, die seine Tätigkeit mit neuen Ideen förderten. Neben der „Zauberpilz"-Aktion (Abb. 1.2) machten sie z.B. den Kaiser glauben, er sei besonders vom Himmel begünstigt, indem sie dafür sorgten, dass er „vom Himmel gefallene" Pfirsiche in seinem Bett vorfand. Sie schrieben Bücher zu Langlebigkeitspraktiken um und wagten sich sogar auf das Gebiet der Kriegsstrategien vor. Keiner dieser Berater, zu denen auch der Sohn Tao Zhongwens, gehörte, überlebte jedoch den Wechsel von der Jiajing- zur Longqing-Zeit. Vgl. MS 307:7901–7902 und Shen Chaoyang 11:3b–37a (1064–1065).

	Hauptfächer	
1	Erwachsenenmedizin	*dafangmai* 大方脈
2	Kälteverletzungen	*shanghan* 傷寒
3	Kinderheilkunde	*xiaofangmai* 小方脈
4	Frauenheilkunde	*furenke* 婦人科
	Nebenfächer	
5	Mund- und Zahnheilkunde	*kouchi* 口齒
6	Erkrankungen des Äußeren	*waike* 外科
7	Pockenheilkunde	*douzhenke* 痘疹科
8	Akupunktur	*zhenjiu* 針灸
9	Augenheilkunde	*yanke* 眼科
10	Rachenheilkunde	*yanhou* 咽喉
11	Knochenrichten	*zhenggu* 正骨

Tabelle 1.1 Die elf Fächer an der Kaiserlichen Medizinischen Akademie von 1571 bis Ende der Ming-Zeit. Die Pockenheilkunde wird im Jahre 1571 neben der Kinderheilkunde als ein eigenes Fach begründet.

erst neunjähriger Sohn als Wanli-Kaiser den Thron bestieg, schien allen, vor allem aber den konfuzianischen Gelehrten und Medizinern im Reich, eine hoffnungsvollere Zeit angebrochen zu sein.[19]

[19] Die relative Prosperität während dieses ersten Jahrzehnts nach dem Tode des Jiajing-Kaisers wird gewöhnlich dem Wirken des geschmähten Großsekretärs Zhang Juzheng 張居正 (1525–1582) zugute gehalten. Vgl. Franke/Trauzettel 1974. Tatsächlich überließen die beiden Kaiser der Lonqing- und Wanli-Zeit alle Aufgaben ihrem Großsekretär, der für seine durchgreifende Finanzpolitik bekannt wurde. Huang will in seiner Studie „1587 – ein Jahr wie jedes andere" zeigen, dass das Ende der Ming-Dynastie aufgrund struktureller Probleme trotzdem schon besiegelt war – „gleich, ob der Herrscher pflichtbewusst oder verantwortungslos, ob sein Hauptratgeber unternehmungsfreudig oder angepasst war" (Huang 1986, 370).

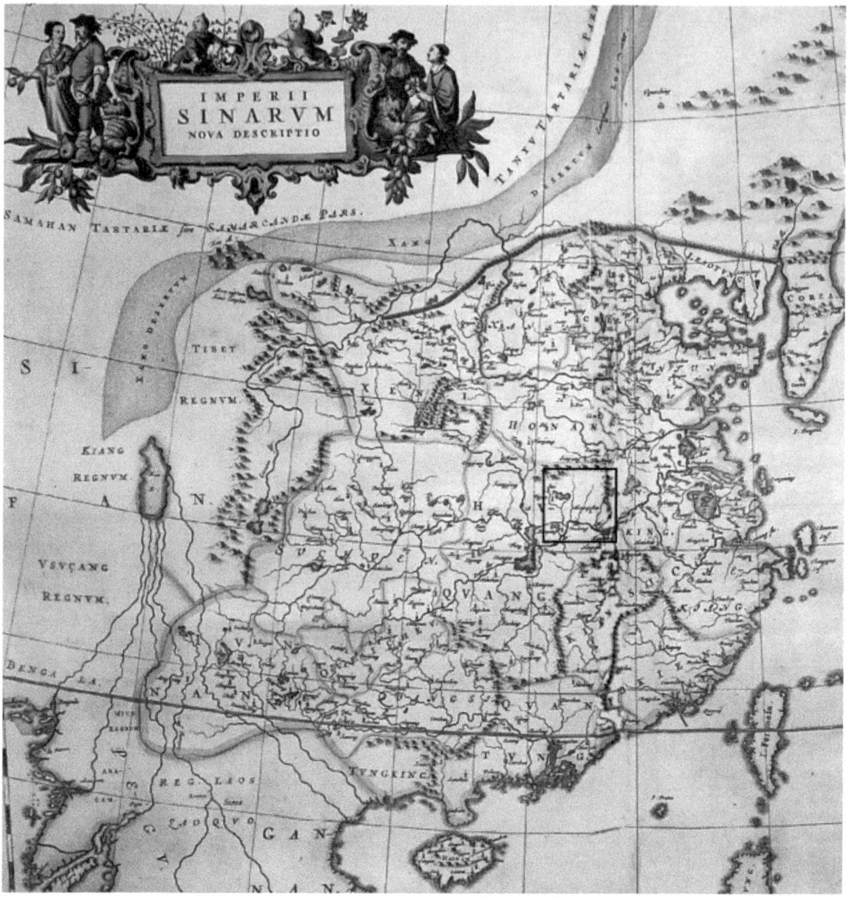

Abb. 1.3 a Das chinesische Reich zum Ende der Ming-Zeit. Der Ausschnittsrahmen markiert den Nordosten der Zentralprovinz Huguang (heutiges Hubei). (China-Karte aus dem Atlas Sinensis, 1655)

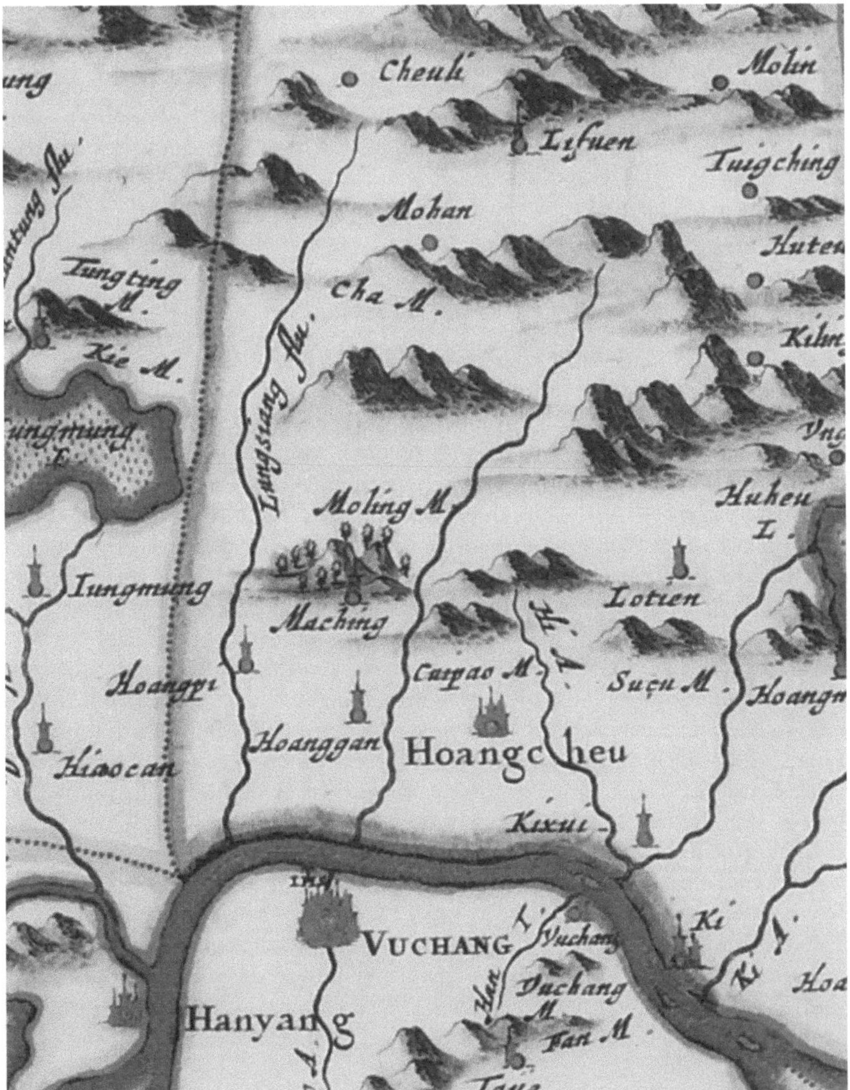

Abb. 1.3 b Die Vergrößerung der Provinzkarte zeigt die Provinzhauptstadt Wuhan („*Vuchang*") am Yangzi-Fluss mit ihrem Regierungspalast und nordöstlich davon die Präfektur Huangzhou („*Hoangcheu*") mit der Präfekturhaupstadt Huanggang („*Hoanggan*"). Abgelegen in den Bergen liegt nordöstlich der Ort Luotian („*Lotien*"). Hier hatte Wan Quan seine Praxis und tätigte von hier aus in einem Umkreis von 250 Kilometern seine Hausbesuche. (Ausschnitt aus der Karte von „Huquang", Atlas Sinensis, 1655)

Die Welt am Ort Luotian

In Wan Quans Heimat Luotian, einer abgelegenen Kreisstadt Zentralchinas in den Bergen des „Großen trennenden Gebirgskamms“ (Dabieshan 大別山) zwischen der Provinz Huguang und der Provinz Süd-Zhili, bekam man nicht allzu viel von den politischen Ereignissen in der Hauptstadt zu spüren. Immerhin war Luotian auf dem Landweg 2680 *li* und auf dem Wasserweg, über den großen Kanal, sogar 4500 *li* von der Nördlichen Hauptstadt entfernt (s. Abb. 1.3 a, b).[20/i]

Tao Zhongwen allerdings, der einflussreiche Magier am Jiajing-Hof, und vor allem sein Lehrer Wan Fudun, der ja aus Luotian stammte, waren hier bestens bekannt. Wan Quan selbst sollte in den fünfziger und sechziger Jahren[21] mit einem ähnlichen Hochstapler namens Huang Lian 黄廉 zu tun bekommen, von dem später noch ausführlicher die Rede sein wird (siehe Seite 94). Dieser Huang Lian gab wie Tao Zhongwen vor, die daoistischen Künste der Unsterblichkeit und Wunderheilung zu beherrschen und sich unsichtbar machen zu können. Nicht nur, dass er damit den Ärzten Konkurrenz machte, er plagiierte auch Wan Quans medizinische Manuskripte. So gesehen scheint sich für die Provinz Huguang, aus der auch der Jiajing-Kaiser stammte, ein altes Vorurteil zu bestätigen: die Menschen seien dort „Hinterwäldler“ mit einer starken Neigung zu abergläubischen Vorstellungen.[j]

Die Präfektur Huangzhou, aus der die erwähnten Daoisten allesamt stammten und die auch die Heimat Wan Quans war, erstreckte sich nördlich des mittleren Yangzi-Ufers. Während die blühende Präfekturhauptstadt Huanggang noch direkt am Yangzi lag und einen regen Handelsverkehr pflegte, lag Luotian den hellsandigen Nebenfluss Bahe 500 *li* flussaufwärts, tief in den Bergen.[k] Im Süden grenzte Luotian an den Kreis Qishui und im gebirgigen Nordwesten an den großen Nachbarkreis Macheng. Vom Nordostteil des Kreises, in dem Wan Quan wahrscheinlich lebte und wo heute sein Grab liegt (s. Abb. 1.4 a, 1.5), führten steile Bergpfade in das Gebiet des Nachbarkreises Yingshan, der zur Südlichen Haupstadtregion gehörte. In diesem gesamten Gebiet zwischen den Kreisen Yingshan, Luotian und Macheng befanden sich viele heiße Quellen und entlang der Flüsse und Seen eine Vielzahl buddhistischer Klöster (s. Abb. 1.4 a, b).[22/l]

---

20 Ein *li* entspricht etwa einem halben Kilometer, 2680 *li* sind also ca. 1360 km.

21 Da Wan Quan zur Jahrhundertwende geboren wurde, entspricht die allgemeine Jahreszählung in etwa seinen Lebensjahren. „Fünfziger Jahre“ bezeichnet also gleichzeitig die 50er Jahre des 16. Jahrhunderts und die „Fünfziger“ Wan Quans.

22 In eines der buddhistischen Klöster des Kreises Macheng zog sich im Jahre 1583 der neokonfuzianische Gelehrte Li Zhi 李贄 (1527–1602) zurück und verbreitete hier gegen heftigsten Widerstand der lokalen Gentry diverse ketzerische Ideen. Nach einem verheerenden Feuer, welches das gesamte Klostergelände zerstörte und offenbar auf Brandstiftung durch die einheimische Bevölkerung zurückzuführen war, verließ Li Zhi den Ort. Vgl. Billeter 1979, Bauer 1991, 447–452.

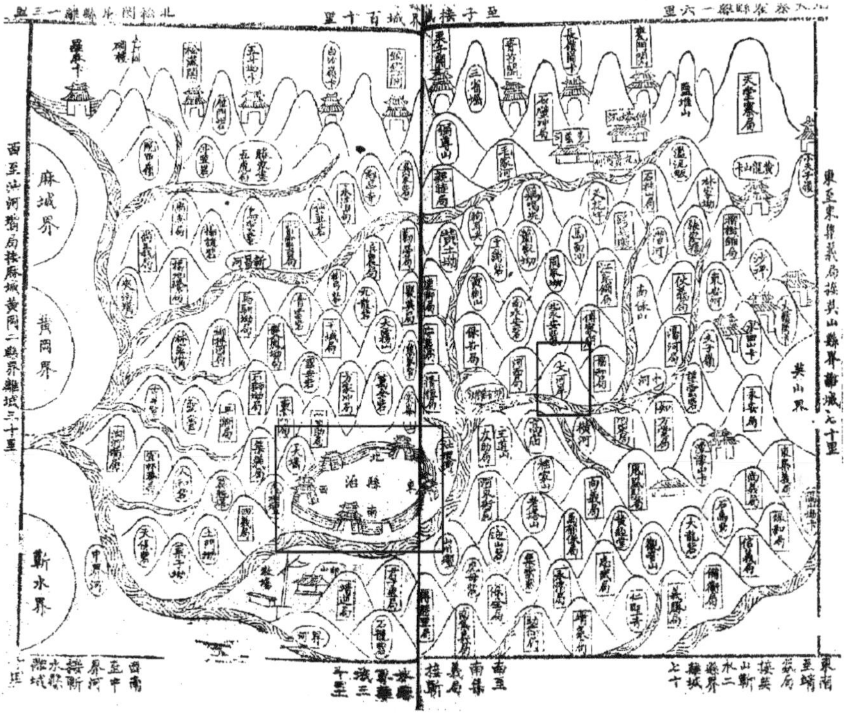

Abb. 1.4 a Das Gebiet des Kreises Luotian mit seinen zahlreichen Bergen und Flüssen. In den halbmondartigen Außenbereichen links sind die angrenzenden Kreise Macheng, Huanggang, Qishui eingezeichnet, rechts der Kreis Yingshan. In diesen Kreisen betreute Wan Quan viele Patienten. Er selbst lebte vermutlich im Dorf Duoyun, das seit der Qing-Zeit Dahe'an (kleiner Ausschnittsrahmen) heißt. Dort in der Nähe befindet sich heute sein Grab (s. Abb. 1.5).

Der Kreis Luotian gehörte seit 1375 zur Präfektur Huangzhou und wies bei der Volkszählung im Jahre 1541 offiziell 5984 Haushalte und 81223 (steuerpflichtige männliche) Einwohner auf.[23] Die Region war vor allem landwirtschaftlich orientiert. Im Hauptort Luotian waren verschiedene Handwerker angesiedelt: Färber, Gerber, Sattler, Drucker, Papierhersteller, Schreiner, Schiffsbauer, Seidenspinner, Lackierer, Maurer, Stempelschnitzer, Tungöl-Hersteller, Bambusverarbeiter, Schmiede, Sägewerker usw.[m]

Über diese Region, in der Wan Quan seine ärztliche Tätigkeit betrieb, schrieb 1542 der amtierende Landrat Zhu Xu 祝珝:

---

23 Diese zu steuerlichen Zwecken erhobenen Daten entsprechen nicht unbedingt den tatsächlichen Verhältnissen und müssen möglicherweise um ein Vielfaches nach oben hin korrigiert werden. Es wird geschätzt, dass während der Jiajing-Zeit 60% bis 70% der Bevölkerung nicht registriert waren. In der Provinz Huguang werden angesichts großer Zuwanderung zudem besonders hohe Wachstumsraten zugrundegelegt (Heijdra 1995, 57–58).

Luotian liegt in einer Ausbuchtung des alten Gebietes von Jing und Chu und gehört zur Präfektur Huangzhou. Die Menschen hier tragen Kleider aus grober Seide und Hanf und essen Getreide, Hirse, Fleisch und Gemüse. Sie treiben weder Handel mit Fisch und Salz noch erzielen sie Gewinn durch den Gütertausch per Schiff. So sind sie im Allgemeinen recht fleißig und richten ihre ganze Kraft auf die Landwirtschaft.

Es gibt hier auch weder Produkte aus Gold oder Jade, noch Muscheln, spezielles Getreide, Seidenbrokat, seltenes Geflügel, besondere Tiere, edle Blumen oder sonstige besonderen Rohstoffe.[24] So sind die Menschen in ihrer Lebensgestaltung genügsam und maßvoll.

Es gibt auch keine Verbindungswege und Poststationen für Pferde und Kutschen und somit keinerlei Sorgen um den Empfang und die Bewirtung durchreisender Gästen. Die Menschen sind daher eher zurückhaltend in ihren Ausgaben [für Gastgeschenke] und fürchten die Dienstverpflichtungen [für den Wegebau und den Empfang hoher Gäste].

Es gibt hier wenige Handwerker oder Menschen mit besonderen Kunstfertigkeiten. Es gibt auch nicht die rege Geschäftigkeit und den Pomp aufwendiger Häuserfassaden [wie in den Städten]. So sind die Menschen nur auf eines konzentriert: Sie üben ihren erlernten Beruf aus und wechseln diesen nicht.

Als ich hier ankam dachte ich, dass dies alles eigentlich sehr vorteilhaft und der Ort einfach zu verwalten sei. Doch dann, als die kaiserliche Equipage empfangen werden sollte[25], da sah ich plötzlich, wie elend und schwach die Menschen hier sind. Als die große Dürre herrschte, erkannte ich ihre unermessliche Not und Armut, und als dann noch mächtige Banditen eindrangen, erblickte ich die klägliche und schäbige Ausrüstung [einer völlig hilflosen Truppe]. Seufzend musste ich feststellen: „Was ist das doch für ein armer, erbärmlicher, verwundbarer und zurückgebliebener Flecken Erde!“[n]

Auch in sozialer Hinsicht war diese Bergregion rückständig: Während Kommerzialisierung und wirtschaftliche Umstrukturierung in weiten Teilen des Mingreiches zu einer Nivellierung der Standesunterschiede geführt

---

24 Über die vielen „überflüssigen Dinge“ im Leben der reichen Bewohner in den Städten, vgl. die Darstellung von Clunas 1991 zur materiellen Kultur während der späten Ming-Zeit.

25 Zhu Xu gebraucht den Ausdruck „Sonnenwagen“ (*rinian* 日輦), der auf die Karosse des Kaisers weist, möglicherweise sogar auf die Person des Kaisers. Tatsächlich war der Kaiser zwischen 1539 und 1540 mit Tao Zhongwen in der Provinz Huguang unterwegs. Es wäre möglich, dass er bei dieser Gelegenheit in Luotian das Grab von Taos Lehrer Wan Fudun besuchte. Möglicherweise bezieht sich die Beschreibung des Landrats aber auch auf das Jahr 1542, als Abgesandte des Kaisers nach Luotian kamen, um den Nachkommen von Wan Fudun die Nachricht seiner posthumen Ehrung zu bringen (siehe Provinzchronik HGZZ (1591) 73:1b). Eigenartigerweise weisen die Chroniken von Luotian keine Einträge zum Besuch des Kaisers bzw. der kaiserlichen Delegation auf. Die beiden anderen Ereignisse, die der Landrat anspricht, sind dagegen belegt: die große Hungerkatastrophe im Jahre 1540 und das Eindringen von Banditen im Jahre 1539. Vgl. LTXZ (1926) 7: 1b (102).

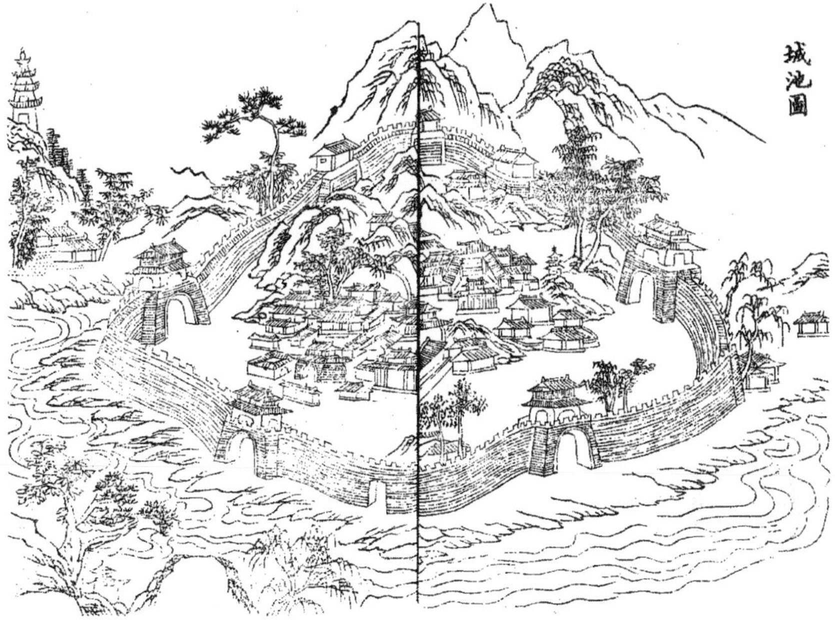

Abb. 1.4 b Der Regierungsbezirk des Kreises Luotian. Hier residierte der Landrat und arbeitete das Personal der Kreisverwaltung. Auch die konfuzianische Schule, die Wan Quan bis 1529 besuchte, lag in diesem Festungsbereich

hatten, herrschten hier noch alte verkrustete Herrschaftsverhältnisse vor.[26] Der Unterschied zwischen arm und reich wurde angesichts ungerechter Steuerbedingungen immer größer.[27/o] Viele Pächter verarmten und gerieten in Abhängigkeit. Die Provinzchronik berichtet von vier mächtigen Sippen in Macheng, dem Nachbarort von Luotian, die im 16. Jahrhundert nicht weniger als dreitausend Abhängige zu ihrem Haushalt zählten. Diese Pächter hatten sich zumeist vertraglich an ihre Grundherren verkauft und lebten über Generationen als Unfreie und Abhängige in leibeigenschaftsähnlichen

---

26 Wie Brook 1998 in seiner Untersuchung der unterschiedlichen Phasen Ming-zeitlicher Wirtschafts- und Kulturgeschichte herausarbeitet, war diese Nivellierung der Standesunterschiede allerdings auch in den Städten nur oberflächlich. Im Zuge der Kommerzialisierung während des 16. Jahrhunderts nutzte die Klasse der Beamtengelehrten – die Gentry – das staatliche Netzwerk und baute ihre Machtposition auch wirtschaftlich immer weiter aus. Ihre Machtstruktur wurde hierdurch komplexer – ein Trend, der sich in der Qing-Zeit fortsetzte.

27 Das Problem dieses Steuersystems wurde als das Phänomen der „abwesenden Grundherren" bekannt: Weil Beamte von der Steuer und den Dienstpflichten befreit waren, machten viele Grundherren ihren Landbesitz nominell einem Beamten zum Geschenk (*touxian* 投獻) oder ließen ihn unter anderem Namen registrieren (*guiji* 詭計).

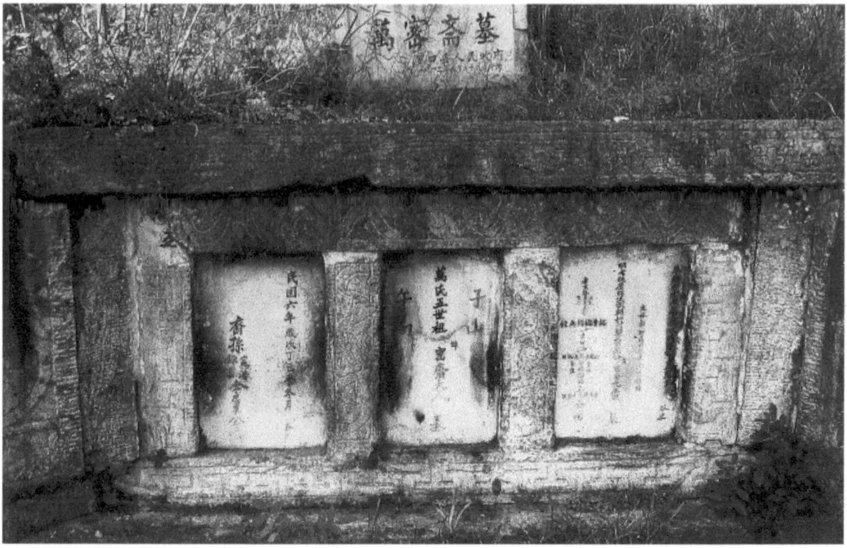

Abb. 1.5 Wan Quans Grab in der Nähe des heutigen Dorfes Dahe'an im Kreis Luotian. Oben findet sich die Aufschrift „Grab von Wan Mizhai", unten die Bezeichnung „Arzt und Heiliger".

Zuständen[28/p]. So verwundert es nicht, dass 1630 gerade in Macheng erste große Aufstände ausbrachen, die in den Jahren 1651 und 1674 auch auf Luotian übergriffen. Trotz der vielen Unruhen in dieser Region, die viele Menschen das Leben kosteten, hielt sich diese Sozialstruktur jedoch weit bis in das 20. Jahrhundert hinein.[29]

---

28 Die übliche Bezeichnung für diese Unfreien war *nupu* 奴僕 oder *tianpu* 田僕. Ein anderer, das Verhältnis tarnender Ausdruck war „Adoptivsohn" (*yinan* 義男) bzw. „Adoptivtochter" (*yi'nü* 義女). Die Abhängigkeit war im Allgemeinen erblich, d.h. das Schuldverhältnis ging von einer Generation auf die nächste über. Allerdings gehörten Unfreie ihren Grundherren nicht als physische Personen, d.h. sie konnten nicht nach Belieben getötet werden. Zum Status der Unfreien und den Rebellionen zum Ende der Ming-Zeit vgl. Fu Yiling 1961; Mixius 1980, 28–33; Tanaka 1984, 165–215; Heijdra 1995, 274–291.

29 Die besondere Gewaltbereitschaft, die in der Region Macheng herrschte, wird zur Zeit von dem Sinologen William T. Rowe (John-Hopkins-University) als *longue durée*-Phänomen in einem Forschungsprojekt mit dem Titel „Macheng: Seven Centuries of Violence in a Chinese County (1352–1930)" untersucht. Rowe sieht die Gründe für die besonders kriegerische und rebellische Verfassung der lokalen Bevölkerung, die nicht nur zu extremen Spannungen unter den verschiedenen Schichten, sondern auch zu grausamen Kriegen zwischen den unterschiedlichen Gruppierungen der Elite führte, die sich gegenseitig auszurotten suchten, vor allem in der besonderen Agrarordnung dieser Region.

Die Medizintradition der Familie Wan

Wie viele Bewohner des Flachlandes der Provinz Jiangxi – früher der „Reiskorb des Reiches“ – hatte Wan Quans Vater, Wan Kuang 萬筐 (1447–1529), in den achtziger Jahren des 15. Jahrhunderts seine reiche, jedoch hoffnungslos überbevölkerte Heimat Nanchang verlassen, um in der noch relativ dünn besiedelten Provinz Huguang sein Auskommen zu suchen.[30]

Während andere Einwanderer aus Jiangxi in Huguang mit den hochwertigen Produkten ihrer Heimatprovinz Handel trieben oder als unregistrierte[31] Bauern ein günstig erworbenes Stück Land bewirtschafteten, gründete Wan Kuang in Luotian eine Apotheke, in der er seine Familienrezepturen herstellte und verkaufte. Die Arzneiprodukte aus Jiangxi hatten in der Ming-Zeit einen guten Ruf, auf dem das Familienunternehmen aufbauen konnte. Für das Geschäft war außerdem positiv, dass die bergige Gegend um Luotian reich an Arzneipflanzen war.[32]

Vermutlich übte er in dieser Apotheke auch seine (kinder)ärztliche Tätigkeit aus, indem er die Patienten hier untersuchte und die verordneten Arzneien selbst zubereitete oder zubereiten ließ. Erst seit der späten Ming-Zeit trennten sich Apotheker- und Arztberuf immer mehr.

Dies lässt sich anhand der Bildrolle „Flussuferszenen am Qingming-Fest“ (*Qingming shanghe tu* 清明上河圖), die über einen Zeitraum von sechshundert Jahren immer wieder kopiert und den jeweils veränderten

---

30 Die Provinz Huguang löste gegen Ende der Ming-Zeit die Provinz Jiangxi in ihrer Rolle als Reiskammer des Reiches ab. Über die große Bevölkerungswanderung von Jiangxi nach Huguang berichtet Heijdra 1995 in seiner wirtschaftshistorischen Untersuchung zur Ming-Zeit. (Heijdra 1995, 312–321). Zu den Bevölkerungsdaten siehe Liang Fangzhong 梁方仲 1943 bzw. 1989; Ho Ping-ti 1959, 3–35; Cartier 1973, 1341–1359 und Heijdra 1995, 32–58.

31 Die Zuwanderer waren zunächst nicht registriert und damit von der Steuerpflicht und Dienstpflicht befreit. Vgl. Heijdra 1995, 44–45.

32 Die Luotianer Lokalchronik von 1542 nennt dreißig regionale Arzneipflanzen, die auch in Wan Quans Rezepturen häufig auftauchen: *Polygonatus Officinalis, Platycodus Grandiflorus, Lindera Strychnifolia, Achyranthis Aspera, Pueraria, Atractylodes, Parthenocissus tricuspidata, Asarus cum Radice, Paeonia Lactiflora und Paeonia Rubra, Mentha, Plantaginis, Lilium, Trichosanthis, Lycius Chinensis, Trichosanthis, Citrus seu Ponciri, Citrus seu Ponciri Immaturus, Arisaematis, Asparagus Cochinchinensis, Perilla Frutescentis, Poria Cocos, Artemisia Argy, Ophiopogonis Japonicus, Tuber, Acorus Gramineus, Cornus Officinalis, Crataegus, Cyperus Rotundus, Dolichorum und Morus Alba.* LTXZ (1542) 2:26a–26b (71–72). Vollständige Angaben finden sich im Arzneidrogenregister im Anhang.

Lebensverhältnissen angepasst wurde, sehr schön illustrieren.[33] Während sich auf der Bildrolle, die 1736 entstand und die Stadt Suzhou während der späten Ming-Zeit miniaturhaft darstellt[34], allein drei unterschiedlich konzipierte Apotheken (siehe Abbildungen 1.6a, c, d) und drei verschiedene ärztliche Spezialpraxen (Abb. 1.11, 1.12, 1.13) erkennen lassen, findet sich auf der zugrunde liegenden Originalbildrolle der Song-Zeit, die sechshundert Jahre früher datiert wird und die damalige Hauptstadt Kaifeng darstellt, nur eine einzige Arztpraxis, die zugleich Apotheke ist. (Abb. 1.6 b) Wie die Schilder zeigen, praktiziert der hier dargestellte Arzt bzw. Apotheker sowohl Männer-, Frauen- als auch Kinderheilkunde und vertreibt eigene Fertigarzneien.

Ärzte reisten üblicherweise sehr viel umher, sie wanderten von einem Ort zum andern, um ihre Heilkunst feilzubieten oder ihre Hausbesuche zu tätigen. Sie wurden daher im Gegensatz zu den Amtsärzten (*guanyi* 官醫), die ausdrücklich für die Beamten und deren Familien zuständig waren, als „über Flüsse und Seen umherziehende Ärzte“ (*jianghuyi* 江湖醫) bezeichnet.[35] Bei der Ankunft in einem neuen Dorf oder einer Stadt machten sie mit einer Ärzterassel auf ihr Angebot aufmerksam. Wurden sie zu einem Kranken gerufen, so blieben sie in der Regel nur kurze Zeit, bevor sie weiter zogen. Im Falle eines Misserfolgs konnten sie sich so etwaigen Schadensersatzansprüchen entziehen. Wan Quans Vater hatte sich durch seine Konzepte und Arzneimittel zur Kinder- und Pockenheilkunde ein gewisses Ansehen erworben, so dass er es wagen konnte, an einem festen Ort tätig zu sein. Mit 34 Jahren heiratete

---

33 Die originale, fünf Meter lange Bildrolle „Flussufer-Szenen am Qingming-Fest“ (*Qingming shanghe tu* 清明上河圖), die im Pekinger Palastmuseum aufbewahrt wird, wurde von Zhang Zeduan 張擇端 zwischen 1023 und 1100 gemalt. Miniaturhaft stellt sie die Sitten und Gebräuche der Menschen in der damaligen Hauptstadt Bianjing 汴京 (heute Kaifeng 開封 in der Provinz Henan) anlässlich des Qingming-Festes dar, das am fünften Tag des fünften Monats gefeiert wird. In der Geschichte der chinesischen Malerei wurde vielleicht kein anderes Bild so häufig kopiert wie dieses. Einige Dutzend weiterer Bildrollen mit ähnlichen Motiven tragen ihren Titel.

34 Die insgesamt über elf Meter lange Bildrolle, aus der die Abbildungen dieses ersten Kapitels stammen, wurde 1736, also sechshundert Jahre später, im Auftrag des Qianlong-Kaisers von fünf Malern im Stil der akademischen Genre-Malerei gemalt. Sie beruhte offenbar auf einer Ming-zeitlichen Kopie. So wird vermutet, dass der bekannte Ming-zeitliche Maler Qiu Ying 仇英 (1509–1551?), ein Zeitgenosse von Wan Quan, die ursprüngliche Bildrolle aus der Song-Zeit als Vorlage für die Darstellung der Stadt gewählt hatte, in der er selber lebte. Suzhou war in der Ming-Zeit eine reiche prosperierende Stadt. Die Qing-zeitliche Kopie dieser Bildrolle, die im Palastmuseum in Taipei aufbewahrt wird, spiegelt somit sowohl Ming- als auch Qing-zeitliche Lebensverhältnisse wider. Ähnlich wie ihr Song-zeitliches Original ist sie in der so genannten „beweglichen Perspektive“ gemalt. Beim Aufrollen der Handrolle lassen sich die verschiedenen Motive mit den Augen gleichsam „abwandern“. Viele Details – wie etwa die Schriftzeichen der Werbeschilder – lassen sich nur mit der Lupe erkennen.

35 Siehe hierzu das Eingangszitat zu diesem Teil I, in dem Wan Quan sein Leben als ein „Umherziehen über Flüsse und Seen“ beschreibt.

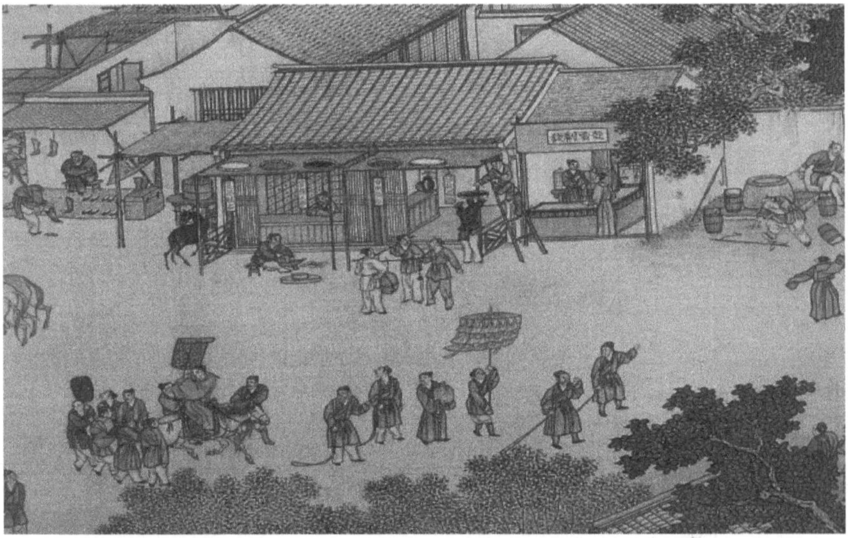

Abb. 1.6 a Darstellung einer Apotheke in einer Stadt der späten Ming-Zeit. Hinter dem Handverkaufstisch sitzt ein Mann, der möglicherweise der Apotheker ist. Vor ihm bedient ein Gehilfe das Eisenschiff, um die Arzneidrogen zu zerkleinern. Ein weiterer Gehilfe reicht seinem Kollegen auf der Leiter gerade eine Korbschale an. Mehrere Korbschalen mit pflanzlichen Arzneidrogen stehen bereits zum Trocknen auf dem Vordach. Auf den senkrechten Schildern links finden sich senkrecht rot gedruckt eine Reklame für Ginseng (官採人參) und eine weitere Reklame für Herbststein (秋石). Die dritte Reklame rechts ist nicht lesbar. Nicht weit von der Apotheke befindet sich eine kinderheilkundliche Spezialpraxis. (Siehe Abb. 1.11.) Vorne im Bild reitet ein hoher Beamter mit seinem Gefolge vorbei. (Vergrößerter Ausschnitt aus der Qing-zeitlichen Bildrolle „Flussuferszenen am Qingming-Fest")

er 1480 in Luotian eine Frau aus der angesehenen Familie Chen 陳 des Nachbarortes Qishui.

Die Anfänge der Wan'schen Medizintradition schildert Wan Quan folgendermaßen:

> Mit meinem seligen Großvater, der „Herr vom Aprikosenwall" genannt wurde und aus Yuzhang[36] stammte, wurde die Kinderheilkunde [der Wan-Familie] bekannt. Er verkörperte die erste Generation. Leider verstarb er schon in jungen Jahren. Auf sich allein gestellt setzte mein seliger Vater, der „Herr vom Chrysanthemenpavillon" genannt wurde, die Tradition fort. Während der Regierungsperiode Chenghua [1465–1487] im Jahre des zyklischen Zeichens *gengzi* [1480] siedelte mein Vater nach Luotian um und heiratete dort meine selige Mutter aus der Familie Chen. Daraufhin wurde ein Unwürdiger [das ist Wan Quan] geboren. Was meinen Vater anbetrifft, so war seine Kunst herausragend und nahm gewaltigen Aufschwung.

36 Yuzhang 豫章 ist ein alter Name für die Stadt Nanchang.

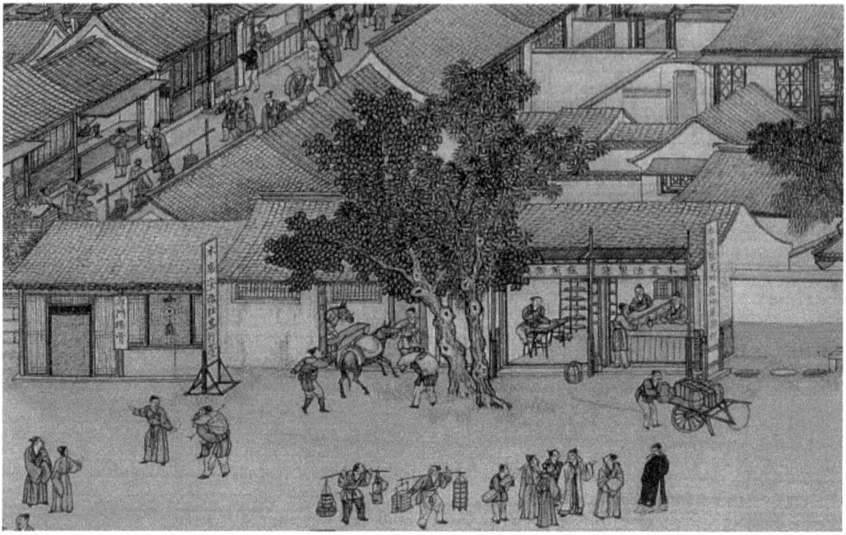

Abb. 1.6 b Darstellung einer weiteren Apotheke erkennbar an dem Schild über der Offizin. Hier heißt es: „In dieser Apotheke werden den Regeln gemäß Aufkochungen erstellt, die jeweils an die vorliegende Symptomkonstellation angepasst sind." (本堂法製應症煎劑). Auf der rechts aufgestellten Tafel heißt es: „In dieser Apotheke werden unverfälschte Arzneien aus [Si]chuan und Guang[dong] verkauft." (本堂發兌川廣地道藥材). Rechts neben der Apotheke liegen Korbschalen mit pflanzlichen Arzneien auf dem Boden. Links von der Apotheke befindet sich eine orthopädische Praxis, in der Knochenbrüche behandelt werden. (Siehe Abb. 1.12) (Vergrößerter Ausschnitt aus der Qing-zeitlichen Bildrolle „Flussuferszenen am Qingming-Fest")

> Von nah und fern hatte man von ihr gehört und rezitierte aus ihren [Lehren]. Von der Kinderheilkunde der Wan sagte man nun, [sie bestehe schon] in der zweiten Generation.[37]

Eine mindestens drei Generationen umfassende familiäre Tradition im Arztberuf galt in der Ming-Zeit als wichtiges Kriterium für die Qualität eines Arztes. Die Aussagen über den berühmten Vater und den früh verstorbenen, doch ebenfalls heilkundlich tätigen Großvater in Wan Quans Vorwort hatten also auch die Funktion, seine eigene ärztliche Qualifikation zu unterstreichen.[38]

---

[37] Vorwort zu *YKFH (1579) mit der Überschrift „Über den Ursprung und die Geschichte der Kinderheilkunde der Familie Wan". – „Herr vom Aprikosenwall" (*Xingcheng weng* 杏城翁) und „Herr vom Chrysanthemenpavillon" (*Juxuan weng* 菊軒翁) waren gebräuchliche Ehrennamen für anerkannte Ärzte, denn Aprikose und Chrysantheme standen traditionell für ein langes Leben ohne Krankheit.

[38] Auf Qualitätskriterien für Ärzte in der Ming-Zeit wird auf S. 37–39 sowie 48–50 noch ausführlicher eingegangen. Zu generellen Fragen der Professionalisierung der chinesischen Ärzteschaft siehe Unschuld 1978, 91–115.

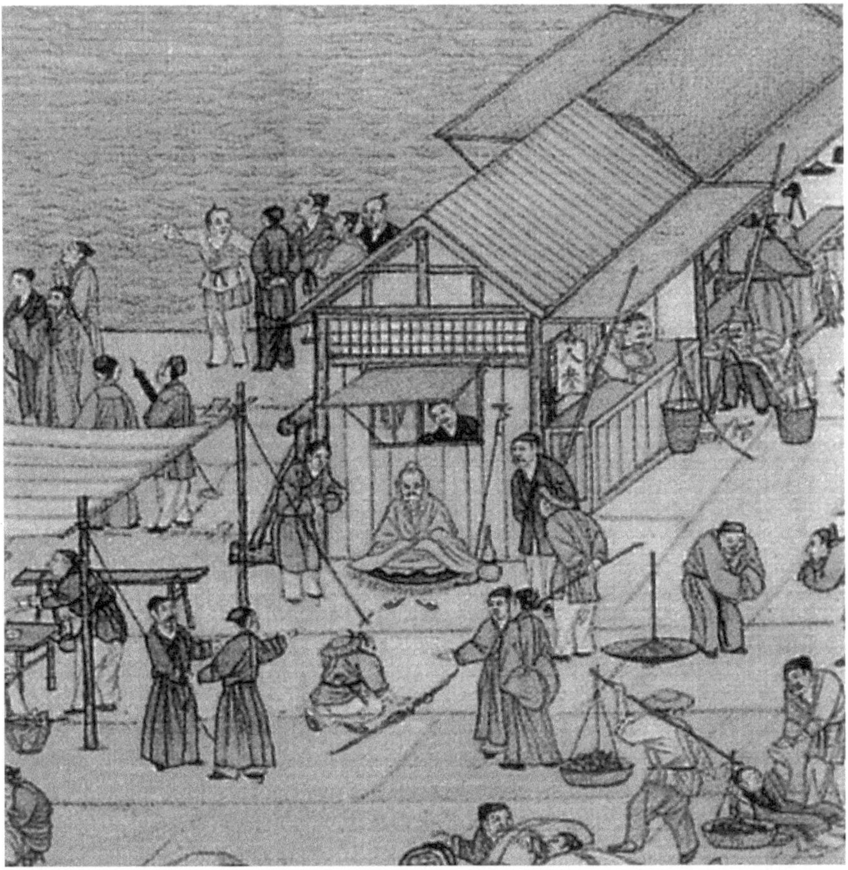

Abb. 1.6 c Darstellung einer weiteren kleinen Apotheke am Brückenaufgang. Diese Apotheke vertreibt offenbar vor allem Ginseng erkennbar an dem Schild: „*Renshen* 人參". Vor der Apotheke unterhalb des kleinen Fensters, aus der eine Person herausschaut, sitzt werbewirksam ein meditierender „Unsterblicher" (*xianren* 仙人). (Ausschnitt aus der Qing-zeitlichen Bildrolle „Flussuferszenen am Qingming-Fest")

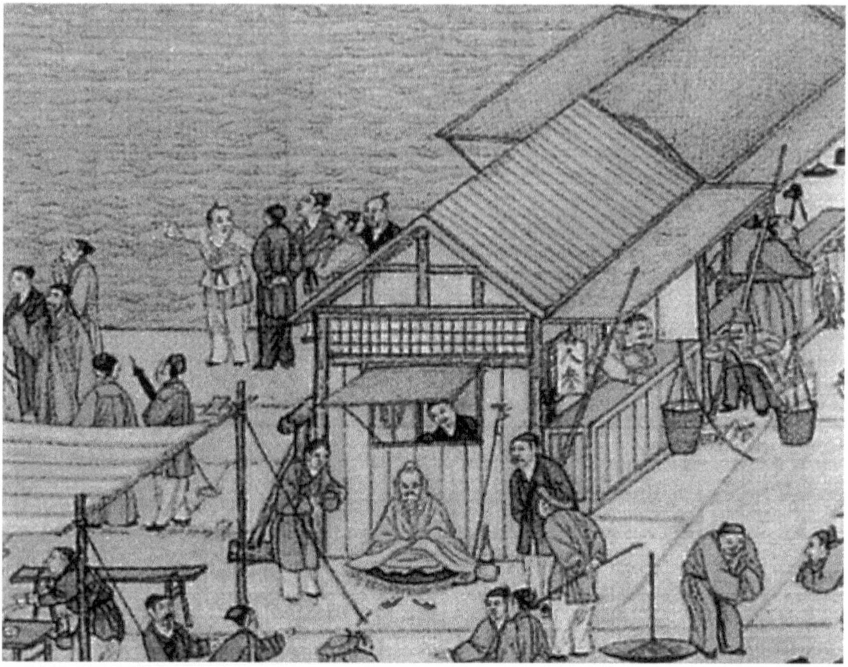

Abb. 1.6 d Auschnitt aus Abb. 1.6 c

Die dritte Generation: Wan Quan

Während für den Vater dank der Schriften des Sohnes eindeutige Hinweise auf die Lebensdaten existieren,[39] ist dies bei Wan Quan selbst leider nicht der Fall: Die Aussagen in den medizinischen Lexika und Biographien darüber, wann er gelebt hat, weisen eine Spannweite von über 200 Jahren auf.[40] Erst ein aufwendiger Vergleich aller Informationen zu Wan Quans Leben miteinander und mit den Lebensdaten seiner Kollegen und Lehrer sichert den

---

39 Die genauen Lebensdaten von Wan Quans Vater (1447–1529) lassen sich aus zwei Fallgeschichten in Wan Quans Pockenbuch erschließen. Im Jahre 1528 erkrankte Wan Quans erster Sohn in seinem dritten Lebensjahr an Pocken. Wan Quans Vater war bei der Geburt seines Enkels – das muss im Jahre 1526 gewesen sein – 80 Jahre alt, das entspricht 79 Jahren nach westlicher Zählung. Damit ist sein Geburtsjahr 1447 (*DZXF (II) 5:5b–6a). Im Frühjahr des Jahres 1531 beendete Wan Quan die rituelle Trauerzeit *zhancui* 斬衰 für seinen Vater. Nach Ming-zeitlicher Gesetzgebung waren das drei Jahre, die gemeinhin mit 27 Monaten als erfüllt galten. Wan Quans Vater starb also Anfang 1529. *DZXF (II) 2:7a, DMHD 102:9a (1567).

40 Unter anderem finden wir folgende Angaben zu Wan Quans Lebenszeit: Zweite Hälfte des 15. Jahrhunderts (Li Tao 1958); 1567–1619 (Li Yun 1988); 1488–1578 (Luotian-Werkausgabe 1982); 1495–1585 (Liu Yuannan 1982); 1482–1579 (Chen Menglai 1987); 1499–1582 (Mao Dehua 1992).

Befund, dass Wan Quan frühestens im Jahre 1500, also erst zwanzig Jahre nach der Heirat seiner Eltern geboren wurde.[41] Der Vater war also bei der Geburt bereits 52 Jahre alt, ein ungewöhnlich hohes Alter für das wichtigste Ziel jedes Mannes im Rahmen des konfuzianisch geprägten Ahnenkultes: die erste Vaterschaft, bzw. die Geburt eines Sohnes.

Der junge Wan Quan erwies sich als talentiert und vielseitig interessiert. Wan Kuang konzentrierte seinen eigenen Ehrgeiz ganz auf den Sohn und ermöglichte ihm eine Ausbildung, die zum höchsten erreichbaren Berufsweg, der Beamtenlaufbahn, führen sollte. Wan Quan war stolz darauf, zwei namhafte Gelehrte in der Region seine Lehrer zu nennen:

> Damals gab es in Luo[tian] zwei Großkonfuzianer, nämlich Zhang Yuquan, [das ist Zhang Mingdao], und Hu Liuxi [das ist Hu Mingshu]. Sie unterrichteten Tonharmonie, Kalenderkunde und die Grundzüge der Geschichte. Mein Vater bemerkte, dass ich[42] fähig sein könnte, mir eine solche Bildung anzueignen und schickte mich als Schüler zu ihnen. Ich habe viel von ihren Unterweisungen gelernt.[43]

In der Hierarchie von Luotian standen diese Gelehrten ganz oben, besonders nachdem beide nach erfolgreicher Prüfung in der Hauptstadt zu hohen Beamten in Peking ernannt worden waren. Doch die Karriere sollte ihnen beiden kein Glück bringen: Zhang Mingdao 張明道 handelte sich (wie auf Seite 6 beschrieben) kurz nach Antritt seiner Stelle als Zensor im Hauptuntersuchungsamt wegen allzu offenherziger Kritik des Jiajing-Kaisers die öffentliche Prügelstrafe und anschließende Verbannung ein.[q] Hu Mingshu 胡明庶[r] verstarb im selben Jahr 1533, wenige Monate nach seiner erfolgreich bestandenen Prüfung.[44]

---

41 Die wichtigste Quelle für die Bestimmung von Wan Quans Geburtsdatum ist die Einleitung zu den kinderheilkundlichen Fallgeschichten im *Guangsi jiyao*, in denen Wan Quan schreibt, dass er 74 Jahre (nach westlicher Zählung – 73 Jahre) alt ist. Da er das Manuskript zu diesem Buch frühestens im Jahre 1573 abschloss, folgt, dass er um die Jahrhundertwende geboren ist.

42 Im Original steht hier statt „ich" „Quan". Immer dann, wenn Wan Quan seinen Vater oder hohe Beamte erwähnt, spricht er von sich selbst in der dritten Person. Der Respekt, der dadurch im Chinesischen zum Ausdruck gebracht wird, ist im Deutschen stilistisch nicht in gleicher Weise darstellbar. Die Übersetzung verzichtet daher durchweg auf den Wechsel von der ersten in die dritte Person.

43 Vorwort mit dem Titel „Über den Ursprung und die Geschichte der Kinderheilkunde der Familie Wan" zu *YKFH (1579).

44 Woran Hu Mingshu starb, lässt sich nicht eruieren, aber ein Zusammenhang mit den Prüfungsbedingungen ist nicht auszuschließen. Die Vorbereitung auf die Beamtenprüfungen waren strapaziös, die Reise in die Hauptstadt beschwerlich und gefährlich, und die Bedingungen während der Prüfung elend. Das Leid der Kandidaten hat Miyazaki 1976 eindrucksvoll in seinem Buch „Prüfungshölle" beschrieben. Vgl. auch die Kurzgeschichten von Pu Songling (1640–1715) oder den Roman *Rulin waishi* 儒林外史 von Wu Jingzi (1701–1754).

Die große akademische Hürde: Die Beamtenprüfung

Um zu verstehen, welche Bedeutung die Beamtenprüfungen an einem Ort wie Luotian für ehrgeizige junge Männer (Frauen kamen in diesem System nicht vor) und ihre Familien hatten, ist es nötig, einige grundsätzliche Bemerkungen einzufügen. Die Beamten stellten regional wie zentral die Führungsschicht im Reich und übten die kaiserliche Gewalt stellvertretend aus. Die Mitglieder dieses weit verzweigten, streng hierarchisch gegliederten Beamtentums wurden in jeder Generation neu rekrutiert. Zu diesem Zweck war ein kompliziertes System von staatlichen Prüfungen entwickelt worden, welches auf Kreis-, Präfektur-, Provinz- und Hauptstadtebene ansetzte und an dessen Ende die Selektion der besten Köpfe des Landes stehen sollte. Es beruhte auf dem Konzept der (moralischen) Eignung, alle Titel und Posten waren prinzipiell nicht erblich.[45]

Die Beamtenprüfungen setzten keinen formellen Schulweg, wohl aber einen langen Bildungsweg voraus. Die Grundlagen der (konfuzianischen) Bildung erwarb man bereits im Kindesalter durch Privatlehrer zuhause oder durch den Besuch einer privaten oder staatlichen konfuzianischen Gemeinschaftsschule. Ein kompliziertes System von Eignungsprüfungen und staatlicher Förderung führte den Kandidaten über drei Stufen zum Beamtentum.[46] Hauptinhalt der Prüfungen war in der Ming-Zeit, neben der Kenntnis der Klassiker, die vollendete Beherrschung des „achtgliedrigen Aufsatzstils“ (*baguwen* 八股文), die in engem Zusammenhang mit hoher sittlicher Reife gesehen wurde.

Mit jeder Stufe der offiziellen Laufbahn waren beträchtliche Privilegien verbunden. Bereits der „Amtsanwärter“, der die jährliche Präfekturprüfung bestanden hatte, zählte nicht mehr zum gemeinen Volk; er war, zusammen mit zwei seiner Angehörigen, von Steuern und Dienstpflicht befreit, und

---

[45] Es gab allerdings noch zu Beginn der Ming-Zeit eine Ausnahme, die so sehr ausgenutzt wurde, dass sie schließlich stark eingeschränkt werden musste: das Privileg „Schutz der Söhne“ (*yinzi* 蔭子) bzw. „Anstellung der Söhne“ (*renzi* 任子). Es erlaubte jedem Beamten ab dem siebten Rang aufwärts die direkte Verbeamtung mindestens eines seiner Söhne ohne Prüfung – wenn auch in einen Rang, der um vier Stufen unter dem des Vaters lag. Das *Yin*-Privileg wurde dann auf die Söhne von Beamten des dritten Ranges und höher begrenzt. In der späteren Ming-Zeit mussten allerdings viele von diesen privilegierten Personen sich einer Prüfung an der Nationalen Akademie stellen. Vgl. Ho Ping-ti 1962, 149–153; Hucker 1985, 81.

[46] Die langjährigen Vorbereitungen auf die Prüfungen bedeuteten für die Familien der Kandidaten eine erhebliche finanzielle Belastung. Trotzdem wiederholten viele erfolglose Bewerber die Prüfungen immer wieder. Zhang Mingdao beispielsweise, der 1513 in der Provinzprüfung als Bester abgeschnitten hatte, war insgesamt fünfmal an der Hauptstadtprüfung gescheitert, bis er im sechsten Anlauf, im Alter von fünfzig Jahren, endlich den ersehnten Titel erhielt. Vgl. LTXZ (1926) 附錄 7b (136).

konnte ein staatliches Stipendium beantragen.[47] Da die große Zahl der Prüfungskandidaten im Laufe der Zeit eine Quotenregelung notwendig machte, war eine offizielle Empfehlung Voraussetzung für die Anmeldung zu den höheren Prüfungen.[s]

Der Ärztestand zählte in der Ming-Zeit als eine eigene Steuerklasse und als niederer Stand neben den drei hauptsächlichen Ständen „Gemeines Volk" (*min* 民), „Militär" (*jun* 軍) und „Handwerker" (*jiang* 匠). Um eine Landflucht zu vermeiden, waren in der Ming-Zeit alle Stände erblich. Erfolg bei den Beamtenprüfungen war daher die einzige Möglichkeit, den Beschränkungen des ärztlichen Berufsstandes – Steuerpflicht und gesellschaftliche Geringschätzung – zu entkommen, ein Weg, den auch die Familie Wan zu begehen versuchte.

Lebenskrise und Tod des Vaters

Offenbar hatte Wan Quan bei den Auswahlprüfungen so gut abgeschnitten, dass ihm auf seinen Antrag im Jahre 1526 hin sofort ein Stipendium gewährt wurde.[48] Doch das Glück blieb nicht lang auf seiner Seite: Einige Mitschüler, die offenbar gerne sich selbst oder ihre eigenen Angehörigen als Stipendiaten gesehen hätten, wendeten sich an die Erziehungsbehörde und diffamierten ihn dort.[49] Wan Quan blieb offenbar nur die Möglichkeit, die Schule zu verlassen und sich ganz und gar in die Medizin zurückzuziehen. Das Ereignis mit all seinen Folgen muss Wan Quan sehr getroffen haben, denn es findet im ganzen Werk seinen Widerhall. Ein Freund der Familie und hoher Beamter schrieb später über den Vorfall und seine Auswirkungen:

> Der edle Herr Wan war eigentlich Kandidat für eine Beamtenkarriere. Er verhielt sich auch stets gesittet und rechtschaffen. In seiner Jugend haben jedoch Nebenbuhler eine heimtückische Intrige gegen ihn eingefädelt, so dass sich Herr Wan vor den bösartigen Verleumdungen verbergen musste. Schließlich gab er von sich aus seinen Status [als Amtskandidat] auf.[50]

Worum es bei diesem Vorfall ging – ob es sich um den Vorwurf des Prüfungsbetruges oder um andere Beschuldigungen handelte – lässt sich nicht mehr eruieren. Wan Quans Schriften lässt sich lediglich entnehmen, dass

---

[47] Jede Kreisschule musste 20 Stipendiaten (*linshan shengyuan* 廪膳生員, wörtl. „Magazinkostgänger") und ab 1428 auch noch 30 Zusatzkandidaten (*zengguang shengyuan* 增廣生員) aufnehmen. Vgl. die Eingabe für das Jahr 1428 in DMHD 78:3b und Grimm 1960, 47–48. Die Stipendien bestanden aus Reis- und Getreidezuteilungen. Vgl. die autobiographischen Aufzeichnungen von Yuan Huang in Liu Ts'un-yan 1967, 112–113.

[48] Vgl. auch Fallgeschichte Nr. 30.

[49] Vgl. Fallgeschichte Nr. 5 und 15.

[50] Vorwort von Wang Yiming aus Huanggang zu einer Neuedition des *Douzhen xinfa*, verfasst in den neunziger Jahren, also nach Wan Quans Tod.

zwei Brüderpaare, Hu Mingshu 胡明書[51] und Hu Mingrui 胡明睿, sowie Cai Weizhong 蔡惟忠 und Cai Weixiao 蔡惟孝, an der Intrige gegen ihn beteiligt waren.[52]

Die Lokalchronik von Luotian, an der die Brüder Cai mitarbeiteten,[53] verzeichnet zehn Mitglieder des Hu-Clans als „Jahresempfohlene" des Kreises (*suigongsheng* 歲貢生) für die Reichsakademie. Die Brüder Hu werden als lobendes Beispiel hingestellt,[54] auch die Brüder Cai sind erwähnt, jedoch nicht Wan Quan.[t] Ein nahe liegender Grund für diese Sonderbehandlung war wohl, dass die Familie Hu in Luotian viel Grund und Boden besaß und sich die Titel für ihre Söhne, so darf man annehmen, erkaufte. Der Vater Hu Dashao hatte jedenfalls während der Hongwu-Zeit große Summen für die Renovierung der konfuzianische Schule gespendet[u] und damit seinen Anspruch auf Mitbestimmung im örtlichen Erziehungssystem zum Ausdruck gebracht.

Im Jahre 1529 starb Wan Quans Vater im Alter von 82 Jahren. Da die Ausbildung für die Vorbereitung auf die staatlichen Prüfungen kostspielig und Wan Quan für seine Studien auf die finanzielle Unterstützung seines Vaters angewiesen war, zerschlug sich damit seine Hoffnung auf einen Beamtentitel. Im Jahre 1531, nach der rituellen Trauerzeit – so vermerkt Wan Quan in seinen Fallgeschichten – folgt er dem Erziehungskommissar[55] nach Zaoyang, in den Norden der Provinz Huguang, um zu versuchen, die Anschuldigungen seiner Mitstudenten aus der Welt zu schaffen.[56] Dann gibt er endgültig auf, bricht seine Studien ab und widmet sich dem Beruf des Arztes und Privatlehrers. Im Rückblick beschreibt Wan Quan dieses Scheitern in typisch konfuzianischen Begriffen als Versagen des Sohnes gegenüber dem Vater. Doch durch die Zeilen der Zerknirschung schimmert der Stolz darauf, dass sein Misserfolg nicht auf Unfähigkeit, sondern auf äußere Einflüsse zurückzuführen ist:

---

51 Nicht identisch mit dem bereits erwähnten Beamten Hu Mingshu 胡明庶, dem Lehrer Wan Quans.

52 Vgl. Fallgeschichte Nr. 11 und 15.

53 Eine ausführliche Biographie der Brüder findet sich in LTXZ (1926) 附錄 12a–13a (147–149).

54 Entscheidendes Anliegen von Lokalchroniken war es, kommenden Generationen Vorbilder für ethisches Verhalten zu präsentieren. Jede Chronik widmet deshalb ein oder mehrere Kapitel den „tugendhaften" Männern und Frauen des Ortes. Die Familie Hu wurde für ihre besondere Bruderliebe (*ti* 悌 – eine der zentralen Tugenden des Konfuzianismus) ausgezeichnet: Nach dem Tod des Vaters hatten sich die älteren Brüder in vorbildlicher Weise um die jüngeren gekümmert.

55 Diese umherreisenden Erziehungskommissare (*tidu xuedao* 提督學道) waren zuständig für die Abnahme der Prüfungen auf Kreis- und Präfekturebene. Sie trafen außerdem die Vorauswahl der Kandidaten für die in jedem dritten Jahr stattfindende Provinzprüfung. Deshalb sammelten sie für jeden Amtsanwärter Einzelheiten zu seiner Herkunft, seinem Charakter und seinen Leistungen. Vgl. Grimm 1960, 49.

56 Vgl. Fallgeschichte Nr. 5.

> Ich empfinde heute Scham darüber, dass ich [damals] mit meiner geringen Begabung die Verantwortung auf mich genommen habe, den Willen meines Vaters zu erfüllen. Ich hatte kaum mein Studium beendet, da starb mein Vater. Ich war auf mich allein gestellt. [Vorbei war es] mit dem Pfeilwettschießen auf den Weidenbaum im Garten der Kunst, mit dem Dichten von Zimtblüten im Forum der Literaten! Dazu kam, dass meine Mitschüler gegen mich intrigierten, mich diffamierten und mich [aus der Schule] drängten. So enttäuschte ich all die Hoffnungen, die mein Vater in mich gesetzt hatte. Ich zog mich zurück, wanderte mit meinem Handwerk umher und gab [mein Wissen] an Schüler weiter.[57]

Wan Quan macht nicht deutlich, ob es sich um Schüler im Sinne von Lehrlingen handelte, die bei ihm das Medizinerhandwerk lernten, oder um solche, denen er half, sich auf die Prüfungen vorzubereiten. Nach einem Studienabbruch die bisher erworbenen Kenntnisse mittels Privatunterricht zu verwerten, war durchaus üblich für verhinderte Amtsanwärter. Aber auch die Annahme von Schülern der Medizin brachte ein willkommenes Zubrot, denn solche Schüler mussten Lehrgelder bezahlen. Und das war dringend nötig, denn der Haushalt der Familie Wan hatte sich inzwischen sehr vergrößert.

Die Familie Wan in der vierten Generation

Noch zu Lebzeiten seines Vaters hatte Wan Quan zusätzlich zu seiner ersten Ehefrau mit dem Familiennamen Qian 錢[58] noch eine Nebenfrau genommen, die jüngere Schwester seines ersten Schülers Gan Dayong甘大用. Frau Qian, die Hauptfrau, hatte ihm zu dieser Zeit bereits zwei Söhne geboren: Bangzhong 邦忠 (1526) und Bangxiao 邦孝 (1528). 1531 brachte Frau Gan 甘, die Nebenfrau, den dritten Sohn Bangzheng 邦正 zur Welt[59] – ein Sohn, der zwar aus der „Nebenlinie" stammte, sich jedoch seinem Vater gegenüber als der loyalste und zuverlässigste erweisen sollte (s. Abb. 1.7).

In den folgenden Jahren wurden Wan Quan sieben weitere Söhne geboren: Bangzhi 邦治, Bangning 邦寧, Banghe 邦和, Bangxian 邦咸, Bangjing 邦靖,

---

[57] Vorwort aus dem Jahre 1552 zu Douzhen gezhi yaolun in der Version der Edition von 1568, die in Yunyang gedruckt wurde (Library of Congress). Im Nachdruck von 1573, dessen Text durch die Faksimiledrucke von 1585 und 1601 (einzusehen in der Nationalbibliotheken in Peking, VR China und in Taipei, Taiwan) erhalten ist, wurden einige Passagen von Wan Quan geändert. Hier heißt es etwas nüchterner und zugleich präziser: „Ich hatte nahezu mein Studium beendet, da starb mein Vater. Ich war auf mich allein gestellt, und da ich noch jung war, konnte ich mich nicht allein finanzieren. Dazu kam, dass meine Mitschüler gegen mich intrigierten und mich diffamierten, um mich [aus der Schule] zu drängen. So enttäuschte ich all die Hoffnungen, die mein Vater in mich gesetzt hatte, zog mich zurück und widmete mich ganz dem Beruf."

[58] Frauen behalten in China generell auch nach der Heirat ihren ursprünglichen Familiennamen bei. Eine Kennzeichnung mit dem persönlichen Namen war bei Frauen in den Schriften der Ming-Zeit nicht üblich.

[59] Fallgeschichte Nr. 6.

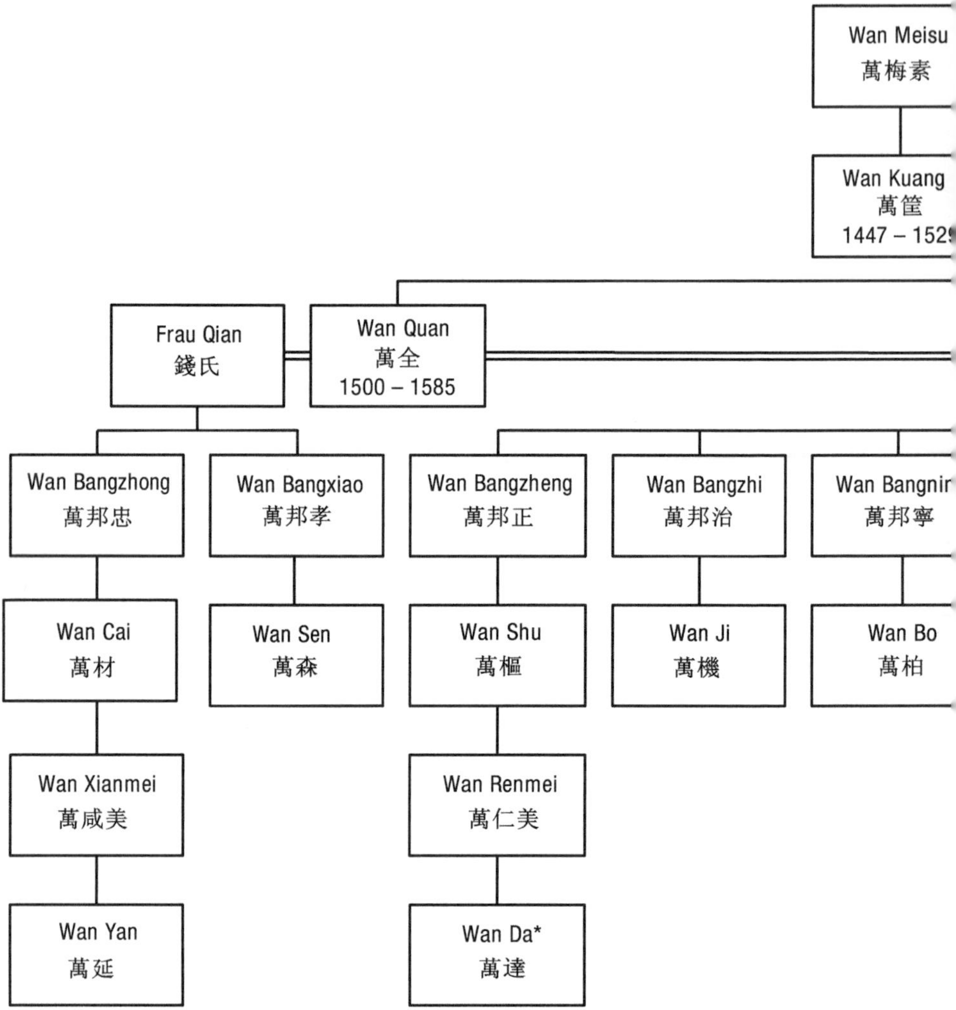

Abb. 1.7 Stammbaum erstellt nach der Familienchronik *Wanshi zongpu* 萬氏宗譜, die zwischen

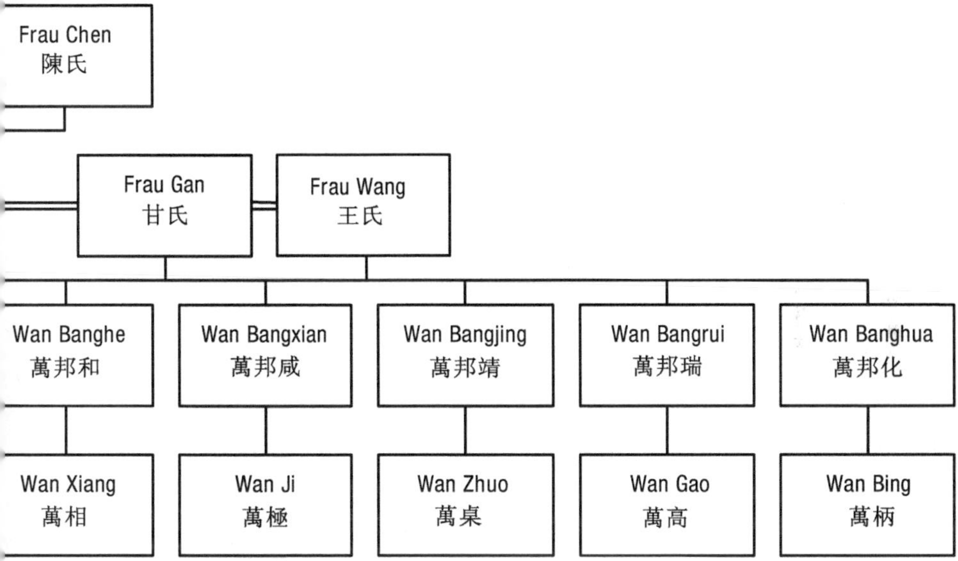

1868 und 1924 verfasst wurde, sowie nach Wan Quans Fallgeschichten.

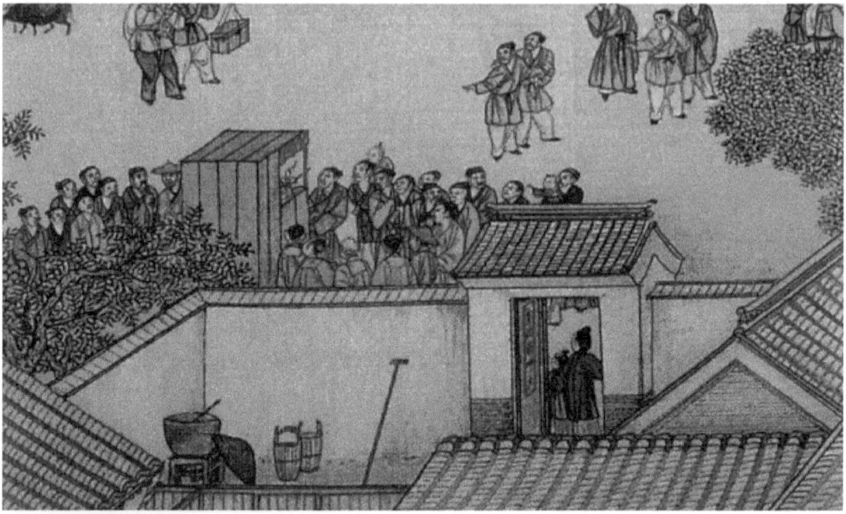

Abb. 1.8 a Die Frauen finden sich im Bild einer Stadt der späten Kaiserzeit meist mit ihren Kindern im Bereich der Innenhöfe. Während ihre Männer auf den öffentlichen Plätzen Tee trinken, plaudern oder Theatervorführungen verfolgen, verrichten sie ihre Hausarbeit, beaufsichtigen ihre Kinder oder empfangen ihre Gäste an den Hauseingängen. Nur von hier aus nehmen sie an den gesellschaftlichen Festivitäten während des Qingming-Festes Anteil (Ausschnitt aus der Bildrolle „Flussuferszenen am Qingming-Fest").

Bangrui 邦瑞 und Banghua 邦化 (s. Abb. 1.7).[60] In Wan Quans Schriften begegnen wir immer wieder den vier ältesten Söhnen sowie dem drittjüngsten, Bangjing. Sie gingen ab den vierziger Jahren bei ihm in die Lehre und begleiteten ihn besonders bei der Behandlung von Pockenkranken. Die übrigen Söhne dagegen nennt Wan Quan nicht mit Namen, sondern spricht nur immer von „meinen zehn Söhnen". Zu der Geburt von Töchtern finden sich im Familienarchiv und den Fallgeschichten keine Einträge. Aus der mehrfachen Erwähnung eines Schwiegersohnes in Wan Quans Fallgeschichten[v] darf jedoch geschlossen werden, dass er mindestens eine Tochter hatte.

In späteren Jahren nahm Wan Quan offenbar noch eine Nebenfrau an, eine Frau aus dem Hause Wang 王. Diese Nebenfrau erwähnt Wan Quan in

---

60 „Bang" ist hier der sog. Generationenname, der traditionell dem persönlichen Namen aller Mitglieder derselben Generation innerhalb eines Familienclans vorangestellt wird. Das Familienarchiv *Wanshi zongpu* 萬氏宗普, einsehbar im Gesundheitsamt von Luotian, wurde erst zur Zeit der Republik angelegt und 1924 abgeschlossen. Es ist unvollständig und z.T. fehlerhaft. Die Namen von Wan Quans Söhnen sind zwar wahrscheinlich richtig überliefert, die Altersreihenfolge stimmt jedoch nicht mit Wan Quans Aufzeichnungen überein.

seinen eigenen Schriften nicht. Von ihrer Existenz wissen wir lediglich aus der Familienchronik. Obwohl diese Chronik viele Fehler enthält, stimmt die Angabe wahrscheinlich trotzdem, denn in Wan Quans Bekanntenkreis hatten fast alle Kollegen drei oder mehr Frauen.

Frauen blieben in der Ming-Zeit meist im Verborgenen. Sie spielten keine Rolle im öffentlichen Leben. Selbst an Festtagen hielten sie sich mit ihren Kindern und weiblichen Bediensteten im Bereich des Hauses auf. Sie empfingen ihre Gäste am Hauseingang und zogen sich dann wieder in ihre Gemächer zurück (s. Abb. 1.8 a und 1.9 c). Wie die Fallgeschichten von Wan Quan widerspiegeln, hatten sie jedoch innerhalb des Hauses – in den „inneren Kammern“ – große Macht und Einfluss.[61]

Die Widersacher: Rückblick im Vergleich

Mit einer gewissen Befriedigung dürfte Wan Quan festgestellt haben, dass seine ehemaligen Mitstudenten aus der Familie Hu ihre jeweiligen Beamtenposten schon nach wenigen Jahren aus fadenscheinigen Gründen wieder verließen und als Pensionäre nach Luotian zurückkehrten. Hu Mingshu beispielsweise wurde assistierender Landrat und dankte nach kurzer Zeit wieder ab.[62] Hu Mingtong, der wegen der Krankheit eines anderen Bruders die Prüfung in der Hauptstadt dreimal nicht antrat, musste dann, nachdem er in einem vierten Anlauf nicht bestanden hatte, aufgrund eines neuen Gesetzes nochmals eine Ausbildung an der Reichsakademie durchlaufen.[63] Im Anschluss wurde er Landrat im Kreis Xinfeng und schließlich assistierender Präfekt in Jinhua,[64] beides eher bescheidene und mühselige Posten. Nach einem Jahr trat er bereits wieder zurück, da er sich, so die Begründung, um das vernachlässigte Grab seiner Mutter in der Heimat kümmern müsse.[w] Sein Bruder Hu Mingrui bestand nicht einmal die Beamtenprüfung auf Provinzebene und starb, kurz nachdem er mit seinen Brüdern eine private Akademie aufgebaut hatte.[x] Der von Wan Quan am wenigsten geliebte Widersacher, der „Jahresempfohlene“

---

61 Über die Rolle der Frau in der damaligen Gesellschaft und ihre Einflussnahme aus den „inneren Kammern“ heraus auf das kulturelle Leben siehe die aufschlussreiche Darstellung von Ko 1994.

62 Dem ältesten der Hu-Brüder, Hu Mingshu, ist in den Chroniken keine eigene Biographie gewidmet. Sein Name taucht nur auf in Zusammenhang mit seinem Bruder Hu Mingtong.

63 Manche in der Provinz graduierten Magister, für die es keine freien Posten gab, mussten aufgrund einer vorübergehenden Anordnung nochmals an der Reichsakademie die Schulbank drücken. Sie drängten bald nach Hause zurück, denn in Wirklichkeit gab es keine Verwendung für sie. Vgl. Heijdra 1995, 347–348.

64 Beide Orte liegen in der Provinz Jiangxi.

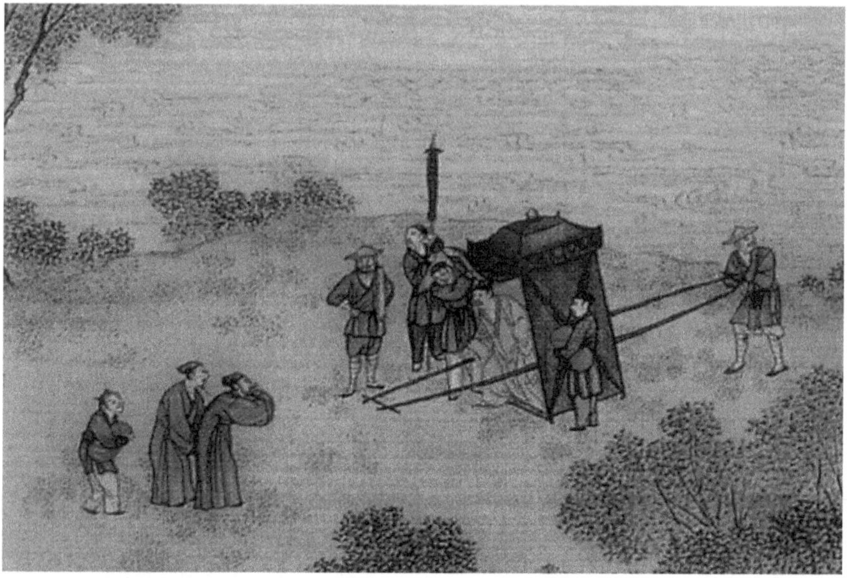

Abb. 1. 8 b Begrüßung eines Beamten. Wo immer Beamte im Stadtbild einer Ming-zeitlichen Stadt auftauchen, werden sie in Sänften getragen, hofiert und bedient. Stets ist ein Diener an ihrer Seite. In der Gegend um Luotian hatten diese den Status von Leibeigenen (Ausschnitt aus der Bildrolle „Flussuferszenen am Qingming-Fest".

Cai Weizhong, war, nachdem er die Provinzprüfung in den dreißiger Jahren mehrfach nicht bestanden hatte, auf den unseligen Posten eines Dorfschullehrers in die ferne Provinz Sichuan geschickt worden. Trotz einer Beförderung bat er wegen des hohen Alters seines Vaters um Rückkehr in die Heimat, wo er selbst dann bald darauf, noch vor seinem Vater, starb.

Wie an diesen wenigen Beispielen erkennbar ist, zog es die beamteten Gelehrten alle sehr bald in die Heimat zurück. Mit Ausnahme von Zhang Mingdao, Wan Quans Lehrer, der sich nach seiner Amtsenthebung durch den Kaiser 1533 als Präfekt verschiedener Kreise im Raum Jiangnan einen sehr guten Namen machte[y], ließen sich die „kleinen" sowie „großen" Beamten aus Luotian frühzeitig berenten, ohne dass sie ihre Funktion als Staatsdiener über längere Zeit ausgeübt hätten. Anstatt in der Fremde an immer neuen Einsatzorten[65] im Dienste des Kaisers zu arbeiten, zogen sie es vor, sich um ihre Familie bzw. um Nachwuchs zu kümmern und ihre Position in der Heimat weiter auszubauen.[z] Dieser Trend ist in der Übergangsperiode von Ming zu Qing im ganzen Reich augenfällig und scheint eher Ausdruck einer Wahl als eines Zwangs zu sein.[aa]

[65] Im Allgemeinen wurde ein Beamter nicht in der Nähe seiner Heimat eingesetzt, um Korruption und Vetternwirtschaft keinen Anreiz zu geben. Aus gleichem Grund wurde er auch alle drei Jahre wieder versetzt.

Durch das Steuersystem, das Beamte von Grundsteuer und Dienstpflichten ausnahm, waren die meisten Beamten im Ming-Reich Landbesitzer, die immer neues Land durch Übertragung hinzugewannen. Das galt auch für die Provinz Huguang. Während die überragende Stellung der lokalen Beamten jedoch anderenorts durch unabhängige Kaufleute unterwandert wurde, waren sie in der Provinz Huguang durch ihre Kontrolle über das Bewässerungssystem sowie über den Export der landwirtschaftlichen Produkte auch die Herren des Handels in dieser Region.[bb] Kaufleute aus anderen Landesteilen konnten in die festen Strukturen offenbar kaum eindringen. Sie werden weder in der Lokalchronik noch in den Fallgeschichten von Wan Quan erwähnt.

Die berentete Gentry spielte daher auf lokaler Ebene eine überragende Rolle (Abb. 1.8 b). Wenig beneidenswert war hingegen die Situation derer, die in diese privilegierte Schicht aufsteigen wollten, aber an den Prüfungen scheiterten. Sie mussten sich als Dorflehrer, Sekretäre oder unerwähnte Mitverfasser von Lokalchroniken verdingen.[66] Mit seinem unfreiwilligen Ausstieg hatte Wan Quan – gestützt durch die familiäre Tradition und ein starkes eigenes Interesse an der Medizin – hier möglicherweise doch das bessere Los gezogen.

Insgesamt vermittelt der Ort Luotian in der Provinz Huguang den Eindruck geistiger und sozialer Unbeweglichkeit. Die staatlichen Stipendien und Beamtenprüfungen, die jedem begabten Schüler offen stehen sollten, waren hier vor allem einer Gruppe alteingesessener Familien zugänglich. Während anderenorts – beispielsweise im Raum Jiangnan[67] – durch die zunehmende Kommerzialisierung und Urbanisierung seit Anfang des 16. Jahrhunderts eine große Dynamik und Mobilität entstanden war, schien hier die Zeit stehen geblieben zu sein.[68]

---

[66] Die Quoten für die erfolgreichen Kandidaten der Provinz- und Hauptstadtprüfungen, die in den Staatsdienst übernommen wurden, wurden im Laufe des 16. Jahrhunderts ständig reduziert. Übrig blieben Scharen von Gelehrten ohne eine ihrer Bildung entsprechende Aufgabe. Heijdra 1995, 347.

[67] Jiangnan umfasst die südöstlichen Provinzen am Yangzi-Fluss: Jiangsu, Süd-Zhili (das heutige Anhui) und Zhejiang.

[68] Bis heute stehen sich in der Bewertung des 16. Jahrhunderts in China zwei unterschiedliche Meinungen gegenüber. Die eine, vertreten u.a. durch Chan 1982, sieht in dem Jiajing-Regime den Beginn des Niedergangs der Ming-Dynastie. Die andere, vertreten durch Ming Studies-Forscher wie Rawski 1985 und Heijdra 1995, sehen die Veränderungen innerhalb der Gesellschaft als den Beginn einer neuen Ära. Offensichtlich ist das 16. Jahrhundert nicht anders als in diesen Widersprüchen zu verstehen. Wie wir sehen, sind diese Widersprüche auch geographisch zu beschreiben.

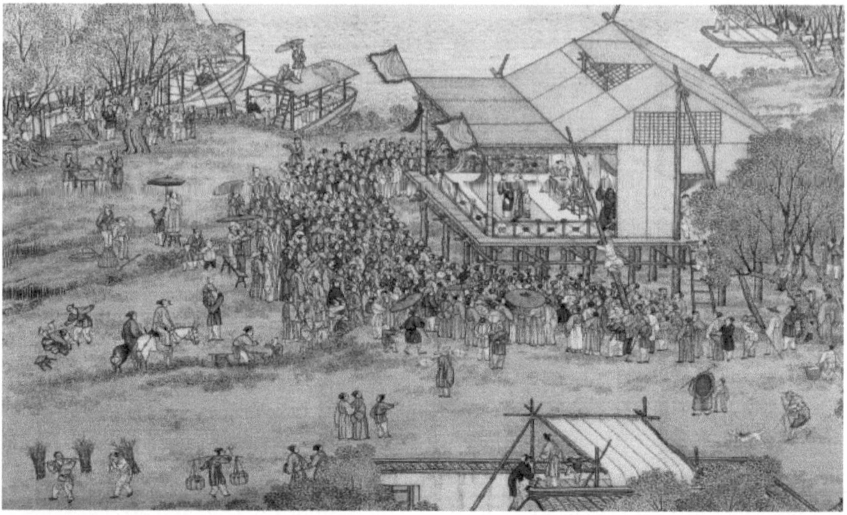

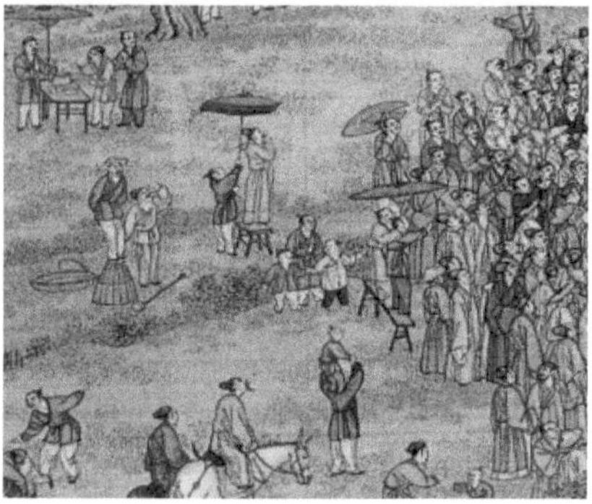

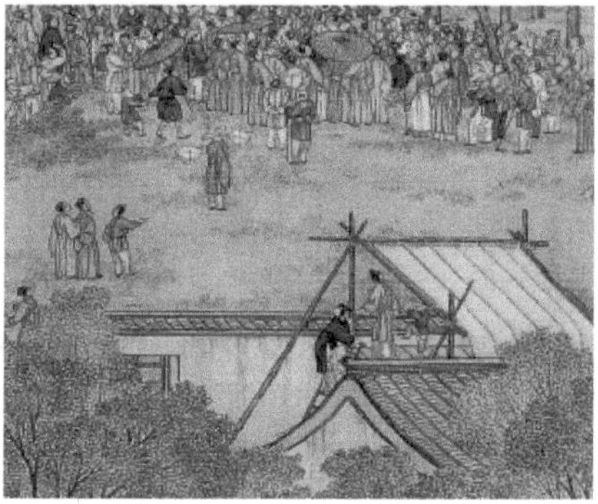

Abb. 1.9 a, b, c Darstellung einer Opernaufführung. Während die Männer und Kinder sich direkt um die Bühne scharen, verfolgen die Frauen die Vorführung von der Mauer ihres Hauses aus (Ausschnitte aus der Bildrolle „Flussuferszenen am Qingming-Fest").

Die Welt der Ärzte und Heiler in der Provinz

Das Ergreifen des ärztlichen Berufes bei gleichzeitiger Aufgabe der Beamtenkarriere stellten Schritte dar, die im China der Ming-Zeit ambivalent betrachtet wurden: So schreibt der junge Magister Wan Yance aus Luotian, der als Kind Wan Quans Patient gewesen war und dann Privatunterricht bei ihm genommen hatte:

> Die gebildeten Edlen, die dem Himmel und der Erde entsprechend ihr ganzes Herz dem widmen, was der Schöpfung zum Wohle gereicht, wenden sich entweder mannhaft nach außen und werden gute Minister, oder sie halten sich unscheinbar

> im Verborgenen und werden gute Ärzte. Herr Wan [Quan] mit dem Beinamen „Kenner der konfuzianischen Lehre“[69] hält sich von der Menge fern und ist in seinen Ansichten völlig eigenständig. Er strebt stets danach, den tieferen Sinn zu ergründen und hat sich ganz und gar seiner [Heil]kunst verschrieben.[70]

Die Gegenüberstellung von „mannhaftem“ Wirken nach außen und (weiblichem) Wirken im Verborgenen[71] entspricht dem klassischen *Yin-Yang*-Gegensatz. Die Gleichsetzung einer männlich konnotierten Tätigkeit – Ärztinnen waren in der Ming-Zeit eine Seltenheit[72] – mit dem weiblichen Prinzip war nicht unbedingt schmeichelhaft. Der Abschnitt lässt, obgleich als Lob gedacht, die Herablassung spüren, die gebildete Konfuzianer gegenüber dem Ärztestand an den Tag legten.

Die positive Seite der Ambivalenz, die die Haltung zur Medizin in der Ming-Zeit durchzieht, zeigt sich in der Charakterisierung des Arztberufes als einer lobenswerten Anwendung konfuzianischer Prinzipien zum Wohle des Volkes. Während der Beamte in der Öffentlichkeit für das Volk sorgen und dem Kaiser direkt dienen durfte, tat der Arzt dies im Hintergrund, unter Verzicht auf öffentliche Ehren, indem er für die Gesundheit des Volkes sorgte. Prägnanten Ausdruck findet diese Haltung in dem Spruch, der auf den Song-zeitlichen Gelehrten Fan Zhongyan 範仲淹 (989–1052) zurückgeht: „Wenn ich kein guter Minister werden kann, so will ich wenigstens ein guter Arzt werden.“[cc] Wie das aussehen konnte zeigt das Beispiel des jungen Li Shizhen

---

69 Der Beiname „Kenner der konfuzianischen Lehre“ (*tongru* 通儒) weist auf Wan Quans ausdrückliches Bestreben hin, den konfuzianischen Idealen zu entsprechen und sich als Gelehrtenarzt (*ruyi* 儒醫) zu erweisen. Dass er 20 Jahre später den Beinamen Tongxian 通仙 („Kenner der daoistischen Lehre“) annahm, steht dazu keineswegs im Widerspruch. Wie aus seinen Schriften deutlich wird, beanspruchte Wan Quan den Überblick über alle drei Lehren (die konfuzianische, die daoistische und die buddhistische), ohne sich einer von ihnen ganz zu verschreiben – eine Haltung, die in der obigen Textstelle mit dem Wort eigenständig (*zili* 自立, wörtl. „selbst stehen“) beschrieben wird.

70 Vorwort aus dem Jahre 1553 von einem ehemaligen Schüler und Patienten – Wan Yance 萬言策 (1523–?) mit Beinamen Binlan 賓蘭 – zu Wan Quans Buch *Douzhen gezhi yaolun*. Wan Yance hatte ein Jahr zuvor den Magistertitel erworben.

71 Das „verborgene Tätigsein“ des Arztes ist ein seit der Song-Zeit viel verwendeter – oftmals eher inhaltsleerer – Topos in der Literatur. Er räumte dem glücklosen Kandidaten eine gewisse Ehre ein, obgleich für alle Seiten feststand, dass er nach den geltenden Regeln gescheitert war. – Zum Ideal des „verborgenen Helden“ in der chinesischen Kultur siehe Bauer 1985, 157–201.

72 Über die Ärztinnen – die eigentlich „im Verborgenen“ Tätigen – sind uns nur wenige schriftliche Zeugnisse überliefert. In Wan Quans Texten ist nur ein einziges Mal von einer Ärztin (*nüyi* 女醫) die Rede – einer Frauenärztin. Vgl. Fallgeschichte Nr. 59. Zu den bekannt gewordenen Ärztinnen der chinesischen Geschichte siehe Ma Kanwen 1994. Furth 1999 zitiert in ihrer Geschichte der Frauenheilkunde auch aus der medizinischen Schrift einer Ärztin der Ming-Zeit: Tan Yunxian 談允賢 (1461–1554) Vgl. Furth 1999, 285–298. Zu den im Verborgenen heilkundlich tätigen alten Frauen (*po* 婆) der Ming-Zeit – Ärztinnen, Schamaninnen, Hebammen und Ammen – siehe Cass 1986 und Cass, 1999, 47–64.

李時珍 (1518–1593), Sohn des Arztes Li Wenyan 李聞言, der nur wenige Kilometer von Luotian entfernt in den dreißiger Jahren dreimal versucht hatte, die Provinzprüfung zu bestehen. Er gab schließlich auf und wandte sich der Medizin zu. Heute gilt er als der größte Naturforscher und Arzt, den China hervorgebracht hat.[73/dd]

Neben Beamten, die als Amateure im Familienkreis nebenher ein wenig Medizin trieben, gab es auch solche, die aus verschiedensten Gründen ihre Posten aufgegeben hatten und sich aus fachlichem Interesse, persönlicher Betroffenheit (durch eigene Krankheitserfahrung oder die Krankheit eines Verwandten) oder im Gefühl, etwas Nützliches zu tun, intensiv mit Medizin beschäftigten. Bekannt aus der Zeit von Wan Quan ist Wang Kentang 王肯堂 (1549–1613), Mitglied der kaiserlichen Hanlin-Literaturakademie, der politisch in Misskredit geraten war und sich daraufhin ganz der Medizin zuwandte.[74] Diese „Ärzte aus Berufung“ sind das klassische Beispiel für den sog. Gelehrtenarzt (*ruyi* 儒醫), ein viel verwendeter Begriff in der Medizin der Ming-Zeit, auf den noch vielfach eingegangen werden wird. Hier genügt zunächst zu sagen, dass der „Gelehrtenarzt“ neben konfuzianischer Bildung – die sein Verständnis der Medizin und ihrer Grundlagen bestimmte – auch einen hohen ethischen Anspruch mitbrachte, der sich im Laufe der Zeit zu einer Art Ehrenkodex verfestigte: Der Gelehrtenarzt praktizierte nicht zu seinem eigenen Vorteil, sondern zum Wohl der Menschen und behandelte Arm und Reich gleich. Die Bezahlung war zweitrangig, denn eine Vergeltung seiner guten Taten erwartete er erst in der jenseitigen Welt. Inwieweit die einzelnen „Gelehrtenärzte“ diesem Ideal wirklich nahe kamen, ist nicht das Entscheidende. Ihr ethischer Anspruch machte sie zu einer anerkannten Gruppe innerhalb der Gesellschaft und trug wesentlich zur Professionalisierung der Medizin bei.[75]

Ganz anders sah es aus, wenn jemand nicht aus Interesse oder Freude am Helfen Medizin trieb, sondern den Arztberuf als Brotberuf ausübte. Sein nahe liegendes Eigeninteresse musste Misstrauen erwecken. Vor allem die Gebildeten hatten Schwierigkeiten mit der Tatsache, dass die meisten Ärzte kaum lesen und schreiben konnten, vom Konfuzianismus nur einzelne Schlagworte kannten und sich auf dubiose Praktiken verließen, die nicht nur konfuzianischen Lehren, sondern auch dem gesunden Menschenverstand der damaligen Zeit widersprachen. Der schlechte Ruf des Ärztestandes rührte

---

73 Autor der umfassendsten „Klassifizierten Materia Medica“ (*Bencao gangmu* 本草綱目), die erstmals 1596 veröffentlicht wurde.

74 Dass Wang Kentangs Wechsel hin zur Medizin in der Geschichtsschreibung wenig Anerkennung fand, lässt sich daran erkennen, dass seine Biographie in der Dynastiengeschichte der Ming-Zeit nur sehr kurz hinter der seines Vaters Wang Qiao 王樵 erwähnt wird. Dieser hatte bis an sein Lebensende verschiedene hohe Beamtenposten bekleidet. Vgl. MS 109: 5817–5818.

75 Eine ausführliche Darstellung des Zusammenhangs von Ethik und Professionalisierung in der Geschichte der chinesischen Medizin findet sich bei Unschuld 1975.

von dieser Mischung aus echtem Erfahrungswissen, naivem Aberglauben, falsch verstandenem Bücherwissen und berechnender Scharlatanerie her.

Wenn daher ein Amtsanwärter in den ererbten Stand des Arztes zurückging, so war dies nicht von vorneherein ein anerkanntes Unterfangen. Die Schicht derer, die die Beamtenleiter erklommen hatten, war keineswegs bereit, den Gescheiterten anzuerkennen. Erst hatte er zu beweisen, dass er das im Studium Gelernte sinnvoll in die ärztliche Tätigkeit integrieren und sie damit auf ein höheres geistig-sittliches Niveau heben konnte.

Existenzkämpfe und klinische Tätigkeit

Die ersten zwanzig Jahre nach dem Austritt aus der konfuzianischen Schule waren für Wan Quan bestimmt von Überlebens- und Existenzkämpfen. Obwohl er insgesamt dazu neigte, euphemistisch über die wirtschaftlichen und existentiellen Implikationen seiner Tätigkeit zu schreiben, wird doch ersichtlich, dass er an seinem Heimatort zunächst einen schweren Stand hatte. Der größte Spott kam selbstverständlich zunächst aus den Reihen der Mitschüler. Den eigentlichen Drahtzieher der Intrige gegen ihn lässt Wan Quan in der folgenden Fallgeschichte auftreten: Als der kleine Sohn von Tao, dem Lehrer der konfuzianischen Kreisschule, krank wurde und keine Behandlung anschlug, wurde schließlich auch Wan Quan um Rat gefragt (vgl. Fallgeschichte Nr. 13). Als er eben mit dem Lehrer eine Behandlungsmethode diskutierte, mischte sich Cai Weizhong ein:

> Er kam von der Seite, lachte und sagte: „Du brauchst gar nicht soviel reden, lass mal sehen, wie Dein Verfahren anschlägt." Ich sagte: „Du brauchst auch nicht soviel zu reden. Komm doch morgen früh und frag' nach, dann wirst Du sehen, was ich kann. Hier werden keine großartigen Worte oder leeres Bücherwissen geprüft. Wozu überhaupt diese [ewige] Missgunst mir gegenüber?" [...] Am nächsten Morgen kam Cai um zu fragen, [wie es mit meiner Behandlung geklappt hatte]. Der Lehrer sagte: „Sie hatte wirklich Erfolg."[ee]

Aber auch die einfachen Menschen waren misstrauisch gegen jemandem, der aus seinem Stand hatte ausbrechen wollen, aber dabei gescheitert war. Bevor sie ihn anerkannten, musste er erst in langjähriger Arbeit ihr Vertrauen gewinnen, indem er zeigte, dass seine Kenntnisse denen einfacher Ärzte mindestens ebenbürtig waren.[76] So hatte er in seiner Praxis an seinem Heimatort zunächst noch wenige Patienten und musste so wie alle frei praktizierenden Ärzte viel „mit seinem Handwerk umherwandern" (*you yu yi* 游於藝).

Meist führten Wan Quan seine Hausbesuche in die Nachbarorte – über die Berge in den kleinen Ort Yingshan auf der anderen Seite der „Trennscheide" zwischen den Provinzen Huguang und der Südlichen Hauptstadtregion, nach Norden in die Stadt Macheng oder in südliche Richtung nach Qishui

---

[76] Vgl. hierzu die Fallgeschichten in chronologischer Reihenfolge.

sowie in die Präfekturhauptstadt Huangguang am Nordufer des Yangzi. Ob er seine Dienste öffentlich feilbot – wie damals üblich – oder aufgrund von Empfehlungen bestimmte Häuser aufsuchte, bleibt unklar. In Wan Quans Fallgeschichten sind nur solche Ereignisse festgehalten, bei denen er ausdrücklich zum Patienten gerufen wurde. Es mag sein, dass dies zum Stil der Selbstdarstellung gehörte. Vielleicht sind uns aber auch bestimmte Schilderungen nur nicht mehr erhalten.

Die Fallgeschichten zeigen mit großer Selbstverständlichkeit, dass Wan Quan bei vielen Hausbesuchen andere Ärzte am Krankenbett vorfand. In solchen Fällen musste er die Angehörigen erst von seiner persönlichen ärztlichen Herangehensweise überzeugen, denn die Konkurrenten ließen sich nicht so leicht aus dem Feld schlagen. Neben dem Wettbewerb hatten diese Begegnungen von Ärzten unterschiedlicher Couleur aber auch noch eine andere Funktion: Hier traf man sich zum fachlichen Austausch, hier wurde debattiert, und wenn auch jeder Arzt bestrebt war, seine Rezepturen geheim zu halten, so wurde doch immer wieder deutlich, wer für die eine oder andere Krankheit das bessere Mittel hatte.[77] Diese „Konferenzen am Krankenbett" dürften daher einen ähnlichen, wenn auch weniger intensiven Effekt gehabt haben wie der ärztliche Austausch in den Hospitälern der europäischen Ländern um die gleiche Zeit.

An dem eifrigen Austausch über Rezepturen und Anwendungsmethoden nahmen aber nicht nur die anwesenden Ärzte teil, sondern auch die Familienangehörigen des Kranken. Wan Quans Fallgeschichten zeigen, dass die Laien oft über erstaunliche Detailkenntnisse verfügten, die sie sich in der Regel nicht angelesen hatten, sondern die sie im Zusammenhang mit anderen Krankheitsfällen innerhalb ihrer eigenen weit verzweigten Familie oder der von Freunden und Bekannten gehört hatten. Das Haus eines Kranken wurde, gerade wenn der Zustand kritisch war, zu einem Diskussionsforum mit offenem Zugang. Wer auch immer sich berufen fühlte, seine Meinung beizutragen – oder sogar auch selber die Behandlung in die Hand zu nehmen –, tat das ohne Scheu. Diese Argumentationen waren nicht zweckfrei: Es war der Patient, der letztendlich die Wahl zwischen den angebotenen Behandlungsmethoden traf.

Kinderärzte und andere Spezialisten

Die Quellenlage erlaubt es nicht, Angaben über die Zahl der Ärzte bzw. Heiler zu machen, die sich wie Wan Quan auf die Behandlung von Kindern spezialisiert hatten. Kinderheilkundliche Praxen außerhalb der großen

[77] Solche Diskussionen tauchen in zahllosen Fallgeschichten Wan Quans auf. Siehe Teil IV.

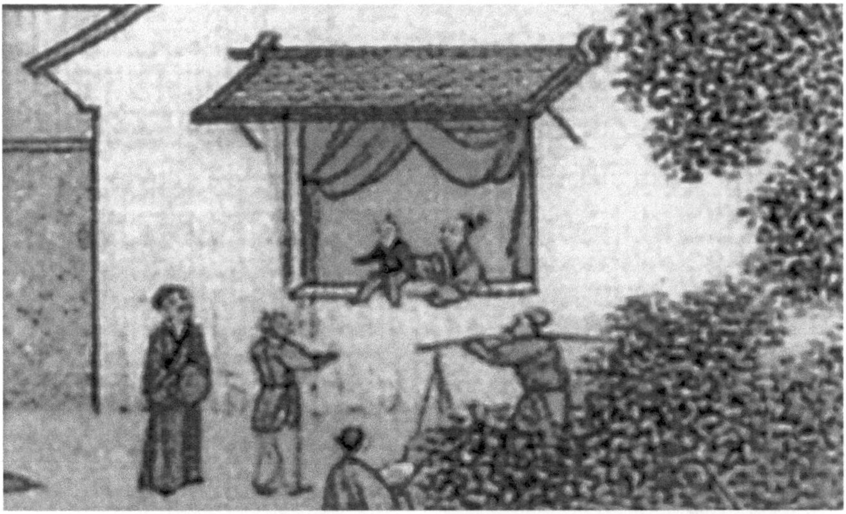

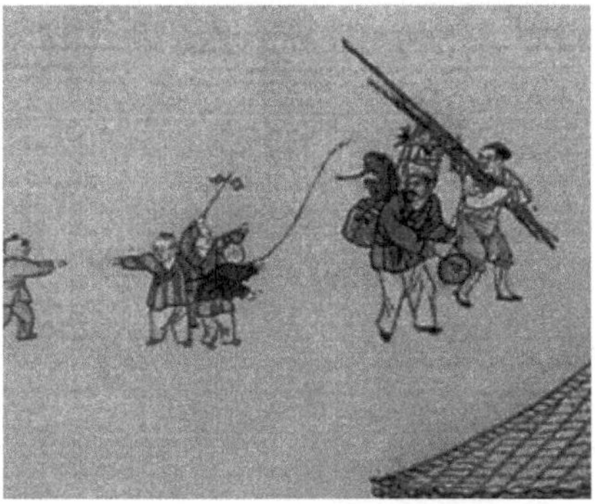

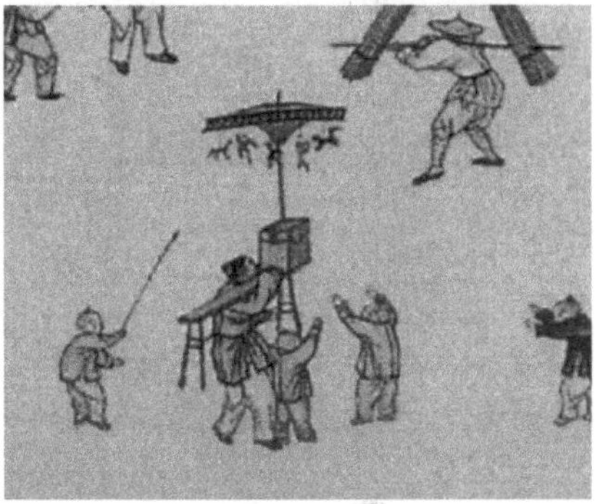

Abb. 1.10 a, b, c Überall auf der 11 Meter langen Bildrolle „Flussuferszenen am Qingming-Fest" finden sich Kinder: Kinder, die von ihren Müttern stolz am Fenster präsentiert werden, Kinder, die einem Spielzeugverkäufer hinterherlaufen, Kinder, die mit einem Affen spielen und viele andere Motive. Kinder gelten im vormodernen China als Inbegriff von Lebensfreude, Spontaneität, Unschuld und Reinheit. Die chinesischen Maler zeichnen die Kinder dabei weniger wie kleine Erwachsene (wie in der abendlichen Kunst), sondern versuchen sie als eigene Wesen zu erfassen und ihre Freude beim Spiel bildnerisch darzustellen.

Städte waren in der Ming-Zeit vermutlich eine Seltenheit. Doch gab es für diese Praxen einen großen Bedarf. Der Schutz der Nachkommen stand im Mittelpunkt Ming-zeitlichen Denkens und Handelns (s. Abb. 1.10 a, b, c).[78]

[78] Zum sich verändernden Blick auf das Kind in der chinesischen Sozialgeschichte und Medizin siehe Volkmar 1985, Linck-Kesting 1986. Über spielende Kinder als Motiv in der Malerei siehe den Ausstellungskatalog des Nationalen Palastmuseums in Taipei „Paintings of Children at Play".

Laut Wan Quans Aufzeichnungen befand sich seine Praxis, die an eine Apotheke angeschlossen war, im Ort Luotian. Vor der Praxis stand ein Schild mit den Schriftzeichen: 全幼堂 („Halle zur Heilung von Kindern") und darunter die gereimten Versen: „Ob arm oder reich, hier erhalten alle unterschiedslos die gleiche medizinische Behandlung" (貧富一藥, 勿二勿三, 何為而然)[ff] . Wir dürfen uns Wan Quans Praxis also ganz ähnlich vorstellen wie die kinderheilkundliche Praxis, die auf der Qing-zeitlichen Kopie der Bildrolle „Flussuferszenen am Qingming-Fest" (*Qingming shanghe tu* 清明上河圖) dargestellt ist (s. Abb. 1.11).

1	Erwachsenenmedizin	*dafangmai* 大方脈
2	Kälteverletzungen	*shanghan* 傷寒
3	Kinderheilkunde	*xiaofangmai* 小方脈
4	Frauenheilkunde	*furenke* 婦人科
5	Geschwürheilkunde	*chuangyang* 瘡瘍
6	Akupunktur	*zhenjiu* 針灸
7	Augenheilkunde	*yanke* 眼科
8	Mund- und Zahnheilkunde	*kouchi* 口齒
9	Rachenheilkunde	*yanhou* 咽喉
10	Knochen zusammenfügen	*jiegu* 接骨
11	Wunden durch metallene Pfeilspitzen	*jinzu* 金鏃
12	Manuelle Therapien	*anmo* 按摩
13	Ursachenbeschwörungen	*zhuyou* 祝由

Tabelle 1.2 Die dreizehn Fächer an der Kaiserlichen Medizinischen Akademie der Ming-Zeit bis 1571

Wie Wan Quans Fallgeschichten widerspiegeln, gab es in seiner Präfektur die unterschiedlichsten Fachärzte. Die Fächereinteilung an der Kaiserlichen Medizinischen Akademie (siehe Tab. 1.1, S. 11, und 1.2) bestimmte die Spezialisierungsmöglichkeiten auch für die Ärzte in der Provinz, soweit sie sich der Tradition der orthodoxen Medizin verpflichtet fühlten. Meist betrieben die Fachärzte ihre Arztpraxen in den Städten. So fanden sich im Straßenbild einer Ming-zeitlichen Stadt mit großer Selbstverständlichkeit unterschiedliche Spezialpraxen wie etwa eine orthopädische „Praxis für das Zusammenfügen von Knochen" (*jieguke* 接骨科) und eine „Praxis für Ursachenbeschwörung" (*zhuyouke* 祝由科) (s. Abb. 1.12 und 1.13).

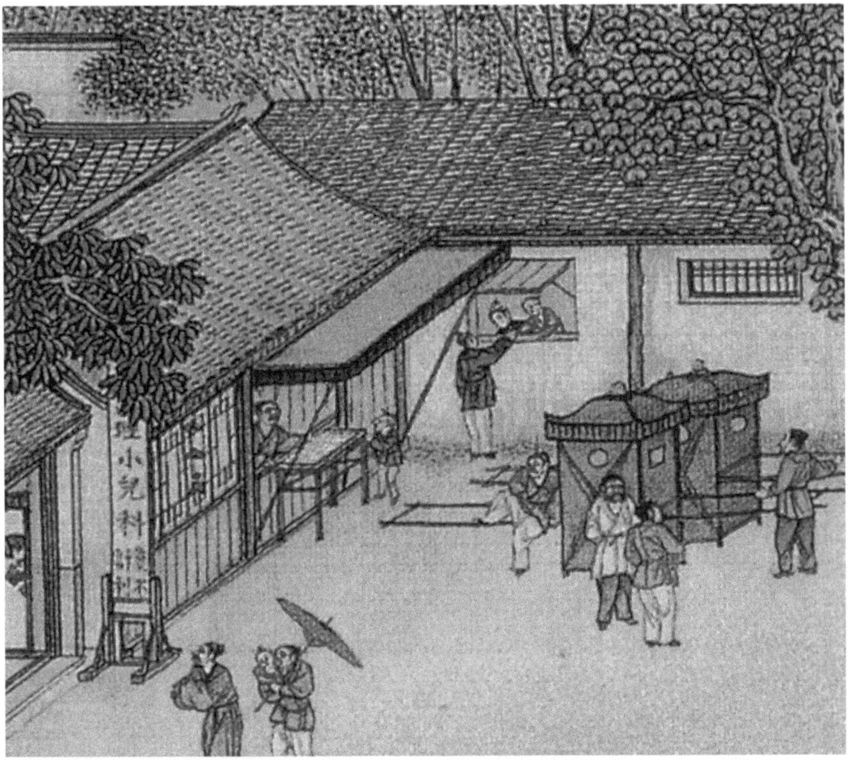

Abb. 1.11 Darstellung einer kinderheilkundlichen Praxis, erkennbar an dem links vorne aufgestellten Schild, auf dem sich vier Schriftzeichen 理小兒科 erkennen lassen: „[Spezialisierte Ausübung] des Faches Kinderheilkunde". Darunter findet sich klein gedruckt der Satz 貧不計利: „Bei Armen wird kein Profit berechnet".
Links im Bild sitzt der Kinderarzt am offenen Fenster, vor den ein einfacher Tisch gerückt ist. Er scheint auf Patienten zu warten, wobei ein kleines Kind mit nackten Beinen bereits Kontakt mit ihm aufzunehmen scheint. Ein anderes Kind wird auf den Armen eines Dieners fort getragen, der einen elegant bekleideten älteren Mann begleitet. Gegenüber der Praxis sind zwei Sänften abgestellt, die offenbar eine reiche Familie befördert haben. Die Sänftenträger ruhen sich aus. Zwei Personen schauen hinten aus einem kleinen Fenster heraus, vor dem eine Person etwas abzuholen scheint. Möglicherweise handelt es sich um eine Ausgabestelle für Medikamente und Arzneidrogen (vergrößerter Ausschnitt aus der Bildrolle „Flussuferszenen am Qingming-Fest.)

Die Bedeutung der Familientradition förderte diesen Trend. Gute Ärzte, so die Vorstellung, kannten sich zunächst in ihrem „ererbten" Fach gut aus, bevor sie sich an die Behandlung von Krankheiten anderer Fachrichtungen heranwagten. Wieweit dieses Ideal allerdings auf lokaler Ebene eingehalten wurde, dürfte nicht zuletzt auch von der wirtschaftlichen Situation und dem Ruf eines Arztes abhängig gewesen sein

Leider lässt sich die konkrete wirtschaftliche Situation Wan Quans nicht eruieren, ebenso wenig wie die Lage der beamteten und nicht beamteten Ärzte

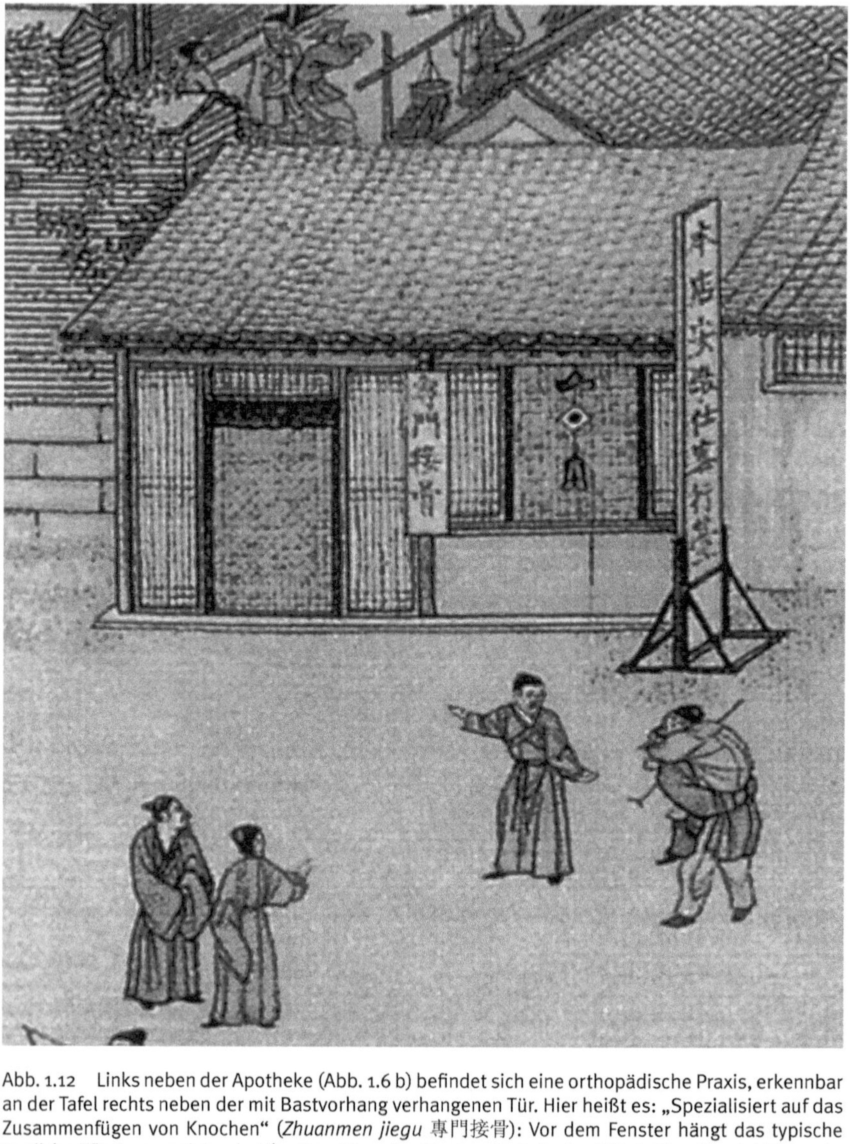

Abb. 1.12 Links neben der Apotheke (Abb. 1.6 b) befindet sich eine orthopädische Praxis, erkennbar an der Tafel rechts neben der mit Bastvorhang verhangenen Tür. Hier heißt es: „Spezialisiert auf das Zusammenfügen von Knochen“ (*Zhuanmen jiegu* 專門接骨): Vor dem Fenster hängt das typische ärztliche Pflasterarznei-Symbol (weißes Viereck mit rotem Kreis in der Mitte). Ein offensichtlich gehbehinderter alter Mann wird gerade Huckepack auf dem Rücken eines anderen zur Praxis getragen. Ein Passant weist den Weg zur Praxis (vergrößerter Ausschnitt aus der Bildrolle „Flussuferszenen am Qingming-Fest).

sowie der Magier, Heiler und auch Heilerinnen unterschiedlicher Couleur in Luotian. Gleiches gilt für die Wettbewerbssituation. Das in Lokalchroniken übliche Kapitel „Ärzte und Heiler am Ort“ fehlt in der 1542 verfassten Chronik

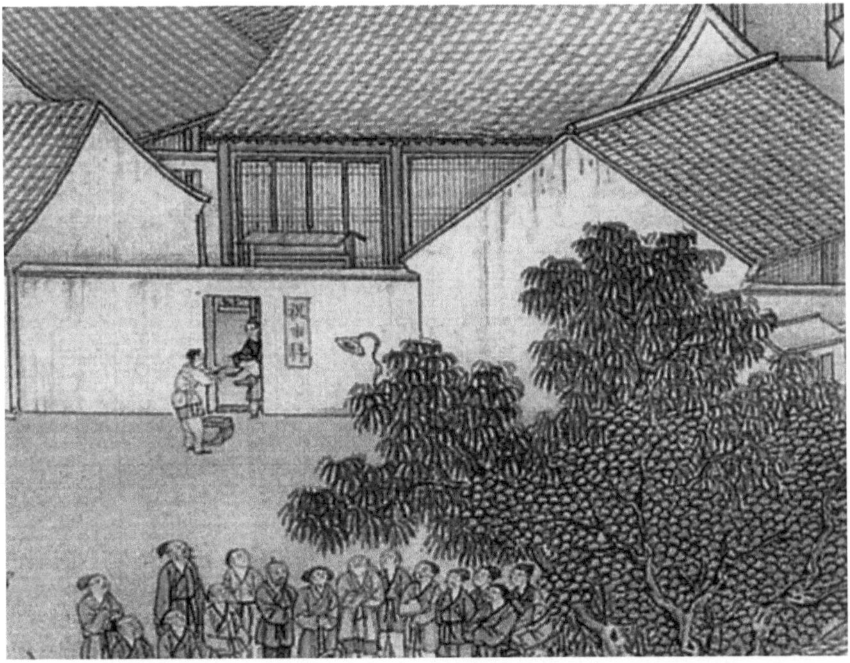

Abb. 1.13 Oben im Bild, hinter der Zuschauergruppe findet sich eine „Praxis für Ursachenbeschwörung“ erkennbar an dem Schild „*zhuyouke* 祝由科“ rechts am Hauseingang. Schamanistische Beschwörungsverfahren stellten bis 1571 und dann wieder in der Qing-Zeit ein eigenes Fach der offiziellen Medizin dar.

von Luotian. Stattdessen finden wir den lapidaren Satz „Ärzte werden nicht erwähnt“. Möglicherweise waren Heilkundler in Luotian besonders schlecht angesehen; vielleicht hat auch das Schicksal der lokalen Wunderheiler, ihr steiler Aufstieg und jäher Fall bei Hofe, eine Eintragung verhindert.

Trotz der Konkurrenz unter den Heilkundigen war es nicht so, dass ein Arzt jeden Fall annahm, zu dem man ihn rief. Es gab Situationen, in denen auch eine hohe Bezahlung keinen Anreiz mehr bot. Beispiel hierfür ist ein Pockenfall im Nachbarort, von dem Wan Quan berichtet:

> Der jüngste Sohn von Qiu Liantang aus Qishui, der von seinen Eltern über alles geliebt wurde, war an Pocken erkrankt. In den Pusteln bildete sich gerade der Eiter, und es bestand ein unerträgliches Jucken, so dass das Kind sehr unruhig war und weinte. Als man mich schnell kommen ließ, um das Kind zu behandeln, [sah ich, dass] die Pusteln auf dem Gesicht sehr dicht, rot und rissig waren. Der Eiter war noch nicht reif, beide Wangen waren völlig ausgetrocknet und die Haut so hart wie Holz. Da dieses Kind so sehr geliebt wurde, fiel es mir von Herzen schwer, die unheilvolle Prognose mitzuteilen. [...] Die Frau von Liantang wollte unbedingt, dass ich trotzdem behandle, und versprach mir eine Belohnung von hundert Tael. Ich lehnte jedoch ab, da jede Behandlung zwecklos war. Wenn man das Gift hätte

lösen wollen, wäre auch das *Qi* der Mitte verletzt worden. Wenn man die Mitte hätte stärken wollen, wäre auch das üble Feuer stark geworden.

Deshalb bestand ich darauf, meinen Abschied zu nehmen. Am Abend wurde das Kind immer unruhiger und starb.[79/gg]

Ein Arzt in der Ming-Zeit konnte es sich nicht leisten, einen Fall anzunehmen, den er womöglich nicht erfolgreich behandeln konnte. Ein Fehlschlag der Behandlung wäre ihm zur Last gelegt und schlimmstenfalls als Mord ausgelegt worden. Eine wesentliche Kunst des Arztes bestand also in der Prognose und einer nüchternen Risikoabwägung. Seine Aufgabe war nur die „Belebung" (*huo* 活) bzw. die Heilung. Eine Begleitung des Patienten hin zum Tod war für den Arzt im gesellschaftlichen Kontext undenkbar, sie hätte seinen Ruf ruiniert.

In den Fallgeschichten sehen wir, welchen Anklang alchemistische und magische Techniken zur Lebensverlängerung, aber auch zur Behandlung von Krankheiten in der Bevölkerung fanden. Magische Heiler und Alchemisten (*fangshi* 方士 oder *shushi* 數士) beriefen sich gerne auf höhere Mächte, die ihnen auf Umwegen, vorzugsweise über einen legendären Einsiedler, ein Verfahren oder ein Mittel gegen alle Krankheiten verraten hätten. Auch religiöse Heilrituale buddhistischen oder daoistischen Ursprungs oder schamanistische Ursachenbeschwörungen (*zhuyou* 祝由) durch Medien und Zauberer (*shiwu* 師巫) wurden – wie die Fallgeschichten von Wan Quan dokumentieren – gerade bei der einfachen Bevölkerung, und besonders bei kindlichen und psychiatrischen Krankheiten noch vielfach angewendet (s. Abbildung 1.12).[80]

Wunderheiler konnten auf diese Weise durchaus Strohfeuer der Begeisterung entfachen; längerfristiges Vertrauen hatte die Bevölkerung aber, wenn überhaupt, nur in Heilkundige, die eine lange familiäre Erfahrung mitbrachten. In Tabelle 1.3 sind die unterschiedlichen Heilertypen aufgelistet, die in Wan Quans Fallgeschichten auftreten. Dabei wird versucht, den methodischen Ansatz zu klären, auf dem ihre jeweiligen Heilmethoden beruhen.

Arzt in Erbfolge oder Gelehrtenarzt

Alle Heiler hatten mit dem Misstrauen zu kämpfen, sie würden sich an dem Leid anderer bereichern oder ihren Patienten sogar willentlich schaden. Der bekannte Spruch aus dem Buch der Riten, „Wenn jemand die Medizin nicht in der dritten Generation praktiziert, sollte man sich von ihm keine Medikamente

---

79 Die drucktechnisch markierten (hellgrauen) Textpassagen markieren solche Stellen, die in späteren Textversionen fehlen. Wan Quan schrieb in seinen späten Lebensjahren viele Fallgeschichten um und strich dabei vor allem Stellen mit persönlichem Inhalt. Mehr dazu in der Einführung zu den Fallgeschichten in Tei IV.

80 Offiziell gab es in der der Ming-zeitlichen Gesetzgebung ein Verbot solcher „heterodoxer Praktiken durch Zauberer und Hexen" (*shiwu xieshu* 師巫邪術) Siehe DMHD 165:3b (2306).

Heiler	Ansatz	Art	Heilmethode
Beamtenärzte und Gelehrtenmediziner	systematische Regeln und abstrakte Prinzipien	individuelle Anpassung der Behandlung an eine bestimmte Symptomkonstellation	Zusammenstellung von Rezepturen, eventuell auch Behandlung mit Akupunktur oder Moxa
Ärzte in Erbfolge	Umsetzen der in der Familie tradierten Erfahrungen zu einem bestimmten medizinischen Fachbereich	nach Handlungsanweisung, symptomorientiert pragmatisch	Hausrezepturen
Wander- bzw. Marktheiler	Einzelerfahrungen	pragmatisch oder unterschiedslos ein Medikament für alle Krankheiten	Verabreichung von Einzeldrogen
Daoistische Alchemisten	Nachahmen, Beschleunigen und Umkehren von Naturprozessen, insbes. Verhinderung von Alterungsprozessen	gleichartige Substanzen für alle Altersstufen	Verabreichung von Substanzen, die durch bestimmte Sublimations- und Erhitzungsverfahren kosmische Kräften enthalten sollen
Manuelle Therapeuten	Fluss des *Qi*	individuelle Anpassung	Manuelle Streich-, Kneif- und Druckmethoden
Medien und Schamanen	Dämonen und Naturgeister	immer gleichartige Kontaktaufnahme mit dem Dämon oder Naturgeist	Befolgen der Anweisungen des Dämons oder Naturgeistes
Daoistische Magier und Medien	Naturkräfte und geisterhafte Wesen	Beschwörung der Naturkräfte und geisterhaften Wesen über die Magie der Schriftzeichen	Verabreichung von Talismanwasser, in das die Asche von Bannsprüchen gelöst wird
Religiöse Heiler	Verunreinigung	gleichartige Reinigungsrituale für jede Krankheit	Rezitation von Gebeten, Besprengen der Kranken mit gesegnetem Wasser, Diätetik

Tabelle 1.3 Unterschiedliche Heilergruppen während der Ming-Zeit und ihre Heilmethoden.

verschreiben lassen," wird gerade in der Ming-Zeit häufig als Kriterium für Professionalität zitiert.[81] Die Bedeutung des Ausdrucks „drei Generationen" wurde allerdings im Laufe der Geschichte verschieden interpretiert. So schrieb beispielsweise Kong Yingda in der Tang-Zeit, dass mit den drei Generationen nicht nur die Weitergabe von Wissen vom Großvater über den Vater zum Sohn, sondern genauso die Kenntnis dreier „Generationen" medizinischer Klassiker gemeint sein könne.[82] Gerade in der Yuan-Zeit, in der der konfuzianisch gebildete Arzt einen hohen Rang innehatte, wurde der zweiten Deutung der Vorrang gegeben. Ein Arzt sollte vor allem lesen und schreiben können und die „drei Generationen" medizinischer Bücher rezipiert haben. Noch zu Anfang der Ming-Zeit stimmte Sheng Yin 盛寅 (1375–1441)[83] dieser Deutung zu. Alle späteren Quellen der Ming-Zeit geben dagegen der personenbezogenen Deutung des Begriffs „drei Generationen" den Vorzug. Für den Arzt, der dieses familiäre Erfahrungswissen mitbrachte, wurde der Ausdruck *shiyi* 世醫, „Generationenarzt" oder „Arzt in Erbfolge" geprägt.[84]

Das andere Kriterium für die Professionalität eines Arztes, das die Bevölkerung hatte, war die Frage, wo jemand in die Lehre gegangen war. Je besser der Ruf des Lehrers, desto eher durfte auch der Schüler mit Anerkennung rechnen. Die allermeisten Ärzte gehörten offensichtlich jedoch in keine dieser drei Kategorien: sie waren Autodidakten und praktizierten eine Mischung aus selbst erfundenen und bei anderen abgeschauten Methoden. Viele gaben lediglich vor, in dritter Generation tätig zu sein oder bei einem erfolgreichen Arzt gelernt zu haben. Wan Quan nennt diese Ärzte in seinen Fallgeschichten „Personen mit vorgetäuschter Qualifikation" (*jia zhuanmen zhiming* 假專門之名).[85]

---

[81] *Liji* 禮記 (Kap. „*Quli*") 5:40 in SSJ 1268. Der Kontext, in dem dieses Zitat steht, macht die Angst vor den Ärzten noch deutlicher: „Wenn der Herrscher erkrankt und Medikamente braucht, soll erst sein Minister sie probieren. Wenn ein Vater erkrankt und Medikamente braucht, soll erst sein Sohn sie probieren." Vgl. auch Chao Yuan-ling 2000, 66–93.

[82] Kong Yingda nennt in seinem Kommentar zu der oben genannten Textstelle (*Liji* 5:40 in SSJ 1268) die drei Bücher *Huangdi zhenjiu* 黃帝針灸 (Die Akupunktur des Gelben Kaisers), *Shennong bencaojing* 神農本草經 (Der Arzneiklassiker des Shennong) und *Sunü maijue* 素女脈訣 (Pulslehre der Jadefrau). Offensichtlich liegt bei dem Titel des dritten Buches ein Schreibfehler vor, denn er deutet auf Literatur zu Sexualtechniken hin. Möglicherweise meinte Kong Yingda das *Taisu* 太素 oder das *Suwen* 素問.

[83] Als Beleg führt Sheng Yin berühmte Ärzte der Song-Jin-Yuan-Zeit und frühen Ming-Zeit wie Li Gao 李杲 (1180–1251), Zhu Zhenheng 朱震亨 (1281–1358), Hua Shou 滑壽 (14. Jh.) und Dai Sigong 戴思恭 (1324–1405) an. Sie alle hätten den Beruf nicht in der dritten Generation ausgeübt und seien nur durch ihre Belesenheit zu Erfolg gelangt. Vgl. Sheng Yin 1984, 35–36.

[84] Inwieweit diese Generationenfolge nachgewiesen werden musste, wird aus den Quellen nicht ganz deutlich. In Wan Quans Erzählungen tauchen aber immer wieder Ärzte auf, die sich unrechter Weise mit dem Etikett eines *shiyi* 世醫 geschmückt hatten. *YKFH 3:70.

[85] Vgl. zum Beispiel Fallgeschichte Nr. 14.

Die viel beklagte Heterogenität und mangelhafte Qualifikation der Ärzteschaft in der Ming-Zeit hatte zum Teil ihre Ursache in der großen Vielfalt der weltanschaulichen Strömungen, die diese Periode kennzeichnete; sie war aber auch Ausdruck des eklatanten Desinteresses von staatlicher Seite an einer Überwachung der medizinischen Ausbildung sowie an einer Standardisierung des medizinischen Wissens.[86] Die in der Nördlichen Song-Zeit (960–1126) gegründeten lokalen „Pflege- und Hilfsstationen" (*yangjiyuan* 養濟院) und „Volksapotheken" (*huimin yaoju* 惠民藥局) waren offenbar nicht nur in Luotian, sondern überall im Reich mit der Zeit zugrunde gegangen.[87] Und die Yuan-zeitlichen Medizinschulen (*yixue* 醫學), die es nach einem Gesetz aus den Anfangsjahren der Ming-Dynastie[hh] eigentlich in jedem Kreis geben sollte, verloren ihre Bedeutung. Sie wurden nicht mehr subventioniert und nicht mehr überwacht, da bereits zu Beginn der Ming-Zeit die beiden Aufsichtsbehörden für die lokalen Medizinschulen und für die in der Provinz tätigen Ärzte aufgelöst worden waren.[88]

Dennoch hinterließ die fortschrittliche Gesetzgebung unter der vorausgegangenen Mongolenherrschaft, der Yuan-Dynastie (1279–1368) ihre Spuren in der Ming-Zeit. So war es in der Yuan-Zeit für alle gewöhnlichen Ärzte, die nicht als „Gelehrtenärzte (*ruyi* 儒醫) registriert waren,[89] Pflicht gewesen, jährliche Berichte über ihre Krankheitsfälle an die Aufsichtsbehörden zu verfassen.[90] Diese juristisch bedeutsame Berichterstattung wurde von den

---

86 Leung 1987, 150–154. Aus dem Desinteresse der Zentralregierung an einer Wissensregulierung und -standardisierung, das die Ming-Dynastie auszeichnete, resultierte eine anarchische Vielfalt oder, positiv gesprochen, „Demokratisierung" des allgemeinen wie des medizinischen Wissens. Die große Verbreitung des Buchdrucks schuf die Voraussetzung dafür, dass Laien wie Fachleute ihre Privatmeinung an die Öffentlichkeit bringen konnten.

87 Die „Pflege- und Hilfsstation" von Luotian befand sich im Norden des Kreises, war jedoch zu Lebzeiten Wan Quans schon verfallen. Vgl. LTXZ (1542), 5:14b (168) und 8:87b (191).

88 Die Yuan-Dynastie, eine „Fremdherrschaft", pflegte einen anderen Umgang mit dem Medizinsystem als die chinesischen Herrscher vorher und nachher. Die mongolischen Eroberer werteten den Ärztestand durch gezielte Vergabe von Privilegien und eine Umorganisation der Ausbildung auf. Sie errichteten in allen Kreisen Medizinschulen und unterhielten Institutionen, die die Lehrer an diesen Schulen und die beamteten Ärzte überwachten: das Supervisorat für die Medizinschulen des Reiches (*yixue tijusi* 醫學提舉司) und das Supervisorat für die beamteten Ärzte (*guanyi tijusi* 官醫提舉司). Vgl. Chen Bangxian 1982, 304.

89 Seit der Yuan-Zeit wurden Haushalte mit einer Gelehrtentradition (*ruhu* 儒戶) in den Bevölkerungsregistern besonders gekennzeichnet. Allerdings verlor diese Kategorisierung im Laufe der Ming-Zeit an Bedeutung. Vgl. Dardess 1983, 14–19.

90 Die Gesetze waren in der Yuan-Zeit so formuliert worden, dass sie nur die „gewöhnlichen Ärzte" (*yongyi* 庸醫) betrafen, nicht aber die „Gelehrtenärzte" (*ruyi* 儒醫). Diese Formulierung blieb auch in den nachfolgenden Dynastien erhalten, obgleich die Bezeichnung „Gelehrtenarzt" ab der Ming-Zeit keine formelle Bedeutung mehr hatte. Vgl. hierzu Unschuld 1977, 359; Franke 1980:22–29.

Behörden der Ming-Zeit nicht mehr verlangt. Allerdings wurde es Usus, dass nunmehr jeder Arzt, der etwas auf sich hielt, seine Fälle dokumentierte.

Krankenakten und Fallgeschichten

Wie aus zeitgenössischen Quellen hervorgeht, gab es in der späten Ming-Zeit formulararartige Vorgaben für die Dokumentation der Anamnese. In dem Medizinischen Leitfaden (*Hanshi yitong* 韓氏醫通) von Han Mao 韓懋 (fl. 1522), einem Buch, das Wan Quan nachweislich gelesen hatte, findet sich ein Schema, das die Dokumentation nach „sechs Methoden" (*liufa* 六法) festlegte: Unter diesen sechs Methoden tauchen auch erstmals die vier Untersuchungsmethoden auf, die heute in jedem Lehrbuch zum Grundgerüst der Diagnostik nach Traditioneller Chinesischer Medizin deklariert werden.[91]

1. Betrachten (*wang* 望) der Statur und Hautfarbe des Patienten[92]
2. Hören (*wen* 聞) der Stimme des Patienten
3. Fragen (*wen* 問) zu Art, Ort, Tageszeit der Symptome, zu Vorlieben, Abneigungen, Kälte oder Hitzeempfindungen sowie zur bisherigen Medikamenteneinnahme
4. Tasten (*qie* 切) des Pulses rechts und links
5. Zusammenfassende Beurteilung (*lun* 論) der Krankheitsursache
6. Festlegen des Behandlungskonzeptes (*zhi* 治) sowie Bestimmung der nacheinander zu verabreichenden Arzneien[93]

---

91 Der in der heutigen TCM geläufige Begriff der so genannten „Vier Untersuchungsmethoden" war zu Wan Quans Lebenszeit noch nicht geläufig. Er kommt erst gegen Ende des 16. Jahrhunderts auf. Als Titel eines Buches erscheint er erstmals 1609 in dem Buch von Zhang Sanxi 張三錫: „Die Methoden der vier Untersuchungen" (*Sizhenfa* 四诊法). Da das Buch von dem bekannten Gelehrtenarzt Wang Kentang kommentiert und herausgegeben wurde, übte es großen Einfluss aus. Nach dem 17. Jahrhundert stand der Ausdruck „Vier Untersuchungsmethoden" grundsätzlich in jedem Kapitel, das sich mit Diagnostik befasste.

92 Die Betrachtung der Zunge spielte in der Ming-zeitlichen Medizin noch keine Rolle. Sie gehörte also nicht zu den traditionellen Untersuchungsmethoden. Dass der Zungendiagnostik neben der Pulsdiagnostik bei der Neukonzeption der chinesischen Medizin im Laufe des 20. Jahrhunderts eine so zentrale Rolle zugewiesen wurde, die ihr historisch betrachtet eigentlich gar nicht zukam, liegt wohl daran, dass der Eindruck erweckt werden sollte, dass der eigenen nationalen Medizin eine ganz andere Form der Empire und Erkenntnisgewinnung zugrunde lag als der westlichen Medizin (*xiyi* 西醫), die zugleich systematischen Charakter hatte. Zur Problematik der Legitimation und Neuerschaffung einer vermeintlich systematischen und einheitlich angelegten chinesischen Medizin im Zuge neuer gesundheitspolitischen Kräfteverhältnisse siehe die Darstellung von Croizier 1968, Unschuld 1980, 206–209, Zhao Hongjun 1989, Andrews 2001, 324–336 und Lei, Sean Hsiang-lin 2002, 333–364.

93 Han Mao fügte diesem Schema auch eine Illustration bei, die allerdings kaum erhellend ist. Vgl. Han Mao 1981, 4–6.

Kaum ein Arzt hielt sich jedoch an dieses Schema. Jeder entwickelte eigene Kriterien dafür, welche Informationen er für relevant hielt. Bei Kindern galten die üblichen Untersuchungsmethoden wie das Tasten des Pulses und das Befragen des Patienten ohnehin als nicht anwendbar. Die Kinderheilkunde wurde daher in der Ming-Zeit oft als das „Fach der Stummen" (*yake* 啞科) bezeichnet. Auch in der Frauenheilkunde wurden die Patientinnen (von den meist männlichen Ärzten) kaum direkt befragt. Noch seltener wurde bei ihnen der Puls getastet. Ähnliches galt in den Fächern der Orthopädie und Akupunktur. Die „Vier Untersuchungsmethoden" (*sizhen* 四診) entsprachen in all diesen Fächern also einer eher inhaltslosen Formel, die jedoch immer wieder illustriert und kommentiert wurde.

Eine ausführliche Dokumentation nach allen formalen Kriterien wurde jedoch bei Hausbesuchen erwartet.[94] Wenn ein Arzt zu einem Hausbesuch in einen reichen Haushalt oder gar in einen Beamtenhaushalt gerufen wurde (s. Abbildungen 1.14a–d), musste er dem Familienoberhaupt nach der Untersuchung des Patienten ein Schriftstück überreichen, das sämtliche Untersuchungsergebnisse sowie eine Beurteilung des Krankheitszustandes und seiner Therapierbarkeit beinhaltete. Wie dieses Schriftstück auszusehen hatte, lässt sich an dem „Muster für die Dokumentation der ärztlichen Anamnese" (*mai'an geshi* 脉案格式)[95] erkennen, das der Arzt Wu Kun 吳崐 (1552–1620) seinem diagnostischen Fachbuch beifügte. Wu Kun, der eine Generation nach Wan Quan klinisch tätig war, richtet seine Worte direkt an seine Kollegen und schreibt:

---

[94] Offensichtlich waren die Ärzte freier in der Dokumentation der Anamnese, wenn sie ihre Patienten in der eigenen Praxis oder Apotheke untersuchten und ihnen dann die Arzneien verkauften und mitgaben. Zumindest liegen uns hierzu keinerlei anders lautenden Quellen vor.

[95] Wörtlich übersetzt bedeutet *mai'an* 脉案 „Dokumentation des Pulses". Wie der Text jedoch zeigt, beinhaltete der Ausdruck in der Ming-Zeit die gesamte Anamnese und Untersuchung.

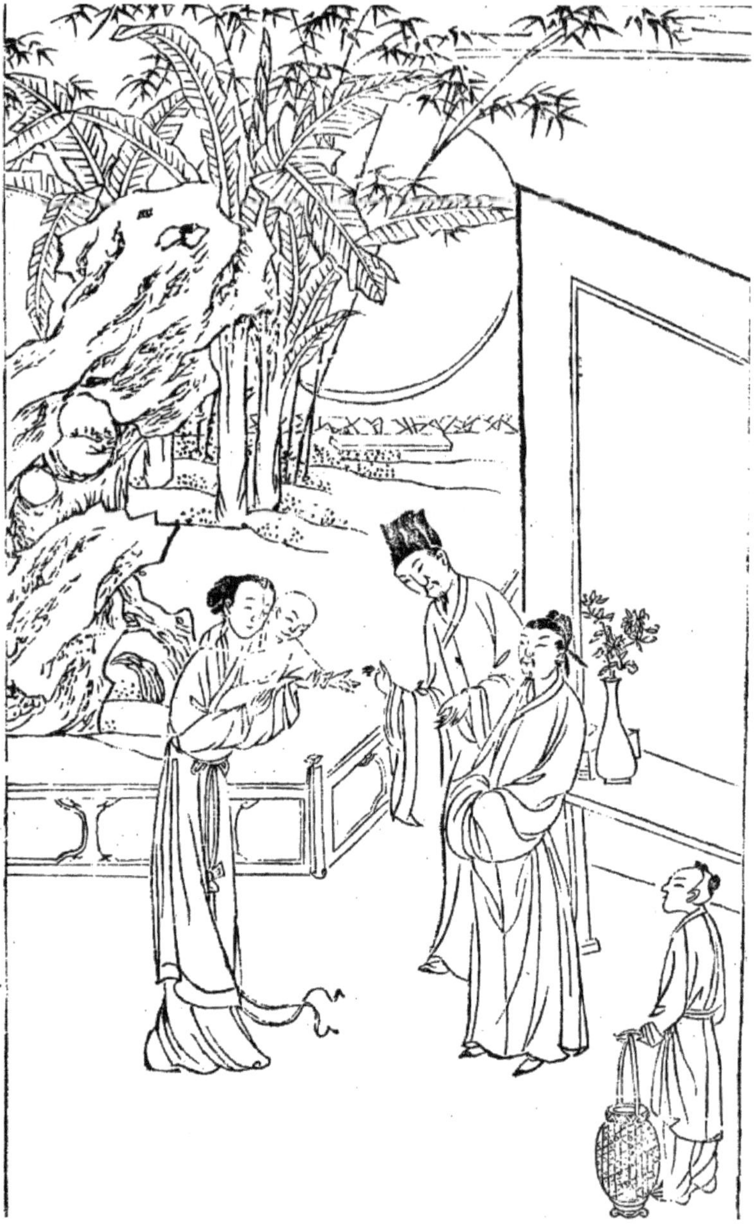

Abb. 1.14 a–d Die vier Untersuchungsmethoden anlässlich eines Hausbesuchs bei einem erkrankten Kind in einem Beamtenhaushalt.
Abb. 1.14 a **Betrachten** (*wang* 望)
Begrüßung im Innenhof. Mit einer kleinen Blume nimmt der Arzt ersten Kontakt zu dem erkrankten Kind auf und betrachtet es. Sein Lehrling steht etwas abseits.

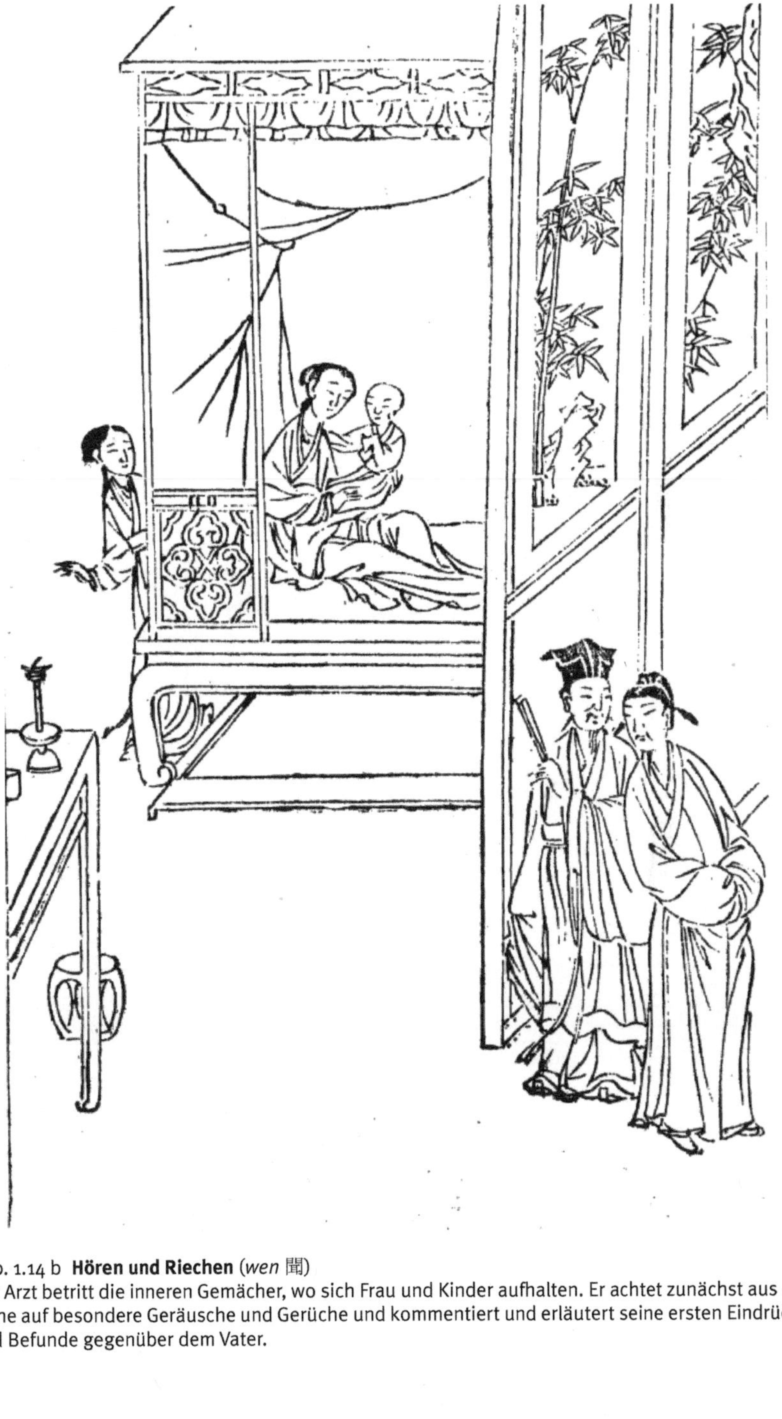

Abb. 1.14 b **Hören und Riechen** (*wen* 聞)
Der Arzt betritt die inneren Gemächer, wo sich Frau und Kinder aufhalten. Er achtet zunächst aus der Ferne auf besondere Geräusche und Gerüche und kommentiert und erläutert seine ersten Eindrücke und Befunde gegenüber dem Vater.

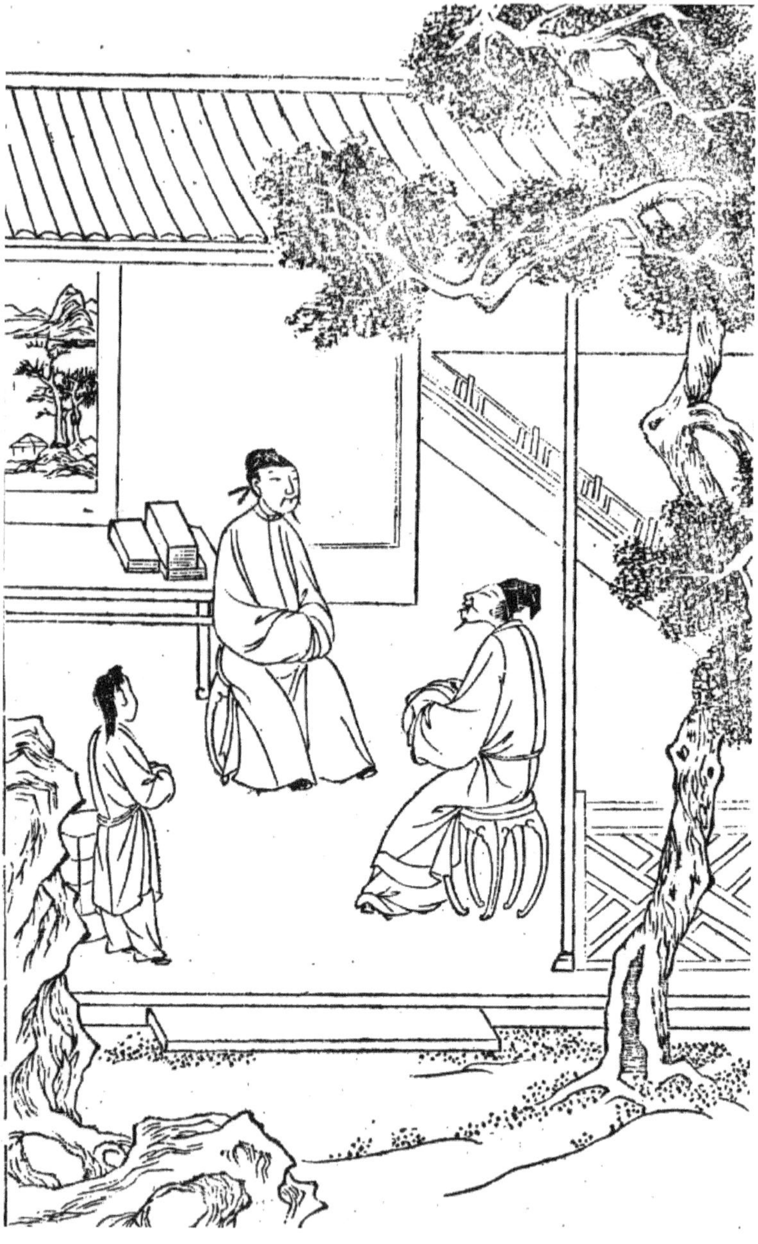

Abb. 1.14 c **Fragen** (*wen* 問)
Im Arbeitszimmer befragt er den Vater genauer nach den Symptomen des Kindes.

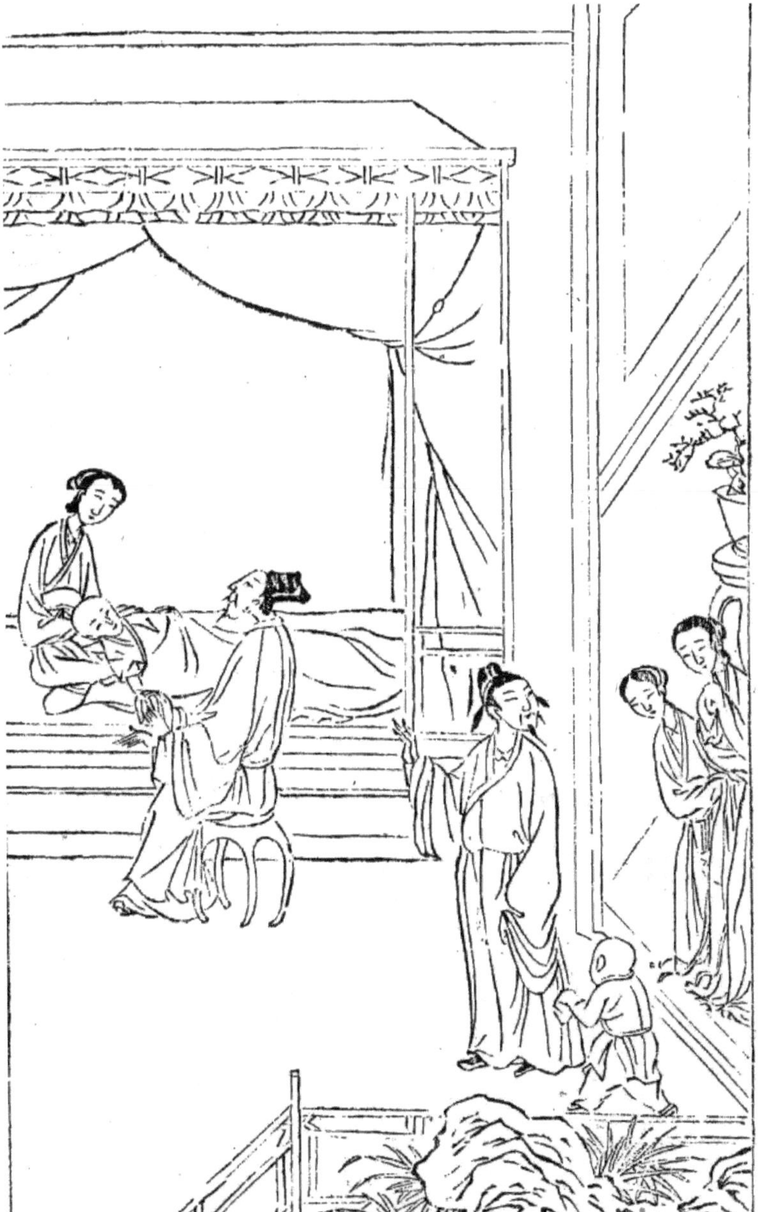

Abb. 1.14 d **Tasten** (*qie* 切)
Am Bettrand sitzend tastet der Arzt den Puls des erkrankten Kindes, dessen Kopf nun im Schoß der Mutter oder Amme liegt. Vater, Kind, Konkubinen und Ammen schauen neugierig von der Tür aus zu.

1. Notiere Jahr, Monat, Ort, Person.[96]
2. Notiere, ob die Person alt oder jung ist, ihre Gestalt dick oder dünn, groß oder klein ist, ob die [Haut] dunkel oder hell, welk-stumpf oder glänzend-geschmeidig ist, ob die Stimme klar-durchdringend oder trüb-belegt, lang- oder kurzatmig ist.
3. Notiere, ob die Person ernst-schmerzvoll oder heiter-gelöst ist[97], und an welchem Tag die Krankheit begonnen hat.
4. Notiere, welche Medikamente [die Person] eingenommen hat, als die Krankheit gerade sichtbar wurde, welche Medikamente nacheinander oder bereits mehrmals eingenommen wurden, welche etwas Wirkung zeigten und welche keine.
5. Notiere, zu welcher Zeit [die Krankheit] schlimmer wird, morgens oder nachts und ob dabei Kälte- oder Hitze[symptome] vorherrschen. Notiere, welche Vorlieben und Abneigungen die Person hat, und wie sich der Puls an den drei Sektionen und neun Indikatoren [des Handgelenks][98] anfühlt.
6. Zitiere die Klassiker, um den Krankheitsnamen festzulegen, [und um zu bestimmen][99], welche Symptome oberflächlich sind und welche die Wurzel darstellen. Die Symptome, die akut sind, behandle zuerst und diejenigen, die chronisch sind, behandele danach. Notiere, welche Speicherorgane aufgefüllt und welche abgeleitet werden müssen
7. Notiere dann, welche Rezeptur mit welchen Modifikationen angewendet werden soll, welche Arzneien dabei auffüllen und welche ableiten, welche dabei die Funktion des Herrschers, des Ministers, des Assistenten oder des Boten haben und ob das beabsichtigte Ziel Erbrechen, Abführen, Schweißtreiben oder Harmonisieren ist. Wenn Du alles ausführlich bis in alle Einzelheiten niedergeschrieben hast, schreibe am Ende: Verfasst von dem Arzt XY aus der Präfektur Z.[ii]

Und in einem Kommentar zu diesem letzten Satz merkt Wu Kun an:

> Das Notieren des eigenen Namens [am Ende des Schriftstückes] ist wichtig, damit die Patienten sich ihn merken und erproben wollen, ob Du handwerklich gut oder schlecht bist. Wenn Du einen Patienten in einem Prinzen-, Fürsten-, adligen oder

---

[96] In einem Kommentar heißt es hierzu: „Notiere das Jahr entsprechend den Himmelsstämmen und Erdzweigen. Notiere den Monat zusammen mit den Jahreszeiten Frühling, Herbst usw., damit du über [die zu dieser Zeit vorherrschenden] Periode und das *Qi* weissagen (*zhan* 占) kannst."

[97] In einem Kommentar heißt es hierzu: „Notiere, ob die Person ernst-bitter oder heiter-gelöst ist, damit Du über die sieben Gefühle weissagen kannst."

[98] Mit den drei Sektionen und neun Indikatoren (*sanbu jiuhou* 三部九侯) sind die drei Abschnitte des Handgelenks gemeint, an denen der bewegte Strom in den „Gefäßen" (*mai* bzw. *mo* 脈) nach jeweils drei, also insgesamt neun, Drucktiefen ertastet werden sollte. Zu den unterschiedlichen „Stilen des Pulstastens" und den ihnen zugrunde liegenden unterschiedlichen Körperkonzeptionen der chinesischen und der griechischen Medizin siehe die Studie von Shigehisa Kuriyama 1999, 17-60.

[99] In einem Kommentar heißt es hierzu: „Zitiere die [medizinischen] Klassiker, so wie die Juristen das Gesetz zitieren, damit [deine Beurteilung] fest und unausweichlich ist."

> konfuzianischen Gelehrtenhaushalt untersuchst, musst Du diese Dokumentation ohne die geringste Nachlässigkeit verfassen.[jj]

Wu Kuns Kommentar belegt, dass die Dokumentation der Erstuntersuchung anlässlich eines Hausbesuches einen erheblichen Aufwand, aber noch keineswegs ein Engagement als verantwortlicher Arzt bedeutete. Es ist anhand der Quellen nicht einmal davon auszugehen, dass der erste Hausbesuch auch bezahlt wurde. Gerade hoch stehende Beamte befahlen meist eine größere Anzahl von Ärzten zu sich. Dies waren die für sie zuständigen Amtsärzte (*guanyi* 官醫) sowie eine Auswahl von frei praktizierenden Ärzten, die ihnen zusätzlich empfohlen wurden. Die versammelten Ärzte ließen sie dann am Krankenbett wetteifern und diskutieren und hielten sich bewusst bedeckt in der Frage, wem sie letztendlich die Verantwortung für die Behandlung zu übertragen gedachten. Wie Wan Quans Fallgeschichten widerspiegeln, entschieden sich die Beamten oft noch während der laufenden Behandlung um und verlangten wieder nach einem anderen Arzt.

Bei einem Hausbesuch in einem Beamtenhaushalt ging ein frei praktizierender Arzt also ein großes Risiko ein. Auch wenn der Behandlungsauftrag hier gut entlohnt wurde, stand er unter erheblichem Druck. Er musste gegenüber dem Familienoberhaupt jede Handlung ausführlich erklären und seine anfangs schriftlich formulierte Prognose immer wieder rechtfertigen. Hierbei wurde er nicht zuletzt von den Amtsärzten und den ausgeschiedenen Konkurrenten voller Misstrauen und Missgunst kontrolliert und beobachtet. Wenn sich die Krankheit anders entwickelte als vorausgesagt, war es meist ratsam für den behandelnden Arzt sich sofort zurückzuziehen, denn Komplikationen oder gar ein letaler Ausgang der Krankheit würden ihm zur Last gelegt. Viele Ärzte verließen in solchen Fällen dann für immer den Ort.

Aus all diesen Gründen pflegten die Ärzte bei Hausbesuchen in Beamtenhaushalten ganz besonders sorgsam zu untersuchen und Protokoll über ihre Behandlungsmethoden und Rezepturen zu führen. In Streitfällen, bei denen ihnen Inkompetenz oder gar mutwillige Schädigung des Patienten vorgeworfen wurde, konnten ihre schriftlichen Dokumentationen als Beleg dafür dienen, dass die Behandlung, wenn auch nicht erfolgreich, so doch den medizinischen Gepflogenheiten und Konventionen entsprochen hatte.[100]

---

[100] Bereits seit der Han-Zeit mussten Ärzte, die in exponierter Situation arbeiteten, ihre Fälle sorgfältig dokumentieren. Offenbar gab es hierzu Formulare. So tauchen in den „Historischen Aufzeichnungen" (*Shiji* 史記) von Sima Qian司馬遷 (145?–?) 25 strukturierte Fallberichte auf, die von einem Arzt verfasst waren. Der derzeit sehr bekannte Arzt Chunyu Yi 淳于意 war angeklagt worden, weil er einen hohen Beamten nicht hatte heilen können. Im Laufe des Rechtsverfahrens wurden seine gesamten ärztlichen Notizen öffentlich gemacht. Die Fallberichte, die zusammen mit seiner Biographie im 105. Kapitel der „Historischen Aufzeichnungen" erscheinen, verdeutlichen die juristische Relevanz solcher Aufzeichnungen für die Ärzte im vormodernen China. (Zu den medizinischen Konzepten, die diesen frühen Fallberichten zugrunde liegen, vgl. Hsü 2001, 51-91).

Die Vielzahl solcher Falldokumentationen, die sich während der Praxiszeit eines Arztes angesammelt hatten, wurde von den literarisch interessierten Ärzten, vor allem wenn sie sich aus der praktischen Tätigkeit zurückgezogen hatten, gerne einer Überarbeitung unterzogen. Die interessanteren Fälle wurden ausgeschmückt und medizinischen Büchern als Illustration beigegeben. Neben der didaktischen Funktion dienten die Fallgeschichten natürlich auch der Imagebildung, denn es stand dem Arzt frei, seine eigene Rolle darin später gehörig herauszustreichen. Damit bekamen die Fallgeschichten auch die Rolle der (Auto-)Biographiebildung und Selbstdarstellung.

Die Fallgeschichten dienten jedoch vor allem didaktischen Zwecken. Seit der Nördlichen Song-Zeit integrierten immer mehr Autoren Fallgeschichten in ihre medizinischen Fachbücher und erklärten die klinische Bedeutung bestimmter Theorien und Konzepte anhand von Fallbeispielen. Die wichtigsten Autoren, die den Ming-zeitlichen Autoren als Vorbilder dienten, waren Qian Yi 錢乙 (1032–1113) bzw. dessen Schüler Yan Xiaozhong 閻孝忠[101], Zhang Congzheng 張從正 (1156–1228) und Zhu Zhenheng 朱震亨 (1281–1358).[102]

Bereits diese frühen literarisch bearbeiteten Fallgeschichten zeichnen sich durch eine Struktur aus, die später das gesamte Genre der Fallgeschichtsliteratur bestimmen sollte. Die Darstellung, die in ihren einzelnen Stufen nachgezeichnet ist (siehe Tab. 1.4), entspricht einem Handlungsablauf, der bis zur Darstellung des Therapieerfolges bzw. bis zur Erfüllung der Prognose wie ein verdichtetes Spiegelbild des oben zitierten Dokumentationsmusters von Wu Kun erscheint.

101 Die Fallgeschichten des Kinderarztes Qian Yi aus der Nördlichen Song-Zeit, die ein Schüler namens Yan Xiaozhong zusammengestellt hatte und die die ersten veröffentlichten Fallgeschichten in der medizinischen Fachliteratur überhaupt darstellten, entfalteten großen Einfluss, gerade auch auf Wan Quan. Das Vorwort von Yan Xiaozhong veranschaulicht dabei für uns heute, wie solche Fallgeschichten entstanden und aus welchen Dokumenten sie bestanden. So berichtet Yan Xiaozhong, dass er sich nach dem Tod von Qian Yi an dessen ehemalige Patienten gewandt und diese um die Behandlungsprotokolle und Rezepturen gebeten habe. Anhand der hinterlassenen Aufzeichnungen seines Lehrers habe er dann versucht, 23 Krankheitsfälle zu rekonstruieren. (Vgl. Qian Yi 1981, 4) Das wohl bedeutendste kinderheilkundliche Fachbuch der Song-Zeit mit dem Titel *Xiaoer yaozheng zhijue* 小兒藥證直訣 (Offene Aussagen zu Arzneien und Symptomkonstellationen bei Kindern), das der Schüler teilweise in Reimen verfasst hatte, besteht aus einem theoretischen Teil, einem praktischen Teil mit „Aufzeichnungen über ehemals behandelte Krankheiten" und einem Anhang von Rezepturen. Diese Einteilung findet sich später in vielen Fachbüchern der Ming- und Qing-Zeit. Wan Quan schätzte das Buch sehr und verwendet diese Einteilung auch in seinen Büchern. Er kritisiert jedoch, dass der Schüler seinen Lehrer oft falsch verstanden und falsch wiedergegeben habe.

102 Die Darstellungsform dieser beiden Gelehrtenärzte war es, die Fallgeschichten in theoretischen Text einzubinden und sie jeweils zur Veranschaulichung eines bestimmten Argumentes oder eines Therapieansatzes exemplarisch anzuführen. Diese literarische Technik fand in der Ming-Zeit vielfach Nachahmung. Auch Wan Quan verwendet sie vielfach in seinen Fachbüchern.

Struktur einer Fallgeschichte	
Wer?	Geschlecht, Alter
Wann?	Jahreszeit, Monat, Tag
erkrankte an	Hauptsymptom
sowie folgenden	Zeichen und Zusatzsymptomen
Er/sie/es hatte den folgenden	Pulsbefund
Hier liegt eine xy-Konstellation vor (xy = Yin-Yang, Kälte-Hitze, Mangel-Fülle)	Diagnose
mit Beteiligung der folgenden	Organe oder Leitbahnen
Die Krankheit entstand, weil	Krankheitsmechanismus
Die Krankheit wurde ausgelöst durch	(klimatische oder emotionale) Krankheitsursache
Die Krankheit wird nach xy Tagen geheilt sein. Die Krankheit kann nicht mehr behandelt werden.	Prognose
Ich setzte eine xy-Therapie an (xy = z.B. auffüllende, ableitende, wärmende, kühlende)	Therapieansatz
und verwendete die	Rezeptur (mit Modifikationen)
bestehend aus	Arzneien
Die Arzneien in der Rezeptur haben die Rolle des	Herrschers, Minister, Assistenten, Boten
oder	
Ich wandte eine Aku-Moxa- oder manuelle Therapie an	Punktekombination
Nach xy Tagen/Wochen war die Krankheit mit dieser Therapie geheilt.	Dauer der Behandlung und Erfüllung der Prognose
oder	
Nach x Tagen/Wochen starb der Patient/die Patientin, wie ich vorausgesagt hatte.	Erfüllung der Prognose
oder	
Da die Familie auf den Heiler Y gehört hatte und nicht auf mich, musste diese Patientin / dieser Patient sterben. Wie traurig! Hätte er/sie doch auf mich gehört!	Erfüllung der Prognose

Tabelle 1.4 Die Struktur einer Fallgeschichte

Offenbar hingen die Falldokumentation am Krankenbett und ihre literarische Bearbeitung in Form der Fallgeschichten eng zusammen.[103] Sie erfolgten nach einem begrifflich standardisierten Schema, das von der Nördlichen Song-Zeit bis in die jüngste Gegenwart hinein relativ streng festgelegt war.[104] Zwar hielten sich die Autoren beim Verfassen ihrer Fallgeschichten nicht immer ganz genau an dieses Schema. So ließ der eine oder andere Autor im Übergang von der Diagnose zur Therapie bestimmte Inhalte aus, doch für erfahrene Leser von Fallgeschichten – und dies waren ja in erster Linie Ärzte – waren die medizinisch relevanten Inhalte deutlich zwischen den Zeilen erkennbar. (Siehe hierzu auch Teil IV). Allgemein lässt sich die Regel festhalten: Je früher die Fallgeschichten verfasst wurden, umso dichter war die medizinische Information literarisch verarbeitet.[105]

Die literarisch bearbeiteten Notizen der bekannten Ärzte zu den erfolgreichen[106] Krankheitsfällen ihres Berufslebens mündeten in die überaus reiche Fallgeschichtsliteratur, die uns heute überliefert ist. In ähnlicher Weise, wie juristische Präzedenzfälle (*li* 例) in der chinesischen Rechtsliteratur immer wieder zur Gesetzesauslegung herangezogen wurden,[kk] lagen mit den Fallgeschichten Präzedenzfälle für korrekte Behandlungsmethoden vor. Ärzte die von irgendeiner Seite eines Kunstfehlers[107] beschuldigt

---

[103] Seit dem 16. Jahrhundert wurden sie sogar mit demselben Fachbegriff *yi'an* 醫案 (wörtlich „Medizinische Akte") angesprochen

[104] Der englische Wissenschaftshistoriker Christopher Cullen 2001 und die amerikanische Anthropologin Charlotte Furth 2006 argumentieren, dass sich das neue literarische Genre der Fallgeschichten erst im 16. Jahrhundert herausgebildet hätte. Sie führen hierzu vor allem linguistische, philologische, bibliographische und statistische Gründe an. Obwohl der Ausdruck „Medizinische Akte" bzw. „Medizinische Fallgeschichte" (*yi'an* 醫案) tatsächlich erst Anfang des 16. Jahrhunderts in den Buchtiteln erscheint, ist es ganz offensichtlich, dass die Autoren der Ming-Zeit auf ein bereits existentes, vorgeprägtes literarisches Medium der medizinischen Fachliteratur zurückgriffen, welches Mitte des 12. Jahrhunderts zu medizinisch-didaktischen Zwecken entwickelt wurde. Die Fallgeschichten hatten vor dem 16. Jahrhundert zwar noch keine eindeutige Fachbezeichnung, aber sie waren in ihrer semantischen Struktur und medizinischen Begrifflichkeit vollständig festgelegt.

[105] Offensichtlich standen die frühen Autoren angesichts einer noch nicht so weit entwickelten Druckindustrie sehr viel mehr unter dem Zwang mit wenigen Schriftzeichen möglichst viel auszusagen.

[106] Selbstverständlich veröffentlichten die Ärzte nur solche Krankheitsfälle, bei denen sie selbst erfolgreich waren, sei es, dass sie mit ihrer Diagnose richtig lagen und ihre Behandlung Erfolg zeigte, oder dass ihre abgegebene Prognose sich genau so erfüllte, wie sie es vorausgesagt hatten. Die chinesische Fallgeschichtsliteratur besteht daher nur aus „Heldengeschichten". Es werden in den Fallgeschichten niemals Krankheitsverläufe beschrieben, bei denen ein Patient unter der Therapie des Arztes verstirbt. Dies gilt auch für Falldarstellungen in modernen Kasuistiken der TCM.

[107] Die Ming-zeitliche Gesetzgebung bestimmte für den Fall, dass ein Patient im Zusammenhang mit der Behandlung durch einen „gewöhnlichen Arzt" (*yongyi* 庸醫) zu Tode gekommen war, folgendes: Auf nachgewiesene Mordabsicht – man verließ sich dabei auf einen zweiten Arzt, der die Behandlung beurteilte – stand Tod durch

wurden oder die einfach eine unkonventionelle Heilmethode anwandten, konnten sich gegebenenfalls auf den entsprechenden Präzedenzfall in der Fallgeschichtsliteratur berufen.

Im Laufe der Ming-Zeit wurden Fallgeschichten mehr und mehr zu einer autoritativen und zitierfähigen Quelle für die Legitimierung unkonventioneller Behandlungsansätze und Therapieverfahren. Durch die florierende Druckindustrie wurden im 16. Jahrhundert immer mehr Fallgeschichten bekannter Ärzte gedruckt und fanden in kürzester Zeit weit über die Grenzen des Kreises, in dem die Ärzte jeweils tätig waren, Verbreitung.[108] So wurden die Fallgeschichten zu einem der wichtigsten Medien des wechselseitigen Wissens- und Erfahrungsaustausches über medizinisch-praktische Fragen – auch unter Ärzten derselben Generation.[109]

So rechtfertigt Wan Quan zum Beispiel in einer Fallgeschichte seine für die damalige Zeit sehr unkonventionelle psychologische Interpretation des kindlichen Weinens mit einer Fallgeschichte:

> Jemand fragte, ob [meine Deutung] auf irgendeiner Theorie beruhen würde. Da solches gefragt wurde, sagte ich: „Es gibt so einen Abschnitt, nämlich in den Fallgeschichten zu den Verletzungen des Kindes durch Verlusterfahrung. Doch wenn man dieser Art [von kindlichen Störungen] einmal begegnet ist (*chulei* 觸類) und [ihre Bedeutung] erkannt hat, so kann man sich [auf diese Erfahrung] stützen."[110/II]

Enthauptung. Konnte keine Mordabsicht, aber betrügerische Profitgier nachgewiesen werden, wurde das Vergehen als Diebstahl eingestuft und entsprechend bestraft. Wurde keinerlei böse Absicht nachgewiesen, so erhielt der Arzt immerhin noch Berufsverbot. „Gelehrtenärzte" konnten offensichtlich nicht belangt werden. Sie standen außerhalb des Gesetzes. Vgl. DMHD 168: 29a (2851).

108 Die medizinischen Bibliographien registrieren seit dem 16. Jahrhundert zahllose Bücher von Einzelautoren, die nur aus Fallgeschichten bestanden. Vgl. ZYTS 627–689. Seit dem 16. Jahrhundert gab es darüber hinaus auch Sammelwerke, in denen die überlieferten Fallgeschichten verschiedenster Autoren nach Krankheiten und Hauptsymptomen geordnet wurden. Diese Fallsammlungen dienten den Ärzten zunehmend als Nachschlagewerk für die klinische Praxis. Die wichtigste solche Fallsammlung ist die „Nach [Krankheits]kategorien geordnete Fallsammlung berühmter Ärzte" (*Mingyi lei'an* 名醫類案), die von Jiang Guan 江瓘 (1503–1565) herausgegeben wurde. Sie wurde bis in die jüngste Gegenwart hinein immer weiter ergänzt und nachgedruckt.

109 Bei schweren oder diffizilen Fällen werden auch heute noch Fallsammlungen berühmter Ärzte zu Rate gezogen. Umgekehrt verfassen viele chinesische Ärzte, die im Bereich TCM praktizieren, auch heute noch ihre eigenen Kasuistiken. Diese modernen Falldarstellungen, die westliche und chinesische Diagnosemethoden gegenüberstellen, sind allerdings mit den Ming-zeitlichen Fallgeschichten kaum vergleichbar. Sie sind auf die rein klinischen Daten beschränkt und folgen einem nüchternen Formularstil. Hierdurch vermitteln sie so gut wie keine „atmosphärischen" Daten aus der Arzt-Patienten-Begegnung. Der Standard für das Verfassen von Falldarstellungen wird heute jeweils von der nationalen Verwaltungsbehörde für TCM im Gesundheitsministerium festgelegt. (Vgl. Shi Qi 施杞 und Xiao Mincai 蕭敏材 1994).

110 Die Fallgeschichte findet sich in vollem Wortlaut als Fall Nr. 18 in Teil IV.

In dem besagten Fall hatte möglicherweise Wan Quan ein wenig geflunkert. Tatsächlich findet sich zumindest in der uns überlieferten Literatur zur Kinderheilkunde keine derartige Fallgeschichte. Wan Quan selbst schafft hier den Präzedenzfall, wobei er sich unter Berufung auf ein klassisches Zitat zusätzlich absichert.[111]

Die vielen erzählerischen Stilelemente, die gerade in der Ming-Zeit beim Verfassen von Fallgeschichten eine wichtige Rolle spielen, lassen sehr an den prosaisch-narrativen Stil der so genannten „Pinselnotizen" (*biji* 筆記體) erinnern, der auch in der derzeit so beliebten Reiseliteratur verwendet wurde. Die Beschreibungen sind unbefangen, präzise und detailreich. Sie zeichnen die gesamte Arzt-Patienten-Begegnung lebendig nach. Gerade in Wan Quans Fallgeschichten sind die klinischen Symptome oft so präzise und empirienah beschrieben, dass sie paradoxer Weise viel eher Rückschlüsse auf die vorliegende Krankheit aus Sicht der modernen Medizin erlauben als Fallgeschichten, die in der chinesischen Frühmoderne im so genannten klinischen Stil (*linzhengti* 臨證體) verfasst wurden.[112]

Anders als heute störte es in der Ming-Zeit niemanden, dass die Patienten in den Fallgeschichten mit vollem Namen genannt und ihre Lebenssituation wie auch intimste Beschwerden ausgebreitet wurden. Auch Persönlichkeiten des öffentlichen Lebens scheinen keinen Wert auf Diskretion gelegt zu haben. Es ist vielmehr auffällig, dass hohe Beamte in der Fallgeschichtsliteratur überproportional vertreten sind.[113] Die Patienten – so scheint es – fühlten sich durch diese schriftliche Dokumentation nicht nur in ihrem Misstrauen verstanden und beruhigt. Es freute sie auch, wenn ihr Fall als

---

111 Wan Quan bezieht sich hier auf eine Textstelle des Großen Kommentars zum Buch der Wandlungen. Sinngemäß heißt es hier, dass in der Abstraktion der acht Trigramme alle möglichen Situationen und Vorgänge in der Welt vollständig erfasst seien. Von den bildhaft-typischen Eigenschaften der Trigramme ausgehend könne man daher analog auf alle gleichartigen Situationen und Vorgänge in der Welt schließen. (*Xici* in SSJ 7:68 (80)) Auch ohne Vorliegen eines Musterbeispiels könne daher aus der begrifflich abstrahierten Erfahrung geschlossen werden. (Siehe hierzu auch Kap.3.2 „Die Welt der Symbole und Symbolstrukturen".

112 In der Qing-Zeit wurde der narrative Pinselnotizstil, der die Ming-zeitlichen Fallgeschichten kennzeichnete, sehr kritisiert. So forderte zum Beispiel der Qing-zeitliche Arzt Ye Gui 叶桂 (1667–1759), der seine Fallgeschichten als „klinischen Wegweiser" (*linzheng zhinan* 臨証指南) konzipierte, dass sich ein Arzt bei der Dokumentation eines Falles allein an die medizinischen Fakten halten müsse. Gerade in seinen Fallgeschichten wird allerdings deutlich, dass die vermeintliche Modernisierung der Fallgeschichten aus einer klinisch-empirischen Forschungsperspektive nicht unbedingt einen Fortschritt bedeutete. Ye Gui notiert zwar sämtliche täglich verabreichten Arzneien und Rezepturen peinlich genau, aber die jeweiligen Symptome finden bei ihm – wenn überhaupt – nur in den Codes ihrer theoretischen Interpretation Erwähnung. Diese „codierten" Fallgeschichten lassen sich daher nur für Insider, die mit dem Diagnosesystem des Autors vertraut sind, entschlüsseln.

113 Der Grund dafür ist vermutlich, dass die Behandlung von Beamten dem Arzt ein hohes Prestige einbrachte.

bedeutsam genug eingestuft wurde, um der Nachwelt als medizinisch-didaktisches Exempel überliefert zu werden. In einer Fallgeschichte von Wan Quan heißt es beispielsweise:

> Ich spürte, dass [Hu] Yuanxi weiterhin großes Misstrauen [gegen mich] hegte. [Ich sagte ihm daher,] dass ich eine Akte [über die Krankheit seines Sohnes] anlegen und die jeweiligen Symptomkonstellationen und Rezepturen Tag für Tag aufzeichnen wolle, damit sie später als Fallbeispiel dienen könnte. Yuanxi freute sich sehr darüber.[114]

Herausforderungen und Ideale

Eines der größten medizinischen Probleme im China der Ming-Zeit waren die Pocken. Sie waren endemisch und trafen vor allem die Kinder. Pockenepidemien wurden – im Gegensatz zu anderen Epidemien – nur in medizinischen Büchern verzeichnet, nicht aber in den Lokal-, Provinz- oder Dynastiechroniken. Traditionellen medizinischen Vorstellungen zufolge musste jeder Mensch einmal in seinem Leben die Pocken durchmachen, in der Regel in der Kindheit.[115]

Die Pocken galten als Krankheit, die in der Vergangenheit von den Barbaren eingeschleppt worden war. Sie wurden daher auch als „Barbarenpusteln" bezeichnet. Als weitere Ursache wurde aber auch eine Art moralische Degeneration gesehen, die es dem Gift erlaubt hatte, sich in China festzusetzen. Andere gängige Bezeichnungen für die Pocken waren „Erbsenpusteln" wegen ihrer Form, „Hundertjahr-Pusteln", weil sie in der Lebensspanne, die einem Menschen möglich war, nur einmal auftraten, oder „Himmelspusteln", weil sie durch das „himmelsbewegte Qi" übertragen wurden.[116]

---

[114] Vgl. Fallgeschichte Nr. 15.

[115] In der chinesischen Volksmedizin des 19. Jahrhunderts, wie sie uns über westliche Missionare dokumentiert ist, werden die Pocken als eine von dreißig „Gefahrenschranken" angesehen, die das Kind überwinden muss, um erwachsen zu werden. Vgl. Doré 1914/1966 (I), 1–27. Die in China entwickelte aktive Pockenimmunisierung mit dem Inhalt von Pockenpusteln durch die Nase oder über Kleider sollte die Krankheit daher keineswegs ersparen, sondern nur den Zeitpunkt ihres Ausbruchs in eine günstige Jahreszeit verlegen. Die angebliche Anwendung der Pockenimpfung schon im 16. Jahrhundert ist äußerst zweifelhaft. Needham, der den Zeitpunkt sogar in das 11. Jahrhundert verlegt, ist der Meinung, dass die Pockenimpfung im 16. Jahrhundert bereits Routine war und nennt als einzigen Beleg hierfür die beiläufige Erwähnung des Terminus *zhongdou* 種痘 in Wan Quans Pockenbuch. Mit der Metapher *zhongdou* 種痘 sprach Wan Quan aber keineswegs die künstliche „Anpflanzung der Pocken" (Pockenimpfung) an, sondern vielmehr die natürliche Infektion durch das *Qi* des Himmels. Erst im 17. Jahrhundert gelangte die Metapher in die engere Bedeutung der Pockeninokulation. Wahrscheinlich wurde die Pockeninokulation Anfang des 17. Jahrhunderts entwickelt (vgl. Volkmar 2004, 73–94).

[116] Diese und andere Informationen zur Geschichte der Pocken in China hat Wan Quan zusammengetragen in seinem Pockentraktat *DZXF 1:8–10.

Man darf annehmen, dass im fünften Jahrhundert, als die Pocken in China eine Rolle zu spielen begannen, zunächst alle Altersgruppen von der Krankheit betroffen waren.[117] Es scheint aber im Laufe der Zeit zu einer relativen Immunisierung der erwachsenen Bevölkerung gekommen zu sein, denn die Pocken werden ab dem 12. Jh. vornehmlich in Büchern zur Kinderheilkunde abgehandelt. Dabei rafften Pockenepidemien nicht selten mehr als die Hälfte der betroffenen Kinder hinweg. Die Epidemien nahmen offenbar im Laufe des 16. Jahrhunderts an Schwere zu, was sich in den medizinischen Schriften spiegelt. Auch Wan Quan notiert 1572, als er sich aus seiner Praxis zurückzieht: „Es tauchen immer mehr schwere Pockenfälle auf".[118] Denselben Eindruck erhält man in den Schriften von medizinischen Autoren, die eine Generation später praktizierten, wie Sun Yikui 孫一奎 (1540?–1590?), Gong Tingxian 龔廷賢 (fl. 1581–1604) oder Wang Kentang 王肯堂 (1549–1613).[119] Allerdings könnte das auch darauf zurückzuführen sein, dass die Menschen in der Ming-Zeit immer weniger dazu bereit waren, die Pocken als Schicksal einfach hinzunehmen.

Die Krankheit und ihre Folgen spielte eine erhebliche Rolle in der medizinischen Literatur wie auch im zeitgenössischen Denken und Handeln. Auch am Hof des Jiajing-Kaisers war sie ein zentrales Problem und trug maßgeblich dazu bei, dass die Fortpflanzungsmedizin einen höheren Stellenwert bekam. Denn die Söhne des Kaisers waren vor dem Pockentod ebenso wenig sicher wie ihre weniger privilegierten Altersgenossen (vgl. Seite 7).

Im Jahre 1534 wurde Luotian von einer großen Pockenepidemie betroffen, eine Gelegenheit für Wan Quan, sein Können unter Beweis zu stellen. Es war

---

117 Die Pocken werden in China erstmals in der von Tao Hongjing 陶弘景 ergänzten Rezeptvorschriftensammlung *Shouhou beiji fang* 肘後備急方 von Ge Hong 葛洪 (281–341) erwähnt. Vgl. Ge Hong 1983, 42. Hier findet sich eine genaue Symptombeschreibung der Pockenkrankheit. Allerdings wissen wir nicht, ob diese Beschreibung Teil des Originaltextes war oder zum Kommentar von Tao Hongjing (456–536) gehört. In dem Buch heißt es, die Krankheit sei während der Ära Jianwu von den Barbaren eingeschleppt worden. Leider ist diese Bezeichnung nicht eindeutig, sondern wurde für verschiedene Jahre verwendet. Das Jahr 495 n.d.Z. hat heute die meisten Argumente für sich. Seit dem 12. Jahrhundert werden die Pocken dann vornehmlich in Fachbüchern zur Kinderheilkunde abgehandelt. Vgl. hierzu auch Fan Xingzhun 1953, 106–110 und 1986, 85, Chang Chia-feng 1996, 49–51 sowie Volkmar 2004, 73–94.

118 *DZXF II 1:16a. Größere Pockenepidemien im Raume Luotian vermerkt Wan Quan für die Jahre 1534, 1553, 1560 und 1571/72.

119 Dagegen weisen die Bevölkerungszahlen keine drastischen Einbrüche auf. Ob die Pockensterblichkeit tatsächlich geringer war als unsere Quellen angeben, oder ob andere Gründe hinter der relativen Konstanz der Zahlen stecken, ist schwer zu sagen. Die Volkszählungen registrierten nur einen Teil der Bevölkerung. Heutige Mingforscher konstatieren jedenfalls eine Verschlechterung der Lebenserwartung und der Lebensqualität für die zweite Hälfte der Ming-Zeit. Dunstan 1975, 1–59 und Heijdra 1994, 46–56.

die erste größere Epidemie seit langer Zeit und von einer solchen Schwere, dass die bekannten Mittel nicht mehr halfen. Er schreibt:

> Im Frühling des Jahres *jiawu* [1534] der Regierungsperiode „Herrliche Ruhe" hatte sich das Pockengift weit verbreitet. Acht bis neun von zehn erkrankten [Kindern] starben daran. Es war ein großes Unheil. [...] Es gab eigentlich kein Mittel, welches nicht ausprobiert wurde, aber keines brachte Erfolg. [...] [Ich dachte:] Vielleicht sind die Eingriffsmöglichkeiten des Menschen doch noch nicht erschöpft. Es wäre allzu leichtfertig, das Himmelsschicksal hierfür verantwortlich zu machen. [...] So stellte ich anhand der Rezepturvorschriften eine Kombination [von Arzneien] zusammen und verkaufte sie. Bei den [Kindern], die [diese Rezeptur] einnahmen, verlief die Pockenerkrankung stets leichter, und [die Pusteln] waren insgesamt spärlicher [über den Körper] verteilt. Die Menschen empfanden dies wie ein Wunder.[120]

Offensichtlich war es Wan Quan gelungen, sich einen guten Ruf als Kinder- und Pockenarzt zu schaffen. In den darauf folgenden Pockenepidemien galten er und seine Schüler als die Spezialisten im Umkreis von Luotian. Ab Anfang der dreißiger Jahre finden sich regelmäßige Eintragungen von Hausbesuchen sowie Hinweise auf Schüler, die ihn hierbei begleiteten. Gan Dayong 甘大用 und Gan Dawen 甘大文 waren die wichtigsten Lehrlinge im Bereich der Kinderheilkunde, Han Fengqi 韓鳳岐, der wichtigste im Bereich der Pockenheilkunde.

Doch nicht nur einfache Lehrlinge, auch der Kreis der Gebildeten zeigte zunehmend Interesse an einer medizinischen Weiterbildung. In den dreißiger Jahren gründeten die Brüder Hu, die inzwischen ihre Beamtenposten aufgegeben hatten, auf dem Wangdao-Berg in Luotian eine private Akademie[121]und luden Wan Quan mehrfach ein, hier zu unterrichten.[122] Hu Mingtong 胡明通[123], der im Jahres 1528 die Provinzprüfung bestanden hatte und nun seine Gelehrsamkeit auch auf medizinische Kenntnisse auszudehnen

---

[120] *DZXF (I) 22:286. Wir sehen an diesem Beispiel, dass Wan Quan in seiner Apotheke auch Standardrezepturen verkaufte. Wenn er selbst behandelte, verschrieb er allerdings stets individuell zusammengestellte Medikamente.

[121] Vgl. hierzu Fallgeschichte Nr. 14 (*GSJY 16: 93–94).

[122] In der Ming-Zeit entstand eine Vielzahl von Privatakademien (*shuyuan* 書院). Vgl. hierzu Grimm 1960, 108–138 und Meskill 1982. Sie spielten eine wichtige Rolle nicht nur für die Ausbildung der Gelehrtenschicht, sondern auch als Organisationsform der lokalen Gentry. Ihre Inhalte waren in der Regel konservativ, einige schlugen auf konfuzianischer Grundlage staatskritische Töne an. Im Zuge des 16. Jahrhunderts gewannen sie an Gewicht, parallel zum graduellen Niedergang der staatlichen Schulen. Bekannt ist die Donglin-Akademie, die wegen massiver Kritik an Kaiser und hohen Beamten verboten wurde.

[123] Hu Mingtongs Beiname Sanxi 三溪 zeigt, dass er der dritte Sohn der Familie Hu war. Er war nicht an der Intrige seiner Brüder gegen Wan Quan beteiligt gewesen, und Wan Quan nennt ihn wiederholt seinen Freund. Ausführliche Biographie in HGZZ 55:32b–33a, MCFS 28:7008–7010, LTXZ (1889), 6:19b, MYTZ 133, HZFZ 19:6b (673), DQYTZ 480, HBTZ 3752.

wünschte, wurde sogar sein offizieller Schüler. Mit ihm verband Wan Quan eine lebenslange Freundschaft.

Nun gehörten Mingtongs zwei Brüder, Hu Mingshu und Hu Mingrui, zu den Kollegen, die Wan Quan Ende der zwanziger Jahre so übel mitgespielt hatten. Mehrfach beschreibt Wan Quan seine Krankenbesuche bei den Kindern dieser ehemaligen Mitstudenten sowie der anderen an der Intrige Beteiligten. Es scheint ihm eine große Genugtuung gewesen zu sein zu zeigen, dass sie ihn zunehmend achteten und auf seine Hilfe angewiesen waren:

> Hu Yuanxi [Hu Mingshu] graduierte im Jahre 1528 zum *juren*. Erst im Alter von 39 Jahren bekam er seinen ersten Sohn. Das war 1537. Im Frühling des Jahres 1541 erkrankte der Sohn an Husten. [...] Dass Yuanxi mich nicht hinzuzog, hat damit zu tun, dass er sich nicht traute, mich anzusprechen. Zu der Zeit nämlich, als ich eine freigewordene Stelle als staatlicher Stipendiat in unserer Kreisschule erhalten sollte, hatten Yuanxi, Hu Mingrui und Cai Weizhong mir die Sache aus Neid vereitelt. Da die Situation jedoch ernst wurde und er nicht wusste, was er tun sollte, warf er ein Orakel. Dabei bekam er den Urteilsspruch: „Inmitten der größten Hemmnisse kommt ein Freund".[124] Daraufhin bat er mich doch um einen Besuch. Ich habe [als Arzt] die Einstellung, dass es meine Aufgabe ist, Menschen zu heilen, und ich bin nicht jemand, der einen alten Groll ewig in sich wach hält. So ging ich guten Mutes zu ihm hin und beschloss, eine ausgleichende Behandlung anzusetzen. [...]

Ähnlich versöhnlich zeigt sich Wan Quan auch in einem anderen Fall:

> Wang Ruyu aus unserem Kreis war der zweite Sohn von Dabin und ein Neffe von Dachuan. [Der Vater] Dabin wurde in frühem Alter vom Blitz erschlagen und hinterließ drei Söhne, von denen der älteste und der jüngste an Pocken starben. Bei dem [zweiten Sohn] Ruyu hatten sich die grau-weiß gefärbten Pocken[bläschen] bereits zusammengezogen und verschalt und platzten gerade auf. Der Lebensgeist [des Jungen] war so eingetrübt, dass [der Junge] nicht bei Bewusstsein war. [Sein Onkel] Dachuan bat mich dringlich zu kommen. [Wang] Dachuan gehörte zu denen, die mir einst aus Missgunst geschadet hatten. Er verbrannte daher Weihrauch, betete zum Himmel und sagte: „Diejenigen, die damals jemandem geschadet haben, waren angestiftet durch Hu Mingrui, Cai Weizhong und [Cai] Weixiao. Ich wage es jedoch nicht, meine eigene Mitschuld zu leugnen." Ich lächelte und sagte: „Dass der eine [die Chance erhält, dem Kaiser] mannhaft in der Öffentlichkeit zu dienen und der andere stattdessen wie eine Frau im Verborgenen handelt, ist wohl eine Sache des Schicksals (shu 數). Ich würde es nicht wagen, irgendjemanden persönlich dafür zu beschuldigen."[125/mm]

Wie ernst es Wan Quan mit dieser Aussage war, lässt sich nicht mehr ermitteln. Seine Worte stehen jedoch in Einklang mit der Toleranz und undogmatischen Haltung, die überall in seinen Schriften zutage tritt. Im Rückblick mag er über manches Bittere hinweggesehen haben; immerhin war er zum Zeitpunkt

---

[124] 39. Wandlungszeichen *Jian* 蹇 „Das Hemmnis". Vgl. Wilhelm 1973, 152 sowie *Zhouyi* 4:39 in SSJ 51.

[125] Vgl. die vollständigen Fallgeschichten Nr. 16 und 11.

der Aufzeichnungen bereits über 70 Jahre alt. Die Betonung, die er auf die Versöhnung legte, weist aber auch auf seine Neigungen zu buddhistisch-daoistischen Vorstellungen hin, nach denen ein derartiges Verhalten nicht nur das eigene Schicksal, sondern auch das der Nachkommen günstig zu beeinflussen vermag.

Es gibt zahllose Hinweise im Werk darauf, dass Wan Quan, wie viele seiner Zeitgenossen, an die Möglichkeit einer „Aufbesserung" des Schicksals glaubte. Entsprechende Bücher – *shanshu* 善書, die „Bücher vom Gutsein" – waren gerade im 16. Jahrhundert im Volk, aber auch unter den Gelehrten weit verbreitet.[126] Eine neue soziale Unsicherheit, ausgehend von den Städten, und das verstärkte Bedürfnis nach berechenbarer Einflussnahme auf das eigene Schicksal, hatten im Verein mit neuen Möglichkeiten des Druckergewerbes zu einer Vervielfachung ihrer Auflagen geführt. Die „Bücher vom Gutsein" mit ihrem Ursprung in daoistischen Moralbüchern der Song-Zeit boten in unzähligen Moralexempeln und Fallbeispielen Richtlinien für alltägliche Entscheidungen und unterteilten diese in die Kategorien „Verdienste" und „Vergehen". Ihre Attraktivität bestand darin, dass sie daoistische und buddhistische Vergeltungskonzepte mit praktischen konfuzianischen Zielen kombinierten.[nn] (Mehr hierzu im Kapitel „Die Welt der Motive und Sinnstrukturen".)

Neue Verbindungen dieser drei Lehren gab es damals auf allen Ebenen und in vielerlei Gestalt.[oo] Die Moralbücher, wie auch die religiösen Sekten, suchten diese Verbindung im Alltagshandeln, während sich die Gelehrten auf begrifflicher Ebene darum bemühten. Grundlage und Ausgangspunkt ihrer Entwürfe war der Song-zeitliche Cheng-Zhu-Konfuzianismus[127], der in der Ming-Zeit das gesamte Bildungssystem bestimmte. Obwohl in diesem „reformierten" Konfuzianismus, der auf die Song-zeitlichen Philosophen Zhu Xi 朱熹 (1130–1200), Cheng Hao 程顥 (1032–1085) und Cheng Yi 程頤 (1033–1107) zurückgeht, bereits viele buddhistische und daoistische Auffassungen integriert waren, suchten die maßgeblichen Gelehrten der Ming-Zeit nach immer neuen Erweiterungen und Ergänzungen. Hieraus entwickelten sich verschiedene Schulen, deren Gemeinsamkeit vor allem darin lag, dass die Suche nach dem kosmologischen Prinzip (*li* 理) in allen Dingen, um die es im Neokonfuzianismus ging, nicht als ein nach außen, sondern als ein nach innen gerichteter Erkenntnisprozess gedeutet wurde.

Wie viele Zeitgenossen suchte auch Wan Quan nach Konzepten, die über die konfuzianische Tradition hinausführten, ohne aber diese Tradition

---

[126] Die „Bücher vom Gutsein" (*shanshu* 善書) wurden trotz ihrer enormen Verbreitung nicht in offizielle Sammlungen aufgenommen, weil sie literarisch als wertlos galten. Ihr damaliger Einfluss wird daher gerne unterschätzt.

[127] Für *daoxue* (wörtl. die „Lehre vom Weg") oder *lixue* (wörtl. die Lehre vom kosmologischen Prinzip) oder *Cheng Zhu xueshuo* (wörtl. die Schulrichtung Zhu Xis und der Brüder Cheng) wird in der westlichen Sinologie meist der von Feng Youlan geprägte Ausdruck „Neokonfuzianismus" benutzt.

aufgeben zu wollen. So betrieb er sein Studium zwar ganz nach den Vorgaben des konfuzianischen Bildungskanons, zitiert aber in seinem Werk ebenso häufig aus daoistischen und buddhistischen wie aus konfuzianischen Schriften. Beeinflusst wurde er hierin von seinem Lehrer Zhang Mingdao, der einer Richtung innerhalb des Neokonfuzianismus zuneigte, die sehr starke Beziehungen zum Chan-Buddhismus[128] hatte und zugleich Ideengut des philosophischen Daoismus aufnahm. Zhang Mingdao stand einer idealistischen Form des Neokonfuzianismus nahe, die auf den Song-zeitlichen Gelehrten Lu Jiuyuan 陸九淵 (1139–1193) zurückgeht und nach dessen Beinamen Xiangshan-Schule genannt (*xiangshanxue* 象山學) wurde. Sie war eine der vielen verschiedenen Abwandlungen des orthodoxen Cheng-Zhu-Neokonfuzianismus, die während des 15. und 16. Jahrhunderts florierten und schließlich in der berühmten Schule von Wang Shouren 王守仁 (1472–1528)[129] zu einer originären Denkrichtung zusammenflossen. Die genauen Unterschiede zwischen diesen Schulen, die sich einig waren in ihrem Bemühen um eine „Innenwendung" des Einzelnen, sind heute kaum mehr nachzuvollziehen. Zhang Mingdao stand in regem Austausch mit so bekannten Gelehrten wie Tang Shunzhi 唐順之 (1507–1560)[130/pp] und Luo Hongxian 羅洪先 (1504–1564)[131/qq], die Schüler von Wang Shouren waren. Mit dem letzteren der beiden pflegte er zeitlebens eine herzliche Freundschaft.[132]

128 Der Chan-Buddhismus stellt eine chinesische Schulrichtung des indischen Buddhismus dar, die in der Ming-Zeit sehr verbreitet war. *„Chan"* ist die Übersetzung des indischen Wortes *„dhyana"* (Meditation).

129 Wang Shouren, meist Wang Yangming 王陽明 genannt, ist der bekannteste Philosoph der Ming-Zeit. Seine „Herzschule" bzw. Bewusstseinsschule (*xinxue* 心學) wird gerne der „Prinzipschule" (*lixue* 理學) von Zhu Xi gegenübergestellt, obgleich die Suche nach Erkenntnis durch moralische Selbstkultivierung beiden Schulrichtungen als zentrales Anliegen gemeinsam ist. Vgl. hierzu Wilhelm, H. 1970/71, 1–26 de Bary 1970, 1981, 1989. – Biographische Darstellungen zu Wang Shouren beispielsweise in DMB 1408–1416, Tu Weiming 1976, Henke 1916. Zu seiner Philosophie siehe de Bary 1975, 1983, 1985, 1989. – Weitere Sekundärliteratur zum Neokonfuzianismus der Ming-Zeit bei Chang 1957, Taylor 1978–1990 und Wilson 1995.

130 Tang Shunzhi war ein bekannter Literat, der sich auch mit Mathematik, Geometrie, Astronomie, Waffenkunde und Militärstrategien beschäftigte.

131 Luo Hongxian war vor allem auch Geograph und wurde durch seine umfassende Überarbeitung des sog. „Mongolenatlas" (*Yuditu* 輿地) von Zhu Siben 朱思本 (ca. 1273–1337) bekannt. Sein Atlas kam unter dem Titel „Atlas des weiten Kosmos" (*Guangyutu* 廣輿圖) heraus. Dieser bildete die kartographische Grundlage des illustrierten Atlas Sinensis, den der Missionar Martino Martini S.J. (1614–1661) während seiner Zeit in China zusammenstellte und der im Jahr 1655 von dem holländischen Verleger Joan Blaeu in Amsterdam gedruckt wurde (siehe Abb. 1.3a und b).

132 Obwohl Zhang Mingdao offensichtlich ein origineller Denker war, der in regem Kontakt mit wichtigen neokonfuzianischen Philosophen seiner Zeit stand und selbst viele Schriften verfasste, findet er in der von Huang Zongxi in der Qing-Zeit verfassten Dokumentation der Philosophen des Ming-Zeit *Mingru xue'an* 明儒學案 keine Erwähnung.

Zhang Mingdao, der sich von 1513 bis 1529 in den buddhistischen Pagodenberg-Tempel in Luotian zurückgezogen hatte, wo er auch Schüler unterrichte, war nach den Quellen ein sehr freier Geist, der sich niemals einer der zeitgenössischen Schulrichtungen gänzlich verschrieb.[133] Die Biographen schildern ihn als einen Menschen mit einer ungewöhnlichen Physiognomie, von „großer Gestalt" mit „Ohren wie Ratten" und „Augenbrauen wie Schwertern". In den Zeiten, als er die Prüfung mehrmals nicht bestanden hatte, wurde ihm diese Physiognomie als Bestimmung für ein besonders glückloses Schicksal gedeutet. Als er dann doch in höchste Beamtenränge aufstieg, sah man in ihr den Ausdruck eines kämpferischen Menschen mit einer großen Begabung für Militärstrategie. Zhang Mingdao, so wird berichtet, pflegte die zwanghaften Weissage- und Deutungsversuche seiner Zeitgenossen, die am Kaiserhof bis zum Exzess betrieben wurden, als die Dummheit einer Zeit darzustellen, die sich in ihrer Habgier weit vom kulturellen Erbe, dem Scharfsinn der alten Philosophen der Frühling und Herbstperiode, entfernt hatte. Er sah, schreibt ein Biograph in der Wanli-Periode, in der Kultur seiner Zeit einen „abgetragenen zerschlissenen Schuh".[rr]

Zu Zhang Mingdaos kompromissloser Haltung passt es, dass er den Jiajing-Kaiser kurz nach Antritt seiner Stelle unvermittelt kritisierte (vgl. Seite 16), ohne einen Gedanken an die Gefährlichkeit seines Handelns zu verschwenden. Er bezahlte dafür bitter, ohne jedoch seine prinzipielle Haltung zu ändern. Das konfuzianisches Pflicht- und Verantwortungsbewusstsein, mit dem er sich auch als Präfekt der reichen Städte Shaoxing und Wuxian und als Minister im Justizministerium für die Armen und gegen Korruption einsetzte, war aber nur das eine Gesicht von Zhang Mingdao. Sein Biograph macht uns dahinter auf ein anderes aufmerksam: den Daoisten, der die Welt und ihre Reichtümer für belanglos, weil vergänglich, hält. Obwohl er als Gelehrter anerkannt war, nannte man ihn auch „Zhang, den Verrückten"[134], und erzählte sich Geschichten davon, wie er sich an Festtagen ohne seine Amtskleidung unter die Menge mischte.[135]

Nach seinem Eintritt in den Ruhestand und der Rückkehr nach Luotian 1546 gründete Zhang Mingdao, der in den vergangenen 16 Jahren in rascher

---

[133] Da Zhang Mingdao keiner der zeitgenössischen philosophischen Schulen angehörte und somit in der Sammlung „Dokumente der neokonfuzianischen Philosophen der Ming-Zeit" (*Mingru xue'an* 明儒學案) nicht erwähnt ist, finden sich biographische Angaben nur in Lokalchroniken.

[134] Konfuzius teilte seine Schüler in zwei Kategorien ein, in die „Verrückten" und die „Vorsichtigen" (Lunyu 13:21). Menzius stellte die „Vorsichtigen", die jeden Konflikt vermeiden, um ja nichts Falsches zu tun, noch die „Scheinheiligen" an die Seite (Mengzi 7b:37). Im Ming-zeitlichen Neokonfuzinianismus war der „Verrückte" (*kuang* 狂) jemand, der ein Weiser werden wollte und ganz nach seinem guten Herzen (*xin*) handelte, aber auch immer wieder Fehler macht. Vgl. Wang Ji in MRXA 15:129. Auch Wang Yangming beispielsweise hatte sich als „Verrückten" bezeichnet (ZSL 312 in Wang Yang Ming quanshu 312).

[135] LTXZ (1926) Anhang (*fulu* 附錄) 7b–11a (136–145).

Folge die Höhen und Tiefen des Beamtenlebens sowie den Glanz und die Niederungen des Mingreiches erlebt hatte, im örtlichen buddhistischen Tempel die Pagodenberg-Akademie (Tashan shuyuan 塔山書院). Hier unterrichtete er bis zu seinem Tod 1552. Sein letzter Schüler war der im Jahre 1552 graduierte Magister Wan Yance, der als Kind Wan Quans Patient und in den vierziger Jahren sein Schüler gewesen war. Zhang Mingdaos Schriften sind uns leider nicht mehr erhalten.[136] Auch sein Andenken wurde in Luotian wenig gewürdigt.[137]

In den Schriften, die Wan Quan seit Anfang der siebziger Jahre verfasst, wird die geistige Verwandtschaft zwischen Lehrer und Schüler sichtbar. Auch Wan Quan verstand die Medizin als Anwendungsgebiet einer sehr breit angelegten Kosmologie und Morallehre, die sich konfuzianischen, buddhistischen wie auch daoistischen Ansätzen verpflichtet fühlte. Der tägliche Umgang mit Kindern in seinem Beruf mag dazu beigetragen haben, dass er sich eine Intuition und Unbeschwertheit erhalten konnte, die ihn immer wieder zu unkonventionellen neuen Deutungen von Kinderkrankheiten führten. Wan Quans Persönlichkeit war dabei ähnlich vielschichtig wie die Zhang Mingdaos, und seine Denkweise eng mit den Geistesströmungen und strukturellen Veränderungen in der Gesellschaft der späten Ming-Zeit verbunden. Hier zeigte er sich trotz der Abgeschiedenheit des Ortes, an dem er lebte, in Verbindung mit den neuesten Entwicklungen seiner Zeit.

Gesellschaftlicher Aufstieg

Ein Arzt war ein gemachter Mann, wenn es ihm gelang, mit seiner Kunst in die Schicht der Beamten vorzustoßen. Diese Privilegierten und Gebildeten mieden üblicherweise die „gewöhnlichen Ärzte" (*yongyi* 庸醫) und bedienten sich, wo immer es ging, der „Gelehrtenärzte" (*ruyi* 儒醫). Wan Quan hatte bereits zwanzig Jahre lang praktiziert, als er erstmals in den Yamen[138] eines lokalen Beamten gerufen wurde:

---

136 Zhang Mingdao werden vier Werke zugeschrieben: *Xueyi gao* 學易稿 (Manuskript zum Verständnis des Buches der Wandlungen), *Chunqiu dazhi* 春秋大旨 (Die großen Botschaften der Frühjahrs- und Herbstannalen), *Shijing fameng* 詩經發蒙 (Erläuterungen zum Buch der Lieder) und *Zhuzi gangmu faming* 諸子綱目發明 (Erläuterungen zu den Lehren der Philosophen). Trotz intensiver Nachforschungen ließ sich keiner dieser Schriften, die Wan Quans medizinische Konzepte sicher beeinflusst haben, mehr auffinden.

137 In seinem Heimatkreis Luotian wurde das weitere Schicksal von Zhang Mingdao nach seinem Sturz 1533 kaum noch beachtet. Erst 1926 stellte der Historiker Wang Baoxin anhand der verschiedenen Lokalchroniken der Orte, an denen Zhang Mingdao tätig gewesen war, eine ausführliche Biographie und ein Persönlichkeitsprofil dieses Gelehrten zusammen.

138 Hof eines hohen Beamten. Hier befanden sich die Amtsräume wie auch die Wohngemächer der Familie.

> Der Landrat unseres Kreises, Zhu Yunge[139], hatte nur einen einzigen Sohn, der in seinem siebten Lebensjahr war. Der erkrankte im sechsten Monat des Jahres 1558 an Durchfall, begleitet von starkem Durst. Keiner der Ärzte, die herbeigerufen wurden, war erfolgreich. Es war schon die Mitte des siebten Monats, und Durst und Durchfall waren noch immer nicht zum Stillstand gekommen. Man gab mir Bescheid, als ich gerade in der Provinzhauptstadt war.[140] Sofort kehrte ich nach Hause zurück. Dorthin hatte der Herr jemanden geschickt, der mich drängte, unverzüglich zur Visite zu kommen. Kaum hatte ich den Befehl empfangen, begab ich mich [in den Yamen des Landrats]. Der Herr kam gleich mit seinem Sohn auf dem Arm heraus. Ich untersuchte ihn und sagte: „Hier liegt [lediglich] der Zustand des unstillbaren großen Durstes vor." [...] Die letzte Verabreichung des [von mir verordneten] Dekoktes war kaum eingenommen, da hörten Durst und Durchfall auf. Von da an erkannte der Herr meine Qualifikation an [und bat mich noch mehrmals zu kommen.] Er schenkte mir eine Ehrentafel mit der Inschrift „Gelehrtenarzt".[141]

Die Tafel mit den beiden Schriftzeichen *ru* 儒 („konfuzianische Tradition") und *yi* 醫 („Arzt") aus den Händen eines Beamten stellte eine große Ehre dar: Der Terminus „Gelehrtenarzt" bezeichnete, wie oben erwähnt, den Arzt mit umfassender konfuzianischer Bildung. Mit der Auszeichnung, die ihm später noch mehrmals verliehen werden sollte, wurde Wan Quans Selbstverständnis als Gelehrtenarzt eine Anerkennung zuteil, die neben dem symbolischem auch praktischen Wert hatte. Wie aus zeitgenössischen Quellen deutlich wird, pflegten die Ärzte solche Ehrentafeln als Werbung vor ihre Praxis zu hängen.[142]

In der Folge behandelte Wan Quan mehr und mehr Kinder von Beamten, die in den Kreisen der Präfektur Huangzhou eingesetzt waren. Damit hatte er Anschluss gewonnen an die Welt außerhalb von Luotian. Denn Beamte blieben in der Regel gerade drei Jahre an einem Ort, bevor sie wieder versetzt wurden. Untereinander standen sie in engem Kontakt, so dass der Eintritt in einen Yamen meist die Empfehlung für einen anderen beinhaltete. Die Behandlung der „Herrensöhne" (*gongzi* 公子) und „kleinen Fräulein" (*xiaojie* 小姐) der gehobenen Schicht der Beamten und Grundherren schuf daher die Grundlage, auf der sich Wan Quans Ruf in den kommenden Jahren weit über die Grenzen Luotians hinaus verbreiten sollte.

---

139 Zhu Liangyong 朱良用 mit Beinamen Yunge war von 1558 bis 1561 amtierender Landrat in Luotian. HZFZ 11: 3a (435).

140 Das Fallbeispiel illustriert, dass Wan Quan sehr viel unterwegs war, mit welchem Verkehrsmittel wissen wir nicht. Ärzte hatten oft lange Wege zurückzulegen, denn üblicherweise begaben sie sich zum Patienten, nicht umgekehrt. Die Benutzung von Postpferden war ihnen nicht gestattet, sie waren für hohe Beamte und staatliche Kuriere bestimmt. Ärzte, die sich nicht selber Pferd und Wagen leisten konnten, mussten ihre Wege daher zu Fuß machen.

141 *GSJY 16:100.

142 Zu den unterschiedlichen Werbemethoden der Ärzte und Apotheker in China vgl. Unschuld 1996, 58–61 und 142–149.

1567, im ersten Jahr der Longqing-Periode, lernte Wan Quan den ehemaligen Revisor im Finanzministerium, Sun Ying'ao 孫應鰲 (1528–1583?), kennen, der aufgrund seiner Auseinandersetzungen mit dem Großsekretär Yan Song immer noch in der Provinz tätig war. Sun Ying'ao amtierte derzeit als Vize-Gouverneur in der Nebenhauptstadt Yunyang 鄖陽[143] und wurde ein Jahr später zum Großen Koordinator ernannt.[ss] Da Suns Tochter schwer erkrankt war, hatte man Wan Quan aufgrund von Empfehlungen aus dem 1500 *li* entfernten Luotian durch Boten holen lassen. Die Reise nach Yunyang an der äußersten Nordgrenze der Provinz dauerte fünf Tage und fünf Nächte, wobei Wan Quan die sonst den Beamten und kaiserlichen Kurieren vorbehaltenen Postpferde sowie die Herbergen an den Poststationen benutzen durfte. In dieser wie auch in anderer Hinsicht wurde die Einladung zu einem herausragenden Ereignis in Wan Quans Leben und wurde von ihm folgendermaßen geschildert:

> Der Vize-Gouverneur der Provinz Huguang, Seine Exzellenz Sun mit Beinamen Huaihai, hatte eine Tochter, die im ersten Jahr der Regierungsperiode Longqing [1567] an Durchfall erkrankt war. Keiner der Ärzte, die hinzugezogen worden waren, hatte mit seiner Behandlung Erfolg. [...] Je schlimmer die Krankheit wurde, umso bedrückter und unruhiger wurde der Herr, denn er hatte nur diese eine Tochter. Damals gab es dort einen Konstabler namens Wang Bingjiang, der aus Huanggang stammte und etwas von Medizin verstand. Da ich [in Huanggang] kurz vorher den Bluthusten des Sohnes von [Provinzzensor] Xu Chengren erfolgreich behandelt hatte, empfahl mich der Konstabler dem Herrn. Der ließ sofort jemanden nach mir schicken. Dies war am dreizehnten des siebten Monats. Als ich den Befehl erhielt, machte ich mich sofort auf die Reise. [...] Das kleine Fräulein war damals fünf Jahre alt. Der Herr ließ es nach draußen tragen, damit ich es untersuchen konnte. Nach der Untersuchung sagte ich: „[...] In ein paar Tagen wird das kleine Fräulein wieder gesund sein."
>
> Der Herr freute sich und ließ mich in seiner Bibliothek wohnen, damit ich morgens und abends leichter behandeln konnte [...] Später lud der Herr mich ein, ihm beim Trinken Gesellschaft zu leisten, und wir unterhielten uns zwanglos beim Wein über die Klassiker, die Lehren der Philosophen, die Geschichte sowie über Tonharmonie und Kalenderkalkulation. Das literarische Talent des Herrn war

---

143 Diese Grenzstadt in der Jingxiang 荊襄-Region, zwischen den Provinzen Shaanxi, Henan, Sichuan und Huguang, wurde seit Beginn der Ming-Dynastie von Migranten regelrecht überschwemmt. Vgl. Mote 1988, 384–389, Heijdra 1995, 37. Da es deshalb immer wieder zu Unruhen kam, entsandte die Zentralregierung an den strategisch wichtigen Ort einen sogenannten Großen Koordinator (*xunfu* 巡撫), ausgestattet mit ministerialen und zensoralen Kompetenzen. Weil Yunyang Nebenhauptstadt (*xingdu* 行都) der Provinz Huguang war, wirkte ein Koordinator hier auch als Provinzgouverneur. Vgl. Hucker 1958, 39–41.

bekannt sowohl am Kaiserhof als auch in der Provinz.[144] Am besten beherrschte der Herr die buddhistischen Klassiker. Als er bemerkte, dass ich mich nicht nur in [der Medizin], sondern auch genauestens in den drei Lehren auskannte, ließ er alle äußere Form und Etikette fallen. [...] Ich blieb noch bis zum zehnten des neunten Monats. Zum Abschied überreichte der Herr mir Beamtenkappe und Beamtengürtel.[145]

Wan Quan muss den gebildeten Beamten sehr beeindruckt haben. Der wechselseitige Respekt und das Freundschaftsgefühl der beiden Männer war wohl keine literarische Übertreibung von ihm. Denn eine spiegelbildliche Beschreibung der ersten Begegnung aus der Perspektive des Beamten findet sich in einem Vorwort zu Wan Quans Pockentraktat, das Sun Ying'ao zwei Jahre später für Wan Quan drucken lassen sollte:

Als ich im ersten Jahr der Regierungsperiode Longqing [1567] an der [Nord]grenze der Provinz Huguang eingesetzt war, erkrankte meine Tochter. Alle möglichen Ärzte verschrieben Arzneien, doch waren sie alle erfolglos. Da hörte ich, dass es in Luotian jemanden namens Wan gab, der wunderbare Erfolge in der Behandlung von Kindern hatte. Ich ließ ihn eilig kommen und meine Tochter untersuchen und behandeln. Und tatsächlich – sie wurde gesund. Wenn ich neben meinen Amtsgeschäften etwas freie Zeit hatte, unterhielt ich mich des Öfteren mit Wan und bemerkte, dass er nicht wie die anderen Mediziner ist, die nur ihre eine Rezeptur und ihren einen Puls kennen [und nur daran interessiert sind,] ihre Kunst zu verkaufen. Für seinen Beruf hat [Herr Wan] alle [wichtigen Bücher] vom *Su[wen]*[146] über das *Nan[jing]*[147] bis hin zu den medizinischen Bücher der jüngsten Vergangenheit studiert und dabei sorgfältig wahr und falsch unterschieden. Er ist fähig, [ihre Konzepte] bis zu den sechs Klassikern und der [Lehre vom] Wesen und Prinzip[148] zurückzuverfolgen. Sein Denken fußt voll und ganz auf dem *Dao* unserer konfuzianischen Lehre. Wirklich, er hat eine Grundlage![149]

---

144 Sun Ying'aos Gedichte *Sun Shanfu duxue shiji* 孫山甫督學詩集, die er in der Jiajing-Zeit verfasste, sind heute noch erhalten. Weitere Schriften, die im Kapitel „Yiwenzhi" in der Dynastiengeschichte der Ming aufgeführt sind, waren *Huaihai yitan* 淮海易談 (Herr Huaihai über das Yijing) von 1567, *Lülü fenjie* 律呂分解 (Erklärungen zur Musik- und Harmonielehre), *Chunqiu jieyao* 春秋解要 (Erläuterungen zu den wichtige Prinzipien der „Frühjahrs- und Herbstannalen"), *Xuekong jingshe huigao* 學孔精舍喙稿 (Gesammelte Manuskripte aus der *Xuekong-jingyan*-Bibliothek) sowie *Zhuangyi yaoce* 莊義要冊 (Auslese aus dem Buch *Zhuangzi*) (1580). Letzteres Buch ist ebenfalls noch erhalten (Nationalbibliothek in Taibei, Taiwan).

145 *GSJY 16:99.

146 *Suwen* 素問 („Allgemeine Fragen"), ist einer von den zwei erhaltenen Teilen des *Huangdi Neijing* 黃帝內徑 (Innerer Klassiker des Gelben Kaisers). Siehe Seite 85.

147 *Nanjing* 難經 (Leitfaden der schwierigen Fragen), ist der Text eines unbekannten Autors aus dem 1. Jh. n.u.Z. Siehe Seite 85.

148 „Wesen und Prinzip" (*xingli* 性理) bezieht sich auf die Lehre von Zhu Xi 朱熹 (1130–1200) und sein Buch *Xingli daquan* 性理大全. Eine partielle Übersetzung ins Englische liegt von Bruce (1922) vor.

149 Vorwort zur Edition von Yunyang, gezeichnet „Sun Ying'ao, 'Einsiedler aus Huaihai'". Dieses Vorwort erscheint in sämtlichen Nachdrucken des 16. und 17. Jahrhunderts.

Die Bekanntschaft mit Sun Ying'ao markiert einen Wendepunkt in Wan Quans Leben. Wiederholt wurde er in den äußersten Norden der Provinz Huguang gerufen, um Tochter und Vater sowie weitere Beamte in Yunyang zu behandeln. Sun Ying'ao selbst litt unter vielfältigen Gesundheitsproblemen. Eine Lungenerkrankung fesselte ihn längere Zeit ans Bett. Außerdem klagte er über Augenschmerzen, wenn er die Prüfungsblätter der Kandidaten für die staatlichen Prüfungen korrigieren musste.[150] Während eines Aufenthalts von Wan Quan im Yamen in Yunyang bekam er einen Herzanfall mit Herzrasen und Engegefühl in der Brust.[151] Im Jahre 1569 schließlich, als Wan Quan die inzwischen siebenjährige Tochter von einer sehr schweren Form der Pocken heilte[152], bat Sun Ying'ao „wegen Krankheit in der Familie" um längerfristigen Urlaub, der ihm auch gewährt wurde. Als er danach an den Wanli-Hof zurückkam, konnte er dem Kaiser kaum noch seine Aufwartung machen, weil er unter ständigem Nasenbluten litt.[153]

Das wichtigste Anliegen, mit dem Sun Ying'ao sich an Wan Quan wandte, war allerdings anderer Art. Er war zu dieser Zeit schon vierzig Jahre alt und hatte noch immer keinen Sohn.[154] Wan Quan berichtet sehr ausführlich über seine langen Gespräche mit Sun Ying'ao zu diesem Problem in seinem Buch „Prinzipien zur Vermehrung der Nachkommenschaft aus der Familientradition der Wan" (*Wanshi jiachuan Guangsi jiyao* 萬氏家傳廣嗣紀要), das er 1573 fertig stellte. In seiner Darstellung geht Wan Quan nicht nur auf Sun Ying'aos Probleme beim Geschlechtsverkehr ein, sondern auch auf das emotionale Verhältnis zwischen Sun und seiner Hauptfrau und auf daraus resultierende Missverständnisse, die sich seiner Ansicht nach auf die Zeugungsfähigkeit auswirkten.[155] Damit hebt sich das Buch deutlich von der zeitgenössischen medizinischen Literatur zur Fortpflanzung ab, die zwar offenherzig war, sich aber auf die detaillierte Schilderung „technischer" Ursachen für Zeugungsunfähigkeit beschränkte.[156]

[150] Vgl. Fallgeschichte Nr. 52.

[151] *BMGK 35:450.

[152] Vgl. Fallgeschichte Nr. 56.

[153] Vgl. Mao 1: 43b.

[154] Aus anderen Quellen wissen wir, dass Sun Ying'ao auch keinen Sohn mehr bekam. Möglicherweise hat ihn das den „ewigen" Ruhm gekostet: Sun Ying'ao, der in der Wanli-Zeit neben Yu Qian 于謙 (1398–1457), Xia Yan 夏言 (1482–1548) und Hai Rui 海瑞 (1514–1587) zu den vier (!) „Großen Beamten" der Ming-Zeit gezählt wird, ist Qing-zeitlichen Historiographen nicht einmal mehr eine Erwähnung wert. Einen wichtigen Grund sieht sein Biograph darin, dass Sun keine Nachkommen hatte, die sich für ihn einsetzten. Auch sein Grab in seiner Heimat Qingping / Provinz Guizhou war offenbar schon zur Qing-Zeit verwildert.

[155] *YSSY 4:39–40 bzw. *GSJY 4: 17–18. Vgl. die Fallgeschichten Nr. 53 und 54.

[156] Auf die Behandlung des Themas Fortpflanzung bei Wan Quan sowie in der medizinischen Literatur der Ming-Zeit wird in Kap. 2 näher eingegangen. Zu den Denkweisen, die hierbei eine Rolle spielten, vgl. Kap. „Die Welt der Bedeutungen und Sinnstrukturen".

Die Anerkennung Wan Quans medizinischer und besonders auch philosophischer Kenntnisse durch Sun Ying'ao brachte die entscheidende Förderung für Wan Quan. Er erhielt nicht nur diverse Ehrenzeichen wie Beamtenkappe, Beamtengürtel, Urkunde sowie zehn Tael Silber. Als besondere Auszeichnung übernahm Sun Ying'ao zusätzlich die Druckkosten für die beiden Pockenschriften, die Wan Quan bis zu diesem Zeitpunkt fertig gestellt hatte.[157] Mit seinem Namen als Herausgeber und einem sehr positiven Vorwort sorgte der Große Koordinator für eine entsprechende Breitenwirkung der Veröffentlichung.

Mit dem ersten großen Druck seiner Schriften zum Ende der Jiajing-Zeit, auf den um 1571 die Erhebung der Pockenheilkunde zu einer eigenen Disziplin an der Kaiserlichen Medizinischen Akademie folgte (siehe Tabelle 1.1), war Wan Quan der Durchbruch gelungen. Er beflügelte ihn zu einer ganzen Reihe weiterer Schriften und bestärkte ihn in dem Wunsch, mit seinem Wissen an die Außenwelt zu treten. Gleichzeitig konnte er einen Schlussstrich unter einen Abschnitt seines Lebens ziehen, bei dem er persönlich erheblich in Misskredit gezogen worden war. Der Spruch „Das Kleine geht, das Große kommt“ aus dem „Buch der Wandlungen“, der diesem Kapitel vorangestellt ist, sollte sich für Wan Quan letztendlich bestätigen.

---

[157] Diese erste große Edition, die Sun Ying'ao förderte, ist heute noch in der Library of Congress, Washington, USA erhalten. Weitere Details in Teil II, Seite 96–101

Teil II

[Diese Manuskripte] dürfen nur jeweils den Söhnen weitergegeben werden.
Ihr, meine Söhne, sollt dies wissen.
Bewahrt respektvoll die Familienüberlieferung,
Betrachtet in Stille den [tieferen] Sinn meiner Worte.
Überdenkt mit feinem Gespür meine Sätze.
Vergesst meine Ermahnungen nicht.
Vergesst meine Überlieferungen nicht.
Ich schärfe Euch ein, immer und immer wieder:
Seht [diese Geheimnisse] als Hasenfalle und Fischreuse[1/a]*!*
Wenn Ihr auch nur ein [Wort] nach außen dringen lasst,
wird der Himmel dies sehen und die Geister werden Blitze herab senden!

Wan Quan 萬全 in seiner Geheimschrift

1 Gemeint ist: „Seht diese Methoden als etwas an, das man nie vergessen darf, sie sind die Grundlagen Eures Berufes!“ Der Vergleich bezieht sich auf eine Textstelle aus dem Buch *Zhuangzi*. Siehe Eingangszitat.

Zwischen dem 16. und 18. Jahrhundert ist in der Chronik von Luotian kein außergewöhnlicher Todesfall durch Blitzschlag verzeichnet, und doch: Was immer Wan Quan befürchtet oder geahnt haben mochte, als er diese Worte an seine Nachkommen richtete, es sollte noch schlimmer kommen. Bereits kurz nach der Niederschrift dieser Worte gerieten alle Manuskripte, die er bis zu dieser Zeit verfasst hatte, in fremde Hände, und dies nicht ohne das Zutun der eigenen Söhne. Doch davon später.

Welche Schriften zum Gesamtwerk von Wan Quan zu zählen und wie viele Schriften möglicherweise verschollen sind, ist bis zum heutigen Tage nicht zweifelsfrei entschieden. In den Wirren der Bauernaufstände zum Ende der Ming-Zeit wütete in Luotian ein Feuer, welches in der Bibliothek des Ortes sämtliche Druckstöcke der ersten Gesamtedition vernichtete. Zu dieser Zeit aber waren die bereits im Druck erschienenen Schriften überall vergriffen. In Zusammenarbeit mit Wan Da 萬達, einem Ururenkel von Bangzheng 邦正, Wan Quans viertem Sohn (siehe Familienstammbaum Abb. 1.6), wurde daher eine neue Edition[b] in Angriff genommen. Sie konnte auf Wan Quans Originalmanuskripte zurückgreifen, die über fünf Generationen hinweg in einer Wand des Wohnhauses der Wan versteckt worden waren.[c] Wan Da übernahm selbst die Kollationierung und Zusammenstellung der Texte; daneben gab er auch zwei Manuskripte aus „geheimer Überlieferung" (*michuan* 秘傳) heraus, d.h. Texte, die ursprünglich nicht veröffentlicht werden sollten (in Tab. 2.1 durch einen Asterisk gekennzeichnet). Im Laufe von sechs Jahren wurden mit finanzieller Unterstützung von Landräten des Kreises die folgenden zehn Schriften editiert (s. Tab. 2.1 und Abb. 2.1).

Diese Gesamtausgabe wurde im Laufe der Qing-Zeit mehrfach überarbeitet und immer wieder neu aufgelegt, besonders häufig während des 18. Jahrhunderts.[d] Zwischen 1984 und 1986 wurde auf der Grundlage einer Qing-zeitlichen Gesamtedition[e] und von Manuskripten, die jeweils nur noch in Luotian erhalten waren, eine neue Auflage des Gesamtwerkes vom Wan-Mizhai-Krankenhaus in Luotian herausgegeben (s. Abb. 2.1).[f] In diese Auflage wurden drei[2] weitere Bücher mit aufgenommen:
Die erstgenannte kinderheilkundliche Schrift in Tabelle 2.2 war unter dem Titel „Geheimrezepturen als Wegweiser der Kinderheilkunde" (*Youke zhinan mifang)* bereits seit 1715 mehrfach in Einzeleditionen veröffentlicht worden. Von den beiden anderen Schriften zirkulierten Ende der Qing-Zeit Abschriften im Kreis Luotian, die Wan Quans Namen trugen, aber noch nie gedruckt worden waren. Diesem letzten Stand der Gesamtausgabe zufolge umfasst das überlieferte Werk von Wan Quan dreizehn verschiedene Schriften zu neun verschiedenen medizinischen Fachbereichen.

---

[2] Ursprünglich sollte noch ein viertes neues Buch mit aufgenommen werden, das *Wanshi michuan yanke* 萬氏秘傳眼科 (Die geheim tradierte Augenheilkunde des Herrn Wan). Vgl. Ke Xinqiao 柯新橋 1985. Offensichtlich erwies sich erst kurz vor Drucklegung, dass dieses Buch nicht Wan Quans Gesamtwerk zuzurechnen ist, sondern eine Fälschung darstellt.

Titel	Übersetzung	Fachbereich
Shanghan zhaijin 傷寒摘錦	Auslese aus dem Fach Kälteverletzungen	Kälteverletzungen
Pianyu douzhen 片玉痘疹	Jadeschrift zu den Pocken *	Pockenheilkunde*
Douzhen xinfa 痘疹心法	Wesentliche Therapiemethoden zur Behandlung der Pocken	Pockenheilkunde
Pianyu xinshu 片玉心書	Wesentliche Jadeschrift *	Kinderheilkunde*
Yuying jiami 育嬰家秘	Familiengeheimnisse zur Aufzucht von Säuglingen	Kinderheilkunde
Youke fahui 幼科發揮	Erläuterungen zur Kinderheilkunde	Kinderheilkunde
Furen mike 婦人秘科	Das geheime Fach der Frauenheilkunde	Frauenheilkunde
Baoming gekuo 保命歌括	Leitverse zur Lebenserhaltung	Innere Medizin
Guangsi jiyao 廣嗣紀要	Wichtige Prinzipien zur Vermehrung der Nachkommenschaft	Fortpflanzungsmedizin
Yangsheng siyao 養生四要	Vier Prinzipien zur Lebenspflege	Gesunde Lebensführung

Tabelle 2.1. Liste der zwischen 1654 und 1659 in Luotian veröffentlichten Schriften (vollständige Titel siehe Tab. 2.9).
Ein Asterisk * weist auf Titel, die Wan Da als Schriften der „geheimen" Überlieferung (*michuan* 秘傳) kennzeichnete.

Titel	Übersetzung	Fachbereich
Youke zhinan xinfa 幼科指南心法	Wegweiser und Kernmethoden zur Kinderheilkunde	Kinderheilkunde
Waike xinfa 外科心法	Kernmethoden zu den äußeren Krankheiten	Äußere Krankheiten
Diandianjing 點點經	Winziger Klassiker	Alkoholkrankheiten

Tabelle 2.2 Die drei neu aufgenommenen Bücher in der Neuauflage des Gesamtwerks von 1984–86

Diese Bandbreite der Schriften Wan Quans ist für die Ming-Zeit zwar ungewöhnlich, aber auch nicht unglaubhaft. Es gab noch zwei weitere Ming-zeitliche medizinische Autoren, deren Werk eine ähnliche Fülle von Themen aufwies: Xue Ji 薛己 (1487–1558) und Wang Kentang 王肯堂 (1549–1613).

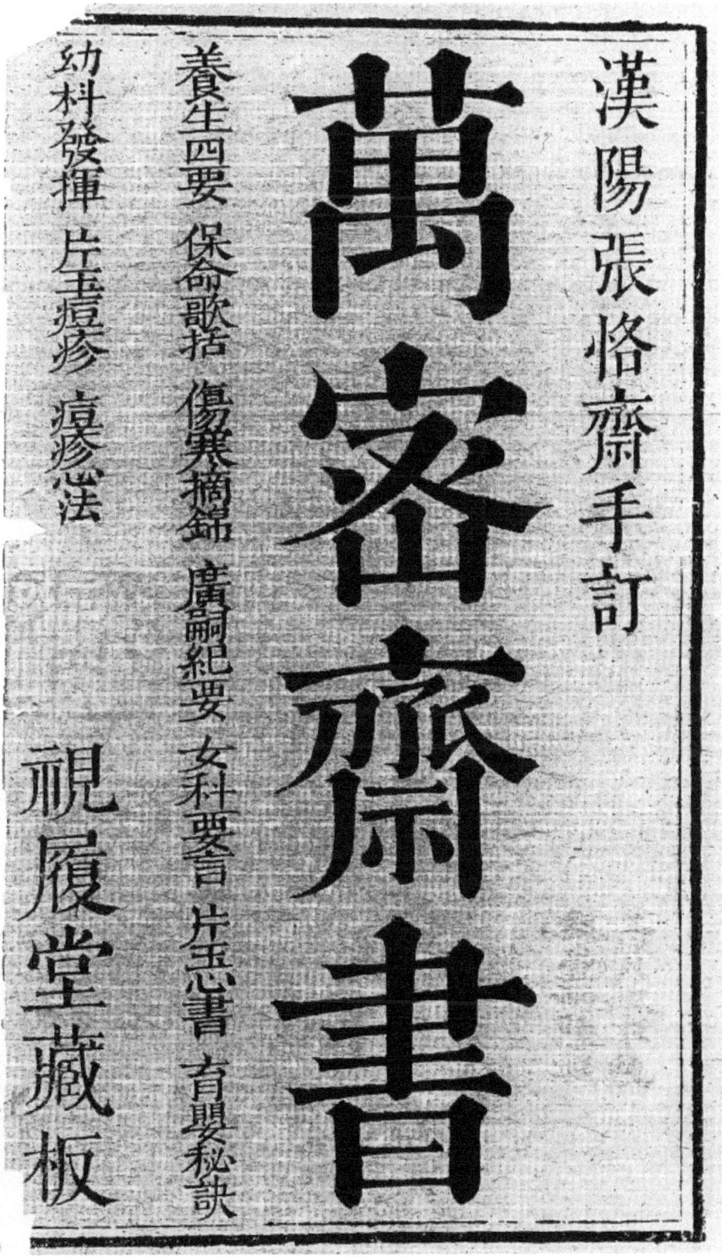
漢陽張恪齋手訂

萬密齋書

養生四要 保命歌括 傷寒摘錦 廣嗣紀要 女科要言 片玉心書 育嬰秘訣

幼科發揮 片玉痘疹 痘疹心法

視履堂藏板

Abb. 2.1 Titelblatt der zehnbändigen Werkausgabe des Jahres 1778 mit dem Titel „Schriften von Wan Mizhai" (*Wan Mizahi shu* 萬密齋書) In den Spalten links werden die zehn Einzeltitel aufgezählt. Die Werkausgabe, die erstmals zwischen 1654 und 1659 von einem Nachkommen Wan Quans in Luotian herausgegeben wurde, wurde sofort zu einem Bestseller.

Außergewöhnlich, um nicht zu sagen pionierhaft, mutet dagegen der „Winzige Klassiker" zu den Alkoholkrankheiten an. Alkoholbedingte Erkrankungen wurden zwar seit der Song-Zeit im Rahmen der „Inneren Medizin" diskutiert, Alkoholismus als eigenes, in Stadien verlaufendes Krankheitsbild wurde dagegen nie sonst in der chinesischen Medizingeschichte Gegenstand eines eigenen Fachbuches.

Ebenfalls außergewöhnlich erscheint ein weiterer Punkt. Berücksichtigen wir alle oben aufgeführten Werke, so hätte Wan Quan vier Schriften allein zur Kinderheilkunde und zwei zur Pockenheilkunde verfasst. Dass die Pocken- und die Kinderheilkunde **das** Erbe der Medizinerfamilie Wan darstellten, ist für sich alleine als Erklärung nicht ausreichend. Es handelt sich nämlich nicht um Teil-, sondern in allen sechs Fällen um breite Gesamtdarstellungen des jeweiligen Faches.

Wir könnten es nun dabei belassen und uns in der Erforschung von Wan Quans Werken anderen fachspezifischen Aspekten zuwenden, allenfalls noch Bewunderung für die erstaunliche Schaffenskraft dieses Arztes zum Ausdruck bringen. Ein solcher Umgang mit der medizingeschichtlichen Überlieferung, der in China bis heute üblich ist, wirkt zwar respektvoll, aber er ist letztlich wenig ergiebig. Im Sinne des Gesamtziels dieser Untersuchung, möglichst umfassende Verstehbarkeit zu erzielen, soll daher zunächst der Entstehungs- und Bedeutungskontext von Wan Quans Schriften nachvollzogen und die individuellen Leistungen des Autors vor dem Hintergrund von Tradition, Nachahmungen und Klischees herausgearbeitet und ausgewertet werden.

Die erste Frage lautet: Zu welchen Zeiten entstanden die dreizehn Bücher, die in der modernen Luotianer Gesamtausgabe von Wan Quans Werken überliefert sind? Und wie lässt sich herausfinden, welche dieser Bücher tatsächlich von Wan Quan stammen und welche nicht?

Die Datierung der einzelnen Werke und die Prüfung ihrer Authentizität hängen eng miteinander zusammen. Wenn die Werke inhaltlich wie biographisch in eine Reihenfolge gebracht werden können, lassen sich „Kuckuckseier" schneller und sicherer herausfinden. Als Ausgangspunkt dienen die Werke, die mit großer Sicherheit Wan Quan zugeschrieben werden können. Dies sind diejenigen Schriften, zu denen eine originale Ming-zeitliche Edition **und** ein von Wan Quan signiertes und datiertes Vorwort vorliegen; dazu kommen die, welche in einem solchen Vorwort erwähnt sind.[3] Die Vorworte geben auch im Hinblick auf frühere Werke wertvolle Hinweise. Wan Quan verfasste sie stets bei Abschluss eines Manuskriptes. Oftmals gab er seine Schriften allerdings sehr viel später erst zum Druck frei, so dass das Datum der Veröffentlichung von dem des Vorworts sehr weit entfernt liegen kann. Folgende Werke bilden den Ausgangspunkt dieser Untersuchung (Tab. 2.3).

---

3 Ausführliche Tabellen aller Ming-zeitlichen Editionen mit allen Daten und Vorworten finden sich in Tabelle 2.7 und im Literaturverzeichnis.

Titel	Übersetzung	Beleg
Shanghan zhaijin	Auslese aus dem Fach Kälteverletzungen	erwähnt im Vorwort zu *Douzhen shiyi xinfa* (Therapiemethoden eines Generationenarztes zu den Pocken) von 1549
Douzhen shiyi xinfa	Wesentliche Therapiemethoden eines Generationenarztes zur Behandlung der Pocken	eigenes Vorwort (1549), Erstveröffentlichung 1568
Douzhen gezhi yaolun	Grundlegende Abhandlung zur Untersuchung der Dinge und Erweiterung des Wissens über die Pocken	eigenes Vorwort (1551), Erstveröffentlichung 1568
Guangsi jiyao	Wichtige Prinzipien zur Vermehrung der Nachkommenschaft	erwähnt im Text des *Yuying jiami* (Familiengeheimnisse zur Aufzucht von Säuglingen)
Yuying jiami	Familiengeheimnisse zur Aufzucht von Säuglingen	erwähnt im Vorwort zum *Youke fahui* (Erläuterungen zur Kinderheilkunde) von 1579
Youke fahui	Erläuterungen zur Kinderheilkunde	eigenes Vorwort (1579)
Douzhen xinfa	Wesentliche Therapiemethoden zu den Pocken	eigenes Vorwort (1579)

Tabelle 2.3 Werke, die den Ausgangspunkt dieser Untersuchung bilden; die Reihenfolge der aufgeführten Titel entspricht einer vorläufigen Datierung.

Doch auch diese mit einem Vorwort versehenen Werke sind keineswegs leicht zu überschauen, sind sie doch nicht immer in einheitlicher Gestalt überliefert. Da wurden Texte Wan Quans inhaltlich und formal verändert, zusammengefasst und auseinander gerissen, mit Schriften anderer Autoren vermischt oder als Ganzes plagiiert. Nur die Frage nach der Funktion der jeweiligen Schriften und den möglichen Gründen für eine Veränderung kann die inhaltlichen Zusammenhänge aufzeigen, die eine sinnvolle Ordnung des überlieferten Gesamtwerkes ermöglichen – und damit eine Beurteilung (medizinhistorisch, literarisch, sozialgeschichtlich) überhaupt erst möglich machen.[4]

Um die Bezüge zwischen Leben und Werk von Wan Quan zu ermitteln, sind zunächst präzise Zeitangaben oder zumindest einige zeitliche Orientierungspunkte notwendig. Externe Daten zur Biographie sowie zum Werk sind

[4] Die Frage der Reihenfolge der Schriften Wan Quans (oder anderer Autoren) hat bisher in medizinhistorischen Untersuchungen keine Rolle gespielt. Obwohl es eine Reihe von Untersuchungen zu Wan Quans Werk gibt, die einen medizinhistorischen, buchgeschichtlichen oder klinischen Ansatz verfolgen, hat bisher kein Autor Interesse an einer Synthese der jeweiligen Ergebnisse gezeigt.

jedoch rar: Biographien über Wan Quan in den verschiedenen Lokalchroniken enthalten keine Jahresangaben. Dafür sind die Daten in Wan Quans eigenen Schriften umso reichhaltiger. In den insgesamt 397 Fallgeschichten, die seinen Lehrtexten angehängt oder in sie hinein verwoben sind, finden sich nicht nur detaillierte Hinweise zu Behandlungsdaten (im allgemeinen als Jahresangabe, vereinzelt auch mit Tages- und Monatsangabe), sondern auch biographisch bedeutsame Einschübe, die Rückschlüsse auf die Lebenswelt der Patienten wie auch des Arztes erlauben. Da diese Informationen über das ganze Werk zerstreut sind, müssen sie erst wie Mosaiksteine zusammengesetzt werden. Ein Teilergebnis dieser Rekonstruktion – eine Zeittafel zu Wan Quans Leben – findet sich im Anschluss an dieses Kapitel.

Die Verteilung aller Fallgeschichten auf die einzelnen Schriften und Fächer zeigt Tabelle 2.4.

Fach	Anzahl der Fallgeschichten	Platzierung der Fallgeschichten im Text	Datierung der Fallgeschichten
Fruchtbarkeits-medizin	83	als Anhang (drei Fallgeschichten in den Text eingearbeitet)	1524–1572
Gesundheits-pflege	1	in den Text eingearbeitet	undatiert
Innere Medizin und Kälte-verletzungen	25	als Anhang	1544–1568
Pockenheil-kunde	137	in den Text eingearbeitet	1528–1572 (zwei Versionen)
Kinder-heilkunde	151	in den Text eingearbeitet	1523?–1572
insgesamt	397		1523–1572

Tabelle 2.4 Fallgeschichten in den Fächern und Schriften

Wan Quans Fallgeschichten umspannen also den Zeitraum von 1523 bis 1572. Diese fünfzig Jahre entsprechen der Zeit, in der Wan Quan als Arzt praktisch tätig war. 1572, mit 74 Jahren, gab er seine Praxis auf, um sich fortan nur noch dem Schreiben zu widmen. (Dass Wan Quans Söhne den Familienbetrieb weiterführten, lässt sich vermuten, aber nicht belegen.)

Wan Quan hatte sich, wie die Fallgeschichten zeigen, vom Beginn seiner ärztlichen Tätigkeit an Notizen zu den Krankheitsfällen gemacht, zu denen er gerufen wurde. Die ersten Schreibversuche, die über diese Notizen hinausgehen, beginnen etwa mit dem Austritt aus der konfuzianischen Schule im Jahre 1533. Die Zeit von circa 1533 bis 1572, zu der Wan Quan noch ärztlich tätig war, wird daher im Folgenden als die frühe Schaffensphase bezeichnet, und die Zeit von der Aufgabe der Praxis im Jahre 1573 bis zu seinem Tod um 1585 als die späte Schaffensphase. Die Zuordnung der überlieferten Werke zu diesen beiden Phasen erfolgt in den kommenden Unterkapiteln.

Die in Tabelle 2.3 aufgeführten Werke mit ihren Vorworten geben das Gerüst der Untersuchung in diesem Kapitel ab. Von ihnen aus lassen sich weiterreichende Verbindungen zu den übrigen Werken ziehen und deren Authentizität jeweils prüfen. Exkurse in die Lebenswelt beleuchten dabei die biographischen Zusammenhänge. Das zunehmende Verständnis für die Umstände der Entstehung von Wan Quans Werk eröffnet zugleich neue Aspekte eben dieser Lebenswelt, die ansonsten verborgen bleiben würden. Das Ergebnis wird eine Editionsgeschichte von Wan Quans Werken sein, die von dem überlieferten Bild deutlich abweicht. Der Verlust, den der Verzicht auf ungeprüfte Annahmen bedeutet, wird somit durch den Zugewinn an zusammenhängenden und nachvollziehbaren Ergebnissen, die eine Einordnung der Leistungen Wan Quans ermöglichen, mehr als wettgemacht.

Frühe Schaffensperiode

Kommentarschriften zu den medizinischen Klassikern: „Erkenntnisse im Brunnenloch"

In dem frühesten Vorwort, das uns überliefert ist, beschreibt Wan Quan in einem Rückblick seine ersten Schreibversuche. Es waren Kommentarschriften zu den wichtigsten Abhandlungen der chinesischen Medizin. Damals wie heute zählten dazu der erste Teil des *Huang Di Neijing* (Innerer Klassiker des Gelben Kaisers)[5] – das *Suwen* 素問 (Grundlegende Fragen) – und das *Nanjing* 難經 (Klassiker der schwierigen Fragen)[6] als philosophisch-theoretische, das *Shanghanlun* 傷寒論 (Abhandlung zu den Kälteverletzungen)[7] und das *Maijing* 脈經 (Pulsklassiker)[8] als praxisorientierte Krankheitslehren. Wan Quan verfasste seine Studien zu diesen Büchern in den dreißiger und vierziger Jahren des 16. Jahrhunderts.

---

5 Das *Huangdi Neijing* (Klassiker des Gelben Kaisers) ist ein komplexes Gefüge medizinischer Texte aus mehreren Jahrhunderten. Die uns erhaltene Schrift teilt sich in zwei Werke, das naturphilosophisch und grundlagentheoretisch angelegte *Suwen* 素問 (Allgemeine Fragen) und das mehr praktisch ausgerichtete *Lingshu* 靈樞 (Zentrum des Wirkvermögens). Beide Werke waren bereits zu einem frühen Zeitpunkt verschollen. Sie wurden dann im 8. Jahrhundert von Wang Bing 王冰 neu zusammengestellt und ergänzt. Es finden sich daher Textschichtungen verschiedener Zeiten und Autoren, deren Datierungsrahmen zwischen dem zweiten Jahrhundert vor und dem achten Jahrhundert nach westlicher Zeitrechnung liegt. Wesentliche Teile sind vermutlich im ersten Jahrhundert v.w.Z. entstanden. Die Bezeichnung *Huangdi Neijing* bezieht sich meist auf das *Suwen*. Der gesamte Text wird zurzeit erstmals wissenschaftlich fundiert und unter Berücksichtigung sämtlicher späterer Kommentare von Unschuld und Tessenow ins Englische übersetzt. Der Einführungsband in wichtige Konzepte und Begriffe dieses Klassikers von Unschuld 2003 liegt bereits vor.

6 *Nanjing* 難經 (Klassiker der schwierigen Fragen) ist die chinesische Kurzform des vollständigen Werkes „Klassiker der 81 schwierigen Fragen des Gelben Kaisers", welches um das erste Jahrhundert nach unserer Zeit verfasst wurde. In 81 Abschnitten werden Probleme der Physiologie, Diagnostik und Therapie behandelt. Der Autor ist unbekannt. Eine Übersetzung des Urtextes und seiner Kommentare ins Englische wurde von Unschuld 1986 erstellt.

7 *Shanghanlun* 傷寒論 (Abhandlung zu den Kälteverletzungen) von Zhang Ji 張機 (142–220?), stellt ein einzelnes Krankheitsagens in den Mittelpunkt und behandelt die verschiedenen Stadien der so genannten Kälteverletzungen und ihre Therapie. Der verhältnismäßig kurze Traktat erlebte in der Song-Zeit eine Renaissance, die sich bis in die Ming-Zeit fortsetzte. Urtext und Kommentare wurden 1999 von Mitchell, Feng und Wiseman ins Englische übersetzt.

8 Der Klassiker der Pulslehre, *Maijing* 脈經 oder *Maijue* 脈訣, der die Grundlagen der Pulsdiagnostik definiert, wurde von Wang Shuhe 王叔和 im dritten Jahrhundert nach unserer Zeit verfasst.

Ich hatte mich als Grundlage auf das *Su[wen]*und das *Nan[jing]*gestützt, intensiv den Pulsklassiker studiert, mich in die Arzneikunde vertieft und alle Bücher des [Zhang] Changsha, des [Liu] Hejian, des [Li] Dongyuan und des [Zhu] Danxi[9] zu Hilfe genommen. [Diese Bücher halfen mir,] den Riegel beiseite zu schieben und das Tor zu öffnen, um so die Geheimnisse [der Medizin] und den verborgenen Sinn zu ergründen. Durch sie erhielt ich die [entscheidenden] Anregungen.

Was ich an Einsichten hatte, notierte ich. Langsam stapelten sich [die Aufzeichnungen] und wurden zu einem ganzen Bücherkästchen: So entstanden zum [Klassiker] *Suwen* die „Oberflächlichen Erklärungen", zur Arzneikunde „Aufgelesene Perlen", zum Pulsklassiker „Schlichte Hinweise" und [zum Klassiker] der Kälteverletzungen „Verlaufsbeurteilungen"[10]. Weiterhin entstanden die „Auslese aus dem Fach Medizin"[11] und die „Familiengeheimnisse zum Schutz der Säuglinge"[12]. Alle [diese Schriften] gleichen den Erkenntnissen eines Frosches im Brunnenloch (*jingwa* 井蛙)[13/g], [dessen Welt eng und begrenzt ist] oder den Fähigkeiten des Wu-Nagetieres (*wushu* 梧鼠), [welches zwar vielseitig und geschickt, aber in keiner Kunst einzigartig ist].[14/h] Ich wage daher nicht, mich [damit] zur Schau zu stellen und zum Gespött der Menschen zu werden.[15]

Alle diese frühen Manuskripte bis auf zwei blieben unveröffentlicht und sind heute auch nicht mehr überliefert. Das Buch „Familiengeheimnisse zum

9 Die so genannten „vier Meister" (*sijia* 四家), auf die sich Wan Quan hier beruft, sind mit ihrem Beinamen genannt: Changcha steht für Zhang Ji, den Autor des *Shanghanlun* (Abhandlung zu den Kälteverletzungen). Er war der eigentliche Ahnherr, auf den sich die übrigen genannten alle beriefen. Diese waren die Vertreter dreier medizinischer Schulen der Song-Jin-Yuan-Zeit: Hejian steht für Liu Wansu 劉完素 (1128?–1200), Dongyuan für Li Gao 李杲 (1180–1251) und Danxi für Zhu Zhenheng 朱震亨 (1281–1358). Ab der Qing-Zeit erhielt Zhang Ji eine Einzelposition, an seine Stelle trat in der Bezeichnung „vier Meister" Zhang Congzheng 張從正, ebenfalls ein Arzt aus der Song-Jin-Yuan-Zeit.

10 Es handelt sich hier um die einzige Stelle, an der Wan Quan seine frühesten Schriften erwähnt. Folgende Titel lassen sich aus den vorhandenen Angaben erschließen: *Suwen qianjie* 素問淺解 (Oberflächliche Erklärungen zum Suwen), *Bencao shizhu* 本草拾珠 (Aufgelesene Perlen aus der Materia Medica), *Maijue yuezhi* 脈訣約旨 (Schlichte Hinweise zum Pulsklassiker), *Shanghan lice* 傷寒蠡測 (Verlaufsbeurteilungen zu den Kälteverletzungen)

11 *Yimen zhaijin* 醫門摘錦 (Auslese aus dem Fach Medizin).

12 *Baoying jiami* 保嬰家秘 (Familiengeheimnisse zum Schutz der Säuglinge).

13 Der Vergleich mit dem Frosch im Brunnenloch bezieht sich auf eine Textstelle im Buch *Zhuangzi*: In der Geschichte zeigt sich der Philosoph Gongsun Long 公孫龍, der bekannt war für seine logischen Spitzfindigkeiten, der Gedankenwelt von Zhuangzi nicht gewachsen. Er wird mit einem Frosch im Brunnen verglichen, der glaubt, über die Welt Bescheid zu wissen, von der er doch nur einen kleinen Himmelsausschnitt sieht.

14 Anspielung auf das Buch *Xunzi*: Die legendäre Schlange *Teng* hat, anders als das wendige Nagetier *Wu*, zwar keine Füße, doch kann sie auf den Wolken fliegen.– Vielseitige Begabung wird hier als etwas Negatives angesehen, da sie selten zu herausragenden Leistungen führt.

15 Vorwort zum ersten Manuskript des Pockentraktates (*Douzhen shiyi xinfa* 痘疹世醫心法), datiert 1549. Es ist gezeichnet: „Respektvoll verfasst von einem bescheidenen Schüler mit Namen Wan Quan zwei Tage nach Vollmond im zwölften Wintermonat des Jahres *jiyou* [1549] der Regierungsperiode „Herrliche Ruhe".

Schutz der Säuglinge", das als verloren gilt, ließ sich jedoch noch identifizieren (Näheres siehe S. 156).[16]

Nur die Schrift „Verlaufseinschätzungen von Kälteverletzungen" zählt heute unter dem geänderten Titel „Exzerpt der Lehre von den Kälteverletzungen" offiziell zu Wan Quans Werken. Sie wurde vermutlich zum ersten Mal nach Wan Quans Tod in der ersten sechsbändigen Werkausgabe *Wanshi quan yiji liuzhong* 萬氏全醫集六種 veröffentlicht.[i] Die Schrift zitiert in breiten Textstellen aus der „Abhandlung zu den Kälteverletzungen" und entspricht in ihrer Einteilung dessen sechs Krankheitskategorien bzw. Krankheitsstadien. Die Erklärungen sind im diskursiven Stil (*lun* 論) gehalten, der nur an zwei Stellen durch die Dialogform (*wenda* 問答) unterbrochen wird. Diese Einschübe nach dem Schema: „Man fragt:" – „Die Antwort ist:" – könnten darauf hindeuten, dass Wan Quan die Schrift als Lehrmaterial verwendete. Eigene Erfahrungen oder kritische Anmerkungen werden in diesem frühen Text nicht vorgebracht.

Dass Wan Quan seine Frühschriften selbstkritisch als „Erkenntnisse eines Frosches im Brunnenloch" bezeichnet, ist wohl weniger Ausdruck von Bescheidenheit, denn nüchterne Einschätzung. Wenn man von der überlieferten Kommentarschrift auf Inhalt und Stil der anderen Manuskripte schließen darf, äußert Wan Quan in ihnen tatsächlich nichts Originelles.

Die offiziell gelehrte Medizin im China der Ming-Zeit war scholastisch im engen Wortsinne. Die immer wieder neu unternommene Interpretation und Bewertung von als Klassikern eingestuften Werken ließ eine Kommentarliteratur wachsen, von der Teile wiederum fester Bestandteil des Schulwissens und ihrerseits Basis neuer Kommentare wurden. In ähnlicher Weise wie im Europa des Hochmittelalters übte der fortgeschrittene Student sein Verständnis eines Stoffes und seine Urteilsfähigkeit entlang eines Textes, den vor ihm schon unzählige andere Studenten und Forscher kommentiert hatten. Es muss daher nicht verwundern, dass auch Wan Quans erste nachgewiesene Schriften in solchen Studien zu den wichtigsten Abhandlungen der medizinischen Tradition bestanden.

Medizinische Bibliographien der Ming-Zeit zeigen eine Flut solcher Kommentarschriften zu den genannten Klassikern.[j] Die meisten von ihnen sind nicht mehr erhalten, so dass wir über ihren Wert und ihre Bedeutung nur noch spekulieren können. Offensichtlich wurde diese schriftlich kristallisierte Form des Nachvollzugs als entscheidendes Element neokonfuzianisch geprägter medizinischer Bildung angesehen. Ein junger Arzt lieferte damit den Nachweis, dass er sich in der konfuzianischen Tradition und den klassischen

16 Dieses Buch sollte nicht mit dem ähnlich betitelten Spätwerk *Yuying jiami* 育嬰家祕 (Familiengeheimnisse zur Aufzucht von Säuglingen) verwechselt werden.

Theorien auskannte.[17] Er galt hinfort als „Gelehrtenarzt" (*ruyi* 儒醫), der zwar keine staatlichen Privilegien genoss, jedoch damit rechnen durfte, zu einem Beamtenhaushalt Zutritt zu finden. In einem solchen Fall sprachen Arzt und Patient dieselbe Sprache, d.h. sie verfügten über einen gemeinsamen neokonfuzianischen Bildungshintergrund – eine Tatsache, die, wie noch deutlich werden wird, von großer Bedeutung war. Sein spezifisches (neo-) konfuzianisches Medizinverständnis teilte ein solcher Mediziner, der von seinem Beruf lebte, mit den ebenfalls *ruyi* genannten Amateurärzten. Das waren Beamte mit viel freier Zeit, die die Medizin als interessante Nebentätigkeit in ihrem Familienkreis praktizierten.[18] Vom Stand der „gemeinen Ärzte" (*yongyi* 庸醫), in den Augen der Leute nichts als Handwerker, hoben sich beide deutlich ab.

In einem zeitgenössischen Text formuliert der Arzt Li Chan 李梴 das entscheidende Merkmal, das den Gelehrtenmediziner von einem gewöhnlichen Arzt unterscheidet. In diesem Text definiert er *ru* „konfuzianisches Gedankengut" im neokonfuzianischen Sinne als das Wissen um die kosmologischen Prinzipien:

> Die Medizin geht aus dem konfuzianischen Gedankengut hervor (醫出于儒).[19] Wer nicht studiert hat und die kosmologischen Prinzipien erfasst, wird immer zweitklassig bleiben und im Dunkeln tappen. Er wird nie ein Verständnis [für die Prinzipien] des Wandels entwickeln.[k]

Der Gelehrtenmediziner ist also nicht nur ein Arzt, der lesen und schreiben kann und die Klassiker studiert hat. Vor allem ist er ein Arzt, der sein Tun am Kranken den abstrakten Regeln und Prinzipien der neokonfuzianischen Tradition unterwirft, die eine Systematisierung von Einzelerfahrungen ermöglichen. Der Gelehrtenmediziner soll im Unterschied zum gewöhnlichen Arzt das therapeutische Handeln der jeweiligen Symptomkonstellation anpassen können.[20] Seine Aufmerksamkeit gilt nicht nur den Einzelsymptomen, son-

---

17 Ob diese Kommentarschriften bei irgendeinem Amt vorgelegt werden mussten, ist nicht ganz klar. Auf Kreis- und Präfekturebene gab es offenbar keine Prüfungen im Fach Medizin. Die lokalen Medizinschulen der Yuan-Zeit waren im Laufe der Ming-Zeit vielerorts (auch in Luotian) verfallen. Nur an den Kaiserlichen Medizinischen Akademien in der Nördlichen und in der Südlichen Hauptstadt gehörten die genannten Klassiker zum Prüfungskatalog für den angehenden staatlichen Arzt (*yiguan* 醫官).

18 In der westlichen Sekundärliteratur wird vielfach unterstellt, dass „Gelehrtenarzt" immer den Schreibtischgelehrten bezeichnet, der – wenn überhaupt – nur seine eigene Familie ärztlich behandelt. So z.B. Unschuld 1979, 17. Tatsächlich ist die Bandbreite des Ausdrucks viel größer (Vgl. auch Seite 37–39).

19 In nahezu gleichlautenden Worten lässt Wan Quan in der Fallgeschichte Nr. 1 (*GSJY 16: 107) seinen Vater sagen: „Die Medizin geht aus dem konfuzianischen Gedankengut hervor."

20 Im Sprachgebrauch der Traditionellen Chinesischen Medizin im modernen China wird dieses der jeweiligen Symptomkonstellation angepasste ärztliche Handeln mit dem Begriff *bianzheng* 辯證 (wörtlich: „Unterscheidung der Symptomkonstellation") umschrieben.

dern dem Gesamtprozess der Krankheit in all ihren Veränderungen und Varianten. Die Gelehrtenmedizin verkörpert also eine Form von Wissenschaftskultur, die sich eng an den Konfuzianismus anlehnt und sich entschieden von einer rein pragmatisch orientierten „Rezepturenmedizin" abgrenzt. Dass es ein Arzt mit diesem Selbstverständnis in der Bevölkerung nicht immer leicht hatte, zeigt die folgende Fallgeschichte Wan Quans:

> Nanhe sagte einst zu jemandem: „Der alte Herr Wan war ein guter Kinderarzt, aber sein Sohn Quan heute, der tut nur so gescheit [weil er auf die konfuzianische Schule gegangen ist]. Wenn ein Kind krank wird, kann man Zhang Zuxiong holen. Der hat direkt beim alten Herrn Wan gelernt." Als ich mit diesem Menschen zusammentraf, sagte ich: „Ich halte mich bei den Arzneimitteln nicht dogmatisch an [Standard-]Rezepturen, sondern stelle sie jeweils [nach vorliegender Symptomkonstellation] neu zusammen. [...] Wie könnte ich es wagen, bei der Behandlung einer Krankheit nur gescheit zu tun? Dies sind zwar die alten Rezepte meines Vaters, aber man muss sie stets angepasst einsetzen."[1]

Literarische Schreibversuche in der Kinder- und Pockenheilkunde: „Im Schatten des Vaters"

Die Beschäftigung mit den Klassikern war für Wan Quan nicht nur eine schulische Pflicht. Er gab sie, wie seine Lektüreliste zeigt, sein ganzes Leben lang nicht auf. Wan Quans Hauptinteresse galt der Kinder- und Pockenheilkunde, den beiden Fächern, die er von seinem Großvater und Vater übernommen hatte. Die Kinderheilkunde und die Pockenheilkunde waren bis in die Ming-Zeit hinein immer noch Neuland. Es gab wenig Bücher für diese prekären Gebiete der Medizin, und vor allem wenig Anhaltspunkte für Therapien. Deshalb hatte das Wissen von Wan Quans Großvater und Vater in Form von Familienrezepturen und praktischen medizinischen Kenntnissen einen beträchtlichen Wert.

Wan Quan, der nach dem Tod seines Vaters dessen Praxis übernommen hatte, besaß damit noch keinen eigenen Ruf, der ihm ein gutes Auskommen ermöglicht hätte. Er war darauf angewiesen, seine Einkünfte durch Nebentätigkeiten zu erhöhen. Ein gängiges Mittel bestand darin, gegen ein Lehrgeld Schüler aufzunehmen. Neben diesen Schülern unterrichtete Wan Quan medizinisch interessierte Konfuzianer an zwei Privatakademien (*shuyuan* 書院) in Luotian und Umgebung.

Zu dem erweiterten Familienbetrieb zählten natürlich auch die Söhne Wan Quans. Es war selbstverständlich, dass auch sie den Arztberuf ergreifen würden. In der Ming-Zeit gab es wenig Berufswahlmöglichkeiten (vgl. Teil I, siehe Seite 27). Deshalb unterrichtete Wan Quan seine Söhne, die er aus Geldmangel nicht auf eine Schule schicken konnte, von Jugend an in praktischer Medizin. Wan Quan hatte also nebeneinander mehrere Aufgaben zu bewältigen – er hatte Patienten zu behandeln und sich einen Ruf als Arzt zu verschaffen; er musste seine Schüler und seine Söhne unterrichten; und er hatte den Anspruch, seine klinischen Erfahrungen zu systematisieren und damit sein Wissen ständig zu erweitern.

Wan Quans Vater hatte zahlreiche Manuskripte zur Pocken- und Kinderheilkunde hinterlassen. Die Bearbeitung und Ordnung dieses unsystematischen Materials spornte Wan Quan zu einer Fülle von neuen Texten an. In den vierziger Jahren begann er damit, seine inzwischen halberwachsenen Söhne in der Familientradition der Wan'schen Medizin zu unterrichten. Die Texte, die er schrieb, dienten daher als Lehrmaterial und waren entsprechend didaktisch aufbereitet.

> Im Jahre *bingwu* [1546] der Regierungsperiode „Herrliche Ruhe“ dichtete ich einige Reimprosastücke [*fu*] und *xijiangyue*-Verse zur Kinder- und Pockenheilkunde, um meine Söhne zu belehren. Im Winter des Jahres *jijiu* [1549] schrieb ich dann die „Wesentlichen Behandlungsmethoden zu den Pocken“. [Die Manuskripte] versteckte ich lange Zeit zu Hause.[m]

Die Versform, die Wan Quan hier nennt, beruht auf der Tang-zeitlichen Liedform *xijiangyue* 西江月[n], die zur Versgattung der *ci* 詞 gehört. Das Reimschema und die tonalen Strukturen von *xijiangyue* sind einfach und werden deshalb auch für Kinderreime verwendet. Vorgeschrieben sind jeweils mindestens zwei Strophen (*shuangdiao* 雙調) von je fünfzig Zeichen. Wan Quan, der zusammenhängendes Wissen übermitteln wollte, reihte für jedes seiner Krankheitsbilder zehn oder mehr solcher Strophenpaare aneinander. Jedes Strophenpaar hat acht Zeilen, von denen die dritte und siebte aus sieben Schriftzeichen und die sechs anderen aus je sechs Schriftzeichen bestehen. Die Reime liegen zumeist, aber nicht durchgängig, am Ende der zweiten, dritten und vierten Zeile jeder Strophe. Dabei werden zwei ebene Tonreime (*pingyun* 平韻) jeweils von einem unebenem Tonreim (*zeyun* 仄韻) gefolgt.

Obwohl sich die besondere Metrik und Melodik dieser Verse in der Übersetzung kaum erschließt, soll hier an einigen Beispielen deutlich gemacht werden, wie Rhythmus und Reim das Auswendiglernen von Fakten unterstützten:

> Der Kinderkörper ist reines Yang.
> Ziele nicht einseitig auf Yin oder Yang!
> Lass drei Zehntel Kälte- und Hungergefühl,
> so ziehst Du leicht jedes Kind heran.
> Die Milz reicht allgemein oft nicht aus.
> Pass auf zuviel Leber-Qi auf!
> „Kalte“ wie „heiße“ Arznei sind verboten,
> besonnenes Handeln ist dringend geboten.[o]

Eine andere Versform, die Wan Quan ab 1549/1550 verwendet, sind die so genannten „Leitverse“ oder „Lehrgesänge“ (*gekuo* 歌括).[p] Eine wichtige Rolle spielen sie zwar erst in seinen späteren, ambitionierteren Schriften. Um aber die Vergleichsmöglichkeiten mit den anderen Versformen zu geben, werden sie trotzdem bereits in diesem Abschnitt vorgestellt.

Gekuo bestehen grundsätzlich aus zwei Verspaaren mit jeweils sieben Silben, also insgesamt 28 Schriftzeichen, wobei der Reim in der Regel auf dem ersten, zweiten und vierten Zeilenende liegt. Wan Quan benutzt sie vor allem für seine kinder- und pockenheilkundlichen Bücher, um neue thematische Abschnitte zusammenzufassen. Der eigentliche Lehrtext folgt dann in Prosaform. Diese „umrahmenden" (*kuo* 括) Verse waren eine geschickte Lernhilfe. Hatte man einen Abschnitt mehrmals gelesen und verstanden, so brauchte man nur noch die vorausgeschickten Reime zu memorieren:

In der Familientradition gibt es drei Methoden:
Um ein Kind zu retten ist folgendes geboten:
Zustände von Schrecken und Krämpfen
sollte man mit *Baolong* bekämpfen.
Bei einer schwachen Konstitution
hilft die Nierenstärkung schon.
Ist durch Fehlernährung das Gedeihen gestört
hat sich die *Fei'er*-Rezeptur bewährt.[9]

Seine besondere literarische Stärke zeigt Wan Quan in der Reimprosa *fu* 賦, die sich aus den alten Han-zeitlichen Rhapsodien ableitet. Diese flexible literarische Form, die manchmal lyrisch und manchmal prosaisch auftritt, steht in starkem Kontrast zu der rigiden Struktur des in der Ming-Zeit gebräuchlichen Acht-Fuß-Stils (*baguwen* 八股文). In einer eher lockeren Abfolge tonaler und metrischer Muster mit freier Reimsetzung wechseln in der Reimprosa Satzabschnitte aus vier oder sechs Zeichen mit solchen, die aus fünf oder nur drei Zeichen bestehen. Getragen wird dieser Stil durch seine Euphonie, seine zahlreichen Parallelismen und antithetischen Binome. So kombiniert diese Reimprosa die antithetische Struktur der Parallelprosa (*pianwen*) mit Prosodien der traditionellen Rhapsodie *fu*. Wan Quan benutzt die Reimprosa jeweils zur Einleitung seiner pocken- und kinderheilkundlichen Werke und verwendet dabei eine figurative Sprache mit einer Fülle von Tropen und Metaphern. Oftmals wird der Textfluss von dem exklamatorischen Zeichen *xi* 兮 (in der deutschen Übersetzung als „oh!" wiedergegeben) unterbrochen, was ganz besonders an den *Sao*-Stil der Han-zeitlichen *Chuzi* erinnert. Nicht selten wird ein metaphysisches Pathos an den Tag gelegt. In feierlichem Ton werden die Umrisse des jeweiligen Faches und ihre kosmologischen Zusammenhänge verdeutlicht. Die Heilkunde wird als Wissen um die gewaltigen Naturerscheinungen besungen und beschworen. Als Beispiel mögen zwei *fu* dienen, welche allerdings schon den gereiften Stil von Wan Quans späten Werken wiedergeben:

Zur Kinderheilkunde
Die Wege der Medizin sind weit verzweigt,
am schwierigsten ist die Kinderheilkunde.
Wie der Keim eines Grases [ist das Neugeborene], oh!
Alles kommt darauf an, wie man es aufzieht!
Wie die Larve der Seidenraupe, oh!

muss man es vorsichtig pflegen und schützen.
Sein Blut und sein *Qi* sind noch nicht voll, oh!
Seinen Puls kann man nicht fühlen,
Seele und Geist sind noch nicht erwacht, oh!
Der Mund kann noch nicht sprechen.
Man muss sein Herz aufrichtig ergründen
und sein Gesicht sorgfältig erforschen.
Hat man so das Wesentliche erfasst,
ergreift man die Natur selbst mit heilenden Händen.
Wer dieses Ziel nicht erreicht,
besitzt nur Bruchstücke aus einem Textfragment.[r]

Zur Pockenheilkunde
Der Ursprung der Pocken ist das embryonale Gift,
im Volksmund nennt man sie Himmelsgeschwüre.
Zwar werden sie durch das Pest-*Qi* übertragen,
doch tritt [im Innern] lauerndes Unheil zutage.
Ihr Verlauf lässt sich nicht voraussehen,
ihre Bösartigkeit ist kaum zu bezwingen.
Haut und Fleisch platzen auf und fallen ab, oh!
wie eine Schlange ihre Haut und der Drachen seine Knochen abwirft.
Der Lebensgeist wird so müde, oh,
wie der *Yin*-Wurm in der Asche oder der *Shan*-Wurm im warmen Wasser!

Die Pockenbläschen sind dicht oder dünn gesät, oh!
die dünn gesäten verlaufen leicht, die dicht gesäten schwer.
Es gibt Pocken mit wenig und mit viel Gift, oh!
wenig Gift bedeutet Heil, viel Gift bedeutet Unheil.
Glücklich der, dessen Krankheit genau
dem bekannten Lauf von Veränderungen folgt.
Elend, wer verführt durch den Dämonenglauben
die Wohltaten der Medizin verschmäht.[s]

Die verschiedenen Versformen als Stilelement der medizinischen Literatur stehen im Einklang mit der damaligen Form von Wissensvermittlung. Texte jeder Art wurden nicht still gelesen, sondern vielmehr laut rezitiert oder rhythmisch gesungen (*yong* 詠). Bücher waren auch noch in der Ming-Zeit nicht für jeden erschwinglich, und die Reproduktion von Texten konnte oft nur mündlich erfolgen. Bei medizinischen Büchern kam noch ein weiterer Aspekt hinzu: Die Fülle von Detailwissen ließ sich ohne Zuhilfenahme mnemotechnischer Verfahren – rhythmisches Auswendiglernen – nicht bewältigen. Bis heute werden an den traditionellen medizinischen Hochschulen Arzneidrogen- und Rezepturennamen teilweise in Versform gelernt.

Wie Wan Quan selbst später anmerkt, verfasste er Texte in *xijiangyue*-Versen, um seinen Söhnen, die keine höhere konfuzianische Schule besucht hatten, das medizinische Erbe der Familie in einfacher Form zu vermitteln. Wir wissen, dass Wan Quan jedoch bereits in dieser Zeit mit stilistisch und inhaltlich anspruchsvolleren Texten in Fachprosa und *gekuo*-Versen experimentierte. Sie sind die Anfänge seiner weiterführenden Schriften, die er an die

Öffentlichkeit richten wollte. Die „Memoriertexte“ in *xijiangyue*-Versen, die für Wan Quan später obsolet waren, wären uns wohl kaum überliefert, wenn sie nicht ohne sein Wissen und gegen seinen Wunsch an die Öffentlichkeit geraten wären.

Das Plagiat

Während Wan Quan noch an seinen Lehrtexten feilte, sorgte ein pockenmedizinisches Buch in der Provinz Jiangxi für Aufsehen. Sein Autor Huang Lian war ebenso wie Wan Quan aus der Präfektur Huangzhou, genauer aus Qishui, einem Nachbarort von Luotian. Er gehörte mit Tao Zhongwen (vgl. S. 6–8), der gerade am Kaiserhofe Furore machte, zu der Gruppe daoistischer Magier dieser Präfektur, die unter Berufung auf übermenschliche Fähigkeiten politischen Einfluss zu gewinnen suchte. Huang Lian – so die Quellen – beherrschte angeblich das ganze Spektrum der okkulten Wissenschaften, von der Astrologie, Weissagung und Geomantik bis hin zu den besonderen Künsten der Magie. Es hieß, er könne sich unsichtbar machen, bzw. in beliebige Menschen- oder Tiergestalt verwandeln.[t] Sein Beiname Tongbi shanren („Bergmensch hart wie ein Bronzewall“) verweist zugleich darauf, dass er seinen Körper gerne als unverletzlich sah.

Sein Buch, das sich schnell in den Nachbarprovinzen verbreitete, trug den Titel „Vollständiges Buch zu den Pocken“[u] (*Douzhen quanshu*). Obwohl es von Laien sehr geschätzt wurde, rief bereits die erste Auflage bei Medizinern Kritik hervor. So kritisierte der Arzt Gao Wu 高武 (fl. 1515–1565) aus Ningbo: „[Der Autor] des „Vollständigen Buches zu den Pocken“ greift in vielem auf die Theorien von Chen Wenzhong zurück, und am Anfang jedes Abschnittes gibt er Aussagen früherer bekannter Ärzte wieder. Doch tut er so, als seien es seine eigenen [Erkenntnisse]!“[21/v] Ärgerlich waren auch die vielen Schreibfehler und unverbundenen Textteile. Man kann sie heute noch in den zahlreichen Nachdrucken sehen, die in der Ming-Zeit von dem Buch angefertigt wurden. Solche Fehler entstanden typischer Weise, wenn ein anspruchsvoller Text von jemandem abgeschrieben wurde, der sich um den Inhalt wenig bekümmerte und besondere Schriftzeichen nicht kannte.

Genau das war der Fall. Frühe und teilweise unfertige Manuskripte von Wan Quan waren in die Hände Huang Lians gelangt, von ihm kopiert und veröffentlicht worden. Kein Wunder, dass Behandlungsideen ohne Ursprungsangabe in Verse verpackt waren, hatte Wan Quan doch nur für die Familie geschrieben. Trotzdem setzte sich das Buch durch. Es stieß mit seinen detaillierten Behandlungsvorschriften offenbar in eine Lücke, die andere Autoren nicht hatten füllen können oder wollen. Selbst Laien vermochten mit seiner Hilfe ihre an Pocken erkrankten Kinder mit Arzneimitteln zu behandeln. So

21 Gao Wu hatte selbst ein Buch zur Pockenheilkunde verfasst. Bis heute bekannt ist er aber vor allem durch seine Akupunkturabhandlungen.

schreibt beispielsweise Sun Guangzu 孫光祖, ein Beamter aus dem Raum Jiangnan:

> Im ersten Jahr [1567] der neuen Regierungszeit[22] waren mehrere Söhne meines edlen Freundes Fugang Qin an Pocken erkrankt und gestorben. [Dieses Ereignis hatte mich sehr betroffen gemacht.] Später fand ich das Pockenbuch von Huang Lian aus Huang[zhou] in [der Provinz] Chu[23]. Beim Lesen fielen mir die differenzierte Unterscheidung [der Symptomkonstellationen] nach Mangel und Fülle[24] sowie die darauf abstimmten Methoden der Lösung des Giftes und der auffüllenden Behandlung auf. Das Buch war nach verschiedenen Symptomkonstellationen eingeteilt, so dass man je nach Krankheit arzneilich behandeln konnte. Es war eine gut durchdachte, klare Ordnung. Ich schrieb das Buch vollständig ab und kehrte nach Hause zurück. Dann gab ich es all meinen Söhnen. Alle, die behandelt wurden, wurden geheilt.[25]

Erst im Jahr 1568 gelang es Wan Quan, das, was Huang Lian bereits vorweggenommen hatte, mit einer eigenen – und stark verbesserten – Edition nachzuholen. Dazu wird im nächsten Abschnitt mehr zu sagen sein. An dieser Stelle soll nur noch erwähnt werden, dass Sun Guangzu gerade zu dem Zeitpunkt Präfekt von Huangzhou wurde, als Wan Quans Pockenbuch unter dem richtigen Verfassernamen erschien. Er, der es in seiner Begeisterung für Huang Lians Buch geradezu als Fügung betrachtet hatte, in die Präfektur versetzt zu werden, aus der es herkam, erfuhr zu seiner Bestürzung, dass es sich um eine Fälschung handelte. Sun Guangzu sorgte dafür, dass Wan Quans Originaledition noch in einer zweiten Auflage erscheinen konnte und fügte ein Vorwort an, in dem er rückblickend schrieb:

> Im Sommer des Jahres *jisi* [1569] übernahm ich die Verwaltung in [der Präfektur] Huangzhou.[w] [...] Wegen der vielen Amtsverpflichtungen hatte ich jedoch mein Vorhaben, [die Originaledition des Buches von Huang Lian ausfindig zu machen und neu herauszugeben,] noch nicht verwirklicht. Im Sommer dieses Jahres [1571] erhielt ich während einer kaiserlichen Audienz das Buch „Wesentliche Behandlungsmethoden für Pocken" von Wan Quan aus Luotian mit seinen vielen Kapi-

22 Offensichtlich ist die Regierungszeit *Longqing* (1567–1572) gemeint.

23 Chu ist der alte Name für die Provinz Huguang.

24 Der Ausdruck *xuxu shishi* 虛虛實實 bezieht sich auf ein Konzept des *Suwen*. Hier heißt es: „In der Behandlung von Krankheiten greife man nie die himmlische Harmonie an. Bei Mangel darf man nicht noch weiteren Mangel schaffen, bei Fülle nicht noch weitere Fülle" (SW 70:455).

25 Vorwort von Sun Guangzu zum *Douzhen xinyao*. Es ist in einer Neuedition des *Douzhen xinyao* von 1580 enthalten, die sich in der Shanghaier Staatsbibliothek befindet. Gezeichnet ist es mit „Präfekt von Huangzhou, Sun Guangzu, aus Siming im neunten Herbstmonat des Jahres *guiyou* [1573]". Die Originalausgabe der Edition von Sun Guangzu ist uns heute nicht mehr erhalten. Innerhalb des Vorwortes fehlen leider einige Schriftzeichen, außerdem ist die Jahresangabe in der Signatur offensichtlich falsch. Sie stimmt nicht mit dem Text überein, demzufolge Sun Guangzu sein Vorwort im Jahre 1571 geschrieben haben müsste. Auch Wan Quan nennt für den Druck der Edition von Sun Guangzu das Jahr *xinmo* – 1571. Offensichtlich ist beim Nachdruck des Vorwortes ein Fehler unterlaufen.

> teln. Und siehe da: Es war das Buch, [das ich immer gesucht hatte]! Es war viel ausführlicher als der frühere Text. [...] Ich lasse es nun drucken und verbreiten, damit alle Ärzte für die Behandlung von Krankheiten entsprechende Rezepturen finden und die Kinder im Reich erwachsen und alt werden können – als Wohltat für die Menschheit.[x]

Huang Lian hatte zu dieser Zeit bereits Huangzhou verlassen und seinen Ahnensitz an den Ort Huzhou in der Provinz Zhejiang verlegt.[y] Hatte er mit der Aufdeckung seines Betruges sein Gesicht in der Heimat verloren? Die Chronik des Kreises Huzhou berichtet nur, dass er einem hohen Beamten des Kriegsministeriums mit dem Namen Lu Wen 陸穩[z] folgte, der sich in Huzhou niederließ. Pikanterweise war es dieser Lu Wen, der Huang Lian 1574 nochmals einen Druck seines Plagiates finanzierte. Auch die auf S. 87 erwähnte Schrift von Wan Quan, „Auslese aus dem Fach Kälteverletzungen" *(Shanghan zhaijin)*, wurde hier unter Huang Lians Namen veröffentlicht.[26/aa]

Die Tatsache, dass Huang Lian in Huzhou weiterhin seine Plagiate verbreiten konnte, führte in der Folgezeit wieder zu Verwirrung. Das Wissen um die Urheberschaft des Pockenbuches geriet angesichts der Flut von Editionen (Plagiaten, Nachdrucken, verbesserten Versionen etc.) unter gleichen, ähnlichen oder völlig verschiedenen Titeln irgendwann wieder in Vergessenheit. Um 1800 unternahm der japanische Pockenspezialist Ikeda Juko eine neuerliche Anstrengung, die Fakten zu klären. Sein Interesse war dabei durchaus persönlicher Natur, denn einer seiner Vorfahren hatte in China bei Gong Tingxian, einem Zeitgenossen Wan Quans, Pockenheilkunde gelernt. Nun war auch Gong Tingxians Werk vielfach plagiiert worden, unter anderem von Weng Zhongren, dessen Plagiat in China bis zum Beginn der Republikzeit ein Bestseller war.[bb] Ikedas Bemühungen in Sachen Wan Quan gipfeln in dem Ausruf:

> Ach! Wie konnten die Alten einen Mann wie diesen „Bergmensch" nennen: einen Mann, der das „Vollständige Buch zu den Pocken" von Herrn Wan [Quan] gestohlen hat![cc]

Der Diebstahl im Hause Wan war so geschickt durchgeführt worden, dass die Manuskripte nach der Abschrift wieder an ihren Platz kamen, ohne dass ihr kurzzeitiges Fehlen bemerkt worden war. Wann Wan Quan davon und von dem Druck seiner Manuskripte erfuhr, wird aus den Quellen nicht ganz deutlich. Zwanzig Jahre nach dem Diebstahl, als er das Pockenbuch unter seinem eigenen Namen herausbrachte, sah er jedenfalls die Notwendigkeit, sich für den Inhalt des Plagiats zu entschuldigen. Er setzte ein erklärendes Postskript unter die Einleitung seines Buches:

---

26 Dieses Plagiat ist heute nicht mehr erhalten. Es wird nur in der Lokalchronik von Huzhou unter Huang Lians Namen erwähnt, neben einem militärstrategischen Werk, welches vermutlich ebenfalls plagiiert war.

> Im Jahre *bingwu* [1546] der Regierungsperiode „Herrliche Ruhe" schrieb ich einige Reimprosastücke und *xijiangyue*-Verse zur Kinder- und Pockenheilkunde, um meine Söhne zu belehren. Im Winter des Jahres *jiju* [1549] verfasste ich dann die „Wesentlichen Behandlungsmethoden zu den Pocken". [Die Manuskripte] versteckte ich lange Zeit zuhause. Ich wusste nicht, dass jemand sie abgeschrieben hatte und dann dieses Plagiat als sein eigenes Werk hatte drucken lassen. Zu der damaligen Zeit war ich in meinen Ansichten noch keineswegs sicher. Ich vertraute meinem Pinsel und ließ ihm bedenkenlos freien Lauf. Keinesfalls hätte ich diese Schriften ruhigen [Herzens] jemand anders zeigen mögen. Jetzt habe ich vieles berichtigt und die frühere [Fassung] grundlegend überarbeitet.
>
> (Selbstverfasst im Herbst des Jahres *wuchen* [1568] der Regierungsperiode „Herrliche Ruhe"[27])

So schockierend für Wan Quan die Tatsache des Diebstahls seiner Manuskripte gewesen sein mag, so scheint es im Rückblick, als sei er durch die Ereignisse geradezu darin bestärkt worden, sich an die Öffentlichkeit zu wenden und nach Druckmöglichkeiten für seine Schriften zu suchen. Die große Popularität, die das Plagiat im Gebiet Jiangnan entfaltet hatte, machte immerhin deutlich, dass Form und Inhalt der Texte auf fruchtbaren Boden fielen. Mehr noch: Sie zeigte, dass ein dringender Bedarf bestand für ein praxisorientiertes Buch zur Behandlung von Pocken.

Vorbereitungen für die erste Drucklegung

Kehren wir noch einmal zurück zur Entstehungszeit der plagiierten Manuskripte, zur Zeit zwischen 1549 und 1552. Wie sich anhand der Vorworte rekonstruieren lässt, war sich Wan Quan damals noch nicht darüber im Klaren, ob und in welcher Weise er seine bisherigen Schriften der Öffentlichkeit zur Verfügung stellen sollte. Natürlich fühlte er sich dem Familienbetrieb, bzw. seinen Söhnen, verpflichtet, für die er das Familienerbe zu bewahren hatte. Gleichzeitig hielt er die Behandlungsprinzipen seines Vaters für so wichtig und fruchtbar, dass er sie breiteren Kreisen zugänglich machen wollte. Immerhin waren Pockenepidemien eine dauernde Bedrohung, und auch für andere Kinderkrankheiten gab es kaum Behandlungsmethoden. Wan Quan hielt seinen Vater nicht nur für einen exzellenten Praktiker, sondern auch für einen bedeutsamen medizinischen Theoretiker, der der tradierten Kinder- und Pockenheilkunde wichtige Impulse zu geben hatte. Ohne seinen persönlichen Einsatz sah er diese Impulse in Gefahr verloren zu gehen:

> Als mein Vater starb und ich über seine Kinderheilkunst nachdachte, [erkannte ich,] dass sie eigentlich noch kaum verstanden war und daher wohl auch kaum praktiziert werden würde. Ohne eine schriftliche Darlegung würde ihr Glanz nie zutage treten. Ohne Weitervermittlung würde [auch der Nachwelt] ihre Pracht nie überliefert werden. Dies war also meine Aufgabe.

---

27 Postscriptum zur Reimprosa „Goldsplitter" in der Erstauflage der „Therapiemethoden zu den Pocken" von 1568.

> So suchte ich in den freien Tagen nach Texten, die in der Familie überliefert worden waren, fügte zusammen, was zerstreut und auseinandergefallen war, ergänzte, was fehlte, strich heraus, was überflüssig oder konfus war, und korrigierte, was falsch war.[28]

Es lässt sich rekonstruieren, dass Wan Quan in dieser Zeit eine Fülle von Texten verfasste, die zunächst nur lose miteinander verbunden waren. Ihr Stil war sehr unterschiedlich: Teile davon waren in *xijiangyue*-Versen verfasst (die Lehrtexte für seine Söhne), andere in *gekuo*-Versen und Fachprosa[29] – sie richteten sich an die Öffentlichkeit. Diese beiden letzteren Textsorten wollte er gerne drucken lassen – wie das folgende Vorwort belegt, doch fehlten ihm offenbar die finanziellen Mittel dazu.

> [Für diese Texte], denen ich den Titel „Wesentliche Therapiemethoden eines Generationenarztes“ gebe, habe ich sämtliche Rezeptvorschriften unserer Familie gesammelt und in *gekuo*-Verse gefasst. Ich übergebe sie zum Druck,[dd] damit sie späteren Generationen im ganzen Reich zur Verfügung stehen und meines Vaters Kunst sowie das Ansehen der beiden Mediziner Qian [Yi] und Chen [Wenzhong][30] nie in Vergessenheit geraten! Mein Vater, mit dem persönlichem Namen Kuang und dem Mannesnamen Gongshu, war der dritte Sohn seiner Linie. Er trug den Ehrennamen „Herr vom Chrysanthemenpavillon“.[31]

Diese Sätze aus dem ersten Vorwort von 1549 zu dem noch unveröffentlichten Werk *Douzhen shiyi xinfa* 痘疹世醫心法 (Die wesentlichen Therapiemethoden eines Generationenarztes für die Behandlung der Pocken, im Folgenden kurz: „Therapiemethoden zu den Pocken“) zeigen, dass Wan Quan

---

[28] Vorwort aus dem Jahr 1579 zum Buch „Erläuterungen zur Kinderheilkunde“ (*Youke fahui*). Das Vorwort trägt den Titel „Über Ursprung und Geschichte der Wan'schen Kinderheilkunde“.

[29] Eine Mischung aus allen diesen Texten ging in das Plagiat von Huang Lian ein. Wer auch immer die Manuskripte geraubt hatte, konnte die Unterschiede zwischen ihnen nicht beurteilen und setzte Texte, so wie sie waren, unverbunden nebeneinander. Im Laufe der Zeit überarbeitete Wan Quan – noch ohne den Raub bemerkt zu haben – seine Manuskripte. Bis es zum ersten Druck seiner Werke kam (im Jahre 1568), wurden die Texte daher stark verändert und erweitert.

[30] Qian Yi 錢乙 (1032–1113?), der große „Heilige der Kinderheilkunde“, und Chen Wenzhong 陳文仲 (fl. 13. Jh.), der erste Autor eines spezialisierten Buches zu kindlichen Pockenausschlägen, wurden von Wan Quan sehr bewundert, obwohl sie unterschiedliche Ansätze zur Behandlung hatten. Während Qian Yi die kühlende Therapie für alle kindlichen Ausschläge empfahl, hielt Chen Wenzhong die wärmende Therapie für die richtige. Beide unterschieden nicht klar zwischen Pocken und Masern. Wan Quan dagegen unterschied zwischen Pocken und Masern sowie zwischen Masern und anderen Arten von Ausschlägen. Er glaubte, dass die Pocken eine Krankheitsentität repräsentierten, die sich in „kalten“ und „warmen“ Symptomkonstellationen manifestieren konnte, mit zahllosen Untereinteilungen.

[31] Vorwort zu den „Therapiemethoden eines Generationenarztes“. Es ist gezeichnet „Bescheidener Student Wan Quan, zwei Tage nach Vollmond im zwölften Monat des Jahres *jiyou*“ [1549] in der Ära „Herrliche Ruhe“. Dieses Vorwort wurde erstmals im Jahre 1568 veröffentlicht.

sich damals weniger als eigenständiger Autor, als vielmehr als Vermittler des Wissens seines Vaters sah. Die Schrift, von deren Inhalt wir indirekte Kenntnis haben, enthielt praktische Anweisungen für die Behandlung von pockenkranken Kindern, mit detaillierter Beschreibung der einzelnen Symptomkonstellationen und genauen Rezepturen. Wir haben oben gesehen, dass sie als Bestandteil des Plagiats von Huang Lian großen Erfolg hatte. In den Jahren danach sollte sie allerdings noch mehrfach überarbeitet und erweitert werden.

Nur drei Jahre später fasste Wan Quan die diesem Buch unterliegenden Grundprinzipien der Pockenheilkunde in einer weiteren Schrift zusammen. In Anlehnung an die Schriften von Zhu Danxi und an neokonfuzianische Prinzipien der Erkenntnisgewinnung nannte er sie *Douzhen gezhi yaolun* 痘疹格致要論 (Grundlegende Abhandlung zur Untersuchung der Dinge und Erweiterung des Wissens über die Pocken im Weiteren kurz als „Abhandlung zu den Pocken" bezeichnet).[32] Dieses zweite Pockenbuch stellt die Geschichte der Pocken in China, Theorien und Behandlungsmethoden früherer Ärzte sowie volksmedizinische Pockenkonzepte zusammen. Damit ordnet Wan Quan die Therapievorstellungen seines Vaters in ein ideengeschichtliches Raster ein. Das ist aber noch nicht alles. Im Anschluss daran arbeitet er die möglichen Ursachen von Pocken und die Kategorien aus, die die (vorläufige) Quintessenz aus dieser Überlieferung, seinen eigenen theoretischen Überlegungen und klinischen Erfahrungen darstellen. Er erklärt allgemeine Therapierichtlinien und schließt mit einer umfangreichen Liste von Arzneidrogen einschließlich ihres jeweiligen Wirkprofils.

Anders als das Buch „Therapiemethoden zu den Pocken", das in Versen (*gekuo*) geschrieben wurde, ist die „Abhandlung zu den Pocken" in dem Prosastil *lun* gehalten. Sie enthält auch ein Kapitel in Dialogform mit Fragen und Antworten zur Diagnose und Therapie. Möglicherweise spiegelt diese Dialogform, der wir auch in Wan Quans früher Kommentarschrift zu den Kälteverletzungen bereits begegnet sind, die Tatsache wider, dass Wan Quan die Inhalte dieses Buches bereits in der öffentlichen Lehre vorgestellt hatte. Er unterrichtete sowohl an der Privatakademie der Brüder Hu in Luotian[ee] als auch an einer Privatakademie im Nachbarort Yingshan.

Der Text der „Abhandlung zu den Pocken" ist ganz im Stil konfuzianischer Gelehrtentradition geschrieben. So ist mit dem Ausdruck „Untersuchung der Dinge" (*gewu* 格物) im Titel weniger die Empirie zum Krankheitsbild der Pocken gemeint, als vielmehr die bereits genannte Bestandsaufnahme der ver-

---

32 Der Ausdruck *gezhi* 格致 ist eine Abkürzung für *gewu zhizhi* 格物致知 (Untersuchung der Dinge und Erweiterung des Wissens) – ein Konzept aus dem Kapitel „Große Lehre" (*Daxue* 大學) der Ritualaufzeichnungen (*Liji* 禮記). Das Kapitel wurde von Zhu Xi zu einem der vier kanonischen Bücher erhoben. – Mit den Titeln zu beiden Pockenbüchern lehnte sich Wan Quan offensichtlich an die Medizin von Zhu Zhenheng (1281–1358), genannt Zhu Danxi, an. Zhu Danxi ist Autor der beiden Bücher *Danxi xinfa* 丹溪心法 (Kernmethoden von Danxi) und *Gezhi yulun* 格致余論 (Zusätzliche Abhandlungen zur Untersuchung der Dinge und Erweiterung des Wissens), in denen er die Prinzipien und Methoden einer konfuzianischen Medizin formuliert. Vgl. Zhu Zhenheng 1993:9–43; 191–479

schiedenen theoretischen Standpunkte, die in der Pockenheilkunde vertreten wurden. Im Vorwort schreibt Wan Quan:

> Alle medizinischen Fachbücher stufen die jahreszeitlich auftretenden Ausschläge und Geschwüre[33] als das grausamste Gift ein. Die Theorien und Behandlungskonzepte der Vorfahren [zu diesem Thema] erscheinen widersprüchlich, aber sie sind jeweils genial. [Mein Vater] entwickelte [hierfür] ein unmittelbares Verständnis, welches jenseits der Schriften liegt (*jiaowai biechuan* 教外別傳). Er versenkte sich tief in die geheimen Hinweise [der medizinischen Schriften] und deckte deren verborgene Bedeutung auf. So stellte er zum Beispiel die Theorie vom „embryonalen Gift" und die Theorie von der „Rückkehr des Giftes zur Niere" auf. All diese Dinge, die frühere Autoren noch nicht ausgeführt hatten, schrieb ich nieder, und es wurde ein ganzes Bücherkästchen daraus. Ich fürchtete jedoch, dass meine Erkenntnis nicht [differenziert genug], meine Ausdrucksweise nicht immer treffend, die Worte zu grob und die Betrachtensweise zu oberflächlich seien. Und so wagte ich nicht, jemandem [diese Manuskripte] zu zeigen. Es erschien mir, als ob [ich mich mit meinem Buch] ähnlich lächerlich machen würde wie einst die [jungen Leute, die] den Gang [der Menschen aus der Hauptstadt][34] oder die Frau, die das Stirnrunzeln [der schönen Xi Shi][35] nachahmen wollte. [Doch] Meister Hu Sanxi, Meister Xiao Chuwu[ff] und Meister Wan Binlan haben [meine Manuskripte] gesehen und mich gedrängt, sie unter dem Titel „Wichtige Abhandlung zur Untersuchung der Dinge und Erweiterung des Wissens" drucken zu lassen. Dem konnte ich mich nicht widersetzen und habe sie zusammen mit der [1549 verfassten Schrift], die ich „Wesentlichen Therapiemethoden eines Generationenarztes" nannte, im Buchladen drucken lassen. [Ich hoffe, dass] die Leser dieses Buch mit Freude zur Hand nehmen, die Mühe meines Herzens darin sehen und ihm etwas für sich entnehmen können. Vielleicht gibt es doch zwei oder drei Strategien, die man gebrauchen kann. So heißt es doch im Buch der Lieder: „Die Alten hatten ein Sprichwort: Hol Dir auch Rat bei den Gras- und Holzsammlern."[gg] Ich wage zu hoffen, dass ich [trotz meines niedrigen Standes] den hochgebildeten Edlen etwas sagen kann.
>
> (Verfasst im ersten Drittel des zehnten Monats im Winter des Jahres *renzi* [1552] der Ära „Herrliche Ruhe" von Wan Quan mit Beinamen Mizhai im Weixuan-Studierzimmer einer einfachen Berghütte.[36])

---

33 Gemeint sind hiermit vor allem Masern und Pocken.

34 Die Geschichte von den jungen Leuten aus Shoulin, die in ihren Bemühungen, den Gang der Leute aus der Hauptstadt zu lernen, letztlich ihre eigene Gangart völlig verlernten und gar nicht mehr aufrecht laufen konnten, erscheint im Buch *Zhuangzi*, Kap. 6, 92 (übersetzt von Wilhelm 1912, 133).

35 Dieser Vergleich bezieht sich auf die berühmte Schönheit der chinesischen Geschichte, eine kaiserliche Konkubine mit dem Namen Xi Shi 西施. Eine Geschichte im Buch *Zhuangzi* erzählt, wie Xi Shi in ihrem Herzenskummer die Stirn in Falten zu legen pflegte. Auch damit war sie noch so schön, dass ihre Mimik von einer hässlichen Nachbarin nachgeahmt wurde. Deren Stirnrunzeln jedoch wurde mit Entsetzen aufgenommen, und alle verschlossen ihre Türen, um dem Anblick zu entgehen. *Zhuangzi*, Kap.5, 79–80 (übersetzt von Wilhelm 1912, 109).

36 Vorwort von 1552 zum *Douzhen gezhi yaolun*, erstmals abgedruckt in der Ausgabe von 1568, danach in gekürzter Form in der Ausgabe von 1586. Die drucktechnisch gekennzeichneten (hellgrauen) Textpassagen bezeichnen diejenigen Stellen, die in der gekürzten Version des Vorwortes fehlen.

Die überzogen bescheidene Form, die Wan Quan für seine Selbstdarstellung wählt, hat sicher etwas mit der Konvention zu tun. Vielleicht fühlte sich Wan Quan als jemand, der nicht die Prüfungen durchlaufen hatte, damals auch noch unsicher. Dafür spricht, dass er die übertriebensten Stellen dieser Art in einer späteren Fassung des Vorworts gestrichen hat. Auf der anderen Seite entsprach die Zurückhaltung, mit der die eigene Leistung vorgestellt wird, der scholastischen Methode. Neues musste immer mit Altem begründet werden, und sei es auch nur, dass es als potentiell im Alten vorhanden dargestellt wurde, wie Wan Quan es tut. Darunter fällt auch die Harmonisierung von Widersprüchen zwischen den medizinischen Konzepten der Vorfahren, die Wan Quans Vater zugeschrieben wird.

Wan Quans Art und Weise der Harmonisierung weist aber noch eine Besonderheit auf, die nicht Bestandteil der traditionellen konfuzianischen Scholastik war, sondern buddhistische Einflüsse zeigt: Er war der Ansicht, dass es neben den Worten bzw. Schriften noch ein Verständnis gibt, das sich nur unmittelbar durch Intuition erschließt. Der Ausdruck *jiaowai biechuan* 教外別傳 (eine besondere Vermittlung jenseits der Schriften) in dem obigen Zitat stammt aus dem chanbuddhistischen Kontext. Er besagt, dass man sich nicht auf das geschriebene oder gesprochene Wort alleine stützen, sondern mit dem Herzen „eine unmittelbare Anschauung der ursprünglichen Natur der Dinge" (*wuxing* 悟性) entwickeln soll. Sowohl Daoisten als auch Buddhisten waren sich darin einig, dass Worte ungeeignet seien, ultimative Wahrheiten zum Ausdruck zu bringen. Diese Idee hatte in der Ming-Zeit auch im Neokonfuzianismus Fuß gefasst (Ausführlicher in Kap. „Die Welt der Bedeutungen und Sinnstrukturen").

Die Personen, die Wan Quan drängten, seine Schriften drucken zu lassen, waren alle Magister aus Luotian. Ihre Anerkennung erfüllte Wan Quan mit offensichtlicher Genugtuung. Allerdings war die Anerkennung wohl kaum mit finanzieller Unterstützung verbunden. Die Privatedition, die offenbar im Buchladen des Ortes entstand, scheint eine Art „Lehrskriptenvervielfältigung" gewesen zu sein, wie sie viele Ärzte für ihre Hausbesuche[37] und den Unterricht verwendeten. Dafür spricht, dass sie bereits wenige Jahre später nicht mehr erhalten war und von niemandem (auch Wan Quan selbst) mehr für erwähnenswert gehalten wird.[hh]

Der Druck einer größeren Auflage war zu jener Zeit mit Kosten verbunden, die das Einkommen eines Arztes aus dem Volk überstiegen. Ohne die Förderung durch einflussreiche und wohlhabende Persönlichkeiten konnte er nicht vorfinanziert werden. Immerhin können wir den Entschluss Wan Quans zum selbstfinanzierten Druck einer Kleinstauflage als einen ersten Schritt heraus

---

[37] Es wundert zunächst, dass solche Skripten bei Hausbesuchen mitgenommen wurden. Verständlich wird es aber, wenn man sich vor Augen hält, welche Diskussionen um Behandlungsmethoden am Krankenbett geführt wurden und wie groß die Autorität des schriftlichen Wortes war. Der Arzt konnte gegebenenfalls auf geeignete Stellen in seinem Skript verweisen, um seine Argumente zu untermauern.

aus der familienorientierten Wissensvermittlung hin zur gelehrten Öffentlichkeit sehen.

Von diesem ersten Schritt an sollte es allerdings noch weitere 16 Jahre dauern, bis Wan Quan endlich der Durchbruch als Autor gelang. Unter eigenem Namen und mit der Förderung des Großen Koordinators Sun Ying'ao wurden seine beiden Schriften „Therapiemethoden eines Generationenarztes" und „Wichtige Abhandlung zur Untersuchung der Dinge und Erweiterung des Wissens" im Jahre 1568 erstmals in großer Auflage gedruckt.[ii] Dieser Druck erscheint im Nachhinein als der Höhepunkt von Wan Quans früher Schaffensperiode. Fünf Jahre später gab er die Praxis auf, um sich nur noch dem Schreiben zu widmen.

Späte Schaffensperiode

Neue Themen: Fruchtbarkeitsmedizin und gesunde Lebensführung

Ab Anfang der siebziger Jahre galt Wan Quan als anerkannter medizinischer Autor. Seine beiden pockenheilkundlichen Werke wurden in den Folgejahren unter der Ägide der verschiedensten Präfekten wieder und wieder aufgelegt.[38] Wohl beflügelt durch den Erfolg stellte Wan Quan weitere Schriften zu verschiedenen Themen der chinesischen Medizin fertig.

Bereits 1573 schloss er ein völlig neuartiges Werk zu einem Problem ab, welches zwar seit Jahrtausenden die medizinischen Literatur bewegt hatte, jedoch vor der Ming-Zeit noch nie als ein eigenes Fach der chinesischen Medizin angesprochen worden war: die „Vermehrung der Nachkommenschaft" (*guangsi* 廣嗣), d.h. die Frage, wie man viele Söhne zeugt.

Woher er die Idee hatte, ein eigenes Buch zu diesem Thema herauszubringen, lässt sich nicht genau eruieren. Seit der Tang-Zeit wurde die Thematik vornehmlich in Büchern zur Frauenheilkunde abgehandelt. Das galt jedenfalls für den Aspekt, der die Frauen selbst betraf, also Empfängnis, Schwangerschaft und Geburt. Die Frage, was Männer gegen Kinderlosigkeit oder für gesunde und kräftige Kinder (das hieß natürlich immer Söhne) tun könnten, galt dagegen nicht als medizinisches Terrain. Sie wurde in Büchern zu Sexualpraktiken abgehandelt, die Teil der Lebensverlängerungsliteratur (*yangsheng* 養生) waren.[jj] Nicht als zum Thema gehörig wurde die Frage betrachtet, wie man Säuglinge und Kleinkinder sicher durch die gefährlichen ersten Lebensjahre bringen kann. Das sollte sich erst mit Wan Quan ändern.[39]

---

38 Beispiele solcher Nachdrucke sind beispielsweise: *Douzhen xinyao*, herausgegeben von Sun Guangzu 孫光祖 in Huangzhou (1571); *Douzhen shiyi xinfa*, herausgegeben von Chen Yunsheng 陳允升in Suzhou (1583); *Douzhen xinyao*, herausgegeben von Cao Jixiao 曹繼孝 in Shaoxing (1585); *Douzhen xinfa* (*jinjinglu*), herausgegeben von Wang Yiming 王一鳴 in Nanjing (um 1590), usw. Vgl. Tabelle 2.7. Bis auf Chen Yunsheng waren alle diese Präfekten gebürtige Huangganger. Dies spricht für den großen Erfolg, den Wan Quans Pockenbücher seit dem ersten Nachdruck von Sun Guangzu in seiner Heimatpräfektur hatten. „Der Prophet gilt nichts in seiner Heimatstadt" trifft also nicht auf Wan Quan zu.

39 Wie Yali Lu 1993 in ihrer Dissertation nachweist, wurde die Fortpflanzung in China im Laufe der Zeiten unter wechselnden Vorzeichen betrachtet. In der Han-Zeit gab es eine Sparte von Büchern, die *youzifang* 有子方 genannt wurde, also in etwa „Rezeptvorschriften zum Kinderkriegen". Sie war fester Bestandteil der Literatur zu den Sexualtechniken, die der Lebensverlängerung des Mannes (durch Verzicht auf die Ejakulation und Erhalt des Samens) genauso dienen sollten wie der gezielten Reproduktion. Die Verlängerung der eigenen Lebenslinie war ein anerkanntes und wohl das verbreitetste Motiv für die Fortpflanzung in der Han-Zeit. Es wurde einige Jahrhunderte später abgelöst durch ein Konzept, das die Fortführung des Ahnenkults in den Vordergrund stellte. Kinderreichtum galt ab der Song-Zeit, im Zusammenhang mit neokonfuzianischen Prinzipien, als Gehorsamspflicht gegenüber den Ahnen. Davon war der Schritt nicht mehr weit zu der religiösen bzw. moralischen Betrachtungsweise, die ab dem Ende des

Sein Buch mit dem Titel *Guangsi jiyao* 廣嗣紀要 (Prinzipien zur Vermehrung der Nachkommenschaft) ist, soweit wir wissen, in der Ming-Zeit eine der ersten Publikationen zum Fach der Fortpflanzungsmedizin. Davor sind uns nur zwei kleine Bücher mit geringer Auflage überliefert.[kk] Wan Quans „Prinzipien zur Vermehrung der Nachkommenschaft" leiteten eine Art Renaissance dieser Literaturgattung ein, die sich in einer Flut von Veröffentlichungen gegen Ende des 16. und Anfang des 17. Jahrhunderts äußerte.[40] Es ist schwer zu sagen, wodurch diese Flut von Büchern letztlich bewirkt wurde. Es scheint, dass das Thema irgendwie „in der Luft lag". Am Kaiserhof hatte wenige Jahrzehnte zuvor das Problem der Kinderlosigkeit, das die Erbfolge unberechenbar machte, alle anderen Probleme verdrängt. Von Wan Quan selbst wissen wir, dass er viele Patienten mit Zeugungsschwierigkeiten hatte, dass er aber besonders durch die Gespräche mit seinem Förderer Sun Ying'ao auf die Problematik aufmerksam wurde. Sun, hoher Beamter und noch immer kinderlos, hatte sich mehrfach deshalb an Wan Quan gewandt. Sun Ying'ao's Probleme und seine eigenen Antworten hierauf hat Wan Quan in seinem Buch als Fallgeschichte wiedergegeben.[41]

---

16. Jahrhunderts einen großen Aufschwung erlebte und die Kinderreichtum (eigentlich nur den Reichtum an Söhnen) als Zeichen für richtige Lebensführung sah. Beide Aspekte – die Pietät gegenüber den Ahnen und die moralische Lebensführung – hielten sich in der Literatur zur Fortpflanzung bis in die Mitte des 20. Jahrhunderts. Erst im Zuge der kommunistischen Machtergreifung wurden alte Ideen über die Bedeutung von Söhnen für den Ahnenkult beiseite gefegt. Mit der Ein-Kind-Politik der neuen Regierungen nach dem Tod Mao Zedongs schlug der Wind jedoch wieder um. Offiziell war und ist die Bevorzugung von männlichen gegenüber weiblichen Kindern zwar verpönt. Indirekt leistet die Politik dieser Einstellung jedoch Vorschub, indem sie massenhaft eugenische Methoden propagiert, um die Geburt ausschließlich gesunder Kinder zu sichern. „Wie bekomme ich einen gesunden Sohn?" lautet die Frage, die seither Millionen Elternpaare umtreibt. Auch der chinesische Büchermarkt ist seit etwa 1980 von populärwissenschaftlichen Büchern zur Eugenik, wörtlich „Lehre von der vorzüglichen Geburt" (*youshengxue* 优生学), überschwemmt.

40 Der bekannteste Autor, der sich 1590, also 17 Jahre nach Wan Quan, mit seinem Buch *Qisi zhenquan* 祈嗣真詮 (Wahrer Führer zum Gebet um Nachkommen) auf dieses Feld wagte, ist Yuan Huang 袁黃 (1533–1606). Yuan Huang wurde allerdings erst durch sein „Traktat zur Aufrichtung des eigenen Schicksals", sinngemäß „Bestimme Dein Schicksal selbst" (*Liming pian* 立命篇) von 1601 so bekannt. Sein Ansatz, nach dem der Mensch sein Schicksal durch eigenes Bemühen selbst bestimmen kann, erregte ungeheures Aufsehen. Heute wird er als Pionier einer neuen Bewegung gefeiert, die einen unmittelbaren Kausalzusammenhang zwischen guten Taten und langem sowie erfolgreichem Leben und Kinderreichtum postulierte. Tatsächlich ist der Gedanke der Resonanz von Verhalten und persönlichem Schicksal bereits sehr früh in der chinesischen Geschichte angelegt. Vgl. hierzu Kap. 3.3 „Die Welt der Bedeutungen und Sinnstrukturen". Zu Yuan Huang siehe Liu Ts'un-yan 1961,108–132, Brokaw 1987: 137–195, Brokaw 1991 sowie Bauer 1991.

41 Vgl. Fallgeschichten Nr. 54 und 56.

Bevor näher auf den Inhalt des Buches eingegangen wird, ist etwas zu seiner Form zu sagen. Interessanterweise sind die „Prinzipien zur Vermehrung der Nachkommenschaft“ von Wan Quans Schüler Cai Chaoyi 蔡朝扆 aus Huanggang herausgegeben.[42] Allerdings ist nicht sicher, ob dieser Schüler das Buch bereits im Jahre 1573, wenige Monate nach Fertigstellung des Manuskriptes drucken ließ, oder erst nach Wan Quans Tod in den neunziger Jahren.[43] Jedenfalls wird auf Wan Quan nicht mit der bescheidenen Form des Vornamens „Quan“ oder des Personalpronomens „ich“ Bezug genommen wird, sondern mit „(Meister) Mizhai“ – einer Bezeichnung, die Wan Quan für sich selbst nicht verwenden würde. Nur in der Einleitung erscheint sein Vorname: Wan Quan hat es sich offensichtlich nicht nehmen lassen wollen, selbst die einleitenden Worte zu dem ansonsten von seinem Schüler zusammengestellten Werk zu schreiben:

> Ich, Quan, stelle die folgenden Prinzipien zur Vermehrung der Nachkommenschaft auf:
> 1. Man muss die Tugend pflegen, damit man Glück und Segen für sich anhäuft.
> 2. Man muss die Begierden verringern, damit man sein wahres [Wesen] vollständig hält.
> 3. Man muss eine passende [Frau] aussuchen, damit man seine Nachkommen zur Blüte bringt.
> 4. Man muss das ursprüngliche *Qi* in Harmonie halten, damit man Krankheiten von sich weist.
> 5. Man muss den Zeitpunkt [für die Vereinigung] abstimmen, damit sich auch die Lebensgeister [von Mann und Frau] vereinen.[II]

---

42 In beiden Ausgaben ist auf der Anfangsseite von Kap. 1 Wan Quan als Autor genannt, anschließend Cai Chaoyi als derjenige, der die Texte kollationiert hat: *Huanggang menren Cai Chaoyi jiao* („Kollationiert von dem Schüler Cai Chaoyi aus Huanggang“). Cai Chaoyi findet, von diesem Buch einmal abgesehen, bei Wan Quan ansonsten nur einmal Erwähnung, und zwar in einer pockenheilkundlichen Fallgeschichte, die auf den 19. Tag des 3. Monats des Jahres *xinwei* (also den 12. April 1571) datiert ist. Vgl. *DZXF (II) 2:13a

43 Es gibt zwei unterschiedliche Ming-zeitliche Ausgaben des *Guangsi jiyao*, die offensichtlich kurz nacheinander in der Provinz Fujian erschienen sind. Die eine Ausgabe in fünf Kapiteln, die nur noch an der Bibliothek Dalian einsehbar ist, wurde von der Präfektur Shaowu 邵武 gedruckt, die andere in 16 Kapiteln, die in an der Parlamentsbibliothek Tokyo und in Shanghai einsehbar ist, wurde vom Verlag Yiqingtang 怡慶堂 im Nachbarort Jianyang gedruckt. Beide Ausgaben enthalten dasselbe Vorwort von Li Zhiyong 李之用 aus Huanggang, der zwischen 1596 und 1599 Präfekt in Shaowu war. Einmal ist dieses Vorwort datiert auf das Jahr 1596. Im anderen Fall ist es nicht datiert. Die Verlagsausgabe enthält stattdessen ein Emblem, in dem die rätselhaften Schriftzeichen „*Wanli xinsui zhongchun zhi yue* 萬歷新歲仲春之月“ (Regierungszeit Wanli, Neujahr, im zweiten Monat des Frühlings) erscheinen. Die Angabe „Neujahr“ ist höchst ungewöhnlich. Die chinesischen Bibliographen und auch der bekannteste Wan Quan-Forscher in China, Mao Dehua, der die Originaleditionen allerdings nicht einsehen konnte, setzen sie dennoch einfach mit dem ersten Jahr der Ära Wanli gleich – 1573. Nachdem ich in Dalian, Shanghai und Tokyo sämtliche Ming-zeitlichen Editionen miteinander vergleichen konnte, bin ich aufgrund des Druckbildes und aufgrund der lebensgeschichtlichen Fakten zu dem Schluss gekommen, dass das *Guangsi jiyao* durch Zusammenarbeit von Wan Quans Schüler, Cai Chaoyi mit dem Präfekten Li Zhiyong zustande kam und daher frühestens 1596, jedoch wahrscheinlich zwischen 1597 und 1598 zur Jahreswende („Neujahr“) gedruckt wurde.

Das Buch ist in einer schmucklosen Prosa verfasst, die nichts von Wan Quans literarischen Fähigkeiten ahnen lässt. Die Kapiteleinteilung folgt den Prinzipen, die in der Einleitung aufgeführt sind. Die einzelnen Kapitel sind fast zur Gänze aus Zitaten aus klassischen Büchern aufgebaut, wobei es sich naturgemäß um Klassiker aller Bereiche, also nicht nur der Medizin, handelt. Vieles stammt aus dem Daoismus oder anderen philosophischen Werken. Auf die Darstellung in den Klassikern zu einem bestimmten Sachverhalt folgt im Anschluss die Meinung von Wan Quan. Außerdem finden sich in dem Buch viele Rezepturen und Behandlungsverfahren.

Es scheint, dass Wan Quan hier, wo er Neuland betritt, ganz besonderen Wert auf eine breite Darstellung althergebrachter Meinungen legt. Medizinisch hat er zu Zeugungs- und Fruchtbarkeitsproblemen wenig Neues zu sagen. Neu ist nur, dass Wan Quan zum ersten Mal in der Geschichte der chinesischen Medizin alle Aspekte gelingender Reproduktion – der Frau, des Mannes, des Kindes – in einem Buch zusammenfasst. Was die Steigerung der kindlichen Überlebenschancen in den ersten Lebensjahren anbelangt, hatte er als Kinderarzt natürlich einiges beizutragen. Wan Quan nimmt daher auch in diesem Buch erstmals Fallgeschichten der Kinderheilkunde auf. Sie sind in einem eigenen Kapitel abgehandelt und nach Krankheitssymptomen geordnet. Dabei verwendet er offensichtlich Notizen aus seiner Praxiszeit von 1524 bis 1572 und kleidet diese in eine narrative Prosa, die an die „Pinselnotiz"-Literatur erinnert.

Aber noch in anderer Hinsicht leistet Wan Quan in seinem Buch etwas Neues. Der Zeugungsakt steht bei ihm nicht im Mittelpunkt, im Unterschied zu anderen Autoren. Wan Quan behandelt ihn eher beiläufig. Dafür spricht er psychische Aspekte an, die die anderen Autoren vernachlässigen, wie die Verkrampfung, mit der kinderlose Paare beim Geschlechtsakt ihre Bemühungen ungewollt selbst zunichte machen. Seine Vorschläge, die er beispielsweise dem hohen Beamten Sun Ying'ao unterbreitet, können sich durchaus messen mit psychologischen Erklärungen in der heutigen Sexualtherapie.[mm]

Wan Quans Schüler Cai Chaoyi hatte diese erste Edition der „Prinzipien zur Vermehrung der Nachkommenschaft" noch mit einem Anhang versehen, dem er den Titel „Geheim tradierte Erfahrungen zur manuellen Therapie für Kinder" (*Michuan jingyan xiaoer nafa* 秘傳經驗小兒拿法) gab. Dieser Anhang taucht in späteren Editionen nicht mehr auf. Die Texte und Abbildungen, die er enthält, sind allerdings hoch interessant.

Zum einen enthält dieser Anhang sehr detaillierte Zeichnungen und Merkverse zur kinderheilkundlichen Gesichtsdiagnose, wie es sie in dieser Ausführlichkeit und Differenziertheit in der kinderheilkundlichen Literatur noch nicht gab (Abb. 2.2 a).[44] Die Zeichnungen, die sich über fünf Doppelseiten er-

---

44 Die Gesichtsdiagnose hatte in der Kinderheilkunde seit der Song-Zeit etwa die Bedeutung, die die Pulsdiagnose in der Erwachsenenmedizin hatte. Sie entwickelte sich vermutlich aus der Physiognomie und Prognostik, die bereits eine lange Tradition in der chinesischen Geschichte hatten.

strecken, werden im oben angeordneten Textteil durch diagnostische Merkverse erläutert, die von Wan Quan verfasst sein könnten. Unterhalb finden sich allerdings Texte, bei denen es sehr fraglich ist ob sie auf Wan Quans Manuskripten fußen. Sie sind inhaltlich und sprachlich völlig untypisch für Wan Quans Schreibstil. Die aufgeführten Rezepturen zeigen keinerlei Gemeinsamkeit mit Wan Quans therapeutischen Ansatz und den Rezepturen, die er in der Kinderheilkunde verwendete. Offensichtlich wurden sie nachträglich und in sehr nachlässiger Drucktechnik eingefügt. Der Anhang enthält noch weitere diagnostische Merkverse und Abbildungen im hinteren Teil, die aber offensichtlich ebenfalls nicht von Wan Quan stammen. Sie finden sich in verschiedenen Kinderheilkundetraktaten der Jiajing-Zeit.[45] Offensichtlich handelt es sich hierbei um „streunende" Texte, deren Ursprung möglicherweise damals schon nicht mehr überliefert war.

Besonders interessant in diesem Anhang sind die Texte und Bilder (Abb. 2.2 b, c) zur manuellen Therapie für Kinder (*Xiaoer nafa* 小兒拿法 bzw. *Xiaoer tuinafa* 小兒推拿法), die tatsächlich von Wan Quan stammen könnten. Die manuelle Therapie für Kinder wurde vermutlich Anfang des 16. Jahrhunderts von manuellen TherapeutInnen entwickelt und war zu Lebzeiten von Wan Quan äußerst populär. In der kinderheilkundlichen Literatur wurde sie jedoch bis dahin nie erwähnt.[46] Da sie anders als die Akumoxa-Therapie für Erwachsenen keine Theorie beinhaltete und die medizinischen Klassiker keinen Bezug auf sie nehmen,[47] standen ihr die meisten Gelehrtenmediziner eher verächtlich gegenüber. Wan Quan erwähnt diese Therapie jedoch bereits in seinen frühen Schriften. Offensichtlich beeindruckt sie ihn. Obwohl er ihr später etwas kritischer gegenübersteht und sie in seinen Fallgeschichten nur bei leichten „oberflächlichen" Erkrankungen empfiehlt, die keiner weiteren medizinischen Behandlung bedurften, setzt er bestimmte Techniken der manuellen Therapie auch bei Notfällen ein, wie kindlichen Krämpfen, die mit Bewusstlosigkeit einhergehen, indem er zum Beispiel bestimmte Punkte mit dem Daumennagel eindrückt (siehe Fall Nr. 24, 34 und 35 sowie die Abbildungen 2.2 b, c sowie 4.5–4.7).

Inwieweit Cao Chaoyi bei der Herausgabe dieses flickmusterartig zusammengestellten Buches beim Verlagshaus im Ort Jiangyang 建陽 (Provinz Fujian)[nn] eigenmächtig gehandelt hat und zeitgenössischen Marktbedürfnis-

---

45 Die diagnostischen Verse und Tafeln finden sich auch in der von Zhu Chongzheng 朱崇正 ergänzten Neufassung des Song-zeitlichen Kinderheilkundebuchs *Renzhai xiaoer fanglun* 仁齋小兒方論 von Yang Shiying 楊士瀛, die 1550 herausgeben wurde (Yang Shiying 1986, 13–16 u. 62–63). In ähnlicher Form finden wir sie nochmals im kinderheilkundlichen Kapitel des Buches *Gujin yitong* 古今醫統 (1556) von Xu Chunfu 徐春甫 (1520–1596). Vgl. GJTS 404:103–107.

46 Über die Literatur zur manuellen Therapie für Kinder vgl. Lu Yali 卢亚丽 1987.

47 In der Kinderheilkunde galt die Leitbahntheorie nicht. Das *Qi* der Kinder – so heißt es im Fontanellenklassiker (*Luxinjing* 顱顖經), einem der frühesten Fachbücher der Kinderheilkunde – sei noch nicht zerstreut. Vgl. hierzu Volkmar 1985.

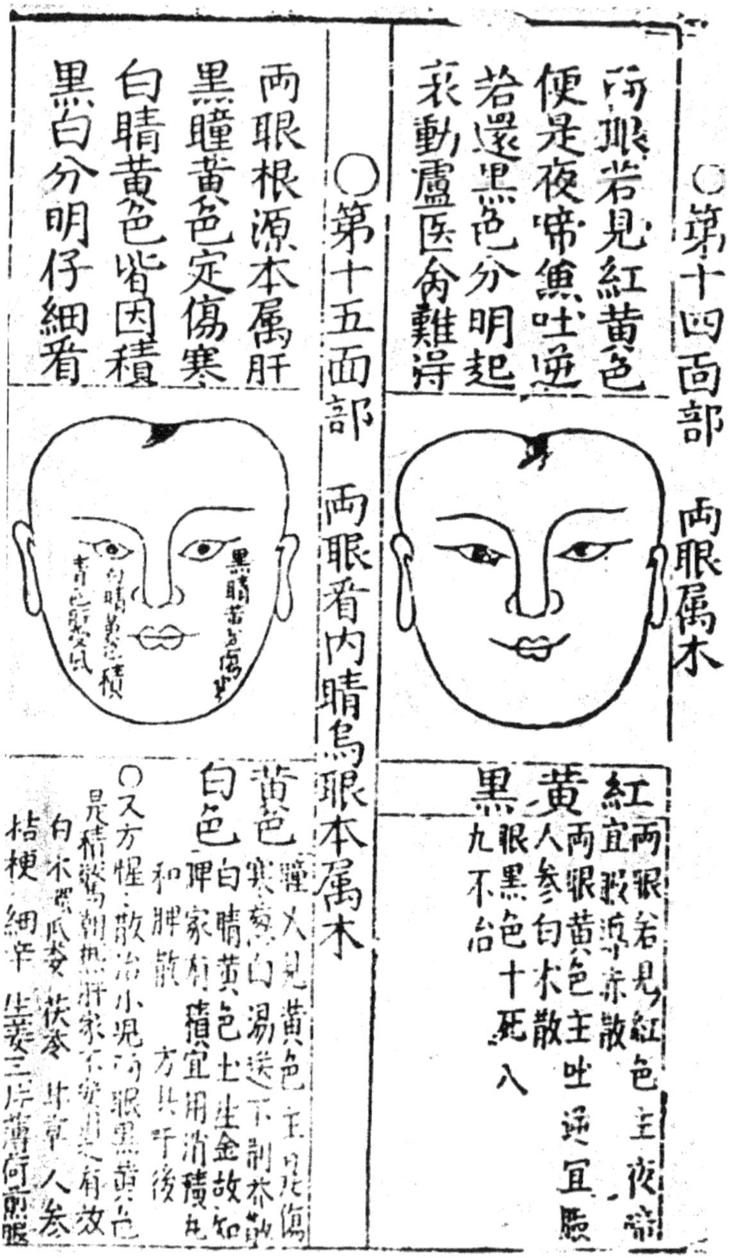

Abb. 2.2a Auf den Kindergesichtern, die alle den charakteristischen Haarschweif über der Fontanelle zeigen, sind die Gesichtsareale jeweils durch Schriftzeichen markiert.
Von rechts nach links werden die Region um die rechte Wange bis zur Vor-Ohr-Region, die Region um die beiden Augenbrauen, die Bindehaut und die Pupillen beider Augen in ihren möglichen patholo-

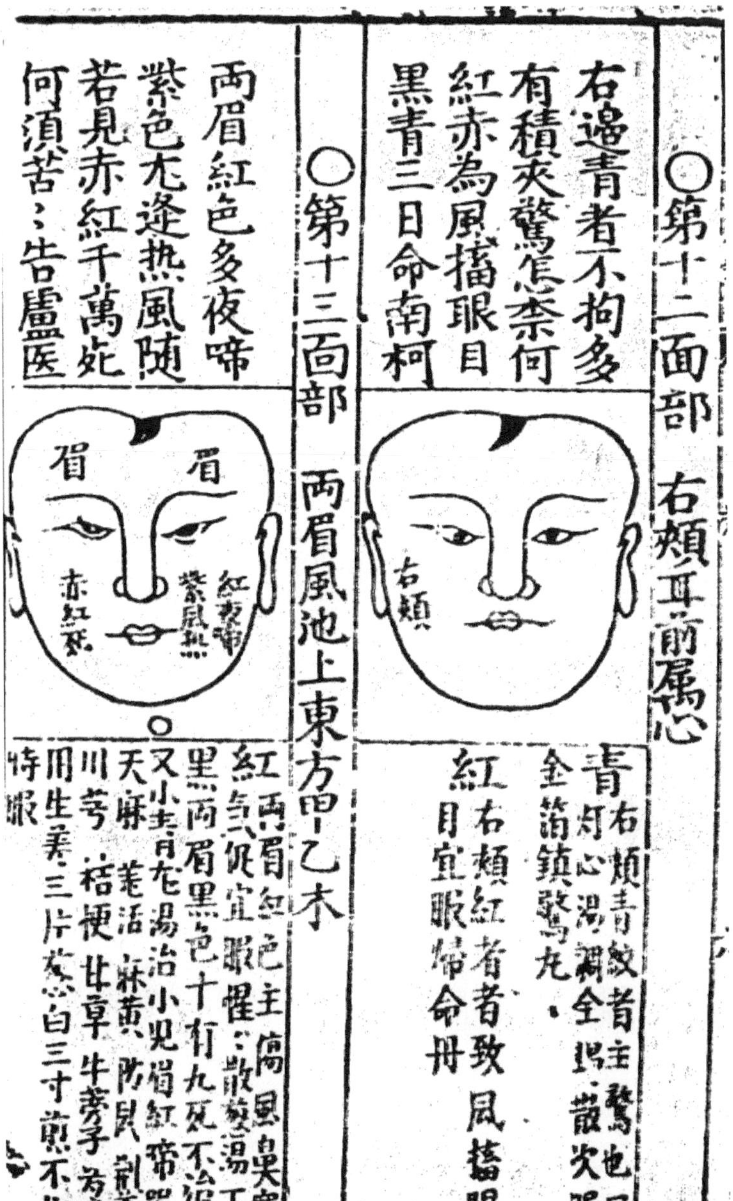

gischen Farbveränderungen erläutert. In den jeweils oberhalb der Zeichnungen gedruckten Merkversen, die offensichtlich von Wan Quan stammen, wird erklärt, dass die Verfärbung dieser Areale bestimmte Krankheiten anzeigt. Unterhalb der Zeichnungen finden sich Texte und Rezeptvorschriften eines anderen Autors (Anhang des *Guangsi jiyao*, Edition von 1597).

sen zu entsprechen suchte, wird aus den Quellen nicht ganz deutlich. Wan Quan äußert sich in einem Vorwort des Jahres 1579 sehr kritisch über seine Schüler und überlässt ihnen die Herausgabe seiner Schriften ausdrücklich nicht (s.u.). In der kurz zuvor erschienenen Edition des Buches „Prinzipien zur Vermehrung der Nachkommenschaft", die im Jahre 1596 von dem Präfekten Li Zhiyong 李之用 in der Präfektur Shaowu (ebenso Provinz Fujian) herausgegeben wurde und in der Edition, die Mitte des 17. Jahrhunderts von Wan Da in Luotian herausgegeben wurde, ist der Anhang zur manuellen Therapie jedenfalls nicht enthalten.[48] Die plausibelste Erklärung für die andere Aufmachung der Edition des Verlagshauses besteht wohl darin, dass die Leser gleichzeitig auf andere medizinische Titel des Verlagsprogramms aufmerksam werden sollten. (Siehe hierzu auch Abb. 3.4 a und b, die aus einem Buch zur Pockenheilkunde stammen, das vom gleichen Verlag gedruckt wurde. Dort sind viele „Kostproben" von Texten anderer medizinischer Autoren, u.a. von Wan Quan enthalten.)[49]

Das Buch „Prinzipien zur Vermehrung der Nachkommenschaft" mit seiner zusammenfassenden Behandlung aller Fragen um die Fortpflanzung fand in späteren Jahren viele Nachfolger. Auch wenn man in Rechnung stellt, dass Literatur aus früherer Zeit verloren gegangen sein mag, dürfte Wan Quans Buch doch eines der ersten Bücher dieser Art sein.[50] Man kann Wan Quan daher zu den Begründern dieser neuen Fachrichtung der Medizin zählen.

Im posthumen Nachlass findet sich noch ein weiteres Buch zu einer ähnlichen Thematik, das *Yangsheng siyao* 養生四要 („Die vier Prinzipien der gesunden Lebensführung"). Es wurde offenbar wenig später von Wan Quan verfasst bzw. zusammengestellt, da es bereits Bezug nimmt auf das Buch „Prinzipien zur Vermehrung der Nachkommenschaft" und in einzelnen Textstellen mit ihm übereinstimmt. Nur wird die Darstellung von Wan Quans Ansichten in diesem Buch immer direkt mit „ich" oder „Quan" eingeleitet, und nicht mehr mit dem Namen „Mizhai", der Dritten vorbehalten war. Wan Quans Äußerungen im Buch „Vier Prinzipien zur Lebenspflege" bestätigen, dass es sich bei dem Buch „Prinzipien zur Vermehrung der Nachkommenschaft" (mit Ausnahme des Anhangs in der fünf Kapitel umfassenden Erstausgabe) tatsächlich um eine von ihm autorisierte Ausgabe handelt, und nicht um einen Raubdruck.

---

48 Diese erste Ausgabe von 1573 ist zwar nicht mehr erhalten, eine Neuauflage, die um 1598 von Li Zhiyong herausgegeben wurde, ist jedoch an der Staatsbibliothek in Shanghai einsehbar. Sie besteht aus fünf Kapiteln. Eine weitere posthume Ming-zeitliche Ausgabe befindet sich in der Lüdashi-Bibliothek in Dalian. Sie besteht – wie alle weiteren Editionen – aus 16 Kapiteln. In beiden Ausgaben fehlt der genannte Anhang.

49 Zur kommerziellen Vermarktung medizinischer Titel während der Ming-Zeit vgl. Volkmar 2000, 36–38.

50 Vgl. ZYTS 469–471 Rubrik „*Guangsi*". Hier ist Wan Quans Buch allerdings mit 1549, dem Jahr des ersten Vorwortes seines pockenheilkundlichen Traktates, falsch datiert.

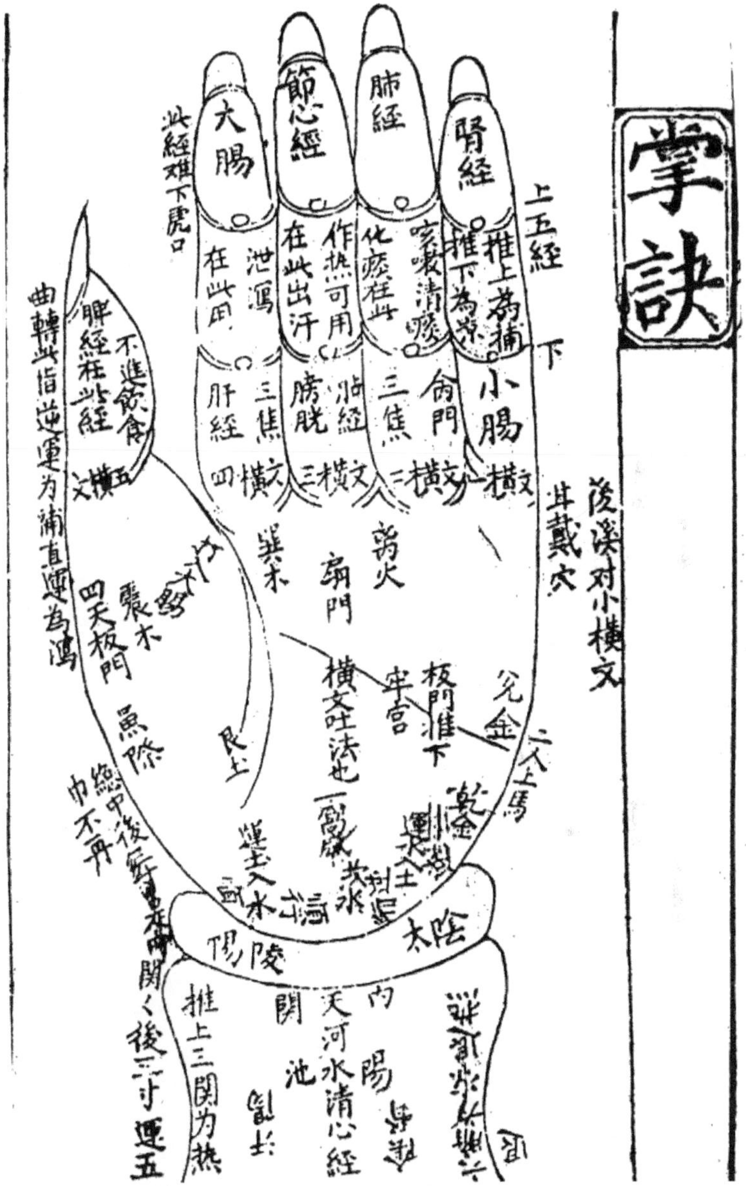

Abb. 2.2 b Die sensiblen Körperzonen für die manuelle Therapie an der Hand werden jeweils durch die Hand- und Fingerlinien abgegrenzt. Auf der kindlichen Hand soll der ganze Körper abgebildet sein, wobei die fünf Finger mit ihren Unterteilungen an den Gelenkfalten jeweils die Verbindung zu den fünf Speicher- und Palastorganen sowie zu ihren Leitbahnen im Innern bilden sollen. Sie sollten in eine bestimmte Richtung geschoben, gegriffen oder mit dem Nagel gedrückt werden, damit – so die Vorstellung – das *Qi* bei einer Fülle abgeleitet oder bei einem Mangel aufgefüllt wurde (Anhang des *Guangsi jiyao*, Edition von 1597).

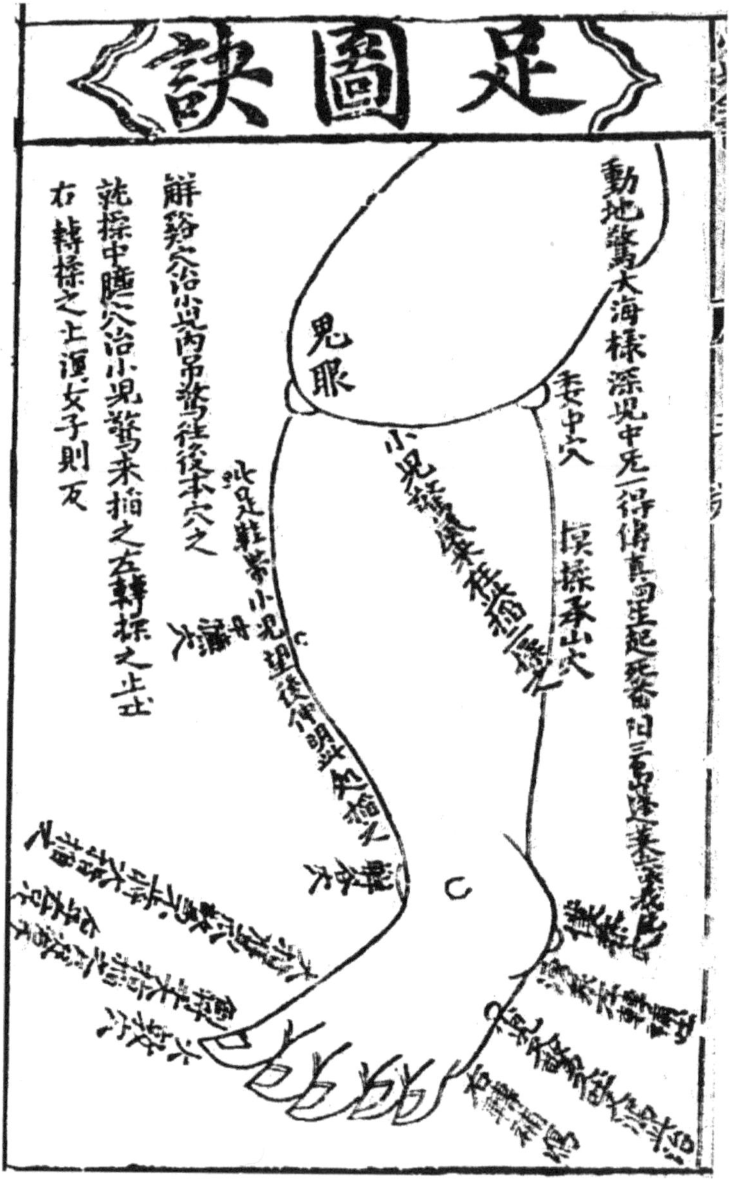

Abb. 2.2 c Die sensiblen Körperzonen des Kindes für die manuelle Therapie an Fuß und Wade sind hier durch kleine Kreise markiert und entsprechen Punkten, die auch in der Akumoxa-Therapie eine wichtige Rollle spielen. Diese Punkte sollten kreisförmig nach rechts oder links geschoben oder bei akuten Krämpfen oder Bewusstlosigkeit auch mit dem Daumen- oder Fingernagel eingedrückt werden (Anhang des *Guangsi jiyao*, Edition von 1597).

Das Buch „Die vier Prinzipien zur Lebenspflege“ hat im Vergleich zu anderen Schriften einen sehr fragmentarischen Charakter, so dass nicht sicher ist, ob Wan Quan es bereits beendet hatte oder ob er plante, ihm noch weitere Struktur zu verleihen. Es setzt sich aus eher losen Aufzeichnungen zusammen, die vermutlich erst nach Wan Quans Tod zu einem Buch zusammengefasst wurden. Interessant ist, dass in den uns erhaltenen Versionen zahlreiche umgangssprachliche Anmerkungen und rhetorische Fragen in den Text eingestreut sind: „Wie können wir das verstehen?“ – „Das ist jetzt eine ganz interessante Sache.“ – „Ja, genauso ist es!“ usw.

Der Aufbau ähnelt dem des Buches „Prinzipien zur Vermehrung der Nachkommenschaft“. Auch das Buch „Die vier Prinzipien der gesunden Lebensführung“ setzt sich zusammen aus einer Fülle von Zitaten aus den verschiedensten – vor allem nichtmedizinischen – Büchern sowie eigenen, oft bruchstückhaften Gedankenansätzen und Kommentaren. Die Einteilung erfolgt ebenfalls nach vier Prinzipien: 1. Mäßigung der Begierden, 2. Umsichtiges Verhalten, 3. Anpassung an die Jahreszeiten, 4. Abwehr von Krankheiten.

Obwohl die Literatur zur „Nährung der Lebens“ (*yangsheng* 養生) allgemein aus dem Daoismus schöpft, nimmt Wan Quan in seinem Buch eher eine konfuzianische und eine medizinische Position ein. Außergewöhnlich ist, dass er seine Ausführungen zur individuellen Lebensführung nicht nur an die Männer richtet, sondern auch an Frauen und Kinder. Schwerpunkt ist der sorgsame Umgang mit dem eigenen Körper, wobei der „Gefühlshaushalt“ eine große Rolle spielt. Von Euphorie und Depression über Zahnschmerzen und Hämorrhoiden bis zum „Kater“ gibt Wan Quan Ratschläge für die verschiedensten Beschwerden des Alltags. Dabei bespricht er auch Techniken und Rezepturen, die ihm von anderer Seite zugetragen wurden.[51] Rezepturen für stärkende Kräuterweine[52] und Hinweise für die Selbstbehandlung mit Akupunktur und Moxa runden das Werk ab.

Fragen des Umgangs mit Sexualität und Zeugungskraft spielen auch im Buch „Die vier Prinzipien zur Lebenspflege“ *Yangsheng siyao* eine Rolle. Wan Quan bespricht zwar gängige daoistische Ansichten, aber er bezieht meist

---

[51] Ein besonders nettes Beispiel ist das folgende: Wan Quan erhielt von einem befreundeten Beamten aus Nanjing ein Rezept namens *Songmeiwan* 松梅丸 mit einer Indikation, die sichtlich nicht aus der traditionellen chinesischen Medizin stammte: „Einfetten des Darms und Stärkung des Marks“ (*feichang jiansui*). Der Beamte hatte es von einem „besonderen Menschen aus den westlichen Ländern“ erhalten. Damals hielten sich neben den Jesuiten Delegationen aus vielen Ländern in Nanjing auf. Die Rezeptur enthielt drei Bestandteile: Songzhi 松脂 (Kiefernharz), *Dihuang* 地黃 (Rehmannia), *Wumeirou* 烏梅 (Mume- bzw. Aprikosenfruchtfleisch), die Wan Quan durchaus bekannt waren. Er schlug in allen Arzneibüchern nach, um die Wirkung in chinesische Begriffe zu übertragen. Dabei fand er, dass das Kiefernharz auch von den Daoisten zur Verschlankung und Lebensverlängerung eingesetzt wurde. Wan Quan befand die Rezeptur für gut, aber wies darauf hin, dass man die Mischung destillieren müsse, um die Wirkung zu verstärken. *YSSY 5:64.

[52] Wan-Mizhai-Kräuterweine sind heute ein bekanntes Produkt in Luotian.

eine kritische Position. Die Möglichkeiten der Lebensverlängerung schätzt er sehr nüchtern ein und setzt sich durch deutliche Worte von den Kulten am Kaiserhof ab:

> Seit alters her haben „Meister der Techniken" (*fangshi* 方士) die Menschen verführt. Zum Beispiel sandte der Kaiser Qinshi Huangdi seine Gesandten über die Meere aus, um für ihn die Droge der Unsterblichkeit zu suchen. [Kaiser] Han Wudi aus der Han-Zeit war von dem Gedanken besessen, ein Unsterblicher zu werden, bis hin zu der Vorstellung, dass er es über die Liebe zu den Frauen erreichen könne. Dies ist, so kann man sagen, die völlige Umkehrung [dessen, was man wirklich tun sollte]. Am Ende seines Lebens musste [Han Wudi] reumütig bekennen: „Gibt es auf dieser Erde überhaupt einen Unsterblichen? Man kann durch maßvolles Essen und durch die Einnahme von Arznei eigentlich nur erreichen, weniger krank zu sein, sonst gar nichts." Diese Denkweise [halte ich] für vollkommen zutreffend.[53]

Überarbeitung des Pockentraktates

Lebenslanges Lesen und Lernen (theoretisch wie praktisch) waren für Wan Quan, dessen durch äußere Umstände erzwungener Schulabbruch seinen Lerneifer eher noch angestachelt hatte, eine Selbstverständlichkeit. Von seinem Vater hatte er ein Berufsethos geerbt, das ihn hohe Ansprüche an sich selbst und an seine Berufsausübung stellen ließ. Deshalb gab er sich auch nach der erfolgreichen Edition seiner beiden Pockenbücher und der Abfassung verschiedener anderer Texte keineswegs zufrieden. Unentwegt arbeitete Wan Quan weiter an den Darstellungen der familientradierten Pockenheilkunde und Kinderheilkunde. Besonders der Text „Therapiemethoden eines Generationenarztes zu den Pocken" (*Douzhen shiyi xinfa*), dessen frühe Version Huang Lian plagiiert hatte, ließ ihm keine Ruhe. Die Behandlungskonzepte erwiesen sich zwar als nützlich, sie deckten aber die Fülle der klinischen Krankheitserscheinungen keineswegs ab.

In Ermangelung eines reduktionistischen Krankheitskonzeptes war die Pockenheilkunde in der Ming-Zeit ein überaus komplexes Fach, das fast alle Bereiche medizinischer Ideengeschichte zur Anwendung brachte. Der Ausdruck „Pocken" umfasste als Oberbegriff sämtliche pathologischen Begleiterscheinungen während des Krankheitsprozesses. Jede Darstellung der Pockenheilkunde musste deshalb auf die Diagnostik und Therapie einer Fülle von unterschiedlichen Symptomkonstellationen eingehen. Die Aufgabe, sämtliche Erfahrungswerte zu sammeln und nach Kategorien zusammenzufassen, galt als extrem umfangreich und schien nur über mehrere Generationen zu bewältigen zu sein. Ein wirklich vollständiges Buch zur Pockenheilkunde war nach Ansicht von Wan Quan jedenfalls noch nicht geschrieben worden.

Von 1573–1579 ergänzte Wan Quan seinen Text „Therapiemethoden" um viele neue Konstellationsbeschreibungen und arbeitete ihn dabei vollständig

[53] *YSSY 5:61.

um. Er verfasste für jede einzelne Symptomkonstellation einen *gekuo*-Leitvers und eine entsprechende Erläuterung im Prosastil *lun*. Dem ließ er eine oder mehrere exemplarische Fallgeschichten folgen, in die er Praxiserfahrungen aus den Jahren 1534 bis 1572 einarbeitete. Die Einbindung dieser Fallgeschichten hatte sicher eine didaktische Funktion, sie schützte aber auch vor erneuter Fälschung. Denn die Fallgeschichten waren nicht nur datiert, sondern enthielten soviel Lokalkolorit und persönlich gehaltene Beschreibungen, dass ein Plagiator nur unter großem Änderungsaufwand den Text für sich hätte in Anspruch nehmen können. Die Fallgeschichten schlossen mit Rezepturvorschriften ab, wobei auch hier immer wieder nach verschiedenen Kategorien abgewogen wurde, welche Rezeptur für den konkreten Einzelfall geeignet wäre. Der Umfang des Textes nahm auf diese Weise erheblich zu.

Dieses neue Manuskript, das eine gründliche Überarbeitung und starke Erweiterung seiner „Therapiemethoden" darstellte, schloss Wan Quan im Jahre 1579 vorläufig ab. Dazu schrieb er ein Vorwort, das wegen seiner Aussagekraft in voller Länge zitiert wird:

> Es gibt viele Leute, die verstehen wenig und schreiben dennoch [Bücher]. Sie kommen sich sehr wichtig vor und meinen, mit ihren selbst gefassten Urteilen [die Welt beglücken zu müssen].[54] Wie einfältig! Was Konfuzius in den sechs Klassikern zum Ausdruck brachte, ist wie ein Gesetz auf die zehntausend Generationen herabgekommen. Konfuzius sagte dennoch: „Ich gebe [nur] weiter und schaffe nichts [Eigenes]. Ich bleibe dem Altertum treu und liebe es."[55] Nie hätte er es gewagt, selbst gefasste Urteile zum Ausdruck zu bringen.
>
> Ich bin ein Schüler des Konfuzius, der so manches gehört und gesehen hat. [Meine Beobachtungen habe ich sorgsam] ausgewählt und notiert. Alle Bücher zu den unterschiedlichsten Künsten und Techniken habe ich daraufhin durchforscht, ob sie den Menschen von Nutzen sein könnten. Die Menschlichkeit der medizinischen Kunst vermag das Schicksal des Volkes zu verbessern[56]; zudem war sie die Profession meines Vaters, die tradiert werden sollte. Nach meiner bescheidenen Ansicht ist in der Medizin der „Schutz der Säuglinge" das schwierigste [Fach]. Unter den Krankheiten der Säuglinge und Kinder wiederum sind die Pocken am grausamsten. [Gerade hier] kann man es nicht wagen, wichtig zu tun und [voreilig] selbst Urteile zu fällen. So prüfte ich die Aussagen und Handlungsweisen der Vorfahren und suchte und erkundigte mich überall. Ich habe mich nie auf einseitige Sichtweisen oder absonderliche Theorien gestützt, sondern mich darauf beschränkt, [im Falle von Widersprüchen] die Verbindung in der Mitte zu suchen und dann auch

---

54 Wan Quans Kritik an der Praxis, sich in wichtigen Dingen ohne ausreichende Grundlage ein eigenes Urteil anzumaßen, orientiert sich an einer Stelle aus dem kanonischen Buch *Zhongyong*, ein Bestandteil des *Li Ji* (Ritualaufzeichnungen). SSJ 53:406 (1634). Vgl. hier auch die Übersetzungen von Legge I: 423 und Wilhelm 1981:41.

55 Buch *Lunyu* in SSJ 7:25 (2481). Vgl. auch die Übersetzung in Legge I: 195.

56 Ursprünglich stammt der Ausdruck *liming* 立命 (wörtlich „sein Schicksal aufrichten") aus dem Buch *Mengzi*, Kap. „*Jinxin*" in SSJ 13a:100 (2764). Vgl. Übersetzung in Legge I, 449. In der Ming-Zeit spielte er eine besondere Rolle in der Diskussion darum, wieweit der Mensch sein Schicksal beeinflussen kann.

meine eigene Meinung anzuschließen.[57] Auf diese Weise verfasste ich die „Therapiemethoden" und die „Abhandlung" zu den Pocken. [...]

Ich hoffe, dass jemand mit Vermögen diese Manuskripte schneiden und drucken lassen wird, damit all die, die in späteren Generationen die Kinderheilkunde erlernen möchten, nicht seufzend nach den verlorenen Perlen im Ozean suchen, sondern [brauchbare Behandlungsmethoden finden, die ihnen so unentbehrlich werden] wie das Netz zum Fangen der Fische oder wie die Falle zum Fangen von Hasen.[58] Ich wage jedoch nicht, den Vorwurf von mir zu weisen, dass auch ich den Frevel begangen habe, ohne wirkliches Wissen ein Buch zu verfassen.

(am „Geburtstag der Menschheit", [dem siebten Tag des ersten Monats] im Jahre *jimao* [1579] von Wan Quan aus Luotian selbst verfasst[59])

Es sieht danach aus, als ob Wan Quan diese dritte Version seiner Pockenheilkunde auf eigene Kosten drucken ließ. Sie enthält nämlich außer dem obigen Vorwort Wan Quans und den älteren Vorworten der beiden Beamten Sun aus der ersten und zweiten Auflage keine weitere Vorrede mehr, die auf einen Herausgeber schließen ließe. Von dieser überarbeiteten und erweiterten Fassung der „Therapiemethoden zu den Pocken" ist uns eine einmalige Edition überliefert, die in der Wanli-Zeit, etwa um 1580, erschienen sein muss und die bislang in der medizinhistorischen Forschung noch keine Beachtung gefunden hat. In dieser Edition fügt Wan Quan seinem Vorwort eine ungewöhnliche Erklärung bei, die viele Fragen beantwortet und in der er enthüllt, wie es zu dem Plagiat von Huang Lian kommen konnte:

Die ganze Geschichte der verbesserten Neuauflagen des Pockentraktes

Die Gan[60]-Edition enthält die „Quintessenzen zu den Pocken in Reimprosa" (*Douzhen gusuifu*) und die *xijiangyue*-Verse. Ich habe [diese Texte] in den Jahren *bingwu* und *dingwei* [1546–1547] verfasst, um meine Söhne zu belehren. Sie sind leicht verständlich und in einem einfachen und populären Stil geschrieben, damit [meine Söhne] sie besser verstehen und sich leichter merken können.

[Die Gan-Edition] enthält auch bereits die „Leitverse" (*gekuo*) der „Therapiemethoden eines Generationenarztes". Diese habe ich in den Jahren *yiyou* und *gengxu* [1549–1550] verfasst. Ich hatte sie für die Nachkommen vorgesehen und nicht gewagt, sie jemand zu zeigen.

Die in diesen vier Jahren verfassten Schriften wurden [jedoch] von meinem Sohn Wan Bangzhong heimlich an Yu Chaoxian[61] übergeben und dieser gab sie an

---

[57] Vgl. die Ausführungen zur scholastischen Methode auf S. 87–88.

[58] Vgl. Buch *Zhuangzi*, Kap. „*Waiwu*" in ESEZ 8:74 sowie Eingangszitat.

[59] Vorwort zum *Douzhen shiyi xinfa*, datiert auf das Jahr *yimao* [1579].

[60] Diese Edition ist benannt nach dem Ort des ersten Druckes, nämlich Ganzhou in der Provinz Jiangxi. Huang Lian hatte das Buch in den fünfziger Jahren dort drucken lassen.

[61] Yu Chaoxian ist offenbar eine Person aus dem Ort. Wir wissen nichts über ihn, weil er in den Lokalchroniken und Bibliographien nicht erwähnt wird.

Huang [hier: Wang[62]] Lian weiter. Dieser Huang Lian wiederum hat sie unter seinem Namen in Junmen in der Präfektur Ganzhou drucken lassen.

Die Yun[63]-Edition enthält die „Therapiemethoden zu den Pocken" und die „Abhandlung zu den Pocken". Letzteren Text habe ich in den zwei Jahren *renzi* und *guichou* [1552–1553] verfasst. Obwohl ich [diese Manuskripte] schon abgeschlossen hatte, versteckte ich sie in einer Truhe. Ich wagte einfach nicht, sie jemandem zu zeigen. [Trotzdem] fürchtete ich immer eine Überschwemmung [, die alle Manuskripte vernichten könnte],[64] bis dann im Jahre *jisi* [1569] der Regierungsperiode Longqing der auf kaiserlichen Befehl nach Yun gesandte Große Koordinator und Assistierende Zensor der Hauptstadt mit Namen Sun [meine Pockenbücher] im Regierungssitz der Nebenhauptstadt der Provinz drucken ließ. Kurz vor der Drucklegung änderte ich den Titel [der Eingangskapitel] „Quintessenzen in Reimprosa" (*Gusuifu*) in den Titel „Goldsplitter in Reimprosa" (*Suijinfu*) um.[65]

Die Huang[66]-Edition wurde im Jahre *xinwei* [1571] der Regierungsperiode Longqing von Herrn Sun, dem damaligen Präfekten von Huangzhou, gedruckt. Diese Edition ist dieselbe wie die von Yun[yang] und wurde nur neu aufgelegt.

Die vorliegende Edition ist dadurch zustande gekommen, dass bei Drucklegung der „Therapiemethoden eines Generationenarztes" einige Symptomkonstellationen [der Pocken] noch nicht erschöpfend dargestellt und ihre jeweiligen Behandlungsmethoden noch nicht besprochen worden waren. Der Text hatte einfach noch sehr viele Lücken und entsprach noch keinem vollständigen Buch. [...][67]

Die Erklärungen, die Wan Quan hier gibt, sind nicht nur buchgeschichtlich wichtig, indem sie die verschlungenen Fäden der einzelnen Buchausgaben zu entwirren helfen. Sie werfen auch ein Schlaglicht auf ein biographisches Ereignis, das einer Katastrophe nahegekommen sein muss, auch wenn Wan Quan es in seinem hohen Alter mit milden Worten schildert.

---

62 Huang Lians Name wird hier als „Wang Lian" angegeben. Diese Verwechslung beruht auf einer Lautähnlichkeit und mag damit zusammenhängen, dass Wan Quan diesen Text diktiert hat, oder dass ein Kopist ihn nach Gehör falsch transkribiert hat. Es besteht jedenfalls kein Zweifel, dass es sich hier um Huang Lian handelt.

63 Diese Edition ist benannt nach dem Druckort Yunyang im Norden der Provinz Huguang.

64 Im chinesischen Original steht hier statt des Schriftzeichens für Wasser „*shui*" das Zeichen für „mu" (Holz). Hier handelt es sich offensichtlich um einen Druckfehler. Beide Schriftzeichen weisen eine gewisse Ähnlichkeit auf, die jedoch auch zu dem Schriftzeichen für „*huo*" (Feuer) besteht. Wahlweise wäre also auch diese Übersetzung möglich. Da wir wissen, dass es im Jahre 1538 in Luotian eine Überschwemmung gab, bei der schlimme Personen- und Sachschäden zu beklagen waren, haben wir uns für diese Übersetzung entschieden. *Luotian xianzhi* (1975) 7:1b (102).

65 „Goldsplitter" (*suijin* 碎金) ist in der chinesischen Literatur ein Ausdruck für eine Sammlung kürzerer Texte besonderen Inhalts, ähnlich unserem deutschen Ausdruck „Kostbarkeiten der...".

66 Diese Edition ist benannt nach dem Druckort Huanggang.

67 Vorwort zur Wanli-Edition, versuchsweise datiert auf 1580. Weil der Druckort nicht bekannt ist, wird diese Edition nach der Regierungsperiode benannt.

Es hatte sich also herausgestellt, dass es sein eigener Sohn gewesen war – noch dazu der Älteste, von dem man am meisten Pflichtbewusstsein erwartet hätte – der die Manuskripte geraubt und an den Hochstapler Huang Lian verkauft hatte. Jeden Vater hätte ein solcher Betrug tief getroffen, aber dieser Fall war noch schwerwiegender. Wan Quan hatte ja, wie wir aus zahlreichen Stellungnahmen wissen, zunächst überhaupt nur Manuskripte verfasst, um seinen Söhnen das Familienerbe in aufbereiteter Form weiterzugeben. Dass derjenige, der davon am meisten hätte profitieren können, sich ohne Rücksicht auf die Folgen schnell zu bereichern versuchte, war nicht nur dumm; es machte deutlich, dass er für den Arztberuf, jedenfalls gemessen an Wan Quans moralischen Anforderungen daran, nicht geeignet war, und dass er auch niemals die Studien Wan Quans weiterführen würde.

Vorbereitung des Nachlasses

Seit Wan Quan wusste, dass ihn sein Ältester betrogen hatte, war er in großer Sorge um den Fortgang des Familienbetriebes wie um das Schicksal seines schriftlichen Nachlasses. Neben den Pockenbüchern waren es die kinderheilkundlichen Schriften, die Wan Quan besonders am Herzen lagen.

In der chinesischen Medizin nahmen die Kinder, anders als im Abendland, schon früh einen besonderen Platz ein. Seit dem Jahr 624, also während der Sui-Zeit, erhielt die Kinderheilkunde den Rang eines eigenen Faches in der Medizin am Kaiserhof.[68] Seit der Song-Zeit (960–1127) wurde sie in zahlreichen Fachbüchern abgehandelt. Trotzdem war sie auch in China bis in Wan Quans Zeit hinein wenig entwickelt. Aufgrund ihrer besonderen Physiologie und Pathologie, und weil die Kinder kaum Auskunft über ihre Beschwerden geben können – man sprach auch vom „Fach der Stummen" – wurde die Kinderheilkunde stets als das schwierigste Fach beschrieben, und dies mit gutem Grund: Die Wahrscheinlichkeit, eine Symptomkonstellation falsch einzuschätzen, war beim Kind besonders groß. Eine Fehlbehandlung, die zum Tode des Kindes führte, zog für den Arzt schwerwiegende Konsequenzen nach sich, zumal in einer Zeit, in welcher der Vermehrung der Nachkommenschaft so große Bedeutung beigemessen wurde.

Wan Quan, der sich durch die gesamte erreichbare Literatur gelesen und viele Jahrzehnte praktischer Erfahrung gesammelt hatte, sah klar die Lücken, die in der Behandlung von Kindern, im Vergleich mit der Erwachsenenmedizin, klafften.

---

[68] Allein die Tatsache, dass die chinesische Kinderheilkunde so früh als ein umschriebenes Fach mit eigenen Grundlagen definiert wurde, zeigt eine Entwicklung an, die der im Abendland weit voraus war. Dort war Kinderheilkunde als solche noch nicht einmal Diskussionsthema. Erst im Zuge der Aufklärung entwickelte sich ein Bewusstsein für die Besonderheiten des Kindes. Das Fach Pädiatrie entstand erst Mitte des 18. Jahrhunderts. Vgl. Seidler 1976, 1986 sowie Volkmar 1985.

Zwischen 1550 und 1570[69] verfasste er ein Buch zur Kinderheilkunde mit dem Titel *Yuying jiami* 育嬰家秘 (Familiengeheimnisse zur Aufzucht von Säuglingen).[70] Das Buch „Familiengeheimnisse zur Aufzucht von Säuglingen" ähnelt im Stil den beiden Büchern „Prinzipien zur Vermehrung der Nachkommenschaft" und „Therapiemethoden eines Generationenarztes" in seinen späten Versionen. Da es das Buch „Prinzipien zur Vermehrung der Nachkommenschaft" erwähnt, dürfen wir davon ausgehen, dass es nach diesem verfasst wurde. Vermutlich war es bereits Anfang der siebziger Jahre abgeschlossen, da es noch die traditionelle, bis 1572 geltende Fächereinteilung der Yuan- und Ming-Zeit beschreibt.[71]

Das Buch „Familiengeheimnisse zur Aufzucht von Säuglingen „beginnt mit einer poetischen Einleitung unter der Überschrift „Reimprosa aus der Kinderheilkunde zur Entwicklung des Neugeborenen" (*Youke fawei fu* 幼科發微賦). Anschließend werden in ganz ähnlicher Form wie im Buch „Prinzipien zur Vermehrung der Nachkommenschaft" die Grundprinzipien der Kinderpflege aufgezählt und mit Zitaten aus antiken medizinischen und philosophischen Klassikern untermauert. Besonders ausführlich wird auf die Pflege des Neugeborenen und die entsprechenden diagnostischen und therapeutischen Besonderheiten eingegangen. Obwohl eine Einteilung der Symptomkonstellationen bei Kindern nach den fünf Speicherorganen (also wie bei Erwachsenen) vorgegeben wird, erfolgt ihre Besprechung eher unsystematisch nach Leitsymptomen. Jeder Abschnitt wird mit einem *gekuo*-Leitvers eingeleitet, in Prosa ausgeführt und mit zahlreichen Rezepturen beschlossen.

Der letzte Abschnitt des Buches heißt zwar „Anhang: Fallgeschichten", doch enthält er nur einen Lehrdialog, eingeleitet mit merkwürdig fragmentarischen Sätzen. Auf Fragen *(huowen* 或問) zu besonders schwierigen kindlichen Symptomkonstellationen folgt die entsprechende Erläuterung (*da* 答, „Antwort"). Solchen Frage-Antwort-Katalogen sind wir bereits mehrfach in Wan Quans Büchern begegnet.

Dass die Fallgeschichten, die offensichtlich einmal in dem Anhang gestanden haben, bis zum Druck oder beim Druck selbst verloren gingen, ist zwar möglich, aber nicht sehr wahrscheinlich. Eine andere Erklärung ist denkbar. Wir haben gesehen, dass das Buch „Prinzipien zur Vermehrung der Nachkommenschaft", das Männern, Frauen und Kindern gleichermaßen gewid-

---

69 Diese Datierung wird auf Seite 137–143 noch ausführlich begründet werden.

70 Das *Yuying jiami* ist in der modernen Werkausgabe aus Luotian mit dem Titel *Yuying mijue* 育嬰秘訣 (Geheime Sätze zur Aufzucht der Kinder) versehen. Dieser Titel erscheint in keiner der vormodernen Ausgaben und wird deshalb nicht weiter verwendet.

71 Wir wissen natürlich nicht, mit welcher Verzögerung die kaiserlichen Erlasse zur Medizin an den verschiedenen Orten im Reich ankamen. Es wäre denkbar, dass Wan Quan nicht immer auf dem neuesten Stand war. Möglich ist auch, dass er zwar über Neuerungen informiert war, sie aber noch nicht verinnerlicht hatte. Immerhin spricht er in einem seiner Bücher von dreizehn Fächern, zählt aber dann tatsächlich vierzehn Fächer auf (*YSSY 1:1). Zur Fächereinteilung vor und nach 1572 siehe Tabellen 1.1 und 1.2.

met ist, in seinem Anhang ausschließlich kinderheilkundliche Fallgeschichten enthält. Als das Buch „Prinzipien zur Vermehrung der Nachkommenschaft" in Druck kam, hat möglicherweise Cai Chaoyi, der das Buch zusammenstellte, die Gelegenheit genutzt und die Fallgeschichten aus dem Manuskript der „Familiengeheimnisse zur Aufzucht von Säuglingen" herausgenommen und dem Buch „Prinzipien zur Vermehrung der Nachkommenschaft" beigefügt. Schließlich wurde das Buch „Familiengeheimnisse zur Aufzucht von Säuglingen" nicht richtig abgeschlossen, und es war noch keineswegs klar, ob und wann es gedruckt werden würde.

Tatsächlich wurde das Buch weder zu Wan Quans Lebzeiten noch überhaupt in der Ming-Zeit gedruckt. Davon dürfen wir ausgehen, weil es in der Ming-zeitlichen Bibliographie *Yizang shumu* nicht aufgeführt ist. Das Buch „Familiengeheimnisse zur Aufzucht von Säuglingen" wurde erst im Rahmen der Qing-zeitlichen Gesamtausgabe von 1654–1659 veröffentlicht. Teile des Manuskriptes kursierten allerdings bereits zu Lebzeiten Wan Quans in verschiedenen Orten des Reiches, denn im Jahre 1579 schreibt Wan Quan: „Inzwischen ist das Buch schon in [den Provinzen] Jing, Xiang, Min, Luo, Wu und Yue[72] verbreitet. Die Wan'sche Familientradition der Kinderheilkunde ist allen ein Begriff."

Auf der Suche nach dem wahren Schüler

Zu Beginn dieses Kapitels wurde eine Liste von Werken aus der posthumen Gesamtausgabe Wan Quans erstellt, die sich anhand der Vorworte mit ausreichender Sicherheit Wan Quan zuschreiben lassen. Das letzte Werk auf dieser Liste trägt den Titel *Youke fahui* 幼科發揮 (Ausführungen zur Kinderheilkunde). Wan Quan schloss es im Jahre 1579 ab.

Das Buch „Erläuterungen zur Kinderheilkunde" unterscheidet sich bereits äußerlich von allen anderen Büchern der späten Schaffensperiode. Es verzichtet völlig auf Leitverse und andere gereimte Versformen und verwendet ausschließlich den Prosastil *lun*. Ohne Umschweife und nahezu ohne Rückgriff auf klassische Zitate werden in präziser, aber anschaulicher Form die Grundzüge von Wan Quans Kinderheilkunde beschrieben. Dabei hält sich Wan Quan strikt an die Einteilung, die sich im Buch „Familiengeheimnisse zur Aufzucht von Säuglingen" bereits angedeutet hatte, aber damals noch nicht durchgehalten worden war. Alle Symptomkonstellationen werden verschiedenen Speicherorganen (*zang* 臟) zugeordnet. Ein umfassendes Diagnosesystem führt den Benutzer des Buches zu den Begleiterscheinungen und möglichen Folgeerkrankungen einer bestimmten Symptomkonstellation, zu den Residualzuständen und zu Abwandlungen im Falle einer Chronifizierung. Es macht ihn aber auch systematisch auf ähnliche Krankheitsbilder aufmerk-

[72] Jing bezeichnete den äußersten Norden der Provinz Huguang und Xiang den Nordosten. Wan Quan selbst lebte im Nordwesten. Min stand (und steht bis heute) als Kurzwort für die Provinz Fujian, Luo für Henan, Wu für Jiangsu und Yue für Guangdong.

sam, mit denen die jeweilig vorliegende Symptomkonstellation verwechselt werden könnte. Auf Behandlungsmethoden wird detailliert eingegangen und genau beschrieben, welche Voraussetzungen erfüllt sein müssen für die Anwendung der einen oder der anderen Rezeptur. Zur Verdeutlichung wird jede Symptomkonstellation mit einer Fallgeschichte illustriert.

Interessant an diesen Fallgeschichten ist, dass Wan Quan hier zwar offenbar wiederum dieselben Krankenakten verwendete, die er um 1572 in den Fallgeschichten des „Prinzipien zur Vermehrung der Nachkommenschaft" verarbeitet hatte. Allerdings schrieb er auf der Grundlage derselben Grunddaten völlig neue Fallgeschichten und arbeitete sie so in den Text ein, dass sie in didaktischer Form seine neuen Erkenntnisse, die er in der Zwischenzeit gewonnen hatte, illustrieren konnten (Beispiele dieser Variationen finden sich in Teil IV).

Wan Quan selbst betrachtete das Buch „Erläuterungen zur Kinderheilkunde" als den Höhepunkt seiner Bemühungen um die Kinderheilkunde und als sein eigentliches Vermächtnis. Diesem Urteil kann man nur zustimmen. In früheren Werken musste er die Benutzer – ursprünglich seine Söhne – bei vielen Symptomkonstellationen warnen; eine (weitere) Behandlung war dann verpönt. Zu wenig bekannt waren die Faktoren, die eine Änderung des Krankheitsverlaufes bewirkten, und zu unsicher die mögliche Wirkung einer Behandlung. Im Buch „Erläuterungen zur Kinderheilkunde" hat Wan Quan anhand seines erweiterten Erfahrungshintergrundes das Spektrum behandelbarer Symptomkonstellationen erheblich ausgeweitet und systematisiert. Wichtig war ihm dabei die Gliederung und Verdichtung der kinderheilkundlichen Inhalte aus der Familientradition zu einem neuen Entwurf der Kinderheilkunde, der an das Epoche machende Werk des Song-zeitlichen Kinderarztes Qian Yi 錢乙 (1032–1113?) anschloss, dieses jedoch präzisierte und den Erfahrungswerten Ming-zeitlicher Praxis anpasste. In diesem Sinne lässt sich auch der Titel des Buches verstehen „Weiterentwicklung der Kinderheilkunde".

Bis zum Ende seines Lebens sorgte Wan Quan sich nicht nur um die inhaltliche Verbesserung seiner Bücher. Ebenso wenig kam er in der Frage zur Ruhe, welche Rolle seine Söhne für die Vermittlung seines Werkes spielen könnten. Aufgrund des hohen Abstraktionsgrades, der vor allem seine Schriften zur Kinderheilkunde kennzeichnete, fürchtete er offensichtlich, dass sie seine Gedankengänge nicht nachvollziehen könnten. Zudem lastete die schwere Enttäuschung über seinen Ältesten Bangzhong auf ihm, der sich an den Schriften seines Vaters bereichert hatte. Nicht ohne Bitterkeit und Schmerz entschloss sich Wan Quan letztlich, das Buch „Erläuterungen zur Kinderheilkunde" nicht in Familienbesitz zu belassen, sondern es ausdrücklich der Öffentlichkeit zu vermachen (s. Abb. 2.3):

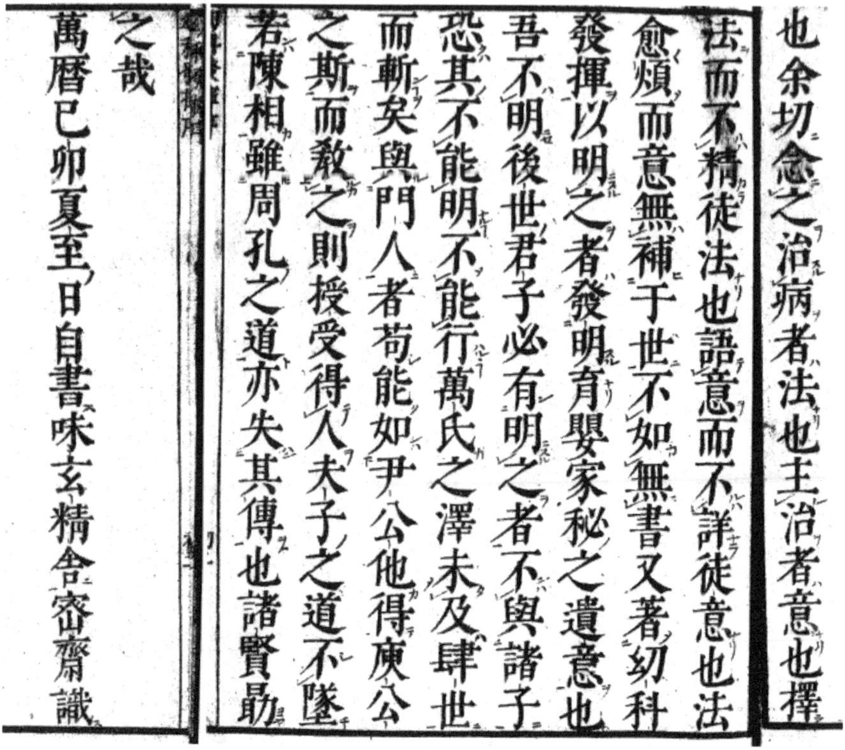
也余切念之治病者法也主治者意也擇
法而不精徒法也語意而不詳徒意也法
愈煩而意無補于世不如無書又著幼科
發揮以明之者發明育嬰家秘之遺意也
吾不明後世君子必有明之者不與諸子
恐其不能明不能行萬氏之澤未及肆世
而斬矣與門人者苟能如尹公他得庾公
之斯而教之則授受得人夫子之道不墜
若陳相雖周孔之道亦失其傳也諸賢勗
之哉
萬曆己卯夏至日自書味玄精舍密齋識

Abb. 2.3 Wan Quans testamentarischer Text im Vorwort von 1579 in einem japanischen Nachdruck der chinesischen Erstedition von 1599.

> Weh mir! Ich habe zehn Söhne, doch keiner von ihnen kann [unsere Heilkunst] weiterführen! […] Ich gebe [dieses Buch] daher nicht an meine Söhne weiter. Ich fürchte, sie werden [die Inhalte] weder verstehen noch umsetzen können. Die reiche [Tradition] der Familie Wan hat noch nicht einmal die vierte Generation erreicht, da bricht sie schon ab.[73]

Wie sehr Wan Quan die Frage der Tradierung des kinderheilkundlichen Wissens noch bis zum Ende seines Lebens beschäftigte und wie sehr er dabei mit sich rang, können wir auch aus den folgenden Worten dieses testamentarischen Textes (s. Abb. 2.3) erkennen:

[73] Vorwort zum *Youke fahui* verfasst im Jahre 1579.

[Ich habe lange überlegt,] ob ich dieses Buch einem Schüler geben soll. Gesetzt den Fall, ich würde einen Schüler finden so wie einst Yingong den Yugong und ihn unterrichten. Dann könnte ich sicher sein, die [richtige] Person für die Weitergabe gefunden zu haben.[74] [Durch solche Schüler] ist die Lehre des Meisters Konfuzius nicht untergegangen. [Wenn ich jedoch an jemanden geriete wie] Chen Xiang, der eine so kostbare Lehre wie die des Herzogs von Zhou und des Konfuzius einfach wegwarf, [um einem Kaufmann zu folgen[75], so wäre alles umsonst gewesen]! Mögen alle rechtschaffenen Menschen [durch dieses Buch] motiviert werden!

von Mizhai selbst verfasst und gezeichnet am Tag der Sommersonnenwende des Jahres zyklisches Zeichen *jimao* [1579] im Weixuan-Studierzimmer[76]

Wan Quans stilisierte Darstellung seiner Furcht, kommerzielle Aspekte könnten die Tradierung der kinderheilkundlichen Familientradition gefährden, mag anmaßend klingen. Sie macht aber noch einmal deutlich, wie sich der Kinderarzt am Ende seines Lebens sah: nicht als Praktiker, sondern als konfuzianischer Theoretiker; nicht als origineller Erfinder, sondern als treuer Bewahrer eines Erbes, das allerdings durch seine Arbeit entscheidend gefördert worden war.

Die historische Bedeutung der Wan'schen Familientradition für die Kinderheilkunde stand für Wan Quan nicht in Frage. Aber nur Männer mit konfuzianischer Bildung **und** den dazugehörenden Idealen konnten sie zum Tragen bringen. Beide Voraussetzungen fehlten seinen Söhnen, die von Rechts wegen die Erben dieser Tradition gewesen wären. Wan Quan sah keine andere Möglichkeit, als seine Schriften in den öffentlichen Diskurs zu stellen und seine Ideen direkt an die Nachwelt zu richten – in der Hoffnung, dass sie in späteren Zeiten in ihrer Bedeutung erkannt würden.

---

74 Das Beispiel bezieht sich auf eine Erzählung im Buch *Meng Zi*, die das moralische Gebot der Loyalität eines Schülers nicht nur gegenüber seinem Lehrer, sondern auch gegenüber dem Lehrer seines Lehrers demonstriert. Buch *Meng Zi* in SSJ 8b: 65 (2729).

75 Auch diese Stelle bezieht sich auf eine Erzählung im Buch *Meng Zi*, Kap. „*Qiwengong*“ in SSJ 5b:41 (2705).

76 Vorwort zum *Youke fahui* verfasst im Jahre 1579.

Authentizitätsprüfung einzelner Schriften

Von den eingangs erwähnten dreizehn Schriften der Gesamtausgabe von 1984–1986 wurden anhand der Vorworte und der Textanalysen Ming-zeitlicher Editionen bislang sieben als Schriften von Wan Quan identifiziert. Diese sind in Tabelle 2.5 aufgeführt.

Shanghan zhaijin	傷寒摘錦	Auslese aus dem Fach Kälteverletzungen
Douzhen shiyi xinfa	痘疹世醫心法	Wesentliche Therapiemethoden eines Generationenarztes zu den Pocken
Douzhen gezhiyao lun	痘疹格致要論	Grundlegende Abhandlung zur Untersuchung der Dinge und Erweiterung des Wissens über die Pocken
Guangsi jiyao	廣嗣紀要	Wichtige Prinzipien zur Vermehrung der Nachkommenschaft
Yangsheng siyao	養生四要	Vier Prinzipien zur Lebenspflege
Yuying jiami	育嬰家秘	Familiengeheimnisse zur Aufzucht von Säuglingen
Youke fahui	幼科發揮	Erläuterungen zur Kinderheilkunde

Tabelle 2.5 Sieben Schriften aus der Gesamtausgabe, die Wan Quan bislang sicher zugeschrieben werden können.

Um 1580 wurden in der sogenannten Wanli-Ausgabe[77] die beiden ursprünglich getrennten Pockenschriften „Wesentliche Therapiemethoden eines Generationenarztes zu den Pocken" und „Grundlegende Abhandlung zu den Pocken" zu einer zusammengefasst. Diese Schrift erhielt den Kurztitel „Wesentliches zu den Pocken" (*Douzhen xinyao* 痘疹心要) bzw. „Wesentliche Therapiemethoden zu den Pocken" (*Douzhen xinfa* 痘疹心法); unter letzterem Titel ist sie auch in der auf Seite 79 vorgestellten posthumen Gesamtausgabe aufgeführt. So gesehen sind es sogar nur sechs Schriften, die eindeutig Wan Quan zugeschrieben werden konnten. Die stilistischen und inhaltlichen Charakteristika dieser sechs Werke erlauben uns aber, Rückschlüsse zu ziehen, die wertvolle Hilfe für die Identifikation weiterer Schriften leisten. Der nächste Schritt ist es daher, die verbliebenen sieben Schriften der Gesamtausgabe daraufhin zu untersuchen, ob sie stilistisch, inhaltlich und lebensgeschichtlich zu Wan Quans Werk passen oder nicht.

Leitverse zur Lebenserhaltung

Das erste Buch, das unter diesen Gesichtspunkten betrachtet werden soll, ist das *Baoming gekuo* 保命歌括 (Leitverse zur Lebenserhaltung). Es wird be-

---

77 Erläuterungen zur Wanli-Ausgabe auf Seite 113–116.

reits in der Ming-zeitlichen Bibliographie *Yizang shumu* 醫藏書目 erwähnt[78] und ist als einziges Buch von Wan Quan auch im bibliographischen Verzeichnis *Yiwenzhi* der Geschichte der Mingdynastie[79] enthalten. Das umfangreiche Buch wurde zwar nicht zu Lebzeiten Wan Quans, doch noch in der Ming-Zeit veröffentlicht, und zwar ähnlich wie die „Prinzipien zur Vermehrung der Nachkommenschaft“ einmal 1596 in 35 Kapitel von der Präfektur Shaowu und das andere Mal 1597 in 10 Kapiteln durch das Verlagshaus Yiqingtang 怡慶堂 in Jianyang (beide Orte in der Provinz Fujian). In der Verlagsausgabe sind wiederum Ergänzungen enthalten, die von Wan Quans Schüler Cai Chaoyi stammen könnten, der auch das Buch „Prinzipien zur Vermehrung der Nachkommenschaft“ (vgl. S. 104) herausgegeben hatte. Beide Ausgaben enthalten wie das Buch „Prinzipien zur Vermehrung der Nachkommenschaft“ das Vorwort eines Präfekten, namens Li Zhiyong 李之用, der gebürtig aus Huanggang war und zwischen 1596 und 1599 als Präfekt von Shaowu (ebenfalls Provinz Fujian) amtierte.[80]

Von der äußeren Form her ähnelt das Buch „Leitverse zur Lebenserhaltung“ den beiden Büchern „Familiengeheimnisse zur Aufzucht von Säuglingen“ und „Wesentliche Therapiemethoden zu den Pocken“. Es besteht ebenfalls zunächst aus Leitversen, denen in bekannter Weise Erläuterungen im Prosastil *lun* folgen. Der inhaltliche Aufbau des Buches folgt dem Krankheitsursachenkonzept, wie es seit der Song-Jin-Yuan-Zeit prägend war. Abgehandelt werden zunächst, nach dem Vorbild des *Shanghanlun*, die „äußeren Verletzungen“ durch Wind, Kälte, Sommerhitze oder Feuchtigkeit sowie die „inneren Verletzungen“: falsche Ernährung, Erschöpfung nach sexueller Aktivität (beim Mann) und Überschwang von Gefühlen (bei der Frau). Daran schließen sich die „Epidemieerkrankungen“ – ansteckende Krankheiten, die von Mensch zu Mensch übertragen werden[81] – und die „Strukturkrankheiten“ an, die das *Qi*, das Blut, den Schleim, das Feuer, die Melancholie (*yu* 鬱) und die Mangelerkrankungen (*xu* 虛) betreffen. Hierauf folgen weitere

---

78 YZSM 3.

79 MS 98:2447.

80 Li Zhiyong, der aus Huanggang stammte, war damals Präfekt in Shaowu (Provinz Fujian). Aus seiner Werkausgabe, die sechs Schriften umfasste, sind uns nur noch zwei Schriften erhalten, nämlich das *Baoming gekuo* (einsehbar im Nationalarchiv, Tokyo, und in der Shanghaier Staatsbibliothek) und das *Wanshi jiachuan guangsi jiyao* (einsehbar in der Shanghaier Staatsbibliothek, und der Bibiliothek Dalian und im Nationalarchiv, Tokyo). Das *Yizang shumu* (um 1618) listet unter dem Eintrag *Wanshi quan yiji liuzhong* 萬氏全醫集六種 (Die sechs medizinischen Schriften des Gesamtwerkes von Herrn Wan) neben diesen beiden Schriften das *Youke fahui*, das *Shanghan zhaijin*, das *Douzhen xinfa* und das *Yangsheng siyao* auf. Vgl. YZSM 93.

81 Wan Quan spricht von einer direkten Ansteckung (*xiang chuanran* 相傳染) von Mensch zu Mensch, die durch klimatische Faktoren gefördert wird. Seine Ausführungen zu diesem Thema weichen dabei von allen traditionellen orthodoxen Erklärungsmustern ab, obwohl er seine Argumente in alte Zitate kleidet. Zum Konzept der Ansteckung in der chinesischen Medizin vgl. Volkmar 2000a.

Krankheiten, die nicht unter die genannten Kategorien fallen und die unter ihren Leitsymptomen aufgeführt sind.[82]

Das Buch zitiert in breiten Textstellen aus Traktaten medizinischer Autoren der Song-Jin-Yuan-Zeit (Liu Wansu, Li Gao und Zhu Zhenheng) und enthält kaum eigene Theorien Wan Quans. Es ist vielmehr darauf angelegt, die Divergenzen, die zwischen den Ansätzen dieser drei Schulen bestanden, auszugleichen, indem je nach Symptomkonstellation die Theorie der einen oder anderen Schule herangezogen wird. Das letzte Kapitel des Buches „Leitverse zur Lebenserhaltung" besteht aus datierten Fallstudien der Jahre 1544 bis 1568. Sie können ihren Ursprung nicht verleugnen, denn sie sind in demselben lebendigen Pinselnotiz-Stil verfasst wie die kinder- und pockenheilkundlichen Fälle Wan Quans und führen, wie diese, auch die Krankheiten der erwachsenen Familienmitglieder auf. Die Persönlichkeiten aus der Umgebung Wan Quans, die dem Leser bereits bekannt sind, tauchen auch hier wieder auf: Großkoordinator Sun Ying'ao, Angehörige der Familie Hu, Magister aus Luotian usw.

Die Tatsache, dass das Buch „Leitverse zur Lebenserhaltung" in zwei Mingzeitlichen Bibliographien aufgeführt ist – dem *Yizang shumu* und dem Literaturverzeichnis der Dynastiegeschichte[83] – legt nahe, dass es sich tatsächlich um ein Werk von Wan Quan handelt. Gestützt wird diese Annahme durch den für Wan Quan typischen Stil des Buches (*gekuo*-Verse gefolgt von *lun*-Erläuterungen) und die unverwechselbaren Fallgeschichten. Außerdem gibt es mehrere Textstellen, die wortwörtlich mit Stellen in den Büchern „Prinzipien zur Vermehrung der Nachkommenschaft" und „Prinzipien zur Lebenspflege" übereinstimmen. Es gibt also keinen Grund, an der Autorschaft Wan Quans zu zweifeln. Eine Besonderheit der Schrift ist, dass im vorderen Teil des Buches mehrmals von „Mizhai" die Rede ist, im hinteren Teil dagegen nur von „Quan". Wan Quan kann nun – so die chinesischen Höflichkeitsregeln – auf sich selbst nicht als „Mizhai" referieren. Daher liegt es nahe, hier wie auch schon beim Buch „Prinzipien zur Vermehrung der Nachkommenschaft" einen Schüler Wan Quans am Werk zu vermuten.[84] Durch die Ähnlichkeit mit dem Buch „Prinzipien zur Vermehrung der Nachkommenschaft" lässt sich das Buch „Leitverse zur Lebenserhaltung" auch in etwa datieren: Wan Quan schloss es wohl Anfang der siebziger Jahre ab.

---

[82] Dazu gehören beispielsweise Kreuzschmerzen, Asthma, Erbrechen, Durchfall, Wechselfieber, Völlegefühl, Ödeme etc.

[83] In diesem Literaturverzeichnis *Mingshi yiwenzhi*, das Werke registriert, die am Kaiserhof Beachtung fanden, ist das *Baoming gekuo* als einziges Buch von Wan Quan aufgeführt.

[84] In der Geschichte der chinesischen Medizin wurden die Schriften berühmter Ärzte häufig von ihren Schülern herausgegeben. Cai Chaoyi war wahrscheinlich der einzige Schüler, den Wan Quan mit der Herausgabe einer Schrift beauftragt hat. Das Ergebnis war offensichtlich nicht zufriedenstellend, denn Wan Quan lehnt später die Weitergabe seiner Schriften an einen seiner Schüler explizit ab.

Das geheime Fach der Frauenheilkunde

Ein weiteres Buch, welches bislang anhand der Ming-zeitlichen Vorworte noch nicht als Wan Quans Werk identifiziert werden konnte, ist das *Furen mike* 婦人秘科 (Das geheime Fach der Frauenheilkunde). Es wurde zu Beginn der Qing-Zeit, im Jahre 1657, erstmals in Luotian veröffentlicht und entwickelte sich im Laufe des 18. und 19. Jahrhunderts zu einem Bestseller.[85]

Das Buch „Das geheime Fach der Frauenheilkunde" ist in vieler Hinsicht ähnlich aufgebaut wie die Bücher zur Fruchtbarkeitsmedizin (*Guangsi jiyao)*, zur Gesundheitspflege (*Yangsheng siyao)* und Kinderheilkunde (*Yuying jiami)*. Wie in diesen anderen drei Büchern werden zunächst die Prinzipien des Faches an den Anfang gestellt. Die Frauenheilkunde beschränkt sich nach Ansicht des Autors auf diejenigen Krankheiten, die mit der besonderen Physiologie der Frau im Zusammenhang mit der Fortpflanzung verknüpft sind. Alle anderen Krankheiten von Frauen werden der Inneren Medizin unterstellt:

> Männliche und weibliche Wesen erhalten das *Qi* von Himmel und Erde und werden geboren. Nach der Geburt reichen bei den männlichen Wesen das *Qi* und auch das Blut aus. Bei den weiblichen Wesen ist das *Qi* im Überfluss und das Blut nicht ausreichend. Was die Empfänglichkeit für Krankheiten anbelangt, so zeigen die Symptomkonstellationen bei äußeren Einwirkungen und inneren Verletzungen kaum Unterschiede [zwischen Männern und Frauen].
>
> Bei den Frauen gibt es jedoch die Behandlung von Unregelmäßigkeiten bei der Menstruation und [Symptomkonstellationen] vor und nach der Geburt. Darauf gründet sich die Tatsache, dass man ein eigenes Fach [Frauenheilkunde] begründet hat. Für die Harmonisierung der Menstruation ist es entscheidend, das *Qi* zu regulieren sowie Herz und Milz aufzufüllen. Für die [Symptomkonstellationen] vor der Geburt ist es das Wichtigste, die Hitze zu lösen und die Milz aufzufüllen. Für die [Symptomkonstellationen] nach der Geburt ist es das Wichtigste, das *Qi* und Blut stark aufzufüllen und Gestautes in Bewegung zu bringen. Dies sind die allgemeinen therapeutischen Richtlinien für die Frauenheilkunde.[86]

Wie aus diesen einleitenden Sätzen deutlich wird, ist das Buch klinisch-therapeutisch ausgerichtet und beschränkt sich anhand der klaren Systematik, die durch die vorangestellten Prinzipien vorgegeben wird, auf Symptomkonstellationen für konkrete Arzneibehandlungen.

Der Text folgt einer Ordnung, die – eher ungewöhnlich für Wan Quans Bücher – nach Paragraphen (*zhang* 章) vorgeht. Sie tragen die Titel „Regulierung der Menstruation" (*tiaojing* 調經), „Sturzblutungen", „Fruchtbarkeitsmaßnahmen" (*zhongzi* 種子), „Vorgeburtliche Phase" und „Nachgeburtliche Phase" (*chanhou* 產後) (Abb. 2.4) und sind in einem knappen

---

85 Das *Furen mike* ist in verschiedenen Textausgaben erhalten. Von seiner ersten Auflage bis zum Jahre 1999 wurde das Buch insgesamt 45 Mal nachgedruckt, wobei der Titel immer wieder verändert wurde. Sechzehn Auflagen entfallen alleine auf das 19. Jahrhundert. Die moderne Werkausgabe von Luotian enthält viele Ergänzungen, die leider nicht als solche gekennzeichnet sind.

86 *FRK 1:1.

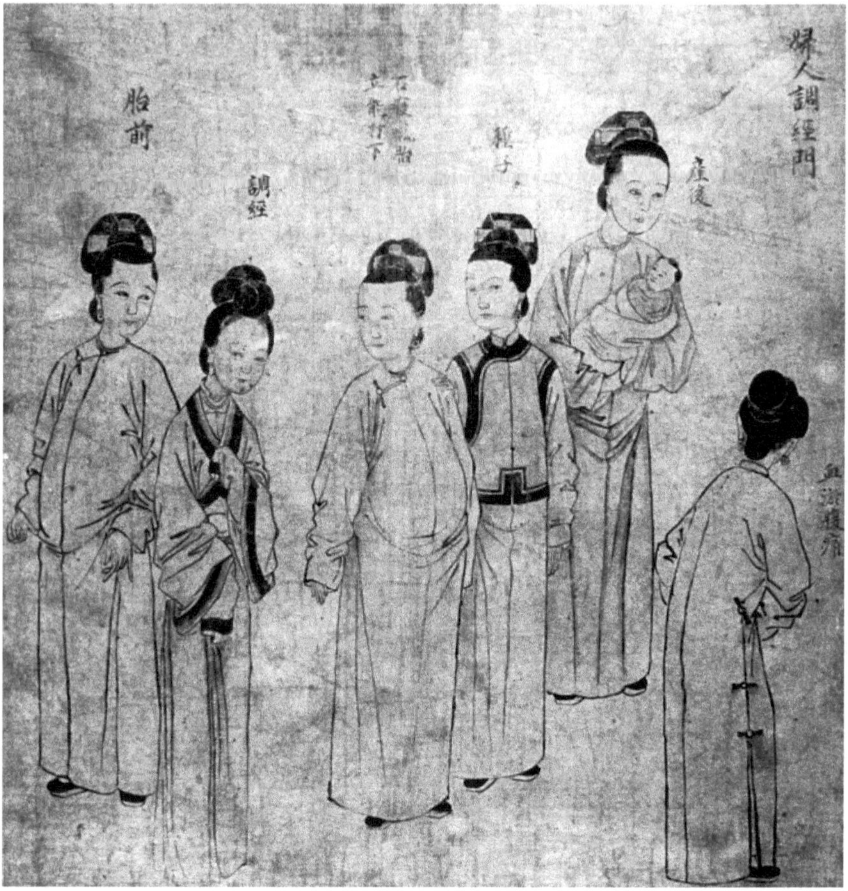

Abb. 2.4 Die verschiedenen Phasen und Krankheiten im Leben einer Frau, bildhaft dargestellt anhand von sechs Frauen. (Zeichnung in einem Qing-zeitlichen Manuskript eines anonymen Autors). Die Frauen auf dem Bild verkörpern von links nach rechts die folgenden frauenheilkundlichen Problembereiche:
- Die vorgeburtliche Phase (*taiqian* 胎前)
- Die Regulierung der Menstruation (*tiaojing* 調經)
- Das Abtreiben von [tumorartigen] Steinknoten und Dämonenembryos (*Shijia guitai lineng daxia* 石瘕鬼胎 -立能打下)
- Fruchtbarkeitsmaßnahmen (*zhongzi* 種子)
- Die nachgeburtliche Phase (*chanhou* 產後)
- Blut-Stockungen und Bauchschmerzen (*Xueyu futong* 血淤腹痛)

Prosastil verfasst. Nur zu Beginn des Buches finden wir einen Abschnitt in der Reimprosa *fu*.[87]

---

[87] *Jiyin tongyuan fu* 濟陰通元賦 (Reimprosa zur Rettung des weiblichen Geschlechts und zum Freimachen des Ursprungs).

Nicht ohne Einfühlungsvermögen, aber auch zugleich in den zeitgenössischen Klischees wird das Thema der weiblichen Sexualität behandelt. Während Wan Quan beim Mann die Zügellosigkeit seiner Begierden als Hauptproblem der Fortpflanzung sieht, führt er bei der Frau die physiologische emotionale Labilität und Erregbarkeit an: „Die Frau soll ihr Herz in Ruhe halten und ihr *Qi*[88] festigen, damit ihr Blut genährt wird; der Mann soll sein Herz klären und seine Begierden zügeln, damit sein Same genährt wird."[89]

Besonders interessant ist der Paragraph zur Geburtshilfe. Hier wird deutlich, dass der Autor ein sehr erfahrener Geburtshelfer war, der jedoch nur im Falle einer schweren Geburt zu Rate gezogen wurde. Daher werden vor allem viele Wendetechniken bei falscher Lage des Kindes geschildert, und weniger der normale Ablauf. Der Autor spricht durchaus mit Respekt von den Hebammen, die den Frauen bei einer normalen Geburt zur Seite standen. Er weist aber darauf hin, dass sie im Vorfeld der Geburt keine Beschwörungen oder religiösen Rituale absolvieren, sondern sich auf eine beruhigende Einwirkung auf die Gebärende beschränken sollten.

Ein ganzer Paragraph – es handelt sich um die „Nachgeburtliche Phase" – wird in Dialogform abgehandelt, so wie wir es nun schon öfter gesehen haben. Die einzelnen Beschwerdebilder werden mit einer Frage eingeleitet, in der es heißt:

> [Wenn die Plazenta nicht abgeht,] was kann der „Antwortende" hierzu sagen? Er sagt: „Entweder liegt es daran, dass die Kraft der Gebärenden schwach geworden ist und ihr Qi [die Fötushülle] nicht mehr nach vorne schieben und drehen kann; oder daran, dass ihr Blut zu wenig und trocken und dadurch nicht gleitend ist; oder daran, dass der Kinderpalast leer und verlassen ist und sich verklebt, so dass die [Fötushülle] nicht abgeht. Hier muss man schnell *Jiawei wulingsan* geben, das hilft sofort. Hat man in der Eile keine Medikamente zur Verfügung, kann man schnell eine [Binse] aus einem alten [weggeworfenen] Bastschuh vom Wegrand holen und ihn möglichst nahe an der Scham der Frau mehrmals um die Nabelschnur wickeln und nach unten ziehen. Man muss sehr fest zuziehen und dann die Nabelschnur durchschneiden.[90] Dann wäscht

---

88 Im Rückgriff auf ein Konzept des *Suwen*, das Störungen des „*Qi*-Flusses" beschreibt (SW 39:221), zählt Wan Quan an dieser Stelle vier Gefühlsregungen auf, die die Frau von ihrer Physiologie her besonders gern befallen: Trauer, Nachdenklichkeit, Hass und Wut. Vgl. *FRK 1:15.

89 *GSJY 2:5, *FRK 1:15.

90 Die beschriebene Methode zielt auf zwei Wirkungen ab: Mit der schnellen Durchtrennung der Nabelschnur soll weiterer Blutabfluss von der Mutter zum Kind verhindert werden. Der verschlissene Schuh ist ein altes „Heilmittel", das sogar in der Pharmakopoe *Bencao gangmu* aufgeführt ist. Normalerweise wird der Schuh verbrannt und die Asche eingenommen. Die angenommene Wirkung wird in diesem Werk mit der Lautähnlichkeit von *xie* (Schuh) und *jie* (lösen, freimachen) begründet. Vgl. *Bencao gangmu* 39:2191. Dass man keinen neuen, sondern einen abgetragenen Schuh nehmen soll, geht auf die Vorstellung zurück, dass das beim vielen Laufen nach unten gerichtete *Qi* im Schuh angesammelt ist und übertragen werden kann.

> man das Kind und legt es der Mutter an. Wenn die Mutter sich wieder aufrichten, sitzen, liegen, gehen und stehen kann, dann geht die Fötushülle von selbst ab.[91]

Trotz seines ungewöhnlich knappen Stils und praxisnahen Inhalts trägt das Buch „Geheimes Fach der Frauenheilkunde“ eindeutig die Handschrift von Wan Quan. Das zeigen nicht nur Textpassagen im Paragraphen „Fruchtbarkeitsmaßnahmen“, die wortwörtlich mit solchen in den „Prinzipien zur Vermehrung der Nachkommenschaft“ übereinstimmen. Es sind auch die Inhaltsstoffe und Dosierungen der Rezepturen, die im Buch beschrieben sind, die deutliche Merkmale von Wan Quans Rezeptiergewohnheiten aufweisen. Nur tragen die Rezepturen der Frauenheilkunde, anders als in Wan Quans sonstigen Schriften, keine eigenen Namen. Offenbar wurden sie nicht als Fertigarznei in der Apotheke vertrieben, sondern individuell zusammengestellt.

Auch das Buch „Geheimes Fach der Frauenheilkunde“ weist kein Vorwort von Wan Quan auf. Trotzdem kann es eindeutig Wan Quans Werk zugerechnet und sogar annähernd datiert werden. In seinem Buch „Familiengeheimnisse zur Aufzucht von Säuglingen „ nimmt Wan Quan nämlich auf ein frauenheilkundliches Buch Bezug. Wörtlich heißt es hier: „Ich, Quan, stellte einst [ein Buch] zur Frauenheilkunde (*nüke* 女科) zusammen.“[92] Das Buch „Geheimes Fach der Frauenheilkunde“ – der Titel wurde anscheinend von den Enkeln der fünften Generation vergeben – müsste also in den fünfziger und sechziger Jahren verfasst worden sein. Es ist das Buch von Wan Quan, das sich durch die größte Praxisnähe auszeichnet. Wahrscheinlich ist das der Grund, warum es in der Qing-Zeit einen derartigen Anklang fand, dass es 45 Neuauflagen und Nachdrucke erlebte.

Kernmethoden zum Fach der Äußeren Krankheiten

In der Bestandsaufnahme zu Beginn dieses Kapitels wurden in Tabelle 2.2 drei Schriften vorgestellt, die seit der Neuauflage der Gesamtausgabe, die zwischen 1984 und 1986 in Luotian herausgegeben wurde, zu Wan Quans Werk gezählt werden. Zweien davon wollen wir uns in den nächsten beiden Abschnitten zuwenden, zuerst dem *Waike xinfa* 外科心法 (Kernmethoden zum Fach der äußeren Krankheiten).

Das „Fach der äußeren Krankheiten“ (*waike* 外科) – bis 1571 als Geschwür[heilkunde] (*chuangyang* 瘡瘍) bezeichnet – war seit der Sui-Zeit ein eigenes medizinisches Fach an der Kaiserlichen Akademie. Es beinhaltete die verschiedenen Formen lokalisierter Geschwülste, Abszesse, Schwellungen und Geschwüre – kurz gesagt alle Krankheiten, die man von außen auf der Körperoberfläche erkennen konnte. In der Ming-Zeit formierten sich zwei konträre Herangehensweisen an diese Krankheiten: eine „orthodoxe Schule“ (*zhengzongpai* 正宗派), die gegebenenfalls mit Messern und Nadeln

---

91 *FRK 3:42.
92 *YYMJ 1:9.

aufschnitt oder punktierte, und eine „Ganzheitsschule" (*quanshengpai* 全生派), die chirurgische Verfahren tabuisierte und sich auf die medikamentöse Behandlung zur „Auflösung" (*xiaosan* 消散) der Geschwülste von innen her beschränkte.

Die Buch „Kernmethoden zum Fach der äußeren Krankheiten" gehört der letzteren Richtung an. Schon auf den ersten Blick fällt auf, dass sich die Einteilung nicht wie sonst in Wan Quans Büchern an (theoretischen) Prinzipien, sondern ausschließlich an anatomischen Kriterien orientiert. So werden für die Krankheiten des Äußeren im Wesentlichen drei Körperbereiche unterschieden: 1. Rückseite *bei* 北 (= Hinterkopf, Nacken, Rücken, Gesäßteil, Arm- und Beinrückseite), 2. Vorderseite *mian* 面 (= Gesicht, Hals, Bauch, Genitalien, Arm- und Beinevorderseite) 3. Flankenseite *ce* 側 (= Ohren, Schultern, Arm- und Beinseiten). Diese Systematik ist allerdings nicht einheitlich, da immer wieder Überschneidungen auftreten. Zusätzlich werden noch die Krankheiten des Äußeren bei Kindern und bei Frauen aufgeführt.

Jeder Abschnitt des Buches ist mit anatomischen Zeichnungen (*tuxing* 圖形) versehen, die die Lage der Beschwerden anzeigen. Dabei sind die Darstellungen des männlichen wie des weiblichen Körpers außerordentlich „ungeniert". Die Zeichnungen sind anatomisch korrekt und sehr lebensecht und entsprechen in keiner Weise den Darstellungen des menschlichen Körpers in Ming-zeitlichen Büchern. Während in der Ming-Zeit die Figuren, gleich welchen Geschlechtes und Alters, vollständig – und jeweils sehr individuell – bekleidet sind und nur die in Frage kommende Körperstelle aufgedeckt ist, sind hier die Körper vollständig nackt und die Geschlechtsteile deutlich sichtbar. Sowohl bei den Männern als auch bei den Frauen ist der Schambereich sogar noch extra aus der Perspektive von unten abgebildet – etwas ganz und gar Ungewöhnliches. Bei der Vorbereitung eines älteren Manuskriptes für den Druck müssen die Abbildungen neu gezeichnet werden. Dabei sind Abweichungen bzw. Modernisierungen in gewissen Grenzen üblich. Trotzdem wird in den uns bekannten Neudrucken medizinischer Bücher aus der Ming-Zeit immer versucht, den Charakter der ursprünglichen Zeichnungen zu erhalten. Dass hier in einem Buch, das aus der Ming-Zeit stammen soll, relativ moderne Darstellungen des menschlichen Körpers auftauchen, lässt drei Erklärungen zu: entweder stammen die Zeichnungen vom Originalmanuskript, dann ist dieses aber nicht aus der Ming-Zeit, sondern frühestens aus der Mitte des 19. Jahrhunderts; oder die Zeichnungen finden sich so, wie sie sind, in einer Abschrift, dann hat der Abschreiber historisch unkorrekt gearbeitet und die Abbildungen eigenständig verändert; oder aber die Herausgeber der Gesamtausgabe von Luotian haben – aus welchen Gründen auch immer – dasselbe getan und die Abbildungen ohne Rücksicht auf das Original „modernisiert".

Das Buch „Kernmethoden zum Fach der äußeren Krankheiten" ist vorwiegend im Prosastil *lun* geschrieben. Allerdings tauchen besonders im Teil der kindlichen Erkrankungen vereinzelt auch Verse auf, wie sie für Wan Quans

Frühwerke typisch sind, nämlich *xijiangyue, lüshi-*, *shi-* und *jue*-Gedichte. Das Buch enthält eine Fülle von Rezepturen, die jedoch keinerlei Ähnlichkeit mit den Rezepturen in Wan Quans anderen Schriften aufweisen.[93] Eigenartig ist auch, dass Wan Quan in keiner Quelle je erwähnt, im Fach der „Äußeren Krankheiten" tätig gewesen zu sein. Im Gegenteil: In seinen Fallgeschichten erwähnt er die Ärzte mit dieser Spezialisierung immer mit einem negativen Unterton.[94] Nicht zuletzt weist der Ausdruck *waike* („Fach des Äußeren") darauf hin, dass der Autor nicht Wan Quan gewesen ist – er verwendet nämlich in allen anderen Büchern immer den bis 1571 offiziellen Ausdruck *chuangyang* („Geschwür[heilkunde]").[95]

Die Herausgeber der Ausgabe von 1984 begründen die Echtheit des Buches „Kernmethoden zum Fach der äußeren Krankheiten" *Waike xinfa* damit, dass in Luotian drei Qing-zeitliche Abschriften kursierten, die alle Wan Quan als Autor nannten und inhaltlich völlig identisch waren. 1986 tauchte sogar noch eine weitere Abschrift auf, die mit dem Namen Nanqiao 南橋 als Kopisten gezeichnet und auf das Jahr 1825 datiert war. Im Unterschied zu den anderen drei Manuskripten enthält sie aber keine anatomischen Darstellungen. Ein weiterer Unterschied liegt in einer zusätzlichen Einleitung in Reimprosa mit dem eher unpoetischen Titel *waikefu* 外科賦 (Reimprosa zum Fach der äußeren Krankheiten). Die Verwendung der Reimprosa *fu* als Einleitung ist geradezu ein Markenzeichen von Wan Quans kinder- und pockenheilkundlichen Werken. Wu Zuoxin, in dessen Familienbesitz sich das Nanqiao-Manuskript befand, veröffentlichte diese Reimprosa sogar in dem medizinhistorischen Fachblatt *Shanghai zhongyiyao zazhi*, um die Echtheit seines eigenen Manuskriptes und der anderen Manuskripte zu unterstreichen.[96]

---

93 Vgl. *WKXF. Die Zusammensetzungen und auch die Namen sind völlig anders. So werden fast alle Rezepturen des *Waike xinfa* nach der Anzahl der einzelnen Drogenbestandteile (Geschmacksrichtungen) charakterisiert und benannt, wie z.B. *Wuwei maidong yangyin tang* 五味麥冬養陰湯 (Dekokt zur Nährung des Yin in fünf Geschmacksrichtungen mit Ophiopogon) oder *Shiwuwei qianjin xiaodu yin* 十五味千金消毒飲 (Tausend Gold Dekokt zur Lösung des Giftes in fünfzehn Geschmacksrichtungen) etc. Diese Form der Benennung verwendet Wan Quan bei seinen Rezepturen nie.

94 Das schlechte Bild, das das Fach der „Äußeren Krankheiten" in der Geschichte hatte, bezog sich auf die Tätigkeit der „orthodoxen", mit Messern und Nadeln arbeitenden Ärzte, deren Körperkonzept vorwiegend mechanisch war und die Entsprechungslehre nur am Rande einbezog. (In ähnlicher Weise wurden auch in Europa die chirurgisch tätigen Barbiere von den akademischen Medizinern als bloße Handwerker verachet.) Die „Ganzheitsschule" jedoch, die auf entsprechungssystematischen Grundlagen beruhte und medikamentös vorging, war durchaus angesehen.

95 Theoretisch könnte man auch vermuten, dass der Titel von den Kopisten modernisiert wurde. Im konkreten Fall scheint das aber unwahrscheinlich. Wer immer das Manuskript zusammenstellte, gab sich wenig Mühe, es Wan Quans Schriften anzugleichen. Und um zu wissen, wann die Bezeichnung *chuanyang* in *waike* umgeändert wurde, hätte es eines ganz besonderen Fachwissens bedurft, das zu unterstellen wir keinen Grund haben.

96 Wu Zuoxin 1986, 38.

Bei genauerem Hinsehen erweist sich allerdings, dass die Reimprosa eigentlich gar keine Reimprosa ist, sondern ein simples Liedschema aufweist. Sie hat kaum etwas mit Wan Quans bildreicher und farbenprächtiger Sprache zu tun, die er sonst dafür verwendet. Wie der Medizinhistoriker Mao Dehua 1993 nachweisen konnte, ist die Reimprosa wortwörtlich identisch mit einem Reimprosa-Abschnitt aus dem Buch *Waike zhengzong* 外科正宗 (Die orthodoxe Lehre der Ahnen zum Fach der Krankheiten des Äußeren) von Chen Shigong (1555–1636), das 1617, also rund 50 Jahre nach Wan Quans Tod, veröffentlicht wurde.[97] Chen Shigong gilt als ein seriöser medizinischer Autor, der die Quellen, aus denen er zitiert, grundsätzlich angibt. Hätte er eine so umfangreiche Textstelle einem Buch Wan Quans entnommen, so hätte er ihn wohl auch genannt.[98]

Mao Dehua konnte ebenfalls nachweisen, dass weitere Textteile der „Kernmethoden zum Fach der äußeren Krankheiten" aus Büchern von Wang Kentang 王肯堂 (1549–1613), Gu Shicheng 顧世澄 (18. Jh.) und Gao Bingjun 高秉鈞 (18./19.Jh.) stammen.[99] Da das Buch von Gao Bingjun erstmals im Jahre 1805 gedruckt wurde, nimmt Mao Dehua an, dass das Manuskript zu den „Kernmethoden zum Fach der Äußeren Krankheiten" zwischen 1806 und 1825 entstanden ist. Möglicherweise wurde es tatsächlich von Herrn Nanqiao aus Luotian zusammengestellt und mit dem Autorennamen von Wan Quan versehen. Denn in dieser Zeit erlebten Wan Quans Werke eine Renaissance und der angebliche Fund einer bislang unbekannten Schrift von ihm war durchaus geeignet, Aufsehen zu erregen, auch wenn im Kreis Luotian die Mittel für einen Druck offensichtlich nicht vorhanden waren. Die im Nanqiao-Manuskript fehlenden Zeichnungen in den drei übrigen Abschriften scheinen jedoch jünger zu sein als diese Datierung. Wir vermuten daher, dass diese Abschriften deutlich nach 1825 entstanden sind – wenn es sich nicht um Zeichnungen handelt, die die Herausgeber der Gesamtausgabe verändert haben. Das Buch „Kernmethoden zum Fach der Äußeren Krankheiten" ist in jedem Fall eine Mischung aus Fälschung und Plagiat; wir können es nicht zu Wan Quans Gesamtwerk zählen.

---

97 Chen Shigong, 1979, 17–18.

98 Vgl. Mao Dehua 1993: 230–232.

99 Es handelt sich um die Bücher *Yangyi zhunshun* 瘍醫準繩 (Leitfaden durch die Geschwürheilkunde) (1602) von Wang Kentang 王肯堂, *Yangyi daquan* 瘍醫大全 (Großes Kompendium durch die Geschwürheilkunde) (1760) von Gu Shicheng 顧世澄 und *Yangke xinde ji* 瘍科心得集 (Sammlung der Kerninhalte des Faches der Geschwürheilkunde) von Gao Bingjun 高秉鈞 (1805).

Der winzige Klassiker zu den Alkoholkrankheiten

Die zweite der neu zur Gesamtausgabe hinzugekommenen Schriften, die nun untersucht wird, ist das *Diandianjing* 點點經 (Winziger Klassiker)[100]. Ähnlich wie bei dem eben besprochenen Buch der „Kernmethoden zum Fach der äußeren Krankheiten" kursierten offenbar auch vom „Winzigen Klassiker" seit dem 19. Jahrhundert Abschriften in Luotian. Zudem listet die Familienchronik (*Wanshi zongpu* 萬氏宗普), die allerdings auch erst im 19. Jahrhundert verfasst und 1924 zuletzt ergänzt wurde, dieses Buch unter den Werken von Wan Quan auf. Die Herausgeber der Luotian-Gesamtausgabe von 1984–1986 begründen die Annahme von Wan Quans Autorschaft mit dem gleichen Argument wie oben: Es seien in und um Luotian zwei nahezu identische Manuskripte entdeckt worden, die beide Wan Quans Namen trugen. Das eine der beiden Manuskripte wurde gegen Ende der Qing-Zeit in Edong, einer Kleinstadt nahe Luotian, aufgefunden.[101] Das andere stammt aus dem Nachlass des bereits erwähnten Historikers Wang Baoxin (1867–1944) aus Luotian, der u.a. die Lokalchronik des Jahres 1926 und eine Biographie von Zhang Mingdao, einem der Lehrer Wan Quans, verfasste (siehe Seite 68–70). Dieses Manuskript ist als Abschrift aus dem Jahre 1867 gekennzeichnet, vorgenommen von Dong Shoufan 董守藩 aus Luotian.[102]

Der „Winzige Klassiker" trägt den Untertitel „Die 30 Symptomkonstellationen des Faches der Alkoholkrankheiten (*jiumen sanshi zheng* 酒門三十證)". Dabei hat es ein solches Fach in der chinesischen Medizin nie gegeben. Als Gegenstand eines Buches ist die Thematik völlig neu. Mehr noch: Zu Alkoholkrankheiten bzw. Alkoholismus sind nicht nur bis zur Ming-Zeit, sondern in der ganzen chinesischen Medizingeschichte überhaupt keinerlei Spezialabhandlungen bekannt.

Die Einteilung des Buches erfolgt anhand von Symptomkonstellationen. Ihre Hauptsymptome sind jedem Abschnitt als Überschrift vorangestellt, beispielsweise: „1. Symptomkonstellation: Das Alkoholgift bricht aus – Erbrechen von wässrigem Schaum". Die weiteren Symptome werden im *lun*-Stil im anschließenden Text besprochen. Jede Symptonkonstellation wird außerdem in einem oder mehreren Liedern (*ge* 歌) dargestellt. Sie heißen „krankheitsbezogene Lieder" (*zhubingge* 主病歌), therapiebezogene Lieder (*zhifage* 治法歌), pulsbezogene Lieder (*zhumaige* 主脈歌) oder rezepturbezogene Lieder (*zhufangge* 主方歌). Auch *xijiangyue*-Verse finden sich verstreut, allerdings

[100] Dem Titel des Buches liegt ein Wortspiel zugrunde. *Diandian* kann einerseits „winzig" bedeuten und andererseits „Tropfen" – eine Anspielung auf die stetige Einnahme alkoholischer Getränke. *Jing* lässt sich sowohl mit „Klassiker" als auch mit „Leitfaden" übersetzen.

[101] *DDJ „Nachwort": 89.

[102] Liu Yuannan 1982, 17.

jedes Mal nur mit einer einzigen Strophe, was für Wan Quan, der immer zehn bis zwanzig solcher Strophen aneinander reihte, untypisch ist.[103]

Inhaltlich geht der „Winzige Klassiker“ von einer Systematik aus, deren Vorbild offenbar das *Shanghanlun* ist, die klassische „Abhandlung zu den Kälteverletzungen“ aus dem zweiten Jahrhundert. Nach Ansicht des Autors ruft der Alkohol in ähnlicher Form wie Kälte eine Krankheit hervor, die in bestimmten Stadien abläuft.[104] Nun finden sich in Wan Quans anderen Schriften mehrere Stellen zu alkoholbedingten Problemen, die gerade die gegensätzliche Ansicht vertreten.[105] Wan Quan greift auf den Ansatz des Jin-zeitlichen Mediziners Li Gao (1180–1251) zurück, der Alkohol als ein Hitzegift verstand und davor warnte, die Alkoholkrankheit wie eine Verletzung durch Kälte zu behandeln.[106] Allerdings beziehen sowohl Wan Quan als auch Li Gao den Ausdruck „Alkoholkrankheit“ (*jiubing* 酒病 oder *jiuke* 酒客病)[107] nur auf den „Kater“ nach größerem Alkoholgenuss. Alkoholsucht (*shijiu* 嗜酒) dagegen wird von ihnen als persönlichkeitsbedingter Symptomkomplex und nicht als Krankheit im eigentlichen Sinne gesehen.

Aufgrund des unterschiedlichen Ansatzes werden im „Winzigen Klassiker“ und in Wan Quans anderen Büchern ganz unterschiedliche Rezepturen für die Eliminierung des Alkoholgiftes verwendet. Zudem fällt auf, dass Standardrezepturen im „Winzigen Klassiker“ zwar manchmal den gleichen Namen tragen wie in Wan Quans übrigen Schriften, dass sie aber aus ganz anderen Arzneidrogen zusammengestellt und anders dosiert sind. Mindestens eine Rezeptur im „Winzigen Klassiker“ wurde nachweisbar erst in der Qing-Zeit entwickelt, so dass sie nicht von Wan Quan sein kann.[108]

---

103 *DDJ 3:61.

104 Zhang Ji, der Autor des *Shanghanlun*, teilte die Verletzungen durch Kälte in sechs Stadien bzw. Leitbahnen ein. Auch der „Winzige Klassiker“ geht von einem singulären schädlichen Agens (dem Alkohol) aus, das zu einer Fülle von definierten Krankheitsstadien führt. Die anfänglichen Symptome der Alkoholkrankheit seien denen der Verletzung durch Kälte ähnlich, heißt es dort. Zhang Ji selbst hat sich kaum zum Alkohol geäußert; er führt lediglich den Fall an, bei dem sich jemand nach Alkoholgenuss erkältet. Dabei gebraucht er zum ersten Mal den Begriff *jiuke* 酒客病 (wörtlich „Alkohol als Gast [im Körper]“).

105 Wan Quan behandelt diese Probleme bezeichnenderweise unter Kapitelüberschriften wie „Innere Verletzungen“ (*BMGK 5:75) und „Einschränkung der Begierden“ (*YSSY 1:7).

106 Vgl. *BMGK 5:75, *YSSY 1:7. Wan Quan zitiert beide Male aus dem Kapitel „Über die Alkoholkrankheiten“ (*Lun jiuke bing* 論酒客病 in Li Gaos Buch „Über die Unterscheidung der inneren und äußeren Verletzungen“ (*Neiwai shanghuo lun* 内外傷辨). Vgl. Li Gao (Nachdruck) 1985, 72.

107 Der Begriff *jiuke* 酒客 (Alkohol als Gast[im Körper]) wird im *Shanghanlun* im Rahmen der Symptomkonstellationen *Taiyang* abgehandelt. Dabei wird bei Vorliegen eines „Alkoholkaters“ von der sonst üblichen Behandlung mit süßen (warmen) Rezepturen wie dem Zimtzweigdekokt abgeraten. Vgl. Zhang Ji 1968, 59.

108 Es handelt sich um die leberspezifische Rezeptur *Longdan xiehuo tang* oder *Longdan xiegan tang*, die erstmals im Buch *Yizong jinjian* 醫宗金鑒 („Goldener Spiegel der or-

Die grammatischen Ausdrucksformen, Redewendungen und die Fachterminologie spiegeln insgesamt eine eher moderne Sprache wider, wie sie frühestens im 19. Jahrhundert gebraucht wurde. Inhaltlich und vom Sprachduktus her zeigt sich ein ganz anderer Stil, als wir ihn von Wan Quan kennen. Als Illustration mag eine Passage aus dem „Winzigen Klassiker“ dienen, in der der Autor seine Ansichten zum Umgang mit Alkoholkranken darlegt:

> 80 bis 90 Prozent derjenigen, die diese Krankheit haben, leugnen sie. An Menschen, die heute daran neu erkranken, mangelt es auch nicht. Wenn ich jemanden treffe, der diese Krankheit hat und der mich bittet, ihn zu untersuchen, so sehe ich mittels [der vier diagnostischen Methoden] Betrachten, Hören, Fragen und Pulstasten[109] sofort, dass Alkoholschleim vorliegt. Ich sage ihm offen die Wahrheit, dass er keinen Alkohol mehr trinken darf, damit man die Behandlung durchführen kann. Wenn ich dann meine Behandlungsmethoden anwende, wird der Patient auch gesund. Unter denen, die die Krankheit verleugnen, gibt es welche, die schlucken gerade noch ihre erste Rezeptur herunter, lassen die zweite schon nicht mehr verschreiben und gehen anschließend zu einem anderen Arzt. Wenn sie auf solche treffen, die etwas von Medizin verstehen, werden sie vielleicht sogar nach allen Regeln [der Kunst] behandelt. Aber womöglich geraten sie an jene zweitklassigen Talente, die meine Rezepturen sehen und schlecht machen, die alles für richtig halten, was sie [selbst] tun und schlecht machen, was ich tue, die nur [schmeichelhaft] daherreden, anstatt die Wurzel der Krankheit zu erforschen. Einige von denen behandeln sogar mit Kräuterweinen oder wenden eine starke Abführmethode an. Manchmal wird die Krankheit hierdurch sogar kurz geheilt. Dann sprechen sie süße Honigworte und sagen, dass meine Behandlung nicht gut sei. Sie wissen nicht, dass Kräuterweine die Krankheit eher noch aufstacheln. [...][110]

Der Autor verstrickt sich in diesem Abschnitt, der sich noch über einige Zeilen in demselben verbitterten Ton fortsetzt, immer tiefer und immer hoffnungsloser in die Verteidigung seiner Methoden gegen die seiner Konkurrenten.

Die Fallgeschichte eines alkoholabhängigen Steuerbeamten aus Wan Quans Buch „Leitverse zur Lebenserhaltung“, die in Fallgeschichte Nr. 44 wiedergegeben ist, macht deutlich, dass Wan Quan die Alkoholsucht nicht als behandelbare Krankheit, sondern vielmehr als einen Symptomkomplex ansah, der andere, wirklich gefährliche Symptomkonstellationen überlagern und verschleiern kann.[111] Wan Quan war dem Alkohol gegenüber ausgesprochen tolerant. Wir wissen, dass er selbst einem guten Tropfen keineswegs abgeneigt war und ihn in gewissen Maßen für gesund und förderlich hielt. In

---

thodoxen Medizin“) beschrieben wird. Dieses Buch wurde 1742 auf kaiserlichen Befehl von Wu Qian 吳謙 herausgegeben.

109 Dies entspricht der diagnostischen Systematik, wie sie seit Anfang der Qing-Zeit üblich ist. Eine erste Erwähnung der „Vier Untersuchungen“ findet sich in dem Buch *Zhenjia zhengyan* 診家正眼 (Der richtige Blick des untersuchenden Arztes) von Li Zhongzi (1588–1655). Zu Wan Quans Lebzeiten dagegen war die diagnostische Praxis von den sechs Methoden geprägt, die von Han Mao als Standard eingeführt worden waren.

110 *DDJ 1:3.

111 *BMGK 35:442. In dieser Fallgeschichte wird jedoch auch deutlich, dass es zu Wan Quans Zeit bereits das Konzept des „Alkoholschleims“ gab.

seinem Buch „Prinzipien zur Lebenspflege" empfiehlt Wan Quan leicht angewärmte Kräuterweine als Mittel zur Lebensverlängerung – was der Autor des „Winzigen Klassikers" sicher abgelehnt hätte.

Wir müssen also annehmen, dass der „Winzige Klassiker" nicht von Wan Quan verfasst wurde. Er widerspricht stilistisch und inhaltlich allen Kriterien, die Wan Quan seinen Schriften zugrundelegte. Warum der Autor dieses ungewöhnlichen Traktates es vorzog, sich hinter Wan Quan zu verstecken, darüber können wir nur spekulieren. Vielleicht war es sein Engagement gegen den Alkoholmissbrauch, der ihn den Namen eines berühmten Arztes als Vehikel für seine Ideen benutzen ließ.

Unterschiedliche Textversionen des Pockentraktates

Kehren wir nun noch einmal zu Wan Quans Pockenschriften zurück. Sie haben eine komplizierte Geschichte, die erst in Teilen rekonstruiert wurde.

Wir erinnern uns, dass die Gesamtausgabe von 1654–1659 zwei pockenheilkundliche Werke enthält (vgl. Tabelle 2.1): *Pianyu douzhen* (Jadeschrift zu den Pocken) und *Douzhen xinfa* (Wesentliche Therapiemethoden zu den Pocken). Über das erstere wurde noch nicht gesprochen. Vom letzteren Buch, den „Therapiemethoden zu den Pocken", wurde gesagt, dass es der Kurztitel für zwei ursprünglich getrennte Pockenschriften sei, die seit 1580 – seit der so genannten Wanli-Edition – zu einer zusammengefasst wurden (vgl. Seite 123). Im Folgenden wird die Form „Therapiemethoden zu den Pocken" immer dann verwendet, wenn es sich um die zusammengefasste Schrift handelt, und „Therapiemethoden eines Generationenarztes zu den Pocken", wenn nur von der ersten Pockenschrift die Rede ist.

Wie die anderen der in Tabelle 2.1 aufgeführten Schriften waren auch die „Jadeschrift zu den Pocken" und die „Therapiemethoden zu den Pocken" bereits im Rahmen der Gesamtausgabe 1654–1659 von Wan Quans Ururenkel Wan Da veröffentlicht worden. Während das Werk „Therapiemethoden zu den Pocken" schon vorher überall bekannt war – es war bereits zu Lebzeiten Wan Quans erschienen und noch in der Ming-Zeit vielfach nachgedruckt worden – hieß es von der „Jadeschrift zu den Pocken" (*Pianyu douzhen*), sie sei eine „geheime" Schrift von Wan Quan, die bislang nur seinen Nachkommen zugänglich gewesen sei.[112]

Der Medizinhistoriker Mao Dehua, der als ausgewiesener Spezialist für Wan Quan die Originalausgabe von 1654–1659 einsehen konnte, übernimmt diese Ansicht und stuft die „Jadeschrift zu den Pocken" ebenso wie die kinderheilkundliche „Wesentliche Jadeschrift" (siehe Tabelle 2.1), die wir auch noch nicht untersucht haben, als Spätwerk ein. Er nimmt an, Wan Quan habe beide nach der Fertigstellung des Buches „Therapiemethoden zu den

---

[112] Vgl. das Vorwort von Liu Yigui 劉一炅 aus dem Jahre 1654, abgedruckt in *PYDZ und *DZXF (1):VI.

Pocken“ geschrieben, also nach 1579.[113] Auch wenn wir mittlerweile wissen, dass Wan Quan lebenslang an seinen pockenheilkundlichen Schriften feilte, ist der Gedanke doch verblüffend, dass er im Alter von über 80 Jahren noch zwei ganz neue Bücher geschrieben haben soll. Nachdem wir bereits viele Mosaiksteine für die Datierung der Pockenschriften zusammengetragen haben, wollen wir überprüfen, ob diese Einstufung der „Jadeschrift“ stimmt.

Wan Quan arbeitete, wie wir in den vorangegangen Abschnitten gesehen haben, von 1546 bis mindestens 1579 an seinen Pockenschriften. Dabei waren diese Schriften bereits zu seinen Lebzeiten in unterschiedlichen Editionen erschienen. Zählen wir das Plagiat von Huang Lian hinzu, so müssen wir mit mindestens drei verschiedenen Textversionen rechnen. Wan Quan selbst beschreibt in seinem Vorwort von 1579 den Unterschied der einzelnen Textversionen folgendermaßen:

> Das Buch „Wesentliche Therapiemethoden [eines Generationenarztes] zu den Pocken“ verfasste ich in insgesamt drei Manuskripten. Das erste war noch sehr wenig geschliffen, die Sprache nicht präzise, der Inhalt oberflächlich und die Ausdrucksweise eher volkstümlich. Eine dreiste Person raubte es und veröffentlichte es unter eigenen Namen im südlichen Gan[zhou in der Provinz Jiangxi]. Danach überarbeitete ich [den Text erheblich]. Der Druck der zweiten überarbeiteten [Fassung] wurde vom Vize-Provinzverwaltungsabgeordneten, dem Großen Koordinator und Vize-Zensor des Kaisers in Yunyang, Herrn Sun mit Beinamen Huaihai, im Amtsitz der Nebenhauptstadt [Yunyang] finanziell gefördert. Der Präfekt von Huangzhou, Herr Sun mit Beinamen Huaitang, ließ diese Edition erneut drucken und [in seiner Heimatstadt] Siming[114] verbreiten.
>
> Die [Therapiemethoden eines Generationenarztes zu den Pocken] sind also schon mehrmals veröffentlicht worden. Nun sah ich zwar, dass die [Yunyang-Edition] gegenüber dem ursprünglichen Manuskript [= dem Plagiat] viel genauer und differenzierter war, aber einzelne Symptomkonstellationen und Behandlungsmethoden waren noch immer nicht erwähnt worden. Ich fürchtete daher, dass es nicht ausreichte, [der großen Aufgabe gerecht zu werden], die Kranken zu heilen, und Menschlichkeit und Liebe zu verbreiten, und dass es weit davon entfernt war, für längere Zeit [Geltung erlangen zu können]. Deshalb besserte ich Fehlerhaftes aus und fügte überall noch Fallbeispiele bei.[115]

Wir wissen nicht, ob Wan Quan dieses Vorwort zum Abschluss seines Manuskriptes verfasste, oder ob er es anlässlich des Druckes schrieb, der 1580 stattfand und die Wanli-Edition herausbrachte. Jedenfalls gibt es in dieser Edition zusätzlich zu dem zitierten Vorwort noch eine weitere Äußerung von Wan Quan, die nicht datiert ist, und die als eine Art zweites Vorwort auf das erste folgt. Dort schreibt er:

---

113 Mao Dehua 1992, 23.

114 Siming ist eine alte Bezeichnung für Ningbo.

115 Vorwort von 1579, enthalten in der Wanli-Ausgabe, die um 1580 gedruckt wurde.

> Ich werde langsam alt, und die Dinge rücken allmählich in eine gewisse Ferne. Ich habe daher für all die Symptomkonstellationen, denen ich in der Vergangenheit begegnet bin, und für alle erprobten Behandlungsmethoden einen Leit[vers] verfasst und für jeden Leit[vers] eine Fallgeschichte angeführt. Weiterhin habe ich fehlende Stellen ergänzt. Insgesamt sind es nun über hundert Abschnitte geworden. Sicher ist auch weiterhin nicht alles erschöpfend gesagt, aber wenn noch irgendetwas fehlt, so kann ich es nur den Edlen späterer Generationen überlassen.[116]

Offensichtlich bemaß Wan Quan die Qualität jeder neuen Edition seiner „Therapiemethoden eines Generationenarztes zu den Pocken" auch an der Zahl der *gekuo*-Leitverse bzw. an der Zahl der beschriebenen Symptomkonstellationen. In den Ausgaben nach 1568 ist sogar am Anfang jedes Kapitels die Anzahl der *gekuo*-Verse angegeben. Wenn wir diesem Hinweis Wan Quans folgen und die uns überlieferten Versionen daraufhin überprüfen, so können wir in der Tat die Erweiterungen des Manuskriptes nachvollziehen. In Tabelle 2.6 stellen wir deshalb für alle Editionen, die wir kennen, die gleichlautenden Kapitel nebeneinander und vergleichen die Zahl ihrer Leitverse. Version 1 bezeichnet das Manuskript, das Wan Quan zwischen 1549 und 1550 abschloss und das uns über das Plagiat von Huang Lian überliefert ist. Version 2 bezeichnet die Yunyang-Edition, Version 3 die Wanli-Edition und Version 4 die Edition innerhalb der posthumen sechsteiligen Werkausgabe, die wahrscheinlich zwischen 1597 und 1599 erschien.

Wenn man nach diesem Schema die „Jadeschrift" (*Pianyu douzhen)* überprüft, so fällt auf, dass dieses Buch von der Anzahl der Leitverse her nahezu vollständig mit der Version 1 übereinstimmt.[117] Wie das Buch von Huang Lian enthält auch die „Jadeschrift" in einigen Kapiteln *xijiangyue*-Reime, die Wan Quan, wie er selber sagt,[118] nur in den Jahren 1546 und 1547 verfasst hat. Auffällig sind nur die Kapitel 3 und 4, die in Huang Lians Buch fehlen. Mao Dehua, der die Originaledition einsehen konnte, hält diese beiden Kapitel für Produkte von Wan Quans Ururenkel Wan Ji 萬機, einem Onkel des Herausgebers der Gesamtausgabe von 1654–1659, Wan Da.[119] Vergleiche ergeben jedoch, dass auch diese Einschübe größtenteils Texte von Wan Quan sind. Sie stimmen mit dem Abschnitt zu den Pocken im *Youke zhinan xinfa* (Wegweiser und Kernmethoden zur Kinderheilkunde) überein.[120] Wir werden diese Schrift im nächsten Abschnitt behandeln.

---

116 Unsignierte und undatierte Erklärung, die in der Wanli-Ausgabe nach dem in der vorherigen Fußnote genannten Vorwort abgedruckt ist. Sie stammt von Wan Quan und wurde, wie sich aus dem Inhalt schließen lässt, vermutlich 1580 geschrieben.

117 Allerdings ist Version 1, nämlich das Plagiat, etwas umfangreicher, was darauf hinweisen könnte, dass im Zusammenhang mit dem Diebstahl einige Manuskriptseiten verlorengingen. Daneben wird das Kapitel 2 des Plagiats in der „Jadeschrift" zu Kapitel 5.

118 Vgl. die zusätzliche Erklärung zum Vorwort der Wanli-Edition.

119 Vgl. Mao Dehua 1996:98.

120 Vgl. *YKZN 2:107–108.

Douzhen shiyi xinfa	Version 1 1550	Version 2 1568	Version 3 1580	Version 4 ?
Kap. 1	14	14	19	19
Kap. 2	16	16	19	19
Kap. 3	18	18	22	22
Kap. 4	26	32	35	35
Kap. 5	20	25	34	34
Kap. 6	17	17	19	19
Kap. 7	5	11	11	11
Kap. 8	In Kap. 9	32	36	36
Kap. 9	42	26	26	26
Kap. 10	12	12	12	12
	170	203	233	233

Tabelle 2.6 Anzahl der Leitverse (bzw. in Kap. 10: Anzahl der Rezepturen) in den verschiedenen Versionen des *Douzhen shiyi xinfa* (Kernmethoden eines Gelehrtenarztes zu den Pocken). Die Zählung der Kapitel weicht in den einzelnen Versionen etwas voneinander ab.

Wan Quans Nachkommen der fünften Generation hatten bei ihrer spektakulären Veröffentlichung der „Jadeschrift zu den Pocken" innerhalb der neuen Gesamtausgabe also nichts anderes getan, als ein frühes Manuskript von Wan Quan, welches ohnehin durch Huang Lian bereits an die Öffentlichkeit gekommen war, mit ein paar Zusätzen nach seinem Tod als „geheime" Schrift auszugeben. Sie gaben ihm sogar einen Titel („Jadeschrift"), der einen besonders kostbaren Inhalt suggeriert. Unklar ist, ob sie das trotz besseren Wissens taten, oder ob ihnen die Plagiatversion von Huang Lian nicht bekannt war. In jedem Fall ist fraglich, ob diese Veröffentlichung im Sinne Wan Quans war; der hatte im Rückblick die Qualität seiner frühen Manuskripte als ungenügend bewertet. Und das zumindest müssen die Herausgeber der Gesamtausgabe – wenn sie Wan Quans Vorworte jemals lasen – gewusst haben.

Unterschiede zwischen den Textversionen 3 und 4: Die Fallgeschichten

Gehen wir noch einmal zurück zu Tabelle 2.6. Die Versionen 3 (Wanli-Edition) und 4 (posthume Gesamtausgabe) stimmen in der Anzahl der Leitverse in allen Kapiteln völlig überein. Bei genauerem Blick sind sie jedoch keineswegs identisch. In der Wanli-Ausgabe sind die früher getrennten Pockenschriften „Therapiemethoden" und „Abhandlung" zu einem Buch zusammengefasst worden, aber nur in der Weise, dass beide Schriften unter einem Titel hintereinander gesetzt wurden. In der posthumen Ausgabe sind beide Schriften zu einem einzigen Werk mit durchnummerierten Kapiteln verwoben. Die Einleitung wird zwar wieder von der Reimprosa „Goldsplitter" gebildet, daran schließt sich aber gleich die „Abhandlung" an, in der die historischen und zeitgenössischen Pockentheorien aufgearbeitet werden. Erst danach folgen die klinisch-praktisch ausgerichteten „Therapiemethoden zu den Pocken" – ein Buch, das Wan Quan eigentlich zuerst verfasst hatte. Diese Reihenfolge der Schriften macht Sinn, auch wenn sie nicht der Chronologie entspricht: erst kommt die Theorie, dann kommt die Praxis. Die Durchnummerierung zeigt, dass der Herausgeber die beiden Schriften dem Leser als eine Einheit präsentieren wollte.

Theoretisch könnte diese neue Anordnung sowohl von Wan Quan als auch von den Herausgebern veranlasst worden sein. Es fällt aber auf, dass die Fallgeschichten der Version 3 in der Version 4 erhebliche Textänderungen erfahren haben. Das Lokalkolorit in Version 4 ist insgesamt abgeschwächt, anekdotisches Beiwerk gestrichen, Titel und Verwandtschaftsbeziehungen von Patienten und andere Details sind entweder umformuliert oder weggelassen. Ein typisches Beispiel für Veränderungen zeigt die folgende Fallgeschichte:

> Der zweite Beamte des Kreises (**in Version 4: Der Vize-Landrat des Kreises**), Lei Shengzhai, hatte einen Enkel, bei dem [die Pocken] ausgebrochen waren. Am siebten Tag hatte sich der Verschalungssprozess [der Pusteln] umgekehrt. Ich ging hin, um [den Jungen] zu untersuchen [und sah, dass das Pockengift] gerade herauskam. Der alte Sheng (**in Version 4: Seine Exzellenz Lei**) fragte: „Welche Medikamente soll man jetzt geben?" Ich sagte: „Die Pocken kommen gerade heraus, aber das Gift ist sehr heftig. Man müsste eigentlich das Gift lösen. Doch da das Qi der Mitte sehr schwach ist, fürchte ich, dass es dabei verletzt wird und dies wiederum dazu führt, dass der Verschalungsprozess nicht regelrecht vonstatten geht. Wenn man jedoch das Qi der Mitte auffüllt, fürchte ich, dass dadurch das Feuer des Giftes noch unterstützt wird, und dadurch wiederum die Augen geschädigt werden. Es wäre also besser, [medikamentös gar nicht einzugreifen und nur darauf zu achten, dass der Junge] maßvoll zu trinken und zu essen erhält und Kälte und Wärme jeweils ausgleichend angepasst werden. So kann man abwarten, bis [die Pocken] von selbst wieder zur Ruhe kommen."[121]
>
> [Der Arzt] Wan Shiqiao verstand sich gerade sehr gut mit dem alten Vater Sheng und seinem Sohn. Er verbrachte Tag und Nacht in der Amtsresidenz (**in Version 4: gestrichen**). Wan Shiqiao wollte Arzneidrogen anwenden, die [das Qi] der Mitte stärken, aber als er meine Worte hörte, ließ er es sein. Da sich dann jedoch zufällig [bei dem Kind] ein Fieber wegen Fehlernährung entwickelt hatte und ich nicht da war, wandte sich Shiqiao an die Menge [vor dem Gebäude] und sagte: „Ich wollte Arzneidrogen anwenden, doch Mizhai hat versucht, mich daran zu hindern. Jetzt, da die Krankheit so schlimm geworden ist, lehnt Mizhai einfach jegliche Verantwortung ab. (**in Version 4: Jetzt, wo [der Zustand] so akut ist, was soll ich ma-**

[121] Wan Quan ging von der Pockenerkrankung als einem physiologischen Prozess aus, der im Zweifelsfall nicht behandelt zu werden braucht. In der Ming-Zeit gab es genaue Vorstellungen davon, wie viele Tage die Ausbruchs- und die Fieberphase, die Verschalungs- und Verkrustungsphase, das Abfallen und die Vereiterung dauern sollten.

> **chen?)** Der alte Vater Sheng und sein Sohn waren sehr aufgebracht [gegen mich] (**in Version 4: Seine Exzellenz war verärgert**). Hiernach wurde ein wärmend-auffüllendes Ginseng-Astragalus-Dekokt zubereitet und [dem Jungen] verabreicht.
>
> [Mein Schüler] Han Fengqi und mein Sohn Bangzhi konnten nicht umhin zuzusehen, wie [Wan Shiqiao] sich produzierte, und (**in Version 4: gestrichen**) wagten nicht, etwas dagegen zu unternehmen. Als ich hörte, was passiert war, ging ich sofort selbst hin um nachzufragen. Die Leute sagten zu mir: „Die beiden hohen Herren sind sehr aufgebracht gegen Dich. Geh besser nicht dorthin.“ Ich sagte: „Ich habe keinen Fehler begangen, was können sie mir vorwerfen?“ (**in Version 4: gestrichen**) Und ich ging schnurstracks hinein, um nachzufragen, [was vorgefallen war] und sagte: „Ich habe Euch doch ausdrücklich gesagt, dass man keine Medikamente anwenden darf, weil sonst die Augen verletzt werden. Warum sucht Ihr unbedingt so schnellen Erfolg?“ Der alte Sheng (in **Version 4: Seine Exzellenz Lei**) sagte: „Auch wenn [mein Enkel] eine Behinderung davontragen wird, die Hauptsache ist doch, dass er überlebt. [Und alles] deutet doch darauf, dass er nicht überleben wird.“ Ich sagte ihm wieder: „Euer werter Enkel ist auf keinen Fall ernsthaft gefährdet. Wenn er aber demnächst sein Augenlicht verliert, dann erinnert Euch an meine Worte.“ Jetzt ist der Enkel wirklich auf beiden Augen blind. Vater und Sohn bereuen tief, dass sie nicht auf meine Worte gehört haben und wollen mit Shiqiao nichts mehr zu tun haben.[122]

Die Art dieser Überarbeitung deutet darauf hin, dass es Wan Quan selbst war, der bis kurz vor seinem Lebensende an diesen Texten feilte. Sie zeigt grundsätzliche Ähnlichkeit mit der Neudarstellung der kinderheilkundlichen Fallgeschichten aus dem Buch „Prinzipien zur Vermehrung der Nachkommenschaft“ im Buch „Erläuterungen zur Kinderheilkunde“.[123] Im vorliegenden Fall allerdings ist deutlich, dass Wan Quan das Manuskript nicht neu geschrieben, sondern nur den Text korrigiert hat. Wir sehen an dem obigen Beispiel, dass er dabei solche Passagen strich oder umänderte, die eher salopp formuliert waren. Mit dem Beamten Lei war Wan Quan offensichtlich sehr vertraut, so dass er ihn zunächst „Alter Sheng“ nannte und ihn mit dem umgangssprachlichen Ausdruck „zweiter Mann im Kreis“ betitelte. Später befürchtete er offenbar, dass seine Ausdrucksweise von auswärtigen Lesern als respektlos oder unseriös eingestuft werden könnte. So formulierte er den Titel um und schrieb im Sinne des sozialen Gefälles korrekt „Vize-Landrat Lei Shengzhai“ bzw. „Seine Exzellenz Lei“. Weiterhin strich Wan Quan ersatzlos solche Sätze, die ins Erzählerische und Anekdotische abgleiten – jedoch nur solche Passagen, die den Beamten oder Wan Quan selbst in irgendeiner Form hätten diskreditieren können. Der blamable Auftritt des Konkurrenten Wan Shiqiao wird in voller Länge beibehalten. Der Kontrast zwischen dem guten und dem schlechten Arzt bildet in beiden Versionen der Fallgeschichte die eigentliche Pointe.

---

[122] *DZXF I 19: 257–258, (19: 8a–8b) und *DZXF II 8: 7a–7b.

[123] Die Selektion wichtiger und unwichtiger Daten im *Youke fahui* gleicht der Bearbeitung der Fallgeschichten.

Ähnliche Überarbeitungen sehen wir an vielen Fallgeschichten in der Pockenschrift der posthumen Ausgabe. Sie stärken die Annahme, dass Wan Quan sich auch im Alter von über achtzig Jahren immer noch mit seinen Schriften und ihrer möglichen Wirkung auf die Leserschaft auseinander setzte. Die Veränderungen, die er dabei an den Texten vornahm, müssen einige Zeit in Anspruch genommen haben. Auf Seite 116 und 138 wurde der Druck der Wanli-Edition (Version 3) ungefähr auf das Jahr 1580 datiert. Nehmen wir an, dass Wan Quan bis kurz vor seinem Tod an den Schriften der posthumen Ausgabe gefeilt hat, so dürfte er zwischen 1580 und 1585 gestorben sein.

Publikationsgeschichte von Wan Quans Pockenschriften

Die Geschichte der Editionen verläuft auch nach Wan Quans Tod noch immer sehr bewegt. Da alle Textversionen des Buches „Therapiemethoden zu den Pocken" – auch die Plagiate und die Plagiate der Plagiate – weiterhin gedruckt werden und in Umlauf sind, entwickelt sich eine verwirrende Vielfalt von Pockenschriften mit den unterschiedlichsten Titeln und Verfassernamen. Sie gehen alle auf die vier besprochenen Textversionen von Wan Quan zurück.

In Tabelle 2.7 wurden alle an internationalen Bibliotheken heute noch verfügbaren Ming- und Qing-zeitlichen Editionen des Buches „Therapiemethoden zu den Pocken", die zwischen 1568 und 1908[124] veröffentlicht wurden, zusammengestellt und auf ihre ursprüngliche Textversion zurückgeführt. Aus Gründen der Übersicht werden zunächst nur die Editionen aufgeführt, die Wan Quan als Autor angeben. Eine Liste der Plagiate von Version 1 (die anderen Versionen wurden nicht plagiiert) folgt in Tabelle 2.8 darauf.

	Wan Quans Manuskript (Stand 1549–1550), das von Huang Lian veröffentlicht wurde (Version 1)	Manuskript der Yunyang-Edition von 1568, hrsg. von Sun Ying'ao (Version 2)	Manuskript der Wanli-Edition (um 1580 veröffentlicht) (Version 3)	Manuskript, welches etwa um 1584 fertiggestellt wurde (Version 4)
1568		**Hg.** Sun Ying'ao 孫應熬 Yunyang/ Huguang		
1571		**Hg.** Sun Guangzu 孫光祖, **Ort:** Huangzhou/ Huguang		
1580?			Unbekannter Herausgeber	

Tabelle 2.7 Die verschiedenen Versionen des Buches „Therapiemethoden eines Generationenarztes zu den Pocken" (*Douzhen shiyi xinfa*) und die in China und Japan publizierten Editionen bis 1909

[124] Vgl. auch ZYTS 497–498.

	Wan Quans Manuskript (Stand 1549–1550), das von Huang Lian veröffentlicht wurde (Version 1)	Manuskript der Yunyang-Edition von 1568, hrsg. von Sun Ying'ao (Version 2)	Manuskript der Wanli-Edition (um 1580 veröffentlicht) (Version 3)	Manuskript, welches etwa um 1584 fertiggestellt wurde (Version 4)
1583		**Hg.** Chen Yunsheng 陳允升 **Ort:** Suzhou/ Nanzhili		
1585		**Hg.** Cao Jixiao 曹繼孝 **Ort:** Shaoxing/ Zhejiang		Posthume Edition „im Süden gedruckt" verloren
1588		**Hg.** Ding Cilü 丁此呂 **Ort:** Wuchang/ Huguang		
1595				**Hg.** Wang Yiming 王一鳴 **Ort:** Linzhang/ Henan **Titel:** *Douzhen xinfa*
1598-99				**Hg.** Li Zhiyong 李之用 **Ort:** Shaowu/Fujian **Titel:** *Douzhen xinfa*
1601	**Hg.** Wu Mianxue 吳勉學 **Ort:** Nanjing/ Nanzhili **Titel:** Douzhenquanshu	**Hg.**Qin Dakui 秦大夔 **Ort:** Nanchang/ Jiangxi		
1610		**Hg.** Han Zhongyong 韓仲雍 **Titel:** *Douzhen xinyao*	**Hg.** Peng Duanwu 彭端吾 **Ort:** Yangzhou/ Jiangsu **Titel:** *Douzhen quanshu*	
1617			**Hg.** Deng Shichang 鄧士昌 **Ort:** Yongzhou/ Huguang **Titel:** *Douzhen quanshu*	

Tab. 2.7 Forts.

	Wan Quans Manuskript (Stand 1549–1550), das von Huang Lian veröffentlicht wurde (Version 1)	Manuskript der Yunyang-Edition von 1568, hrsg. von Sun Ying'ao (Version 2)	Manuskript der Wanli-Edition (um 1580 veröffentlicht) (Version 3)	Manuskript, welches etwa um 1584 fertiggestellt wurde (Version 4)
1623		**Hg.** Wang Yuncheng 王允成 **Verl.** Qingyitang 清議堂 **Titel:** *Douzhen xinyao*		
1654	**Hg.** Wan Da 萬達 **Ort:** Luotian/Huguang **Titel:** *Pianyu douzhen*			
1658–59				**Hg.** Wan Da 萬達 **Ort:** Luotian/Huguang **Titel:** *Douzhen xinfa*
1687			**Hg.** Cui Hua 崔華 **Ort:** Yangzhou/Jiangsu **Titel:** *Douzhen xinfa quanshu*	
1692			**Hg..** Nakamura Magobee 中村孫賓衛 Takeda Jiemon 武田治右衛門 Nishimura Riemon 西村理右衛門 **Ort:** Kyoto/Edo **Titel:** *Douzhen xinyao*	
1694				**Hg.** Zhang Wanyan 張萬言 **Ort:** Qiongzhou/Hainan/Kanton **Titel:** *Douzhen xinfa jinjinglu*

Tab. 2.7 Forts.

	Wan Quans Manuskript (Stand 1549–1550), das von Huang Lian veröffentlicht wurde (Version 1)	Manuskript der Yunyang-Edition von 1568, hrsg. von Sun Ying'ao (Version 2)	Manuskript der Wanli-Edition (um 1580 veröffentlicht) (Version 3)	Manuskript, welches etwa um 1584 fertiggestellt wurde (Version 4)
1695			**Hg.** Nakamura Magobee 中村孫兵衛 **Ort:** Kyoto/Edo **Titel:** *Douzhen xinyao*	
1712	**Hg.** Zhang Bozong 張伯琮 Zhang Tanyi 張坦議 **Verl.** Shilütang 視履堂 **Ort:** Wuchang/ Huguang **Titel:** *Pianyu douzhen*			**Hg.** Zhang Bozong 張伯琮 Zhang Tanyi 張坦議 **Verl.** Shilütang 視履堂 **Ort:** Wuchang/ Huguang **Titel:** *Douzhen xinfa*
1717			**Verl.** Xuanhuitang 宣惠堂 **Ort:** Yangzhou/ Jiangsu **Titel:** *Douzhen xinfa*	
1723	**Hg.** Chen Menglei 陳夢雷 u.a. *Gujin tushu jicheng* 古今圖書集成 **Titel:** *Pianyu douzhen*			**Hg.** Chen Menglei 陳夢雷 u.a. *Gujin tushu jicheng* 古今圖書集成 **Titel:** *Douzhen xinfa*
1724	**Hg.** Hu Lüe 胡略 **Verl.** Qingweitang 清畏堂 **Ort:** Jinxi /Jiangxi **Titel:** *Pianyu douzhen*			**Hg.** Hu Lüe 胡略 **Verl.** Qingweitang 清畏堂 **Ort:** Jinxi/Jiangxi **Titel:** *Douzhen xinfa*

Tab. 2.7 Forts.

	Wan Quans Manuskript (Stand 1549–1550), das von Huang Lian veröffentlicht wurde (Version 1)	Manuskript der Yunyang-Edition von 1568, hrsg. von Sun Ying'ao (Version 2)	Manuskript der Wanli-Edition (um 1580 veröffentlicht) (Version 3)	Manuskript, welches etwa um 1584 fertiggestellt wurde (Version 4)
1728			**Hg.** Tanabe Sakuemon 田邊作右衛門, Hayashi Gombei 林權兵衛 Kawakaze Gorôjiemon 川勝五郎右衛門 **Ort:** Edo **Titel:** *Douzhen xinyao*	
1741	**Hg.** Hu Lüe 胡略 Tongrentang 同人堂 Fuwentang 敷文堂 **Ort:** Jinxi/Jiangxi **Titel:** *Pianyu douzhen*			**Hg.** Hu Lüe 胡略 Tongrentang 同人堂 und Fuwentang 敷文堂 **Ort:** Jinxi /Jiangxi **Titel:** *Douzhen xinfa*
1778	**Hg.** Familie Zhang Verl. Shilütang 視履堂 **Ort:** Wuchang/ Hubei **Titel:** *Pianyu douzhen*			**Hg.** Familie Zhang **Verl.** Shilütang 視履堂 **Ort:** Wuchang/Hubei **Titel:** *Douzhen xinfa*
nach 1778	**Verl.** Zhongxintang 忠心堂 **Ort:** Wuchang/ Huguang **Titel:** *Pianyu douzhen*			**Verl.** Zhongxintang 忠心堂 **Ort:** Wuchang/ Huguang **Titel:** *Douzhen xinfa*
1817	**Hg.** Ouyang Duo 歐陽鐸 **Ort:** Luotian/ Hubei **Titel:** *Pianyu douzhen*			**Hg.** Ouyang Duo 歐陽鐸 **Ort:** Luotian/Hubei **Titel:** *Douzhen xinfa*

Tab. 2.7 Forts.

	Wan Quans Manuskript (Stand 1549–1550), das von Huang Lian veröffentlicht wurde (Version 1)	Manuskript der Yunyang-Edition von 1568, hrsg. von Sun Ying'ao (Version 2)	Manuskript der Wanli-Edition (um 1580 veröffentlicht) (Version 3)	Manuskript, welches etwa um 1584 fertiggestellt wurde (Version 4)
1857			**Hg.** Jueluo Hengbao 覺羅恒保 **Ort:** Zizhou/ Sichuan **Titel:** *Douzhen xinfa*	
1909	**Hg.** Liu Honglie 劉洪烈 **Ort:** Wuchang/ Hubei **Titel:** *Pianyu douzhen*			

Tab. 2.7 Forts.

Wie aus Tabelle 2.7 deutlich wird, wurde die Yunyang-Edition von Sun Ying'ao (Version 2) auch dann noch weiter gedruckt, als längst schon eine von Wan Quan verbesserte Version des Textes, die Wanli-Edition (Version 3), in Umlauf war. Die Initiatoren dieser Nachdrucke waren fast alles Präfekten, die in Huanggang geboren waren und sich durch dieses „Sponsoring" einen Ruf von Verantwortungsbewusstsein und Menschenfreundlichkeit erwerben wollten. Sie pflegten keinen persönlichen Kontakt zu Wan Quan, sondern wandten sich direkt an Sun Ying'ao, um die Druckstöcke für einen Nachdruck zu erhalten.[125] Die letzte Neuauflage der Yunyang-Edition erschien 1601; dann war offenbar die Kapazität der Druckstöcke erschöpft.

Im gleichen Jahr 1601 ließ der Literat Wu Mianxue 吳勉學, Herausgeber zahlreicher medizinischer Werke, das Plagiat von Huang Lian (Version 1) unter dem Titel *Douzhen quanshu* nachdrucken, allerdings unter Nennung von Wan Quan als Autor.[126] Einige Jahre später gab Peng Duanwu einen Neudruck der um 1580 veröffentlichten Wanli-Edition (Version 3) ebenfalls unter dem Titel „Vollständiges Buch zu den Pocken *(Douzhen quanshu)*" heraus. Damit kursierten zwei unterschiedliche Textversionen unter dem-

---

125 In ihren Vorworten, die den von ihnen geförderten Nachdrucken voranschickt sind, ehren die hohen Beamten nicht den Autor, sondern nur sich gegenseitig.

126 Wu Mianxue's Druck liegt der Nachdruck von Huang Lians Plagiat von 1574 (siehe Tab. 2.8) zugrunde und enthält deshalb das Vorwort von Huang Lians Förderer Lu Wen.

Publikationsdatum	(Angeblicher) Autor	Titel	Übersetzung	Herausgeber/Ort	Verfügbarkeit
c. 1560–63	Huang Lian	*Douzhen quanshu*	Vollständiges Buch zu den Pocken	**Hg.** Mao Ruqi 毛汝麒 / Lu Wen 陸穩 **Ort:** Ganzhou/Jiangxi	nicht erhalten
1573	Huang Lian	*Michuan jingyan douzhen fang*	Geheime und erprobte Rezeptvorschriften zu den Pocken	**Hg.** Tu Jie 涂 杰 **Ort:** Longyou/Zhejiang	erhalten
1574	Huang Lian	*Douzhen quanshu*	Vollständiges Buch zu den Pocken	**Hg.** Lu Wen 陸穩 **Ort:** Huzhou/Zhejiang	erhalten
1579	Huang Lian	*Michuan jiangyan douzhen fang*	Geheime und erprobte Rezeptvorschriften zu den Pocken	**Hg.** Xing Bang 邢邦 **Ort:** Changlu/Beizhili	erhalten
1582	Ding Feng	*Michuan jingyan douke yuhanji*	Jadeaufzeichnungen zu den geheimen und erprobten Rezeptvorschriften zur Pockenheilkunde	**Hg.** Zhuang Jichuang 莊際昌, Ding Mingdeng 丁明登	erhalten
1582	Ding Feng	*Douke yuhanji*	Jadeaufzeichnungen zur Pockenheilkunde	**Hg.** Cai Yuelan 蔡曰蘭 **Ort:** Fengcheng/Jiangxi	nicht erhalten
1580–1618?	„Zhu Danxi"	*Youke quanshu*	Vollständiges Buch zur Kinderheilkunde	**Hg.** Fu Shaozhang 傅邵章 Kaiserl. Med. Akademie **Ort:** Nanjing	erhalten
1601	Wan Quan	*Douzhen quanshu*	Vollständiges Buch zu den Pocken	**Hg.** Wu Mianxue 吳勉學 **Ort:** Nanjing/Nanzhili	erhalten
1654	Wan Quan	*Pianyu douzhen*	Buch zu den Pocken wertvoll wie ein Stück Jade	**Hg.** Wan Da 萬達 **Ort:** Luotian/Hubei	erhalten
1723	Zhu Danxi	*Youke quanshu*	Vollständiges Buch zur Kinderheilkunde	**Hg.** Chen Menglei 陳夢雷 *Gujin tushu jicheng-Enzyklopädie*	erhalten
1723	Wan Quan	*Pianyu douzhen*	Buch zu den Pocken wertvoll wie ein Stück Jade	**Hg.** Chen Menglei 陳夢雷 *Gujin tushu jicheng-Enzyklopädie*	erhalten
1889	Huang Lian	*Michuan jingyan douzhen fang*	Geheime und erprobte Rezeptvorschriften zu den Pocken	**Hg.** Zhu Rongli 朱榮裹	erhalten

Tabelle 2.8 Publikationsgeschichte von Wan Quans Manuskript „Therapiemethoden eines Generationenarztes zu den Pocken" (Version 1) verfasst, zwischen 1546 und 1550.

selben Titel. Pengs Version wurde außerdem von ihrem Kollationator, dem Shandonger Arzt Zhao Ye 趙燁, mit eigenen Fallgeschichten „ergänzt".[127]

Die posthum veröffentlichte Version 4 des Buches „Therapiemethoden zu den Pocken" (*Douzhen xinfa*), in der das *Douzhen gezhi yaolun* und das *Douzhen shiyi xinfa* gemeinsam durchnummeriert sind, scheint sich nur sehr langsam durchgesetzt zu haben. Sie war in den neunziger Jahren im Rahmen der ersten Werkausgabe in sechs Bänden zum ersten Mal publiziert worden. Nachdem diese Ausgabe sehr schnell vergriffen war, unternahm Wang Yiming 王一鳴, ein Freund der Familie Wan, einen Nachdruck der Pockenschrift. Er hatte Mühe, überhaupt ein Exemplar für den Druck zu finden.[128]

Durch die Gesamtausgabe der Ururenkel von 1654–1659, die nach der Zerstörung der Druckstöcke anhand von Originalmanuskripten Wan Quans vorgenommen wurde, gewann die Version 4 der Pockenschrift dann zunehmend an Popularität. Nur wurde durch diese Gesamtausgabe auch neue Verwirrung gestiftet, brachte sie doch in Form der „Jadeschrift zu den Pocken", die als geheime Schrift bezeichnet wurde, wieder die früheste Version der Pockenschrift „ins Rennen".

Seit 1692 wurden auch in Japan Wan Quans Pockenbücher „Abhandlung" und „Therapiemethoden" veröffentlicht und zwar nur in der Version 3. Sie wurden dort immer als getrennte Bücher behandelt und immer wieder nachgedruckt.

In der Qing-Zeit verstand offensichtlich niemand mehr den Hintergrund für die unterschiedlichen Editionen der Pockenschriften von Wan Quan. Sowohl die Version 1 (das Plagiat bzw. die „Jadeschrift") als auch die Version 4 (Gesamtausgabe) wurden – als getrennte Werke – in die Enzyklopädie *Gujin tushu jicheng* aufgenommen. Zusätzlich wurde noch ein Plagiat unter dem Verfassernamen Zhu Zhenheng (1281–1358) aufgenommen, welches sich auf die gestohlenen Manuskripte bzw. auf die Version 1 zurückführen lässt. Zhu Zhenheng ist besser bekannt als Zhu Danxi und gilt als einer der vier bedeutendsten Ärzte der Song-Jin-Yuan-Zeit. Über die Hälfte des Kapitels „Pocken" der berühmten Enzyklopädie besteht so aus Wan Quans Texten, wenn auch in verschiedenen Versionen und unter verschiedenen Verfassernamen. Weder den Herausgebern noch den Benutzern scheinen die großräumigen Wiederholungen jemals aufgefallen zu sein.

Zur Klärung der Kette von Plagiaten, die alleine die Version 1 betreffen, wurde Tabelle 2.8 erstellt. Sie enthält Informationen über die Erscheinungsdaten, die Namen der Autoren und der Herausgeber sowie über die heutige Verfügbarkeit.[129]

---

[127] Das lässt sich an den Ortsangaben in den Fallgeschichten erkennen. Zhao Ye war wahrscheinlich selbst Kinderarzt, denn die Lokalchronik *Pingyuan xianzhi* von 1748 (Kap. 10) weist ihn als Verfasser eines kinderheilkundlichen Buches aus.

[128] Wang Yimings Nachdruck ist heute nicht mehr erhalten. Allerdings ist uns sein Nachwort in der Qing-zeitlichen Ausgabe von Zhang Wanyan überliefert. – Übrigens stammt auch Wang Yiming, wie Li Zhiyong 李之用 aus Huanggang.

[129] Weitere Informationen zum Hintergrund der einzelnen Plagiate in Volkmar 2000.

Wir sehen, dass Huang Lian keineswegs der einzige war, der sich mit Texten von Wan Quan schmückte; sein Erfolg lockte vielmehr eine ganze Schar von „Trittbrettfahrern" an. In Abbildung 2.5 sind die Querverbindungen zwischen Wan Quans Manuskripten und Büchern sowie den Plagiaten dargestellt. Vor allem das Plagiat, das Fu Shaozhang aus Nanchang frech als Werk des berühmten Zhu Danxi ausgab, muss um die Wende 17./18. Jahrhundert sehr einflussreich gewesen sein. Immerhin wurde der erste Druck von der Kaiserlichen Medizinischen Akademie vorgenommen.[130] Nach 1723 gibt es jedoch, soweit bekannt, keinen Nachdruck dieses Buches mehr.

Fu Shaozhang gehört nicht ganz zu den „Trittbrettfahrern", die einfach Huang Lians Plagiat wiederum plagiierten. Er war wohl in ähnlicher Weise wie Huang Lian – über einen Zwischenhändler – an Abschriften der gestohlenen Manuskripte gekommen. Anders als dieser hatte er nicht nur Teile der pockenheilkundlichen, sondern auch der kinderheilkundlichen Manuskripte in seinem Raubdruck verarbeitet, den er aber erst nach Wan Quans Tod als Werk Zhu Danxis veröffentlichen ließ. Zuvor war ihm die Sache wohl zu riskant, stammte er doch aus dem Ort, der der Ahnensitz der Familie Wan war. Das Buch wurde später in die Ming-zeitliche Bibliographie *Yizang shumu* aufgenommen.[131] Erst 1819 stellte der japanische Medizinhistoriker Tanba Mototane (1789–1857) fest, dass dieses Buch eine Fälschung war und auf frühe Texte von Wan Quan zurückging.[132]

Geheime und offene Tradierung

Im Laufe der bisherigen Untersuchungen konnten wir zwei unterschiedlichen Tradierungsformen der Schriften von Wan Quan aufdecken: die „geheime" und die offene Überlieferung. Die Unterscheidung medizinischer Texte in Schriften für die Familie und Schriften für die Öffentlichkeit war im China der Ming-Zeit nichts Ungewöhnliches. Die Geheimhaltung bestimmter Kernbereiche der familiären Medizintradition diente im Sinne eines vormodernen „Patentrechts" der Absicherung der beruflichen Existenz.[133]

---

130 Das Buch, das in der bekannten Druckerei Fuchuntang 富春堂 in Nanjing gedruckt wurde, ist nur noch in der Staatsbibliothek Shanghai einsehbar. Eine Abschrift ist in der Bibliothek Naikaku Bunko in Tokyo verfügbar.

131 YZSM 93.

132 ZGYJK 1006 und 1044. Er berief sich dabei auf den Pockenarzt Ikeda Juko 池田柔行 (18./19. Jh.), der Wan Quans Pockenbücher überaus schätzte und alle in Japan zur Verfügung stehenden Bücher und Plagiate miteinander verglichen hatte.

133 Das betrifft vor allem die Rezepturen. Die Familie Wan führte eine eigene Apotheke – *Quanyoutang* 全幼堂, Apotheke für die Kinderheilung –, in der Standardrezepturen wie auch solche für den Einzelfall hergestellt und verkauft wurden. Vgl. YKZN 1:1. Die Zusammensetzungen der „Markenprodukte" des Familienbetriebes durften verständlicherweise nicht preisgegeben werden.

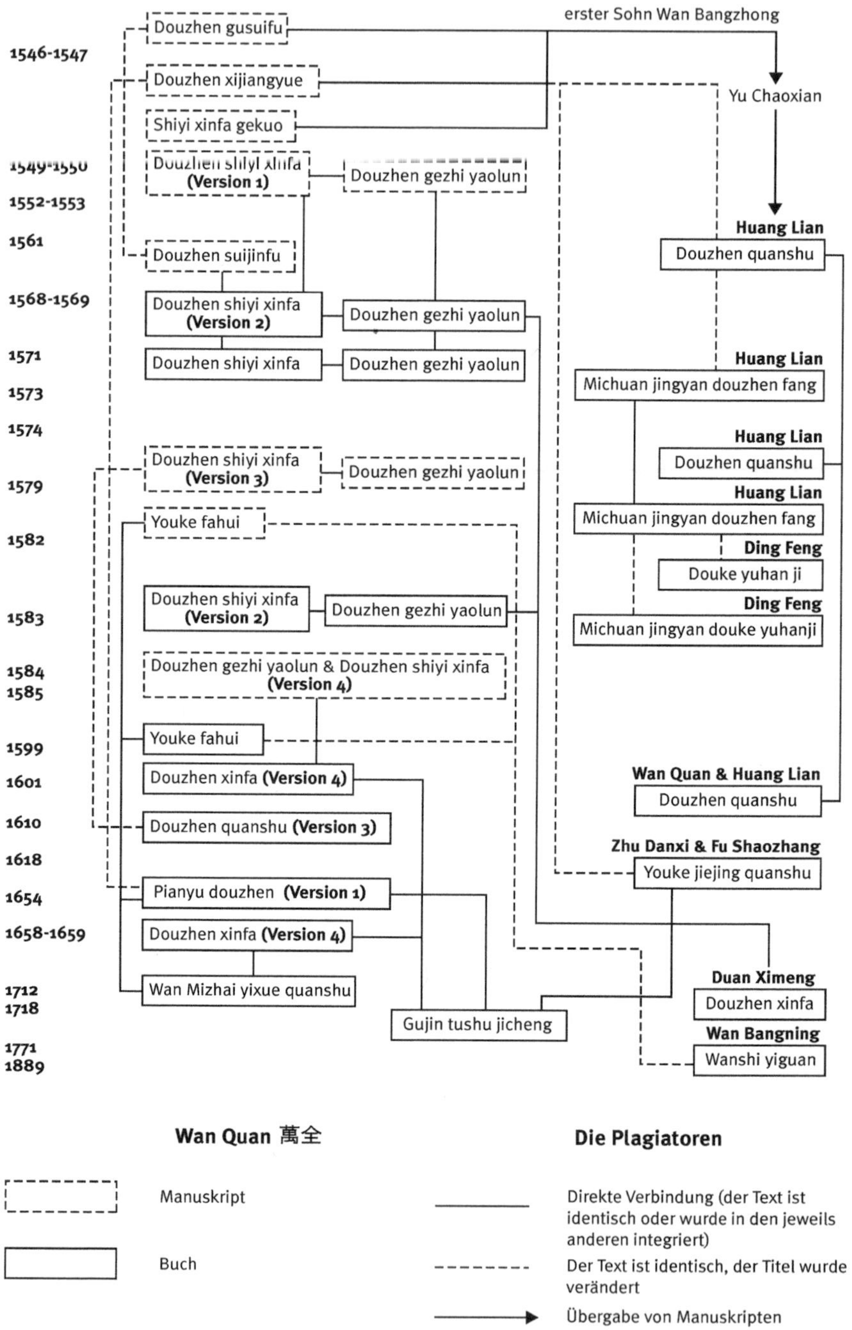

Abb. 2.5 Die Querverbindungen zwischen Wan Quans Manuskripten, Büchern und den Plagiaten.

Die Sekundärliteratur zur Geschichte der chinesischen Medizin hat die beiden Tradierungsformen bislang kaum beachtet bzw. hinterfragt.[134] Bücher aus „geheimer Tradition“ werden in China bis heute als besonders wertvoll angesehen, ohne dass dies inhaltlich überprüft wird.[135] Aus westlicher Sicht wurden die Geheimtraditionen oft dazu verwendet, gewisse Entwicklungen und Entdeckungen vorzudatieren. So nimmt Needham an, dass die Pockenimpfung bereits lange Teil der oralen Wissensvermittlung bzw. der Familientradierung gewesen sein muss, bevor sie dann im 17. Jahrhundert in verschiedenen Büchern offen formuliert wurde.[oo] Entweder ist die Tatsache der Schriftentrennung für chinesische Autoren derart selbstverständlich, dass sie sie nicht für untersuchungsbedürftig halten. Oder sie erscheint ihnen angesichts der unübersehbaren Fülle überlieferter medizinischer Texte als ein weiterer Faktor von Komplexität, den man lieber ignoriert.[136]

Selten ist uns, wie im Falle von Wan Quans Werk, die Möglichkeit gegeben, Sinn und Inhalt von Schriften esoterischer – also nur auf einen kleinen Zirkel beschränkten[137] – Tradierung einerseits und exoterischer – allen Interessierten offenstehenden – Tradierung andererseits miteinander zu vergleichen. Denn zu wenigen anderen historischen Ärzten liegen uns so viele Daten vor, die es ermöglichen, die Funktion und Bedeutung ihrer Schriften im Entstehungskontext nachzuvollziehen.

In Tabelle 2.9 sind nochmals alle Schriften der Gesamtausgabe 1654–59 aufgeführt, mit denen diese Untersuchung in Teil II begonnen hatte – diesmal jedoch mit den vollständigen Titeln und geordnet nach dem Jahr des Druckes:

---

134 Eine erste Untersuchung verschiedener Formen „geheimer“ Überlieferung im Alten China unternimmt Li Jianmin 1997, 117–166.

135 Ein typisches Beispiel dafür sind Schriften Wan Quans, die in der posthumen Ausgabe von den Herausgebern mit dem Zusatz „geheim“ versehen wurden. Sogar Mao Dehua als ausgewiesener Spezialist bezeichnet diese von Wan Quans selbst als obsolet eingestuften Frühschriften als seine besten Werke. Vgl. Mao Dehua 1996, 102.

136 Wie selbstverständlich die Praxis der Geheimhaltung ist, zeigt sich auch daran: Bis heute wird trotz eines standardisierten Ausbildungssystems sowohl in der Volksrepublik China als auch in Taiwan die Weitergabe von „Berufsgeheimnissen“ (Therapietechniken und Rezepturen) durch erfahrene „alte Ärzte“ (*lao zhongyi*) an ausgewählte Schüler offiziell anerkannt. Vgl. dazu die aufschlussreiche Reportage von Scheid in *ChinaMed* 4 (1994), 16–22. In der VR China darf sich ein traditioneller Arzt im Zuge der Liberalisierung und Privatisierung seit den achtziger Jahren sogar wieder allein auf die Ausbildung durch den Vater und Großvater berufen, und sich mit diesem Hintergrund sogar den an staatlichen Hochschulen ausgebildeten Kollegen überlegen fühlen.

137 Dieser kleine Zirkel umfasste nicht nur Familienmitglieder, sondern auch Schüler und Gehilfen. Das Schüler-Lehrer-Verhältnis brachte daher ganz besondere Loyalitätsanforderungen mit sich. Allerdings war es (und ist es bis heute!) die Regel, dass der Arzt nicht alle seine Schüler gleichermaßen ins Vertrauen zog, sondern sich einen Lieblingsschüler aussuchte, dem er als seinem künftigen Nachfolger alle Berufsgeheimnisse anvertraute.

1654	*Wanshi michuan pianyu douzhen*	萬氏秘傳片玉痘疹	**Jadeschrift** zu den Pocken **aus der geheimen Tradition der** Wan-Familie
1655	*Wanshi michuan pianyu xinshu*	萬氏秘傳片玉心書	Wesentliche **Jadeschrift aus der geheimen Tradition** der Wan Familie
1656–57	*Xinjuan Wanshi jiazang yuying jiami*	新鐫萬氏家藏育嬰家秘	Neuschnitt der in der Wan Familie **bewahrten Familiengeheimnisse** zur Aufzucht der Kinder
1656–57	*Xinke Luotian Wanshi jiazang furen mike*	新刻羅田萬氏家藏婦人秘科	Neudruck des in der Wan Familie aus Luotian **bewahrten, geheimen Faches** Frauenheilkunde
1658–59	*Wanshi jiachuan baoming gekuo*	萬氏家傳保命歌括	Merkverse zum Schutz des Lebens aus der **Familientradition** der Wan
1658–59	*Wanshi jiachuan guangsi jiyao*	萬氏家傳廣嗣紀要	Wichtige Prinzipien zur Vermehrung der Nachkommenschaft aus der **Familientradition** der Wan
1658–59	*Xinkan Wanshi jiachuan shanghan zhaijin*	新刊萬氏家傳傷寒摘錦	Auslese aus der Lehre von den Kälteverletzungen aus der **Familientradition** der Wan
1658–59	*Xinkan Wanshi jiachuan yangsheng siyao*	新刊萬氏家傳養生四要	Vier Prinzipien zur Nährung des Lebens aus der **Familientradition** der Wan
1658–59	*Wanshi jiachuan youke fahui*	新刊萬氏家傳幼科發揮	Erläuterungen zur Kinderheilkunde aus der **Familientradition** der Wan
1658–59	*Wanshi jiachuan douzhen xinfa*	萬氏家傳痘疹心法	Kernmethoden zur Behandlung der Pocken aus der **Familientradition** der Wan

Tabelle 2.9 Liste aller Schriften der Gesamtausgabe (1654–59) mit vollständigen Titeln, geordnet nach dem Jahr des Drucks.

Wie wir sehen, legt die Gesamtausgabe durch die Titelgebung nahe, dass im Grunde alle Bücher aus der esoterischen Tradierung stammen. Dabei zeigt die Reihenfolge der Veröffentlichung eine absteigende Skala von Geheimhaltung: Zuerst veröffentlicht wurden die beiden „Jadeschriften", die außerdem noch im Titel die Worte „geheim" und „Tradition" tragen. „Jadeschrift" suggeriert im Chinesischen einen besonders kostbaren Inhalt, verstärkt also noch den bereits einen besonderen Wert andeutenden Ausdruck „aus der geheimen Tradition". Wie wir aus dem Vorwort von Liu Yigui wissen, war die Entdeckung zweier bisher unveröffentlichter Schriften von Wan Quan im Hause seiner Ururenkel eine kleine Sensation,[138] die sich offensichtlich auch in der Wahl der Titel niederschlug.

Auf der nächsten Stufe folgen zwei Bücher, die ebenfalls das Wort „geheim" im Titel tragen, aber nicht mehr „Jadeschrift" heißen. Sie werden als „in der Familie bewahrt" (*jiazang* 家藏) bezeichnet. Diesem Ausdruck kommt ein hoher Wert zu, weil in den Familien die Essenz, der Kern des beruflichen Wissens bewahrt wurde, der den Familienangehörigen Wettbewerbsvorteile sichern sollte.

Sechs weitere Bücher werden schlicht als „familientradiert" (*jiachuan* 家傳) bezeichnet. Es sind die sechs Bücher, die bereits die verschollene posthume Werkausgabe gebildet hatten. Interessanterweise trugen sie bereits bei ihrer Erstveröffentlichung diesen Titel.[pp] Offenbar entspricht der Begriff „Familientradition" einer exoterischen Tradierungsform.

Die moderne Gesamtausgabe von 1984–1986 übernimmt all diese Titel und setzt auch bei den drei zusätzlichen Schriften, die sie neu hinzufügt, die Worte „familientradiert" (*jiachuan)* bzw. „geheimtradiert" (*michuan)* ein:

1984	*Wanshi michuan Waike xinfa*	萬氏秘傳外科心法	Kernmethoden zu den äußeren Krankheiten aus der **Geheimtradition** der Wan Familie
1986	*Wanshi jiachuan Diandianjing*	萬氏家傳點點經	Winziger Klassiker aus der **Familientradition** der Wan Familie
1986	*Wanshi jiachuan Youke zhinan xinfa*	萬氏家傳幼科指南心法	Kompass und Kernmethoden zur Kinderheilkunde aus der **Familientradition** der Wan Familie

Tabelle 2.10 Die drei Schriften, die vom Wan Mizhai-Krankenhaus in Luotian zusätzlich herausgegeben wurden.

Wie bereits gezeigt wurde, sind zwei dieser Bücher jedoch weder familien- noch geheimtradiert, sondern schlicht Fälschungen. Über das dritte Buch, den „Kompass der Kinderheilkunde", wird noch zu sprechen sein.

Man darf annehmen, dass in früheren Zeiten die Bezeichnung „geheim" einen erheblichen Werbeeffekt hatte, jedenfalls wenn es um einen berühmten

138 Vgl. Liu Yigui 劉一炅 aus Luotian gibt in seinem Vorwort von 1654 einen kurzen Bericht darüber, wie bei den Verhandlungen mit Wan Quans Ururenkel Wan Da über einen Neudruck der verschollenen Werkausgabe zur Überraschung aller zwei unbekannte Manuskripte ans Licht kamen. Sie waren zusammen mit anderen Originalmanuskripten in einer Wand des Wohnhauses der Familie Wan versteckt worden. Vgl. *PYDZ VI.

Arzt ging.[139] Sie suggerierte besonders kostbare Erkenntnisse, die der Besitzer für seine Familie bewahren wollte. Das erklärt, warum die vier „geheimen" Schriften, die in Tabelle 2.9 aufgeführt sind, vor den anderen herausgegeben wurden. Ihr unterstellter höherer Wert – und damit auch höherer Verkaufswert – machte sie attraktiver als die übrigen Schriften. Letztere konnte man nicht einfach als „geheim" bezeichnen, weil sie zumindest in Fachkreisen, zum Teil aber auch unter den Laien, längst bekannt waren.

Wan Quan selbst hat nie erkennen lassen, dass er je irgendeinem Manuskript den Titel „geheim" gab. Wie lässt sich dann herausfinden, welche der vier „geheimen" Schriften in der Tabelle aus seiner Sicht tatsächlich nur der Familie bzw. einem Nachfolger zugänglich bleiben sollten? Sehen wir uns diese vier Schriften der Reihe nach in ihrem Entstehungskontext an.

Es wurde bereits deutlich, dass die „Jadeschrift zu den Pocken" ein Mischprodukt dreier fragmentarischer Manuskriptteile darstellt. Einer dieser Teile, in *xijiangyue*-Versen, war ursprünglich tatsächlich nur für die Familie geschrieben worden. Es handelt sich um Wan Quans frühestes pockenheilkundliches Manuskript. Für Wan Quan war es eine einprägsame Methodenschrift für die Belange seiner damals klinisch noch wenig erfahrenen Söhne gewesen. Später, nachdem dieses für die Familie bestimmte Manuskript durch eine Veröffentlichung unter falschem Namen seiner Bestimmung enthoben worden war, entwickelte er es zu einem „seriösen", seinen Ansprüchen genügenden Buch weiter. Ähnliches kann man für die „Wesentliche Jadeschrift" zur Kinderheilkunde vermuten, die im Folgenden noch untersucht wird.

Wie die beiden „Jadeschriften" weist auch das dritte „geheime" Buch „Familiengeheimnisse zur Aufzucht von Säuglingen" – in der Übersetzung des Volltitels „In der Wan-Familie bewahrte Familiengeheimnise zur Aufzucht der Kinder" – mehrere Stellen auf, in denen sich Wan Quan ausdrücklich an seine Söhne und Enkel wendet. Ein typisches Beispiel ist dieses:

> „Diese drei Rezepturen beinhalten die Lehre der Ahnen, die sie einander weitergaben. Ihr Söhne und Enkel, bewahrt sie respektvoll!"[99]

Im Text des Buches „Familiengeheimnisse zur Aufzucht von Säuglingen" sind, wie Wan Quan selbst sagt, wichtige Inhalte der Wan'schen Kinderheilkunde verarbeitet. Das Buch ist außerdem nicht zu Lebzeiten Wan Quans veröffentlicht worden, sondern erst in der Gesamtausgabe von 1654–1659. Ist das alles nicht mehr als ausreichend, um die Bezeichnung „Geheimschrift" zu rechtfertigen?

Wir müssen die Frage verneinen. Zwar war das Buch ursprünglich einmal als Schrift gedacht, die nur in der Familie tradiert werden sollte. Aber Wan Quan änderte lange vor seinem Tod seine Meinung. An einer Stelle in seinem Vorwort zu den „Erläuterungen zur Kinderheilkunde" von 1579 macht er

---

[139] Für die drei erst in der modernen Gesamtaufgabe aufgenommen Werke kann man ein Spekulieren auf diesen Werbeeffekt nicht mehr unterstellen. Sie wurden wohl deshalb als „geheim" bezeichnet, weil sie zuvor nie gedruckt worden waren.

deutlich, dass er das Buch „Familiengeheimnisse zur Aufzucht von Säuglingen“ nicht für seine Söhne reservieren wird. Und an der gleichen Stelle wird klar, dass Abschriften oder zumindest wesentliche Inhalte des Buches mit seiner Zustimmung bereits in weiten Kreisen zirkulierten:

> „Weh mir! Ich habe zehn Söhne, und keiner von ihnen kann [unsere Heilkunst] weiterführen!“ Nun habe ich ein Buch geschrieben, das ich „Die Familiengeheimnisse für die Aufzucht der Säuglinge“ nannte und [eigentlich] meinen Söhnen und Enkeln hinterlassen wollte – [als Vermächtnis der] dritten Generation. Inzwischen ist dieses Buch jedoch schon in Jing, Xiang, Min, Luo, Wu und Yue[rr] verbreitet. Jeder kennt die Wan'sche Familientradition der Kinderheilkunde.[140]

Wahrscheinlich verwendete Wan Quan vervielfältigte Manuskriptteile der „Familiengeheimnisse zur Aufzucht von Säuglingen“ in seinem Unterricht zuhause und an den Privatakademien. Zumindest ist uns keine Quelle bekannt, die für einen Druck des gesamten Buches vor 1657 sprechen würde.[141] Wan Quan hat sich also selbst mit dem Inhalt dieses Buches an Außenstehende gewandt. Er traute seinen Söhnen weder zu, als Ärzte die familiäre Tradition fortzuführen, noch sie als Lehrer an andere weiterzuvermitteln.

Die letzte der vier „Geheimschriften“ ist das Buch zur Frauenheilkunde, das als „In der Familie Wan aus Luotian bewahrtes, geheimes Fach Frauenheilkunde“ (*Luotian Wanshi jiazang furen mike*) bezeichnet wird. Es wurde bereits unter seinem Kurztitel „Geheimes Fach der Frauenheilkunde“ besprochen (siehe Seite 127–130). Es stellte sich heraus, dass es ein praktisch-klinisch ausgerichtetes „Methodenbuch“ ist, auf das Wan Quan in seinem Buch „Prinzipien zur Vermehrung der Nachkommenschaft“ Bezug nahm, indem er schrieb: „Ich stellte einst [ein Buch] zur Frauenheilkunde (*nüke* 女科) zusammen“[ss] – er machte somit kein Geheimnis aus der Existenz dieses Buches.

Der lange Titel wurde wohl von den Herausgebern der Gesamtausgabe vergeben. Eventuell weist das Wort „geheim“ weniger auf eine geheime Familientradition hin als auf die Tatsache, dass Wan Quans Tätigkeit in der Frauenheilkunde vor dem Druck des Buches nicht bekannt gewesen war. Eine andere Möglichkeit ist, dass „geheim“ im Sinne von „im Verborgenen“ die Diskretion betont, mit der die Behandlung der in häuslicher Zurückgezogenheit lebenden Frauen besprochen wird. Wan Quan bringt zwar viel eigene Erfahrung im Verbund mit einer großen Einfühlsamkeit für die geschlechtsbezogenen Probleme der Frauen ein. Er verzichtet aber auf eigene Fallgeschichten.

---

140 Vorwort zum Buch „Erläuterungen zur Kinderheilkunde“. Im Chinesischen steht für „weiterführen“ *bu neng xing* 不能行, was auch „vermitteln“ bzw. „tradieren“ einer Lehre bedeuten kann.

141 Der Zusatz „Neuschnitt“ im Titel des *Yuying jiami*, bzw. „Neudruck“ im Titel des Buches deutet darauf hin, dass beide Bücher vermutlich als Lehrskripten verbreitet waren. Aus Gründen, die wir nicht kennen, waren sie jedoch nicht in die erste posthume Werkausgabe aufgenommen worden.

Nach den bisherigen Untersuchungen können wir konstatieren, dass drei der vier „Geheimschriften" tatsächlich ursprünglich als solche verfasst wurden, aber in späteren Jahren von Wan Quan ausdrücklich nicht mehr so betrachtet und behandelt wurden. Ein Zweifelsfall bleibt die Schrift zur Frauenheilkunde. Ob sie nur zufällig, etwa aus Geldgründen, nicht zu Wan Quans Lebzeiten gedruckt wurde, oder ob er sie mit Absicht zurückhielt, lässt sich nicht entscheiden. Vom Stil her entspricht sie eher den Büchern der exoterischen Tradierung. Zudem enthält sie statt der in den anderen „Geheimschriften" üblichen Anreden an die Söhne nur allgemein gehaltene Anreden an die Nachwelt, wie zum Beispiel: „Diese Kernaussagen der weisen [Ärzte] der Vorzeit sollten die Menschen der nachkommenden Generation (*houren* 後人) beherzigen."[tt] Eine absichtliche Zurückhaltung der Schrift zur Frauenheilkunde ist nicht nur deshalb unwahrscheinlich, weil nirgendwo im Buch Hinweise auf die Notwendigkeit einer Geheimhaltung stehen. Es gibt noch einen viel offensichtlicheren Grund: Die Wan'sche Familientradition umfasste die Pokkenheilkunde und die Kinderheilkunde. Weder Wan Quan selbst noch sein Vater oder seine Söhne sind jemals als „Frauenärzte" in Erscheinung getreten. Frauenheilkundliche „Berufsgeheimnisse" zu bewahren, hätte also wenig Sinn gemacht.

Die Geheimschrift

Es bleibt uns noch ein Buch zu untersuchen, das bisher nur kurz erwähnt wurde. Es handelt sich um das dritte neu in die moderne Gesamtausgabe 1984–86 aufgenommene Buch, ein kinderheilkundliches Werk mit dem Titel *Youke zhinan jiachuan mifang* 幼科指南家傳秘方 (Kompass der Kinderheilkunde mit familientradierten Geheimrezepturen), welches erstmals im Jahre 1715 von einem Arzt namens Zheng Zhu 鄭翥 veröffentlicht wurde.[uu]
Zheng Zhu schreibt in seinem Vorwort[vv] ganz unprätentiös und lapidar, seinem Vater und ihm seien 1709 von Gong Tianxi 龔天錫, einem Gelehrten aus Kanton, der sich nebenberuflich in der Kinderheilkunde betätigte,[142] sämtliche Manuskripte von Wan Quan vermacht worden. Die beiden Schriften „Erläuterungen zur Kinderheilkunde" (Wan Quans Spätschrift)[143] und die Geheimschrift „Kompass zur Kinderheilkunde" seien die besten und enthiel-

[142] Über Gong Tianxi ist nichts weiter bekannt. Er hat offenbar keine eigenen Schriften hinterlassen. Wie das Manuskriptpaket in seine Hände kam, muss offen bleiben. Gong Tianxi besass offenbar alle Schriften von Wan Quan und vermachte sie Vater und Sohn Zheng. Vermuttlich praktizierten Wan Quans Nachkommen in Luotian nicht mehr als Ärzte und hatten die Vermittlung der Texte einem Schüler anvertraut, der sie wiederum weitergab.

[143] Die von Zheng Zhu neu zusammengestellte und mit Texten aus anderen Büchern ergänzte Ausgabe des *Youke fahui* in vier Kapiteln ist ebenfalls 1715 im Verlagshaus Jingguantang erschienen und trägt den Titel *Youke fahui daquan* („Große vollständige Ausgabe des *Youke fahui*"). Sie enthält ein Vorwort von Zheng Zhus Vaters Zheng Mei 鄭玫, damals Landrat in Kanton. Die Ausgabe ist heute noch erhalten, u.a. in der Bibliothek der China Akademie für Traditionelle Chinesische Medizin, Peking.

ten die Essenz von Wan Quans Werk. Leider würden der „Kompass der Kinderheilkunde“ und mit ihm die Geheimrezepturen des Herrn Wan nicht mehr tradiert, weshalb er sich entschlossen habe, die innig zusammengehörenden Schriften beide neu herauszugeben.

Es steht zu vermuten, dass der Titel „Kompass der Kinderheilkunde mit familientradierten Geheimrezepturen“ von Zheng Zhu stammt und das Manuskript selbst namenlos war. Im Folgenden wird daher die Kurzform „Geheimschrift“ benutzt. Der Text der „Geheimschrift“ beginnt mit den folgenden Worten (Abb. 2.6):[144]

> [In diesem Buch] öffne ich mein Herz und kehre mein Innerstes nach außen.[145]
> Ich werde bis an die Grenzen der Mitteilbarkeit gehen,
> und die Geheimnisse [der Heilkunst] in all ihren Einzelheiten darlegen.
> Nur den Söhnen darf [dieses Buch] weitergegeben werden.
> Ihr, meine Söhne, sollt dies wissen.
> Bewahrt respektvoll die Familienüberlieferung,
> betrachtet in Stille den [tieferen] Sinn meiner Worte,
> überdenkt mit feinem Gespür meine Sätze.
> Vergesst meine Ermahnungen nicht.
> Vergesst meine Überlieferungen nicht.
> Ich schärfe euch ein, immer und immer wieder:
> Seht [diese Geheimnisse] als Hasenfalle und Fischreuse![146]
> Wenn ihr auch nur ein [Wort] nach außen dringen lasst,
> wird der Himmel dies sehen und die Geister werden Blitze herabsenden.[ww]

Anreden in dieser persönlichen und eindringlichen Form gibt es in den medizinischen Texten von Wan Quan sonst nicht. Der versartigen Zusammenstellung von Sätzen sind wir allerdings schon in einer anderen Einleitung begegnet.[147] Auch Hasenfalle und Fischreuse als Symbol für Therapietechniken und Rezepturen – die unentbehrlichen Handwerkszeuge des Arztes – tauchen nahezu in jedem seiner Vorworte oder einleitenden Texte auf. Die Atmosphäre, die die Worte insgesamt vermitteln, erscheint ebenfalls vertraut. Dieser Eindruck verstärkt sich im nächsten Abschnitt (s. Abb. 2.6), in dem der Autor auf seine Person mit dem Wort „Quan“ referiert:

> Ich, Quan, sage Euch: Diese ermahnenden Worte [sind notwendig], weil das Fach [der Kinderheilkunde] die Überlieferungen unserer Ahnen [verkörpert], die sie ihren Söhnen und Enkeln als kostbares Erbe hinterlassen wollten.

---

144 Die Eingangsworte sind in Versform von jeweils vier Schriftzeichen pro Zeile verfasst, mit einem Reim am Ende der ersten beiden sowie jeder zweiten folgenden Zeile.

145 Wörtlich: „...öffne ich meine Leber und lasse meine Galle austropfen“.

146 Gemeint ist: „Seht diese Methoden als etwas an, das man nie vergessen darf, sie sind die Grundlagen Eures Berufes!“ Der Vergleich bezieht sich auf eine Textstelle aus dem Buch *Zhuangzi* 9/26 „*Waiwu*“ in ESEZ 74. Siehe Eingangszitat für das vorliegende Buch.

147 Die Einleitung zu Wan Quans kinderheilkundlichen Fallgeschichten zu Beginn von Kap. 1 („In den Bergen liest er im Buch der Wandlungen...“) ist in der gleichen Form geschrieben.

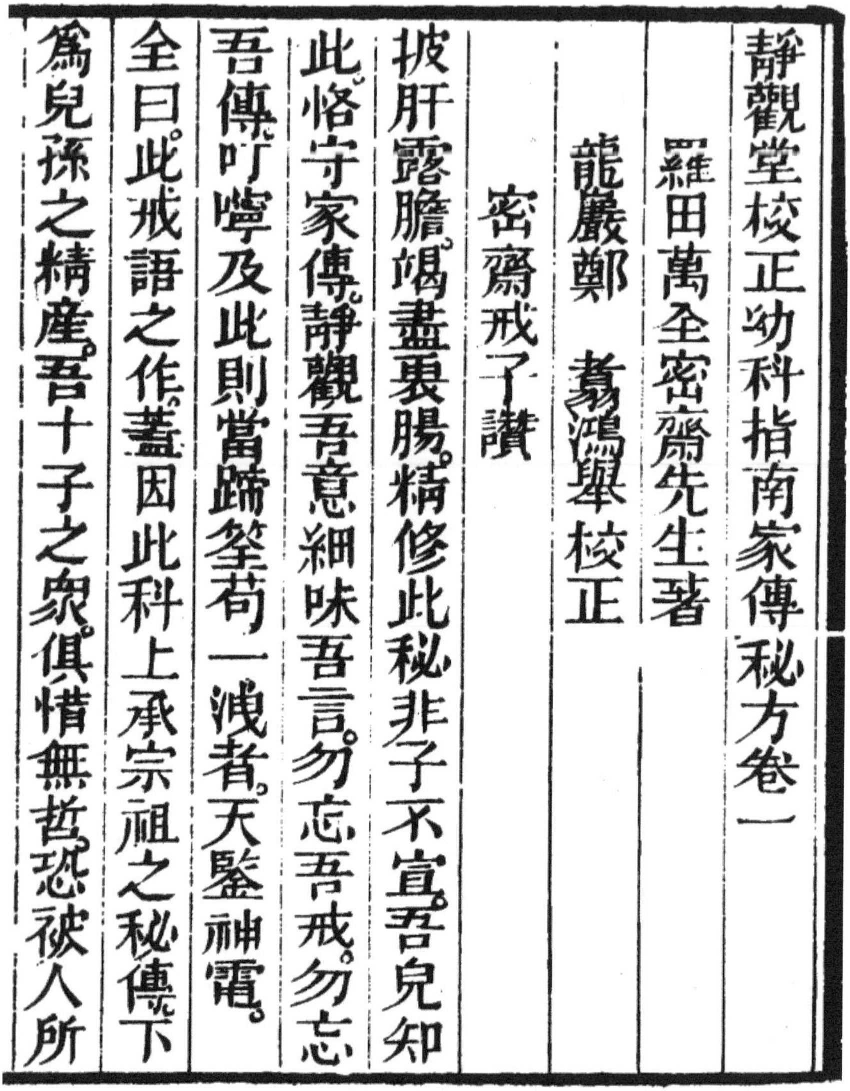

靜觀堂校正㓜科指南家傳秘方卷一

羅田萬全密齋先生著

龍巖鄭　翥鴻舉校正

密齋戒子讚

披肝露膽竭盡衷腸精修此秘非子不宣吾兒知此恪守家傳靜觀吾意細味吾言勿忘吾戒勿忘吾傳叮嚀及此則當踵跡拏苟一淺者天鑒神霄

全曰此戒語之作蓋因此科上承宗祖之秘傳下為兒孫之精產吾十子之衆俱情無哲恐被人所

Abb. 2.6 Der einleitende Text der von Zheng Zhu herausgegebenen Geheimschrift im Original: Er trägt den Titel „Ermahnende Worte von Mizhai an seine Söhne“

Dann schreibt er weiter, als spreche er zu sich selbst:

> Nun habe ich zwar eine Vielzahl von zehn Söhnen, aber sie alle sind ungeschickt und ohne Lebenserfahrung. Sie wissen Kostbares nicht zu schützen, und können leicht verführt und missbraucht werden, diese Geheimnisse auszuplaudern. Ich bin wirklich sehr besorgt. Deshalb richte ich diese Worte an meine Söhne und Enkel, um sie zu ermahnen.[xx]

Spätestens bei diesen Worten ist die Zuordnung des Textes zu Wan Quan nahezu gesichert. In einem ganz ähnlichen Zusammenhang – wenn auch weniger offen – hatte Wan Quan 1579 in seinem Vorwort zum Buch „Erläuterungen zur Kinderheilkunde" von seinen zehn Söhnen gesprochen, die – so heißt es dort – seine Theorien nicht verstehen könnten. Den Grund seiner Kritik und die Tiefe seiner Besorgnis hatte er in diesem Text allerdings noch nicht enthüllt.

Schauen wir uns das Buch näher an. Der Hauptteil der „Geheimschrift" besteht aus zwei Reimprosaabschnitten mit den Titeln *Zhinanfu* 指南賦 (Reimprosa als Kompass) und *Jingxinfu* 儆心賦 (Reimprosa als Warnung), einer Liste von „Dreizehn von den Ahnen überlieferten Rezepturen" sowie Texten zur allgemeinen Diagnostik und Therapie bei Kindern. Daran schließen sich 36 kürzere Abschnitte zu den einzelnen Krankheiten des Kindesalters an, die nach Leitsymptomen geordnet sind und selbst nach charakteristischen Symptomkonstellationen (*zheng* 症) differenziert werden. Sowohl die Texte zu den allgemeinen diagnostischen und therapeutischen Richtlinien als auch die Texte zu den einzelnen Krankheiten sind in *xijiangyue*-Versen verfasst. Eingeschoben finden sich jeweils einige Sätze in diskursiver Prosa; *gekuo*-Verse kommen nicht vor.

Die Tatsache, dass der Text vor allem aus *xijiangyue*-Versen besteht, macht uns darauf aufmerksam, dass es sich um eine frühe Schrift von Wan Quan handeln dürfte. Wir wollen ihn daher mit der „Wesentlichen Jadeschrift" zur Kinderheilkunde vergleichen (im Folgenden im Unterschied zur „Geheimschrift" kurz als „Jadeschrift" bezeichnet), die ebenfalls aus *xijiangyue*-Versen besteht und daher als frühe Schrift Wan Quans eingestuft werden muss (Vgl. S. 91). Beide Bücher sind in der Enzyklopädie *Gujin tushu jicheng* im Abschnitt zur Kinderheilkunde nacheinander abgedruckt.

Von der äußeren Gestaltung und Gliederung her zeigen beide Bücher zunächst erhebliche Unterschiede. Die „Geheimschrift" ist in zwei Kapitel eingeteilt, die „Jadeschrift" in fünf. Die „Jadeschrift" enthält nicht die oben zitierte Vorrede, sondern beginnt mit zwei Reimprosaabschnitten mit den Titeln *Huoyou zhinan fu* 活幼指南賦 (Kompass zur Heilung der Kinder in Reimprosa) und *Ciyou jingxin fu* 慈幼儆心賦 (Mahnung zur liebenden Fürsorge für die Kinder in Reimprosa). Diese beiden Abschnitte sind jedoch trotz etwas anderslautender Titel völlig identisch mit den zwei Reimprosatexten der Geheimschrift, und lediglich um zwei – nicht aufeinanderfolgende – Absätze kürzer, die sich mit den Pocken befassen.

Die allgemeinen Abschnitte zur Diagnostik und die speziellen Abhandlungen zu den einzelnen Krankheiten finden wir in der „Jadeschrift" ebenso wie in der „Geheimschrift". Der Text besteht hier ebenfalls aus *xijiangyue*-Versen mit wenigen eingeschobenen Prosasätzen, ist jedoch anders angeordnet. In der „Jadeschrift" sind die Verse vom Prosatext und von den Rezepturen durch die Überschrift *xijiangyue* abgesetzt und immer erst am Schluss eines Abschnitts zu finden, in der „Geheimschrift" stehen sie am Anfang. Bei den speziellen Abhandlungen fehlt in der „Jadeschrift" der Abschnitt 4, der dem Leitsymptom „Wiederkehrende Krämpfe" (*xian* 癇) gewidmet ist. Die „Geheimschrift" enthält am Ende noch drei zusätzliche Kapitel zu Pocken, Masern und Windpocken, die in der „Jadeschrift" fehlen. Damit zählt die „Jadeschrift" nur 32 statt 36 Abschnitte.

In beiden Schriften gibt es die „Dreizehn von den Ahnen überlieferten Rezepturen"[148] – in der „Geheimschrift" gleich zu Anfang, in der „Jadeschrift" am Schluss. Daneben finden sich immer wieder über den Text verstreut Einschübe mit dem Titel „Die von den Ahnen überlieferte Behandlung zu dem Beschwerdebild xy" (*zuchuan zhi* 祖傳治). In diesen Einschüben, die in beiden Schriften identisch sind, werden auch die Symptomkonstellationen besprochen, bei denen man nicht (mehr) behandeln kann bzw. darf (*buzhi zhi zheng* 不治之症), wie das folgende Beispiel zeigt:

> **Die von den Ahnen überlieferte Behandlung des Durchfalls (*xiexie* 泄瀉):**
>
> Gleichgültig, ob Kälte oder Wärme vorliegt, man nehme immer die Magen-Poria-Rezeptur (*Weilingwan* 胃苓丸)[149], Ein-Korn-Pillen (*Yilidan* 一粒丹)[150] und Plantago folium und verabreiche alles zusammen mit gebratenem Reis und gekochtem Wasser.
>
> Bei allen [Kindern], die über längere Zeit unaufhörlich Durchfall haben, deren Lebensgeist wundersam verklärt ist, deren Gesicht und Lippen rot sind, darf man nicht behandeln.

---

148 Wan Quan verwendet diese Rezepturen nur in früheren Jahren. S. Teil IV.

149 Diese Rezeptur gehört zu den „Dreizehn überlieferten Rezepturen der Ahnen", die Wan Quan in seinen geheimen Schriften preisgibt. Sie stellt eine Abwandlung bzw. Erweiterung der gleichnamigen Rezeptur des *Shanghanlun* dar. Ihre Bestandteile sind: Rh Atractylodis (*Cangzhu* 蒼朮); Peric Citri Reticulatae (*Chenpi* 陳皮); Rh Atractylodis Macrocephalae Cocos (*Baizhu* 白朮); C Magnoliae Officinalis (*Houpo* 厚樸); Sclerotium Polypori Umbellati (*Zhuling* 豬苓); Sclerotium Poriae (*Fuling* 茯苓); R Glycyrrhizae Uralensis (*Gancao* 甘草); S Amomi Tsao-Ko (*Caoguoren* 草果仁); Rh Alismatis Orientalis (*Zexie* 澤瀉); C Cinnamomi Cassiae (*Guangui* 官桂). Sie sollte nach dem Prozess der Abkochung zusammen mit Reisschleim zu kleinen hirsekorngroßen Pillchen geformt werden. Vgl. S. 302

150 Auch diese Hitze lösende Rezeptur gehört zu den „Dreizehn überlieferten Rezepturen der Ahnen"; die Wan Quan in den geheimen Schriften niederschrieb. Sie besteht aus Calcitum (*Hanshuishi* 寒水石) und Alumen (*Kubaifan* 枯白礬) und wurde mit Reisschleim zu erbsengroßen Pillen geformt – daher ihr Name. Vgl. S. 306

> Bei allen [Kindern], die über längere Zeit unaufhörlich Durchfall haben und einen unstillbaren Durst verspüren, darf man nicht behandeln.
>
> Bei allen [Kindern], die über längere Zeit unaufhörlich Durchfall haben, deren Puls tief und fein ist, deren Körperhaut sich extrem kalt anfühlt, die nicht essen und trinken wollen, und dauernd wässrige Ausscheidungen haben, darf man nicht behandeln. [usw.][yy]

Wenn wir diese Vorschriften mit solchen aus dem Buch „Erläuterungen zur Kinderheilkunde" vergleichen, dann wird klar, dass es sich um eine sehr vereinfachte Anleitung handelt. Bei der Behandlung wird noch nicht einmal zwischen Kälte und Wärme unterschieden, sonst ein wichtiges Kriterium. Dafür sind die Grenzen, innerhalb deren überhaupt behandelt werden darf, sehr eng gesteckt. Die Familientradition der Wan'schen Kinderheilkunde beinhaltete offenbar vor allem einige zentrale Rezepturen und pragmatische Behandlungsgrundsätze, die breit anwendbar waren und gleichzeitig das Risiko eines Behandlungsfehlschlags reduzierten. Die theoretische Differenzierung nach Symptomkonstellationen, die Wan Quan im Laufe seines Lebens immer weiter ausgearbeitete, die Erweiterung der Rezepturen und die Zuhilfenahme neuer Methoden sind dagegen wohl das Produkt seiner eigenen Anstrengung.

Obwohl die „Geheimschrift" insgesamt umfangreicher ist, enthält die „Jadeschrift" jedoch auch einige Abschnitte, die in der „Geheimschrift" fehlen. So sind unmittelbar nach den einleitenden Reimprosaabschnitten Texte eingeschoben, die für alle Leitsymptome kindlicher Krankheiten die diagnostischen und therapeutischen Prinzipien in jeweils zwei, drei kurzen Sätzen umreißen. Teilweise sind diese Texte als Lieder (*ge* 歌) verfasst. Außerdem sind in der „Jadeschrift" mehrere Abbildungen zur physiognomischen Diagnostik mit knappen Erläuterungen enthalten, die in der „Geheimschrift" fehlen. (Abb. 2.7 a, b) Ähnliche Abbildungen fanden sich bereits in dem 1597 in Jianyang veröffentlichten Buch „Prinizipien zur Vermehrung der Nachkommenschaft" (siehe Abb. 2.2 a, b, c). Allerdings waren diese übersichtlicher gestaltet, praxisorientierter und enthielten sehr viele mehr therapeutisch relevante Hinweise. Die Abbildungen der Jadeschrift (Abb. 2.7 a, b), die demgegenüber wie Skizzen erscheinen, könnten somit zwar von Wan Quan stammen.[151] Wahrscheinlich wurden sie jedoch erst nachträglich in die „Jadeschrift" eingebunden: Sie weichen stilistisch stark vom Gesamttext ab und bewirken eine doppelte Abhandlung mancher Themen.

Die „Geheimschrift" und die bereits früher als Werk von Wan Quan identifizierte „Jadeschrift" weisen trotz unterschiedlicher Gliederung und einiger anderer Unterschiede sehr große Ähnlichkeit auf. Es stellt sich nun die Frage, zu welcher Zeit sie entstanden sind und worauf diese Ähnlichkeit zurückzu-

[151] Dafür spricht ein kurzer Absatz, in dem Beweglichkeit und Assoziationsfähigkeit im Umgang mit den Regeln der physiognomischen Diagnostik gefordert wird. Vgl. PYXS 1:15. Für solche Texte ist diese Forderung eher ungewöhnlich.

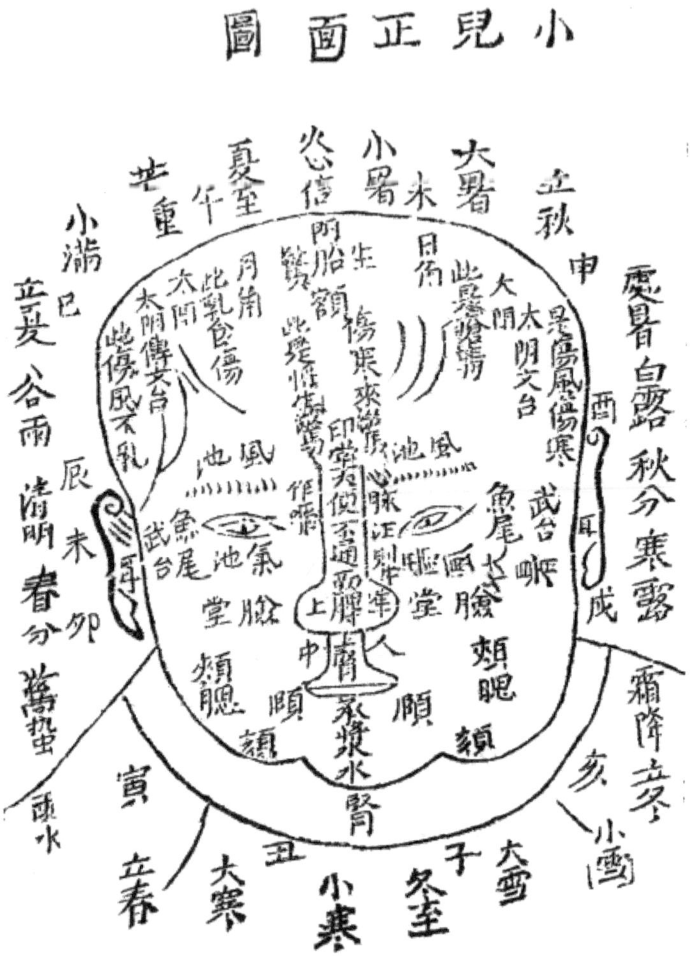

Abb. 2.7 a, b Abbildungen eines kindlichen Kopfes von vorne und hinten mit Hinweisen zu diagnostisch und therapeutisch relevanten Zonen.
2.7 a Auf dem Gesicht werden neben den nach anatomischen Kriterien eingezeichneten Zonen im Außenbereich die 12 Erdzweige und die 24 Solarperioden als systematische Unterteilung verwendet.

führen ist. Dafür müssen beide Schriften noch etwas differenzierter betrachtet werden.

Geheimschrift, Jadeschrift und Plagiat

Es liegt in der Natur geheimer Schriften, dass sie vom Autor mit keinem offiziellen Vorwort versehen und somit auch nicht datiert sind. Bereits für die pockenheilkundlichen Schriften ließ sich jedoch anhand detaillierter Text-

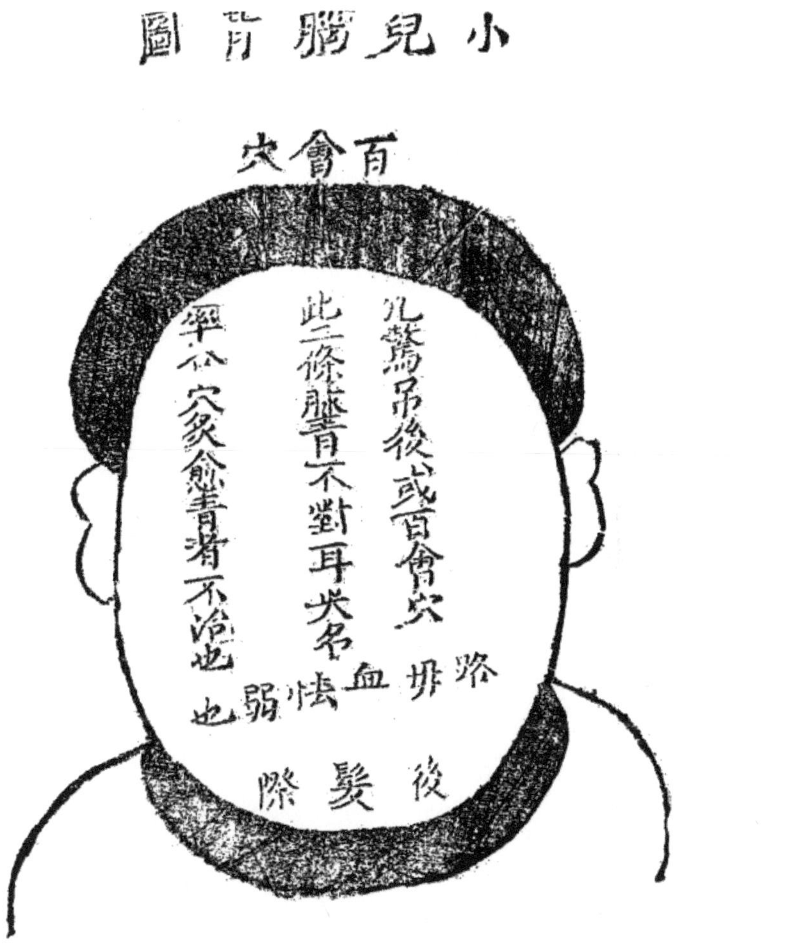

2.7 b Am Hinterkopf wird vor allem der Punkt „Hundert Vereinigungen“ (*Baihui* 百會) hervorgehoben und verschiedene Indikationen für die Moxa-Behandlung aufgezählt.

vergleiche die Entstehung verschiedener Versionen von 1546 bis 1585 relativ genau verfolgen. Dabei wurden die Plagiate, die auf die entwendeten Manuskripte von 1550 zurückgehen, mit in die Untersuchung einbezogen. Ähnliches lässt sich nun für die kinderheilkundlichen Schriften tun.

Wir erinnern uns: Nach Wan Quans Tod war unter der Ägide der Kaiserlichen Medizinischen Akademie ein Buch mit dem Namen *Youke quanshu* (Vollständiges Buch zur Kinderheilkunde) erschienen.[152] Es wurde dem Yuan-

---

152 Der vollständige Titel lautet: *Taiyiyuan jiaoshou Danxi mizang youke jiejing quanshu* 太醫院校授丹溪秘藏幼科捷徑全書 (Von der Kaiserlichen Medizinischen Akademie kollationierte Kurzfassung des von Danxi geheim bewahrten „Vollständigen Buches zu den Pocken“).

zeitlichen Autor Zhu Zhenheng, bekannt unter seinem Beinamen Danxi, zugeschrieben und enthielt neben den frühen pockenheilkundlichen Texten von Wan Quan, die schon von Huang Lian verwertet worden waren, auch kinderheilkundliche Texte, die offensichtlich ebenso auf die entwendeten Manuskripte von 1550 zurückgingen.[153] Wenn man dieses Plagiat einbezieht, dann liegen jetzt folgende Texte zum Vergleich vor (Tab. 2.11).

	Plagiat *Youke quanshu* 幼科全書	**Jadeschrift** *Pianyu xinshu* 片玉心書	**Geheimschrift** *Youke zhinan* 幼科指南
Mahnung an die Söhne	nein	nein	ja
Reimprosatexte	keine	2	2
Allgemeine Diagnostik in *xijiangyue*-Versen	ja	ja	ja
Krankheiten und ihre Behandlung differenziert nach Leitsymptomen in Prosatexten und *xijiangyue*-Versen	1–11 (ohne 4)	1–32 (ohne 4)	36
„Dreizehn Rezepturen der Ahnen"	nein	ja (am Ende)	ja (am Anfang)

Tabelle 2.11 Vergleich von Plagiat, Jadeschrift und Geheimschrift.

Zunächst lässt sich feststellen, dass zwischen den drei überlieferten Texten eine grundsätzliche Ähnlichkeit besteht, wobei die „Geheimschrift" die umfassendste Version zu sein scheint. Im genauen Textvergleich wird deutlich, dass Plagiat und „Jadeschrift" einander wortwörtlich entsprechen – nur dass dem Plagiat die Reimprosatexte und Geheimrezepturen fehlen und dass es vor allem kürzer ist, denn es bricht nach elf Kapiteln ab. Die „Geheimschrift" zeigt dagegen eine völlig andere Anordnung des Textes, obwohl der Inhalt im wesentlichen gleich ist. Die Annahme liegt nahe, dass das Plagiat eine

[153] Das „Vollständige Buch zur Kinderheilkunde" ist ein Flickwerk aus einem kinderheilkundlichen Text, einem Text zur manuellen Therapie bei Kindern und zwei Texten zur Pockenbehandlung. Die Feststellung, dass einer der beiden pockenheilkundlichen Texte von Wan Quan stammt, wurde erstmals von Tamba Mototane unter Berufung auf den befreundeten Pockenarzt Ikeda Juko getroffen. Vgl. ZGYJK 1044. Dass auch der kinderheilkundliche Teil im *Youke quanshu* von Wan Quan sein könnte, vermuten An Bangyu und Zhang Muhan 1991, 163–170. Weil sie die Edition der kaiserlichen Medizinischen Akademie in China nicht fanden, konnten sie ihre Vermutung allerdings nicht verifizieren. – Die Edition ist tatsächlich nicht im Union-Katalog (ZYST) *mulu* enthalten, dem Hauptnachschlagewerk für den Nachweis von Büchern der traditionellen chinesischen Medizin in chinesischen Bibliotheken. Ich konnte sie aber in der Shanghaier Staatsbibliothek ausfindig machen.

Abschrift der „Jadeschrift“ darstellt, die aller Wahrscheinlichkeit zu den um 1550 entwendeten Manuskripten gehörte. Vermutlich waren aber nicht alle Manuskriptseiten in die Hände des Plagiators gekommen, so dass das Plagiat fragmentarisch blieb. Die „Geheimschrift“ dürfte dagegen eine spätere Fassung desselben Manuskripts verkörpern, die Wan Quan umgearbeitet und umfassend ergänzt hat.

Tatsächlich findet sich in Wan Quans erstem Vorwort von 1549 (vgl. Seite 86–87) der Hinweis auf einen sehr frühen Text zur Kinderheilkunde, der damals noch *Baoying jiami* (Familiengeheimnisse zum Schutz der Säuglinge) hieß. In seinem Postskript von 1568 schreibt Wan Quan dann allgemein von „einigen Reimprosastücken und *xijiangyue*-Versen zur Kinderheilkunde“, die er für seine Söhne geschrieben habe. Sie waren zusammen mit den pockenheilkundlichen Texten gestohlen worden (siehe Seite 94–97). Unsere Vermutungen werden damit durch Wan Quans Aussagen gestützt.

Der Vergleich mit dem Plagiat ermöglicht es, die „Jadeschrift“ genau datieren: Sie muss zwischen 1546 und 1550 verfasst worden sein. Für die Datierung der „Geheimschrift“ lässt sich nur mutmaßen: Wan Quan hat sie wahrscheinlich auf der Grundlage der „Jadeschrift“ neu geschrieben und ergänzt. Aufgrund der relativ geringfügigen Veränderungen des Textes kann man aber davon ausgehen, dass er sie Anfang der fünfziger Jahre abschloss.

Abschließend sind noch zwei Fragen offen: Warum haben Wan Quans Nachkommen bei der aufsehenerregenden Herausgabe der geheimen Schriften in den Jahren 1654 und 1655 nicht die vollständige, sondern die unvollständige frühe Version der geheimen Manuskripte – die „Jadeschrift“ – veröffentlicht? Und wie kommt es, dass zwei Schriften mit derart ähnlichem Inhalt bis heute in derselben Gesamtausgabe als zwei eigene Bücher stehen, ohne einen Hinweis auf ihren Zusammenhang?

Dass sich die Herausgeber der modernen Gesamtausgabe, die beide Bücher kollationierten, nicht um eine Gesamtschau des Werkes und einen Vergleich der einzelnen Schriften miteinander bemühten, ist und bleibt verwunderlich. Ein wenig Verständnis dafür lässt sich allenfalls aufbringen, wenn man sich zwei Umstände vor Augen hält: den spezifisch chinesischen Aspekt eines enormen Respekts vor dem geschriebenen bzw. überlieferten Wort, das möglichst unverändert tradiert werden soll – und das praktische Problem, alte Texte in klassischer Schriftsprache gründlich zu lesen und zu rezipieren.

Was Wan Quans Nachkommen betrifft, so können wir für ihre Veröffentlichung des unvollständigen Manuskripts anstelle des vollständigen nur inhaltliche Gründe annehmen. Wir wissen ja, dass ihnen beide Manuskripte als getrennte Pakete vorlagen. Der Hauptunterschied zwischen diesen Schriften – vom Umfang einmal abgesehen – lag in der Vorrede zur „Geheimschrift“, die es den Nachkommen bei Strafe verbot, die Schrift aus der Hand zu geben. Die „Jadeschrift“, der diese Vorrede fehlt, ermöglichte Wan Quans Nachkommen die Veröffentlichung eines geheimen Textes. Auf diese Weise hatten sie, listig und mit einem guten Schuss Naivität, das Verbot ihres Ahnen umgangen.

Auswertung: Zusammenstellung aller von Wan Quan verfassten Schriften

Werfen wir nochmals einen Blick zurück auf die Fragen, die zu Beginn dieser Spurensuche aufgestellt wurden: Ist die enorme Bandbreite der Schriften Wan Quans glaubhaft? Warum hat er zwei Bücher zur Pockenheilkunde und sogar vier zur Kinderheilkunde geschrieben? Zu welchen Zeiten sind die Werke der Gesamtausgabe entstanden – und stammen sie tatsächlich alle von ihm? Die Untersuchung hat erbracht, dass von den dreizehn Schriften, die bis heute zum Werk von Wan Quan zählen, zwei Schriften auf einer Fälschung beruhen: Der „Winzige Klassiker" zum Alkoholismus und die Schrift zu den „Äußeren Krankheiten". Das Gesamtwerk umfasst also elf verschiedene Schriften. Diese elf Schriften verteilen sich auf sieben Fachgebiete: drei unterschiedliche Darstellungen zur Kinderheilkunde, zwei miteinander verknüpfte Darstellungen zur Pockenheilkunde, daneben jeweils eine Darstellung zur Frauenheilkunde, zur Inneren Medizin, zu den „Kälteverletzungen", zur gesunden Lebensführung und zu dem neuen Fach der Fortpflanzungsmedizin. Auch wenn es nicht mehr neun Fachgebiete sind, wie durch die Gesamtausgabe nahegelegt, ist das doch noch immer ein erstaunliches Spektrum, das Zeugnis ablegt von Wan Quans breitem medizinischen Interesse.

Die Untersuchungen haben nicht nur zutage gebracht, welche Bücher Wan Quan zugeschrieben werden können und welche nicht. Sie haben in allen Fällen eine zumindest ungefähre Datierung ermöglicht und damit die Reihenfolge der Schriften festgelegt. Dass Wan Quan unterschiedliche Schriften zur Pocken- und zur Kinderheilkunde verfasste, hat sich einerseits als Folge seiner fortschreitenden klinischen Erfahrung und seiner neuen theoretischen Einsichten erwiesen (daher sind uns verschiedene Versionen der Pockenschriften überliefert) und andererseits als Ausdruck zweier Tradierungsweisen – einer esoterischen und einer exoterischen Tradierung. Die Ergebnisse dieser Spurensuche sind in den Tabellen 2.12–14 zusammengefasst.

	Werktitel	Stil	Anzahl *juan*	Verfassungszeitraum	Erstveröffentlichung	Tradierung
1	*Pianyu xinshu* 片玉心書	*xijiangyue*-Verse, Lieder, Gedichte, Fachprosa	5	1546	1654	esoterisch
2	*Youke zhinan xinfa* 幼科指南心法	*xijiangyue*-Verse, Fachprosa	2	1546–1552	1715	esoterisch
3	*Yuying jiami* 育嬰家秘	*Gekuo*-Leitverse, Lieder, Fachprosa, klassische Zitate, Fragen und Antworten	4	1552–1568	1656	exoterisch
4	*Youke fahui* 幼科發揮	Fachprosa, Fallgeschichten	2	1572–1579	1599	exoterisch

Tabelle 2.12 Werke zur Kinderheilkunde

	Werktitel	Inhalt und Stil	Anzahl *juan*	Verfassungszeitraum	Erstveröffentlichung	Tradierung
1	*Pianyu douzhen* 片玉痘疹 („Version 1")	*xijiangyue*-Verse, Fachprosa	13	1546	1654	esoterisch
2	*Douzhen shiyi xinfa* 痘疹世醫心法 („Version 2")	Reimprosa, Fachprosa, *Gekuo*-Leitverse, Rezepturen	12	1549–1567	1568	exoterisch
3	*Doμzhen gezhi yaolun* 痘疹格致要論	Fachprosa, klassische Zitate, Fragen und Antworten	11	1550–1553	1568	exoterisch
4	*Douzhen xinyao* 痘疹心要 („Version 3")	wie 2 + 3 zusätzlich: Fallgeschichten	12+11	1546–1579	1580	exoterisch
5	*Douzhen xinfa* 痘疹心法 bzw. („Version 4")	wie 2 + 3 zusätzlich: Fallgeschichten, nummerierte Liste der Rezepturen im Anhang	23 (11+12)	1546–1584	1597–1599	exoterisch

Tabelle 2.13 Werke zur Pockenheilkunde

	Werktitel	Inhalt und Stil	Anzahl *juan*	Verfassungszeitraum	Erstveröffentlichung	Tradierung
1	*Shanghan zhaijin* 傷寒摘錦	Fachprosa, Zitate aus dem *Shanghanlun*, Fragen und Antworten	2	1540–1549	1597–1599	exoterisch
2	*Guangsi jiyao* 廣嗣紀要	Fachprosa, klassische Zitate, Fallgeschichten	5 (16)	1567–1572	1573	exoterisch
3	Yangsheng siyao 養生四要	Fachprosa, klassische Zitate, Fallgeschichten	3+1	1567–1572	1597–1599	exoterisch
4	*Baoming gekuo* 保命歌括	*Gekuo*-Leitverse, klassische Zitate, Fachprosa, Fallgeschichten	35	1567–1572	1597–1599	exoterisch
5	*Furen mike* 婦人秘科	Fachprosa, Reimprosa, Fragen und Antworten	3	1560–1572	1656–1657	exoterisch ?

Tabelle 2.14 Werke zu anderen medizinischen Fächern

Wie die Tabellen zeigen, werden drei Schriften als esoterisch eingestuft, die beiden „Jadeschriften“ (*Pianyu xinshu* und *Pianyou douzhen*) und die „Geheimschrift“ (*Youke zhinan mifang*). Alle drei stammen aus Wan Quans früher Schaffensperiode. Es fragt sich nun, was diese esoterischen Schriften gegenüber den exoterischen auszeichnet. Stilistisch sind sie durch den Gebrauch einer schmucklosen Prosa, einfacher Lieder und *xijiangyue*-Verse gekennzeichnet. Klassische Zitate, wie sie in den anderen Schriften gang und gäbe sind, fehlen ganz. Die Systematik orientiert sich an Krankheitssymptomen, anstatt an Organkreisen. Entsprechend fehlen theoretische Erklärungen fast völlig, dafür gibt es Beschreibungen von Behandlungstechniken und genaue Angaben zur Zubereitung der vorgeschlagenen Rezepturen. Der Inhalt der esoterischen Schriften ist unmittelbar praxisbezogen und gibt für alle vorkommenden Fälle genaue Handlungsanweisungen, ohne den theoretischen Hintergrund zu beleuchten. Es handelt sich also um eine Art von Kompendien, ähnlich den sogenannten *praktica* der Renaissancemedizin, die kasuistisch vorgingen und daher auch auf die Illustration durch Fallgeschichten verzichten konnten.

Die theoretischen Schriften, die als exoterisch bezeichnet werden, sind wie die esoterischen Schriften für die Praxis gedacht, legen ihren Schwerpunkt aber auf Kategorienbildung und daraus abgeleitete Handlungsregeln. Dem gehobenen Stil mit Fach- und Reimprosa, *gekuo*-Leitversen und klassischen Zitaten entspricht inhaltlich die Orientierung an den von verschiedenen Klassikern gebildeten Entsprechungsreihen, die im konfuzianischen Gelehrtendiskurs mit dem Begriff kosmologische Prinzipien (*li* 理) umschrieben werden. Diese auf Assoziationsketten beruhende Systematik war nach allen Seiten hin offen für Ausweitungen und begünstigte dadurch experimentelles Vorgehen. Wenn sie auch ihre eigenen Tabus und Einschränkungen hatte,[zz] führte sie doch insgesamt zu einer großen Beweglichkeit im Denken und Handeln, das sich den verschiedensten Situationen anpassen konnte.

In jeder Hinsicht erscheinen so die exoterischen Schriften im Vergleich mit den esoterischen als die fortgeschritteneren, tiefgründigeren und umfassenderen. Umso mehr erstaunt der Wert, der den gängigerweise als „Geheimschriften" vorgestellten esoterischen Schriften Wan Quans – wie auch generell den „Geheimschriften" in der chinesischen medizinischen Literatur – zugeschrieben wird. Diese Schriften stellen nicht – wie man dies erwarten würde – das zuletzt verfasste und inhaltlich gehaltvollste Vermächtnis des Autors dar, noch weniger den „Kern"" (*xin* 心) der Lehre, wie es in der chinesischen Sekundärliteratur immer wieder unterstellt wird. Vielmehr handelt es sich um praktische Methodenbücher, die offenbar deshalb in der Familie tradiert wurden, weil sie besonders eingängiges und ohne weiteres anwendbares Wissen für alle denkbaren Fälle enthielten – und sei es nur die Empfehlung, auf eine Behandlung zu verzichten. Ihr Wert lag nicht darin, dass sie ein besonders tiefes Wissen vermittelten, sondern dass sie praktische Handlungsanweisungen gaben. Daher waren sie gerade auch für Laien von Interesse. Weil viele Menschen in Zeiten grassierender Epidemien und medizinischer Unterversorgung froh waren über praktische medizinische Hinweise, verkauften sich Wan Quans esoterische Bücher erheblich besser als die exoterischen, was sich anhand der Neuauflagen und Nachdrucke über die Jahrhunderte hinweg zeigen lässt.

Die Tiefe und Bedeutung, die gewöhnlich mit dem Begriff „Geheimschrift" verknüpft werden, sind hier somit nicht zu finden. Das scheinbare Paradox, dass die exoterischen Schriften weitergehende Inhalte transportieren als die esoterischen, beruht also auf einer fehlerhaften Auffassung ihrer Funktion. Ein bestimmter Kreis von Eingeweihten – in Wan Quans Fall sind das die Söhne, offenbar zählten aber auch einige ausgewählte Schüler und Lehrlinge dazu – sollten anhand der esoterischen Schriften zunächst die „Handgriffe" der Medizin erlernen. Diesen Zweck konnten sie nur erfüllen, wenn der Verfasser – Wan Quan – in Rechnung stellte, dass die Benutzer keine konfuzianische Schule besucht und noch wenig klinische Erfahrung hatten. Mit seinen exoterischen Schriften zur Kinder- und Pockenheilkunde, deren Druck er nicht mehr erlebte, suchte Wan Quan den Diskurs mit den erfahrenen und gelehrten Ärzten der Nachwelt (konfuzianischer Tradition), den *ruyi* 儒醫, und damit den Anschluss an die medizinische Ideengeschichte. Mit ihnen verband Wan Quan eine gemeinsame Bezugnahme auf die konfuzianischen Klassiker und daraus resultierend, eine gemeinsame Art des Argumentierens. Erst auf diesem Bildungshintergrund waren Überlegungen, wie er sie in seinen Spätschriften anstellte, denkbar.

	Geheime Tradierung	Offene Tradierung
Zielgruppe	Kreis von Eingeweihten	Gelehrtenwelt (*ru* 儒)
Stil	einfache Lieder, *xijiangyue*-Verse, handlungsbezogene Prosa	Fachprosa, Reimprosa, *Gekuo*-Leitverse, Fragen und Antworten
klassische Zitate	ja	nein
Inhalt	nur umittelbar Praxisbezogenes	Grundlagentheorie
Systematik	symptombezogen	organkreisbezogen
Nosologie	nein	ja
Hinweise auf nicht behandelbare Zustände	entscheidend	kaum
Fallgeschichten	nein	ja
Darstellungsform	pragmatisch, wenig differenziert	in abstrakten Notationen
	kasuistisch, alle Eventualitäten	regelgeleitet
Abbildungen	ja	nein
Argumentation	eindimensional, praxisorientiert	vielschichtig, theorie- und praxisorientiert
Rezepturvorschriften	genaue Dosierung und Zubereitung	genaue Dosierung und Zubereitung sowie systematische Erklärung ihrer Wirkungsweise

Tabelle 2.15 Kennzeichnung der geheimen Tradierung auf der einen und offenen Tradierung auf der anderen Seite.

Lebensgeschichtlich können wir den Wandel von Wan Quans Einstellung recht gut an dem Buch *Yuying jiami* (Familiengeheimnisse zur Aufzucht der Säuglinge) festmachen. In dieser neuerlichen Gesamtdarstellung der Kinderheilkunde gibt Wan Quan unter dem Titel „Familiengeheimnisse" das gesamte familiäre Wissen sowie seine eigenen Erfahrungen bis zu diesem Zeitpunkt preis. Er führt hier erstmals eine organkreisbezogene Systematik ein, ohne sie schon ganz durchzuhalten. Stilistisch greift er auf klassische Zitate zurück und setzt ein höheres Sprachniveau an. Das Buch wird illustriert durch eine

Sammlung kinderheilkundlicher Fallgeschichten. Entweder hatte Wan Quan zu diesem Zeitpunkt festgestellt, dass seine Söhne und Lehrlinge ihm in seinen Gedankengängen nicht folgen konnten; oder er hatte bereits von dem Diebstahl seiner Manuskripte erfahren und war zu dem Schluss gekommen, dass er sich im Hinblick auf das Familienerbe auf seine Söhne nicht mehr verlassen konnte. In jedem Fall ließ er das Manuskript der „Familiengeheimnisse zur Aufzucht von Säuglingen“ – vermutlich in Form von Lehrskripten – weithin zirkulieren. Mit der Veröffentlichung der Fallgeschichten dieses Buches im Jahr 1572 bekräftigte er seine Entscheidung, das familiäre Wissen zur Kinderheilkunde wie auch später das zur Pockenheilkunde der Öffentlichkeit zur Verfügung zu stellen.

Wenn diese Rekonstruktion der Entstehungsgeschichte und Chronologie des Gesamtwerkes von Wan Quan korrekt ist, dann lässt sich nun in der Tat eine Zäsur zwischen den Jahren 1572 und 1573 konstatieren, als Wan Quan mit 74 Jahren seine Einleitung zu den kinderheilkundlichen Fallgeschichten schrieb: „In den Bergen lese ich im Buch der Wandlungen / und ergründe den tieferen Sinn ...“

Wan Quan wandte sich jetzt, im hohen Alter, seinem eigentlichen Anliegen zu. Er formulierte für jedes einzelne medizinische Fachgebiet, in dem er praktiziert hatte, die Erklärungen dessen aus, was er als die elementaren Wirkprinzipien der Natur wahrnahm.

Teil III

Überlegungen zur Methodik

Die Vorgehensweise bei der Untersuchung von Leben und Gesamtwerk eines einzelnen Arztes der Ming-Zeit war bislang traditionell: Im ersten Teil wurden Strukturen der Lebenswelt am Kaiserhof skizziert, wie sie sich nach den überlieferten Quellen abzeichneten. In einer kontrastiven Gegenüberstellung wurden anhand von Lokalchroniken und Wan Quans eigenen Aufzeichnungen soziale Konstellationen am Orte Luotian rekonstruiert, die das geistige Leben prägten und in ihrer hierarchischen Bedeutung Wan Quans Lebensweg als Arzt bestimmten und überschatteten.

Im zweiten Teil wurde eine Chronologie von Wan Quans Schriften erstellt. Seine eigenen Texte wurden von Kommentaren, Texteinschüben, Fälschungen und Plagiaten abgegrenzt und nach einer frühen und einer späten Schaffensphase gegliedert. Für die beiden Schaffensphasen konnten bestimmte stilistische und rhetorische Besonderheiten herausgearbeitet werden. Es wurde erkennbar, dass Wan Quans Schriften von zwei unterschiedlichen Tradierungsformen geprägt sind, nämlich einer esoterischen und einer exoterischen, einer offenen und einer geheimen Tradierung.

Für die nun anstehende inhaltliche Analyse des Werkes bedarf es einiger methodischer Vorüberlegungen: Insbesondere Wan Quans exoterische Schriften weisen ein derart großes Spektrum von Denkansätzen auf, dass sich im Rahmen dieser Untersuchung lediglich ausgewählte Aspekte beleuchten lassen. Aufgrund der frühen Spezialisierung hatten sich in den einzelnen Fachdisziplinen über die Jahrhunderte hinweg bis hin zur Ming-Zeit zahllose Ringe um die eigentlichen Kerntheorien gelegt. Wan Quans Begründungen für bestimmte medizinische Sachverhalte fallen in den einzelnen Fachschriften daher ganz unterschiedlich aus. Krankheitssemiologie, Sprache und Terminologie sind in jedem medizinischen Fach von anderen Traditionen überlagert. Irritationen entstehen durch Wan Quans häufige Verwendung von Fachbegriffen und Metaphern anderer Wissensbereiche, durch unvermittelte Wechsel der Sprachebene und assoziative Exkurse in anders strukturierte Denkformen. Die vielfältigen Überlegungen, die er zwischen Beschwerdebild und theoretischem Befund anstellt, sind in ihren konkreten Bezügen oft nicht mehr nachzuvollziehen.

Allerdings lassen sich in Wan Quans Schriften gerade wegen dieser konzeptuellen Vielfalt bestimmte logisch-strukturelle Eigenschaften vormodernen medizinischen Denkens außerordentlich gut herausarbeiten. So fällt auf, dass Wan Quans Begründungen für medizinische Sachverhalte stets in mehreren logischen Segmenten erfolgen. Bewegt man sich beim Lesen gerade in einem Segment und versucht sich auf die Logik dieses Segmentes einzulassen, so erlebt man den Übergang zum jeweils anderen Segment wie einen Bruch: Noch ehe der Gedankengang zu Ende geführt ist, wird bereits aus einem anderen Segment ein neuer Gedanke aufgeworfen, der seinerseits in einer ganz andersartigen Logik weiter entwickelt wird. Es fragt sich, wie diese Diskontinuitäten in Sprache und Argumentation, die noch heute im Diskurs der Traditionellen Chinesischen Medizin eine wichtige Rolle spielen (und hier durch den zusätzlichen Rückgriff auf naturwissenschaftliche Konzepte sogar noch zugenommen haben), aufgelöst und verständlich werden können.

Leider sind in der Philosophie und Wissenschaftsgeschichte noch kaum Methoden entwickelt worden, mit denen vormoderne Theoriegebilde untersucht und ihre logischen Strukturen erkenntnistheoretisch eingeordnet werden könnten. Zwar wurden vereinzelt Versuche unternommen, die Rationalität bestimmter Argumentationsformen vormoderner Naturphilosophie aufzudecken.[1] Die Gründe für die große Attraktivität, die solche Denkweisen auch heute noch auf bestimmte Teile der Bevölkerung ausüben, werden hierbei jedoch nicht geklärt.

Die Vermutung, die in den folgenden Kapiteln verifiziert werden soll, ist, dass solche unterschiedlichen Argumentationssegmente, wie sie in Wan Quans Schriften, aber auch im modernen Diskurs der chinesischen Medizin zutage treten, in umfassenden Welterklärungsmodellen verankert sind. Diese Welterklärungsmodelle – so die These – sind mit ihren elementaren Erklärungskategorien in den historischen Horizont lebensweltlicher Alltagserfahrung eingebunden. Sie müssten daher grundsätzlich verstehbar und logisch nachvollziehbar sein. Ihre Rekonstruktion dürfte gerade in der heutigen Zeit von großer Bedeutung sein, da die Strukturen dieser Modelle – so die zusätzliche These – kulturübergreifend sind und die große Vielfalt von „alternativen" Deutungssystemen, die neben der naturwissenschaftlich ausgerichteten Schulmedizin Anwendung finden, in ihren Grundannahmen erklären könnten.

Im Folgenden wird der Versuch unternommen, den logischen Aufbau dreier solcher hypothetischer Weltentwürfe zu rekonstruieren. In diesen als

---

1 Nahezu alle Forschungsansätze, anhand derer die rationalen Strukturen vormodernen Denkens herausgearbeitet werden, legen der Geschichte insgesamt ein Fortschrittskonzept zugrunde. Einige Soziologen und Kulturwissenschaftler (z.B. Hallpike 1979 und Dux 1982) übertragen auf die Geschichte sogar ein festgelegtes Entwicklungsschema. Unter Bezugnahme auf die Forschungen von Piaget zur Kindesentwicklung betrachten sie das historische Material übergreifend nach kognitionspsychologischen Kategorien und erkennen in den Theoriegebilden einer Kultur dann jeweils biologisch-kognitiv festgeschriebene Reifestadien, die sie ähnlich bewerten wie die ontogenetischen Entwicklungsstadien des Menschen. In ähnlicher Weise hat der Sinologe Roetz 1992 die Stadien der „Entwicklungslogik des moralischen Bewusstseins" nach Kohlberg 1981 auf die frühe Geschichte der chinesischen Ethik angewandt. Obwohl mit derartigen Entwicklungsmodellen Lernprozesse beschrieben werden können, die in der soziologisierenden Geschichtsschreibung nicht berücksichtigt werden, sind diese Forschungsansätze von einem entscheidenden Mangel behaftet: Sie sind so schematisch, dass sie die komplexen historischen Prozesse, nach denen sich der Wissens- und Erfahrungsstand einer Gesellschaft in neuartige Anschauungen umsetzt, kaum erklären können. Sie können jeweils nur Fortschritt und Stillstand, aber keinen Rückschritt erklären.

„Welten“[2] bezeichneten Modellen wird Unbekanntes mit Bekanntem erklärt: Ereignisse und Verläufe der Natur, die nicht beherrscht werden, werden erklärt mit mehr und weniger abstrakten Kategorien und Kategorienbeziehungen der Lebenswelt, wobei diese erklärenden Entitäten in einen „virtuellen“ Raum versetzt sind, der sich gewissermaßen „hinter den Dingen“ erstreckt. Die drei Welten, die für Wan Quans Erklärungen bedeutsam sind, sind:

- Die Welt der Zahlen
- Die Welt der Symbole und Symbolstrukturen
- Die Welt der Bedeutungen und Sinnstrukturen

Die Skizzierung der einzelnen Welten folgt einer Logik, die im historischen Material angelegt ist, aber die sich auch unabhängig von diesem Material so ergibt. So werden anhand der elementaren Erklärungskategorien Zahl, Symbol und Bedeutung verallgemeinernde Hypothesen[3] über Natur- und Krankheitsprozesse ausformuliert und entlang dieser Hypothesen die logische Architektur der drei Welten nachgezeichnet. Da die Kernhypothesen bereits lange vor der Ming-Zeit Geltung beansprucht hatten, wird die Darstellung mit einem Abriss der historischen Entwicklung verknüpft, und einzelne Quellentexte der Geistesgeschichte, die für die Ausdifferenzierung der einzelnen Welten eine wichtige Rolle spielten, mit in die Untersuchung eingebunden. Wan Quans Natur- und Krankheitserklärungen, die jeweils im Anschluss an diese Darstellungen folgen, erscheinen wie die exemplarischen Umsetzungen dieser Welterklärungsmodelle. Dabei beinhalten seine medizinischen Theorien allerdings bereits viele Modifikationen und Abwandlungen. Sie sind zugeschnitten auf die Interessen praktischen Handelns in der Medizin.

---

2 Der Begriff „Welt“, wie er hier in der vorliegenden Untersuchung verwendet wird, ist zu unterscheiden von dem (relativistischen) Begriff „Welt“, wie er in der durch die Bewusstseinsphilosophie und Phänomenologie beeinflussten „verstehenden Soziologie“ seit Schütz 1932 (siehe vor allem Schütz/Luckmann 1975) verwendet wird. Der Philosoph William James, der diesen Begriff aus der Psychologie heraus entwickelt hatte, bezeichnete mit „world“ oder „subworld“ eine unbestimmte Vielfalt von „Ordnungen der Wirklichkeit“, in der der Mensch sich und seine Umgebung wahrnehmen kann. So spricht James von einem „pluralistischen Universum“, das in viele „Subuniversa“ geteilt sei. Er unterscheidet unter anderem die „Welt der sinnlichen Wahrnehmung“, die „Welt der Wissenschaft“, die „Welt der idealen Beziehungen“, die „Welt der Stammesidole“, die verschiedenen „übernatürlichen Welten der Religionen“, die „Welt der individuellen Meinungen“, die „Welt des Wahnsinns“ usw. James’ Ansatz führte in der Romanliteratur des 20. Jahrhunderts zur Entwicklung neuer Erzähltechniken (vgl. insbesondere Virginia Woolf und James Joyce), bei denen äußere Ereignisse übergangslos in innere Geschehnisse mündeten und umgekehrt. Obwohl dieser Ansatz in der Psychologie inzwischen überholt zu sein scheint, gewinnt er in den Diskurstheorien der letzten Jahrzehnte wieder große Bedeutung.

3 Es wird bewusst der neutrale Begriff „Hypothese“ verwendet, um die grundsätzlichen Gemeinsamkeiten von Wissenschaft, Metaphysik und Religion als verschiedene Erklärungsmodelle für Naturprozesse hervorzuheben.

Ihrem jeweiligen Abstraktionsgrad entsprechend werden die einzelnen Welten in einer aufsteigenden Reihenfolge betrachtet: Die abstrakte Welt der Zahlen wird als erste und die Welt der Bedeutungen und Sinnstrukturen, die bereits deutlich religiös-personale Elemente aufweist, als letzte untersucht. Jede Kategorie impliziert eine Form des Erklärens, die in der nächst höheren Stufe jeweils mit eingeschlossen ist. Die Theorien, die aus den einzelnen Welten hervorgehen können, sind daher im Gegensatz zu den analytischen Erklärungsmodellen der Naturwissenschaft als „derivative" Erklärweisen zu bezeichnen: Das zu Erklärende muss „interpretiert" und auf eine bestimmte Konstellation von hypothetischen Entitäten zurückgeführt werden, die ihrerseits wieder erklärungsbedürftig sind. Das Erklärte ist dabei ein Teilaspekt des Erklärenden.

Während die Welten im Wan Quans Schriften oft ganz unterschiedliche logische Macharten von Theorien begründen, gehen sie in der geistesgeschichtlichen Entwicklung möglicherweise auseinander hervor und bilden Stufen von Ausdifferenzierungen logischen Argumentierens. Die einzelnen Welten stellen also nicht alternative Erklärungsmodelle dar. Sie haben vielmehr trotz ihrer grundsätzlichen Verschiedenheit und Abgegrenztheit vielfältige logische Gemeinsamkeiten und können hierdurch zahllose Beziehungen und Verknüpfungen miteinander eingehen. Der Grund für diese Kompatibilität der Welten untereinander ist darin zu sehen, dass nicht Kausal-, sondern Realisierungsverhältnisse unterstellt werden: Sämtliche Ereignisse und Verläufe werden unter dem Gesichtspunkt betrachtet, dass sich in ihnen ein bestimmtes Prinzip realisiert. Da die Form, in der sich dieses Prinzip in der Natur niederschlägt, nicht festgelegt ist, können die Theorien, die seine Manifestation zum Thema haben, stark voneinander abweichen, ohne dass sie einander ausschließen müssten.[4] Der individuellen Interpretation ist also viel Freiraum gegeben[5]. Allerdings ist der logische Aufbau jeder Theorie in seinen Konstruktionsprinzipien grundsätzlich festgelegt. Es sind nur ganz bestimmte Denkoperationen möglich und zulässig.

In der medizinischen Hermeneutik, die Wan Quan aus jeder Welt heraus entwickelt, zeichnen sich bereits deutlich die Grenzen der Erklärbarkeit ab. Wan Quan ringt darum, die Mannigfaltigkeit klinischer Erscheinungen so präzise und subtil wie möglich zu erfassen und Empirie und Theorie enger miteinander zu verknüpfen. Da die von Wan Quan abgedeckten medizinischen Fachbereiche Kinder-, Pockenheilkunde und Fruchtbarkeitsmedizin in der Ming-Zeit theoretisch noch kaum durchdrungen waren, sieht er sich hier gefordert, eine Eigenschaft zu entwickeln, die in der konfuzianischen Tradition mit großem Misstrauen betrachtet wurde: Er muss selbst kreativ tätig werden und aus dem Fundus naturphilosophischer Überlieferung Ansätze für geeignete medizinische Deutungssysteme entwickeln. In Wan Quans Werk lassen sich daher die individuellen und typisch Ming-zeitlichen Anteile der Theorien- und Kategorienbildung – sowie auch die Problembereiche für diese Art des Erklärens – sehr gut erkennen.

4 Die Begriffe „spekulativ“ oder „deduktiv“, die in der Sekundärliteratur vielfach als Kennzeichnung für solche vormodernen Theoriegebilde verwendet werden, erscheinen daher nicht angemessen. Der Begriff „spekulativ“ gibt vor, dass Beliebiges neben- und nacheinander gedacht werden kann. Er unterstellt eine unbestimmte Kreativität des Menschen für die Erklärung seiner Lebenswelt, die keinerlei logischen Regeln unterliegt. Der Begriff „deduktiv“ stellt ebenso keine geeignete Beschreibung für diese Art des Erklärens dar. Es werden eben nicht aus einzelnen Sätzen logisch stringent bestimmte Folgerungen abgeleitet. Vielmehr wird ein „Realisierungsprinzip“ zugrundegelegt. Aus einem Prinzip lassen sich notwendigerweise viele Theorien ableiten. Auch die Kennzeichnung „pseudowissenschaftlich“ oder die Rückführung der Gebilde auf sogenannte „okkulte“ Mentalitäten (vgl. Vickers 1984 für die abendländische Naturphilosophie der Renaissance und Harper 1990 für die chinesische Naturphilosophie der frühen Han-Zeit) sind kaum erhellend. Zu einem Verständnis der logischen Besonderheiten dieser Art des Erklärens tragen sie wenig bei.

5 So besteht keine logische Notwendigkeit dafür, dass die Erklärungskategorien der einzelnen Theorien genau so „belegt“ sind, wie sie es bis heute im Bereich der chinesischen Medizin sind. Es sind eher historische Zufälle, die dazu führten, dass sich beispielsweise bei den Zahlsystemen die Zahlen Zwei und Fünf und nicht die Zahlen Zwei und Vier oder Zwei und Sechs durchsetzen konnten. Angesichts der vielen Zahlensysteme, die vor der Han-Zeit miteinander konkurrierten, hätte sich auch eine andere „Besetzung“ desselben Erklärungstypus ergeben können. Oft wurde im Laufe der Geschichte eine bestimmte Theorie auf eine Offenbarung zurückgeführt, wodurch sie dann besondere Autorität erhielt.

Die Welt der Zahlen

數

In dem, was zählbar ist, entsprechen sich [Himmel und Mensch]
in der Zahl.
In dem, was nicht zählbar ist, entsprechen sie sich in der Gattung.[a]

Dong Zhongshu um 130 v.w.Z.

Und in der Tat hat ja alles, was man erkennen kann, Zahl,
denn es ist nicht möglich, irgendetwas mit dem Gedanken
zu erfassen oder zu erkennen ohne diese.[b]

Philolaos aus Kroton um 440 v.w.Z.

Die Welt der Zahlen entspricht einem vornehmlich apersonalen[6] Weltentwurf. Zahlen setzen Bezüge, die über die unmittelbare Anschauung und über anthropomorphe Beziehungsmuster hinausgehen. Sie bilden ein Konstrukt von Hypothesen zur Erklärung von Naturphänomenen und Wirkkräften. Dabei wird die gesamte Welt in zählbare Einheiten geteilt, und Unbekanntes und Undeutliches in Raum und Zeit fixiert. Jedes Ding und jedes Phänomen erhält einen numerischen Aspekt, so dass die gesamte Ordnung in numerischen Begriffen beschrieben werden kann. Die Welt wird konzipiert wie ein unendliches Kalkül.

Zahlen verdeutlichen den Ordnungscharakter des Kosmos und seine grundsätzliche Erkennbarkeit. Der Kosmos kommt dem Menschen gewissermaßen auf kognitiver Ebene entgegen: Er offenbart sich in einer Form, die zunächst nicht unbedingt nutzbar erscheint, doch immerhin berechenbar ist. All seine Strukturen und Abläufe scheinen unabänderlichen Gesetzmäßigkeiten zu unterliegen, die durch Zahlen definiert sind. Der Mensch kann sie erkennen und muss sich ihnen zum Zwecke der eigenen Selbsterhaltung anpassen. Indem Zahlen der Regelhaftigkeit des Kosmos Ausdruck geben, werden sie zu umfassenden Symbolträgern und erscheinen als Manifestationen kosmologischer Wahrheiten.

Zu unterscheiden sind sakrale und säkulare Zahlgebungen, die in den frühen Phasen der Geschichte nicht immer klar voneinander abgegrenzt werden können.[7] Während die säkulare Zahl eine ideale Entität darstellt, mittels derer zwischen heterogenen Erscheinungen eine durchgehende und einheitliche Gesetzlichkeit hergestellt – und bewiesen – werden kann, ist die sakrale Zahl gewissermaßen ein mythisches Objekt mit zugeschriebenen Attributen. Auch mit ihr werden Beziehungen zwischen heterogenen Erscheinungen hergestellt.[8] Allerdings ist die sakrale Zahl in ihrem Symbolgehalt vieldeutig, ihre wechselseitigen Bezüge sind dehnbar. Die sakralen Zahlen können nahezu

---

[6] Der Begriff „apersonal" deutet darauf, dass zur Erklärung von Ereignissen nicht personale Kategorien wie Absichten oder Willensbekundungen (göttlicher) Personen, sondern lediglich abstrakte Kategorien herangezogen werden. Der Personalitätsgrad, den eine Welt aufweist, bestimmt zugleich ihre Religiosität.

[7] Im Jahre 1619 traf der Astronom Kepler unter Rückgriff auf Aristoteles' Zeittheorie eine sehr brauchbare Unterscheidung der verschiedenen Zahlgebungen im Abendland in der Renaissance. Er unterteilte sie in die „zählenden Zahlen" *(numeri numerantes)* und die „gezählten Zahlen" *(numeri numerati)*. Während die zählenden Zahlen in Gottes Plan bereits vorgegeben sein sollten, wurden die gezählten Zahlen vom Menschen durch Messungen ermittelt. Vgl. Field 1984, 273–296.

[8] Needham behandelt die sakralen Zahlenspekulationen im alten China in seinem Band *History of Scientific Thought* nur sehr kurz und wird ihrer Bedeutung für die Entwicklung abstrahierenden Denkens kaum gerecht. Er stellt grundsätzlich fest, dass diese numerologische „Facette des korrelativen Denkens" nichts zur Entwicklung der Wissenschaft beitrug. Vgl. Needham 1959, 268–273 und 287. Konsequenterweise geht er auch in dem Band „Mathematics and the Sciences of the Heavens and the Earth" auf die spekulative Zahlenkosmologie nicht mehr ein. Zur Geschichte der Mathematik in China vgl. auch Martzloff 1997.

beliebig abgewandelt werden. Man kann mit ihnen rechnen, mit ihnen spielen und auch Charaktereigenschaften in sie hinein projizieren.

Zahlen – so darf man annehmen – werden zu Symbolträgern, wenn die Wirklichkeit keine Ganzheit mehr darstellt, sondern geteilt ist. So drücken die Zahlen größer als die Eins – die Repräsentantin der Einheit – gerade auch in China nicht immer nur im positiven Sinne die Mannigfaltigkeit, sondern auch im negativen Sinne die Spaltung eines ursprünglich intakten Ganzen aus.[9] Beide ontologische Entitäten, sowohl die Einheit als auch ihr Gegenpart, die Leere, stellen höchste Vollkommenheit dar, wobei die Leere allerdings erst zu einem späten Zeitpunkt mit einem Zahlwert belegt wurde: Die Null als Bezeichnung des Nichts, die vor allem der säkularen Zahlenbetrachtung – der Mathematik – eine neue Dimension eröffnete, wurde nicht im chinesischen Kulturkreis „entdeckt".[10]

Eines der frühesten und prägnantesten Beispiele für eine Kosmogonie nach Zahlen findet sich im „Klassiker vom Weg und der Tugend" (*Daodejing* 道德經)[11] – einer Textsammlung verschiedener Autoren des 6. und 3. Jahrhunderts v.w.Z., die vermutlich zwischen dem 3. und 2. Jahrhundert v.w.Z. von einem unbekannten Autor unter dem Namen Laozi („Alter Meister") in ihre endgültige Form gebracht wurde. Hier heißt es:

---

9 Das Wachstum des Neugeborenen nach der Geburt und die Ausdifferenzierung seiner kognitiven und emotionalen Fähigkeiten werden nach den alten kinderheilkundlichen Quellen oftmals als eine Form des Niedergangs betrachtet. So sah der Daoismus das nackte Neugeborene (*chizi* 赤子) als Inbegriff des „Unbehauenen" bzw. des reinen *Yang*. Der Buddhismus verstärkte diese Haltung: Das Erkennen der Eltern und hierauf folgend die Spaltung in Ich und Nicht-Ich wurde in buddhistischem Kontext als ein Makel bzw. als Ursprung allen Leidens angesehen. Vgl. Volkmar 1985, 23–27 und 56–57; Volkmar, 1994, 235–244 und Volkmar 1997, 111–117.

10 Unter der Bezeichnung *śunja* „Leere" taucht die Null spätestens seit dem 6. Jh n.w.Z. im indischen Sprachraum auf. (Auch die Maya hatten schon einige Jahrhunderte davor die Null beschrieben; sie ließen sie der 19 folgen.) Bis zum 15. Jahrhundert wurde die Null, die *nulla figura*, die also „kein Zeichen" ist und doch dem Folgenden und Vorausgehenden seinen Rang gibt, im Abendland immer noch als „dunkel und unklar" angesehen. Vgl. Endres/Schimmel 1984, 18–19.

11 Das Buch, welches in der Han-Zeit auch einfach als „5000 Schriftzeichen-Text" bezeichnet wurde, besteht bezeichnender Weise aus 81 (= 9 x 9 bzw. 34) Abschnitten (*zhang* 章), die jeweils formal, rhetorisch und inhaltlich durch eine strenge Parallelstruktur gekennzeichnet sind. Zum strukturellen Aufbau des *Daodejing* vgl. Wagner 2000, 62–94. Die Zahl Neun als höchste einziffrige Zahl galt als Inbegriff der Vollständigkeit. Sie setzt sich aus der dreifachen Trinität Himmel, Erde, Mensch zusammen. Auch die Musik sah die Zahlenserie 3-9-81 als grundlegend. Die Neun bzw. die 81 spielt daher in vielen Klassikern eine große Rolle. Sie erscheint vielfach in den konfuzianischen Ritualaufzeichnungen (z.B. *Liji* 11: 97 in SSJ 1342) und prägt die Struktur im „Klassiker des höchsten Dunkels" (*Taixuanjing* 太玄經) von Yang Xiong (53 v.w.Z.-18 n.w.Z.). Auch die wichtigsten Klassiker der Medizin, das *Huangdi Neijing suwen* (kurz: *Suwen*), das *Huangdi Neijing lingshu* (kurz: *Lingshu*) und das *Nanjing* sind in 81 Kapitel eingeteilt (vgl. Fußnoten 5 und 6 in Teil II).

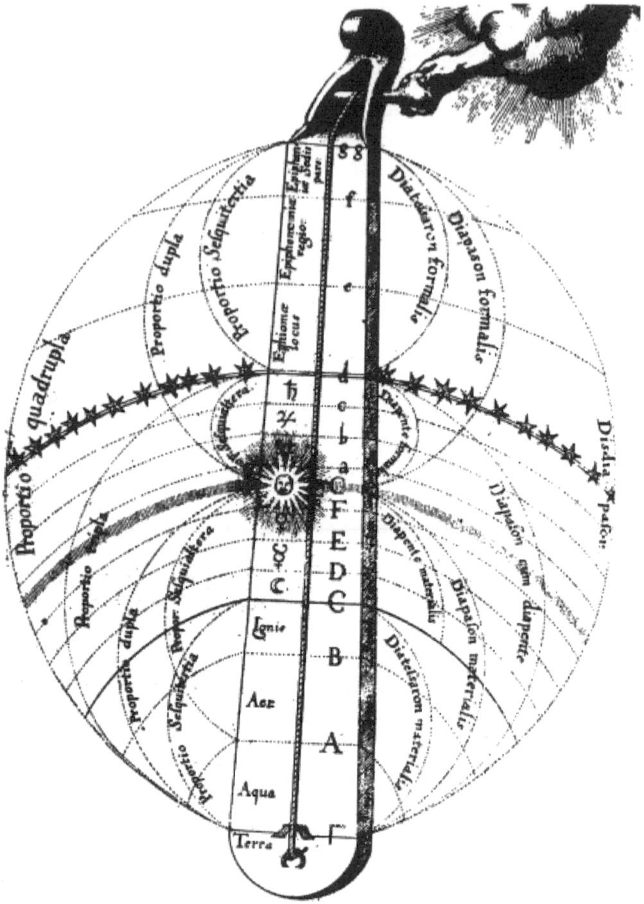

Abb. 3.1a Das Monochord als Maß gebendes Instrument Pythagoreischer Harmonie im

Der Weg gebar die Eins, die Eins gebar die Zwei, die Zwei gebar die Drei, die Drei gebar die Zehntausend Dinge.[c]

In umgekehrter Betrachtungsweise wird die Mannigfaltigkeit der Erscheinungen abbildhaft auf abstrakte – strukturelle und zyklische – Gebilde zurückgeführt. Sie alle gründen auf der Eins als Urzustand. Die Grundfigur ist, dass der Kosmos stets festgelegte Strukturen annimmt und hierbei eine endliche Zahl von Zustandsformen durchläuft. Der unabänderliche Zyklus, dem er unterliegt, kann aufgrund der unterschiedlichen Eigenschaften, die an den Zahlen gewissermaßen „haften", unterschiedliche Verlaufsformen annehmen. Mehrere Zyklen können nacheinander geschaltet oder übereinander gelagert sein und dadurch vielfältig interferieren. Sowohl Qualität als auch Dauer und zyklische Wiederkehr von Ereignissen werden auf diese Weise durch Zahlen

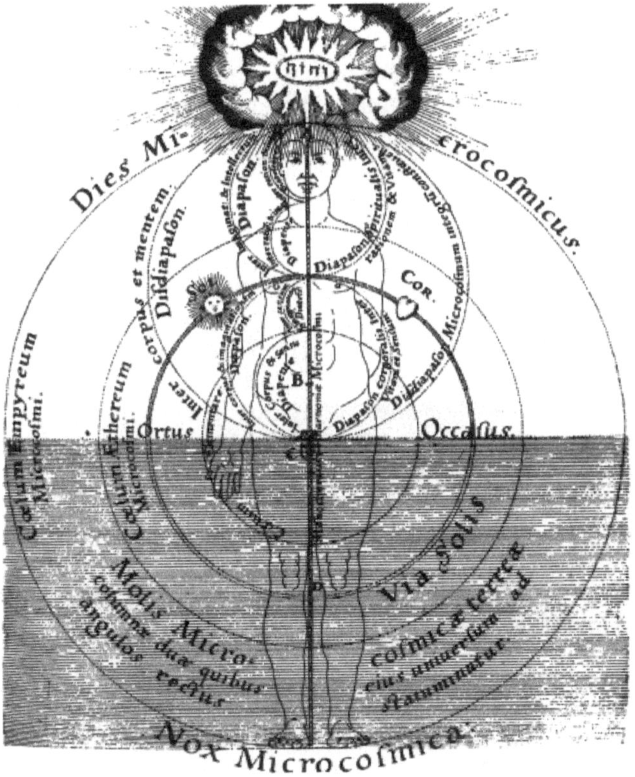

Abb. 3.1b Das Monochord als Maß gebendes Instrument des menschlichen Körpers in der Darstellung des englischen Arztes Robert Fludd (1574–1637).

begründet. Dass und wann ein bestimmter Zustand eintritt, lässt sich also durch Zahlen (und Zählen) ermitteln und voraussagen. Die Komplexität der Erscheinungen wird durch maximal einfache Zahlengebilde erklärt und letztendlich immer wieder auf den Zustand der Einheit zurückgeführt. Gerade für die Weissagung hat diese Art der Kosmologie herausragende Bedeutung.[d]

Zahlen und Analogien

Zahlen stellen in der sakralen Welt der Zahlen entscheidende Garanten für Homogenität dar. Sie bilden homologe Reihen von Entitäten, die notwendiger Weise Ähnlichkeiten aufweisen und für die daher dieselbe Logik geltend gemacht werden kann. Dabei wird die Wirklichkeit durch die Verknüpfung von Zahlen und gezählten Entitäten vollständig und erschöpfend beschrieben. Zahlen stellen Chiffren für Exhaustitivität dar: Alle relevanten Unterschiede in der Welt sind durch die Verknüpfung von Zahl und Gezähltem benannt. Wenn daher eine bestimmte Anzahl von Qualitäten angegeben wird, so ist auch nur diese Anzahl von Ausprägungen möglich. Weitere Beschreibungen haben akzidentellen Charakter.

Durch die Zahl werden die Dinge in Raum und Zeit also nicht nur geordnet, sondern auch angeordnet: Im Raum bilden sie Strukturen, Konfigurationen und Konstellationen, in der Zeit Zyklen und Rhythmen. Zahlen gewährleisten dabei ein Prinzip der Analogie: Da die Zahl gleichsam paradigmatisch für eine bestimmte logische Struktur steht, sind gleichzahlige Gebilde untereinander konvertierbar und weisen die gleichen strukturellen Eigenschaften auf.[12] Gleichzeitig begründet die Zahl eine räumliche Selbstähnlichkeit des Ganzen gegenüber dem Teil:[13] Indem die Zahl, die das abstrakte Gebilde bestimmt, potenziert wird, ergibt sich eine Makrostruktur, die in Aufbau und Proportion mit der Mikrostruktur übereinstimmen muss.

Zudem lassen sich räumliche Gebilde in zeitliche verwandeln und umgekehrt. Dies wird auf folgende Weise anschaulich: Indem eine räumliche Struktur gewissermaßen abgeschritten oder abgetastet wird, entstehen zeitliche „Figuren", deren Eigenschaften unmittelbar mit der räumlichen Struktur in Zusammenhang stehen. Strukturen können also Erzeugungsvorschriften für bestimmte Ereignisfolgen darstellen.[14] Umgekehrt hinterlassen zyklische Prozesse, die einem bestimmten Ereignisverlauf entsprechen, Spuren struktureller Art. Ereignisreihen schlagen sich daher auch in Strukturen nieder. Zeitliche und räumliche Gebilde bringen sich also gegenseitig hervor. Stets ist es die Zahl, die den entscheidenden Abbildungsmechanismus bildet, der alle Phänomene miteinander verbindet. Sie stellt den entscheidenden Mittler zwischen den unterschiedlichen ontologischen Ebenen des Kosmos dar.[15]

---

12 Eine Zweierstruktur wird stets zwei Kategorien beinhalten, die einander erzeugen und zugleich ineinander umschlagen können. Die Dreierstruktur beinhaltet weitergehende Operationen, bei denen das dritte zumeist mit den anderen zwei Kategorien verglichen wird. Die Fünferstruktur, die in der chinesischen Naturphilosophie eine entscheidende Rolle spielt, kann eine sehr viel komplexere Beziehungsvielfalt abbilden. Hier kann ein Element das andere erzeugen, dieses wiederum ein anderes, welches das erste dann überwindet oder vernichtet. Siehe hierzu Kap. „Die Welt der Symbole und Symbolstrukturen".

13 In der modernen Geometrie werden solche Ansätze auf neue Weise fruchtbar gemacht. Höchst komplexe Naturerscheinungen werden durch sogenannte Fraktale, die die Selbstähnlichkeit des Gesamten gegenüber dem Teil unterstellen, mathematisch erfasst und mit dem Computer simuliert.

14 Besonders anschaulich werden diese Zusammenhänge in der Musik. Die Musik lässt sich als eine spezielle Form von Zyklen und Rhythmen verstehen, bei der Tonereignisse in bestimmter Weise in der Zeit angeordnet sind. Die musikalischen Aufzeichnungen lassen sich dabei wie Strukturen ansehen, die solche Tonereignisfolgen „programmieren". Die unmittelbare Automatik dieser Abbildbeziehung ist in den Lochscheiben oder Lochstreifen einer Drehorgel gegeben.

15 Während in der pythagoreischen Zahlenmystik der Kosmos zweigeteilt war und das Göttliche auf das Irdische abgebildet wurde (vgl. Endres 1951, 63), ist der Kosmos der chinesischen Naturphilosophie und Medizin dreigeteilt konzipiert. Die ontologischen Ebenen, auf die die unterschiedlichen Strukturen und Zyklen abgebildet werden, sind Himmel, Erde und Mensch. Vgl. hierzu S. 221–223.

Eine besonders bedeutsame Ausdrucksweise dieses Mittlertums ist die Musik. Während die Pythagoreer in Griechenland die Generierung von Tönen aus Zahlenverhältnissen an einem Saiteninstrument – dem Monochord – aufzeigten (siehe Abb. 3.1a und b),[16] führte man sich in China solche Zusammenhänge anhand der Bambustonpfeife (*lü* 律) vor.[17] Musikinstrumente schienen den Zusammenhang zwischen Proportionen und Tonstufen und damit das Umschlagen von Quantitäten in Qualitäten gleichsam zu beweisen.

Über den Vergleich physikalischer Maße und musikalischer Tonstufen hinaus wurden an dem zentralen Instrument chinesischer Harmonielehre – der Bambustonpfeife – auch zeitliche und astrologische Zusammenhänge zwischen Ton und Zahl verankert. So stand die Fünf-Ton-Pfeife für die Fünf Agenzien bzw. Fünf Phasen Metall, Wasser, Erde, Feuer, Holz und die Zwölf-Ton-Pfeife für die zwölf Doppelstunden des Tages und die zwölf Monate eines Jahres.[18] Musik und Kalenderkunde hatten daher eine sehr enge Beziehung zueinander. Hierauf aufbauend wurden immer weitere Analogiebeziehungen zwischen musikalischen Tönen auf der einen Seite und den unterschiedlichen Phänomenen des Kosmos auf der anderen ausgemacht. Die Tonharmonie als Bauprinzip des Kosmos war hierbei nicht nur Ausdruck einer metaphysischen Ordnung. Aufgrund ihrer Fähigkeit, Maße, Proportionen, Rhythmen und wechselseitige Wirkbeziehungen des Kosmos zu beschreiben und zu beschwören, bildete sie im Verbund mit den Zahlen auch die Grundlage der ästhetischen Wahrnehmung des Kosmos. Zahlen und Töne prägten zum

---

16 Burkert 1956, 447 weist darauf hin, dass die neupythagoreischen Zahlenspekulationen ihre Wurzeln im Orient haben und schließt Verbindungen zum chinesischen Kulturraum ausdrücklich nicht aus.

17 Dabei spielte die Himmelszahl Drei die entscheidende Rolle. Die Länge der Standardstimmpfeife (*huangzhong* 黃鐘) betrug 9 *cun* (27,30 cm). Jedes *cun* wurde wiederum in neun gegliedert. Die Standardstimmpfeife besaß also 81 Unterteilungen. Alle weiteren Tonpfeifen wurden durch Addition bzw. Substraktion eines Längenmaßverhältnisses von jeweils 1/3 entwickelt. Auf diese Weise wurden Tonpfeifen mit fünf, sieben und zwölf Tonstufen geschaffen. Die Standardpfeife mit zwölf Tonstufen (*lülü* 律呂) wurde zum Symbol für Musik schlechthin. Vgl. Liang Mingyue 1985, 63–67.

18 Die Anfänge der Tonharmonie und Kalenderlehre werden auf die frühe Zhou-Zeit (7. bis 5. Jahrhundert v.w.Z.) datiert. So werden im Kap. „*Diyuan*" der Textsammlung *Guanzi* 管子, die Guan Zhong 管仲 (starb um 645 v.w.Z.) zugeschrieben wird, deren größte Anteile jedoch wohl erst Jahrhunderte später entstanden sind, erstmals Konzepte kosmologischer Harmonie anhand von Tönen beschrieben. Der enge Zusammenhang zwischen Musik und Zahlen ist bis heute noch daran erkenntlich, dass die Musiknoten als Zahlen notiert werden.

wesentlichen Teil auch die Riten und das rituelle Protokoll am Kaiserhof.[19] All diese Spekulationen magisch-okkulter und ästhetischer Natur lassen sich uch in den Wissenschaften[20] und Künsten[21] des Abendlandes bis weit über die Zeit der Renaissance hinaus zu beobachten.

Der frühe Abstraktionsprozess nach Zahlen – und teilweise auch schon nach Symbolen – begann in China bereits zu Beginn der sogenannten Frühling- und Herbstperiode (722–481).[22] Seine bleibenden Strukturen und seinen systematischen Ausbau als kosmologische Theorie erhielt er dann in der Han-Zeit. Grundlegend für die ersten – noch sehr divergenten – Abstraktionen nach Zahlen scheinen Beobachtungen von Regelmäßigkeiten in der Natur zu sein. Tages- und jahreszeitliche Rhythmen und ihre Zusammenhänge mit den Gestirnen des Himmels mögen dabei eine entscheidende Rolle gespielt haben. Die Bedeutung der Zahlen konnte an vielen konkreten Beispielen der Natur erfahrbar gemacht werden. So sprach man in der mittleren Zhou-Zeit von Himmelszahlen (*tianshu* 天數), die nicht nur das himmlische, sondern auch das irdische und menschliche Geschehen lenkten. Wie groß die Bedeutung der Zahl war, lässt sich daran bemessen, dass bis weit in die Ming-

---

19 Besonders „zahlenträchtige" Texte der alten Klassiker finden sich im Kapitel *„Hongfan"* des Buches der Urkunden, im 58. Kapitel *„Tianyuan"* des Buches *Huainanzi,* im 81. Kapitel *„Benming"* der Ritualaufzeichnungen der alten Dai (*Dadai liji*), im Kapitel *„Yueling"* der Ritualaufzeichnungen (*Liji*), im 56. Kapitel *des Chunqiu fanlu* 春秋繁露 von Dong Zhongshu 董仲舒 (179–104 v.w.Z.) sowie in dem hiervon sehr beeinflussten *Bohutong,* welches 79 n.w. Z. von Ban Gu 班固 in der Han-Zeit zusammengestellt wurde. Zur Bedeutung der Zahlen für Riten und Protokoll vgl. auch Granet 1968, 127–248.

20 Die Renaissance-Nummerologie nährte sich aus einem neubelebten Neoplatonismus und Neopythagoreertum sowie aus der Zahlenmystik der Kabbala jüdischer Tradition. Wie schwer sich Astronomen wie Kepler beispielsweise damit taten, empirisch ermittelte Zahlen gegen die Zahlen aus der überlieferten Pythagoreischen Nummerologie zu verteidigen, wird deutlich an einem Brief aus dem Jahre 1595, in dem Kepler schreibt: „Gott hat die Körper der Welt in einer bestimmten Zahl geschaffen. Doch Zahlen sind eine zufällige Eigenschaft von Quantität, meine ich. Abgesehen von der Dreieinigkeit, die Gott selber ist, existierte [vor der Erschaffung der] Welt noch keine Zahl." Zitiert nach Field 1984, 273–296.

21 Die enge Beziehung des Kosmos und der Musik ist besonders deutlich in der Unterscheidung des abendländischen Mittelalters zwischen der *musica mundana,* der vom Kosmos erzeugten Sphärenharmonie, und der *musica humana,* der vom Menschen geschaffenen Musik. Zahlenspekulationen finden sich in der vom Menschen geschaffenen Musik vom 6. Jahrhundert über Johann Sebastian Bach bis in die Gegenwart. Zur mathematischen Konzeption der sogenannten *harmonia mundi* in der Renaissance vgl. Endres/Schimmel 1984, 33–39. Zu der besonders „zahlenlastigen" Musik der Renaissance beispielhaft die Werke der französischen Komponisten Guillaume Dufay (ca. 1400–74) vgl. Ryschawy/Stoll 1988 und Josquin des Prés (ca. 1440–1521), vgl. Neuwirth 1982. Über Zahl, Maß und Proportionen in der abendländischen Baukunst vgl. Naredi-Rainer 1984.

22 Roetz 1984, 175. Roetz spricht in diesem Zusammenhang von einem „numerischen Subuniversum" und von der „Entdeckung der Natur". Zu den astronomischen Berechnungen und kosmologischen Spekulationen der Han- und Vor-Han-Zeit vgl. auch Eberhard 1933, 1–100.

Zeit das menschliche Schicksal mit dem Wort „Himmelszahl" (*tianshu* 天數) oder schlicht und einfach mit „Zahl" (*shu* 數) belegt war. Mit „Zahl" waren nicht nur die dem Menschen vom Himmel vorherbestimmten Lebensjahre[23] gemeint, sondern auch der persönliche Lebensweg mit all seinen Schicksalsschlägen, der in Zahlen und Zahlkonstellationen gleichsam im Himmel vorcodiert sein sollte.[24]

Die Medizin der späten Zhou-, Qin- und Han-Zeit, deren Konzepte uns durch die neu ausgegrabenen Manuskripte in den Gräbern von Mawangdui 馬王堆[e] bekannt wurden, wurde durch die „Zahlenkünste" (*shushu* 數術) geprägt. Auch wenn in diesem Manuskripten von [elf] „Gefäßen" (*mai* oder *mo* 脉) die Rede ist und diesen Gefäßen, die später als Leitbahnen (*jing* 經 oder *jingmai* 經脈) bezeichnet wurden, ein anatomischer Verlauf zugesprochen wird, war diese frühe Diagnostik und Therapie doch durch ein zutiefst divinatorisches Denken nach Zahlen und Zyklen geprägt.[25]

Gerade zu Beginn der Entstehung des „numerischen Subuniversums" gab es jedoch erhebliche Unstimmigkeiten darüber, welche Zahlen die entscheidenden, welches zum Beispiel die Himmels-, und welches die Erdzahl sei. So wurden verschiedene Zahlenreihen erstellt, z.B. von der Drei über die Sechs hin zur „Großen Himmelszahl" Zwölf[26] oder auch untergeordnete Erd- und Himmelszahlen bestimmt. Neben der Zwölf galt zumeist die Sechs als Himmels- und die Fünf als Erdzahl[f] oder auch die 25 als Himmels- und die 30 als Erdzahl.[g] Ungerade Zahlen galten durchgehend als *Yang*- bzw. Himmelszahlen, gerade Zahlen als *Yin*- bzw. Erdzahlen.

---

23 Allgemein wurde die Lebensspanne des Menschen mit 60 Jahren angegeben. 60 Jahre ergaben sich aus dem alten Kalenderzyklus, der nach den zehn Himmelsstämmen und zwölf Erdzweigen errechnet wurde. Die individuell vorbestimmte Lebensspanne stellt eine Ableitung aus dieser standardisierten Zahl dar und wird in den magischen Künsten anhand des Geburtshoroskops und physiognomischer Besonderheiten errechnet. Zu den Zahlen- und Zahlenrhythmen der Medizin vgl. S. 194–203.

24 Auch Wan Quan gebraucht diesen Ausdruck vielfach. So schreibt er: „Dass der eine [die Chance erhält, dem Kaiser] in der Öffentlichkeit zu dienen und der andere stattdessen im Verborgenen handelt, ist wohl eine Sache der Zahl (*shu* 數). Vgl. auch S. 66.

25 Über den Zusammenhang der okkulten Zahlenkünste, die derzeit die Bereiche Astronomie, Kalenderkunde, Weissagung und Beschwörung beinhalteten, mit dem Konzept der Gefäße siehe die aufschlussreiche Studie des taiwanesischen Medizinhistorikers Li Jianmin 李建民 2000/2001. Harper 2001 bezeichnet diese frühen Formen ärztlicher Divination zur Prognose der Ursache und des Verlaufes von Krankheiten anhand hemerologisch-kalendarischer Zahlenzyklen, die unter medizinischen Laien und in der Volkskultur noch lange überdauern sollten, als Iatromantik. In der medizinischen Elitekultur mündeten diese Divinationsformen im Verlauf der letzten drei Jahrhunderte vor der Zeitenwende in die korrelative Kosmologie und Leitbahntheorien des Inneren Klassikers, die eine körperorientierte Therapie mittels Aderlass oder Aku-Moxa für alle Krankheiten vorsahen. Siehe hierzu Unschuld 2003.

26 Als Große Himmelszahl (*tian zhi dashu* 天之大數) wird in den wichtigsten konfuzianischen Quellen die Zwölf bezeichnet (z.B. *Zuozhuan* Aigong 7. Jahr, in SSJ 58:460 (2162).

Im Laufe der Han-Zeit gerannen diese Spekulationen mehr und mehr zu zwei großen Zahlsystemen. Das eine System stellte die Zahlen Zwei und Fünf in den Mittelpunkt. Die Zwei stand dabei für das alte Konzept der Bipolarität von *Yin* und *Yang* und die Fünf[27] für das Konzept der fünf Phasen (*wuxing* 五行), wie es Zou Yan 騶衍 (340–260 v.w.Z.?) entwickelt hatte[28] (vgl. Kap. „Die Welt der Symbole und Symbolstrukturen“). Das andere Zahlensystem leitete sich aus dem Zhou-zeitlichen „Buch der Wandlungen“ ab und spielte die vielfältigen Variationsmöglichkeiten von Zahlen durch Addition, Multiplikation und Potenzierung anhand der Zahlenreihen 1-2-4-8-16-32-64 durch. Aus 192 (= 3 mal 64) gebrochenen *Yin*- und 192 ungebrochenen *Yang*-Linien[29] werden nach diesem Buch achtmal acht Trigramm-Paare bzw. 64 Hexagramme gebildet und die Gesamtheit existentieller Wandlungszustände beschrieben. In feinen Abstufungen wurden diese dann weiter differenziert. Sämtliche Wandlungsprozesse der Natur – lineare wie zyklische – konnten so in numerischen Mustern beschrieben werden.[30] Gerade auf die Fruchtbarkeitsmedizin und die Kinderheilkunde hatten diese Wandlungstheorien großen Einfluss (s.u.).

Projiziert auf räumliche Verhältnisse hatten die im „Himmel“ angesiedelten zyklischen Wandlungsprozesse auch strukturell-lokalisierende Bedeutung. Die gesamte Welt wurde anhand von „Wirkplänen“ (*tu* 圖) in qualitative Felder unterteilt. Die bekanntesten Pläne dieser Art stellen die „Schrift des Flusses Luo“ (*luoshu* 洛書) und der „Plan des (Gelben) Flusses“ (*hetu* 河圖) dar

27 Die Zahl Fünf setzte sich erst im Laufe der Han-Zeit gegen andere Ansätze durch, obwohl sie in allen alten Kulturen als eine besondere Zahl galt: Sie ist unteilbar, sie spiegelt den Körperaufbau (den Rumpf mit den vier Extremitäten, die Zahl der Finger bzw. Zehen an einer Extremität etc.). Vgl. Endres und Schimmel 1984, 120–136.

28 Das Konzept der fünf Phasen taucht bereits im Kapitel Hongfan 洪範 des Buches der Dokumente (*Shangshu* V, 4/5) auf. Allerdings ist dieses Kapitel nur sehr schwer zu datieren. Der früheste archäologische Hinweis auf das Konzept der fünf Phasen ist die Inschrift auf einem Jadeschwert, welches aus dem Staat Qi stammt und auf die Zeit um 400 v.w.Z. datiert wird. Vgl. Chen Mengjia 陳夢家 1938, 35ff. Noch mindestens bis in das zweite Jahrhundert v.w.Z. hinein gab es aber noch andere Theorien. Nach dem sogenannten *Taichanshu* 胎產書 (Buch über Schwangerschaft und Geburt), welches in dem Grab von Mawangdui gefunden und auf das Jahr 167 v.w.Z. datiert wurde, soll der Embryo vom vierten bis neunten Monat seiner Entwicklung nacheinander von sechs elementaren Essenzen ernährt und hiernach geboren werden können. Vgl. Lu 1993, 48.

29 Chinesische Forscher sind nach Auswertung früher Inschriften des 13. bis 11. Jh. v.w.Z. der Meinung, dass das Trigramm- und Hexagrammsystem des Buches der Wandlungen aus einer primitiven Zahlenmantik (*shubu* 數卜) abgeleitet ist. Die gebrochenen *Yin*-Linien entsprachen dabei den geraden und die ungebrochenen *Yang*-Linien den ungeraden Zahlen. Bei der gebrochenen *Yin*-Linie könnte es sich um eine alte Schreibweise der Zahl Acht 八 handeln. Vgl. hierzu Zhang Zhenglang 1980, 883–894 und Xu Zhongshu 1983, 382 sowie Hertzer 1996, 109–111. Zu den unterschiedlichen Systemen der Zahlenweissagung, wie sie in den Manuskripten von Dunhuang dokumentiert sind, vgl. Kalinowski 1994, 37–88.

30 Zum Symbolsystem des Buches der Wandlungen vgl. Kap. „Die Welt der Symbole und Symbolstrukturen“.

(siehe Abb. 3.2a und b). Diese beiden „Weltkarten" aus der Vor-Han-Zeit, die zugleich „Weltformeln" darstellten, wurden auf spontane Offenbarungen zurückgeführt und gewannen daher nicht nur in der Naturphilosophie, sondern auch in der Religion, Magie und Weissagung große Bedeutung.[31]

All diese „Pläne", die allein auf Zahlen gründeten, machten deutlich, dass die Welt nicht aus einem Guss ist, sondern qualitativ unterschiedliche Zonen aufweist, die dem Menschen Eingriffsmöglichkeiten bieten. Der Mensch musste die jeweiligen Orte und deren zyklische Veränderungen genau kennen. Dass diese Zusammenhänge auf die Medizin übertragen wurden, lag nahe. Die Akupunktur entwickelte eigene „Wirkpläne" und konzipierte die Oberfläche des menschlichen Körpers als ein dichtes und subtil strukturiertes Feld von Wirkzonen, die untereinander vielfältige Verbindungen hatten und über die man sowohl auf strukturelle als auch auf zyklische Prozesse des Körperinneren Einfluss nehmen konnte.

All diese Theorien der Han-Zeit, die die Zahlen und Symbole zu beweglichen Strukturen funktionaler, räumlicher und zeitlicher Art zusammengeführt hatten, erfuhren eine erhebliche Erweiterung in der Song-Zeit, und zwar unter buddhistischem Einfluss. So entwickelte der Philosoph Shao Yong 邵雍 (1011–1077)[h], der in der Rezeptionsgeschichte des Buches der Wandlungen[32] als der wichtigste Repräsentant der „Schule von den Symbolen und Zahlen" (*xiangshu xuepai* 象數學派)[33] bezeichnet wird, die Variationen von Zahlen durch geometrische Progression immer weiter bis hin zu dahin in China nicht gekannten Größenordnungen.[34] Selbst Begriffe wie „Mensch", „Heiliger" und weitere Begriffe der neokonfuzianischen Moralordnung löste er innerhalb komplexer Dezimalsysteme auf und führte anhand der Wirkpläne vor, dass der gesamte Kosmos in seiner räumlichen, zeitlichen und moralischen

---

31 Zur „Verplanung des Denkens am Beispiel der Tu" vgl. Lackner 1990, 133–156. Zur Rolle der *tu* als Darstellung von Wirkkräften in daoistischen Körperdarstellungen vgl. Despeux 1994.

32 Zur Rezeption des Buches der Wandlungen und den sich hieran entfaltenden Spekulationen über Zahlen und Symbolstrukturen in der chinesischen Philosophie bis zur Song-Dynastie vgl. Bohn 1998, Smith u.a. 1990 und Mittag 1994, 537–546.

33 Seit der Song-Zeit wurde die Interpretation des Buches der Wandlungen nach Zahlen und Symbolen der moralphilosophischen Interpretation nach Bedeutung und Prinzip (*yili xuepai* 義理學派) gegenübergestellt. Diese grundsätzlich unterschiedlichen Interpretationsansätze lassen sich bereits seit der späten Han-Zeit und Wei-Jin-Zeit verfolgen. Die Einteilung der sich hieraus ableitenden Naturkonzepte stimmt mit der Unterteilung dieser Untersuchung nach der „Welt der Zahlen" und der „Welt der Symbole" einerseits und der bedeutungsorientierten „Welt der Motive" andererseits in vielen Punkten überein.

34 Dies wird besonders in seiner Berechnung der Weltzeitalter (*kalpa*) deutlich. Obwohl Shao Yong die Weltzeitalter, welche nach indischen Vorstellungen 432 000 000 Jahre dauern sollten, bereits erheblich schrumpfen ließ, besteht bei ihm ein Zeitalter immerhin noch aus 129 600 Jahren; das sind 30 Jahre – so definierte er die Dauer einer menschlichen Generation – mal 12 Doppelstunden mal 360 Tage gleich 4320 Stunden. Vgl. Bauer 1974, 288.

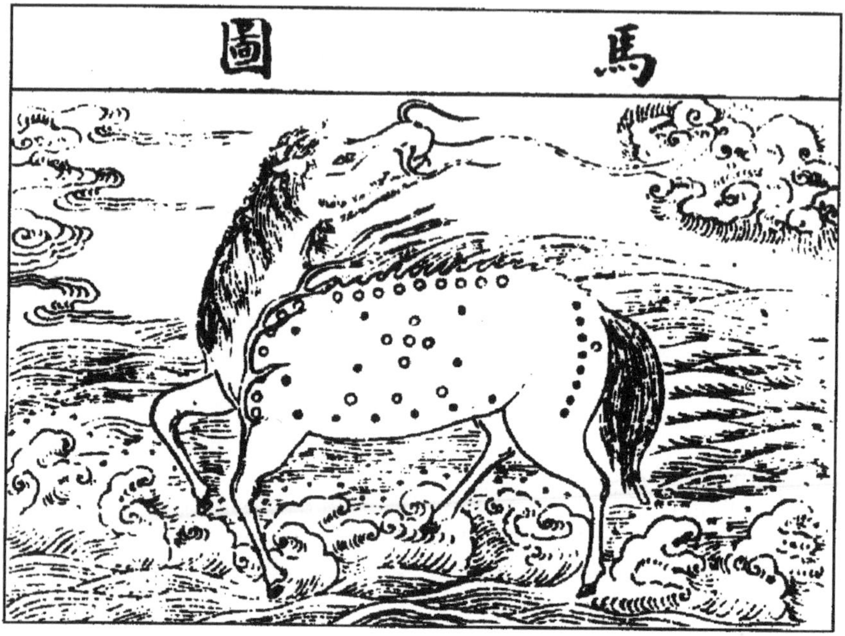

Abb. 3.2a Die Schrift des Flusses *Luo* setzt sich aus neun Zahlensymbolen zusammen, die in Form eines Rechteckes – als Sinnbild der Erde – angeordnet sind. Dieser Plan war mythologischen Deutungen zufolge auf dem Körper eines Flusspferdes eingezeichnet und wurde so der Welt überbracht.

Struktur Ausdruck von Zahlverhältnissen sei.[i] Es versteht sich von selbst, dass diese systematischen Codierungen nach Zahlen auch in Erklärungen von Natur- und Krankheitsphänomenen eingebunden wurden.

Zahlen und medizinische Kategorien

Über seinen früh verstorbenen Lehrer hatte sich Wan Quan intensiv mit der Fragestellung befasst, wie sich das kosmologische Prinzip *li* 理 – der Begriff, der den Mittelpunkt neokonfuzianischer Metaphysik und Morallehre bildete – in den Zahlen manifestiere. Wan Quans Lehrer Hu Mingshu, so übermitteln die Chroniken, hatte verschiedene kosmologische Wirkpläne erstellt und Kommentare zum Song-zeitlichen Zahlenklassiker *Huangji jingshi* 皇極經世 (Über das sublime Prinzip, das die Welt regiert)[35] von Shao Yong 邵雍 und

[35] Das Buch besteht aus 12 Kapiteln. Die Kapitel 1–6 befassen sich mit dem „Buch der Wandlungen" und erklären die 64 Wandlungszeichen, die Kapitel 7–10 erklären die Musiktöne. Besondere Bedeutung erlangte das Kap. 12 *Guanwupian* 觀物(外)篇 (Zur Betrachtung der Dinge), in dem Shao Yong seine Vorstellungen von der numerologischen Strukturiertheit der Welt entwickelt. Wan Quan zitiert vielfach aus diesem Kapitel.

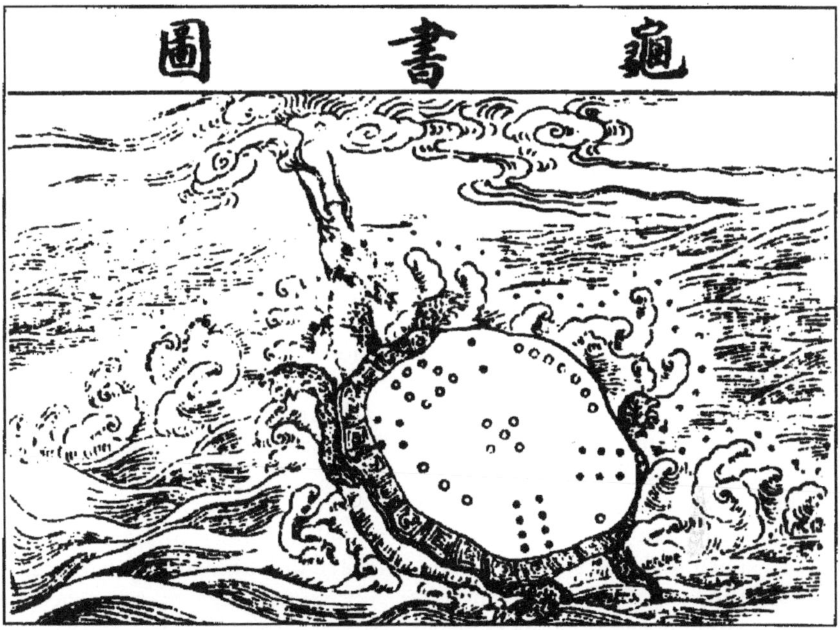

Abb. 3.2 b Der Plan des Gelben Flusses setzt sich aus zehn Zahlensymbolen zusammen, die in Form eines Kreises – als Sinnbild des Himmels – angeordnet sind. Er wurde mythologischen Deutungen zufolge auf dem Panzer einer Schildkröte überbracht. Der Panzer der Schildkröte galt in seinen Feinstrukturen als Abbild der Welt.
Die Zahlen sind in beiden Darstellungen jeweils als Kreise dargestellt. Innen weiße Kreise bezeichnen die ungeraden *Yang*-Zahlen, schwarz ausgemalte Kreise die geraden *Yin*-Zahlen.

zum *Lülü xinshu* 律呂新書 (Neues Buch zur Musiklehre)[36] von Cai Yuanding 蔡元定 (1135–1198)[37] verfasst.[j]

In seinen Vorworten verweist Wan Quan daher wiederholt auf die Bedeutung, die die Musik und die Kalenderkunde auf sein medizinisches Denken gehabt hätten. Zahlen spielen in Wan Quans Medizin entsprechend eine entscheidende Rolle, die allerdings nicht unmittelbar erkenntlich ist. Die Zahlen wirken vielmehr im Hintergrund. Ohne dass sie immer namentlich in Erscheinung treten, bewegen sich sämtliche Erklärungen und Begriffe in ihrem Rahmen. So untergliedert Wan Quan seine Fachbücher immer nach bestimmten Zahlen: Die Einteilung der Kinderkrankheiten wird anhand der Fünf (Organ-Funktions-Einheiten) vollzogen, die Einteilung der Erwach-

---

36 In diesem Buch, das nur aus zwei Kapiteln besteht, wird die Achtzehn-Ton-Theorie im Gegensatz zur bisherigen Zwölf-Ton-Theorie entwickelt.

37 Cai Yuanding war Schüler von Zhu Xi. Seine Biographie findet sich in Franke 1976, 1037–1039.

senenkrankheiten anhand der Vier (schädigenden *Qi*)[38], die Einteilung des Faches Fruchtbarkeitsmedizin und des Faches Gesunde Lebensführung anhand der Vier (moralischen Prinzipien) usw. Einzelne Krankheiten werden oft nochmals in drei oder fünf weitere Subkategorien eingeteilt.

Mit dem Rückgriff auf alte, kosmologisch bedeutsame Zahlen verweist Wan Quan auf die naturphilosophischen Grundlagen seiner Medizin. Zugleich erzielt er durch das Auflisten verschiedener Phänomene gleicher Kategorie den Eindruck von Überblick und Prägnanz, Vollständigkeit und Präzision. Dabei sollen Begriffe in Verbindung mit Zahlen offensichtlich auch eine gewisse Einprägsamkeit bewirken. Sie erfüllen also auch mnemotechnische Funktionen. Wan Quan hält die Zahl der eingebundenen Lehrgesänge und Reimverse sorgsam für jedes Kapitel fest und reichert sie zugleich mit vielen Zahl-Begriff-Paaren (s.u.) an. Dabei scheint es, als trügen die Zahlen nicht nur dem Inhalt, sondern auch der Form nach eine eigene Bedeutung in sich. Die genaue Bedeutung dieser hintergründigen Zahlenmystik ist jedoch kaum noch zu eruieren.

Neben der versteckten gibt es bei Wan Quan aber auch die offene Zahlenanwendung. In mannigfaltiger Gestalt tauchen Zahlen in seinen Grundlagentexten auf. Selten stehen sie allein. Nahezu durchgehend binden sie sich an bestimmte Attribute, Prädikate oder selbständige Begriffe, mit denen sie ein unzertrennliches Bündnis eingehen. Aus der Vielzahl der Zahl-Begriff-Paare in Wan Quans Werk sind die wichtigsten in der nachfolgenden Tabelle 3.1 aufgelistet. Oft handelt es sich bei den Kombinationen von Zahlen und Begriffen um feststehende Binome, die durch das *Suwen* geprägt und/oder als Teil der Fachsprache seit vielen Generationen in Gebrauch waren. Hinzu kommen einzelnstehende Zahlen ohne feststehendes Attribut und Zahl-Begriff-Paare, die auf den spekulativen Zahlen der Klassiker konfuzianischer Tradition beruhen und zur Ming-Zeit bereits Teil der Alltagssprache geworden waren.

Zahl	Begriff	Zahlbegriff	Bedeutung
1	Einheit	*taiyi* 太一	Das höchste Eine
2	Gegenpole	*eryi* 二儀	*Yang* und *Yin*, Himmel und Erde
3	Potenzen	*sancai* 三才	Himmel, Erde, Mensch

Tab. 3.1 Zahl-Begriff-Paare in Wan Quans Werk

[38] Dieses Konzept aus dem 49. Kapitel des *Nanjing* wurde in späterer Zeit sonst kaum verwandt. Die Zahl Vier deutet eher auf buddhistische Zusammenhänge. Erwachsenenkrankheiten wurden seit der Song-Jin-Yuan-Zeit eher nach sechs *Qi* eingeteilt. Allerdings könnten bei Wan Quan auch pragmatische Gründe verantwortlich gewesen sein. Die übrigen zwei *Qi*, nämlich milde Hitze und Trockenheit, waren in Südchina kein Problem.

Zahl	Begriff	Zahlbegriff	Bedeutung
4	*Qi*	*siqi* 四氣	Kälte, Wind, Hitze, Feuchtigkeit
4	Jahreszeiten	*siqi* 四季	Frühling, Sommer, Herbst, Winter
4	Abnutzungen	*sisun* 四損	Die Abnutzungen des Auges (Klarsicht), der Sprache (*Qi*), des Denkens (Lebensgeist) und der Begierden (Feinstmaterie)
5	Widrige Einflüsse	*wuxie* 五邪	Kälte, Wind, Hitze, Feuchtigkeit und innere Verletzungen
5	Phasen	*wuxing* 五行	Holz, Feuer, Erde, Metall, Wasser
5	Perioden	*wuyun* 五運	*muyun* 木運, *huoyun* 火運, *tuyun* 土運, *jinyun* 金運, *shuiyun* 水運
5	Jahreszeiten	*wushi* 五時	Frühling, Sommer, Hochsommer, Herbst, Winter
5	Gefühle	*wuzhi* 五志	Wut, Freude, Angst, Grübeln, Trauer
5	Speicherorgane	*wuzang* 五臟	Leber, Herz, Milz, Lunge, Niere
5	Farben	*wuse* 五色	grün, rot, gelb, schwarz, weiß
5	Töne	*wuyin* 五音	*gong* 宫, *shang* 商, *jue* 角, *zhi* 徵, *yu* 羽
5	Geschmacksarten	*wuwei* 五味	sauer, bitter, süß, fad, scharf
5	Gerüche	*wuchou* 五臭	Uringeruch (*sao* 臊), verbrannt (*jiao* 焦), duftend (*xiang* 香), Fischgeruch (*xing* 腥), verfault (*fu* 腐)
5	Ermüdungen	*wulao* 五勞	Die Erschöpfungen des Blutes durch langes Sehen, des *Qi* durch langes Liegen, des Fleisches durch langes Sitzen, der Nieren durch langes Stehen, der Sehnen und Muskeln durch langes Laufen.
5	Weichheiten	*wuruan* 五軟	Die Schwäche der Kopf-, Nacken-, Mund-, Arm-, Beinmuskeln im Säuglingsalter
5	Verletzungen	*wushang* 五傷	Die Verletzung des Herzens durch (übermäßige) Freude, der Leber durch Wut, der Nieren durch Angst, der Lunge durch Trauer, der Milz durch Denken.

Tab. 3.1 Forts.

Zahl	Begriff	Zahlbegriff	Bedeutung
5	Sterne	*wuxing* 五星	Venus (*jinxing* 金星), Jupiter (*muxing* 木星), Merkur (*shuixing* 水星), Mars (*huoxing* 火星), Saturn (*tuxing* 土星)
6	Palastorgane	*liufu* 六腑	Galle, Dickdarm, Magen, Dünndarm, Blase, Dreifacher Wärmer
6	klimatisches *Qi* des Himmels	*liuqi* 六氣	Wind, Kälte, Sommerhitze, Feuchtigkeit, Trockenheit, Feuer bzw. Hitze
6	Leitbahnpaare, Körperschichten	*liujing* 六經	*Taiyang, Yangming, Shaoyang, Taiyin, Shaoyin, Jueyin*
6	Begierden	*liuyu* 六欲	Sehen, Geräusch, Geruch, Geschmack, Berührung, Gedanken
7	Gefühle	*qiqing* 七情	Wut, Freude, Angst, Denken, Trauer, Schrecken, Traurigkeit
7	geistige Substanzen	*qiban shenwu* 七般神物	Tränen, Speichel, Same, Schweiß, *Qi*, Blut, Körperflüssigkeit
7	Die Zahl der Frau	*nüzi zhi shu* 女子之數	Jahre eines weiblichen Reifezyklus
7	Verminderungen	*qisun* 七損	Ausleitbehandlung bei der Frau
8	Die Zahl des Mannes	*nanzi zhi shu* 男子之數	Jahre eines männlichen Reifezyklus
8	Vermehrungen	*bayi* 八益	Stärkungsbehandlung beim Mann
8	Trigramme	*bagua* 八卦	*qian* 乾, *kun* 坤, *zhen* 震, *kan* 坎, *xun* 巽, *li* 離, *gen* 艮, *dui* 兌
8	Winde der acht Himmelsrichtungen	*bafeng* 八風	Nord *(kan)*, Nordost *(gen)*, Ost *(zhen)*, Südost *(xun)*, Süd *(li)*, Südwest *(kun)*, West *(dui)*, Nordwest *(qian)*
9	*Qi*	*jiuqi* 九氣	Wut, Freude, Trauer, Angst, Schrecken, Erschöpfung, Nachdenken, Hitze und Kälte
10	Himmelsstämme	*shi tiangan* 十天干	*jia* 甲, *yi* 乙, *bing* 丙, *ding* 丁, *wu* 戊, *ji* 己, *geng* 庚, *xin* 辛, *ren* 壬, *gui* 癸
10	Metamorphosen	*shibian* 十變	die psychisch-physischen Veränderungen während des ersten Lebensjahres

Tab. 3.1 Forts.

Zahl	Begriff	Zahlbegriff	Bedeutung
12	Erdstämme	*shier dizhi* 十二地支	*zi* 子, *chou* 丑, *yin* 寅, *mao* 卯, *chen* 辰, *si* 巳, *wu* 午, *wei* 未, *shen* 申, *you* 酉, *xu* 戌, *hai* 亥
12	Leitbahnen	*shi'er jing* 十二經	die Leitbahnpaare der sechs Speicher- und Palastorgane
12	Verbindungsgefäße	*shier luo* 十二絡	
14	Jahre	*erqi* 二七	Zweimal sieben: Beginn der Geschlechtsreife der Frau
16	Jahre	*erba* 二八	Zweimal acht: Beginn der Geschlechtsreife des Mannes
24	Solarperioden	*ershisi jieqi* 二十四解氣	
25	Die Zahl der Mitte zwischen Himmel und Erde	*tiandi zhi zhong shu* 天地之中數	Alter, zu dem Mann und Frau Kinder zeugen sollten
28	Sternkonstellationen	*ershiba xiu* 二十八宿	
32	Tage eines kleinen Wachstumszyklus	*sanshi'er ri* 三十二日	
49	Jahre (7*7)	*qiqi* 七七	Sieben mal sieben: Ende der Fruchtbarkeitsperiode der Frau
49	verwendete Schafgarbenstängel für das Orakel		Die Zahl der großen Ausdehnung abzüglich 1
50	Zahl der großen Ausdehnung	*dayan zhi shu* 大衍之數	Die Ausgangszahl des chinesischen Schafgarbenorakels
60	Jahre-Zyklus	*liushi huajia* 六十花甲	Die Jahre eines Kalenderzyklus aus der Kombination der zehn Himmelsstämme mit den zwölf Erdzweigen; auch die „Zahl des Menschen"
64	Hexagramme		
64	Tage eines großen Wachstumszyklus		
64	Jahre	*baba* 八八	Achtmal acht Ende der Fruchtbarkeit des Mannes

Tab. 3.1 Forts.

Zahl	Begriff	Zahlbegriff	Bedeutung
100	Krankheiten	*baibing* 百病	Unbestimmte Zahl für die Mannigfaltigkeit der Krankheiten
100	Gefäße	*baimai* 百脈	Unbestimmte Zahl für die Gesamtheit der Gefäße
180	Seidennetzgefäße	yibai baishi siluo 一百八十絲絡	
365	Knochenabschnitte		
365	Tage eines Jahres		
365	große Einstichpunkte		
384	Linien		Die 192 gebrochenen *Yin*- und 192 ungebrochenen *Yang*-Linien der 64 Hexagramme des *Yijing*
384	Tage des kindlichen Metamorphosen- und Dampfzyklus		Zweimal 192 Tage entsprechend der Gesamtzahl der Linien der 64 Hexagramme
10 000	Dinge	*wanwu* 萬物	Zahl für Mannigfaltigkeit bzw. für alle Wesen des Kosmos
34 000	Leitbahnen und Verbindungsnetzgefäße		Zahlenursprung unklar
84 000	Poren		Zahlenursprung unklar

Tab. 3.1 Forts.

Die meisten Paare stellen Bezeichnungen homologer Reihen dar, die mit anderen gleichzahligen Reihen in einer Abbildbeziehung stehen. So werden unter den Zahl-Begriff-Paaren abstrakte kosmologische Kategorien, Bezeichnungen für funktionelle Einheiten des Körpers, Körperstrukturen und -substrate, Zeiteinheiten, Ursachenkategorien, Schädigungsfaktoren, Therapiemethoden usw. subsumiert.[39] Wie an den obigen Beispielen bereits erkenntlich ist, arbeitet Wan Quan mit überschaubaren Zahlengebilden. Die meisten Zuordnungen von Zahl und Begriff bewegen sich im Bereich zwischen eins und zwölf; Zahlen über tausend haben lediglich symbolhaften Charakter und bezeichnen unscharf eine Vielzahl von Dingen. Auffällig

[39] Noch bis heute finden viele von ihnen in modernen Abhandlungen zur TCM Anwendung.

ist jedoch der Schwerpunkt auf den „Abbildungsachsen" Zwei, Fünf und Sechs. Um diese Achsen drehen sich nahezu alle Argumentationen über medizinische Wirkzusammenhänge. Damit der Abbildungsmechanismus zum Tragen kommt, müssen anderslautende Zahlen-Begriffs-Paare, die ihre Legitimation aus den Klassikern beziehen, daher immer wieder durch Multiplikation, Division oder Potenzierung auf die drei Zahlen (Zwei, Fünf, Sechs) zurückgeführt werden.

Ein Beispiel dafür, wie so etwas geschieht und wie Wan Quans medizinische Argumentationen in solch einem Fall zunächst nur um Zahlen-Begriffs-Paare kreisen, gibt das folgende Zitat aus dem Kapitel „Krankheiten des *Qi*" des Buches „Leitverse zur Lebenserhaltung". Wan Quan vergleicht hier unterschiedliche Theorien aus der Überlieferung, die den Zusammenhang der Gefühle mit den Organfunktionen beschreiben. Um die große Bedeutung der Gefühle für die Entstehung von Krankheiten herauszustellen, subsumiert er die Gefühle unter den Begriff *Qi* und stellt sie damit den klimatischen Krankheitsfaktoren, deren Einfluss auf Krankheiten allgemein anerkannt war, als gleichwertig gegenüber.

Diese Gleichstellung erscheint allerdings vor allem dadurch problematisch, dass die Zahlen, die sich hierbei gegenüberstehen, nicht direkt miteinander zu verrechnen sind. Zudem sind die Zahlen nicht unmittelbar auf die Fünf und Zwei abbildbar. Wan Quan löst dieses Problem auf die folgende Weise:

> Die sieben Gefühle (*qiqing* 七情), als da sind Freude, Wut, Traurigkeit, Grübeln, Trauer, Schrecken und Angst, kann man zusammenfassen. Sie lassen sich mit den fünf Emotionen (*wuzhi* 五志) vollständig und erschöpfend erfassen. Als die vier [jahreszeitlichen] *Qi* (*siqi* 四氣) bezeichnet man Wind, Kälte, Sommerhitze und Feuchtigkeit. Allerdings gehören Wind und Sommerhitze letztlich ja zur Hitze, und Kälte und Feuchtigkeit zur Kälte. Man kann [die vier jahreszeitlichen *Qi*] also auch zusammenfassen und mit den zwei *Qi* (*erqi* 二氣), nämlich Kälte und Hitze, erschöpfend erfassen. Wenn man diese [zwei *Qi*] mit den oben genannten fünf Emotionen vereint, so kommt man wieder auf sieben *Qi*: Kälte, Hitze, Freude, Wut, Traurigkeit, Nachdenken und Angst. [...]
>
> Im [*Nei*]*jing* heißt es: „Die hundert Krankheiten entstehen aus den [neun] *Qi*. Bei der Wut steigt das *Qi* auf, bei der Freude gleicht sich das *Qi* aus, bei der Trauer löst sich das *Qi* auf, bei der Angst sinkt das *Qi* ab, bei der Kälte zieht sich das *Qi* zusammen, bei der Hitze strömt das *Qi* aus, beim Schrecken wird das *Qi* in Durcheinander versetzt, bei der Erschöpfung entschwindet das *Qi*, beim Grübeln verknotet sich das *Qi*." Die neun *Qi* (*jiuqi* 九氣) sind also nicht gleichgerichtet.[k]

Die Einführung der Gefühle in den medizinischen Diskurs erfolgt in einer Weise, die durchaus umständlich erscheint. Zunächst werden die unterschiedlichen Zahlen-Begriffs-Paare aus der Überlieferung genannt. Das Konzept der „sieben Gefühle" hatte sich über die Jahrhunderte hinweg eingebürgert. Es besaß große Autorität, weil es in den konfuzianischen Ritualaufzeichnungen

Liji verzeichnet ist.[40/l] Das Konzept der „vier *Qi*"[41] bezog seine Legitimation aus der Erwähnung im „Klassiker der Schwierigkeiten".[42] Zusätzlich existierte noch das Konzept von den „neun *Qi*" aus dem Kapitel „*Jutonglun*" des *Suwen*, der autoritativsten Quelle für die Medizin, auf die Wan Quan überleitet, ohne den Zahlenbezug zu verdeutlichen: Die Neun setzt sich sowohl aus sieben und zwei als auch aus fünf und vier zusammen. Sie stellt also den allumfassenden Oberbegriff dar.

Wan Quan lässt also zunächst die Zahl-Begriff-Paare der Überlieferung rechnerisch ineinander übergehen, indem er sie als Zusammensetzung der Zahlen Fünf und Zwei beschreibt. Damit will er offenbar darlegen, dass in den unterschiedlichen Konzepten der Überlieferung jeweils dasselbe gemeint ist. Aus der Vielfalt der Zahlen bedient sich Wan Quan dann jedoch lediglich der Fünf. Über die Fünf des Fünf-Phasen-Modells (vgl. Kap. „Die Welt der Symbole und Symbolstrukturen") sieht er die Möglichkeit, therapeutisch anzusetzen und die klimatischen, körperlichen und psychischen Prozesse miteinander zu „verrechnen". So werden die unterschiedlichen Bewegungsrichtungen des *Qi*, die zusammengenommen ein Fließgleichgewicht herstellen und an die fünf Organeinheiten geknüpft werden, gleichsam gegeneinander ausgespielt. Dass die Zahlen hierbei entscheidende Elemente der Erklärung sind, ist allerdings nicht mehr erkennbar:

> Die Wut [der Leber] lässt sich durch die Trauer heilen, indem man sie mit traurig-enttäuschenden, leidvoll-bitteren Worten anrührt. Die Trauer [der Lunge] kann man durch Freude heilen, indem man ihr durch lockere witzig-ironische Worte entgegenwirkt. Die [übermäßige] Freude [des Herzens] kann man durch Angst heilen, indem man sie durch Worte, die Todesangst erwecken, aufschreckt. Das sorgenvolle Nachdenken [der Milz] kann man durch Wut heilen, indem man es durch beleidigende, betrügerische Worte in Erregung bringt. Die Angst [der Nieren] kann man durch Nachdenken heilen, indem man sie durch Worte zu fassen sucht, die mal diese und mal jene konkrete Überlegung anstoßen.[m]

An den bisherigen Beispielen wird deutlich, dass die Zahlen in der Medizin vor allem dazu dienen, die Erscheinungswelt nach abstrakten Kategorien zu teilen. Die nach Zahlen geordneten Qualitäten werden in aufeinander abbildbaren kosmologischen Ebenen gestaffelt, so dass Ereignisse der einen Art mit

---

[40] Allerdings stimmen die hier aufgezählten Gefühle – Freude (*xi* 喜), Wut (*nu* 怒), Gram (*ai* 哀), Furcht (*ju* 懼), Liebe (*ai* 愛), Hass (*e* 惡) und Begehren (*yu* 欲) – nicht ganz mit den in der Medizin gebräuchlichen überein.

[41] Seit der Song-Jin-Yuan-Zeit sprach man eigentlich von sechs klimatischen *Qi*. Wan Quan spricht jedoch in seinen Fachbüchern durchgehend von vier *Qi*. Möglicherweise knüpft er aus pragmatischen Gründen nicht an die Sechser-Theorien an: Die von ihm vernachlässigte Trockenheit und die normale (also trockene) Hitze spielten in der feuchten Luft des Südens keine Rolle.

[42] Im 49. Kapitel des „Klassikers der Schwierigkeiten" ist von fünf „Widrigkeiten" (*wuxie* 五邪) die Rede. Diese werden unterteilt in vier äußere (Wind, (Sommer-)Hitze, Feuchtigkeit und Kälte) und eine innere (Speise und Getränke) Widrigkeit. Vgl. Unschuld 1986, 457.

Ereignissen der anderen Art verknüpft werden können. Der Erklärungsmodus ist dabei gewissermaßen tautologisch: Die Zahlen, die durch die Überlieferung bereits vorgegeben sind, werden im Grunde immer wieder nur auf sich selbst projiziert. Der Wert der Erklärung durch Zahlen ist daher eher symbolhaft: Die Zahlen weisen allgemein auf gesetzesartige Zusammenhänge zwischen den Phänomenen.

Das Werden des Menschen im Spannungsfeld der Zahlen

Über die Abbildungsfunktion hinaus haben die Zahlen in der Medizin auch bei der Beschreibung zeitlicher Prozesse eine große Bedeutung. Nach den Theorien der alten Klassiker unterliegt jedes Menschenleben bestimmten Rhythmen bzw. bestimmten Zahlen, die diese Rhythmen hervorbringen. Die Zeit wird dabei als ein zyklischer Wandlungsprozess, der nach bestimmten Zeitintervallen zu Konstellationen führt, die plötzliche, sprunghafte Veränderungen in der Natur bewirken. Neben den menschlichen Wachstums- und Alterungszyklen werden große klimatische Zyklen (vgl. Kap. „Die Welt der Symbole und Symbolstrukturen") beschrieben. Die meisten Zyklen sollen der Theorie nach in bestimmten Zahlenintervallen Ereignisse hervorrufen, bei denen der Mensch besonders anfällig für krankheitshervorrufende Einflüsse ist. Außerdem sollen sich in bestimmten Zeitintervallen sein Körper und Geist umgestalten. Die Anpassung des Menschen an die Zahlen gilt daher seit der Han-Zeit als eines der wichtigsten Prinzipien gesunder Lebensführung.[43]

Allerdings wurden in der Geschichte unterschiedliche Zahlen geltend gemacht. So werden im Suwen die Entwicklungsschritte bei Mann und Frau verschieden betrachtet. Für die Frau werden Sieben-Jahres-Schritte (bis zu sieben mal sieben Jahren) und für den Mann Acht-Jahres-Schritte (bis zu acht mal acht Jahren) gefordert.[n] In anderen medizinischen Klassikern wie dem *Huangdi neijing lingshu* 黃帝內經靈樞 und dem *Huangdi neijing taisu* 黃帝內經太素[44] finden sich für Mann und Frau gleiche Jahresschritte von jeweils neun Jahren, wobei die Zählung von der Zahl Sieben – dem abgeschlossenen Kleinkindesalter – ausgeht. Zur Sieben werden also jeweils neun Jahre hinzugezählt, so dass sich die Abfolge 7-16-25-34-43-52-61 usw. ergibt. Die Lebenskraft des Menschen – so die Klassiker – sei zu diesen Zäsuren jeweils

---

43 Im SW 1:2 findet sich dieses Prinzip als „Harmonisierung mit den Künsten und Zahlen" (*he yu shushu* 和于術數) beschrieben. In der Bibliographie der Dynastiengeschichte der Han herausgegeben von Ban Gu (32–92 n.w.Z.) standen die Kategorien „Zahlen" und „Künste" (*shushu* 數術) für die Fachbereiche Astronomie, Kalenderkunde, Weissagung und Beschwörung. Vgl. *Hanshu* 30:1770–1776.

44 Das Buch *Taisu* („Höchste Klarheit") wurde von Yang Shangshan 楊上善 im 7. Jahrhundert herausgegeben. Laut Yamada 1979, 67–89 ist es älteren Ursprungs als das *Suwen* („Allgemeine Fragen") und das *Lingshu* („Zentrum des Wirkvermögens"), welche im achten Jahrhundert von Wang Bing zusammengestellt und ergänzt wurden. Allerdings wurde es seit der Song-Zeit nicht mehr tradiert und hat daher auf die Theoriebildung keinen Einfluss gehabt.

von einem besonderen Zustand des „Mangels“ oder der „Fülle“ bestimmt, den man von außen nicht beeinflussen dürfe. Der Mensch müsse zu dieser Zeit vielmehr Tabus einhalten; die einzelnen Jahresschritte werden daher unter der Überschrift „Jahre und Tabus“ (*nianji* 年忌) eingeführt.[45]

In seinen Schriften zur Fruchtbarkeitsmedizin und gesunden Lebensführung macht Wan Quan Zahlen geltend, die teilweise auf den oben erwähnten Zahlen der Klassiker und teilweise auf Zahlen des Großen *Xici*-Kommentars zum „Buch der Wandlungen“ beruhen. Neben der Sieben und der Acht ist hierbei auch die Fünf wieder von entscheidender Bedeutung. So schreibt Wan Quan in seinem Buch „Vier Prinzipien zur gesunden Lebensführung“:

> Die Zahl der großen Ausdehnung[46] ist fünfzig. Sie ist die Zahl der Mitte von Himmel und Erde. Die *Yang*-Zahl ist fünfundzwanzig, und die *Yin*-Zahl ist fünfundzwanzig. Die Männer sollen [jedoch erst] mit dreißig heiraten, denn da ihr *Yang* meist nicht ausreicht, muss man [bei ihnen] noch fünf [Jahre zu der *Yang*-Zahl] dazuzählen. Die Frauen sollen [schon] mit zwanzig heiraten. Da ihr *Yin* meist übervoll ist, muss man von der *Yin*-Zahl noch fünf [Jahre] abziehen.[o]

> Wenn die Menschen imstande ist, die Verminderungen der Sieben und Vermehrungen der Acht zu erkennen [und sich entsprechend zu verhalten], so bleiben Körper[47] und Geist vollständig erhalten, und [die Zahl] der Himmelsjahre (*tiannian* 天年)[48] wird voll ausgeschöpft werden können.[p] Wenn die Menschen dies aber nicht erkennen, dann ist dies der Weg zu frühem Untergang. Was bedeuten die Verminderungen der Sieben und Vermehrungen der Acht? Die Sieben ist die Zahl der Frau; [Verminderung bedeutet:] ihr Blut muss abfließen können und darf nicht zu voll werden. Die Acht ist die Zahl des Mannes. [Vermehrung bedeutet:] Sein Same muss voll bleiben und darf nicht abfließen.[q]

In diesem Zitat fällt ein weiteres Charakteristikum im Umgang mit Zahlen auf. Mittels Zahlen werden komplizierte Zusammenhänge verkürzt. So verwendet Wan Quan in Anlehnung an das *Suwen* die Sieben symbolisch für die Frau und ihre sieben Lebensabschnitte und die Acht symbolisch für den Mann und seine acht Lebensabschnitte. Die „sieben Verminderungen“ und „acht Vermehrungen“ – ebenfalls ein Konzept des *Suwen*[49] – bestimmen dabei jeweils den maßvollen Umgang mit den Sexualessenzen „Same“ und „Blut“, der Mann und Frau nicht nur langes Leben, sondern auch reiche Nachkommenschaft

---

[45] Vgl. *Huangdi neijing Lingshu* 64:430 und *Huangdi neijing Taisu*. Während das *Lingshu* die Lebensjahre des Menschen bis 61 zählt, zählt das *Taisu* sie bis 106.

[46] Die „Zahl der großen Ausdehnung“ (*dayan zhi shu* 大衍之數) ist erstmals im *Xici*-Kommentar zum „Buch der Wandlungen“ erwähnt. Sie gilt als die Ausgangszahl des Schafgabenorakels. Vgl. *Zhouyi Xici* 7:68 in SSJ 80.

[47] Wörtl.: Gestalt (*xing* 形).

[48] Die dem Menschen vom Himmel zugewiesene Anzahl von Jahren. Sie wird im *Suwen* mit hundert beziffert.

[49] Ähnlich wie in der zitierten Stelle bei Wan Quan ist auch im fünften Kapitel des *Suwen* von den Verminderungen der Sieben und den Vermehrungen der Acht die Rede. Die meisten Kommentatoren und Übersetzer sehen hier den Zusammenhang zu den Lebensabschnitten von Mann und Frau im ersten Kapitel nicht mehr. Vgl. SW 5:43.

bescheren soll. Dieser übertragene Gebrauch von Zahlen ist ohne Kenntnis des theoretischen Hintergrundes aus dem *Suwen* nicht verständlich. Ähnliche vereinfachende und verkürzende Redensweisen finden sich in Hülle und Fülle in der chinesischen Argumentation und Rhetorik bis in die Gegenwart: Durch die Kombination mit Zahlen werden die jeweiligen Begriffe, Prinzipien, Attribute und Prädikate aufgewertet und erhalten eine besondere Autorität.[50]

Auch in Bezug auf die Entwicklung des Säuglings unmittelbar nach Geburt existierten seit der Han-Zeit komplizierte Zahlen- und Wandlungstheorien, die bereits zu einem frühen Zeitpunkt in medizinische Konzepte umgesetzt wurden. In einem der zahlenträchtigsten kosmologischen Kompendien der Han-Zeit, dem *Bohutong* 白虎通 werden erstmals die theoretischen Zusammenhänge zwischen der Gestaltwerdung des Kindes, das bei seiner Geburt noch als unvollständig und unvollendet (*weicheng* 未成) galt, und den zahlenbestimmten Wachstumsschüben geschildert.[51] Letztere wurden in zwei sich übereinander lagernden Zyklen[52] nach acht Trigrammen einerseits und fünf Wandlungsphasen andererseits berechnet.[53] Kinderheilkundliche Texte formten aus diesen Vorgaben eine komplexe Theorie, bei der die Acht und die Fünf allerdings nur noch eine sehr untergeordnete Rolle spielen. Die kosmologische Theorie, die anhand von Zahlen die physiologischen Besonderheiten des

---

50 Nicht nur die TCM ist bis heute mit Zahl-Begriff-Paaren durchsetzt, deren Bedeutung variiert und für die sich die Originalstellen kaum noch eruieren lassen. Vgl. beispielsweise die zentralen Begriffe der Grundlagentheorie *sizhen* 四診 „Vier Diagnoseverfahren" und *bagang* 八綱 „acht Richtlinien". Doch auch die politische Agitation operiert seit den Fünfziger Jahren in inflationär zunehmender Weise mit solchen Verkürzungen. Vgl. die Bezeichnungen für politische Richtlinien und Massenkampagnen in der VR China: *Sanfan* 三反: „(Drei-Anti"-Kampagne zwischen 1950 und 1951) wendete sich gegen Bürokratismus, Verschwendung, Korruption. *Wufan* 五反 („Fünf-Anti"-Kampagne im Jahre 1952) wendete sich gegen Bestechung, Steuerhinterziehung, Betrug bei Ausführung staatlicher Aufträge, Veruntreuung von Staatseigentum und Wirtschaftsspionage. *Sihai* 四害 ("Vier Plagen") meinte Ratten Wanzen, Fliegen, Moskitos. *Sici* 四政策 („Vier Leitprinzipien") seit Anfang der Fünfziger Jahre forderte: „Die Gesundheitsarbeit dient den Arbeitern, Bauern und Soldaten." „Hauptaufgabe ist die Prävention." „Traditionelle und moderne Medizin schließen sich zusammen." „Gesundheitsarbeit wird mit Massenkampagnen betrieben." Weitere Beispiele gibt es in Hülle und Fülle.

51 Zu den unterschiedlichen Altersstufungssystemen, die für die Sozialisation des Kindes im Wandel der Dynastien geltend gemacht wurden, vgl. Linck-Kesting 1981, 374–408.

52 Zur Theorie und zum lebensweltlichen Bezug der Zyklen siehe Kap. „Die Welt der Symbole und Symbolstrukturen".

53 Im *Bohutong* 白虎通 heißt es: „Der Mensch ist gezeugt vom Himmel und durchwandert die Fünferzahl des Himmels und der Erde. Deshalb ist das Kind im zehnten Monat vollständig." Oder an anderer Stelle: „Wenn der Mensch geboren wird, entspricht er mit seinem Körper den acht Trigrammen (*ying bagua zhiti* 應八卦之體). Er erhält dann die fünf Phasen (*wuqi* 五行), aus denen er die fünf ewigen Tugenden (*wuchang* 五常) formen kann. Vgl. *Bohutong* in der Übersetzung von Tjan Tjoe Som (1952), II, 586; 566. Die Zuordnung der Trigramme zu den Körperteilen erfolgte nach dem *Xici*-Kommentar. Das Konzept der fünf Tugenden (*wuchang* 五常) stammt aus dem *Chunqiu fanlu* von Dong Zhongshu 董仲舒 (179–104).

Kindes beschrieb und zur Begründung eines eigenen Faches Kinderheilkunde führte,[54] trägt den eigenartigen Namen „Metamorphose[55] und Dampf" (*bianzheng* 變蒸).[56] „Metamorphose" steht dabei für die zyklisch gebundene Entwicklung und Ausdifferenzierung der körperlich-geistigen Fähigkeiten des Kindes und „Dampf" für das aufsteigende *Qi* 氣[57] und die hiermit verknüpften Erscheinungen von Fieber und Schwitzen.

Nach dieser Theorie, die stark teleologisch geprägt ist, entwickelt sich das Kind nach seiner Geburt auf ein ihm von Himmel und Erde vorbestimmtes Ziel zu.[58] Der Wandel dorthin soll nach kosmologischen Zahlen- und Wandlungsmustern erfolgen. Wan Quan erklärt dies so:

---

[54] Leider sind uns die frühen kinderheilkundlichen Texte nicht mehr erhalten. Durch Bibliographien der Dynastiengeschichte und Zitate in späteren Texten wird allerdings deutlich, dass bereits zur Han-Zeit unter dem Begriff „Fontanellenmedizin" eigene physiologische Konzepte der Kinderheilkunde entwickelt worden waren. Zu ihnen gehörte die Theorie von „Metamorphose und Dampf". Zur Entstehung einer eigenen umschriebenen Kinderheilkunde vgl. Volkmar 1985.

[55] Das Zeichen *bian* 變 ist mit „Metamorphose" übersetzt, damit der Wandel vom Undifferenzierten hin zum Differenzierten deutlich wird. Nylan und Sivin 1984 und 1993 gebrauchen für das chinesische Konzept des Wandels den Ausdruck „Mutation". Graham 1989, 359 arbeitet unterschiedliche Konzeptionen von Wandlungsformen in der chinesischen Philosophie heraus. Dabei kennzeichnet er *bian* 變 als eine Veränderung (engl. „alteration"), bei der X sich wandelt, aber doch X bleibt. Vor dem Hintergrund medizinischer Entwicklungstheorien müsste man dem hinzufügen, dass X nicht wirklich X bleibt: X ist Träger von Dispositionen, die sich zu einem neuen X vollenden müssen. Das Wandlungskonzept, welches sich hinter der kinderheilkundlichen Theorie „Metamorphose und Dampf" verbirgt, hat also einen stark teleologischen Charakter.

[56] Welcher kinderheilkundliche Text erstmals die Entwicklung des Menschen in der Neugeborenenperiode mit Wandlungstheorien des Buches der Wandlungen verknüpfte, ist leider nicht überliefert. Eine erste unspezifische Erwähnung des Wandlungskonzeptes findet sich im Pulsklassiker (*Mojing* 脈經) von Wang Shuhe (210–285). Hier heißt es: „Das Kind zeigt in den aufeinanderfolgenden Tagen, die mit [dem Wachstumsprozess von] Metamorphose und Dampf in Zusammenhang stehen, Körperhitze, einen ungeordneten Puls, mangelndes Schwitzen, Appetitlosigkeit und Erbrechen von gerade aufgenommenem Essen. Dass der Puls hierbei unregelmäßig ist, darüber braucht man sich keine Sorgen zu machen." Vgl. Wang Shuhe 1985, 9:85. Der Medizinhistoriker Ma Jixing 1990, 114–117 hat in seinen detaillierten buchgeschichtlichen Studien Wang Shuhes Kapitel zu den kinderheilkundlichen Pulssymptomen auf das ursprüngliche *Shanghan zabing lun* in 16 Kapiteln von Zhang Ji zurückgeführt, welches heute nicht mehr überliefert ist. Die Textstelle ist also etwas älteren Ursprungs (etwa Anfang des 3. Jahrhunderts). Der Song-zeitliche Kinderheilkundler Qian Yi seinerseits nennt das Werk eines Arzt namens Cui 崔als früheste Quelle für eine detaillierte Beschreibung der kindlichen Wandlungsvorgänge. Möglicherweise handelt es sich um den relativ späten Text *Guzhengbing jiufa* 骨蒸病灸法 von Cui Zhiti (650–683?), der allerdings heute auch nicht mehr erhalten ist.

[57] Die etymologische Grundbedeutung für *Qi* als „aufsteigender Dampf" ist innerhalb dieses pädiatrischen Konzeptes also noch sehr deutlich. Zum Konzept *Qi* vgl. Kap. „Die Welt der Bedeutungen und Sinnstrukturen".

[58] In ihrer Gesamtstruktur ist die kosmologische Theorie daher sowohl der „Welt der Zahlen" als auch insbesondere der „Welt der Bedeutungen und Sinnstrukturen" zuzuordnen.

> Im Kommentar zum „Buch der Wandlungen" heißt es: „Das Entstehen und Wachsen ist der Wandel."[r] [Das Schriftzeichen] 易 ist hier zu verstehen als Metamorphose.[59] Wenn es keine Metamorphosen gäbe, gäbe es keinen Wandel, und das [gute] Herz (*xin* 心)[60], mit dem Himmel und Erde die Wesen geschaffen haben, könnte nicht offenbar werden. […]
>
> Erst wenn Metamorphose und Dampf ausreichend waren, sind Körper und Geist vollständig. [Dieser Prozess] ist wie der Schlaf der Seidenraupen. Wenn sich [das Kind] nicht auf diese Weise entwickelt, kann es nicht vollendet und erwachsen werden.[s]

Bei der Theorie „Metamorphose und Dampf" handelt es sich also gewissermaßen um ein ideales Verlaufsschema für zyklischen Wandel. Die Herausbildung von Gestalt und Funktion des heranwachsenden Kindes wird an alte kosmologische Wandlungskonzepte geknüpft. Für die Kinderheilkunde ist das Konzept dieses optimalen Wandlungszyklus insofern von praktischer Bedeutung, als jede Metamorphose mit dem Auftreten ungewöhnlicher Symptome verknüpft ist. Die Wachstumssymptome müssen daher durch den Kinderarzt von solchen Zuständen abgegrenzt werden, die eine echte Krankheit darstellen und behandlungsbedürftig sind. Wan Quan schreibt:

> Die [Symptome bei] Metamorphose und Dampf stellen keine Krankheit dar, sondern deuten auf das Nacheinander des Entstehens und Wachsens beim Kind. Nachdem das Kind geboren ist, gibt es alle 32 Tage eine Metamorphose. Während einer Metamorphose gibt es Hitzeerscheinungen. Die Kinder sind [an diesen Tagen oftmals] schläfrig und apathisch und wollen nicht trinken. Daher sieht es so aus, als seien sie krank. Es ist aber keine Krankheit! Ich fürchte, weil viele Menschen dies nicht wissen, halten sie [diese Symptome] fälschlich für Hitzeerscheinungen und behandeln mit schweißtreibenden und abführenden [Mitteln].[61t]

Für die Darstellung dieser regelmäßig wiederkehrenden „normalen Krankheit" bemühen kinderheilkundliche Texte ein ganzes Heer von kosmologischen Zahlen. Das Muster für den Ablauf der einzelnen Metamorphose wird

---

Die Wandlungsgesetze, nach denen sich das Kind entwickeln soll, setzen sich durch. Der Mensch hat keine Einwirkungsmöglichkeit.

59 Wan Quan differenziert hier die beiden unterschiedlichen Bedeutungen des Schriftzeichens *yi* 易 , nämlich „leicht" und „Wandel".

60 Hier beantwortet Wan Quan erstmals die Frage, wodurch die Wandlungsprozesse und Zyklen in oberster Instanz begründet sind. Er spricht dabei nicht von einer Absicht, einem Willen oder einer göttlichen Vernunft, wie man es in einem abendländischen Kontext erwarten würde, sondern bezeichnenderweise vom „Herzen" von Himmel und Erde, welches – dies darf ergänzt werden – durch Güte gekennzeichnet ist. Vgl. hierzu Kap. „Die Welt der Bedeutungen und Sinnstrukturen". Der Ausdruck „Herz des Himmels und der Erde" erscheint erstmals im „Buch der Wandlungen" unter dem 24. Hexagramm der „Wiederkehr" (*fu* 復). Hier heißt es: Wiederkehr, das ist das Sichtbarwerden des Herzens von Himmel und Erde" (復其見天地之心) Siehe *Zhouyi* 3: 27 in SSJ 39.

61 Allerdings vertritt Wan Quan selbst in seinen unterschiedlichen kinderheilkundlichen Texten jeweils eine andere Meinung. In den esoterischen Schriften empfiehlt er bei „Wachstumserscheinungen" eine pragmatische hitzeauflösende Behandlung, in den offenen Schriften (siehe Zitat) dagegen wendet er sich dagegen.

dabei so beschrieben, dass jeweils nach 32 Tagen die Entstehung einer Organeinheit und ihrer zugehörigen Leitbahn postuliert wird. Die Entstehung der einzelnen Organeinheiten wird unmittelbar an das Erwachen bestimmter körperlich-geistiger Funktionen geknüpft und mit der kosmologischen Abfolge der fünf Wandlungsphasen und der fünfmaligen Aktivierung von Himmel und Erde erklärt. Für die Gesamtdauer des Wachstumsprozesses, der immer wieder von Hitzeerscheinungen als Ausdruck aufsteigenden Dampfes begleitet sein soll, werden verschiedene Zahlen ins Spiel gebracht, darunter 320, 365, 384 oder 576 Tage.[62]

Bei seiner eigenen Konzeption der Theorie „Metamorphose und Dampf" versucht Wan Quan, sowohl die zyklischen Zeichen der zehn Himmelsstämme als auch alle sechs Organeinheiten, einschließlich des Herzbeutels und des Dreifachen Wärmers, die bislang nicht in das Schema integriert waren, einzubeziehen. Er muss also bei seiner Rechnung das Kunststück vollbringen, die Zahlen Zehn (Himmelsstämme), Fünf (Wandlungsphasen), Zwölf (Leitbahnen) und Sechs (Organbereiche und Körperfunktionen) in ein System einzugliedern, bei dem auch noch die Anzahl der Tage mit den Theorien des Buches der Wandlungen wie mit der Kalenderkunde zusammenstimmen müssen. Entsprechend klingt der Text:

> Der Mensch hat fünf Speicher- und sechs Palastorgane, die jeweils mit den zwölf Leitbahnen der Hände und Füße zusammenwirken. Die Palastorgane gehören zum *Yang*. [Ihr Wandel] ist daher von den 32 *Yang*-Hexagrammen begleitet. Die Speicherorgane gehören zum *Yin*. [Ihr Wandel] ist daher von 32 *Yin*-Hexagrammen begleitet. Wenn man jeweils ein Speicher- und ein Palastorgan nimmt, so gibt es für jedes alle 32 Tage eine kleine Metamorphose und alle 64 Tage eine große Metamorphose. Die einzelnen Linien der *Yang*-Hexagramme betragen insgesamt 192, die einzelnen Linien der *Yin*-Hexagramme betragen ebenfalls 192. Wenn man in einem Jahr den Schaltmonat dazurechnet, so hat man insgesamt auch 384 Linien. Die Anzahl der Tage für einen Abschnitt von Metamorphose und Dampf spiegelt sich also in den 64 Hexagrammen wider. [...]
>
> 32 Tage nach der Geburt vollzieht sich die erste Metamorphose. Dabei entsteht die Essenz der Fuß-*Shaoyin*-[Leitbahn], des [Himmelsstammes] *gui*, des Wassers und der Nieren. Nach 64 Tagen vollzieht sich die zweite Metamorphose. Es entstehen die Fuß-*Taiyang*-[Leitbahn], die Blase, der [Himmelsstamm] *ren* bzw. das Wasser. So vollenden sich Speicher- und Palastorgan der Nieren. Dies geschieht, weil die Eins des Himmels das Wasser entstehen lässt. Die Essenz des Wassers ist die Pupille. Deshalb kann [das Kind] dann die Menschen erkennen.
>
> Nach 96 Tagen vollzieht sich die dritte Metamorphose. Es entsteht die Hand-*Shaoyin*-Leitbahn des Herzens, [der Himmelsstamm] *ding* und [die Wandlungsphase] Feuer. Nach 128 Tagen vollzieht sich die vierte Metamorphose, und es entsteht die Hand-*Taiyang*-[Leitbahn] des Dünndarms, [der Himmelsstamm] *bing* sowie das Feuer. Mit [der Entstehung] des Herzens und des Dünndarms ist das *Qi* von

[62] Zur Veränderung dieser Theorie von der Han- bis zur Qing-Zeit siehe Volkmar 1985, 26–27 und 68–71.

Speicher- und des Palastorgan jeweils ausreichend. Dies ist, weil die Zwei der Erde das Feuer gebiert. Die Essenz des Feuers ist der Lebensgeist. Daher kann [das Kind] hiernach sich freuen und lächeln.

Nach 160 Tagen vollzieht sich die fünfte Metamorphose. usw.[u]

In Tabelle 3.2 ist der Wachstumsprozess „Metamorphose und Dampf", wie ihn Wan Quan konzipiert, tabellarisch nachgezeichnet:

Abfolge der Metamorphosen	Tage nach der Geburt	Große Metamorphosen	Zyklisches Zeichen	Wandlungsphase	Organeinheit	Erworbene Funktion
1	32	Himmel 1	*gui* 癸	Wasser	Niere	
2	64		*ren* 壬	Wasser	Blase	Sehen
3	96	Erde 2	*ding* 丁	Feuer	Herz	
4	128		*bing* 丙	Feuer	Dünndarm	Lachen
5	160	Himmel 3	*yi* 乙	Holz	Leber	
6	192		*jia* 甲	Holz	Galle	Sitzen
7	224	Erde 4	*xin* 辛	Metall	Lunge	
8	256		*geng* 庚	Metall	Dickdarm	Hörvermögen
9	288	Himmel 5	*ji* 己	Erde	Milz	
10	320		*xu* 戌	Erde	Magen	Krabbeln
11	352			Wasser	Herzbeutel	
12	384			Wasser	Dreifacher Wärmer	Sitzen, Stehen, Laufen

Tab. 3.2 Die Konzeption „Metamorphose und Dampf" nach Wan Quans Wachstumsprozess

Wie aus dem Zitat und der Tabelle erkenntlich ist, ist die Entwicklungstheorie „Metamorphose und Dampf" schon für sich betrachtet recht kompliziert. Wan Quans Versuch, sie zusätzlich noch mit anderen zyklischen Theorien in Übereinstimmung zu bringen, scheint von vornherein zum Scheitern verurteilt. Allerdings handhabt er seine Rechnungen spielerisch: Mehr oder weniger experimentell spielt er alle unterschiedlichen Kombinationen von Zahlen und Zykluszeichen durch und lotet dabei die Grenzen dessen aus, wohin er damit gelangen kann. Das Problem der Unvereinbarkeit der Zahlen Fünf und Sechs löst er durch die Postulierung einer elften und zwölften Metamorphose, muss dabei aber in Kauf nehmen, dass die Abfolge der großen

Metamorphosen[63] und Himmelsstämme bereits ausgelaufen ist. Es steht auch keine Wandlungsphase über die bereits vorkommenden fünf hinaus mehr zur Verfügung. Wan Quan lässt den Kreislauf der Wandlungsphasen einfach von vorne beginnen. So bleibt das System offen für potentielle weitere Ergänzungen. Die Frage, ob sich bei all diesen Zahlenbasteleien ein Bezug zur Praxis herstellen lässt, stellt sich offensichtlich zunächst gar nicht.

Wie auch alle älteren kinderheilkundlichen Quellen zeigen, diente die Theorie ohnehin nicht zur Erstellung von Prognosen oder zu Erklärungen etwa der Art, dass körperliche und geistige Behinderungen als defizitäre Metamorphosen dargestellt worden wären. Wan Quan gesteht sogar offen ein, dass die theoretisch postulierten Veränderungen und Begleiterscheinungen in der Praxis keineswegs zu den jeweiligen Zeitintervallen auftreten und gibt zugleich eine *adhoc*-Erklärung. So schreibt er:

> An der Anzahl der Tage innerhalb eines Jahres, nach denen Wachstumserscheinung von Metamorphose und Dampf auftreten, sollte man nicht zu starr festhalten. Es gibt [Kinder mit] starker und [Kinder mit] schwacher Körperkonstitution. [..] Wenn ich davon spreche, dass nach 32 Tagen eine Metamorphose erfolgen soll, so hebe ich darauf ab, dass die durchschnittliche Anzahl der Tage etwa so groß ist. [Bei den Kindern] gibt es starke und schwache Körperkonstitutionen sowie ein klares und ein trübes *Qi*. Dies ist darin begründet, dass von Vater und Mutter [jeweils unterschiedliche Veranlagungen] verliehen werden. Hieraus ergeben sich die Unterschiede in der Schöpfung von *Yin* und *Yang*.[v]

Die Kompliziertheit der Theorie „Metamorphose und Dampf" steht also in einem krassen Gegensatz zu ihrem Erklärungswert für die konkreten, von ihr thematisierten medizinischen Sachverhalte. Es stellt sich daher die Frage, warum eine solche Zahlentheorie, die eigentlich nur auf sich selbst verweist, dennoch so lange überleben konnte und auch von den schärfsten Kritikern der Qing-Zeit nie gänzlich in Frage gestellt oder gar verworfen wurde. Eine einfache Erklärung wäre, dass ein medizinischer Autor sein auf der konfuzianischen Schule erworbenes Wissen einfach repetierte. Vielleicht ist diese Erklärung jedoch zu kurz gegriffen. So ist zu bedenken, dass die konsequente und kreative „Übersetzung" von Natur- und Krankheitsprozessen in Zahlenzyklen intellektuell durchaus anspruchsvoll ist. Es hatte daher möglicherweise auch Übungscharakter, wenn ein medizinischer Autor ein relativ unverfängliches, von der Tradition jedoch hochgeschätztes Thema zum Anlass nahm, ein spezielles Erklärungsmodell für Krankheiten zu erproben und zum Zwecke möglicher sich ergebender neuer Einsichten bis an seine Grenzen durchzuexerzieren.

---

63 Die großen Metamorphosen leiten sich aus dem Plan vom Gelben Fluss (*Hetu* 河圖) ab (siehe Abb. 3.2 b). Hiernach entsteht das Wasser im Norden aus der Eins des Himmels, das Feuer im Süden aus der Zwei der Erde, das Holz im Osten aus der Drei des Himmels, das Metall im Westen aus der Vier der Erde und die Erde in der Mitte aus der Fünf des Himmels.

So ist in Wan Quans Erklärungen stets ein gewisses Augenzwinkern zu erkennen: Er nimmt die Zahlensysteme bei seinen eigenen Therapien gar nicht so ernst und genau. Das Entscheidende einer solch „monströsen" Theorie war eher eine allgemeine Aussage und ein bestimmter formaler Zug. Anders, als es die Zahlen unterstellen, entwarf die Theorie von „Metamorphose und Dampf" eher unpräzise gesetzesartige Zusammenhänge zwischen kindlicher Entwicklung und kindlicher Krankheit. Die detaillierte Beschreibung der Entwicklungsprozesse des ersten Lebensjahres anhand sich überlagernder Zahlenzyklen fungierte dabei als *pars pro toto* bzw. als ein Platzhalter für Theorieansätze in der Kinderheilkunde schlechthin. Derartige Denkfiguren, in denen der Teil für das Ganze steht und die man im rhetorischen Sinne als Synekdochien oder Metynomien bezeichnen könnte, finden sich in der chinesischen Medizin häufig.[64]

Vielleicht muss man eher umgekehrt fragen, wann und aus welchem Grund eine über Jahrhunderte etablierte Theorie plötzlich angezweifelt wird. In diesem Zusammenhang wäre dann bemerkenswert, dass Wan Quan es wagt, die Theorie der Praxis gegenüberzustellen und sie damit gewissermaßen zu relativieren. Tatsächlich deutet sich in seinen Äußerungen eine Wende an: Eigenen Beobachtungen wird zum Ende der Ming-Zeit hin immer größere Bedeutung beigemessen. Im Laufe der nächsten Jahrhunderte üben andere medizinische Autoren noch schärfere Kritik an der Theorie von „Metamorphose und Dampf".[65] Sie sprechen Sätze aus, die zu Beginn der Ming-Zeit noch undenkbar waren und zugleich unmittelbar an Wan Quans Ausführungen anschließen. So schreibt Chen Fuzheng im Jahre 1750:

> Die Lehre von Metamorphose und Dampf müsste doch eigentlich einer festen Regel entsprechen. Doch haben [die medizinischen Autoren] alle ihre eigenen Hypothesen aufgestellt. Jeder spricht irgendwelche Vermutungen aus. [...] Die Zahlenregeln für *Yin* und *Yang*, Himmel und Erde haben [offensichtlich] nur beschränkte [Gültigkeit], obwohl sie doch uneingeschränkt [gelten müssten]. [...] Zwischen Himmel und Erde gibt es eben solche [Abweichungen von den Regeln], ganz besonders bei den neugeborenen Kindern, für die die Sitten und Gebräuche jeweils so verschieden sind. [...] Man sollte daher nicht dogmatisch sein. Weise [Ärzte] späterer [Generationen] sollten flexibel danach streben, die Wirklichkeit [zu erkennen].[w]

---

64 Vgl. insbesondere die Theorie von den Fünf Perioden und sechs *Qi* (*wuyun liuqi* 五運六氣), die Wang Bing im achten Jahrhundert innerhalb der sieben „großen Diskursen" zur überlieferten Fassung des *Suwen* ergänzt hatte. Auch in dieser Theorie wurden medizinisch völlig irrelevante Symptome durch überaus komplizierte zyklische Vorgänge erklärt.

65 Vgl. Zhang Jiebin 張介賓 1976, 724–725. Über die Diskussion zur Theorie „Metamorphose und Dampf" in der kinderheilkundlichen Literatur vom 16. bis zum 18. Jahrhundert vgl. Volkmar 1995, 68–72.

Die Welt der Symbole und Symbolstrukturen 象

Die Weisen vermochten die verwirrende Vielfalt unter dem Himmel zu überschauen.
Sie beobachteten die Formen und Erscheinungen
und bildeten sie [anhand] ihrer Eigenschaften nach.
Das nannte man: die Symbole (xiang 象).[a]

Großer Kommentar zum „Buch der Wandlungen" (400–190 v.w.Z.)[1]

---

1 Dieser Kommentar zu den „beigefügten Worten" des Buches der Wandlungen, der in der Song-Zeit als „Großer Kommentar" bezeichnet wird, bildet die Grundlage neokonfuzianischer Metaphysik und Naturphilosophie. Wilhelm übersetzt *xiang* 象 durchgehend mit „Bild" oder mit vergleichbaren Begriffen der deutschen Sprache, etwa „nachbilden" oder „abbilden". Er vermeidet spezifischere Begriffe wie „Symbol". Lynn 1994, 16–17 übersetzt *xiang* 象 grundsätzlich mit „image". Peterson 1982, 80–81 dagegen wählt den Begriff „figure", um das Musterhafte, Symbolhafte hervorzuheben. Zu den astronomischen Konnotationen des Wortes *xiang* vgl. Fußnote 13.

Die Welt der Symbole und Symbolstrukturen entspricht einem bedingt apersonalen Weltentwurf, der die Welt der Zahlen in sich integriert. Während die Zahl die Wirklichkeit in Teilaspekte zerlegt und zählbar macht, werden mit dem Symbol diese Teilaspekte typisiert und charakterisiert. Die Symbole sind also eine Stufe komplexer als die Zahlen. Die Symbolstrukturen ihrerseits entwerfen mannigfaltige Wechselbeziehungen zwischen diesen Teilaspekten. Insbesondere die Symbolstrukturen implizieren auch personale Kategorien der Interaktion, die allerdings als solche kaum mehr kenntlich sind.

Mit Symbolen werden Regelmäßigkeiten der Natur auf abstrakter Ebene reflektiert und in eine Systematik integriert. Sie gründen auf konkreten oder abstrakten Bildern der Lebenswelt und übersetzen die phänomenale in eine ideelle Welt. Dabei bündeln und vermitteln sie Informationen und Erfahrungen, die über einen gewissen Zeitraum hinweg gesammelt wurden und nun zum gemeinsamen kulturellen Bestand gehören. Als Sinnbilder weisen sie auf eine Bedeutung, die weit über sie hinausgehen kann. Um die Symbole bilden sich daher im Laufe der Geschichte semantische Felder[2], die aus einer Vielzahl von Assoziationen, Verknüpfungen, Zuordnungen und Entsprechungen bestehen.

Die vielfältige Symbolisierung und Kodifizierung, wie wir sie in China seit der Zhou-Zeit beobachten können und wie sie dann in den systematischen Naturkonzeptionen zur Zeit der Handynastie Eingang findet, liegt in China möglicherweise aufgrund der Schriftbildung besonders nahe. Bereits in jedem Schriftzeichen ist eine Form von Abstraktion in Symbolen gegeben. Die chinesische Schrift ist durchzogen von Bildern, Zeichen, Emblemen und Metaphern aller Art. Das Schriftzeichen *xiang* 象, das im Chinesischen die Bedeutung von „Symbol“ und „Bild“, aber auch von „Wandlungszeichen“, „Omen“ und „Himmelskörper“ haben kann, verweist auf Merkmale, anhand derer „Abbildungen“, „Nachbildungen“, „Ähnlichkeiten“, „Abstraktionen“ ermittelt werden – alles weitere Bedeutungen von *xiang*.[3]

In einer Art Symbolbildung der ersten Stufe, die man als magisch bezeichnen könnte, werden den Symbolen im Wesentlichen Ähnlichkeiten in Form oder Laut zugrundegelegt. Beispiele hierfür finden sich insbesondere in der

---

[2] Der Begriff „semantisches Feld“, wurde 1959 von Hjelmslev in „Pour une sémantique structurale“ als Bezeichnung für kulturspezifische semantische Systeme geprägt. Eco greift das Phänomen auf, dass in einer Kultur auch einander widersprechende semantische Felder existieren, sich überlagern und einander auflösen können. Dieses Phänomen zeigt sich sehr deutlich in der medizinischen Fachsprache, wie Wan Quan sie verwendet. Vgl. auch Eco 1988, 94–95.

[3] *Xiang* 象 hat auch die Bedeutung von „Elefant“. Die möglicherweise aus dem indischen Kulturraum stammende Legende von den vier „Blinden, die einen Elefanten ertasten“ (*mangzhe moxiang* 瞎者摸象) schafft eine interessante Verknüpfung zur Bedeutung „abstrahierendes Nachbilden“. Indem vier Blinde jeweils einen unterschiedlichen Körperteil des ihnen unbekannten Tieres ertasten, nämlich Ohren, Beine, Zähne, Rüssel, versuchen sie, seine mögliche Gestalt zu rekonstruieren. Sie kommen dabei zu völlig unterschiedlichen Ergebnissen.

Volkskunst und in den mit ihr verknüpften Glaubensvorstellungen.[4] Aber auch in der Alltagssprache spielten Form- und Lautsymbolik eine wichtige Rolle.[5] Wie groß die Macht war, die man gerade dem geschriebenen Wort und den in ihm enthaltenen Bildsymbolen beimaß, zeigt sich in der Ming-Zeit in den zahlreichen magischen Praktiken des Daoismus, wie den Bannspruchwasser-Verfahren (*fushui* 符水)[6] und der am Jiajing-Hof so beliebten Opferpoesie „Blaue Gebete" (*qingci* 青詞).[7] Es war die Macht, die Wirklichkeit nicht nur zu beschreiben, sondern auch herausfordern, kontaminieren und zerstören zu können.[8]

Von dieser magischen Form lässt sich eine Art systematische Symbolbildung der zweiten Stufe abgrenzen, die Ähnlichkeiten und Gemeinsamkeiten auf logisch-abstrakter Ebene zugrundelegt und hierauf eine Vielzahl von Relationen gründet. Sie bildet die Grundlage des naturkundlichen akademischen Diskurses. Als elementare Ordnungskategorien des Kosmos begründen die Symbole hier nicht nur Identitäten und Oppositionen, sondern auch subtile Ordnungen von Zeit und Raum. Im Sinne von planetarischen Anordnungen spannen sie ein ganzes Geflecht von ideellen Beziehungen mit Vorbildscharakter auf, die auf den unterschiedlichen ontologischen Ebenen

---

4 Beispiele für solche Symbolisierungen in der Volkskunst, die auf Lautähnlichkeit beruhen, sind die Verwendung von Fledermaus (*fu* 蝠) für „Glück" (*fu* 福), des Fisches (*yu* 魚) für Überfluss (*yu* 餘), der vielen Kerne (*duozi* 多子) im aufgeschnittenen Granatapfel für „viele Söhne" (*duozi* 多子) usw.

5 Ein bekanntes uraltes Beispiel ist der Laut „*si*", der im dritten Ton die Bedeutung von „Tod" trägt. Er kontaminiert gleichlautende Schriftzeichen anderer Bedeutung oder Darstellungen von Gegenständen mit dieser Lautbezeichnung mit seiner eigenen Bedeutung. Granet hat dieses Beispiel 1934 angeführt (Granet 1967 40–41), doch die negative Konnotation des Lautes ist auch im modernen China noch tief im kollektiven Sprachgefühl verwurzelt.

6 Dieses Verfahren bestand darin, wirksame Bannsprüche niederzuschreiben, das Papier zu Asche zu verbrennen und die Asche danach in Wasser aufzulösen und zu verabreichen. Nicht nur am Kaiserhof (vgl. Teil I), sondern auch beim Volk z.B. in Luotian, war dieses Verfahren sehr beliebt und wurde vor allem bei den religiös konnotierten Krankheiten, z.B. den Pocken, eingesetzt. Beispiele für Therapieversuche mit Bannspruchwasser durch daoistische Priester finden sich auch in den Fallgeschichten von Wan Quan (siehe Fallgeschichte Nr. 48 in Teil IV).

7 Diese Gebete an die Götter, die von einer besonderen daoistischen Symbolsprache gekennzeichnet waren, wurden auf besonderes blaues Papier geschrieben. Die mit den Gebeten verbundenen Rituale wurden nur am Hof und nur von Spezialisten praktiziert. Bekannt ist die Figur des Großsekretärs Yan Song 嚴嵩 (1480–1565), der seinen Aufstieg unter dem Jiajing-Kaiser seiner Fähigkeit im Verfassen von „Blauen Gebeten" verdankte.

8 Vgl. Granet 1967, 40–41.

Himmel, Erde und Mensch jeweils ein Abbild erzeugen sollen.[9] Die wesentliche philosophische Kategorie zum Verständnis der systematischen Symbolbildung, wie sie im alten China für historische und naturkundliche Modelle Anwendung fand, ist daher die des „Abbildes"[10]. Als komplex-dynamische Abbildtheorie, die regelhafte Vorgänge beschreibt, entspricht diese gedankliche Methode einer fortgeschrittenen Abstraktions- und Rationalitätsstufe naturkundlichen Denkens[11] – einer Form von Metaphysik, die keine oder jedenfalls nur bedingt personale Elemente aufweist. Religiösen Charakter erhält sie allerdings dadurch, dass die Ursprünge der einzelnen Symbole und Symbolstrukturen nicht auf Erfahrungswerte oder sich ergänzende Beobachtungen in der Lebenswelt, sondern auf Offenbarungsmythen zurückgeführt werden. Hiernach sind die einzelnen „Pläne" jeweils von Anfang an bis ins kleinste konkreteste Detail ausgestaltet und dem Menschen zur Orientierung in der Welt übergeben worden.[12] Sie können daher nicht variiert oder korrigiert werden. Sie stellen Vorgaben mit absolutem Wahrheits- und Geltungsanspruch dar.

Auch für diesen Weltentwurf waren offenbar astronomische Beobachtungen grundlegend. Dies zeigt sich nicht zuletzt daran, dass das chinesische Wort für Symbol (*xiang* 象 s.o.) auch die Himmelskörper bezeichnen kann.[13]

---

9 Abgebildet wurde hierbei insbesondere die logische Form bzw. die Interaktion der Symbole untereinander. Hier bestehen Ähnlichkeiten zur Ideenlehre von Platon. Allerdings geht es bei den chinesischen Symbolbildungen nicht nur um die Beschreibung räumlicher bzw. geometrischer Eigenschaften, sondern im Sinne von Aristoteles, vor allem um die Beschreibung zeitlicher Prozesse und Verläufe – dessen, was die chinesische Tradition als „Wandel" (*yi* 易) bezeichnet.

10 Die erkenntnistheoretische Kategorie des Abbildes spielt in der abendländischen Philosophie eine zentrale Rolle. Von Demokrit über die platonische Ideenlehre (Urbild-Abbildbeziehung), die Erkenntnistheorie von Descartes, dialektisch-materialistische Theorien bis hin zur Abbildtheorie des frühen Wittgenstein bildet sie den Ausgangspunkt für die Erfassung der Welt. Zu Wittgenstein siehe insbesondere Tractatus logicus-philosophicus 2.18: „Was jedes Bild, welcher Form auch immer, mit der Wirklichkeit gemein haben muss, um sie überhaupt – richtig oder falsch – abbilden zu können, ist die logische Form der Wirklichkeit, das ist die Form der Wirklichkeit."

11 Die Han-zeitlichen Bemühungen zur Bildung vernetzter Symbolstrukturen werden häufig mit dem Begriff „Pseudowissenschaften" (im Gegensatz zu „modernen Naturwissenschaften") belegt. Gegen diesen Begriff ist grundsätzlich nichts einzuwenden, doch ist er ahistorisch und enthält keine Kriterien für Entwicklungsstufen von Weltentwürfen und Naturkonzepten. Abstraktionsgrad und Apersonalität wären hier mögliche Kriterien. Im Gegensatz zu dem hier als „fortgeschritten" bezeichneten Ansatz waren zeitgleiche Konzepte anderer Kulturen größtenteils von personalen Anschauungen, also eher religiös, geprägt.

12 Vgl. Seiten 194–195 sowie Abb. 3.2a und b.

13 Der alte chinesische Ausdruck für Himmelskörper, der heute eher allgemein die astronomischen Erscheinungen bezeichnet, ist *tianxiang* 天象. Die Sternkonstellationen ihrerseits werden mit dem Begriff *xingxiang* 星象 wiedergegeben. Die Analogie zwischen den Himmelskörpern ideeller Art und den astronomischen Himmelskörpern sowie ihrer jeweiligen Konstellationen deutet sich auch im Gesamtkontext des eingangs zitierten Textes aus dem *Xici*-Kommentar an: „Die Weisen vermochten die verwirrende Vielfalt

Symbole werden in diesem Entwurf sozusagen als Himmelskörper ideeller bzw. abstrakter Art konzipiert. Bestimmte Eigenschaften von Naturphänomenen, Naturkräften, Naturvorgängen und Zeitabschnitten werden isoliert und von anderen als unwesentlich erachteten Merkmalen abstrahiert.[14] Zugleich werden ihre Abwandlungen und Interaktionen aufgrund abstrakter Gemeinsamkeiten in komplexe Symbolstrukturen übersetzt. Die Symbole werden so zu unpersönlichen Trägern von „Charaktereigenschaften", die in dynamischer Wechselwirkung zueinander stehen und wie Sternengebilde immer neue Konstellationen hervorbringen: In ständig wechselnden Konfigurationen soll sich der Kosmos auf diese Weise immer wieder neu erschaffen und gestalten.

Oberflächen- und Tiefenstruktur: Bild und Abbild

Aus einer anderen Perspektive heraus betrachtet stellen die Symbole und Symbolstrukturen zusammen mit den Zahlen die Oberflächenstruktur eines Plans dar. Über verschiedene dynamische Regelsysteme und Zyklen, die exhaustiv sämtliche Ereignisse in der Welt sowohl in ihren zeitlichen als auch in ihren räumlichen Bestimmungen nach Symbolstrukturen abdecken, realisiert und erklärt der Kosmos sich gewissermaßen selbst: In Zahlen, Symbolen und den sich hieraus ergebenden Konstellationen gibt er Auskunft über seinen jeweiligen Zustand. Er erkennt dabei die von ihm selbst geschaffene Ordnung und greift im Sinne seiner Selbsterhaltung und Stabilität immer wieder zu ihrer Umwandlung ein.[15] In dieser im platonischen Sinne „teilhabenden"[16] Abbild-

---

unter dem Himmel zu überschauen. Sie beobachteten die Formen und Erscheinungen und bildeten sie anhand ihrer Eigenschaften nach. Das nannte man: die Symbole (聖人有以見 天下之賾, 而擬諸其形容, 象其物宜, 是故謂之象). Die Weisen vermochten all die Bewegungen unter dem Himmel zu überschauen. Sie schauten, wie sie zusammentrafen und zusammenhingen, um nach ihren ewigen Ordnungen zu laufen" (聖人有以見天下之動, 而觀其會通, 以行其典禮). Übersetzung in Abwandlung von Wilhelm 1924 (I) 247.

14 In diesem Abstraktionsverfahren geht es weniger darum, zu allgemeinen Begriffen und Gattungskategorien für die Beschreibung der Erscheinungen zu gelangen, wie es in der abendländischen Erkenntnisphilosophie und in den empirischen Wissenschaften versucht wird, als vielmehr darum, in den Erscheinungen die kosmologischen Codes zu erkennen, die wirksames Handeln ermöglichen. Gerade in Anwendungsfächern wie der Medizin, in denen mit der Bezeichnung der Wirklichkeit immer auch der Wunsch nach Kontrolle verknüpft wird, wird darum gerungen, durch möglichst subtile Interpretationen diese „Codes" zu entschlüsseln.

15 Diesen Aspekt kosmologischen Denkens im Rahmen des Neokonfuzianismus, der mit den Begriffen *shengsheng* 生生 oder *zaohua* 造化 wiedergegeben wird, kennzeichnet Needham 1956 als „organismische Philosophie". Dem Kosmos wird eine spontane, sich immer wieder erneuernde Kraft unterstellt, die ohne Unterlass und ohne gesetzgebenden Schöpfer wirkt. Siehe Needham 1956 (II), 562.

16 Diese Vorstellung wird in der Abbildtheorie der alten griechischen Philosophie als Teilhabe *(methéxis)* bezeichnet. So hat der konkret gezeichnete Kreis nach Platon Anteil an der Idee des Kreises. Der Begriff Kreis erzeugt gleichsam den konkreten Kreis. Aristote-

beziehung entspricht die Physiognomie des Kosmos zugleich seiner Theorie. Die Kosmos hat gleichsam selbst die Struktur einer Theorie. Die Erklärungen von Ereignissen bilden ihn vollständig ab. Aus dieser Perspektive betrachtet ist es nicht der Mensch, der aus der Empirie heraus abstrahiert und eine mehr oder weniger stimmige Theorie zum Zwecke der Naturerklärung entwickelt. Vielmehr bietet der Kosmos selbst die Elemente der Erklärung dar. Er trägt die Bestandteile der Theorie auf seiner Oberfläche und repräsentiert sich damit selbst. Der Mensch muss diese Informationen nur lesen: Er muss die Abbilder der kosmologischen „Urbilder" auffinden und sie korrekt deuten. Seine Erklärungen von Ereignissen sind daher immer nur Interpretationen. Jede Symbolstruktur, die dem Zweck genügt, die Oberfläche des Kosmos in ihrer Gesamtheit abzubilden und zu interpretieren, ist so gut wie jede andere. Unterschiede bestehen lediglich in Feinheit und Subtilität.[17]

Der Kosmos ist nach dem Weltentwurf der Symbole und Symbolstrukturen also äußerst zweckmäßig für den Menschen eingerichtet: Alle relevanten Informationen zum Verständnis seiner selbst liegen an der Oberfläche. Die grundsätzliche Erkennbarkeit und Transparenz der Welt ist gegeben: Der Mensch kann zu jedem beliebigen Zeitpunkt auf zugrundeliegende Wandlungsprozesse und Entwicklungstendenzen, und sogar weitergehend auf die Motive schließen, die diese begründen (siehe Kap. „Die Welt der Bedeutungen und Sinnstrukturen").

Als eine der ältesten und einflussreichsten Symbolstrukturen dieser Art ist das Orakelsystem des „Buches der Wandlungen" zu sehen. Mit seinem systematischen Ansatz erhebt es den Anspruch, die räumlichen und zeitlichen Codes des Universums unmittelbar und erschöpfend abzubilden. Die Bilder bzw. Symbole (*xiang* 象 s.o.), die als 64 Hexagramme in jeweils sechs übereinander

---

les löst die trennende Linie zwischen der Welt der Ideen und der sichtbaren Welt – den *chorismós* von Platon – immer mehr auf: Die Form ist für ihn zugleich Bestandteil des Dinges. Abstrakte Begriffe wie Definition, Idee, Form, Wesen, Begriff, Energie, Beweis, Begründung, Prinzip usw. stellen nach Aristoteles selbst etwas Wirksames in der Welt dar. In den vormodernen Theorien des alten Chinas und in denen des Abendlandes bis hin zu Hegel schlägt das logische Vokabular also gleichermaßen in ein ontologisches um.

17 Archäologische Funde belegen, das in der Vor-Han-Zeit eine Fülle derartiger Symbolstrukturen entwickelt worden waren, von denen viele später nicht mehr überliefert wurden. Welches Symbolsystem sich historisch durchsetzen konnte, beruht offensichtlich nicht auf rationalen Gründen etwa der Art, ob ein Symbolsystem besonders plausibel war oder in seinem Erklärungsanspruch die Ereignisse besonders subtil erfasste. Vielmehr waren es offenbar historische Zufälle und machtpolitische Faktoren, die dazu führten, dass das eine Symbolsystem überlebte, während das andere nicht mehr weiter überliefert wurde. Auch religiöse Legitimationen spielten sicher eine große Rolle. Wenn ein Symbolsystem auf die Offenbarung einer besonders hoch angesiedelten Autorität – etwa auf den legendären Fu Xi, den Gelben Kaiser – oder auf unmittelbare kosmologische Manifestationen zurückgeführt wurde, hatte es sicher größere Chancen, in die Überlieferung aufgenommen zu werden.

liegenden gebrochenen oder ungebrochenen Linien (*yao* 爻) dargestellt sind, sollen in ihrer binären Struktur apriori sämtliche in der Natur angelegten Dispositionen und Qualitäten aufzeigen, die überhaupt auf die menschliche Existenz Einfluss nehmen können. Jede existentielle Situation ist in diesem „System von Archetypen"[b] somit repräsentiert. Die unterstellten Wandlungsprozesse lassen dabei vielfältige Kombinationen entstehen. So werden nicht nur Übergänge von einem Hexagramm in ein anderes beschrieben, sondern auch Neigungen und Oppositionen einzelner Linien untereinander, „bewegliche" Linien, feste oder weiche „Charaktere" von Linien usw. Auf diese Weise soll eine Entwicklungstendenz möglichst exakt spezifiziert werden.

Aus dem Orakelsystem des „Buches der Wandlungen", welches bis zur Han-Zeit neben anderen Prognosesystemen nach Symbolen und Zahlen vor allem zur Weissagung in politischen Angelegenheiten verwendet wurde, wurde durch die Interpretationen des *Xici*-Kommentars[18] und die sich hierauf stützenden Deutungen des Philosophen Wang Bi (226–249)[19] eine Art „Orakelontologie" abgeleitet, die großen Einfluss auf die neokonfuzianische Metaphysik nahm. In der Hierarchie dieser Metaphysik sind die Dispositionen des Himmels (*xiang* 象) die entscheidenden Wirkelemente.[20] In ihrer jeweiligen Konstellation zueinander bewirken sie den Wandel in der Welt und schlagen sich unmittelbar abbildhaft in der physiognomischen Gestalt

---

18 Anhand eines Textes, der in dem Grab Mawangdui gefunden wurde, konnte belegt werden, dass dieser Kommentar aus mehreren Schichten unterschiedlichen Alters besteht und älter ist als bislang angenommen. Einzelne Textteile entstanden bereits zum Ende der Zeit der Streitenden Reiche. Die endgültige Redaktion erfuhr der Kommentar etwa um das Jahr 190 v.w.Z.. Gerade in der chinesischen Sekundärliteratur wurde aufgrund dieser archäologischen Funde die Frage aufgeworfen, ob der Kommentar womöglich nicht nur konfuzianisches, sondern auch daoistisches Gedankengut enthalten könnte. Vgl. Chen Guying 陳鼓應 1989 (Nachdruck in Chen Guiying 1991, 294–313) und Wang Baoxuan 王葆玹 1992, 175–187. Englische Übersetzungen des Kommentars finden sich in Peterson 1982, 67–116 und Lynn 1994, 47–101.

19 Zur Ontologie, wie sie Wang Bi innerhalb seiner sogenannten „Lehre von dem Dunklen" (*xuanxue* 玄學) entwickelt, vgl. den dritten Band „Language, Ontology and Political Philosophy in China" der dreiteiligen Untersuchung zum Werk des Philosophen Wang Bi von Rudolf G. Wagner.

20 Nach dem *Xici*-Kommentar zum „Buch der Wandlungen" „regiert" im Bereich der kosmologischen Dispositionen „oberhalb der Gestalt" (*xing er shang* 形而上) lediglich das *Dao* 道. Der Bereich „unterhalb der Gestalt" (*xing er xia* 形而下) ist die materielle Welt mit ihren konkreten Gegenständen (*qi* 器). Vgl. *Xici*-Kommentar A 11-A12 in *Zhouyi* 7:67 (SSJ 79). Der Begriff *xing er shang* 形而上 steht in der modernen Sprache für „Metaphysik". Es waren Wang Bi und nach ihm Zhu Xi, die hieraus eine Metaphysik begründeten, in deren Mittelpunkt das kosmologische Prinzip (*li* 理) und das Dao 道 standen. In ihrer umfassenden Darstellung der Geschichte des chinesischen Denkens argumentiert Cheng 1997, dass diese Denkansätze keiner echten Metaphysik entsprechen würden. Vgl. Cheng 1997, 271–273 und 285–286. Cheng verkennt hierbei, dass die abstrakten Begriffe der westlichen Metaphysik, insbesondere auch die von Aristoteles, ähnlich in der dinglichen Welt „verankert" sind. Vgl. insbesondere das Konzept der „Teilhabe" in Fußnote 16.

(*xing* 形), die ihrerseits der Erde zugeordnet wird, nieder. Sie erzeugen also ihr Abbild und konkretisieren sich.

Die Sichtweise des Buches der Wandlungen, nach der sich jedes Ereignis in physiognomischen Zeichen andeutet, bevor es sich in Raum und Zeit manifestiert, bildet die Grundlage neokonfuzianischer Ethik.[21] Dem Menschen bleibt stets ein Gestaltungs- und Handlungsspielraum, das Geschehen noch in eine günstige Richtung umzulenken. Je früher er in beginnende Wandlungsprozesse eingreift, umso größer die Chance, dass er eine gegebenenfalls unheilvolle Entwicklung aufhalten und zu seinen Gunsten wenden kann. Aus naheliegenden Gründen gewann diese Betrachtungsweise große Bedeutung in der Medizin. Die Bestimmung von sinnlich erfahrbaren, möglichst subtilen Merkmalen auf der Oberfläche des menschlichen Körpers für die präzise Erfassung eines sich im Körperinneren anbahnenden Krankheitsgeschehens stellte das ideale Anwendungsbeispiel dieser Art von Metaphysik dar.

Polaritäten und *Qi*

Eine der wichtigsten Symbolstrukturen der chinesischen Naturphilosophie, die in dem binären Orakelsystem des „Buches der Wandlungen" allerdings bereits angelegt ist, ist die Bipolarität. In dieser sehr naturnahen Ordnung erscheint der gesamte Kosmos kontrastiv pointiert. Unmittelbar erfahrbare Gegensätze wie die von Tag und Nacht, innen und außen, oben und unten, männlich und weiblich werden scharf hervorgehoben und auf alle Erscheinungen übertragen. So werden disparate Elemente der phänomenalen Welt in eine Beziehung zueinander gesetzt, die nicht formal abbildhaft, sondern inhaltlich bestimmt ist. Ungleichartigen und konträren Erfahrungen wird hierdurch eine Bedeutung verliehen.

Als Repräsentanten dieser Ordnung und in der Hierarchie an oberster Stelle stehen die abstrakten Symbole *Yin* und *Yang*. Alle weiteren Symbolkategorien werden hierunter subsumiert. Die Symbole *Yin* und *Yang* ermöglichen es, gewissermaßen spielerisch und intuitiv alle Phänomene nach „Charakteren" bzw. „Stimmungen"[22] zu differenzieren, und damit eine Ordnung zu schaffen, die immer weitere subtile Unterscheidungen ermöglicht und zu-

---

[21] In dem dynamisch konzipierten Kosmos kündigt sich jedes Ereignis in Keimen bzw. „winzigen" Anzeichen (*ji* 幾) an. So werden Konfuzius innerhalb des *Xici*-Kommentars die Worte zugesprochen, dass der Weise den Beginn einer Bewegung bereits im Keim erkenne und sein Handeln danach ausrichte. Vgl. *Xici* B5 in *Zhouyi* 8: 76 (88), Übersetzung in Cheng 1996, 268. Enge Verwandtschaft besteht zwischen dem Begriff *ji* 幾 und dem Begriff *ji* 機 „kosmologische Triebfeder", der das dynamische Prinzip dieses Kosmos repräsentiert und große Ähnlichkeiten mit dem griechischen Begriff *dynamis* aufweist.

[22] Trotz aller Abstraktion enthalten insbesondere die intuitiv vorgenommenen Zuordnungen nach *Yin* und *Yang*, wie auch die Zuordnung nach den Fünf Phasen, oft personale Elemente. Diese entstehen dadurch, dass die Bedeutungen der Symbole anhand von Erfahrungswerten der Lebenswelt und des eigenen Selbst nachvollzogen werden. Die Symbole verkörpern dabei bestimmte „Charaktere", die sogar gewisse Bedürfnisse ent-

gleich jederzeit alle Phänomene auf einen einzigen übergeordneten Gegensatz zurückführen kann. *Yin-* und *Yang*-Zuordnungen sind also nicht vorgegeben, sie stellen Interpretationen dar.

Da nahezu allen Symbolen, die für die Ordnung des Kosmos herangezogen werden, eine Natur bzw. ein Aspekt von jeweils *Yin* oder *Yang* zugesprochen wird,[23] sind auch die Begriffspaare von Zahl und Symbol durch eine immanente Bipolarität gekennzeichnet. Gerade Zahlen gelten als *Yin*, ungerade Zahlen als *Yang*.[24] Die medizinische Sprache, die den Körper nach *Yin-* und *Yang*-Symbolen strukturiert, schuf eine Fülle solcher Kombinationen von *Yin-* oder *Yang*-Zahlen in Kombination mit *Yin-* oder *Yang*-Begriffen. Viele dieser Bezeichnungen nach Zahl und Symbol erscheinen in einem neuen Licht, wenn man sie von der Bipolarität her betrachtet. So ist beispielsweise in der eigenartigen Bezeichnung für die Organeinheiten des menschlichen Körpers – „fünf Speicher und sechs Paläste“ (*wuzang liufu* 五臟六腑) – der eine Teil des Ausdrucks dem *Yang* und der andere Teil dem *Yin* zugeordnet. Solche Polaritäten innerhalb von Binomen fanden bislang weder in der chinesischen noch in der westlichen Sekundärliteratur Beachtung, obwohl sie ein Verständnis dafür wecken, warum in vielen medizinischen Theorien immer wieder gerade und ungerade Zahlen nebeneinander gebraucht werden, die hinterher zu großen kalkulatorischen Problemen und Widersprüchen führen.[25]

Die Bipolarität ist aber vor allem eine dynamische Ordnung, durch die Naturprozesse erklärt werden. So sind die Kategorien *Yin* und *Yang* als zwei nichtpersonale, komplementäre Kräfte konzipiert, die im Sinne physikalischer Schwingungen einander zwar entgegengerichtet sind, doch zugleich einander ausgleichen. Qualitäten von Erscheinungen können hierdurch auf abstrakt-begrifflicher Ebene bis zu ihrem jeweiligen Umschlagspunkt in Stufen variiert

---

wickeln. Siehe hierzu Wan Quans „einfühlsame“ Zuschreibungen von Bedürfnisse an die fünf Organe im Kap. „Die Welt der Bedeutungen und Sinnstrukturen“.

23 Vgl. hierzu auch Eberhard 1983, 12. Eberhard nennt als Beispiel die beiden Worte für Erdbeben *didong* 地動 bzw. *shanyao* 山搖, von denen jeweils ein Teil weiblich und der andere männlich ist. In Sprichworten werden sie nebeneinander verwendet, so dass man eine zweimalige Abfolge eines *Yin-* und eines *Yang*-Begriffs erhält, die wörtlich übersetzt heißt: „der Berg *(yang)* rumort *(yin)* und die Erde *(yin)* wankt *(yang)*“.

24 Auch hier gibt es eine Parallele in der abendländischen Tradition. Nach pythagoreischer Auffassung sind alle geschaffenen Dinge in zwei Kategorien eingeteilt: Die ungeraden Zahlen sind dem Männlichen, der rechten Seite, dem Licht und dem Guten zugehörig, die geraden Zahlen dem Weiblichen, der linken Seite, der Finsternis und dem Bösen. Auch der Talmud und der Koran bieten zahlreiche Beispiele für die Bevorzugung ungerader und die Ablehnung gerader Zahlen. Vgl. Endres und Schimmel 1984, 26–27.

25 Solche kalkulatorischen Probleme treten typischer Weise z.B. in umfassenderen Theorien wie der von „Metamorphose und Dampf“ oder der zyklischen Theorie von den „fünf Perioden und sechs *Qi*“ auf. Vgl. Kap. „Die Welt der Zahlen“, S. 201–209.

und zeitabhängig in eine Bewegung gebracht werden. Aller Wandel wird hierbei durch die Neugewichtung ihrer jeweiligen Zustandsformen erklärt.[26]

Yin und *Yang* stellen in diesem Sinne nicht nur exhaustive und qualitative, sondern zugleich auch quantifizierende Kategorien dar. Das Mehr oder Weniger einer Qualität lässt sich durch Ausdrücke der Art wie: „ein *Yin* im *Yang*“, „ein kleines *Yin*“, „ein äußerstes *Yin*“ usw. gewissermaßen staffeln. Der eigenschaftslose Grundstoff, der hierbei unmerklich eingebunden wird, ist das *Qi* 氣; in seiner ursprünglichen Bedeutung stellt *Qi* die „Luft“, bzw. den „Atem“ dar. *Qi* ist in der Dynamik des Kosmos, wie er nach der Welt der Symbole und Symbolstrukturen entworfen wird, gewissermaßen die Trägersubstanz, bzw. das substanzielle Prinzip[27], das allem zugrundeliegt.[28] *Yin* und *Yang* stellen dabei die unterschiedlichen Ausprägungen von *Qi* dar.[29] Während mit *Yin* und *Yang* qualitative Zusammenhänge von quantitativen Veränderungen bis hin zum Umschlagen in ihr Gegenteil beschrieben werden, werden durch *Qi* weitere Differenzierungsgrade von Wirkmengen anhand von Effekten dargestellt. Das Konzept *Qi* ermöglicht durch seine Eigenschaftslosigkeit insbesondere die „Verrechnung“ von Wirkeffekten – auch ungleichartiger Elemente (bzw. „Charaktere“). Zusammen bieten die Kategorien *Yin* und *Yang* sowie das *Qi* die Garantie, dass keine Qualität je gänzlich verschwindet oder derart akkumuliert, dass katastrophale Exzesse erreicht werden. Sämtliche Veränderungen gleichen sich wie physikalische Schwingungen aus.

---

[26] Dieser Weltentwurf findet sich in dem sogenannten „Wirkplan der Allerhöchsten Grenze“ (*Taijitu* 太極圖) des neokonfuzianischen Philosophen Zhou Dunyi 周敦頤 (1017–1073). Dieser daoistisch geprägte Plan mit seinem Kommentar, der stark auf das „Buch der Wandlungen“ zurückgreift, konzipiert die Welt als eine dynamische und zugleich moralische Ordnung, in der die Natur von zwei Prinzipien, nämlich Ruhe (*Yin*) und Bewegung (*Yang*), geprägt ist. Jede Qualität wird auf ihrem Höhepunkt zum Ursprung für das jeweils andere Prinzip. Die Veränderungstriebkraft für diesen „Umschlagsprozess“ sieht Zhou Dunyi in dem „Bewegungskeim“ (*ji* 幾), wie er im *Xici*-Kommentar konzipiert ist.

[27] In seiner Eigenschaftslosigkeit und seiner Funktion als Dispositionsträger hat *Qi* Ähnlichkeit mit dem aristotelischen Begriff *hyle* „Stoff“, „Substanz“. Als das Prinzip von Lebenskraft hat es Ähnlichkeit mit dem Begriff *pneuma* der hippokratischen Medizin. Vgl. hierzu Kap. „Die Welt der Bedeutungen und Sinnstrukturen“.

[28] In seiner Metaphysik siedelt der neokonfuzianische Philosoph Zhu Xi das *Qi* unterhalb der Formen (*xing er xia* 形而下) an.

[29] Erste Erwähnung findet der Begriff *Qi* im fünften Kapitel des Buches *Heguanzi* 鶡冠子, welches auf das Jahr 230–200 v.w.Z. datiert wird. *Qi* stellt hier den ungeteilten Atem dar, der vom göttlichen Herrscher „Höchster Einer“ (*Taiyi* 太一) ausgestoßen wird. In dem Text heißt es: „*Yin* und *Yang* sind unähnliche *Qi*, aber in [ihrer] Harmonie sind sie sich ähnlich“ (Referenz und Übersetzung nach Graham 1993, 34–35).

Regelsysteme und Konstellationen

Die nächste Stufe in der Komplexität von Symbolstrukturen ist die selbstregulierende Ordnung nach fünf Symbolelementen.[30] Sie findet auf drei ontologischen Ebenen statt, nämlich Himmel, Erde und Mensch, die jeweils in einem Abbildverhältnis zueinander stehen (Tab. 3.3).[31] Jede Veränderung auf einer der drei hierarchisch gestaffelten Ebenen soll sich in der anderen Ebene fortsetzen oder in der anderen Ebene ihr unmittelbares Abbild finden. Die drei Ebenen werden nicht nur spiegelbildhaft miteinander verknüpft, sondern stehen zugleich stellvertretend füreinander.[32]

Ontologische Stufe	Symbolelement 1	Symbolelement 2	Symbolelement 3	Symbolelement 4	Symbolelement 5
Himmel	Wind	Trockenheit	Feuchtigkeit	Hitze	Kälte
Erde	Holz	Metall	Erde	Feuer	Wasser
Mensch	Leber	Lunge	Milz	Herz	Nieren

Tab. 3.3 Die fünf „Akteure" auf den drei ontologischen Stufen Himmel, Erde und Mensch nach dem Suwen[c]

[30] Das von Zou Yan 騶衍 (340–260 v.w.Z.?) geschaffene Konzept der „Fünf Phasen" (*wuxing* 五行), das dieser Symbolstruktur zugrunde liegt, setzte sich in der frühen Han-Zeit durch. Wie andere Konzepte der Zeit der Streitenden Reiche auch, hatte es zunächst vor allem politisch-moralische Konnotationen und wurde erst in der Han-Zeit für Erklärungen von Naturprozessen angewendet (vgl. Sivin 1995, IV: 1–33). Sivin hält die These von Needham, dass es bereits im 4. Jh. v.w.Z. eine „Schule von Naturalisten" gab, die anhand der *Yin-Yang*-Konzepte und der Fünf-Phasen-Theorie systematische Naturmodelle entwickelt hätten, für einen Mythos. Nach Graham 1989, 328–329 war Zou Yan gar kein Philosoph, sondern gehörte der Welt der Hofärzte und -wahrsager an. Mit seiner Theorie habe er eine einflussreiche Deutung der damaligen politischen Situation abgegeben, die später allerdings nicht mehr in den politischen Rahmen passte. Sein eigener Name geriet daher in Vergessenheit.

[31] Für die Charakterisierung dieses Denkansatzes verwende ich bewusst nicht den Ausdruck „korrelatives Denken", wie ihn Needham 1956 einführte und wie er in der westlichen Sekundärliteratur heute gang und gäbe ist. Auch vermeide ich den Begriff „entsprechungssystematisches Denken", wie ihn Unschuld 1980 als kennzeichnend für den akademischen Diskurs der Medizin darstellte. Tatsächlich sind die Entsprechungsbeziehungen nur Teilaspekt einer umfassenden Abbildtheorie, die dem Weltentwurf zugrundegelegt ist. Sie repräsentieren nur die vertikalen Beziehungen zwischen den Ebenen Himmel, Erde und Mensch. Zur Klärung von medizinischen Sachverhalten bzw. zur Deutung der Symbolkonstellationen waren diese vertikalen „Entsprechungs-" bzw. Abbildbeziehungen kaum von Bedeutung. Die Medizin operierte für ihre diagnostischen und therapeutischen Überlegungen vielmehr mit den horizontalen Wechselwirkbeziehungen, die als Bipolaritäten, Regelsysteme und Zyklen formuliert waren.

[32] Erstaunliche Parallelen existieren in den neuplatonischen Philosophien zur Zeit der Renaissance. Tillyard 1943 verwendet für das Elisabethanische Weltbild den Ausdruck „Ketten des Seins", „Netzwerk von Entsprechungen" und „kosmischer Tanz".

Das führt letztlich dazu, dass auf allen drei Ebenen die jeweiligen Untersysteme, beispielsweise die Organe des menschlichen Körpers, als eine Art planetarischer Konstellation beschrieben werden. Die relationalen Lebensweltkategorien, die zur Erklärung dieses Entwurfes herangezogen werden, sind teilweise recht komplex und abstrakt. So wird als vermittelndes Prinzip für die abbildhaften Beziehungen in vertikaler Richtung eine Form von „Resonanz" (*ganying* 感應)[33] zwischen Himmel, Erde und Mensch postuliert.[34] Für die horizontale Ebene, auf der die einzelnen Symbolelemente als nichtpersonale Akteure miteinander interagieren, werden funktionale Metaphern aus dem Bereich sozialer Grundbeziehungen verwendet. Das Vokabular für diese horizontalen Bezüge umfasst Ausdrücke, wie sie zur Beschreibung von Interaktionen zwischen Personen gebraucht werden: „einander ergänzen", „einander anziehen", „einander hervorbringen", „Gast-Wirt-Beziehung", usw. Gleichzeitig werden Metaphern verwendet, die ein hierarchisches Gefälle zum Ausdruck bringen, wie „Herrscher-Minister-Beziehung" oder „Mutter-Sohn-Beziehung". Besonders starke Wechselwirkungen werden mit Kampfmetaphern belegt wie „Herrschaft und Rache", „Konkurrenzbeziehung", „Ausnutzen der Schwäche des anderen", „Überwinden", „Besiegen" oder „Überwältigen". Die Ordnung dieser dynamischen Relationen, die auf der Körperebene zusätzlich die Polaritätsprinzipien mit einschließt,[35] erscheint dabei konzipiert wie ein komplexes soziales System.[36] Es sind jedoch planetarische Konstellationen, die die hierarchisch übergeordnete Struktur bilden: Alle Phänomene der Bereiche Himmel, Erde und Mensch erscheinen

---

33 Zu den frühen Konzepten der kosmischen Resonanz, wie sie sich im Buch *Huainanzi* niederschlagen, vgl. insbesondere Le Blanc 1985. Zum Einfluss, den das naturphilosophische Konzept der Resonanz auf die Medizin nahm, siehe die Untersuchung des japanischen Medizinhistorikers Yamada Keiji 1996, 126ff. zum *Wulei xianggan zhi* 物類相感志 von Zan Ning 贊寧 (919–1001). Zum Konzept der Resonanz im Sinne von Einfluss und Vergeltung nach daoistischen Moralkonzepten siehe Kapitel „Welt der Motive und Sinnstrukturen".

34 Ein Beispiel für eine solche Argumentation im Werk von Wan Quan lautet: „Im Himmel ist es der Wind, auf der Erde ist es das Holz. Im menschlichen Körper finden diese ihre Resonanz in der Leber. Wind[symptome] folgen daher der Leber. *BMGK 1:3.

35 Auf der Körperebene wird jedem Organ noch ein Aspekt von *Yin* und *Yang* zugeschrieben. *Yin* und Yang können dabei Eigenschafts- oder Wirkkategorien darstellen. Aufgrund der unterschiedlichen logischen Modelle, die hierbei involviert sind, entstehen äußerst komplizierte und in sich nicht immer konsistente Erklärungen von Wirkzusammenhängen.

36 Die Erweiterung des astronomischen Vergleichs durch Metaphern der Gesellschaft und des Staates mag ihren Ursprung in der konfuzianischen Staats- und Gesellschaftslehre und in den neuen Organisationsformen des Staates zu Beginn der Kaiserzeit gehabt haben. Unschuld hat diese plausible Theorie erstmals in seinem Buch „Medizin in China. Eine Ideengeschichte" aufgestellt. Vgl. Unschuld 1980, 54–65. Hier geht es jedoch weniger darum, wie sich die Ausprägung einer Terminologie, die an historische Zufälle gebunden ist, konkret niederschlägt. Vielmehr sollen die Prinzipien einer bestimmten Denkweise und ihr Verhältnis zu anderen (möglichen) Denkweisen geklärt werden.

zusammengesetzt aus Qualitäten, die in bestimmter Weise angeordnet, bzw. „kon-stelliert" sind.

Zyklen und klimatische Ereignisse

Die besprochenen, auf Bipolarität und fünffachen Symbolstrukturen beruhenden Regelsysteme können nun zusätzlich durch den Faktor Zeit variiert werden. Dabei werden bipolare Aspekte und regelsystemhafte Wechselwirkungen auf abstrakter Ebene mit den zyklischen Symbolen der alten Kalenderrechnungen verknüpft.[37] Wiederkehrende Zeitabschnitte und die mit den Jahreszeiten verbundenen klimatischen Erscheinungen werden in großangelegten Zyklen miteinander verschränkt, so dass es zu vielfältigen phasenverschobenen Wechselbeziehungen zwischen den Zuständen in den drei ontologischen Stufen Himmel, Erde und Mensch kommt. Ausgangspunkt für die Erstellung derart raffinierter und komplexer selbstregulierender Zyklus- und Regelsysteme dürften Beobachtungen aus der Lebenswelt gewesen sein. Beim zeitlichen Zusammentreffen zweier oder mehrerer Ereignisse lag es nahe, sinnstiftende kosmologische Gesetzmäßigkeiten zeitlicher Art geltend zu machen, und nicht die Zufallskategorie.[38] Weiterführender Zweck solcher Kalenderberechnungen war es offenbar, über viele Jahre hinweg das nicht jahreszeitgebundene Auftreten von Hitze, Kälte, Wind, Trockenheit und Feuchtigkeit vorherzusagen. So können für bestimmte Zeitpunkte Konstellationen errechnet werden, bei denen sich klimatische Qualitäten zu extremen Ereignissen summieren. Hierdurch können auch aus dem Rahmen fallende klimatische Erscheinungen durch regelhafte Vorgänge erklärt werden. [39] Durch die vielfältige Verschränkung der zyklischen Erklärungselemente sind die Theorien

---

[37] Die Symbole der alten Kalenderrechnung umfassen die zehn Himmelsstämme (*tiangan* 天干) und zwölf Erdzweige (*dizhi* 地支), die in Kombination miteinander jeweils ein Mondjahr kennzeichnen und insgesamt einen Jahreszyklus von 60 Jahren ergeben.

[38] Die Zufallskategorie spielte innerhalb der chinesischen Naturphilosophie in China praktisch keine Rolle. Außergewöhnliche Ereignisse wurden innerhalb des Weltentwurfes nach Zahlen und Symbolen als Ausdruck regelhafter (=zyklischer) Prozesse wahrgenommen. Innerhalb des Weltentwurfes nach Motiven wurden sie im Sinne eines „Vergeltungsmechanismus" gedeutet, nach dem alle menschlichen Handlungen ihre entsprechende Antwort und Resonanz im Kosmos erhalten. Hierdurch erhielten Ereignisse, die mit menschlichen Interessen und Zwecken zusammenfallen, den Charakter von Belohnungen und Ereignisse, die den menschlichen Interessen und Zwecken entgegengerichtet sind, den Charakter von Strafen. Vgl. „Die Welt der Bedeutungen und Sinnstrukturen". Die Betrachtung von historischen und natürlichen Ereignissen im Sinne eines reinen Zufallsgeschehens ist nicht sinnstiftend und damit nicht attraktiv.

[39] Die Theorie von den fünf Perioden und sechs *Qi* (*wuyun liuqi* 五運六氣), oder kurz *yunqi*-Theorie, die hier angesprochen ist, wurde von Wang Bing im achten Jahrhundert innerhalb der „Sieben Diskurse" (*qipian* 七篇), die dem Inneren Klassiker beigefügt wurden, in die Medizin integriert. Vgl. *Suwen* Kap. 66–74, die apokryphen Abhandlungen der Kapitel 72–73 ausgenommen. Es ist bislang nicht geklärt, zu welcher Zeit diese Theorie entstanden ist. Für eine genaue Darstellung ihrer Inhalte siehe Fang Yaozhong/Xu Jiasong 1984, Unschuld 1997, 45–66 und Despeux 2001, 121–165. Eine

allerdings nicht widerlegbar. Selbst wenn eine bestimmte Voraussage nicht eintrifft, gibt es retrospektiv betrachtet stets eine Reserveerklärung.

Zyklische Geschehen waren und sind bis heute selbstverständlicher Teil von Bauernregeln in der Landwirtschaft. Die Beschreibung umfassender periodischer und zyklischer Prozesse und die komplizierte Berechnung der entstehenden Konstellationen nach abstrakten Symbolelementen ist allerdings als eine besonders anspruchsvolle Erklärungsform zu sehen, die gewisse Ähnlichkeiten zu mathematisch-naturwissenschaftlichen Modellen aufweist. So wurden die Perioden und Zyklen, um banale Zusammenhänge wie die kurzfristige Wiederholung derselben Konstellation auszuschließen, so konzipiert, dass sie mehrfach überlagert sind und erst nach längeren Zeitspannen wieder ineinander münden.

Typischerweise werden anhand solcher Zyklen nicht persönliche Schicksale, sondern Naturphänomene und -ereignisse erklärt, die Auswirkungen auf eine größere Population von Menschen haben. Wie Naturgesetze beanspruchen diese Theorien, die nicht aus der Empirie hergeleitet, sondern gewissermaßen in die Lebenswelt hineinpostuliert werden, weit über die Lebenszeit des einzelnen Menschen hinaus Geltung. Die dabei verwendeten zyklischen Zeichen sind jedoch keine neutralen Symbole. Die Etymologie der zehn Himmelsstämme und zwölf Erdzweige weist vielmehr auf die unterstellte innige Beziehung von Naturerscheinungen einerseits und menschlichem Verhalten andererseits.[d] Zum Zwecke seiner Stabilität und Selbsterhaltung hatte sich der einzelne Mensch in einem moralischen Sinne den kosmologischen Zyklen anzupassen. Damit sind wesentliche Unterschiede zu mathematisch-naturwissenschaftlichen Welterklärungsmodellen benannt.

Symbol und Notation in der neokonfuzianischen Medizin

Die konsequente Übersetzung klinischer Symptome in eine abstrakte Sprache von Zahlen und Symbolen unter gleichzeitigem Ausschluss personaler Kategorien erfolgte im Rahmen der neokonfuzianisch geprägten Gelehrtenmedizin (*ruyi* 儒醫), wie sie sich seit der späten Song-Zeit herausbildete. Die wesentliche Hypothese der neokonfuzianischen Naturphilosophie, die in der Medizin Anwendung fand, war, dass alles Lebendige durch regelhafte und gesetzesartige Vorgänge gekennzeichnet ist, und dass sich sämtliche Informationen über diese kosmologischen Prinzipien (*li* 理) in der Oberflächenstruktur der belebten Welt widerspiegeln. Der Mensch sollte sich daher in die Natur vertiefen, sie so subtil wie möglich zu erfassen suchen, um das Prinzip jedes einzelnen Wesens zu ergründen (*qiongli* 窮理), zu untersuchen (*gewu* 格物) und sein Wissen zu erweitern (*zhizhi* 致知).[40]

---

besonders ausführliche Erklärung dieser komplexen Theorie findet sich in der jüngsten Veröffentlichung von Unschuld 2003, 387–488.

40 Naturbetrachtung sollte darin bestehen, „die Dinge zu untersuchen und das Wissen zu erweitern" (*gewu zhizhi* 格物致知. Vgl. *Li Ji* in SSJ 60:445 (1673). Dieses Konzept aus

Für die Anhänger dieser Lehre stellte die Medizin natürlicherweise ein besonders attraktives Anwendungsfeld dar.[41] Der menschliche Körper bildete geradezu den Prototyp des kleinen Kosmos, an dem sich das Wesen des großen Kosmos begreifen ließ. Die wesentlichen Zusammenhänge zwischen physiognomischen Zeichen und ideellen Organbeziehungen im Innern des menschlichen Körpers waren bereits im *Suwen*, dem ersten Teil des „Inneren Klassikers", und einem seiner frühen Kommentare, dem „Klassiker der Schwierigkeiten", postuliert worden. Die Beschreibung des Körperinneren war dabei vor allem von funktionell-abstrahierendem Wirkbegriffen und kaum von anatomischen Erkenntnissen geprägt.[42] In einer im Wesentlichen in Symbolen kodifizierten Fachsprache wurde das kosmologische Geschehen abbildhaft auf den menschlichen Körper übertragen. So wie sich der Kosmos in Stern- und Symbolkonstellationen (*xiang zheng* 象徵) manifestierte, so sollte auch der menschliche Körper seinen Zustand in bestimmten Symptom- und Zeichenkonstellationen (*zheng* 證 oder *zheng* 症) bekunden.[43] Diese Symptom- und

---

dem Kapitel „Große Lehre (*Daxue* 大學) der Ritualaufzeichnungen (*Liji* 禮記) gewann in der „Lehre vom kosmologischen Prinzip", wie sie Zhu Xi (1130–1200) entwarf, herausragende Bedeutung. Zhu Xi führt hierzu aus: „Der intelligente Geist des Menschen hat die Fähigkeit zu wissen. Die Wesen dieser Welt haben alle ihr Prinzip. Wenn ein Prinzip nicht ergründet wird, kann unser Wissen nicht voll ausgeübt werden. [...] Der Lernende, der auf die Dinge der Welt stößt, muss von den Dingen ausgehen, die er bereits kennt, und dann weitergehen, bis er die Grenze erreicht" (Übersetzung nach de Bary 1989, 8).

41 Das Motiv für das Interesse vieler Gelehrter an der Medizin bestand offenbar darin, dass abstrakt formulierte Naturtheorien näher an die Fakten herangetragen werden konnten. Zudem entsprach die Betätigung in der Medizin moralischen Prinzipien. Zu dem angesehenen Status der Gelehrten- bzw. Amateurärzte während der Mongolendynastie vgl. Hymes 1987, 9–76.

42 Zwar finden sich in den Klassikern einzelne rudimentäre anatomische Beschreibungen von Organen, ihrer Größe und ihres Gewichtes (beispielsweise im Inneren Klassiker, Teil *Lingshu* 12 und 31, und im „Klassiker der Schwierigkeiten" Nr. 42); für die Therapie waren sie jedoch nicht von Bedeutung. Obwohl das Wissen über die Anatomie sicher vorhanden war, wurde es für die Erklärung von Wirkbeziehungen spätestens seit der Song-Zeit als belanglos erachtet. Es erscheint daher müßig, darüber zu diskutieren, ob und zu welcher Zeit man in China welche anatomischen Kenntnisse gehabt hatte. Selbst in der forensischen Medizin der Song-Zeit wurden anatomische Kenntnisse vermittelt, die auf kosmologischen Abbildtheorien beruhten. So sind beispielsweise in den graphischen Darstellungen des Song-zeitlichen *Xiyuan lu* 洗冤錄 (Abriss über das Ausspülen des Unrechts) von Song Ci 宋慈 (1186–1249) analog zu den 365 Tagen des Jahres 365 Knochen in das Skelett eingezeichnet. Vgl. hierzu die Übersetzung von McKnight 1981.

43 Erstaunliche Parallelen finden sich in der Medizin von Paracelsus. Dieser weist für den spezifischen Plan von Formbildung und Funktion, der jedem einzelnen Individuum immanent ist, auf das sogenannte *astrum* – den „inneren Himmel". Der Paracelsusforscher Schlegel schreibt: „Paracelsus verstand unter Sternen auch die Richtkräfte innerer Gesetzlichkeit" (Schlegel 1915, 3). Pagel erklärt Paracelsus' Bezug zu den Gestirnen so: „Es herrscht die Vorstellung, dass ein Abbild des Himmels mit allen Konstellationen und Läufen auch im Einzelwesen wirklich vorhanden ist. In diesem Sinne hat das Ein-

Zeichenkonstellationen stellten dabei das Abbild der maßgeblichen Dispositionskonstellationen im Innern des menschlichen Körpers dar.[44]

Um Krankheitszustände und therapeutisches Handeln auf einer abstrakten Ebene schlüssig miteinander zu verknüpfen, mussten allerdings noch einige zusätzliche Handlungskategorien geschaffen und das empirische Material der bislang pragmatisch ausgerichteten Arzneikunde und Rezepturenlehre aufgearbeitet und nach abstrakten Kategorien interpretiert werden.[c] Die symptombezogenen pharmakologischen Wirkbeschreibungen mussten den kosmologischen Wirkzusammenhängen angepasst werden. Dass eine bestimmte Arznei beispielsweise nicht einfach die Röte der Augen – ein bloßes Symptom – beseitigt, sondern diese Wirkung deshalb entfaltet, weil sie das innere Feuer reduziert und einen bestimmten Leitbahn- und Organbezug hat, stellte eine Theoriebildung mit kausaltheoretischem Anspruch dar,[45] wie sie erst in dieser Gelehrtenmedizin neokonfuzianischer Tradition entwickelt wurde.

Das naturkundliche Denken, wie es durch die neokonfuzianische Gelehrtentradition geprägt wurde, erfuhr in der Folge eine zunehmende Formalisierung und Schematisierung. Sie reichte so weit, dass schließlich in der Ming-Zeit der Bezug der Symbole zu einem in der Lebenswelt metapherartig verwurzelten Weltentwurf kaum noch sichtbar war. Das zeigt sich deutlich, wenn man die Enzyklopädien des 16. Jahrhunderts aufschlägt, die das naturkundliche Wissen der Zeit zusammenstellen.[46] Die unterschiedlichen Symbolsysteme – Wandlungstheorien, Kalenderberechnungen, Tonharmonien, astronomische und klimatische Zyklustheorien – sowie ihre anatomischen Zuordnungen[47] erscheinen dort nur noch wie Rechenwerke nebeneinander

---

zelwesen den ihm immanenten Lebensplan den Gestirnen zu verdanken, ohne doch von ihnen direkt abhängig zu sein. Es ist der Astralleib in ihm. Außerdem besteht in den Zyklen seines Lebens eine Konkordanz mit der Bewegung der Gestirne: in diesen sind alle Ereignisse der Welt „portraitiert", und wer ihre Zeichen lesen kann, kann dadurch Wissen erwerben über die sublunaren Dinge und ihre Schicksale" (Pagel 1962, 5).

44 Wan Quan benutzt für die zu ergründende Strukturanordnung der Dispositionen den Begriff *xiang* 象 „Bild", „Symbol", „Hexagramm", wie er im *Xici*-Kommentar definiert ist. Für die physiognomischen Zeichen bzw. die Symptome, an denen diese Dispositionen zu erkennen sein sollen, benutzt er den Begriff „Gestalt" (*xing* 形).

45 Die Medizin der Klassiker hatte lediglich auf die Akupunktur- und Moxa-Therapie Bezug genommen. Die Abhandlung zu den Kälteverletzungen (*Shanghanlun* 傷寒論) von Zhang Ji 張機 (142–220?) integrierte dagegen auch die Behandlung mit Arzneidrogen. In dem körperbezogenen Symbolsystem, das Zhang Ji entwickelte, wurden die einzelnen Krankheitszustände nach sechs Stadien bzw. sechs Leitbahnenpaaren differenziert und für jede Konstellation eine unmittelbare Handlungsanweisung im Sinne einer Arzneirezeptur gegeben.

46 Die wichtigsten Enzyklopädien dieser Zeit sind das *Sancai tuhui* 三才圖會 (Zusammenführung von Plänen zu den drei Wirkbereichen Himmel, Erde, Mensch), hg. von Wang Qi 王圻, erstmals 1607 erschienen, und *Tushu bian* 圖書編 (Edition von Plänen und Schriften) von Zhang Huang 章潢, erstmals 1613 erschienen.

47 Üblicherweise werden die einzelnen Organ- und Funktionseinheiten des menschlichen Körpers hierbei nur als Chiffren zugeordnet. Unter der Rubrik „Menschlicher Körper" finden sich in den Ming-zeitlichen Enzyklopädien auch Darstellungen von Organen und

gestellt. Die übliche Darstellungsform ist der „Plan" (*tu* 圖), d.h. eine Graphik oder Tabelle mit mehr oder weniger umfangreichem Kommentar.[48] Gegenüber den Han- und Song-zeitlichen Tafeln finden sich hierbei noch etliche Erweiterungen und Ergänzungen. Auch buddhistische und daoistische metaphysische Konzepte sowie spezifisch medizinische Symbolsysteme sind in die Ming-zeitlichen Darstellungen eingebunden.[f] All diese verschiedenen Entwürfe zu systemischen Wirkzusammenhängen der Medizin waren zur Ming-Zeit also bereits festgelegt. Sie entsprachen Regeln und Konventionen, die nicht mehr hinterfragt oder eigens thematisiert werden brauchten, sondern jeder gelehrten Argumentation zugrundelagen. Üblicherweise wurde nur noch in Kürzeln und Symbolen auf sie verwiesen; manchmal blieben sie ganz unausgesprochen. Aufgrund ihres formalen Charakters vermittelten sie den Eindruck, algebraische Regeln und feste Gesetze widerzuspiegeln. Tatsächlich waren sie jedoch geschmeidig und konnte jedem Sachverhalt in idealer Weise angepasst werden.

In der modernen Sprachphilosophie werden Darstellungsformen, bei denen logische Strukturen – Sachverhalte, Relationen, Konfigurationen – abbildhaft in eine formalisierte (Symbol)sprache übersetzt werden, als Notation bezeichnet. Dieser Begriff, der ursprünglich für musikalische Aufzeichnungen[49] verwendet wurde, erscheint sehr geeignet, die Kodifizierung der medizinischen Fachsprache zu charakterisieren (Tab. 3.4). Wie bereits im Kapitel „Die Welt der Zahlen" besprochen wurde, spielte die Musik eine ganz entscheidende Rolle für die Konzeption von Körperharmonie (s. Abb. 3.3).[50] Wan Quans Fallgeschichten liefern viele Anhaltspunkte dafür, dass die mutmaßlichen Resonanzbeziehungen zwischen bestimmten Tönen und Organeinheiten auch therapeutisch genutzt wurden. (Vgl. Fallgeschichten Nr. 22 und 23).

Leitbahnen. Allerdings geben diese anatomischen Zeichnungen nur Auskunft über Form und „Charakter" eines Organs. Die genaue Lokalisation des Organs im menschlichen Körper ist hierbei nicht von Belang.

48 Diese Pläne sollten vor allem die Inhalte vermitteln, die mit der Sprache nicht zu fassen waren. Lackner stuft diese graphischen Darstellungsformen, die in der chinesischen Naturphilosophie sehr viel verwendet werden, als divinatorische Mandalas ein. Zur „Verplanung des Denkens am Beispiel der Tu" siehe Lackner 1990, 133–156.

49 In der Musik werden mit Notationen alle konventionellen und unkonventionellen Aufzeichnungssysteme bezeichnet, die schriftlich überliefert sind. Vgl. Apel 1962, 15.

50 Eine ähnliche Bedeutung hatte die Musik für Körpervorstellungen in der Medizin der Renaissance. Der englische Arzt Robert Fludd (1574-1637) zum Beispiel entwarf ein Bild des menschlichen Körpers, in dem ein Musikinstrument – das Monochord – das Rückgrat des menschlichen Körpers bildete (vgl. Abb.3.1 a, b im Kapitel „Die Welt der Zahlen"). Das Monochord versinnbildlichte die mikrokosmische Harmonie und stellte die Grundlage aller Proportionen des menschlichen Körpers dar. Vgl. umgekehrt die sogenannte „Guidonische Hand" des italienischen Musiktheoretikers Guido von Arezzo (um 992–1050?), auf der die körperlichen Proportionen der geöffneten Hand die Töne und Intervalle der Musik veranschaulichen sollten.

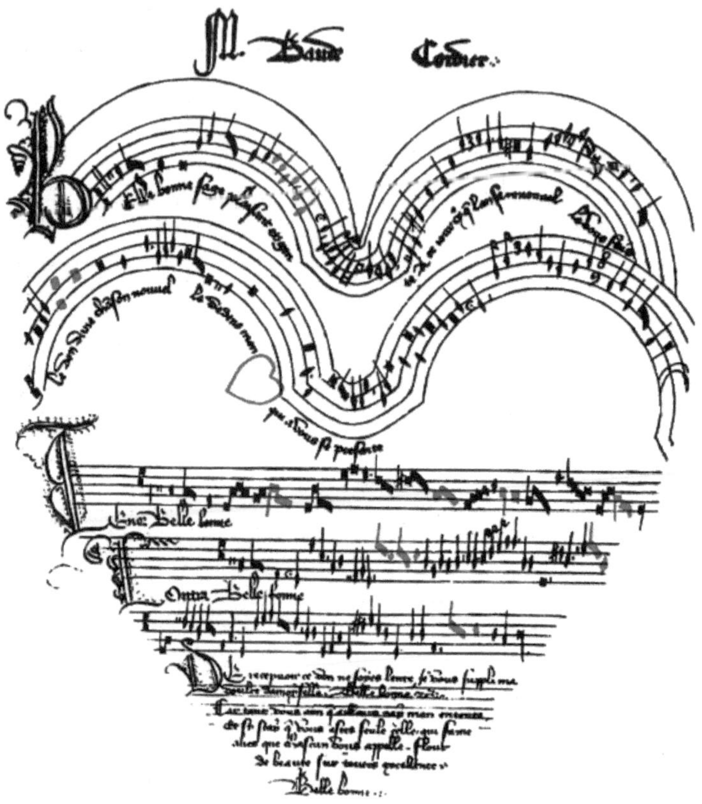

Chantilly, Musée Condé *1047* (ca. 1400)
fol. 11'

Abb. 3.3 Beispiel für eine abendländische Notationsform, bei der ein vielfältig konnotiertes Symbol sowohl musikalisch als auch graphisch erfasst wird. Das Stück heißt „Belle Bonne" und wurde um 1400 von Baude Cordier komponiert. Vgl. hierzu die Notation des entsprechenden chinesischen Symbols (Abb. 3.5)

Der Begriff Notation steht in enger Beziehung zum Begriff Konnotation[51], der als Oberbegriff für die jeweiligen Bedeutungen der einzelnen Symbole angesehen werden kann.[52]

[51] Eco definiert Konnotation im Sinne einer kulturspezifischen Semiotik wie folgt: „Konnotation [...] ist daher die Summe aller kulturellen Einheiten, die das Significans dem Empfänger institutionell ins Gedächtnis rufen kann. Dieses „kann" spielt nicht auf psychische Möglichkeiten an, sondern auf eine kulturelle Verfügbarkeit" (Eco 1988, 108).

[52] Die Begriffe, die in der medizinischen Literatur für solche Konnotationen verwendet werden, sind beispielsweise *ying* 應 (Resonanz finden, antworten), *shu* 屬 (gehören zu), *zhu* 主 (zuständig sein für), *pei* 配 (ein sich ergänzendes Paar bilden mit) usw.

Ton	Phase	Organ	Gefühl
gong 宫	Erde	Milz	Denken
shang 商	Metall	Lunge	Traurigkeit
jue 角	Holz	Leber	Wut
zhi 徵	Feuer	Herz	Freude
yu 羽	Wasser	Nieren	Angst

Tab. 3.4 Die Notationen der Fünf Töne, Fünf Phasen, Fünf Organe und Fünf Gefühle

Neben den formalen Aspekten, die mit dem Begriff Notation wiedergegeben sind, sind aber vor allem weitere inhaltliche Gesichtspunkte zu nennen: Notationen beschreiben exakt die abbildhaften Beziehungen zwischen Oberflächen- und Tiefenstruktur, wie sie in der Hermeneutik der neokonfuzianischen Medizin postuliert werden. Sie stellen gleichsam die Trägerstrukturen der Wirkdispositionen dar. Da die Wirkdispositionen definitionsgemäß genauso konstelliert sind wie die sinnlich wahrnehmbaren Symptome und Zeichen an der Körperoberfläche, lassen sich anhand der Notationen verschiedene Kategorien von Testmerkmalen oder in moderner medizinischer Fachsprache ausgedrückt – Parameter – ermitteln, anhand derer die Dispositionen erkannt werden können. Anhand des erhobenen medizinischen Befundes, d.i. die Konstellation der Testmerkmale (einer Kategorie), lässt sich dann auf die wirksame Dispositionsstruktur im Körperinneren schließen.[53] Die Notationen und Konnotationen bilden somit für den Ming-zeitlichen Gelehrtenmediziner, der sich der neokonfuzianischen Tradition verpflichtet fühlt, die Bandbreite seines diagnostischen Repertoires, anhand dessen er Deutungen von Krankheiten vornehmen kann.

Symptomkonstellation und Notation in der praktischen Medizin

Mit dem Instrumentarium und Wissen, welches in der damaligen Zeit zur Verfügung stand, hatte ein Arzt wie Wan Quan, der bei akuten und schweren Krankheitserscheinungen behandeln und diese Behandlung gegebenenfalls noch in den kosmologischen Notationen legitimieren musste, keine leichte Aufgabe. Dies galt besonders, wenn es um Kinder ging. Gerade für die historisch jungen Fächer Kinder- und Pockenheilkunde gab es in der medizinischen Literatur noch wenig verbindliche Vorgaben. Während für die Symptomsprache des Erwachsenen bereits ausgefeilte Notationssysteme existierten, musste die kindliche Physiologie und Pathologie in dieser Form erst noch erfasst

53 Im heutigen Sprachgebrauch der TCM wird dieses therapeutische Vorgehen als die Vorgehensweise der chinesischen Medizin schlechthin angesehen und der westlichen Medizin gegenübergestellt.

werden.[54] Der praktisch tätige Arzt konnte für viele Kinderkrankheiten nur auf einige mündlich mitgeteilte Erfahrungen und Rezepturen zurückgreifen. Einige Anhaltspunkte für die Symptomsprache des Kindes hatte der Song-zeitliche Kinderarzt Qian Yi (1032–1113?) bereits vorgegeben.[55] Er abstrahierte die Kinderkrankheiten nach den Qualitäten ihrer Hauptsymptome. Diese wurden den fünf Organ- bzw. Funktionseinheiten zugeordnet und nach Fülle und Mangel differenziert. Ein Krankheitszustand stellte eine Form des Ungleichgewichtes bzw. der Entgleisung dar und musste in Kenntnis der Regelsysteme therapeutisch „reguliert“ und „geordnet“ werden.

Qian Yis Notationen, die Wan Quans kinderheilkundliches Denken entscheidend prägen, basieren im Wesentlichen auf Symbolbildungen, wie sie in der Han-Zeit entwickelt wurden. Die Zuordnung von kindlichen Symptomen zu Symbolen erfolgt aufgrund abstrakter Gemeinsamkeiten. So wird beispielsweise die auffällige Schnelligkeit der Muskelbewegungen bei kindlichen Krampfanfällen und Zuckungen als Abbild des Windes (ontologische Ebene: Himmel) im menschlichen Körper gedeutet und als „Windsymptom“ mit den Symbolen Holz (Ebene Erde) und Leber (Ebene Mensch) konnotiert (Tab. 3.5).[56] Damit wird das Symptom des Krampfes in gleicher Weise gewertet wie beispielsweise ein schnell sich ausbreitender Ausschlag auf der Haut oder ein nervöser Tic mit kurzen schnellen Zuckbewegungen.

Entsprechendes gilt für das „Schweregefühl“, welches als entscheidendes gemeinsames Symptommerkmal sowohl bei kindlicher Trinkschwäche und Apathie als auch bei Depressionen, Beinödemen, Erschöpfungszuständen u.ä. des Erwachsenen von anderen als unwesentlich eingestuften Merkmalen abstrahiert wird. Die Schwere wird als Abbild der Feuchtigkeit (Ebene Himmel) im menschlichen Körper gewertet. Sämtliche Symptome, die ein Schweregefühl vermitteln, sind daher mit der Feuchtigkeit und durch die Abbildbeziehung gleichzeitig mit der Erde (Ebene Erde) und der Milz (Ebene Mensch) konnotiert. Die Symbole auf den Stufen Himmel, Erde und Mensch werden somit zwar verschieden bezeichnet, aber austauschbar verwendet. In den Erklärungen von Kinderkrankheiten steht das Symbol „Feuchtigkeit“ daher oft

---

[54] Das Kind unter sechs Jahren wurde in den alten Klassikern noch nicht erwähnt. Der als frühestes kinderheilkundliches Fachbuch bezeichnete sogenannte „Fontanellenklassiker“ (*Luxinjing* 顱新囟經) ist heute nicht mehr erhalten. In den späteren Fachbüchern heißt es, dass er von einer Frau namens Wu Fang 巫妨 bzw. Wu Xie 巫妡 verfasst sei, die ihrem Namen nach zu urteilen eine Schamanin war. In der Zeit der Fünf Dynastien (etwa um 907) erschien unter dem gleichen Titel ein anonymer kinderheilkundlicher Text aus unterschiedlichen Textfragmenten. Dieser wurde in die *Siku quanshu*-Edition aufgenommen.

[55] Qian Yis Schrift *Xiao'er yaozheng zhijue* 小兒藥證直訣 (Wahre Aussagen in Reimen zur medikamentösen Behandlung der Kinder) wurde von seinem Schüler Yan Xiaozhong 閻孝忠 (bzw. Yan Jizhong閻季忠) aufgezeichnet. Eine Auswahl von Übersetzungen aus dieser Schrift findet sich in Volkmar 1985, 39–45.

[56] In der Medizin, wie Wan Quan sie vertrat, spielten anatomische Kenntnisse allerhöchstens in der Geburtshilfe eine Rolle.

stellvertretend für das Organsymbol „Milz“ oder das Phasensymbol „Erde“. Manchmal werden die Symbole auch zusammengesetzt, und man spricht von „Milz-Erde-Feuchtigkeit“ als einer Funktionseinheit des Regelsystems. Im Gegensatz zu Erklärungsformen, wie sie sich aus der Welt der Motive und Sinnstrukturen ergaben (siehe folgendes Kapitel), war der „technische Jargon“ der Gelehrtenärzte konfuzianischer Tradition abgehoben, leibfern und für den Laien kaum verständlich. Aufgrund der Vielfalt der Variablen ergab sich jedoch ein hoher Differenzierungsgrad für die Erklärung einer Krankheit, der bis hin zur Überdeterminierung reichte.

Hauptsymptom	Klimatischer Faktor	Organ	Jahreszeit	*Qi*	Phase	Symptomqualität	Begleitende Symptome
Krampfen, Zuckungen Tics	Wind	Leber	Frühling	hebend	Holz	Schnelligkeit	Krampfanfälle Zuckungen, starrer Blick, verdrehte Augen, Bewusstlosigkeit
Apathie	Feuchtigkeit	Milz	Sommer		Erde	Schwere	Apathie, Schwellungen, Durchfall, Erbrechen
Schreckhaftigkeit	Hitze (Feuer)	Herz	Hochsommer		Feuer	Hitze	Fieber, Unruhe, dunkler, rötlich-bräunlicher Urin
Husten	Trockenheit	Lunge	Herbst	senkend	Metall	entgegen gerichtetes *Qi*	Husten, Beklemmung
Konstitutionelle Schwäche	Kälte	Nieren	Winter		Wasser	Schwäche	konstitutionelle Schwäche

Tab. 3.5 Zusammenhang zwischen Organen, Jahreszeiten, Symptomen und Symptomqualitäten nach den Notationen von Qian Yi mit Ergänzungen von Wan Quan

Wie sich solche Erklärungen anhand der Notationen in der Praxis niederschlagen, lässt sich vor allem anhand der Fallgeschichten verdeutlichen, in denen Wan Quan seine Behandlung vor (neo-)konfuzianischen Patienten, gebildeten Angehörigen oder vor seinen Schülern legitimieren musste. In der folgenden Fallgeschichte erklärt Wan Quan zum Beispiel einem ehemaligen Studienkollegen die Gründe für das Fehlschlagen vorangegangener Therapieversuche durch andere Heiler und die Überlegenheit seines eigenen Vorgehens:

[Hu] Yuanxi fragte mich: „Die Behandlung der beiden Ärzte Zhang und Gan zeigte bei dem Husten des Kindes keinen Erfolg. Bei Wan Shao wurde alles sogar eher noch schlimmer. Sie, Herr, haben nach zwanzig Tagen [das Kind] geheilt. Wie kommt das?" Ich antwortete: „Wenn im Frühling, da überall das Qi sich hebt, die Lunge von Wind und Kälte getroffen wird, muss man mit zerstreuender Behandlung vorgehen. Die [von ihm verabreichten] Lepidium-Pillen (*Tingliwan* 葶藶丸) bilden eine Rezeptur, die das Innere angreift. Das Lungen-Metall war aber ohnehin schon in einem Mangelzustand. Er leitete also umgekehrt [noch mehr] ab. Das war sein erster Fehler. Wenn dann im Sommer das Feuer lodert und das Lungen-Metall überwunden wird, muss man [Rezepturen verschreiben,] die das Metall klären und das Feuer ableiten. Das [von ihm verabreichte] Fünf Widerständigen-Dekokt (*Wu'aotang* 五拗湯) aber ist eine zerstreuende Rezeptur. Er bekämpfte also Hitze mit Hitze. Das war sein zweiter Fehler. [Eigentlich hätte Wan Shao] zunächst den Schweiß heraustreiben, und als zweites [das *Qi*] nach unten leiten müssen. Als im Herbst das Lungen-Metall ohnehin in äußerstem Mangelzustand war und sich das *Qi* senken musste, aber nicht senken konnte, verschrieb Wan Shao aber noch fälschlicherweise eine hebende Rezeptur. Das war der dritte Fehler. Ich dagegen habe eine zusammenziehende, senkende Rezeptur verwendet, um das oberflächlich zerstreuende Feuer zu beruhigen. Das Feuer wird [im Monat des Erdzweiges] *xu* schwächer, und es war ja bereits der neunte Monat. So ließ sich die Krankheit leicht beenden." Yuanxi seufzte bewundernd.[57]

Monat	1.	2.	3.	4.	5.	6.	7.	8.	9.	10.	11.	12.
Erd-zweig	*zi* 子	*chou* 丑	*yin* 寅	*mao* 卯	*chen* 辰	*si* 巳	*wu* 午	*wei* 未	*shen* 申	*you* 酉	*xu* 戌	*hai* 亥

Tab. 3.6 Erdzweige und Mondkalender

Wie sich an dieser Fallgeschichte erkennen lässt, gebraucht Wan Quan den Begriff „Lunge" nicht als Bezeichnung eines materiell strukturierten Organs, sondern lediglich als Symbolelement innerhalb eines Regelsystems. Um die Wechselwirkung der Lunge mit den anderen Variablen des menschlichen Körpers zu kennzeichnen, wählt er zusätzlich das Symbol „Metall" aus der Fünf-Phasen-Theorie. So kann er anhand der Qualität „Schmelzfähigkeit" die Wechselwirkung der Lunge mit der Sommerhitze unmittelbar verdeutlichen. Der Sommer als Jahreszeit des „Feuers" ist hiernach also der Heilung des Hustens nicht zuträglich, sondern setzt sich ihr entgegen (*ni* 逆). Vom Symptom des Hustens wird das Merkmal abstrahiert, dass er nach oben gerichtet ist. Damit tritt er in Gegensatz zur Atemluft (*Qi*), die im Sinne der antiken Physiologie nach unten, zu den Nieren, geleitet werden muss. Da auch dem Kosmos aufsteigende und absteigende Bewegungen der Luft während der vier Jahreszeiten zugrundegelegt werden, soll der Husten zu den Zeiten, zu denen das *Qi* sich in der Atmosphäre ohnehin senkt, leichter, und zu den Zeiten, zu denen das *Qi* in der Atmosphäre aufsteigt, schwerer zu behandeln sein.

57 *GSJY 16:95–97. Die gesamte Fallgeschichte Nr. 16 findet sich in Teil IV.

Drei jahreszeitliche Zyklen – die des *Qi* (Ebene Himmel), die der Wandlungsphase Feuer (Ebene Erde) und der Organeinheit Lunge (Ebene Mensch) – überlagern sich also. Die Rezepturen sind dabei als „Regler" konzipiert, die in das Regelsystem als ordnende Instanzen eingreifen sollen. Ihr Einsatz und ihre Wirkung ist jedoch an bestimmte Zeiten gebunden.

Einmal abgesehen von der Frage, ob Wan Quan vor der Verordnung seiner Rezepturen tatsächlich derartige Überlegungen vollzog, oder ob er die intellektuell anspruchsvollen theoretischen Winkelzüge nur nachreichte, um dem ehemaligen Studienkollegen und Rivalen Eindruck zu machen – in jedem Fall müssen seine Argumentationen als Ausdruck und Legitimation eines ärztlichen Handelns gesehen werden, welches sich allein auf rationale Prinzipien beruft. Nur in den Fällen, in denen für alle Symptome ein Bezug zu regelhaften kosmologischen Prozessen aufgezeigt werden konnte, erklärte sich Wan Quan als Arzt für die Behandlung zuständig. In aussichtslosen Fällen oder in Fällen, in denen ein Mangel-Zustand mutmaßlich bereits außernatürliche Kräfte – sie wurden als Geister und Dämonen konzipiert – auf den Plan gerufen hatte, lehnte er eine Therapie ab oder verwies auf Heiler, die auf die Kommunikation mit solchen personalen Kräften spezialisiert waren.

Von den metaphysischen Grundlagen her ist Wan Quans Argumentation durchaus schlüssig und nachvollziehbar. In der folgenden Fallgeschichte allerdings, in der Wan Quan von seinem Schüler und Schwager Gan Dayong gebeten wird, die Gründe für die unterschiedlichen Behandlungen von Durchfall zu erklären, ist das anders. Wan Quan bemüht als Antwort eine ganze Litanei von Körpermodellen und Notationen und reiht sie in eine lange, verwickelte Argumentationskette. Hieraus der folgende Ausschnitt:

> Nachdem [Gan Dayong die Speisen und Getränke auf dem Arzneikönigaltar][58] dargeboten hatte, befahl er seiner jüngeren Schwester,[59] Wein vorzubereiten. Dann bat er mich oben [vor dem Altar] zu sitzen. Er erhob die Wein[schale], kniete sich hin und bedrängte mich [ihm die Gründe für die unterschiedliche Behandlung von Durchfall zu nennen]. [Ich fragte ihn:] „Was möchtest Du?" Gan sagte respektvoll: „Ich opfere dem Arzneikönig und frage Sie: Vor einem Jahr hatte ich bei dem ganz normalen Durchfall von Zubao[60] – das ist der „Milchname" [des Jungen] – mit Mitte-Regulations-Dekokt (Lizhongtang 理中湯) keinen Erfolg. Sie, Meister, lehrten mich [damals], Jadetau-Pulver (Yulusan 玉露散) zu verwenden, um [den Durchfall] zum Stillstand zu bringen. Jetzt hat der Sohn der Familie Xu

[58] Die Götterfigur des Arzneikönigs (*yaowang* 藥王) ist buddhistischen Ursprungs und taucht erstmals in der Lotus-Sutra auf. Sie war in der Ming-Zeit eine populäre Gestalt des chinesischen Götterpantheons. Verschiedene chinesische Ärzte wurden mit dem Arzneikönig identifiziert, am häufigsten wohl der Tang-zeitliche buddhistische Arzt Sun Simiao. Vgl. hierzu Unschuld 1994 und Zheng Jinsheng 1996. Die von Wan Quan beschriebene Szene vor dem Altar des Arzneikönigs (siehe komplette Fallgeschichte Nr. 10 in Teil IV) belegt eindrucksvoll die religiöse Einbindung von Praxis und Lehre der Medizin in der Ming-Zeit.

[59] Gans jüngere Schwester war eine Nebenfrau von Wan Quan.

[60] Wörtlich bedeutet der Name „unter dem Schutz der Ahnen".

Durchfall, und ich habe keinen Erfolg mit Jadetau-Pulver. Und Sie, Meister, raten mir, Mitte-Regulations-Dekokt mit Akonit zu nehmen, um ihn zum Stillstand zu bringen. Wie kann das sein?" [...] Ich sagte: „Sowohl Mitte-regulierendes[-Dekokt] als auch Jadetau[pulver] sind Arzneien, die den Sommerhitzedurchfall direkt[61] behandeln, aber man muss natürlich immer die [Qualität der] Symptomenkonstellation untersuchen. Wenn bei Durchfall Durst besteht, dann liegt im Innern Hitze vor. [...] Wenn bei Durchfall kein Durst besteht, liegt im Innern Kälte vor. [...] Nach der Sommersonnenwende [am 21. Tag des sechsten Monats] bringt die Eins des Yin das „Empfangende Kun" hervor, das ist das Trigramm des sechsten Monats. Im „Buch der Wandlungen" heißt es: „Das *Kun* wirkt im Bauch."[g] Das Yin ist im Innern, und das Yang ist im Äußeren. Kun gehört zur Erde, die Erde liebt die Wärme und nicht die Kälte. Nun enthält [die Rezeptur] „Jadetau-Pulver" zwar Arzneimittel, die gegen den Sommerhitzedurchfall wirken, aber sie sind von ihrer Temperatureigenschaft her alle kalt. Wenn man zuviel davon gibt, wird die Milz-Erde verletzt. Das Yin blüht im Innern, und außen trennt sich das Yang ab. Als vorgestern das Kind aus der Familie Xu erkrankte und ich sah, dass es ein rotes Gesicht und aufgerissene Augen hatte, dass der Mund offen stand, die Lippen unruhig [vibrierten], und große Hitze sowie großer Durst bestand, [da wusste ich], dies sind die Krankheit[szeichen] eines sich abtrennenden Yang.[62] Deshalb wandte ich Mitte- Regulations-Dekokt zusammen mit gekochtem Akonit an, um das Qi der Mitte aufzufüllen, das Yang zu stützen und das Yin in Schach zu halten. Wenn nach der Verabreichung dieser Arzneien die Unruhe sich nicht vermehrt, stirbt die Milz, und man kann das Yin nicht retten. Deshalb musste die Unruhe größer werden. [Die Unruhe zeigte, dass] das Yin zwar das Yang besiegt hatte, aber doch noch Magen-Qi erhalten war. Die kämpfenden Arzneien waren der feindlichen Krankheit noch nicht gewachsen. Deshalb musste man noch eine Verabreichung geben, damit das Yang siegen konnte, und das Yin sich zurückbildete. Hiernach ward das Kind wieder gesund.[63]

Zusätzlich zu den Symbolen „Milz", „Erde" und „Mitte", die innerhalb der Notation der fünf Phasen miteinander austauschbar sind, greift Wan Quan hier auf eine in der Medizin der Ming-Zeit selten verwendete alte Notation zurück, nämlich die der acht Trigramme und acht Körperteile. Vgl. Tab. 3.7. Dieses Schema, das in dem ältesten Kommentar des Buches der Wandlungen erwähnt wird, gründet auf einem simplen Körpermodell, welches für die Zeit vor der Han-Dynastie dokumentiert ist.[64]

---

61 Nach SW 74, 541 bezeichnet die „direkte" Behandlung (*zhengzhi* 正治) die Gegensteuerung von Hitze mittels Kälte. Das Gegenteil ist die „indirekte" Behandlung (*fanzhi* 反治); bei der man mit Hitze die Symptome der Hitze bekämpft, davon ausgehend, dass den Hitzesymptomen eine Verletzung durch Kälte zugrundeliegt.

62 Der Prozess des sich ablösenden *Yang*, bei dem die Kälte überhand nimmt und die lebenserhaltende Wärme entschwindet, sich *Yin* und *Yang* also trennen, galt in der chinesischen Medizin als äußerst kritisch; er wies auf das mögliche Herannahen des Todes.

63 *GSJY 16:102. Die gesamte Fallgeschichte Nr. 9 ist in Teil IV nachzulesen.

64 *Zhouyi, Shuogua* 9:82 in SSJ 94. Vgl. auch *Bohutong* 白虎通 in der Übersetzung von Tjan Tjoe Som (1952), II, 586: „Wenn der Mensch geboren wird, entspricht er mit seinem Körper den acht Trigrammen" (*ying bagua zhiti* 應八卦之體).

Trigramm	Eigenschaft	Körperteil	Naturelement	Agenzien
qian 乾	das Schöpferische	Kopf	Himmel	Metall
kun 坤	das Empfangende	Bauch	Erde	Erde
zhen 震	das Erregende	Füße	Donner	Holz
kan 坎	das Abgründige	Ohren	Wasser	Nieren
gen 艮	das Stillhaltende	Hände	Berg	Erde
xun 巽	das Sanfte	Hinterteil	Wind	Holz
li 離	das Haftende	Augen	Feuer	Herz
dui 兌	das Heitere	Mund	See	Metall

Tab. 3.7 Die acht Trigramme und ihre zugeordneten Eigenschaften, Körperteile, Naturelemente und Agenzien

Abgesehen davon, dass diese Notationsform ein aus der Sicht der Ming-Zeit rückständiges Körpermodell darstellt, ist sie in Wan Quans Argumentation auch nicht bis zum Ende ausgeführt. Möglicherweise wollte Wan Quan nur in einem spielerischen Schlenker sein breites literarisches Wissen dokumentieren oder suchte den didaktischen Effekt: Das Trigramm *kun* 坤, welches dem Bauch zugeordnet ist, gilt innerhalb der kulturellen Codes als der Inbegriff des Weiblichen bzw. des *Yin*. Dem Schüler musste es daher unmittelbar einleuchten, dass die übermäßige Kälte des Durchfallmittels (= zusätzliches *Yin*) schädlich war und sich das Gleichgewicht der Kräfte im Körper daher zugunsten des *Yin* verschob. Die Vermutung liegt nahe, dass solche Erklärungen auch der rhetorischen und didaktischen Untermalung dienten.

In Wan Quans Argumentation gegenüber seinem Schüler tauchen Beschreibungen auf wie „Die Erde liebt die Wärme“ oder „Die Milz liebt die Wärme“. Solche zugeschriebenen Charaktereigenschaften der „Akteure“ dieses selbstregulierenden Körpermodells verweisen auf personale Konnotationen: Der Arzt dachte über die Bedürfnisse von Organen, Phasen und Klimafaktoren nach, als ob er über Bedürfnisse von Menschen befinden müsse. Obwohl die Regelsysteme also höchst abstrakt gedacht wurden, ergaben sich wesentliche therapeutischen Ideen für ihre Beeinflussung durch einfühlsames Nachdenken über menschliche Bedürfnisse und Erfahrungswerte sozialen Zusammenlebens.[65] Daneben ist die Darstellung vor allem von Kriegsmetaphern durchzogen; die Krankheit wird als ein Feind konzipiert. Die Arzneien

[65] Solche Denkansätze, nach denen sich die Motive für regelhafte Prozesse dem Menschen unmittelbar mitteilen, sind der „Welt der Bedeutungen und Sinnstrukturen“, die im nächsten Kapitel abgehandelt wird, zuzurechnen. Siehe hierzu insbesondere die Fallgeschichten Nr. 18 bis 23 in Teil IV.

erscheinen in dieser Kampfarena des kindlichen Körpers wie Krieger, die den Lebenskräften des Kindes in strategisch günstiger Position zur Seite stehen.

Wie die wenigen Beispiele bereits verdeutlichen, entspricht Wan Quans Rhetorik am Krankenbett und bei der Ausbildung von Lehrlingen nicht selten einem argumentativen Kalkül mit vielen Bruchstellen, das nicht in jedem Fall kohärent und in sich konsistent ist. Die Gelehrten, die die Medizin als Anwendung des Wissens konfuzianischer Tradition verstanden, waren sich solcher Widersprüche zwischen den geltenden Notationssystemen ebenso wie zwischen theoretischen und praktischen Kategorien durchaus bewusst und wandten verschiedene Techniken an, um sie zu überbrücken. Wenn sich ein Zusammenhang nicht erklären ließ oder sich die Logik eines Notationssystems erschöpft hatte, verwies man auf die Begrenztheit von Worten oder ging auf ein anderes Notationssystem über, welches bestimmte Anteile eines Sachverhaltes besser zu erklären versprach. So finden sich in Wan Quans theoretischen Abhandlungen oftmals Parallelargumentationen der folgenden Art: „Wenn man es mit den zwei *Qi* von *Yin* und *Yang* erklärt, so ist die Bedeutung [...]. Wenn man es mit den acht Trigrammen erklärt, so ist die Bedeutung [...]. Wenn man es mit den sechs klimatischen *Qi* erklärt, so ist die Bedeutung [...] Wenn man es mit den fünf Organen des menschlichen Körper erklärt, so ist die Bedeutung [...]."[h] Solche Parallelargumentationen, die sich bereits in medizinischen Schriften der vorausgegangenen Yuan-Dynastie finden, dokumentieren, dass in der damaligen Zeit sehr bewusst zwischen den einzelnen Notationssystemen unterschieden wurde.[66] Da all die verschiedenen Notationssysteme, die in der Geschichte entwickelt worden waren, einem exhaustiven Abbildungsprinzip gehorchten, war es legitim, noch im Laufe eines Argumentationsstranges von einem Notationssystem auf das andere überzuleiten.

Konstellationen und Prognosen

So wie in der Astronomie Konstellationen in engem Zusammenhang mit Prognosen stehen, so auch in der Medizin. So musste ein Arzt der Ming-Zeit Symptomkonstellationen nicht nur beschreiben und erklären, sondern auch

---

[66] Der Rückgriff auf Parallelargumentationen erfolgte besonders in den Fällen, in denen offensichtliche Widersprüche in der überlieferten Theorie überbrückt werden mussten. Ein besonders problematisches Thema stellte die Begründung des Organs „Lebenspforte" (*mingmen* 命門) dar, welches im „Klassiker der Schwierigkeiten" postuliert wurde. Das Hauptproblem war hierbei weniger die anatomische Lokalisation als vielmehr die Tatsache, dass ein Regelsystem mit fünf (Phasen-)Elementen nun mit einem System mit sechs (Organ-)elementen verknüpft werden musste. In langatmigen Argumentationen, die sich von der Pockenheilkunde über die Lebenspflege bis hin zur Erwachsenenmedizin erstrecken, versucht Wan Quan anhand der verschiedenen Notationssysteme zu begründen, warum diese „Lebenspforte" nicht als Abbild des Wassers (Niere), sondern als Abbild eines zweiten Feuers zu sehen sei und dass trotz der Existenz zweier Feuer ein Gleichgewicht der Kräfte vorhanden sei.

eine Aussage über erwartbare Änderungen machen können. Da die Notationen, in denen ein Krankheitszustand beschrieben wurde, sich immer nur auf den Augenblick bezogen, musste er in Kenntnis verschiedener möglicher Verläufe Regeln für die Abfolge von Konstellationen bilden. Er musste sagen können: „Wenn diese Konstellation erreicht ist, so folgt ihr jene, unter der Bedingung, dass...“

Für die Entscheidungsfindung, ob eine therapeutische Handlung bei einem schweren Krankheitsfall noch aussichtsreich war oder nicht, galt in der neokonfuzianischen Medizin der Ming-Zeit das prognostische Wissen, wie es das „Buch der Wandlungen“ vermittelt, als der Medizin sehr verwandt. In beiden Künsten müssen Konstellationen nach günstigen oder ungünstigen Tendenzen gedeutet werden. Beim Wurf des Orakels wird jeweils eine bestimmte Frage gestellt, die in der Regel einen persönlichen Bezug und eine klar definierte Zielstruktur aufweist. Die sich ergebende Konstellation der Schafgarbenstengel wird als Ausdruck kosmologischer Konstellationen gesehen. Der Kosmos offenbart also quasi einen ausschnitthaften Einblick in seine Dispositionen. Er verhält sich nicht stumm, sondern macht sich verständlich. Seine Antwort ist allerdings verschlüsselt und bedarf eines kundigen Deuters, der die wesentlichen Tendenzen in ihr erkennt. In beiden Bereichen – Medizin und Weissagung – ging es also darum, die Chancen und Gefahren einer im Kosmos gewissermaßen bereits vorformulierten Situation zu erkennen. Allerdings war das Deuten der Bilder, wie es sich aus dem Schafgabenorakel ergab, interpretativer Willkür unterworfen.

Aus der Sicht des damaligen Arztes ließen sich die kosmologischen Prinzipien des Wandels in der Medizin dagegen aus der klinischen Erfahrung und der sorgfältigen Dokumentation von Verläufen und Symptomkonstellation „objektiver“ herausarbeiten. Wie bereits aus der Beschreibung des Fachbereiches Kinderheilkunde deutlich geworden ist, waren die theoretischen Unterscheidungen, wie Wan Quan sie für die Krankheitszustände im Kindesalter geltend gemacht hatte, relativ komplex. Sehr viel differenzierter und subtiler fielen sie jedoch in einen Bereich aus, in dem es eigentlich nur um eine einzige Krankheit des Kindesalters ging: die Pocken.[67] Die Pocken stellten im 16. Jahrhundert sicher die größte Herausforderung für die Medizin überhaupt dar. Am Verlauf dieser einmalig auftretenden Krankheit entschied sich oft, ob ein Kind das Erwachsenenalter erreichte oder nicht. Es verwundert daher nicht, dass in diesem Fach die Prognostik eine besonders große Bedeutung einnimmt.

Wan Quans Schriften spiegeln die Vielfalt der Theorien wider, die seit der Song-Zeit zu den Pocken entwickelt worden waren. Grundsätzlich wurde

---

[67] Die Pocken traten vermutlich erstmals im 5. Jahrhundert in China auf und betrafen hierbei zunächst die gesamte Bevölkerung. Vgl. Teil I sowie Fußnote 114–118. Im Zuge der Immunitätsentwicklung erkrankten zunehmend nur noch Kinder und Jugendliche. Entsprechend finden sich ab der Song-Zeit erste klinische Beschreibungen von Pocken in den kinderheilkundlichen Fachbüchern.

für das Auftreten der Pocken ein kausales Agens geltend gemacht, das sogenannte embryonale Gift (*taidu* 胎毒)[68]. Dieses Gift, welches der Mensch bereits im Laufe der Schwangerschaft oder nach anderen Quellen vor oder nach seiner Geburt, empfangen sollte, trug der Beobachtung Rechnung, dass jeder Mensch nur einmal an den Pocken erkranken konnte. Zugleich war mit diesem kausaltheoretischen Konzept die Vorstellung verbunden, dass jeder Mensch während seines Lebens einmal an den Pocken erkranken **musste**. Die Tatsache, dass die Erkrankung häufig zu bestimmten Jahreszeiten auftrat und in bestimmten Jahren ganz besonders viele Kinder von ihr betroffen wurde, wurde mit zyklischen Prozessen in Verbindung gebracht. So sprach man von einem „grausamen“ *Qi*, welches zu wiederkehrenden Zeiten die Luft erfüllen und zwischen Menschen ausgetauscht[69] werden sollte. Dieses epidemisch auftretende *Qi* erklärte die Beobachtung, dass die Erkrankung ansteckend war und sich von einer Person auf eine andere übertragen konnte.[70] Soweit betrachtet waren die Erklärungen, die Wan Quan in seinen Schriften sammelte, also durchaus rational begründet und an empirische Beobachtungen geknüpft.

Ein Teil der Metaphern und Symbole, die zur Beschreibung von Pockensymptomen gebraucht wurden, sind der Landwirtschaft entlehnt. Man verglich die Erscheinung der Pockenpusteln auf der Haut aufgrund ihrer erbsenähnlichen Form mit einer Erbsensaat. Um die feinen Bläschen mussten sich – so die Vorstellung – kräftige Schalen bilden, damit das eitrige Gift aus dem Körper sich dort ansammeln und dann ausgeschieden werden konnte. Das embryonale Gift wurde wie ein Keim betrachtet, der in Folge kosmologischer Zyklen in einer bestimmten klimatischen Periode zum Wachstum auf

---

68 Die moralischen Konnotationen des Ursachenkonzeptes veranlassten amerikanische Medizinhistorikerinnen zu weitergehenden Annahmen über Formen geschlechterspezifischer Unterdrückung und Determinierung. So kennzeichnet die amerikanische Anthropologin Charlotte Furth 1987 die unterstellte „Verschmutzung“ der Mutter durch das Kind als „Maske eines kulturellen Symbolismus“. Die männlichen Experten – die damaligen medizinischen Autoren – hätten mit diesem Ursachenkonzept den Bereich weiblicher Fortpflanzung nicht nur für sich vereinnahmen, sondern ihn zugleich auch gegen die Frau missbrauchen wollen. Vgl. Furth 1987 und 1995. Die taiwanesische Medizinhistorikerin Chang 1996 kritisierte diesen Standpunkt, indem sie das breite Spektrum der Theorieansätze zur Übertragung des embryonalen Giftes erläuterte und hierbei insbesondere auch jene Theorieansätze herausarbeitete, in denen dem Mann die „verschmutzende“ Rolle zufällt. Vgl. Chang 1996, 54–59. In ihrer neuesten Veröffentlichung nahm Furth diese Kritik auf und revidierte ihre Deutung grundsätzlich. Vgl. Furth 1999, 178–182.

69 Der Ming-zeitliche Ausdruck für das Phänomen der Ansteckung ist das auch heute noch gebräuchliche *chuanran* 傳染 oder *xiangran* 相染，wörtlich: wechselseitig abfärben“.

70 Zum Konzept der Ansteckung im Denken des vormodernen Chinas vgl. Volkmar 2000, 147–165.

der Haut angeregt wurde.[71] Weitere Betrachtungsweisen nennt Wan Quan in seinem Pockentraktat:

> Man sagt, dass Kriegsgefangene in der Zeit der Regierungsdevise Jianwu[72] das [Pocken]gift in das Reich der Mitte hereingetragen haben. Daher werden [die Pocken] als „Kriegsgefangenenpusteln" (*luchuang* 虜瘡) bezeichnet. Manche nennen sie auch „heilige Pusteln" (*shengchuang* 聖瘡), um die unfassbaren Veränderungen [der Menschen, die von den Pocken betroffen sind] zu kennzeichnen. Wieder andere nennen sie „Himmelspusteln" (*tianchuang* 天瘡), weil [die Pocken] durch das himmelsbewegte, epidemische *Qi* (*tianxing yili* 天行疫癘) ausgelöst werden. Manche bezeichnen sie auch als „Hundert-Jahre-Pusteln" (*baisuichuang* 百歲瘡), weil der Mensch von Kindheit bis zum Alter [die Pocken] nur einmal bekommt, oder sprechen von Erbsen-Pusteln" (*wandouchuang* 豌豆瘡), weil [die Pockenpusteln] in ihrer Form [den Erbsen] ähnlich sind.

---

71 Diese Bilder werden auch in den Texten der Qing-Zeit verwendet, in denen es um die Pockenimpfung ging. So wird das Pockengift – der Impfstoff – „Pocken-Keim" (*doumiao* 痘苗) genannt. Die Impfung bzw. Variolation selbst wird als „Anpflanzung der Pocken" (*zhongdou* 種痘) bezeichnet. Da dieser Ausdruck zweimal in Wan Quans Pockentraktat auftaucht (*DZXF (I) 7:102 und 21:280), schlossen Needham 1987, 34 und nach ihm Sivin 2000, 134, dass Wan Quan als einer ersten Ärzte routinemäßig die Pockenimpfung anwandte. Wan Quan spricht in beiden Textstellen des Pockentraktates allerdings nur metapherhaft über die „Anpflanzung" der Pocken. Nach seiner Vorstellung ist es der Himmel, der die Pockenkeime wie Erbsenkeime zu bestimmten Jahreszeiten aussät. Zu seiner Zeit war es noch unvorstellbar, dass ein Arzt solche riskanten Maßnahmen an gesunden Kindern durchführt. Ein einziger Fehlschlag hätte sein berufliches Aus bedeutet. Richtig ist allerdings, dass die Pockentheorien von Wan Quan eine wichtige konzeptuelle Voraussetzung dafür darstellten, dass ein halbes Jahrhundert später, als das Ming-Reich zerfiel und überall Revolten und Epidemien ausbrachen, einzelne Heiler tatsächlich versuchten, Pockenkeime (*doumiao* 痘苗) von vitalen Kindern, die einen günstigen Verlauf von Pocken erlebt hatten, zu bestimmten klimatischen Konstellationen auf noch nicht erkrankte Kinder „anzupflanzen". Zur konzeptuellen Entwicklung Pockenimpfung in China, die sich seit Mitte des 17. Jahrhunderts dann wie ein Lauffeuer nach Kleinasien und Indien, und von dort nach Afrika und Europa verbreiteten sollte, siehe Volkmar 2004, 73–94.

72 Die Regierungsdevise *jianwu*, die Wan Quan dem *Shouhou beiji fang* 肘後 備急方 von Tao Hongjing 陶弘景 (456–536) entnommen hat, ist sehr vieldeutig, da sie bis zum Verfassungsdatum dieses Buches (um 500) insgesamt sechsmal verwendet wurde. Das Buch enthält zwar in der Tat eine detaillierte Beschreibung der Symptome von Pocken und diesen Hinweis ihres ersten Auftretens (Tao Hongjing 1983, 42). Zudem stellt das Buch die kommentierte Fassung der nicht mehr erhaltenen gleichnamigen Schrift von Ge Hong 葛洪 (281–341) dar. Es ist also nicht klar, ob die Zeitabgabe Teil des Originaltextes oder vielmehr Teil des Kommentars ist. Der chinesische Medizinhistoriker Fan Xingzhun ordnete die Zeitangabe einmal dem Jahr 495 zu, und dann später in einem Manuskript, das er Ende der Fünfziger Jahre verfasste, dem Jahr 303. Vgl. Fan 1954, 106–110 und Fan 1986, 85. Aufgrund von Textforschungen am Tang-zeitlichen *Waitai biyao* 外台秘要 von Wang Tao 王燾 (vgl. Wang Tao 1987, 119) erhält auch die frühest mögliche Jahreszahl von 45 n.w.Z. wieder Befürworter. Vgl. Ma Boying 1994, 803–806 und Sivin 2000, 125–127.

> Diejenigen, die an Pocken erkranken, sind [einem Wandel unterworfen] wie die Schlange, die ihre Haut abwirft und der Drache, der seine Knochen abstößt: Tod und Leben sind [während der Pockenerkrankung] so nah beieinander wie das Ein- und Ausatmen. Ach, wenn man das Altertum, als es noch keinerlei Pocken gab, vergleicht mit dieser Zeit des Niedergangs[73], in der die Pocken [allerorten grassieren], wie anders sind die Zeiten geworden![74]

Wie diese Kurzfassung der verbreiteten Vorstellungen von den Pocken verdeutlicht, wurden die Pocken im Volk als eine Art „heilige“ Krankheit betrachtet. Diese entscheidende Schwelle im Leben jedes Menschen war von Übergangsriten begleitet und mit starken religiösen Konnotationen behaftet.[75] Dies erklärt, warum viele Angehörige von Pockenkranken in Wan Quans Fallgeschichten einen buddhistischen oder daoistischen Priester ins Haus riefen, der die Dämonen, Geister und Schutzgötter für die Zeit der Erkrankung günstig stimmen sollte.[76] Gebildete Angehörige von Patienten, insbesondere auch Gelehrte, die sich den rationalen Konzepten der neokonfuzianischen Philosophie verpflichtet fühlten, warfen dagegen das Schafgarbenorakel. Ihre Vorstellung dabei war, dass der Verlauf der Pocken im Himmel bereits vorbestimmt ist und sich durchsetzt, ohne dass der Mensch darauf Einfluss nehmen kann. Wan Quan nimmt eine von diesen beiden Denkansätzen abweichende, medizinisch-professionelle Haltung ein. Er hat die Einstellung, dass der Arzt in Kenntnis der regelhaften Vorgänge des Kosmos das Krankheitsgeschehen der Pocken durchaus beherrschen kann. So stellt er dem himmlischen Schicksal (*tianming* 天命 oder *tianshu* 天數) das ärztliche Handeln, die sogenannten „menschlichen Bemühungen“ (*renshi* 人事), entgegen. Eine Eintragung in seinen Pockentraktat verdeutlicht diese Denkweise. Hier notiert Wan Quan für das Jahr 1534:

---

[73] Wan Quan verwendet den buddhistischen Begriff *moshi* 末世 – „Endzeitalter“. Nach buddhistischer Auffassung sollte diese dritte und letzte Periode den Niedergang der Menschheit zur Folge haben. An dieser Textstelle wird Wan Quans immer wieder durchscheinende buddhistische Gesinnung sehr deutlich.

[74] *DZXF 1:8. Diese Abhandlung ist Teil des ersten Kapitels des Buches *Douzhen gezhi yaolun*, welches Wan Quan im Jahre 1553 verfasste. Die Abhandlung trägt den Titel „Über den Ursprung der Pocken“.

[75] Zum Konzept der Übergangsriten in vormodernen Gesellschaften vgl. van Gennep 1909. Zum Konzept des „Überschreitens der Gefahrenpässe“ (*guoguan* 過關) während des Kindesalters nach der chinesischen Volksmedizin vgl. Volkmar 1985, 72–80. In ihren volkskundlichen Forschungen weist Topley 1970, 421–437 und Topley 1974, 233–249 nach, dass viele Kinderkrankheiten, insbesondere die „Gift produzierenden“ Krankheiten Pocken, Masern, Schrecken und Epilepsie bei der Landbevölkerung im Raum Hongkong noch in den Sechziger Jahren des 20. Jh. als „seltsam“ (*qiguai* 奇怪), bzw. übernatürlich, gewertet wurden. Daher hielten die Eltern der erkrankten Kinder während solcher Krankheiten bestimmte Fastenrituale ein. Auch der gesamte Abschnitt der Kindheit unter sieben Jahren sowie die Schwangerschaft galten als „seltsam“. Sie wurden als einseitig polarisierte Zustände angesehen, in denen *Yin* und *Yang* nicht ausgeglichen (wörtl.: „weder drei noch vier“) sind.

[76] Vgl. die Fallgeschichten Nr. 8, 40 und 41 in Teil IV.

> Im Frühling des Jahres jiawu der Regierungsperiode „Herrliche Ruhe" hat sich das Pockengift weit verbreitet. Acht bis neun von zehn erkrankten [Kindern] sterben daran. Es ist ein großes Unheil. [...] Ich überlege mir, dass sich diese Art des epidemischen Pockengiftes wie Naturkatastrophen und [menschliche] Schicksalsschläge gemäß den Jahresperioden verändert. Dadurch ist es so schwer, mit Medikamenten zu behandeln. Doch vielleicht sind die Eingriffsmöglichkeiten des Menschen (*renshi* 人事) noch nicht erschöpft. Es wäre allzu leichtfertig, die Himmelszahlen (*tianshu* 天數) hierfür verantwortlich zu machen.[77]

In Anlehnung an Theorien seines Vaters entwickelt Wan Quan für die Pockenheilkunde ein eigenes komplexes Verlaufsschema, in dem die Notationssysteme der Bipolarität und der Fünf Phasen lediglich Subkategorien für mögliche Begleitsymptome und Komplikationen der Pocken liefern.[78] Das Schema, welches die Überwachung und gegebenenfalls therapeutische Beeinflussung des gefährlichen, aber grundsätzlich normalen Wachstumsprozesses ermöglichen soll, ist von subtilen Unterscheidungen gekennzeichnet. So unterteilt Wan Quan die Pocken nach fünf Stadien bestimmter Dauer und abstrahiert jedes Symptom während dieser Stadien nach jeweils günstigen (*shun* 順), kritischen (*xian* 險, bzw. *wei* 危) oder ungünstigen (*ni* 逆). Merkmalen. Während die günstigen Fälle gar keiner Behandlung bedurften, sollte die Behandlung ungünstiger Fälle abgelehnt werden.[79] Das Urteil lautete hierbei im Sinne der Weissagung „Heil" (*ji* 吉) oder „Unheil" (*xiong* 凶).[80] Der kritische Fall war somit streng genommen der einzige Fall, bei dem eine ärztliche Behandlung angezeigt war.[81]

Für die Unterscheidung, welcher Fall von Pocken jeweils vorliegt, macht Wan Quan empirische Kriterien geltend, die die Lokalisation, Art der Ausbreitung, Verteilung, Form, Schalenbildung und Farbe der Pockenpusteln sowie Begleitsymptome wie Erbrechen, Durchfall, Fieber usw. betrafen. (s. Abb. 3.4a und b)

---

77 *DZXF (I) 24:286. Vgl. auch S. 63–65.

78 Wan Quan darf als einer der ersten Autoren gelten, der eine Systematik der unterschiedlichen Symptomenkonstellationen von Pocken entwickelte. Seine gesamten Pockenschriften erlangten in der Qing-Zeit daher große Bedeutung.

79 Wan Quan selbst zitiert allerdings viele Fallgeschichten, in denen er einen als ungünstig diagnostizierten Fall doch noch zum Besseren wendet.

80 Die Begriffe Heil und Unheil verdeutlichen die engen Beziehungen zwischen medizinischer Prognostik und Weissagetechniken. Was in der Weissagung die Konstellation der Schafgarbenstengel darstellt, ist in der Medizin die Symptomkonstellation (*zheng* 症). Für das Einzelsymptom wird in der Pockenheilkunde manchmal auch der Ausdruck „Omen" (*zhao* 兆) verwendet.

81 In dieser Einteilung kommt ein grundsätzliches Problem zutage, das man als die „Unschärferelation" innerhalb der Welt der Symbole und Symbolstrukturen bezeichnen könnte: Entweder eine Krankheit ist genau vorhersagbar, dann ist sie allerdings kaum beeinflussbar und behandelbar; oder sie ist nicht vorhersagbar; dann ist sie wiederum eher beeinflussbar und behandelbar.

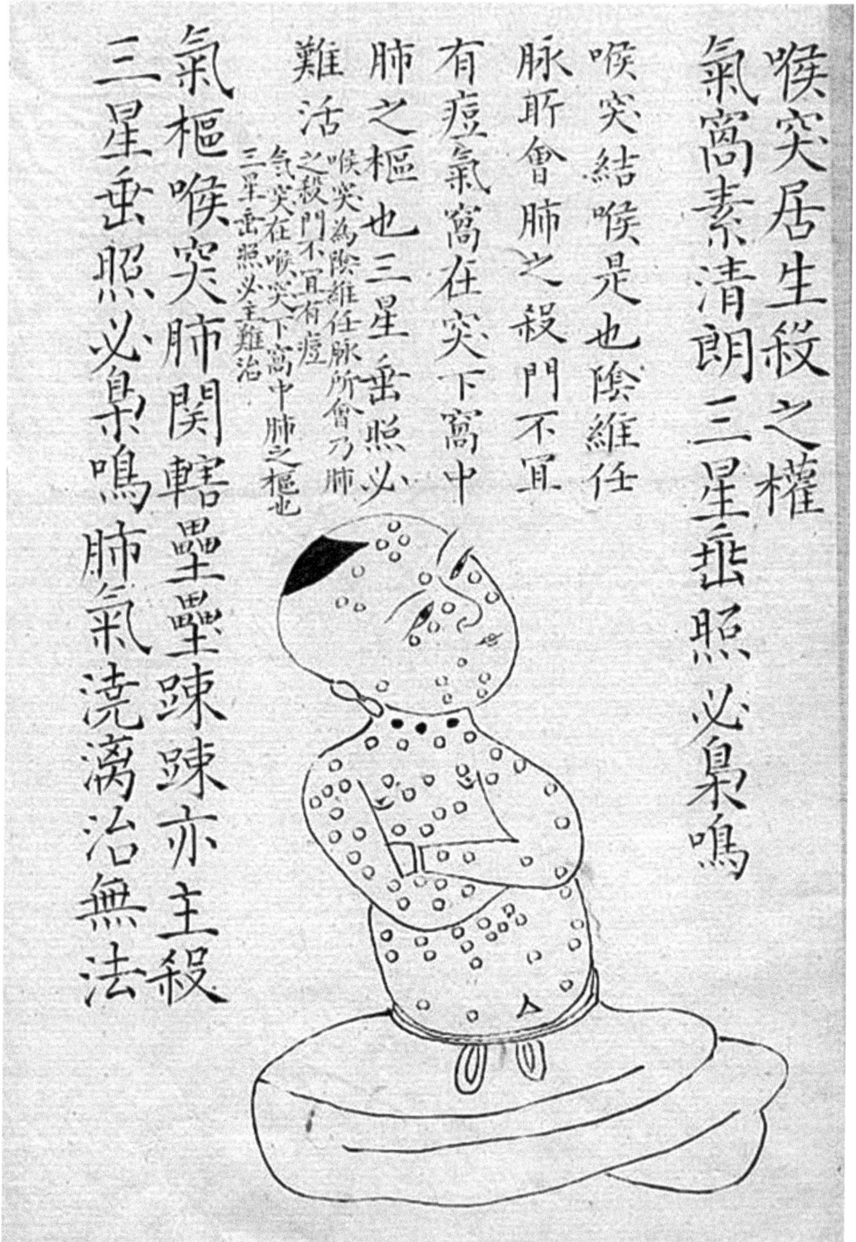

Abb. 3.4a und b Zwei illustrierte Seiten aus einem Sammelwerk zur Pockenheilkunde. Die beiden Kinder, die mit ihren verschränkten Armen keinen allzu beeinträchtigten Eindruck machen, haben eine sowohl regelrechte Verteilung der Flecken (rechts) als auch eine regelrechte Verteilung der

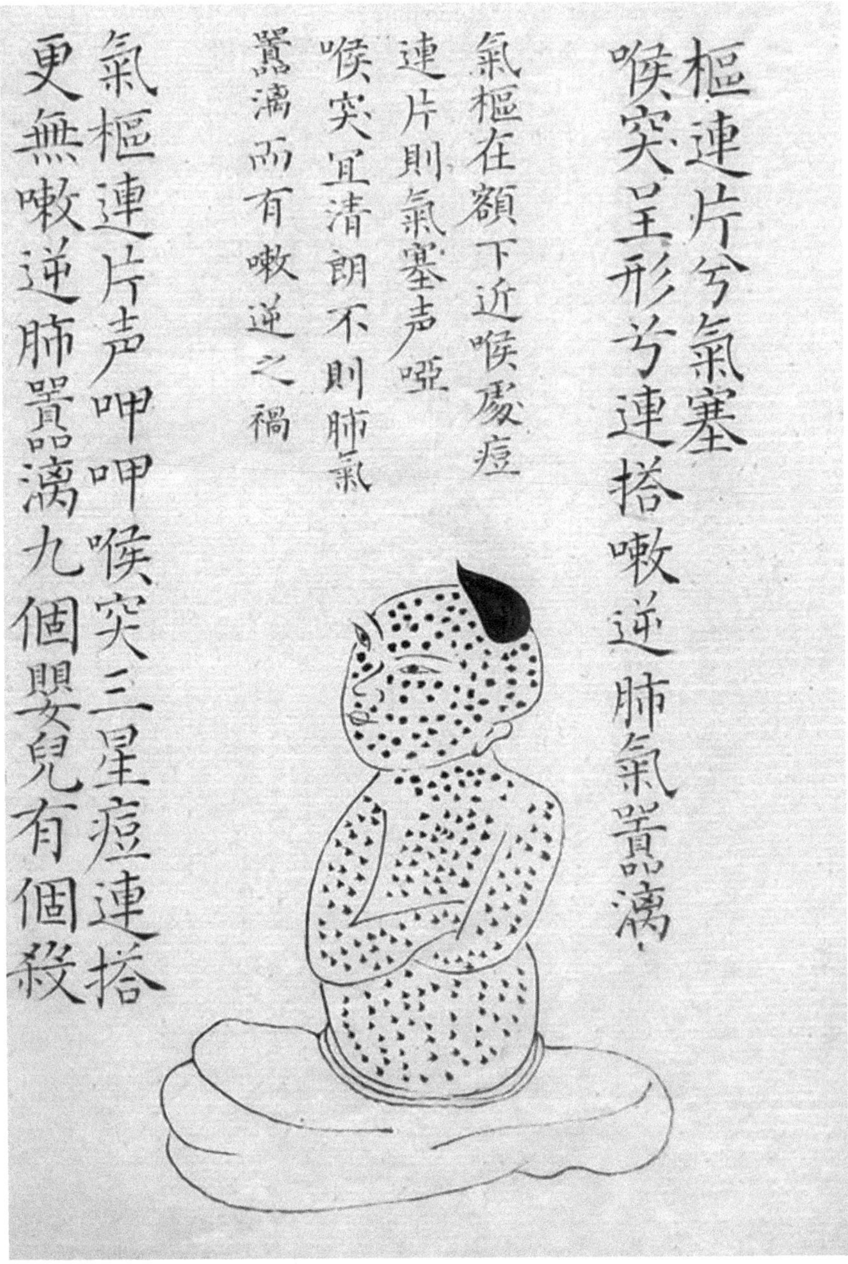

Pusteln (links). Der Verlauf der Pocken würde bei ihnen als „günstig“ (*shun* 順) und „heilvoll“ (*ji* 吉) vorausgesagt und somit als medizinisch nicht behandlungsbedürftig eingeschätzt.

Grundsätzlich musste seiner Meinung nach das embryonale Gift vollständig ausgeschieden werden, damit eine Heilung erzielt werden konnte. Komplikationen während oder nach der Krankheit deutete er daher als Folge eines im Körper verbliebenen Restgiftes.[82] Medikamente sollten die betroffenen Organeinheiten in ihrer Ausscheidungsfunktion für das embryonale Gift unterstützen. In nachfolgenden Tabellen 3.8–3.10 werden die diagnostischen Kriterien der Wanschen Pockenheilkunde genauer expliziert.

Stadium	Reguläre Krankheitszeichen der Pocken	Dauer
1	Fieber (*fare* 發熱)	drei Tage
2	Sichtbarwerden erster Flecken auf der Haut (*chujian* 初見)	drei Tage
3	Ausbreitung der Pockenpusteln (*qifa* 起發)	drei Tage
4	Sekret- und Eiterbildung (*chengjiang yangnong* 成漿養膿) Verschalen der Bläschen (*shouye* 收靨)	drei Tage
5	Aufplatzen der Bläschen (*kuilan* 潰爛) Krustenbildung (*jiejia* 結痂) Abfallen der Kruste (*luojia* 落痂，*daoye* 倒靨)	drei Tage

Tab. 3.8 Die einzelnen Stadien der Pocken nach der Wan'schen Pockenheilkunde

Prognose	Heil (*ji* 吉)	Nicht vorbestimmt (*jixiong weiding* 吉凶未定)	Unheil (*xiong* 凶)
Verlauf	günstig (*shun* 順)	kritisch, gefährlich (*xian* 險，*wei* 危)	ungünstig (*ni* 逆)
Therapie	nicht nötig	unbedingt	zu riskant
Symptome (und Begleitsymptome)	leicht	leicht bis schwer	sehr schwer, zusätzlich: andauernde Appetitlosigkeit, Kreuzschmerzen, Abträume, Wahnanfälle
Jahreszeit	Frühling, Sommer	Herbst, Winter	Herbst, Winter
Fieber	nur drei Tage		länger als drei Tage

Tab. 3.9 Die Kriterien der Prognose in der Wanschen Pockenheilkunde: Lediglich die nicht vorbestimmten Zustände der Pocken (mittlere Spalte) konnten und sollten ärztlich behandelt werden

[82] Diese Betrachtungsweise findet sich auch in der abendländischen Medizin bis in das 19. Jahrhundert hinein und auch heute noch in der anthroposophischen Medizin. Kinderkrankheiten müssen hiernach vollständig „herauskommen“. Wenn Masern oder Pocken beispielsweise „nach innen schlagen“, so wird dies als Ausdruck einer kritischen Entwicklung gewertet.

Prognose	Heil (*ji* 吉)	Nicht vorbestimmt (*jixiong weiding* 吉凶未定)	Unheil (*xiong* 凶)
Farbe der Flecken	rot		schwarz
Sichtbarwerden der Pocken	durchkommen	zögerlich	kaum Flecken sichtbar
Verteilung	dicht (*mi* 密)		vereinzelt (*shu* 疏)
Lokalisation	Kopf		Handinnenfläche, Fußsohlen
Farbe	rot		schwarz
Eiterbildung	ausreichend		ungenügend
Verschalen der Bläschen	gleichmäßig, fristgerecht	ungleichmäßig	keine Verschalung, Einsinken der Bläschen, Nach-Innen-Schlagen des Giftes

Tab. 3.9 Forts.

Organ	Milz	Leber	Herz	Lunge	Niere
Phase	Erde	Holz	Feuer	Metall	Wasser
Begleitsymptome	Appetitlosigkeit	Krämpfe	geistige Verwirrung, Abträume	Husten	Kreuzschmerzen

Tab. 3.10 Differenzierung der Begleitsymptome nach dem Ort, an dem das sogenannte „embryonale Gift" (*taidu* 胎毒) zum Ausbruch kommt und nach mangelhaft behandelter Krankheit als sogenanntes Restgift (*yudu* 餘毒) verbleibt.

Wie auf der Grundlage dieser Konzepte eine Prognose erstellt wurde, verdeutlicht die folgende Fallgeschichte aus dem Jahr 1565, in der Wan Quan zunächst zu einer verheirateten Frau und dann zu ihrem Bruder gerufen wird. In diesem Jahr berichtet Wan Quan über besonders viele schwere Fälle von Pocken. In beiden Fällen werfen die Angehörigen das Orakel. Wan Quan nimmt dies als Gelegenheit, um die Überlegenheit des medizinischen Ansatzes aufzuzeigen:

> Die Tochter von Shen Han aus dem Kreis Yingshan war 19 Jahre alt, als bei ihr im Frühling des Jahres yichou [1565] die Pocken herauskamen. [Shen Hans] Schwiegersohn war Pao Zongyi.[83] Da ich gerade im Bezirk Kongjia [des Kreises Yingshan] unterrichtete, bat dieser mich, [seine Frau bzw. Shen Hans Tochter] zu behandeln. Während des Ausbruchs [der Pocken] hatten sich [bei der Frau] zwar

83 In der Version II steht noch unvermittelt der Satz: „Die Pocken verschalten sich unregelmäßig." Offensichtlich wurden in dieser Ausgabe Zeilen vertauscht.

> Bläschen entwickelt, aber sie waren nicht alle durchgekommen. Eitriger Saft hatte sich zwar gebildet, aber nicht genügend. Dann hatten sich [die Pusteln] schon wieder eingezogen, ohne sich jedoch regelrecht zu verschalen. Eilig wurde das Orakel mit Schafgarbenstengeln geworfen, und es erschien das Bild der „Auflösung" (*huan* 渙) des Trigramms *xun* 巽[84]. Ich sagte: „Das Krankheit[sbild] zeigt einen ungünstigen [Verlauf]. Auch das Bild des Trigramms zeigt Unheil an. Hier kann man nichts mehr tun." Und tatsächlich starb [Pao Zongyis Frau].
>
> Dann kamen bei [Shen Hans] einzigem Sohn, der zehn Jahre alt war, die Pocken heraus: Wie zuvor bei der älteren Schwester entwickelte sich während des Verschalungsprozesses ein ebensolcher Krankheitszustand. Der Junge war [offensichtlich] von dem epidemischen *Qi* angesteckt worden. Als man das Orakel befragte, ergab sich wieder das Bild der „Auflösung" des Trigramms *xun*. Alle erschraken [trauerten]. Wieder wurde ich gebeten zu behandeln. Ich sagte: „Keine Sorge. Hier kann man behandeln." Der Schwiegersohn sagte: „Es ist doch dieselbe Krankheit und dasselbe Wandlungszeichen! Wie kann das sein? Bei meiner Frau konnte man nicht behandeln und jetzt, bei meinem Schwager, soll man [plötzlich] behandeln können?" Ich sagte: „Von der Krankheit her gesprochen ist es so: Bei Ihrer werten Frau hatten sich [die Pusteln] zu schnell verschalt. Auf dem Gesicht hatte sie gar keine komplett ausgebildeten Pusteln. Deshalb habe ich gesagt, dass man nicht behandeln kann.[...] Und wirklich, es war so: [Der Junge wurde geheilt.] [Zhen] Han sagte noch: „Wie konnten Sie, Herr, dies bloß erkennen? Sie sind nicht nur ein guter Arzt, sondern auch ein erleuchteter Weissager."[85]

Der Vergleich von medizinischer Prognostik und Weissagung macht die grundsätzliche Einstellung im damaligen Denken deutlich, nach der Ereignisse gleich welcher Art als Abbilder kosmologischer Kräftekonstellationen interpretiert wurden. Während sich diese Konstellation in der Weissagung als Hexagramm bzw. „Bild" (*xiang* 象) mitteilen sollte, musste sie im Rahmen neokonfuzianischer Naturerkenntnis und Medizin zunächst in ihrer jeweiligen physiognomischen Gestalt (*xing* 形) erkannt und dann in die abstrakte Sprache der kosmologischen Notationen übersetzt werden. Um den Mechanismus einer Krankheit (*bingji* 病機) und die Variablen, die ihn bestimmen, zu erfassen, musste die Physiognomie an jedem Einzelfall detailgenau erfasst werden.

Wenn man Wan Quans Darstellung der Pocken in seinen frühen esoterischen und späten exoterischen Schriften betrachtet, so lässt sich feststellen, dass Wan Quan eine durchaus als wissenschaftlich zu bezeichnende Haltung zur klinischen Wirklichkeit einnimmt. Für die Beschreibung der Symptome von Pocken versucht er, seine Sprache stetig zu verfeinern. Jedes einzelne Symptom wird in seinem zeitlichen Ablauf dokumentiert und in einen Bezug zu weiteren Symptomen gesetzt. Jede Veränderung wird penibel registriert. Offensichtlich strebte Wan Quan danach, die Erscheinungsformen von

---

[84] Das 59. Wandlungszeichen „Auflösung" besteht aus *xun* 巽, dem Sanften, oben und *kan* 坎, dem Abgründigen, unten.

[85] *DZXF (I) 17:238; *DZXF (II) 6:2b. In der Version II findet sich zum Schluss ein etwas abweichender Ausspruch: Meister Mizhai, Sie sind in der Tat nicht nur ein guter Arzt, sondern Sie wissen auch das Orakel zu befragen und die Antworten zu deuten."

Pocken in all ihren variablen Verläufen so präzise und subtil wie möglich zu beschreiben, dass die sprachliche Darstellung gleichsam eine 1:1-Abbildung der klinischen Wirklichkeit erreichte. Letztendlich hoffte er wohl, auf eine endliche Zahl möglicher Konstellationen zu stoßen, die durch eine identische Zahl von Medikationen bzw. „Methoden" (*fa* 法) zu beantworten gewesen wäre.

Genau in dieser vorbehaltlosen Hingabe an die verwirrende Vielfalt der Empirie liegt allerdings retrospektiv betrachtet Wan Quans Scheitern begründet.[86] Nicht ohne Resignation stellt er selbst 1579 bei der Herausgabe der dritten Version des Pockentraktates in seinem Vorwort fest:

> Ich werde langsam alt, und die Erfahrungen rücken allmählich in eine gewisse Ferne. Ich habe mich bemüht, sämtliche in der Vergangenheit beobachteten Symptomkonstellationen [bei Pocken] zusammen mit ihren jeweiligen Behandlungsmethoden [festzuhalten]. Auf der Grundlage jedes Falles habe ich einen Lehrsatz aufgestellt und jedem Lehrsatz einen Anhang von Fallgeschichten folgen lassen. [...] Insgesamt sind es nun über hundert Abteilungen geworden, aber es ist sicher weiterhin nicht alles erschöpfend gesagt. Was noch nicht dabei ist, kann ich nur den Edlen späterer Generationen überlassen.[87]

Dass kaum ein halbes Jahrhundert später Ärzte am Kaiserhof der Qing mittels Inokulation von Pockenkeimen die Krankheit künstlich hervorrufen sollten und damit den Weg eröffnen sollen, die Krankheit in ihrem Verlauf abzumildern und letztlich ganz zu verhindern, hätte sich Wan Quan wohl kaum träumen lassen.[88] Er suchte nicht nach der einen Ursache für die Gesamtheit aller Verläufe. Da die Krankheit aus seiner Sicht in der hierarchisch übergeordneten Ebene des Himmels ihren Ursprung nahm, dachte er nicht daran, ein konkretes Agens verantwortlich zu machen. Die Grenzen medizinischer Erkenntnis nahm er vielmehr als sprachlich begründet wahr. Er vermutete zusätzliche Informationen hinter den Konstellationen, die sich sprachlich

---

86 Allerdings ist diese sorgfältige Dokumentation nicht an bestimmte vormoderne Einstellungen gebunden. Es äußert sich darin vielmehr eine Form von Hilflosigkeit, die auch der Kliniker in der modernen, auf naturwissenschaftlichen Grundlagen basierenden Medizin erfahren kann. So lassen sich in den medizinischen Fächern der Dermatologie und Psychiatrie teilweise noch bis heute ganz ähnliche Tendenzen beobachten. In den klinischen Lehrbüchern finden sich subtilste Beschreibungen von Symptomen. Da man für viele Krankheiten die entscheidenden Ursachen noch nicht kennt, wird gewissenhaft festgehalten, welche Symptome nur mit welchen auftreten. Es werden verschiedenste Syndromeinheiten und Verlaufscharakteristiken gebildet und aus Symptomunterschieden in Anfangsstadien Prognosewahrscheinlichkeiten entwickelt. Letztendlich erhofft man auf diese Weise die entscheidenden Einflussfaktoren und entsprechende Handlungsvorschriften zu ermitteln.

87 Vorwort zur Wanli-Ausgabe des *Douzhen xinyao* aus dem Jahre 1579.

88 Allerdings sollte die subtile Abstimmung von Symptomkonstellation einerseits und Medikation andererseits, die Wan Quan in seiner Pockenheilkunde entworfen hatte, in der Qing-Zeit noch lange Standard bleiben und neben der Inokulationsmedizin den medizinischen Umgang mit den Pocken beherrschen.

nicht mehr fassen ließen. So schreibt er an einer anderen Stelle im selben Pockentraktat:

> Seufzend stelle ich fest: Ich bin ein alter Greis, ach!
>
> Ich hätte mir gewünscht, ich könnte tiefer in die Schöpfung dringen,
> aber die Kraft reicht nicht aus.
>
> Ich fürchte, dass sich das *Dao* [meiner medizinischen Erkenntnisse]
> wieder verdunkelt, ach!
> Ich hatte mir so Mühe gegeben, mich klar auszudrücken,
> doch oft gelangen mir die Worte nicht.
>
> Bis zur äußersten Erschöpfung habe ich mein Innerstes nach außen gekehrt,[89]
> Dabei ging es mir nicht darum,
> irgendwelche ausgefallenen [Theorien] aufzustellen.
>
> Bis zur äußersten Erschöpfung habe ich meine Sprache eingesetzt und gelehrt[90],
> Doch, ach, wie könnte ich nun wagen, mein Wissen über das anderer zu stellen![91]

---

89 Wörtl.: „Ich habe Herz und Lunge bis zur äußersten Erschöpfung nach außen gekehrt."

90 Wörtl.: „Ich habe Kiefer und Zunge bis zur äußersten Erschöpfung angestrengt."

91 Aus „Goldsplitter in Reimprosa" *(Suijin fu)*, Ende des Teils 1, verfasst im Jahre 1568. Vgl. *DZXF (I) 1:6.

Die Welt der Bedeutungen und Sinnstrukturen

意

Die Worte dienen zur Erläuterung der Symbole.
Sobald man die Symbole erfasst hat, mag man die Worte vergessen.
Die Symbole dienen zur Konzentration auf die Bedeutung (yi 意)
Sobald man die Bedeutung erfasst hat, mag man die Symbole vergessen.[a]

Wang Bi 王弼 (226–249)

Fischreusen sind da um der Fische willen; hat man die Fische,
so kann man die Reusen vergessen;
Hasenfallen sind da um der Hasen willen; hat man die Hasen,
so kann man die Fallen vergessen.
Worte sind da um der Bedeutung (yi 意) willen; hat man die Bedeutung,
so kann man die Worte vergessen.[b]

Buch *Zhuangzi* (ca. 365–290 v.w.Z.)

Wenn man die bereits besprochenen Weltentwürfe nach Zahlen- und Symbolstrukturen einer weiteren logischen Analyse unterzieht und nochmals einen Schritt zurücktritt, so fallen gewisse Mängel auf. Die Erklärung, dass die Weltereignisse Abbilder dynamischer Wirkkräfte, und ihre Wandlung und Entwicklung Ausdruck immer wechselnder Konstellationen sind, ist für sich allein betrachtet nicht ausreichend. Damit ein Weltentwurf entsteht, der dem menschlichen Bedürfnis nach Einbindung in vollständig sinnhafte und nachvollziehbare Zusammenhänge genügt, müssen zusätzliche Annahmen erhoben werden, die die Information begründen, nach der diese „Programme" gewissermaßen ablaufen.

Wenn man von der antiken Auffassung ausgeht, die die frühen chinesischen Naturkonzepte ähnlich bestimmte wie die des alten Griechenlands, so folgen Sterne ihren festgeschriebenen Bahnen nur deshalb, weil sie einen bestimmtem Zweck bzw. einer Form von „Strebenslogik" gehorchen. Die Konstellationen, die sich dabei jeweils ergeben, werden niemals als zufällig gedeutet. Auch die ideellen Bewegungen der Symbolelemente, mittels derer im alten China Naturvorgänge, gesellschaftliche und innermenschliche Wandlungsprozesse erklärt wurden, verlangen nach weitergehenden Annahmen. Sie können nur die Oberflächenstruktur eines Entwurfes, aber nicht seine Substanz darstellen.

Die Welt der Bedeutungen und Sinnstrukturen, auf die wir in Wan Quans Texten immer wieder verwiesen werden, stellt einen komplementären Gegenentwurf zur Welt der Zahlen und Symbole dar und bildet mit dieser zugleich eine innige gedankliche Einheit. Während Zahlen und Symbole gleichsam die äußere Physiognomie prägen, bilden Antriebe, Strebungen und Stimmungen ihr inneres Wesen. Oberflächlich betrachtet ist dieser Weltentwurf areligiös, doch hat er durchaus personale Züge. Zwar findet kein Rückgriff auf einen personalen Gott statt, der alles bewegt und die Welt in seinem Sinne lenkt, doch sind die Spuren des personifizierten Himmels noch zu erkennen. Seine Bedeutungen und Beweggründe wirken weiter und – so lassen es die naturkundlichen und medizinischen Texte vermuten – finden sich verstreut in der Welt, so als seien sie Teil eines Innenlebens, Fragmente einer Himmel und Erde umfassenden psychischen Struktur.[c] Weltereignisse werden zwar nicht als Handlungen von Personen gedeutet, doch erscheinen sie als Manifestation von etwas, das logische Züge aufweist, wie sie Bestandteile von Handlungserklärungen auszeichnen, etwa Motive, Gründe usw.

Die Welt der Bedeutungen und Sinnstrukturen beginnt sich zum Ende der Zhou-Zeit zu entwickeln, zu der Zeit, als die Macht der alten Götter und Geister allmählich verblasst und die Vorstellungswelt der Gelehrten eine immer abstraktere Form annimmt.[d] Wie im vorherigen Kapitel dargestellt wurde, versucht der Mensch anhand konkreter Stern- und ideeller Symbolkonstellationen, auf Zustände des Kosmos rückzuschließen. Dabei wird der Kosmos zwar nicht als eine abgeschlossene und vollständig individuierte Person konzipiert. Hinter seinen regelhaften Bekundungen in der Welt werden jedoch weiterhin personhafte Motive vermutet. Sämtliche Regelsysteme, Sequenzen und Zyklen stellen vor diesem Hintergrund nur Ableitungen einer Grundformel dar. Der gewissermaßen nicht-individuelle Wille, der all diesen Manifestationen zugrundeliegt, wird als grundsätzlich gut konzipiert: Er strebt unablässig nach Verwandlung, Selbstreproduktion und Stabilisierung. Seine Bedeutungen, die letzte Instanz dieses scheinbar apersonalen Weltentwurfes, gehen weit über den Menschen hinaus und werden sich in jedem Fall auch durchsetzen. Sie sind dem Menschen durch ihre logisch-kategoriale Ähnlichkeit mit Anteilen seines Innenlebens vertraut. So ist es grundsätzlich möglich, dass der Mensch sie quasi-introspektiv als Sinnelemente in der Welt wahrnehmen kann. In erfahrungsgebundenen, durch die Lebenswelt gebildeten Vorstellungen kann er ihre Bedeutung nachvollziehen und dabei vorgegebene Strukturen nach Zahlen, Symbolen und Symbolstrukturen gegebenenfalls auch ergänzen.

Im Mittelpunkt der Welt der Bedeutungen und Sinnstrukturen steht das philosophische Konzept *yi* 意 – es ist in den einleitenden Zitaten mit „Bedeutung“ übersetzt. Mit *yi* wird auf den „Sinn“, die „Absichten“, „Intentionen“, „Gedanken“, „Ideen“, die der Schöpfung zugrundeliegen sollen, verwiesen. *Yi* hat einen ähnlich umfassenden Bedeutungsgehalt wie der lateinische Begriff *intentio* und bezeichnet die im Deutschen sehr verschiedenen Bedeutungen wie „Absicht“, „Wunsch“, „Verlangen“, „wahre Intention“ (z.B. eines Textes), „Sinn“[1], „Sinn hinter den Worten“, „Geist“, „Idee“, „Gedanke“, „Bedeutung“, „künstlerischer Gehalt“, „Erfahrung“ und „Konzentration“. Weitere gleichlautende Schriftzeichen mit verwandter Bedeutung sind *yi* 臆 “Intuition“, „subjektives Vorgehen“ und *yi* 憶 „Erinnern“. *Yi* 意 wurde gerade in frühen philosophischen Texten auch an Stelle von *yi* 義 “Bedeutung“ verwendet und war mit diesem austauschbar.[2] Eine hermeneutische Interpretation der Naturerscheinungen wird mit diesem Konzept also nahegelegt.

Als „Sinn hinter den Worten“ bildet *yi* 意 das Objekt und zugleich den Kontrapunkt zur geschriebenen und gesprochenen Sprache.[e] *Yi* wird daher sehr oft in einem Kontext verwendet, in dem die Sprache das „Gemeinte“ nicht mehr abzudecken vermag.[3] *Yi* impliziert auch eine gewisse Richtung und Tendenz. Es beschreibt Strebungen gedanklicher Art, Wünsche, die sich auf einen bestimmten Zweck oder ein bestimmtes Ziel hin richten. Der Begriff

---

[1] Gewisse Ähnlichkeiten bestehen in der frühen Geschichte zwischen den beiden Begriffen *yi* 意 und *dao* 道 „Weg“, „Sinn“ – dem grundlegenden Begriff der chinesischen Philosophie. Allerdings war *dao* in der ontologischen Hierarchie weiter oben angesiedelt.

[2] Dieser gleichlautende Begriff yi 義 implizierte anders als *yi* 意 oft eine moralische Dimension. Zum Moralbegriff *yi* 義 und den Formen, wie er in frühen Texten der Philosophie und Geschichtsschreibung verwendet, eingegrenzt und definiert wurde, vgl. Tessenow 1991.

[3] Dass Begriffe in der chinesischen Philosophie immer wieder sehr unterschiedlich gebraucht wurden und die Definitionen oftmals variabel waren, wurde damit begründet, dass *yi* der Sprache ohnehin nicht zugänglich ist. Die Sprache erschien nicht verlässlich.

yi hat somit eine stark teleologische Färbung. Allerdings ist *yi* im Vergleich zum abendländischen Begriff des „Zwecks" weniger kognitiv geprägt. Er ist auch nicht so abstrakt wie der zentrale Begriff der chinesischen Philosophie, *Dao* 道. *Yi* ist vielmehr affektiv konnotiert. *Yi* bezeichnet ein System von Entitäten, die logisch nach dem Vorbild von Bedeutungen gebaut sind, wie sie dem Denken und Fühlen einer Person entspringen, und von dort aus auf die Bedeutungen des Kosmos übertragen werden. Obwohl dem übernatürlichen Wesen, welches solche Bedeutungen hegen kann, keine Individualität zugesprochen wird, so ist ihm doch so etwas wie ein Innen- oder Seelenleben zueigen.[4] Eine Innenwelt wird also quasi apersonal in die Außenwelt projiziert, die Außenwelt gleichsam als Innenwelt ohne Person konzipiert.

Dass das Konzept *yi* in der frühen chinesischen Geistesgeschichte nicht eine beliebige Leerstelle der Sprache ausfüllt, sondern dass ihm tatsächlich eine sehr komplexe Information zugrundegelegt wird, zeigt unter anderem der bereits vielfach zitierte *Xici* 繫辭-Kommentar zum „Buch der Wandlungen". Hier heißt es:

> Der Meister sprach: „Die Schrift kann die Worte nicht restlos ausdrücken. Die Worte können *yi* 意 nicht restlos ausdrücken."
>
> [Frage:] „Dann kann man also die Gedanken (*yi* 意) der Weisen nicht erkennen?"
>
> Der Meister sprach: „Die Weisen erstellten Symbole, um *yi* restlos zum Ausdruck zu bringen; dazu formulierten sie Sprüche, um restlos darzustellen, was der Fall ist, und was nicht der Fall ist. [Den Symbolen und Sprüchen] fügten sie noch [weitere] Aussagen bei, um auf diese Weise ihre Worte vollständig zum Ausdruck zu bringen. Sie machten dies alles beweglich und verständlich, damit restlos zum Ausdruck kommt, was [den Menschen] zum Wohle gereicht."[f]

Diese Worte, die gemeinhin Konfuzius zugesprochen werden, gewannen in der chinesischen Geistesgeschichte große Bedeutung. *Yi* wird hier zunächst als etwas dargestellt, das man im Deutschen sehr allgemein mit „das Gemeinte" wiedergeben könnte. Die Zusatzfrage macht deutlich, dass „das Gemeinte" keineswegs beliebig war, oder aus Verlegenheit oder sprachlichem Unvermögen nicht ausgesprochen wurde. *Yi* entspricht vielmehr einem durchaus sehr präzisen gedanklichen Motiv, welches dem Geiste der legendären Weisen des Altertums entspringt. Die Information, die mit *yi* verknüpft wird, ist jedoch als grundsätzlich nicht darstellbar gekennzeichnet. Ihre Manifestation in der Welt wird als so komplex beschrieben, dass auch die dynamische Anordnung von graphischen Elementen – die Linien in den Diagrammen, Trigrammen und Hexagrammen – im Verbund mit mythologisch verschlüsselten Symbolen, Sprüchen und Aussagen nur als behelfsmäßige Kommunikationsstrategie erscheint.[g]

---

4 Ähnliche Vorstellungen der Art, dass die Welt eine Seele habe, finden sich auch in vorplatonischen, platonischen und auch aristotelischen Weltentwürfen.

Die Anordnung des „Buches der Wandlungen" nach dem Verständnis des *Xici*-Kommentars ist allerdings klar und transparent: Das Orakelsystem des Buches der Wandlungen soll die Welt in ihrer Sinnhaftigkeit restlos, d.h. vollständig und erschöpfend, abbilden können. Die Struktur der Erklärung stellt somit eine Eins-zu-Eins-Abbildung der Welt dar. Die Welt ist selbst wie eine Information strukturiert. Vgl. „Welt der Symbole und Symbolstrukturen". Entsprechend verwischen auch im Kommentartext die Grenzen zwischen Darstellungsform und Wirklichkeit. Die Gedanken der Weisen und ihre Manifestation in der Welt werden auf einer Ebene mit ihrer schriftlichen Offenbarung zum Zwecke der Überlieferung behandelt. Durch das Zusammenfallen dieser verschiedenen Ebenen erhält der Kommentar eine zutiefst religiöse Dimension. Es verwundert nicht, dass die konfuzianische Tradition Texten, die derart legitimiert waren, Offenbarungscharakter beimisst.[5]

Die metaphysische Bedeutung des *Xici*-Kommentars wird durch die Interpretation des obigen Zitates durch den Philosophen Wang Bi 王弼 (226–249)[h] noch unterstrichen. Wang Bi, der nur 23 Jahre alt wurde, führte die vielen spekulativen Interpretationen, die sich bereits im dritten Jahrhundert nach der Zeitenwende um das „Buch der Wandlungen" rankten, wieder auf ihre Grundfragen zurück.[6] Seiner Ansicht nach können die Symbole letztendlich nur Träger von „Bedeutungen" sein. (In den überlieferten Editionen und Manuskripten von Wang Bis Kommentaren zum „Buch der Wandlungen" werden die Schriftzeichen *yi* 義 „Bedeutung" und *yi* 意 „Sinn" austauschbar verwendet.[i]) Symbole haben in sich selbst also keinen Sinn. Sie sind lediglich Mittel zur Erkenntnis, dürfen aber nicht mit dem Ziel verwechselt werden. Wang Bi stellt die Bedeutung somit vor das Symbol und kehrt die Beziehung um: „Die Bedeutung schafft die Symbole" (*yi sheng xiang* 義 / 意生

---

5 Die Gedanken der Weisen, die die Gedanken des Himmels abbilden sollten, offenbarten sich im konfuzianischen Kontext allerdings nur bedingt in den Schriften. Nur derjenige, der um die Beschränktheit menschlicher Sprache und Symbole wusste, konnte die dahinterstehenden wesenhaften Bedeutungen erkennen. Mit der Gründung des Kaiserreiches sollte der Kaiser die Absichten des Himmels auf staatlicher Ebene unmittelbar repräsentieren können. So schrieb der Han-zeitliche Philosoph Dong Zhongshu: „Der Himmel spricht nicht, sondern lässt durch den Menschen seine Gedanken (*yi* 意) verkünden.[...] Dem Herrscher, der den Auftrag des Himmels erhalten hat, sind die Gedanken des Himmels verliehen, darum trägt er den Namen Himmelssohn." Dong Zhongshu in *Chunqiu fanlu* in ESEZ 10/35:791. Übersetzung nach Franke 1920, 212.

6 Wang Bi ging als einer der wesentlichen Begründer der „Interpretationsschule nach Bedeutung und Prinzip" (*yili xuepai* 義理學派) in die Rezeptionsgeschichte des Buches der Wandlungen ein. Diese Schule sah die bedeutungsorientierte bzw. moralphilosophische Auslegung des Weissagetextes als entscheidend an und wandte sich gegen die „Interpretationsschule nach Symbolen und Zahlen" (*xiangshu xuepai* 象數學派). Zur Rezeptionsgeschichte des Buches der Wandlungen bis zur Songdynastie siehe Bohn 1990 sowie Smith u.a. 1990.

象)[7], schreibt er. In dem folgenden Text knüpft Wang Bi an eine Textstelle des daoistischen Buches *Zhuangzi* an, in dem Worte und Symbole mit Fischreuse und Hasenfalle verglichen werden. Die Textstelle ist diesem Kapitel vorangestellt. So wie Fischreuse und Hasenfalle ihren Sinn lediglich in dem Zweck haben, auf den sie zugeschnitten sind, so seien auch Worte und Symbole für sich betrachtet wertlos. Wang Bi schreibt:

> Die Worte dienen zur Erläuterung der Symbole. Sobald man die Symbole erfasst hat, mag man die Worte vergessen. Die Symbole dienen zur Konzentration auf *yi* 意. Sobald man *yi* erfasst hat, mag man die Symbole vergessen. [...] Wer sich nur auf die Worte konzentriert, wird die Symbole nie erfassen; wer sich nur auf die Symbole konzentriert, wird *yi* nie erfassen.[j]

Wang Bi betrachtete Symbole und Worte lediglich als notdürftige Ausdrucksmittel. Er äußerte sich daher sehr skeptisch bezüglich der Möglichkeit, dass der Mensch über die Texte der Klassiker den Zugang zu den Gedanken der Weisen finden könne. Nach Wang Bi hatten sich die Weisen lediglich in einer unverbindlichen Form artikuliert. Erst wenn der Mensch die Vorläufigkeit der Sprache in den Klassikern erkannt habe, könne er zu dem vorstoßen, was Wang Bi den „Weg" (*Dao* 道) – das Prinzip hinter allen Dingen – bezeichnete.[8]

Während Wang Bi mit *yi* 意 eine äußerst komplexe Information der Weisen beschrieben hatte, die dem Menschen nur unter größten intellektuellen Anstrengungen verständlich werden kann, wurde *yi* im Laufe der Geschichte immer mehr wie eine Verlegenheitskategorie gebraucht, auf die man verwies, wenn die eigene Sprache nicht mehr ausreichte oder als unzureichend empfunden wurde.

Bedeutung, Abbild und Trägerstoff

Auch die Welt der Bedeutungen und Sinnstrukturen steht zur Lebenswelt in einem Abbildverhältnis. Selbst wenn mit Kategorien wie *yi* auf etwas scheinbar Außersprachliches verwiesen wird, so liegt dieses Außersprachliche doch in dem Bereich dessen, was bekannt ist. Die Gedanken der Weisen des Altertums, die als Wesensanteile des Kosmos ausgemacht werden, stehen in einem unmittelbaren Abbildverhältnis zum eigenen Selbst, also zu der Figur, um die sich der Weltentwurf entfaltet. Die Vertrautheit mit dem eigenen Selbst und der geübte Umgang mit dem Selbst des Anderen sind also die gestalterischen

---

7 Dieser Kernsatz aus dem *Zhouyi lüeli* 周易略例 ging als die sogenannte Sinn/Bedeutung-schafft-Symbol-Theorie (*yi sheng xiang shuo* bzw. 意 / 義 生象說) in die chinesische Geistesgeschichte ein.

8 Wang Bi charakterisierte das dahinterstehende Prinzip als grundsätzlich nicht erkennbar. Er verwendet daher den Begriff „Dunkel" (*xuan* 玄). Damit der Mensch aus der Lektüre der alten Klassiker heraus dennoch zu einem annähernden Verständnis dieses „Dunkels" gelangen könne, empfahl Wang Bi bestimmte Lesestrategien. Siehe Wagner 2002, 15–43.

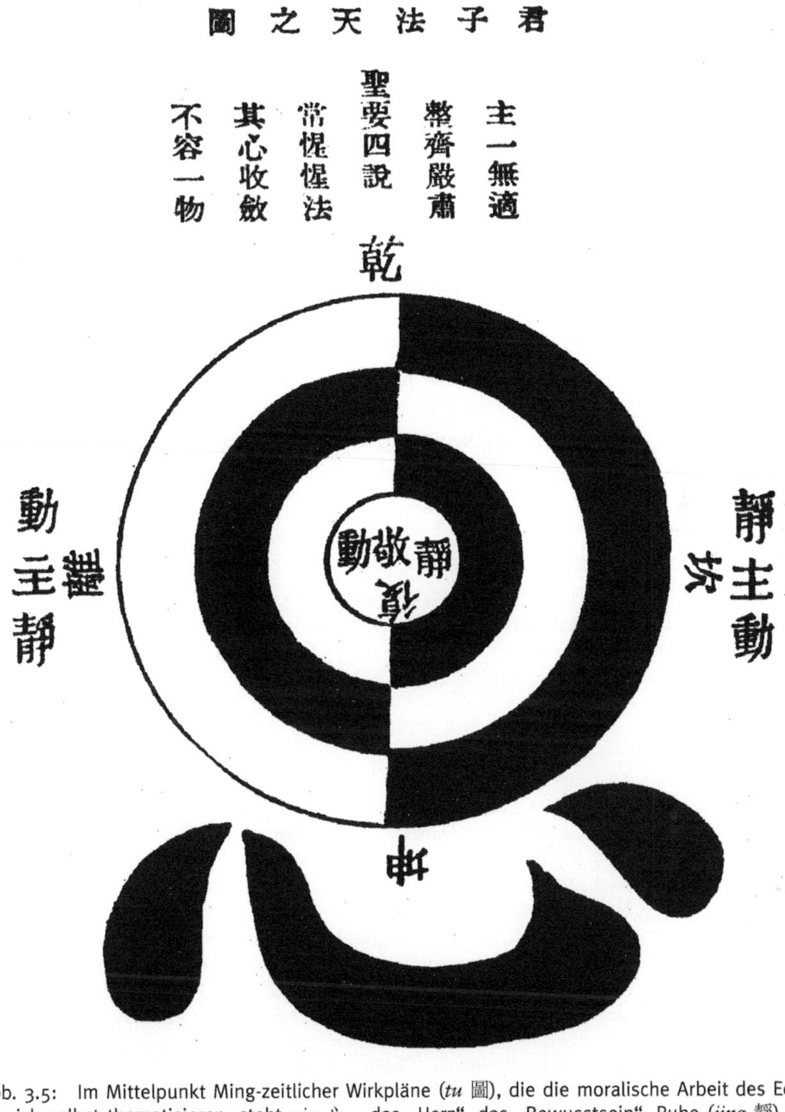

Abb. 3.5: Im Mittelpunkt Ming-zeitlicher Wirkpläne (*tu* 圖), die die moralische Arbeit des Edlen an sich selbst thematisieren, steht *xin* 心 – das „Herz", das „Bewusstsein". Ruhe (*jing* 靜) und Bewegung (*dong* 動) bilden die Pole, zwischen denen sich das Herz (moralisch) entfalten sollte. Innerhalb des Kreises werden die beiden Pole als ineinander umschlagendes Schwarz versus Weiß dargestellt.

Elemente dieses Weltentwurfes. Auch wenn die Person als „Betrachter" dabei nicht weiter reflektiert wird, so wird doch die „geistige Verwandtschaft" zwischen Betrachter und Betrachtetem (Kosmos) zum Ausdruck gebracht.

Daoistische und später buddhistische Schriften thematisierten bereits sehr früh in der chinesischen Geschichte die enge Verwandtschaft, die das Selbst mit dem Kosmos verbindet. Verschiedenste mentale Techniken wurden entwickelt, um das „Innenleben der Außenwelt" im eigenen Selbst zu erkunden. Der Neokonfuzianer Lu Jiuyuan 陸九淵 (1139–1193)[9] brachte in der Song-Zeit dieses Abbildverhältnis auf die Formel: „Das [menschliche] Bewusstsein ist zugleich das [kosmologische] Prinzip" (*xin ji li* 心即理).[10] Auch Zhu Xi (1130–1200), die geistige Leitfigur des Neokonfuzianismus rationaler Prägung, forderte für die naturkundliche „Untersuchung der Dinge und die Erweiterung des Wissens" eine sogenannte „Methode des Bewusstseins" (*xinfa* 心法),[11] und dies beinhaltete nichts anderes, als dass die Betrachtung der Dinge einherzugehen hatte mit der Betrachtung des eigenen Selbst.[k]" (Abb. 3.5)

Naturerkenntnis gestaltet sich im neokonfuzianischen Kontext also als ein empathischer Prozess, der allerdings durch die Schriften autoritär gelenkt wird. Über die „Botschaft der Weisen"[l], die sich in den Texten des konfuzianischen Kanons offenbart haben, sind die Ordnung und die sie konstituierenden moralischen Kategorien vorgegeben. Durch „stilles Sitzen" und Versenkung in das eigene Selbst soll die Ausgestaltung dieser abbildhaften Ordnung im Detail, mitsamt der ihr zugrundeliegenden Bedeutungen nachvollzogen werden. Für die sogenannte „Erweiterung des Wissens" spielt die Person mit ihren Innenerfahrungen daher eine große Rolle: Da das eigene Seelenleben quasi zur Welt stilisiert wird, kann das Erleben bestimmter Innenzustände maßgeblich für die Beschreibung von Naturvorgängen werden.[12]

---

9 Lu Jiuyuan mit Beiname Zijing 自靜, bzw. Xiangshan 象山 wird zusammen mit Wang Shouren als Begründer der „Schule des Bewusstseins" (*xinxue* 心學) genannt. Dieser idealistische Zweig des Neokonfuzianismus ist daher auch als Lu-Wang-Schule (Lu Wang *xuepai* 陸王學派) bekannt. Wan Quans Lehrer, Zhang Mingdao, neigte dieser „idealistischen" Richtung des Neokonfuzianismus zu. Ob er direkten Kontakt zu Wang Shouren pflegte, ist nicht bekannt.

10 Mit dem Wort *xin* 心, wörtlich „Herz", waren Intellekt und Emotionen gleichermaßen gemeint. Mögliche deutsche Übersetzungen wären „Bewusstsein" oder „Geist". Um die affektive Bedeutung zu fassen, die in diesen abendländischen Begriffen nicht enthalten ist, übersetzt der amerikanische Sinologe de Bary, der den Neokonfuzianismus in vielen Veröffentlichungen erforscht hat, *xin* mit dem Doppelbegriff als „mind-and-heart".

11 Wie de Bary ausführt, besteht insofern kein grundsätzlicher Gegensatz zwischen der „Prinzipschule" (*lixue* 理學) von Zhu Xi und der „Bewusstseinsschule" (*xinxue* 心學) von Wang Shouren (de Bary 1989:79–87). Die starke Kontrastierung der rationalen und idealistischen Strömung innerhalb des Neokonfuzianismus, wie sie in der Sekundärliteratur erfolgt, ist möglicherweise überzogen.

12 Diese Dimension des neokonfuzianischen „Programms" *Gewu zhizhi* 格物致知 („Untersuchung der Dinge zur Erweiterung des Wissens") fand in der Ming-Zeit immer stärkere Betonung. Dabei löste sich die Welt der Bedeutungen immer mehr aus der innigen Verbindung mit der Welt der Symbole und Zahlen. Bis zum Ende der Ming-Zeit hatte sie sich geradezu zu deren Gegenwelt entwickelt. Die zusätzlichen Informationen, die man aus ihr zu schöpfen hoffte, sollten die allzu starren Deutungsmuster nach Zahlen und Symbolstrukturen neu beleben.

In der sinnhaften Welt, die sich hieraus erschließt, entwirft sich der Mensch als Teil der Natur und als Teil der Prozesse, die er zu beschreiben und zu erkennen sucht. Eine gleichsam propriozeptive[13] Sicht auf die Dinge prägt die Wahrnehmung. Soweit eine Begriffsbildung überhaupt erfolgt – die sprachlose Verständigung wird stark idealisiert –, vollzieht und entwickelt sie sich auf demselben ontologischen Niveau wie die Begriffsbildung für die Innenwelt. Dieselben Kategorien, in denen man das eigene Selbst beschreibt, werden für die geistigen Bedeutungen der äußeren Natur geltend gemacht und umgekehrt. Dabei sind viele Kategorien der Körperfühlsphäre entlehnt und entsprechen affektiven bzw. Kraftkategorien. Sie beziehen sich auf Stimmungen, Intentionen, Strebungen, Stärken, Schwächen und Intensitäten, also Kategorien, in denen das eigene Leistungsvermögen und die Erfahrungen des Selbst aus dem Innenraum heraus beschrieben werden. Ganz im Gegensatz zur Welt der Zahlen ist dieser Raum nicht teilbar. Er ist unstrukturiert, „atmosphärisch", wolkig, gestaltlos, dunkel und mysteriös.

Ein zentraler Begriff der Welt der Bedeutungen und Sinnstrukturen, der den höchst abstrakten Beschreibungen der medizinischen Diskurse nach Zahlen und Symbolen eine gewisse „Leibnähe" und „Erlebensnähe" verleihen sollte, ist das Konzept *Qi* 氣.[14] *Qi* fungiert in der Welt der Bedeutungen und Sinnstrukturen als Trägersubstanz menschlichen Erlebens und Erfahrens. Mit diesem Begriff, der in der Welt der Symbole lediglich einen eigenschaftslosen Stoff darstellt, lassen sich alle Abstufungen von Qualitäten als mehr oder weniger, als zureichend oder unzureichend, Fülle und Mangel nach dem inneren Empfinden kennzeichnen. Dieser Stoff, der alle feinstofflichen Übergänge von der Materie zum Geist, von der Feuchtigkeit zur Luft und umgekehrt umfasst, soll den „atmosphärischen" Raum des menschlichen und kosmologischen Leibes gleichermaßen erfüllen.

Qi – piktographisch konzipiert als „aufsteigender Dampf über dem Reis" – ähnelt auf frappante Weise dem, was die hippokratische Medizin mit *physai*

---

13 Dieser Begriff aus der modernen Neurophysiologie bezeichnet die Eigenempfindungen des Zustands und der Zustandsänderungen des menschlichen Körpers, insbesondere die Wahrnehmung des Bewegungs- und Halteapparates. Über bestimmte sensible Bahnen können beispielsweise Gelenkstellungen ohne optische Kontrolle wahrgenommen werden.

14 Ausgehend von der „Neuen Phänomenologie" von Schmitz 1964–80 und Schmitz 1982 arbeitet Linck 1996 das chinesische Konzept *Qi* als zentralen Begriff einer grundsätzlich leiborientierten Medizin heraus, die das „Atmosphärische" von Körperprozessen in den Vordergrund stellt. Hiermit ist allerdings nur ein Aspekt von *Qi* angesprochen, der in der Welt der Bedeutungen große Bedeutung hat. Leibnahe Beschreibungen von Körperprozessen sind in der Literatur der chinesischen Medizin keineswegs die Regel. Der übliche Fachdiskurs des Arztes, wie er auch heute noch praktiziert wird, leitet sich aus der Welt der Zahlen und Symbole ab und ist durch eine oftmals sehr leibfremde Wahrnehmung gekennzeichnet, die allerdings einen hohen Abstraktions- und Differenzierungsgrad aufweist. Das Konzept *Qi* stellt dabei oft lediglich einen eigenschaftslosen Grundstoff – ein substantielles Prinzip – dar, das Wirkmengen anhand ihrer Effekte darstellt und sie miteinander „verrechnet". Vgl. hierzu S. 220ff.

ek ton peritomaton (Dämpfe aus den Lebensmitteln) kennzeichnete.[15] Etwa seit dem zweiten Jahrhundert v.w.Z. wurde *Qi* zu einem ähnlich umfassenden Konzept der chinesischen Naturphilosophie und Medizin, wie es *pneuma* in der griechischen Medizin war. *Qi* verbindet sich als „Dampf", „Luft", „Atem", „Odem" „Fluidum" mit allem, was der Aufrechterhaltung des Lebens dient: Es ist Bestandteil des Blutes, der Organe, der Atemluft, der Speisen, der Kälte, der Hitze, des Windes und der Feuchtigkeit. *Qi* erfüllt übergangslos Innenwelt wie Außenwelt. Zugleich hat *Qi* einen Kreislauf und hebt und senkt sich innerhalb des Körpers und innerhalb der Atmosphäre nach bestimmten Rhythmen und Jahreszeiten. Im übertragenen Sinn kann *Qi* auch auf seelisch-geistige Funktionen, Ausstrahlungen und auf solche „Verwirklichungspotentiale" wie Lebenskraft, Konstitution oder Temperament verweisen. *Qi* hat somit viele Gemeinsamkeiten mit dem, was mit dem aristotelischen Begriff *enérgeia*[16] in einem teleologischen Sinn als Vermögen menschlichen Lebens bezeichnet wird. Die Attraktion des chinesischen Begriffes ist allerdings sehr viel größer als die entsprechender abendländischer Begriffe. Mit dem Begriff *Qi* können alle Naturprozesse mit seelischen Prozessen verknüpft werden - und dies nicht nur auf medizinisch-philosophischer Ebene, sondern auch für Beschreibungen von Befindlichkeiten im Kontext der Umgangssprache.[17]

In der Welt der Bedeutungen und Sinnstrukturen haben die beiden Bereiche Makrokosmos und Mikrokosmos also weit mehr als nur eine formale „Teilhabe" aneinander. Über das sie belebende *Qi* sind sie eng einander verknüpft. Das *Qi* bildet den Träger aller affektiven Strebungen und Antriebe, die ihnen gemeinsam sind. Die Qualitäten und Färbungen, die dieses *Qi* je-

---

15 Unschuld 1997, 27–29 legt sogar nahe, dass das Schriftzeichen *Qi* die piktographische Übersetzung von *physai ek ton peritomaton* sein könnte, dass mit anderen Worten die chinesische Medizin wesentliche Grundkonzepte aus der hippokratischen Medizin übernommen hätte. Nach Unschuld könnte es sich bei dem Namen des Arztes, der für weite Teile des „Inneren Klassikers" den Dialogpartner des Gelben Kaisers darstellt, Qi Bo – zur Han-Zeit *Xi *Pok ausgesprochen wurde – um eine phonetische Umschrift des Namens Hippokrates handeln.

16 Diese Kategorie, die in etwa der Entelechie entspricht, bezeichnete die aktuelle Verwirklichung des angelegten Vermögens die Form, die zur Verwirklichung im Stoff drängt.

17 Ähnliche Attraktion findet in den modernen Weltbildern esoterischer Machart der Begriff „Energie". Auch dieser Begriff verbindet Naturerleben und seelische Prozesse. Mit „Energie" werden Befindlichkeiten und Kommunikationsprozesse nach Intensitäten und scheinbar messbaren Kategorien beschrieben. Hierdurch ist er vage und präzise zugleich und damit universell anwendbar. Dass die chinesische Medizin bis heute im Westen gerade im Rahmen der Alternativmedizin so große Anziehungskraft ausübt, mag nicht zuletzt mit der Übersetzung des Begriffes *Qi* als „Energie" zusammenhängen. Porkert, der diese Übersetzung 1965 in Deutschland einführte, hatte mit der Übertragung anderer Termini allerdings weit weniger Erfolg. Dass er, um den wissenschaftlichen Anspruch der chinesischen Medizin zu begründen, die leibfremde Sprache der Welt der Symbole und Symbolstrukturen in eine lateinische Kunstsprache übertrug, mochten gerade diejenigen nicht nachvollziehen, die ihm in dieser energetischen Betrachtungsweise folgten.

weils annimmt, prägen Innen- und Außenraum, Stimmungen und Gefühle. So entsteht eine beide Bereiche umfassende expressive und zugleich resonante Welt, in der affektive Prozesse zur Grundlage kognitiver Einsichten werden können. Der „Gleichklang“ zwischen Kosmos und Selbst ist hierbei das entscheidende Element der Naturerkenntnis.

Bedeutung und Resonanz

Auch die moralphilosophischen Entwürfe zur menschlichen Natur, wie sie seit der Zeit der Streitenden Reiche ausgearbeitet worden waren, spiegeln sich in der Welt der Bedeutungen wider, allerdings in einer vereinfachten Form. Moralische Aspekte menschlicher Handlungen erhalten in der kosmologisch begründeten Ethik, deren höchstes Ziel die persönliche Lebensverlängerung ist, systematische Bedeutung. Innerhalb eines Kontinuums zwischen Bewegung (*dong* 動) einerseits und Ruhe (*jing* 靜) andererseits wird ein Raum entworfen, der durch eine Maßordnung gekennzeichnet ist (Abb. 3.5). In dem solchermaßen konzipierten Raum verhallen menschliche Handlungen nicht in der Leere, sondern breiten sich aus wie Wellen. Ihre Wirkung bleibt also erhalten. Moralische Qualitäten setzen sich gleichsam in physikalische um. Alle Antriebe und Bedeutungen, die menschliches Handeln und Wollen ausmachen, finden hierbei ihre entsprechende Antwort im Kosmos. Den vielfältigen Abbildbeziehungen der Welt der Symbole und Symbolstrukturen wird auf diese Weise eine reaktive Dimension hinzugefügt, nämlich die von „Einwirkung“ (*gan* 感) und „Antwort“ (*ying* 應).[18]

Da der Raum, in dem sich diese resonanten Prozesse abspielen, gewissermaßen Feldcharakter besitzt, wird jede Bewegung, jede Erregung über ein bestimmtes Maß hinaus als „Verstoß“ registriert. Grundlegend ist die Hypothese eines Ur- bzw. Bestzustandes. Er wird im *Xici*-Kommentar zum „Buch der Wandlungen“ und im „Plan der allerhöchsten Grenze“ von Zhou Dunyi als „Ruhe“ und im kanonischen Buch *Zhongyong* als „Mitte“ bezeichnet. Es ist der Zustand ohne Begierden, ohne Erregung, ohne Affekt, den die daoistischen Philosophen als Zustand des neugeborenen „nackten Säuglings“ (*chizi* 赤子) oder als Zustand des „unbehauenen Holzblocks (*pu* 朴) kennzeichnen. [m] In diesem Zustand kann den moralischen Menschen – den „Edlen“ – nichts erschüttern.[19]

---

18 Spätestens seit der Han-Zeit bildet das Resonanzkonzept von Einfluss und Antwort (*ganying* 感應) die „Aufrüstung“ des reinen Abbildmechanismus, wie er die Welt der Zahlen und Symbole prägt. Vgl. Le Blanc 1995. Auch im Inneren Klassiker des Gelben Kaisers, aus dem ein Großteil der Texte in der frühen Han-Zeit verfasst wurden, spielt die Resonanz zwischen den ontologischen Ebenen Himmel, Erde und Mensch bereits eine entscheidende Rolle.

19 Auch in der Nikomachischen Ethik von Aristoteles wird die Tugend als Prinzip der Mitte (*mesótes)* definiert. Vgl. N.E. II, 5 – 7. Die Konzeption eines Bestzustandes der Ruhe in der Mitte findet sich auch in den Tugendkonzepten der hellenistischen Philosophie. Die

Hier ist er unverletzlich und hat vollständige Kontrolle über die Welt. Allerdings können selbstsüchtige Wünsche und Begierden (*renyu* 人欲), die sich aus der Berührung mit den Dingen der Welt ergeben, diesen Zustand der Ruhe gefährden und nach dem neokonfuzianischen Modell nicht nur Erkenntnis verhindern, sondern sogar das himmlische Prinzip (*tianli* 天理) im Menschen zerstören.[n] Das klassische Zitat aus den konfuzianischen Ritualaufzeichnungen hierzu lautet:

> „Der Mensch ist von Geburt her ruhig. Dies ist [Ausdruck] seiner himmlischen Natur. Unter dem Einfluss der Dinge wird er bewegt. Das ist [Ausdruck] der Wünsche seiner [menschlichen] Natur. Je mehr er mit den äußeren Dingen in Berührung kommt, desto mehr vermehrt sich sein Wissen über sie und bilden sich in ihm Zuneigung und Abneigung. Wenn diese [beiden Gefühle] im Innern nicht in Maßen bleiben und das Wissen ihn mehr und mehr nach außen zieht, kann er nicht mehr in sich zurückkehren. Dadurch wird das himmlische Prinzip zerstört."[o]

Verlässt der Mensch diesen kraftvollen Zustand der Mitte und Ruhe, indem er sich „bewegen" lässt und seinen Gefühlen nachgibt, so gibt es innerhalb dieser kosmologisch begründeten Ethik bestimmte Stufen von Abweichungen, die im Sinne des „Buches der Wandlungen" situationsspezifisch mit verschiedenen Urteilen bedacht werden. Die Aufforderung zur „Reue" (*hui* 悔) enthält hierbei die Disposition zum Heil, weil Einsicht und Umkehr noch eine Umwandlung der Situation bewirken können; die „Beschämung" (*lin* 吝) enthält die Disposition zum Unheil, weil sie eine unabänderliche Situation kennzeichnet, deren verhängnisvolle Entwicklung in den Wandlungsgesetzen festgeschrieben ist. Der moralische Kosmos gleicht hierbei einer Flussbewegung. Verhält sich der Edle in Einklang mit den zeitlichen Erfordernissen und Riten, so entsteht Heil. Handelt er diesen naturgegebenen Gesetzen zuwider, entsteht Unheil.

Da die elementaren Antriebe des Menschen und deren Bedeutungen mit den Bewegungen des *Qi* gleichgesetzt werden, lässt sich aus all diesen Vorgaben ein einfaches Modell physiologischer Ethik ableiten. Eine Art Mechanismus, der nicht verhandelbar ist und auf menschliches Verhalten wie ein Naturgesetz reagiert, bewirkt, dass jede Bewegung in die eine Richtung eine Gegenbewegung in die andere Richtung auslöst. Diese „ausgleichende Gerechtigkeit" reagiert empfindlich auf jede Veränderung in die eine oder andere Richtung. Ohne Rücksicht auf die jeweilige Gesinnung des Menschen während einer Handlung kommt dieser gleichsam blinde Mechanismus gesetzesartig an allen Orten in gleicher Weise zum Tragen. Dabei reicht die Vergeltungsmechanik vom reinen „Echo" über die „Resonanz" hin zu moralischen Konnotationen von Belohnung und Bestrafung.[20] Der Kosmos reguliert sich nach diesem Modell also nicht nur in qualitativer, sondern auch in moralischer Hinsicht selbst.

Begriffe *areté* („im besten Zustand sein") oder *ataraxia* („Unerschütterlichkeit") werden eng mit den Konzepten des Maßes und der Mitte verknüpft.

20 Wörtl.: Einfluss und Antwort bzw. vergeltende Antwort.

Die Medizin implementiert all diese Regeln in den Leib. Menschliches Fehlverhalten findet in der „medikalisierten Ethik" der Welt der Bedeutungen, wie sie bereits der Innere Klassiker entwirft, seine unmittelbare Antwort in den resonanten Bewegungen des *Qi*. Die mit *Qi* erfüllten Organe reagieren äußerst empfindlich auf jedes Zuwiderhandeln: jedes Zuviel und jedes Zuwenig in der Gewichtung der Gefühle. Der Gegensatz zwischen dem himmlischen Prinzip (*tianli* 天理) und den menschlichen Begierden (*renyu* 人欲), der in der neokonfuzianischen Moralphilosophie große Bedeutung gewinnen sollte, wird in der Medizin also bereits frühzeitig als ein rein pathophysiologischer Mechanismus des menschlichen Körpers interpretiert.

Therapie und Handlungsstrategie

Medizin ist ihrem Wesen nach handlungsorientiert. Ihre ureigenste Intention ist es, in der gegebenen Wirklichkeit bewusst und geplant zu handeln. Eine Medizin, die sich die metaphysischen Naturtheorien zum Zweck des Heilens als „Kunst" (griechisch *techne*) zunutze machen will, wird sich vor allem an der praktischen Anwendbarkeit orientieren. Sie braucht nicht auf ein perfektes, in sich konsistentes Begriffssystem zu dringen, solange die Kategorien, mit denen sie arbeitet, bestimmte Minimalbedingungen aufweisen und medizinisches Handeln ermöglichen.[21]

Seit der Han-Zeit stellte das Konzept *yi* 意 einen Platzhalter für all die Aspekte der praktischen Medizin dar, die in den alten Schriften nicht thematisiert waren und die den eigentlichen Alltag des Arztes ausmachten.[22] „Medizin ist *yi*" (*yizhe yiye* 醫者意也), so lautete die Losung, die gerade in der Ming-Zeit allerorten benutzt wurde, wenn es um Erfahrungswerte ging, die sich nicht in die gängigen Notationssysteme fassen ließen.[23] Diese enigmatische Definition, die man interpretierend übersetzen könnte mit: „Medizin ist therapeutische Idee", bot sich im Chinesischen schon aus phonetischen Gründen an.[24] Beide Schriftzeichen („Medizin" = *yi* 醫 im ersten Ton und

---

21 Wie die Ethnologin Mary Douglas zu Recht betont, würde man einer fremden Kultur Gewalt antun, wenn man die Kosmologie, die hinter bestimmten Praktiken steht, als eine systematische Philosophie darstellen wollte, der die einzelnen Menschen bewusst anhängen. Vgl. Douglas 1988, 120.

22 Während *Qi* sowohl in der asiatischen als auch in der westlichen Literatur als das zentrale ontologische Konzept dargestellt wird, könnte man *yi* als das entscheidende handlungstheoretische Konzept der chinesischen Medizin seit der Song-Zeit bezeichnen.

23 Vgl. die Vorworte zu medizinischen Fachbüchern der Ming-Zeit in *Zhongguo yijikao* sowie die vielen Anekdoten, die sich um die Heilung nach der Losung „Medizin ist *yi*" scharen und in der Pinselnotizenliteratur festgehalten sind. Beispiele finden sich in der zur Wanli-Zeit (1588–1590) verfassten Schrift *Wuzazu* 五雜俎 von Xie Zhaozhe 謝肇淛 5:32 (429).

24 Weitere Gleichsetzungen aufgrund gleicher Lautung gibt es zwischen Medizin und den Schriftzeichen *yi* 宜 ("Medizin ist, was zu tun geziemt"), *yi* 義 („Medizin ist Bedeutung"), *yi* 易 („Medizin ist Wandel"). Vgl. hierzu auch den sehr aufschlussreichen Artikel von Otsuka 1967, 43–47 über ähnliche „Wortspiele" in der japanischen Medizin.

„Idee“, „Gedanke“, „Bedeutung“ usw. = *yi* 意 im vierten Ton) haben denselben Laut, was in einer Welt voll von Abbildbeziehungen eine „Verwandtschaft“ nahe legen konnte.

Erstmals in einen Zusammenhang gebracht wurden die beiden Schriftzeichen in der Dynastiengeschichte der späten Han. Damals strich der kaiserliche Hofarzt Guo Yu 郭玉 (fl. 89–105) – einer der bekanntesten Akupunkteure seiner Zeit – *yi* als wesentliches Element der medizinischen Behandlung heraus. Guo Yu zählt zu der großen Zahl von Ärzten der chinesischen Geschichte, die aus der Überzeugung heraus, dass sich die praktische Medizin über das Wort nicht vermitteln lasse, keine eigenen Schriften hinterlassen haben. Die folgende Aussage stellt somit das einzige Zeugnis seiner Tätigkeit dar:

> Was Wort und Bedeutung in der Medizin anbetrifft, [so verhält es sich so]: Die Hautoberfläche [des menschlichen Körpers] ist überaus fein geteilt. Mit großer Handfertigkeit muss [der Arzt] dem Fluss des *Qi* folgen. [Eine Abweichung] um Haaresbreite [beim Einstechen] der Nadel oder des Steines kann einen schweren Fehler darstellen. Der Geist sitzt an der Schnittstelle zwischen Herz und Hand. Dies ist etwas, das man verstehen, aber mit Worten nicht beschreiben kann.[16]

In dem Zitat scheint *yi* zunächst die Bedeutung von „Konzentration“, „Aufmerksamkeit“ oder „Intuition“ zu haben. Jedoch weisen die letzten beiden Sätze darauf hin, dass ein umfassenderes kosmologisches Konzept, welches individuelle und überindividuelle Zusammenhänge einschließt, angesprochen ist. Guo Yu gründet hierauf das Argument, dass praktizierte Medizin eine Präzision besonderer Art erfordere. Der Geist müsse Herz und Hand miteinander verbinden, um dem „Fluss des *Qi*“ beim Patienten folgen und die wirkrelevanten Einstichpunkte auf der Hautoberfläche ermitteln zu können. Auch hier, in medizinischen Zusammenhang, sehen wir also, dass das Selbst (des behandelnden Arztes) als Informationsquelle für das „Aufspüren“ von Störungen in der Ordnung (des Patienten) ausgemacht wird.

Guo Yus Äußerung, die in den ersten Jahrhunderten nach der Zeitenwende viel Beachtung fand, schildert die Medizin, bzw. die Akupunktur, als eine sehr leibnahe Tätigkeit am Patienten, für die Einteilungen abstrakter und begrifflicher Art nicht nur entbehrlich, sondern geradezu hinderlich erscheinen. Ähnliche Stellungnahmen von chinesischen Ärzten, die das „leere Bücherwissen“ der „lebendigen praktischen Erfahrung“ gegenüberstellen, sind zahlreich,[25] und ihre „Dunkelziffer“ kann nicht groß genug geschätzt werden, da die

---

[25] Vgl. beispielsweise den folgenden Dialog aus der Biographie des Arztes Xu Yinzong 許胤宗 (540–630) in der Dynastiengeschichte der Tang (Liu Xu 劉煦 191:5091) „Eure Medizinkunst ist so geistvoll, warum verfasst Ihr keine Bücher für die Nachwelt?“. Yinzong antwortete: „Medizin ist Gedanke (醫者意也). Sie liegt in des Menschen gedanklicher Bewegung (在人之思慮).“ Auch das nicht mehr erhaltene pharmakologische Werk *Bencao jingjizhu xulu* (um 500 von Tao Hongjing 陶弘景 verfasst), welches im Tangzeitlichen *Waitai miyao* (Wang Tao 1987, 498) zitiert wird, verweist auf die Bedeutung von *yi* im Rahmen der Arzneikunde. Die Dosierungen und Indikationen von Arzneien dürften – so Tao Hongjing – nicht einfach aus den Rezepturensammlungen der alten

meisten Anhänger der wortlosen „Erfahrungsheilkunde" konsequenterweise auch keine Spuren im Sinne schriftlicher Zeugnisse hinterließen.

Für die neokonfuzianische Medizin, wie sie ab der Song-Zeit geltend gemacht wurde, kamen solche gänzlich nonverbalen Entwürfe medizinischer Praxis allerdings der Anarchie gleich. Die Disqualifizierung des geschriebenen Wortes konnte unter konfuzianischen Vorzeichen nicht akzeptiert werden. Entsprechend schreibt der Beamte Li Geng 李庚 im Jahre 1150 in seinem Vorwort zu dem kinderheilkundlichen Buch *Youyou xinshu* (Neues Buch zur Pflege des Kindes) von Liu Fang 劉昉 (fl. 1137–1161):

> Schon seit langem werden Abhandlungen und Rezeptvorschriften berühmter Ärzte überliefert. Seit es schriftliche Aufzeichnungen gilt, bekommt die Welt zwar die mündlichen Äußerungen der drei großen Ahnherrscher (三墳)[26] nicht mehr zu hören. Doch sind immerhin die Arzneikunde des Shen Nong *(Shennong bencao)*, der Innere Klassiker des Huang Di *(Huangdi neijing)* und die acht Trigramme des Fu Xi[27] bis in die heutige Zeit hinein überliefert. Diese Bücher strahlen wie Sonne und Sterne über dem Menschen. Wahrlich, pflanzliche und mineralische Wirkstoffe sind für die Menschen unentbehrlich! Aber medizinische Bücher dürfen noch viel weniger in der Welt fehlen. Manche sagen, Medizin sei ausschließlich *yi*. [Es mache daher keinen Sinn,] irgendwelche Bücher [zur Medizin] zu verfassen. Die Geschichtsschreiber der Tang-Zeit lobten vollmundig den Arzt Xu Yinzong 許胤宗, [da der es abgelehnt hatte, Bücher zu verfassen]. Ihnen war nicht bewusst, dass es solche Menschen wie Zhang Zhongjing oder Sun Simiao[28] alle tausend Jahre nur einmal gibt. Wenn ihre Rezepturenbücher nicht überliefert wären, dann wäre auch der Weg der Medizin abgestorben. Die [Denkweise, dass Bücherwissen ohne jeden Wert sei,] ist also sehr einseitig.[p]

Li Gengs Aussagen sind typisch für eine Zeit, in der man auf das schriftlich tradierte Erbe zurückblickte und in Sorge um seinen Erhalt sämtliche Schriften bekannter Ärzte des Altertums sammelte. Das „neue" Buch zur Kinderheilkunde von Liu Fang, für welches Li Geng sein Vorwort geschrieben hatte, setzt sich denn auch mehr oder weniger aus Zitaten frühkaiserzeitlicher medizinischer Bücher zusammen.[29]

Zeit übernommen werden. Die Rezepturen der alten Zeit müssten jeweils an die Gegenwart angepasst werden.

26 Mit der Bezeichnung *sanfen* 三墳 (wörtlich „drei Gräber") wird im *Shangshu*, *Zuozhuan* und *Zhouyi* auf die Schriften der legendären Herrscher Huangdi, Shennong und Fu Xi verwiesen. Das Literaturverzeichnis der Dynastiengeschichte der Han umfasst zahlreiche Titel, die Huangdi, Shennong und Fu Xi zugeschrieben wurden.

27 Das ist das „Buch der Wandlungen".

28 Paradoxerweise verweist allerdings gerade auch der buddhistisch geprägte Arzt Sun Simiao (581–682), Verfasser mehrerer berühmter Werke zu allen Fachbereichen der Medizin, für die wesentlichen Vorgehensweisen der Praxis auf die Ebene des Nicht-Sprachlichen. Der „gute Arzt" *(liangyi)* solle seine „Intuition" gebrauchen: er könne alles Wissen in sich selbst finden. Vgl. Sun Simiao 1975, 3 und Sun Simiao 1983, 2 (Vorwort zu *Qianjin yifang* 千金翼方) und 308.

29 Anders als es der Titel nahelegt, sind in diesem Buch keinerlei innovative Ansätze zur Kinderheilkunde zu finden. Aus heutiger Sicht ist dieses kinderheilkundliche Buch aller-

Der klinisch tätige Gelehrtenarzt der Song- und Nach-Song-Zeit befand sich in einem Dilemma: Da er der konfuzianischen Tradition verpflichtet war, musste er sein praktisches Handeln nach den konfuzianischen Klassikern und den in ihnen überlieferten Notationssystemen erklären und legitimieren. Nun verkörperte die Überlieferung Erkenntniswerte höchst heterogener Natur. Die Quellen, aus denen sich die neokonfuzianische Medizin nährte, konnten kaum unterschiedlicher sein. Da waren zunächst die dreizehn konfuzianischen Klassiker, die mit Ausnahme des Buches der Wandlungen kein systematisches Wissen, sondern lediglich antiquierte Inhalte vermittelten, die die Historie, Mythologien, Rituale und ethische Exempel der Zhou-Zeit betrafen. Keines dieser Bücher hatte auch nur den entferntesten Bezug zu medizinischer Erkenntnis und medizinischem Handeln. Auch die medizinischen Klassiker boten wenig Hilfe: Die Ansätze, die sie zur Behandlung von Krankheiten vertraten, differierten oft diametral. Zu alledem gesellte sich die unüberschaubare Zahl von Rezeptsammlungen, die seit Jahrhunderten im Reich kursierten und deren Berücksichtigung vom Kaiserhof ausdrücklich gefordert wurde.[30]

Für den praktizierenden Arzt, der weder die Vorbildung mitbrachte, Wissen so unterschiedlicher Art zu verarbeiten, noch die Zeit, sein praktisches Handeln hiernach auszurichten, war es äußerst schwer, aus der Fülle von Optionen verbindliche Regeln für sich abzuleiten. Einen Weg aus diesem Dilemma entwarf der Yuan-zeitliche medizinische Autor Zhu Zhenheng (1281–1358), der als der Ahnvater der Ming-zeitlichen Medizin gelten kann.[31] Als philosophieinteressierter Literat war Zhu Zhenheng in der Lage, seine Gedanken präziser und prägnanter ausdrücken als viele andere Ärzte seiner Zeit.[32] In

---

dings von hohem Wert, da es zahlreiche Texte der frühen Kaiserzeit enthält, die uns als eigenständige Bücher heute nicht mehr überliefert sind.

30 Im Zuge einer fortschrittlichen Gesundheitspolitik unter dem Song-zeitlichen Kaiser Taizong waren sämtliche geheimen und offenen Rezepte, die am Hof verzeichnet waren, von verschiedenen Hofärzten nach unbekannten Kriterien auf ihre Bedeutung und Wirksamkeit hin beurteilt worden. Hieraus entstand die heute nicht mehr erhaltene Rezepturensammlung *Taiping shenghui fang* 太平聖惠方, die im Jahre 978 veröffentlicht wurde und laut Enzyklopädie *Yuhai* 玉海 aus 1670 Abteilungen und 16834 Rezepturen bestand. Vgl. auch Fußnote 33.

31 Von Zhu Zhenheng sind uns drei Bücher überliefert, nämlich das *Gezhi yulun* 格致餘論, das *Jufang fahui* 局方發揮 und das *Bencao yanyi buyi* 本草衍義補遺. Alle anderen Schriften, für die er als Autor genannt wird, sind von seinen zahlreichen Schülern auf der Grundlage seiner Originalmanuskripte aufgezeichnet und ergänzt worden. In der Ming-Zeit wurden ihm viele Werke fälschlich zugeschrieben, u.a. auch ein gestohlenes kinderheilkundliches Manuskript von Wan Quan. Vgl. S. 152, 169, sowie Liu Shijue 劉時覺 1993, 106–109 und Volkmar 2000b, 23–26.

32 Obwohl Zhu Zhenheng selbst die Beamtenprüfung nicht bestanden hatte, wurde er in die um 1680 verfasste Dokumentation neokonfuzianischer Philosophen *Song Yuan xue'an* 宋元學案 mit aufgenommen und hierbei der so genannten *Baiyun*-Schule zugerechnet. Seine Ansichten scheinen von dem neokonfuzianischen Philosophen Xu Wenyi 許文懿 beeinflusst zu sein. Vgl. Quan Zuwang 全祖望 1954, 93:980–982. Eine aus-

seinen Schriften, insbesondere seinen kritischen „Ausführungen zu den amtlichen Standardrezepturen" (*Jufang fahui* 局方發揮)[33], entwarf er die Medizin als eine praktische Wissenschaft, die vor allem ein situationsgerechtes strategisches Handeln erfordere und sich daher in flexibler Weise die regelhaften Zusammenhänge des Kosmos zunutze machen dürfe. So schreibt er in der Einführung zu diesem Buch:

> In der alten Zeit [...] sagte man: „Medizin ist *yi*". [Was ist damit gemeint?] [...] In der Behandlung von Krankheiten sollte der Arzt stets eine [strategische] Antwort suchen, die den möglichen Tendenzen und Veränderungen [der Krankheit] angepasst ist (*linji yingbian* 臨機應變)[34]. [...] Er kann dabei nicht einfach die Rezepturen der Ahnen übernehmen, die bei bestimmten Krankheiten Erfolg hatten, und sie auf die mannigfaltigen Krankheiten der Menschen von heute anwenden. Dies wäre ein ebenso [törichtes Verhalten wie das des Mannes von Chu,] der eine Kerbe in sein Boot ritzte, [um auf dem Flusswasser den Ort zu kennzeichnen, wo er sein verlorenes] Schwert suchen wollte (*kezhou qiujian* 刻舟求劍),[35] [oder das des dummen Sohnes von Bo Le] der sich auf der Suche nach einem Pferd nur an Abbildungen hielt (*antu suoji* 按圖索驥), [und letztendlich eine Kröte mit einem Pferd verwechselte].[36] Dass jemand auf diese Weise ein Ziel erreichen kann, ist wohl eher zufällig.[q]

---

führliche Biographie zu Zhu Zhenheng schrieb sein Schüler Dai Liang 戴良: *Danxiweng zhuan* 丹溪翁傳 (Die Biographie des Herrn Danxi) in Zhu Zhenheng 1993, 479–485. In der Sekundärliteratur wird Zhu Zhenheng zumeist als der Urheber der „Theorie vom Minister-Feuer" (*xianghuolun* 相火論) sowie der „Theorie vom unzureichenden *Yin* und übervollen *Yang*" (*Yin buzu. Yang chang youyu* 陰不足.陽常有餘) charakterisiert. Sein bahnbrechender Einfluss auf die chinesische Medizin der Ming- und Qing-Zeit sowie auf die so genannte *bianzheng*-Theorie der heutigen TCM findet in der westlichen Sekundärliteratur bislang kaum Beachtung.

33 Für diese Rezepturensammlung hatte das Wohlfahrtsamt der Kaiserlichen Medizinischen Akademie 788 (der ursprünglich 16834) Rezepturen ausgewählt und nach Fächern und Kategorien geordnet. Unter dem Titel *Taiping huimin heji jufang* 太平惠民和劑局方 (In der Taiping-Zeit zusammengestellte, amtliche Rezepturen zum Wohle des Volkes) wurde die Rezepturensammlung Ende des 11. Jahrhunderts der Öffentlichkeit zugänglich gemacht. Arzneitherapie und Heilmittelproduktion waren damit für zweihundert Jahre gesetzlichen Richtlinien unterworfen. Allein während der mongolischen Fremddynastie Yuan erfuhr das Buch drei Neuauflagen. Vgl. ZGTS 215–216.

34 Der hier verwendete Ausdrucks stammt aus dem militärisch-stategischen Bereich. Er wird hier erstmals für die Medizin fruchtbar gemacht.

35 Die Anekdote vom Mann aus Chu findet sich erstmals in den „Frühling- und Herbstannalen des Lü Buwei" (3. Jh. v.w.Z.) In der Übersetzung von heißt es hier: „Im Land Chu setzte ein Mann über den Jiangzi-Fluss. Da fiel sein Schwert aus dem Schiff ins Wasser. Da ritzte er eine Kerbe in den Schiffrumpf und sprach: „An dieser Stelle ist mein Schwert hinuntergefallen." Als das Schiff hielt, da tauchte er an der Stelle, an der er die Kerbe eingeritzt hatte, ins Wasser und suchte nach seinem Schwert. Aber während das Schiff weitergefahren war, war das Schwert nicht mitgefahren. Ist es nicht töricht, auf diese Weise das Schwert zu suchen?" (Wilhelm 1979, 232–233)

36 Bo Le 伯乐, der legendäre Autor des Klassikers zur Prognose [der Langlebigkeit] von Pferden (*Xiangmajing* 相馬經) soll einen Sohn gehabt haben, der offenbar nicht sehr begabt war. Eine Anekdote berichtet: „Als der Sohn des Bo Le eine Kröte sah, hielt er sie für das berühmte *Ji*-Pferd, das der Vater in seinem Pferdeklassiker beschrieben hatte,

Mit seinen Interpretationen und prägnanten Metaphern knüpfte Zhu Zhenheng an Handlungstheorien an, wie sie im Buch der Wandlungen und im *Suwen*[37] entwickelt worden waren. Dem zentralen Konzept neokonfuzianischer Erkenntnistheorie – dem kosmologischen Prinzip *li* 理 – stellte er *yi* 意 als zentrales handlungstheoretisches Konzept zur Seite. *Yi* stand sowohl für die Detailinformation des Einzelfalls als auch für das hieraus abgeleitete strategische Therapiekonzept.[38]

Die Medizin neokonfuzianischer Tradition wandte sich von nun an verstärkt dem Einzelfall zu. Die beispielhafte Aufzeichnung erfolgreicher Krankheitsfälle unter sorgsamer Angabe aller Details wie Alter, Geschlecht, Vorgeschichte, Umstände und Anlass der Erkrankung, etc. gewann sehr große Bedeutung. Fallgeschichten wurden zu entscheidenden Elementen in der Weitergabe medizinischen Wissens.[39]

---

und wollte sie sofort haben. Der Vater, der die Dummheit und Sturheit seines Sohnes erkannte, bemerkte nur kurz: „Ja, dieses Pferd kann besonders gut springen." Der noch heute viel verwendete Ausdruck steht für Sturheit und mangelnde Flexibilität.

37 Zhu Zhenheng hebt das Konzept des „Krankheitsmechanismus" (*bingji* 病機) aus dem 75. Kapitel des *Suwen* hervor, nach dem ein Arzt nicht auf die Einzelsymptome (*zheng* 證) reagieren, sondern vielmehr diese Einzelsymptome auf Fülle bzw. Mangel bestimmter Organe zurückführen solle. Vgl. SW 75:538 ff. In der modernen TCM versteht man unter dem Begriff *zheng* 證 gerade nicht das Einzelsymptom, sondern die Gesamtkonstellation der Symptome, die sich durch eine bestimmte Qualität von jeweils Yin und Yang, Mangel und Fülle, Kälte und Hitze, innen und außen charakterisiert ist.

38 Nach Zhu Zhenheng waren standardisierte, am Einzelsymptom orientierte Therapieverfahren, wie sie in den Rezepturensammlungen der Song-Zeit vorgegeben worden waren, nicht genau genug, insbesondere wenn sie in großem zeitlichem Abstand zum aktuellen Krankheitsfall entwickelt worden waren. Daher konnte man aus seiner Sicht die althergebrachten Therapiemethoden, die auf die Krankheiten der früheren Menschen zugeschnitten waren, nicht einfach übernehmen und die Menschen der Gegenwart damit behandeln. Die veränderten klimatischen Bedingungen, die geographischen Bedingungen, die Umstände der Erkrankung, die Kategorien für das Auftreten der Krankheitssymptome (oben, unten, innen außen, chronisch, akut) und die besonderen Umstände des Patienten wie Lebensalter, Konstitution, Körpergestalt – sie alle mussten seiner Meinung nach für die Behandlung Beachtung finden. All diese Informationen verkörperten sich aus seiner Sicht in *yi*.

39 Die Fülle der seither erschienenen Fallgeschichten macht deutlich, dass die Medizin neokonfuzianischer Tradition den Einzelfall in den Mittelpunkt ihres Denkens stellte und gewissermaßen in Fällen dachte. Der Wissenschaftshistoriker John Forrester 1996 kennzeichnete das „Denken in Fällen" als eine „eigene Form wissenschaftlichen Argumentierens" innerhalb der Pluralität fachspezifischer „Stile des Argumentierens und Denkens (styles of reasoning und thinking)", die die Philosophen A.C. Crombie, Ian Hacking and Arnold Davidson in früherer Zeit herausgearbeitet hatten. Forrester bezieht sich dabei auf die Psychoanalyse. In dem Konferenzband mit dem Titel „Thinking with Cases" knüpft die amerikanische Anthropologin und Historikerin Charlotte Furth 2006 an diesen Essay von Forrester an und stellt die Entwicklung der Fallgeschichtsliteratur in der chinesischen Kulturgeschichte für die Bereiche Philosophie, Religion, Medizin und Recht unter das Motto „Denken mit Fällen".

In der Ming-Zeit, in der die Spekulationen nach Zahlen und Symbolen inflationär zunahmen, und jeder Heiler, der etwas auf sich hielt, sein eigenes Mikronotationssystem begründete,[40] kam der Therapieansatz mit *yi* richtig zur Blüte. In einer Art Gegenbewegung zur Medizin nach formalen Notationen wurde in der medizinischen Literatur eine Fülle von Fallgeschichten publiziert, die den einfühlsamen, kausal begründeten Therapieansatz illustrieren sollten. Dabei wurde immer wieder der alte Spruch „Medizin ist *yi*" sowie eine Textstelle aus dem Buch *Zihuazi* 子華子 zitiert, in der es heißt: „Medizin ist *li* 理 („kosmologisches Prinzip"), und Medizin ist zugleich *yi* 意 („Idee")."[41] Innerhalb der Medizin neokonfuzianischer Tradition war mit *yi* eine Variable geschaffen, mit der die vielfältigen Abweichungsformen praktischen Handelns von theoretischem Wissen erklärt werden konnten. Tradierte Notationssysteme ließen sich umgehen und Widersprüche zwischen Theorie und Praxis im Namen der hierarchisch höher stehenden Bedeutungen hinter den Erscheinungen auflösen. Für die praktisch ausgerichtete Disziplin der Medizin lag es nahe, die Welt der Bedeutungen für das breite Spektrum der variablen und individuellen Verläufe von Krankheit geltend zu machen, für die es bislang keine plausible Erklärung gab.

Bedeutung und Introspektion

Wie in der Gegenüberstellung von Wan Quans geheimen und offenen Schriften bereits deutlich geworden ist, befasste sich Wan Quan in seiner späten Schaffensphase zunehmend mit der Frage, wie sich die essentielle Information für die wirksame Behandlung einer Krankheit sprachlich fassen und vermitteln lasse. Wan Quans letztes Vorwort zu seinem Buch „Erläuterungen zur Kinderheilkunde" aus dem Jahre 1579 ist Ausdruck dieses Bemühens. Es erinnert in Wortwahl und Satzstruktur an Wang Bis Interpretationen des Buches der Wandlungen. In Anlehnung an das Buch *Zhuangzi* (siehe einleitendes Zitat) vergleicht Wan Quan die schriftlich tradierten Handlungsanleitungen und standardmäßigen Therapiemethoden (*fa* 法) mit „Fischreuse" und „Hasenfalle". Sie seien unnütz und vergeblich, wenn sie strategisch nicht

[40] In Wan Quans Schriften finden sich immer wieder Erwähnungen „alternativer" Behandlungsverfahren. Ein Beispiel hierfür ist die sogenannte Stempelmethode (*qianfa* 鈐法) von Gao Chang 高昶 (zweite Hälfte des 15. Jahrhunderts). Nach diesem Verfahren mussten alle Krankheiten, die in irgendeiner Weise mit Kälte zu tun hatten, nach dem Tag behandelt werden, an dem sie aufgetreten waren. Anhand der Klimazyklen wurden für jedes Jahr 365 unterschiedliche Rezepturen entwickelt. Wan Quan schreibt, dass er selbst zunächst ein großer Anhänger dieser Methode war, später jedoch seinen Irrtum erkannt habe. Vgl. *BMGK 1:18.

[41] *Zihuazi* 9:2. Das Buch *Zihuazi* 子華子 ist in den daoistischen Kanon *Daozang* 道藏 (*Taiqingbu* 1166) aufgenommen. Es bestand ursprünglich aus 23 Kapiteln, war aber zur Han-Zeit verloren. In der *Sanguo*-Zeit wurde es von Cheng Ben 程本 in 10 Kapiteln neu zusammengestellt. Zwei Kapitel sind in das *Kongzi jiayu* aufgenommen. Die besagte Textstelle wird in der Ming-Zeit immer wieder angeführt.

exakt und detailgenau auf die wirksamen Motive jeder einzelnen Krankheit gerichtet seien. So schreibt Wan Quan:

> Ich denke mir oft: Krankheiten zu behandeln ist eine Frage der Methode, aber das Wichtigste für die Behandlung ist die [therapeutische] Idee (*yi* 意). Wenn man eine Methode auswählt und sie ist nicht sorgsam durchdacht, so ist sie nichts als eine Methode, aber bringt nichts. Wenn man nun über die [therapeutische] Idee spricht, diese Aussagen aber nicht klar sind, so mag man eine [therapeutische] Idee haben, aber auch sie bringt nichts. Leider werden die Methoden [in den medizinischen Büchern] immer mehr und immer komplizierter, ohne dass dabei die Bedeutung der Nachwelt vermittelt wird. Hier wäre es besser, gar keine Bücher[42] zu haben.[43]

In diesem letzten Vorwort, das von Wan Quan überliefert ist, schwingen ähnliche Zweifel am Wert des geschriebenen Wortes mit, wie bei dem Han-zeitlichen Hofarzt Guo Yu. Wan Quan, der immer den Anspruch verfolgt hat, sein medizinisches Wissen vorbehaltlos und erschöpfend weiterzugeben, sieht sich an einer Grenze: Die Darstellung der Notationen und zugehörigen Methoden gebe bei aller Abstraktion und Differenziertheit doch nur ein Abbild der möglichen, am Krankheitsgeschehen beteiligten Wirkkräfte ab. Die prognostisch und therapeutisch relevante Information darüber, wie sich die erhobenen Daten im konkreten Fall interpretieren lassen, und welcher Zustand tatsächlich zugrunde liegt, lasse sich durch die Sprache nur sehr unzureichend vermitteln.

Für ihre Erkenntnis bedarf es, wie Wan Quan hervorhebt, einer Einsicht „jenseits der schriftlichen Tradierung" (*jiaowai biechuan* 教外別傳)[44]. Bezugnehmend auf die Widersprüche in der Überlieferung verweist er darauf, dass sich die Bedeutung auch der alten Texte nur „über eine Vereinigung des Geistes (des Kosmos) mit dem Geist (des Selbst)" erschließe:[45]

> Ach, Medizin ist *yi*! Wer [die Medizin] praktiziert, muss nicht nur die Methode, sondern auch *yi* erfassen. Das *yi* hinter[46] den Methoden, das die beiden Meister

---

[42] Der Satz ist eine Anspielung an eine Textstelle des Buches *Mengzi*, in dem es heißt: „Wenn man den Büchern vollständig Glauben schenkt, so ist dies schlimmer als gar keine Bücher zu haben." Vgl. *Mengzi zhushu* 14a:109 in SSJ 2773, Übers. Legge II, 479. Mengzi hatte sich allerdings nur auf ein Buch, nämlich das Buch der Urkunden (*shujing* 書經 oder *shangshu* 商書), bezogen.

[43] Vorwort zum *Youke fahui* verfasst im Jahre 1579.

[44] Dieser von Wan Quan mehrfach verwendete Ausdruck ist Chan-buddhistischen Ursprungs. Er taucht erstmals im *Damolun* (Abhandlung des Bodhidharma, 8. Jh.) auf und verbindet sich seither insbesondere mit der sogenannten Madhyamika-Schule des Chan. Vgl. S. 99–100 sowie Faure 1993, 196–197.

[45] Der Ausdruck *shenhui* 神會 ist auch in der heutigen Umgangssprache noch gebräuchlich und bezeichnet auch das rein intuitive Verstehen.

[46] Wörtl. heißt es im Chinesischen „der nicht tradierte Sinn außerhalb der Methode" (*fawai buchuan zhi yi* 法外不傳之意).

> [Qian Yi und Chen Wenzhong] nicht überliefert haben, kann man nur aus sich selbst heraus unter der Vereinigung der Geister erfahren.[47]

Es sind also weniger Argumente der Vernunft oder des *common sense*, mit denen Wan Quan die Einsicht von *yi* begründet. Das Erfassen eines Sachverhaltes aus dem Selbst heraus (*zide* 自得) – ein vielverwendeter Topos des Neokonfuzianismus[48] – bindet sich seiner Meinung nach vielmehr an Praktiken der Innenschau. In seinen losen Aufzeichnungen „Vier Prinzipien zur gesunden Lebensführung" (*Yangsheng siyao* 養生四要) kennzeichnet Wan Quan die mentalen und moralischen Voraussetzungen, die für diese Innenschau in den drei Weltanschauungen betont werden. Ausgehend vom (Neo-)konfuzianismus, den er als „meinen" bzw. „unseren" Konfuzianismus hervorhebt, bespricht er die Konzepte des Daoismus und Buddhismus und sieht eine große Übereinstimmung in den drei Weltanschauungen:[49]

> All diese Übungen streben dasselbe an: [...] So betont unser Konfuzianismus das Bewahren des Bewusstseins und die moralische Pflege der ursprünglichen Natur (存心養性)[50]. Die Daoisten bezeichnen dies als Kultivierung des Bewusstseins und Sublimierung der ursprünglichen Natur (修心煉性), und die Buddhisten bezeichnen es als Erleuchtung des Bewusstseins und Schau der [Buddha-]Natur (明心見性).[r]

Obwohl die Begriffe, die Wan Quan hier nebeneinander stellt, rein äußerlich sehr ähnlich sind, stehen sie stellvertretend für ein ganzes Bündel unterschiedlicher Traditionen und Hypothesen über die Welt. Im Konfuzianismus, den Wan Quan überordnet, verbindet sich mit dem Konzept der „Pflege der menschlichen Natur" vor allem eine Selbstkultivierung moralischer Art, nach der der Mensch im Sinne der Ritualaufzeichnungen zur „Stille" und „Mitte" seiner ursprünglichen Natur zurückfinden[51] und seine selbstsüchtigen Begierden und Emotionen mäßigen soll. Wan Quan bezieht sich in seinen Texten zur gesunden Lebensführung (*yangsheng* 養生) immer wieder auf die moralischen Prinzipien einer meditativen Praxis, wie sie der Neokonfuzianer Zhou

---

47 *DZXF 6:84 „Das ist der Grund für die Gemeinsamkeiten und Unterschiede im Gebrauch von Arzneidrogen zwischen Herrn Qian und Herrn Chen".

48 Vgl. de Bary 1985, 29–64.

49 Unter der Formel „Die drei Lehren bilden eigentlich eine einzige" (*sanjiao heyi* 三教合一) wurde in der Ming-Zeit aus dem Konfuzianismus, aus dem Daoismus und aus dem Buddhismus heraus jeweils die Einigkeit der drei Lehren vertreten. Vgl. hierzu exemplarisch die Studie von Yü Chün-fang 1981 zu dem buddhistischen Mönch Zhu Hong, der die übergreifenden Ideen im Buddhismus sah.

50 Wan Quan benutzt den Ausdruck „*cunxin yangxing* 存心養性", der sich im Buch *Mengzi* und auch bei Zhu Xi findet. Vgl. *Mengzi* 3a:100 in SSJ 2764 und Zhu Xi in Chan 1973, 606.

51 In den Ritualaufzeichnungen heißt es: „Dort, wo Vergnügen, Wut, Trauer und Begeisterung noch nicht erwacht sind, ist die ‚Mitte'". Vgl. das Kapitel „Einhalten der Mitte" (*Zhongyong* 中庸), das von Zhu Xi zu einem der vier kanonischen Bücher erhoben wurde. *Liji* 52: 397 in SSJ 1625 und Legge I: 384

Dunyi unter dem Begriff „Meisterung der Stille" (*zhujing* 主靜) und Zhu Xi unter dem Begriff „Aufmerksamkeit auf das Allein" (*shendu* 慎獨)[52] entwickelt hatten und propagiert hierzu Praktiken des „stillen Sitzens" (*jingzuo* 靜坐), die ohne innere Visualisierung auskommen, in einem geistig wachen Zustand praktiziert werden und an die jahreszeitlichen Zyklen angepasst sind.[t] (Siehe Abb. 3.6a und b)

In der daoistisch geprägten inneren Alchemie (*neidan* 內丹), wie sie viele neokonfuzianische Gelehrte der Ming-Zeit in ihre Meditationspraktiken integrierten, beinhaltet die so genannte „Sublimierung der Natur" gleichsam eine Durchdringung des stofflichen Körpers: Während der Meditation, die als „Umfangen der Einheit" (*baoyi* 抱一) bezeichnet wird, soll der „ursprüngliche Atem" (*yuanqi* 元氣) in bestimmte Wirkzentren des Körpers gelenkt und die Organe der in ihnen residierenden Gottheiten und Geister visualisiert werden.[53] Ziel der inneren Alchemie ist die persönliche Lebensverlängerung, bzw. das Erlangen des „Elixiers der Unsterblichkeit".[54] Wan Quan lehnt diese daoistischen Techniken als irreführend und illusionär ab,[u] nimmt aber auf das durch Tiersymbole charakterisierte daoistische Körperkonzept in seinen Schriften zur gesunden Lebensführung mehrfach Bezug.[55]

Dem Chan-Buddhismus steht Wan Quan offenkundig näher als dem Daoismus, denn er verweist immer wieder auf die vorbildhafte Lebensform der

---

52 Das Konzept der „Aufmerksamkeit auf das Allein" bindet sich an eine Textstelle des Kap. „*Zhongyong*" aus den konfuzianischen Ritualaufzeichnungen. Hier heißt es: „Deshalb ist der Edle vorsichtig in einer Situation, in der er nicht gesehen wird und furchtsam in einer Situation, in der er nicht gehört wird." Zu den philosophischen Aspekten des konfuzianischen Einsiedlertums, wie es auf der Grundlage dieses Konzeptes idealisiert wurde, siehe Bauer 1982, 313–331.

53 Ursprünglich bezieht sich das Konzept „Umfangen der Einheit" auf ein Zitat aus dem Buch *Laozi* Abschnitt 10. Es nahm in den Lebensverlängerungspraktiken der inneren Alchemie immer mehr die Bedeutung dieser visualisierenden Form von Meditation an. Vgl. hierzu Maspero 1971, 303–317; Robinet 1995. Das Konzept der Körpergottheiten wurde erstmals im *Huangtingjing* 黃庭經 (Klassiker der Gelben Halle), welches zwischen 220 und 265 n.u.Z. verfasst, entworfen. Vgl. Homann 1971. Zu daoistischen Körperkonzepten vgl. Schipper 1982, Despeux 1995.

54 Nach Robinet 1995 zeichnet sich der Daoismus, wie er sich seit der Han-Zeit darstellt, durch vier Hauptinteressen aus: 1. philosophisch-kosmologische Theorien, 2. Ekstatisches Wandern, 3. Lebensverlängerung und Unsterblichkeit und 4. Exorzismus.

55 In der inneren Alchemie wurde die Lunge mit dem weißem Tiger, die Niere mit der Schildkröte, die Milz mit der Schlange, die Leber mit dem blauen Drachen und das Herz mit dem roten Drachen symbolisiert. Diese Tiergottheiten verkörperten gleichsam das Wesen der Organe. Wan Quan zitiert insbesondere aus dem alchemistischen Traktat *Wuzhenpian* 悟真篇 (1078) von Zhang Boduan 張伯端 (983–1082), an dem ihn offenbar vor allem die Poesie beeindruckt zu haben scheint. Denn er verfasst seine eigenen medizinischen Texte in ganz ähnlichen Versen. Das *Wuzhenpian* ist in den daoistischen Kanon *Daozang* (Cheng-t'ung Tao-tsang, 1977, Nr. 1151 = 42: 34310) aufgenommen.

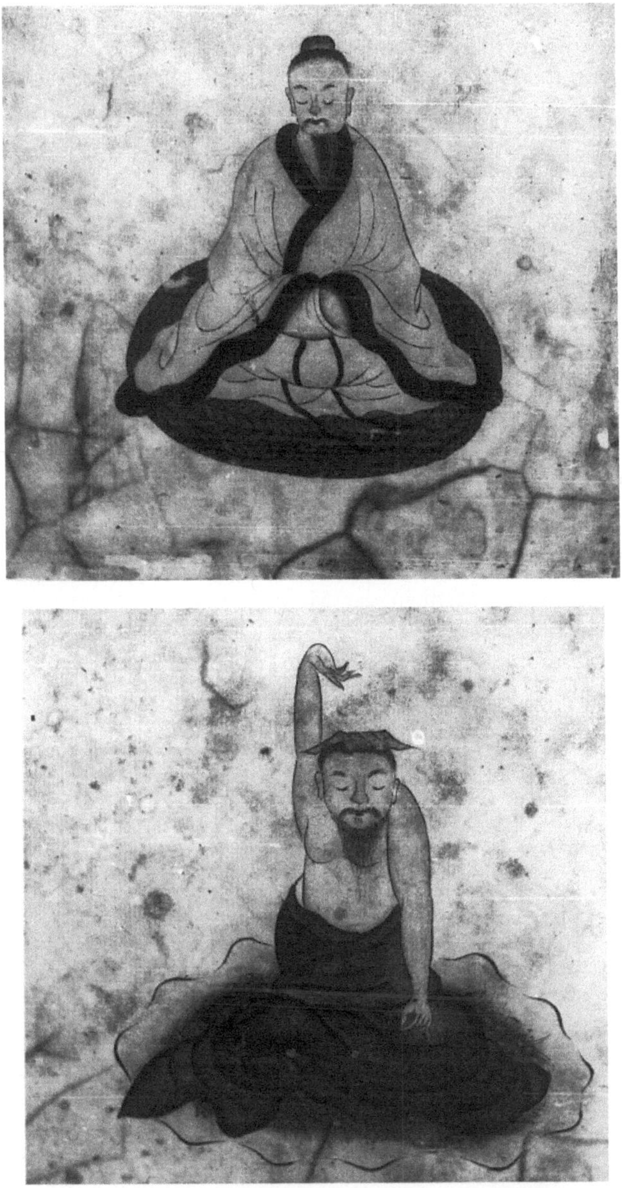

Abb. 3.6a und b: Darstellung von Meditations- und gymnastischen Übungen für die gesunde Lebensführung (*yangsheng* 養生). Diese Übungen, die bestimmte Techniken der Introspektion und Atemführung beinhalteten, sollten zu bestimmten jahreszeitlichen Perioden durchgeführt werden. Hier dargestellt sind die still ruhende Übung zur „Ankunft des Winters" (*dongzhi* 冬至) im zehnten Monats (oben) und das gymnastische Sich-Strecken zur „Kleinen Vollständigkeit" (*xiaoman* 小滿) im vierten Monat (unten). Beide Übungen sollten täglich zwischen drei und fünf Uhr morgens durchgeführt werden.

(Chan-)buddhistischen Heiligen und Patriarchen.[56] Wan Quan beschäftigt dabei immer wieder die Frage, ob die Buddhisten in ihrer Verweigerungshaltung gegenüber der Sprache und der konventionellen Tradierung Recht haben könnten.[57] Das Konzept des „Schau der Natur [Buddhas]“, das Wan Quan in dem obigen Zitat als das Kennzeichen buddhistischer Meditationspraxis hervorhebt, stellt eigentlich bereits das Ziel eines langdauernden Prozesses dar, für den der Chan-Buddhismus das Ausschalten jeglichen Denkens forderte. Das geistige Erwachen, welches sich aus der vollständigen inneren Leere heraus einstellen soll, ist dadurch charakterisiert, dass der Mensch plötzlich und unvermittelt zu einer Anschauung der ursprünglichen Natur der Dinge gelangt, bei der Erscheinungswelt *(samsāra)* und wahre Welt *(nirvāna)* zusammenfallen und wieder eins werden.[58] Hierbei würde der Mensch auch die Buddha-Natur in sich selbst erkennen.[59]

In seinen etwas groben Gleichsetzungen geht es Wan Quan offenbar darum zu zeigen, dass der Erkenntnisprozess als Introspektion in allen drei Weltanschauungen in ähnlicher Weise beschrieben wird. Die religiös bestimmten Praktiken, die Wan Quan beschreibt, erscheinen insofern relevant, als sie uns ein Bild davon vermitteln, wie verzweigt und vielschichtig die Diskurse waren, die sich um die Techniken des Erfassens von *yi* gruppierten. Die Bereicherung, die die Medizin der Ming-Zeit hierdurch erfuhr, bestand in Einsichten, die allerdings kaum weltanschaulich gefärbt erscheinen, sondern einer eher einfachen Logik entsprechen. Wenn alle Erscheinungen der Außenwelt mit etwas Entsprechendem im eigenen Selbst verglichen werden, so sind die Anteile, die zum Vergleich herangezogen werden, nicht individuell, sondern allen Menschen gemeinsam. Die Resultate einer solchen Innenschau zum Zwecke der Naturerkenntnis sind daher in der Regel Schlussweisen, die Erscheinungen und Ereignisse in der Welt auf Anteile des Selbst: Bedeutungen, Tendenzen, Antriebe und Strebungen, zurückführen, die jedem Men-

---

56 Zu den Legenden, die Wan Quan zitiert, gehören insbesondere solche Inhalte, in denen die innere Ruhe und „Ungerührtheit“ der buddhistischen Patriarchen zum Ausdruck kommt. So hätten es Bodhidharma, der Begründer des Chan-Buddhismus, und der sechste Patriarch vermocht, aufmerksam und wach den Bewegungen des Alltags zu folgen und beispielsweise auch der Jagd von Tieren nachzugehen, aber innerlich so unbewegt zu sein, dass sie jahrelang auch schweigsam gegen die Wand meditieren oder nächtelang ungerührt lang im Schnee stehen konnten. *YSSY 2:17–19. Zu einer kritischen Analyse solcher Legenden siehe Faure 1993, 127–151.

57 Vgl. z.B. seine Bemerkung im *Yangsheng siyao*: „Die buddhistischen Patriarchen lehnen es ab, den Menschen [ihre Lehren] ausführlich darzustellen und offen zu legen. Sie wollen, dass jeder aus sich selbst heraus zur Erkenntnis gelangt (*ziwu* 自悟) Ich versuche jetzt [dennoch], eine mögliche Erklärung auszusprechen.“ Siehe *YSSY 2:21.

58 Dieses Erwachen wird üblicherweise mit dem Wort *wuxing* 悟性 bezeichnet.

59 Der Ausdruck „Schau der Natur [Buddhas]“ ist bereits in der „Plattform-Sutra“ erwähnt. Eine kritische Untersuchung der Tradierungskonzepte des Chan-Buddhismus gibt Faure 1995. Zu einer zusammenfassenden Darstellung der verschiedenen Ausrichtungen innerhalb des Buddhismus und seines Einflusses auf die chinesische Philosophie siehe Cheng 1997, 328–398 und Bauer 2001, 157–226.

schen aus dem Erleben heraus vertraut sind und daher unmittelbar nachvollziehbar und plausibel erscheinen.[60] Das Selbst des Menschen wird dabei so konzipiert, dass es alle Zweckdispositionen in sich enthält, um sich Zugang zu Erkenntnis zu verschaffen. Was immer die Welt ist und welche Tendenzen in ihr wirken, lässt sich also ohne besonderes naturkundliches Vorwissen aus dem eigenen Selbst heraus erschließen.

Bedeutung und unkonventionelle Deutungen

Die Folgerungen, die Wan Quan aus dem philosophischen Konzept *yi* und den verschiedenen in der Ming-Zeit verbreiteten Praktiken der Innenschau ableitet, sind Deutungen von Krankheiten, die den traditionellen Rahmen verlassen. Die Therapien, die er entwickelt, zielen nicht auf die Symptome, sondern auf die Bedeutung einer Krankheit. Die zentralen Fragen seines Vorgehens nach *yi* lauten daher: Was „meint" der Körper, wenn er die und die Symptome zeigt? Oder: Was „meinen" die „Akteure" des Regelsystems, wenn sie die und die Symptomkonstellationen[61] zeigen? Wan Quan nimmt hierbei also nicht nur zum Patienten, sondern auch zum gesamten Krankheitsgeschehen ein empathisches Verhältnis ein. Im Gegensatz zu den Deutungen, die er anhand der Notationssysteme vornimmt, versucht er hier, die Symptome gleichsam aus sich selbst heraus zu verstehen. Wiederholt weist Wan Quan darauf, dass der Arzt „aufrichtig suchen" (*chengqiu* 誠求) müsse, um auf solche Weise die Ursache der jeweiligen Krankheit zu erkennen.

Yi wird in Wan Quans Medizin somit als eine Art Variable gesehen, welche unkonventionelle Therapieansätze begründen hilft, bei denen die gängigen Notationen nicht passen oder aus irgendeinem Grund nicht anwendbar sind. Ideale Heilungen nach *yi* beinhalten nicht nur, dass eine besonders originelle und einleuchtende Erklärung für die Krankheit abgegeben wurde, sondern auch dass sich hieraus ein unmittelbarer Zugang zur Ursache des Krankheitsgeschehens ableiten lässt.[62] Dabei ist auffallend, dass Wan Quan die verborgenen Bedeutungen hinter den Symptomen fast grundsätzlich als Antriebe psychischer und nicht somatischer Natur identifiziert.

In dem folgenden Fallbeispiel behandelt Wan Quan ein Kind mit Fieberkrämpfen. Nach dem Notationssystem der Kinderheilkunde sind Krämpfe

---

60 Die daoistische Form der Innenschau neigt hingegen eher zu projizierenden Erklärungen, bei denen die Antriebe als Handlungen personhafter Mächte des Innen- und Außenraums gedeutet werden.

61 Wan Quan gebraucht die Begriffe Krankheiten und Krankheitszustände gleichwertig. Heutzutage werden in der Grundlagentheorie der TCM die differenzierenden Krankheitszustände (*zheng* 證 oder *zheng* 症), welche durch eine bestimmte Konstellation von Symptomen charakterisiert sind, streng von den übergreifenden Krankheiten (*bing* 病) abgesetzt.

62 Auch Ideen für die besondere Applikationsform eines Medikamentes wurden daher als Heilungen nach *yi* ausgelegt. Beispiele insbesondere hierfür finden sich in Wan Quans Fallgeschichten, aber auch in Chroniken der Ming-Zeit. Vgl. z.B. Fallgeschichte Nr. 13.

mit der Leber konnotiert und werden daher mit Leber-Wind ableitenden Medikamenten behandelt. Wan Quan weicht allerdings von der Standardtherapie ab und qualifiziert die Krämpfe als Ausdruck eines zugrundeliegenden Milz-Mangels. Da sich der Zustand nach der Milz auffüllenden Therapie jedoch nicht bessert, forscht er nach den möglichen Bedeutungenn, die sich hinter dem Mangel verbergen, und kommt dabei zu einer sehr unkonventionellen Therapie:

> [...] Bald hörten die Krämpfe auf. Aber das Kind konnte die Augen immer noch nicht öffnen. Es war weiterhin ganz apathisch und schläfrig. Die Eltern waren sehr betrübt darüber. Ich selber dachte, dass die Milz wohl extrem erschöpft sei. Die Apathie hängt mit der Milz zusammen – daher die Schläfrigkeit. Die oberen und unteren Augenhüllen gehören zur Milz – bei einem Milz-Mangel können sie daher nicht geöffnet werden. Ich verschrieb noch einmal „Ursprüngliches harmonisierendes Dekokt", um diesen Mangel aufzufüllen, und noch einmal Bernsteinpillen zum Schutze des Drachen, um den Lebensgeist zu beruhigen.
>
> Da die Milz die Musik liebt, ließ ich dann die Spielgefährten des Kindes um das Bett herum aufstellen: Einige [Kinder] trommelten und schlugen auf einen Gong, die anderen sangen und tanzten. Die Augen des kranken Kindes blinzelten immer mehr auf, dann erwachte das Kind und wollte nicht mehr schlafen. Danach gab ich noch „Kinderkräftigungspillen", um [das Kind] weiter zu harmonisieren [und zu stabilisieren]. Das Kind wurde so wieder ganz gesund. [...].[63]

Aus unserem heutigen Verständnis heraus würden wir Wan Quans therapeutische Idee als Ausdruck einer besonderen Einfühlsamkeit in die kindliche Psyche und einer besonderen Vertrautheit mit dem Kind und seiner Familie werten. Allerdings haben die wenigen Erklärungen, die Wan Quan liefert, mit modernen psychologischen und physiologischen Konzepten kaum etwas gemeinsam.

Wan Quan macht seinen Therapieansatz an der Milz und den Symptomen der Qualität „Schwere" fest. Er versucht die Milz aus sich selbst heraus zu verstehen, um auf diese Weise einen Ansatzpunkt für ihre Heilung zu erkennen. Bereits im vorigen Kapitel hatten wir gesehen, dass der Arzt neokonfuzianischer Gelehrtentradition angehalten wurde, über die Bedürfnisse der einzelnen „Akteure" des Regelsystems nachzudenken, als ob er über die Bedürfnisse von Menschen befinden müsste (siehe S. 242). Die eigenwillige Deutung, dass die Milz des Kindes der „Auffüllung durch Musiktöne" bedarf, weicht allerdings völlig von den üblichen Notationen ab.

Eine Erklärung für die Verknüpfung von Musik und Milz findet sich nur in Wan Quans „Vier Prinzipien zur gesunden Lebensführung". Hier erwähnt Wan Quan beiläufig ein Zitat aus dem antiquierten Klassiker „Ritualaufzeichnungen der Zhou" (*Zhouli* 周禮), welcher die idealtypische Darstellung des Staatsapparates der Zhou nachzeichnet, angefangen beim König bis zu den kleinen Angestellten in den Obstgärten. In dem Kapitel, welches die Ver-

63 *GSJY 16:90. Die gesamte Fallgeschichte Nr. 22 findet sich in Teil IV.

pflegung der Könige beschreibt, heißt es: „Die Musik regt das Essen an."[v] Wan Quan kommentiert dies in folgender Weise: „Deshalb hatten die [Könige der Zhou] eigene Kapellmeister für den ersten, zweiten und vierten Essensgang. [Tatsächlich] liebt die Milz die Musik. Wenn die Musikinstrumente mit ihren Tuben und Saiten zum Ohr dringen, zerkleinert die Milz[64] [das Essen besser [...], denn die Töne nehmen ihren Ausgang alle aus der Milz."[65] Auf diese weit hergeholte Erklärung verzichtet Wan Quan allerdings in seiner kinderheilkundliche Fallgeschichte. Da sich sein Therapieansatz auf das Konzept *yi* stützt, sollte er für den Leser ohne Worte zu verstehen sein – was er in der Tat ja auch ist.

Die besondere Aufmerksamkeit, die Wan Quan insbesondere den Kindern angedeihen lässt, zeigt sich auch in weiteren didaktischen Fallbeispielen, in denen er auf die medikamentöse Therapie ganz verzichtet. In dem folgenden Fall diagnostiziert Wan Quan bei dem Sohn seines besten Freundes eine psychologische Störung, die er das „Vermissen" (*xiangsi* 相思)[66] nennt. Dieses Syndrom kommt in der kinderheilkundlichen Literatur sonst nie vor, zumal Kinder nach der gängigen Vorstellung überhaupt nicht über die sogenannten „sieben Gefühle" verfügen. Wan Quan spricht den Kindern dagegen eine besonders ausgeprägte gefühlsmäßige Anhänglichkeit an die Menschen und Dinge ihrer Umgebung zu, aus der seiner Meinung viele kindliche Verhaltensweisen und Krankheitssymptome zu verstehen sind. So schreibt er in seinen Grundlagetexten: „Das Kind hat von seiner Natur her eine gewisse Eigensinnigkeit. Menschen, mit denen es täglich zusammen ist und Dinge, mit denen es täglich spielt, will es nicht verlieren. Wenn es jemanden oder etwas verliert, so denkt sein Herz immer daran, und dieses Denken schädigt die Milz. Es kann dann nicht schlafen und will auch nicht essen. Wenn es einen bestimmten Menschen sucht und nicht findet, wird es zornig. Wenn es

---

64 Die Milz wird zusammen mit dem Magen betrachtet. Während der Magen für die Aufnahme der Speisen verantwortlich ist, werden der Milz die Funktionen der Zerkleinerung und Verdauung der Speisen zugeschrieben.

65 *YSSY 1: 9. Den Vergleich mit den Beamten des Zhoustaates legt auch das *Suwen* nahe. Im 8. Kapitel des *Suwen* wird jedes Organ mit einem Beamten verglichen. Die Milz ist derjenige Beamte, der für den Getreidespeicher verantwortlich ist. Weiterhin heißt es hier, dass Glück und Freude (*xile* 喜樂) ihren Ausgang aus der Milz nehmen (SW 8:58). Nun sind das Schriftzeichen für „Musik" und das Schriftzeichen für „Freude" identisch. Wan Quans Deutung dieser Textstelle als „Musikalität der Milz" ist also berechtigt, jedoch in der Kommentarliteratur zum *Suwen* nicht üblich. Meines Wissens wird sie in anderen medizinischen Schriften der Ming- und Qing-Zeit nie thematisiert oder gar therapeutisch nutzbar gemacht.

66 *xiangsi* wörtlich: „mit den Gedanken an etwas hängen, etwas entbehren, vermissen". Außerhalb der pädiatrischen Fachsprache wurde der Begriff eher für den Liebeskummer Erwachsener gebraucht. So wie Wan Quan die Symptomatik des „Vermissens" beschreibt, bestehen Ähnlichkeiten mit den Begriffen „emotionales Frustrationssyndrom", „Separationsssyndrom" oder „Deprivationssyndrom" aus der modernen Kinderpsychiatrie.

zornig ist, schädigt das die Leber, und es tritt der Zustand des unaufhörlichen Weinens ein."[w]

Die Heilung einer Verlusterfahrung, die zu „unaufhörlichem trotzigem Weinen" (*aoku buzhi* 拗哭不止)[67], aber noch zu noch keinen weiteren Krankheitssymptomen geführt hat, gelingt wie im folgenden Falle auf denkbar einfache Weise:

> Als der Sohn von Hu Sanxi anderthalb Jahre alt war, fing er bei Sonnenuntergang plötzlich ein nicht enden wollendes großes Geschrei an. Es war gerade der Abend des siebten Tages im siebten Monat. Sanxi hatte Wein vorbereitet und bat mich, [mit ihm] im Hof im Freien ein wenig zusammenzusitzen und das *Qiqiao*-Fest zu begehen. Als [seine] Frau [aus der Familie] Wang sah, dass das Kind unaufhörlich weinte, bat sie mich [in die inneren Gemächer] herein, um das Kind zu untersuchen. Ich sagte: „Es liegt keine Krankheit vor." Eine kurze Weile später bat sie mich wiederum herein und sagte: „Wenn das Kind so unaufhörlich weint, muss doch eine Krankheit vorliegen!" [...] Kaum hatten wir wieder einige Becher getrunken, da ließ sie keinen Wein mehr hinaustragen, sondern beauftragte jemanden, ihrem Mann zuzuflüstern, er solle dringlich auf mich einwirken. Sanxi drängte mich daher wieder hineinzugehen. Ich untersuchte das Kind genau, aber es lag wirklich keine Krankheit vor. [Ich dachte mir]: Wenn keine Krankheit vorliegt und das Kind [dauernd] weint, muss es etwas in seinem Herzen geben, was es sich wünscht und was es nicht ausdrücken kann, daher das Trotzweinen. Und ich fragte die Amme, die heute mit dem Kind zusammen war, mit welchen Sachen es gespielt hatte. Die Amme antwortete: „Mit einer Pferdepeitsche." Ich ließ [die Peitsche] holen und [als das Kind] sie bekam, lachte es, ergriff sie gleich und schlug seine Amme damit. [Prompt] weinte es nicht mehr.[68]

Gerade in dieser Fallgeschichte wird auch deutlich, dass die Patienten, deren Angehörige oder Bekannte immer wieder nach Erklärungen für eine Behandlung verlangten, sei es in Form einer bestimmten argumentativen Schlussweise im Rahmen der kosmologischen Notationen oder in Form eines Exempels aus den alten Schriften. So schreibt Wan Quan weiter:

> Am anderen Morgen [...] wurde ich gefragt, ob [diese Therapie auf irgendeiner Theorie] beruhen würde. Da ich so gefragt wurde, sagte ich: „Es gibt einen Abschnitt [in den alten Schriften]. Es sind die Fallgeschichten zu den „Verletzungen durch Verlusterfahrung". [Eigentlich ist es einfach so]: Wenn man dieser Art [von

---

67 In der Fallsammlung des Arztes Zhang Congzheng aus der Yuan-Zeit erscheint erstmals das Fallbeispiel des sogenannten „Trotzweinens". Mit der Begründung, dass das Schreien der Kinder nicht nur Symptom, sondern auch Therapie sei, wird das Kind für eine bestimmte Zeit in einen Eselstall gesperrt und gefesselt, damit es all sein hitziges *Qi* ausschreit und ableitet. Zhang Congzheng gilt als Vertreter der sogenannten angreifenden Ausleittherapie (*gongxiapai* 攻下派). Vgl. hierzu auch seinen Essay: „Zuviel Liebe zum Kind kehrt sich in Schaden um". (Zhang Congzheng 1999, 29–31 und 130). Übersetzung und Einordnung dieser kinderheilkundlichen Ratgeberliteratur in Volkmar 1985, 50–54.

68 *GSJY 16: 109–110. Die gesamte Fallgeschichte Nr. 18 findet sich in Teil IV.

> kindlichen Störungen] einmal begegnet ist und [ihre Bedeutung] erkannt hat, so kann man sich [auf diese Erfahrung] stützen.[69]

Die Rückgabe des vermissten Gegenstandes – oder in anderen Fallgeschichten die Rückkehr des vermissten Spielkameraden – stellt den Prototypus einer Heilung nach *yi* dar: Die Therapie zielt dabei unmittelbar auf das eigentliche Motiv des gesamten Krankheitsgeschehens und beseitigt damit den Antrieb für mögliche pathologische Kettenreaktionen bereits im Ansatz. Dass Wan Quan gleich sechs gleichartige Fallgeschichten in seine Fallsammlungen aufnimmt, zeigt, dass er diesen psychologischen Deutungen und Behandlungsformen große Bedeutung beimisst.[70]

Es ist auffallend, dass die vielen gleichartigen Fallgeschichten stets nur das eine Thema in den Vordergrund stellen, nämlich die kindliche Verlusterfahrung und das hierauf folgende „Vermissen". Bereits für die frühe Geschichte Chinas ist belegt, dass Medien oder Schamanen zu Rate gezogen wurden, wenn es darum ging, etwas Verlorenes wiederzufinden.[71] Es wäre daher möglich, dass Wan Quans Therapieansatz sich aus bekannten „Psychotechniken" oder echten schamanistischen Verfahren ableitet. Dafür spricht die Tatsache, dass Wan Quan diese Fallgeschichten unter der Rubrik „Anfallsartige Geschehen" – „Gast entgegengerichtet" (*kewu si xian* 客忤似癎) bespricht. Der zweite Begriff, der in der westlichen Sekundärliteratur mit „Besessenheit" übersetzt wird, bezeichnet üblicherweise einen Zustand, bei dem ein Dämon – ein böser „Gast" – in den Menschen eindringt und sich im Körper einnistet. Wan Quans legt diesen „Gast" allerdings in abstrakter Weise aus: Wenn ein Mensch seine Gedanken nur in eine Richtung fixiert, beispielsweise weil er etwas sucht und nicht findet oder seine Wünsche nicht erfüllt werden, so bildet sich eine Form von schädlichem *Qi* im Innern aus.[x]

Es zeigt sich also, dass sich nach der Welt der Bedeutungen eine Deutung der Krankheit ergibt, die wir im heutigen Sprachgebrauch als psychosomatisch

---

69 Vgl. Fallgeschichte Nr. 18.

70 In einer Variation dieses Falles im *Youke fahui* (vgl. Fallgeschichte Nr. 21) beendet Wan Quan die Geschichte mit dem Satz aus dem kanonischen Buch „Große Lehre" (*Liji* in SSJ 60:446 (1674): „Wenn man ein Kind, [welches noch nicht sprechen kann] schützen will, so muss man wahrhaftig mit dem ganzen Herzen suchen, [um seine Bedürfnisse zu verstehen]." (*YKFH 2:52) Dieses Zitat beschreibt sehr plastisch die empathische Form der Annäherung an das Kind, die Wan Quan einforderte. Niemand vor und nach ihm entwickelte in der traditionellen chinesischen Medizin derart differenzierte Ansätze zur Behandlung emotional gefärbter Störungen des Kindesalters. Im Westen wurde das Kind im 16. Jahrhundert noch kaum beachtet. An eine Kennzeichnung seiner besonderen Psychologie war noch nicht zu denken. Vgl. Seidler 1976, 129–145.

71 In seiner Darstellung des Schamanismus der frühen Zhou-Zeit hebt Eichhorn 1973, 61 hervor, dass die Schamanen (*wu* 巫) vielfach für Alltagsprobleme in Anspruch genommen wurden. Er erwähnt ausdrücklich Fallbeschreibungen, bei denen die Schamanen zu Rate gezogen wurden, um etwas Verlorenes wiederzufinden.

bezeichnen würden.[72] Die ideale Therapie ist dadurch gekennzeichnet, dass sie nicht nur einfühlsam zu verstehen sucht und sich aus diesem Verstehen Heilung erhofft, sondern auch unmittelbar ursachenbezogen und strategisch geschickt in das Geschehen eingreift.[73] Die Ursachenbetontheit dieses Therapieansatzes setzt allerdings voraus, dass sich noch kein echter Krankheitszustand entwickelt hat.[74] Wan Quan sieht daher vor allem im Kindesalter die Möglichkeit, über solche einfachen Techniken Heilung zu erreichen.

Ganz anders stellen sich aus Wan Quans Sicht die Behandlungsmöglichkeiten in der Erwachsenenmedizin dar. Eine effektive Therapie ähnlich gelagerter Krankheitszustände ist seiner Ansicht nach hier nur äußerst schwer zu erzielen, da sich das schädliche *Qi* zumeist bereits in den Organen festgesetzt habe und daher nur noch indirekt, d.h. nach den kosmologischen Notationen, behandelt werden kann. In der folgenden Fallgeschichte wird Wan Quan von dem damaligen Zensor und späteren Großen Koordinator in der Provinz Huguang über die Ursachen von Kinderlosigkeit befragt. Wan Quan geht zunächst auf mögliche Ursachen beim Mann ein und gibt eine sehr verwinkelte Erklärung für männliche Potenzstörungen nach den Organnotationen ab (vgl. Fallgeschichte Nr. 54). Dann kommt er auf Menstruationsstörungen und weitere mögliche Ursachen für Unfruchtbarkeit bei der Frau zu sprechen. Unvermittelt geht er dann auf mögliche emotionale Missverständnisse zwischen dem hohen Beamten und seiner Hauptfrau ein, die in diesem speziellen Fall die Zeugungsfähigkeit beeinträchtigen sollen:

> Der Zensor in der Provinzhauptstadt Sun mit Ehrennamen Huaihai hatte mit vierzig Jahren immer noch keine Söhne von seiner Hauptfrau. Daher fragte er mich nach dem Weg, wie man die Nachkommen vermehren könne. Weiterhin wollte er, dass ich mit ihm über die Ursachen [für Kinderlosigkeit] spreche. Ich sagte:

---

72 Es ist eine Ironie der Medizingeschichte, dass diese psychologischen und ursachenbezogenen Deutungen von Krankheiten in der heutigen TCM völlig ausgeblendet werden und stattdessen die Vorgehensweise nach den Notationen als Kennzeichen der chinesischen Medizin schlechthin angesehen wird.

73 Empirische Beobachtungen aus der Außenwelt, die auf Ursachenkonzepte anderer als psychischer Art hätten deuten können, werden in Wan Quans Schriften zwar in Hülle und Fülle aufgezeichnet, aber sie finden keinen Eingang in neue Theorieansätze. Die neokonfuzianische Philosophie bot keine Kategorien und abstrahierenden Begriffe an, anhand derer allgemeine Ursachenprinzipien benannt und Naturgesetzlichkeiten hätten beschrieben werden können.

74 Gerade auch für die entsprechenden schamanistischen Verfahren wird immer wieder darauf hingewiesen, dass sich noch keine schwere Krankheit gebildet haben darf, damit eine vollständige Heilung erzielt wird. Idealerweise soll durch die „Beschwörung der Ursache" (*zhuyou* 祝由) die Aufmerksamkeit in eine andere Richtung umgelenkt werden. Das klassische Zitat aus dem *Suwen* zu den schamanistischen Heilmethoden hierzu lautet: „Der Gelbe Kaiser fragt: ‚Ich habe gehört, dass in der Vergangenheit die Krankheiten so behandelt wurden, dass die Feinstmaterie bewegt und das *Qi* [in eine andere Richtung] gelenkt wurde. Auf dieser Weise konnte der Ursprung [direkt] beschworen und [jede Krankheit sofort] zu einem Ende gebracht werden (SW 13:82: 余聞古之治病其移精變氣, 可祝由而已).'"

„[...] Wenn sich [die Essenzen von Mann und Frau] zur richtigen Zeit und auf wunderbare Weise vereinen, um miteinander zu verschmelzen, muss es [normaler Weise] zur Schwangerschaft kommen.“ [...] [Bei der Menstruationsstörung Ihrer Frau liegt] eine Krankheit des Geistes und der Gedanken (*shensi zhi bing* 神思之病) vor, die man mit den Standardmethoden (*fa* 法) kaum behandeln kann.“ Der Herr fragte: „Aus welchem Grunde?“ Ich sagte: „Wenn man viel Zärtlichkeit gibt, aber die Liebe nicht rund wird, wenn das Verlangen tief ist, aber das Glück nicht ankommt, so ist es, weil sich Geist und Gedanken nicht ausbreiten können.[75] [Ihre] Frau dient [Ihnen] mit ihrem Körper, doch ist sie in ihrem Wesen nach stolz. Sie setzt ihren Liebreiz ein, um [Ihnen] Freude zu machen, doch ist sie in ihrem Herz eigensinnig. Deshalb ist es hier schwierig [medikamentös] auszugleichen.“[y]

Wan Quans einfühlsame Deutung der Zeugungsunfähigkeit des Zensors über den Umweg einer Deutung weiblicher Psychologie verlässt nicht nur den konventionellen medizinischen Erklärungsrahmen. Sie lässt sich auch aus Wan Quans eigener Grundlagentheorie zur Fruchtbarkeitsmedizin nicht unmittelbar ableiten. Lediglich allgemein stellt Wan Quan hier fest, dass gewisse „Eigenarten“ der Frau auch von medizinischer Bedeutung für die Fortpflanzung seien. Er schreibt:

[Die Gefühle der Frau] sind eigensinnig. Wenn nur etwas ihren Vorstellungen nicht entspricht, so entwickeln sich Trübsinn, Grübelei, Hass und Wut. Durch den Trübsinn verknotet sich das *Qi*, durch die Grübelei stockt das *Qi*, durch den Hass blockiert das *Qi*, und durch die Wut steigt das Qi nach oben. [...] [Damit die Frau fruchtbar ist], muss man vor allem ihr Herz-(*Qi*) ausgleichen und das *Qi* stabilisieren. Das sind die wichtigsten [Behandlungsstrategien] bei den Frauen.[76]

Die auf das besondere Verhältnis des Zensors zu seiner Frau zugeschnittene Beurteilung spricht Wan Quan offenbar weniger als Arzt, sondern als Fachmann für Grenzfragen der Medizin im Bereich der Fortpflanzung aus.[77] Wan Quan stuft die Tatsache, dass der Zensor ohne männliche Nachkommen ist[78] – immerhin hatte er ja eine Tochter – als medizinisch nicht behandelbar

---

[75] In *YSSY 4:40 heißt es stattdessen „weil Geist und Gedanken durcheinander geraten“.

[76] *FRK 1:15. (Kapitel „Wie man Samen (Söhne) anpflanzt“ (*zhongzi* 種子)

[77] Vermutlich hat die Begegnung mit dem Vize-Gouverneur Wan Quan überhaupt erst angeregt, derlei Fragen systematisch zu behandeln und ein Buch zur Fortpflanzungsmedizin zu verfassen. Das Buch *Guangsi jiyao* wurde jedenfalls zwischen 1567 und 1573 verfasst. Dies war genau die Zeit, in der Wan Quan Kontakt zu Sun Ying'ao hatte.

[78] In der konfuzianisch-rituell geprägten Gesellschaft der Ming-Zeit entsprach die „Produktion“ männlicher Nachkommenschaft einer ethischen Maxime, der jeder erwachsene Mann nachkommen musste. Ohne Söhne zu sein, stellte daher weit mehr als ein medizinisches Problem dar. Es bedeutete eine Art Verstoß und zugleich einen Fluch. Ein in der Ming-Zeit vielzitierter Satz, (der fälschlicherweise Mengzi zugesprochen wurde,) lautete: „Unter den drei Verstößen gegen die Kindespietät ist es der schwerwiegendste, ohne männliche Nachkommen zu sein.“ Dieser Satz taucht erstmals in der Einleitung des Kapitels „Wie man männliche Nachkommen sucht“ des Song-zeitlichen *Furen daquan liang fang* 婦人大全良方 (Gesamtwerk zu den heilsamen Rezeptvorschriften der Frauenheilkunde) von Chen Ziming 陳自明 (1190–1270?) auf. Vgl. Chen Ziming 1985, 286.

ein. Die Betonung liegt für ihn allerdings auf dem Wort „medizinisch". In seinen losen Aufzeichnungen zur gesunden Lebensführung und zur Vermehrung der Nachkommenschaft räumt Wan Quan jedem Menschen sehr wohl einen Handlungsspielraum für die Bewältigung seiner Fortpflanzungsprobleme ein. Zunächst müsse der Mensch seine Bedeutungen mit dem „Willen des Himmels" in Einklang bringen. Erst dann könne der Arzt behandeln. Wan Quan schreibt:

> Was in den fünf Emotionen seinen Ausgang nimmt, kann in seiner Heftigkeit wie Feuer sein. Wenn die sieben Gefühle ausströmen und nicht mehr im eigenen Herz (懷) gelöst werden können, so entstehen die Krankheiten des Lebensgeistes und Denkens (神思之病) Wenn [der Patient] nicht selbst [seine Bedeutungen und Absichten] in positiver Weise mit dem Willen des Himmels in Einklang bringt (樂天知命) und dabei [jeglichen Gedanken] an Erfolg und Niederlage, Profit und Verlust fallen lässt, kann er nicht medizinisch behandelt werden.[z]

Wan Quan konzipiert die Gefühle im Sinne des Konfuzianismus als Kräfte, die den Menschen seine Mitte verlieren lassen und ihn dadurch medizinisch betrachtet in seiner Lebenserwartung gefährden. Prozesse, in denen die Sinne und starke Gefühle beteiligt sind, deutet er im Sinne des *Suwen* als Erscheinungen des Verbrauchs und der Abnutzung. So schreibt er in seiner Schrift zur gesunden Lebensführung:

> Übergroße Freude schadet dem Herzen, übergroße Wut schadet der Leber, übergroße Angst schadet den Nieren, zuviel Trauer schadet der Lunge, zu viele Sorgen schaden der Milz. [All diese Prozesse] nennt man die fünf Schädigungen (*wushang* 五傷). Zuviel Sehen schädigt das Blut, zuviel Liegen schadet dem *Qi*, zuviel Sitzen schadet den Knochen, zuviel Stehen schadet den Nieren, zuviel Laufen schadet den Muskeln. [All diese Prozesse] nennt man die fünf Erschöpfungserscheinungen (*wulao* 五勞). Zuviel Sehen verletzt die Klarsicht, zuviel Reden verletzt das *Qi*, zuviel Denken verletzt den Lebensgeist, zuviel Begehren verletzt die Feinstmaterie. [All diese Prozesse] nennt man die vier Verletzungen (*sisun* 四損).[aa]

Die plausible Hypothese, dass sich einseitige Lebensformen in bestimmten Qualitäten niederschlagen, die auf die Lebenserwartung Einfluss nehmen können, hat für Wan Quan allerdings auch eine moralische Konnotation. Der zentrale Begriff, den Wan Quan in seiner Fortpflanzungsmedizin zusätzlich zu verankern sucht, ist der Begriff der „Tugend" (*de* 德). Aus seiner Sicht ist die „Tugend" eine Substanz, die sich über das *Qi* im menschlichen Körper unablässig verbraucht. Als oberstes Prinzip zur Vermehrung der Nachkommenschaft erhebt er daher die Forderung, die er physiologisch ausführlich begründet, dass jeder Mensch „die Tugend nähren müsse", um, wie er wörtlich schreibt, „[Kinder]Segen anzusammeln" (*xiude jiqing* 修德積慶).[79]

---

[79] Die Trägerstoffe für die „Tugend" sieht Wan Quan in Anlehnung an Theorien des Inneren Klassikers im *Qi* sowie in den geschlechtsspezifischen Substanzen – dem „Blut" der Frau und dem „Samen" des Mannes. Der zentrale Lehrsatz seiner Fortpflanzungsmedizin, den Wan Quan mehrfach wiederholt, ist, dass der Mann aus sich selbst heraus sein Herz-(*Qi*) klären und seine Begierden verringern müsse, damit sein Same genährt wird.

Seit den Anfängen chinesischer Geistesgeschichte stellte die „Tugend" eine Kraftkategorie elementarer Art dar: Tugendhaftigkeit beinhaltete nicht nur ein moralischen Normen entsprechendes Verhalten, sondern vor allem auch eine Form, nach der sich der Mensch mit den elementaren (guten) Kräften des Kosmos vereinigen und damit Kontrolle über die Welt und seinen Körper gewinnen kann.[80] Der Gedanke, dass tugendvolles Verhalten langes Leben ermöglicht, war daher nicht neu.[81] Neu war jedoch die enge Verknüpfung, die zwischen moralischem Verhalten und menschlicher Fortpflanzung ausgemacht wurde. Der Gedanke, dass man die „Tugendkraft" durch gute Taten und moralisches Verhalten „nähren", „anhäufen", und sich auf diese Weise männliche Nachkommenschaft als Guthaben im Jenseits sichern könne, hatte im 16. Jahrhundert im ganzen Land explosionsartige Verbreitung gefunden. Allerorten wurden Methoden zur Schicksalsaufbesserung verkündet.[82]

Obwohl Wan Quan der veräußerlichten Moral, wie sie in den sogenannten „Büchern des Guten" (*shanshu* 善書) zutage tritt,[83] sehr kritisch gegenüberstand, blieb er von diesen Entwicklungen nicht unbeeinflusst. Während er in seinen gesamten Schriften stets eine wissenschaftliche und rationale Haltung zu menschlicher Krankheit vertritt, die sich darin äußert, dass er für ihre Erklärung allgemeine Gesetzmäßigkeiten und regelhafte Naturprozesse geltend macht, gibt er in der Fortpflanzungsmedizin Antworten auf Fragen des individuellen Schicksals, wie sie ihm sicher vielfach von seinen Patienten

---

Bei der Frau könne man medikamentös versuchen, ihr „Herz" auszugleichen und ihr *Qi* zu stabilisieren, damit ihr Blut genährt wird.

80 Wie Bauer herausarbeitet, ist das Schriftzeichen für Tugend (*de* 德) mit dem Schriftzeichen für gerade (*zhi* 直) verwandt. Beide Schriftzeichen enthalten das „Auge" und den „geraden Strich". Beide Schriftzeichen bezeichneten die „magische Kraft", die von einer „geraden Ausrichtung" ausgeht. Vgl. Bauer 1974, 47.

81 Die Begriffspaare „Pflege der Tugend" (*xiude* 修德) bzw. „Nährung der Tugend" (*yangde* 養德) erscheinen vielfach in den alten konfuzianischen Klassikern. Die Tugend wird dabei zumeist mit der Langlebigkeit in Verbindung gebracht. So heißt es im kanonischen Buch *Zhongyong* (Einhalten der Mitte): „Wer die große Tugend befolgt, [...]. wird auch ein langes Leben erlangen" (*Liji* 52:401 in SSJ 1629) und im *Lunyu* (Gespräche des Konfuzius) „Wer Menschlichkeit ausübt, wird lange leben" (*Lunyu* 6:23 in SSJ 2479).

82 Ähnlich wie innerhalb der Ablasspraktiken der katholischen Kirche wurden hier in „Katalogen" bürokratisch penibel Beispiele für gute und schlechte Taten aufgelistet. Jeder einzelne konnte sich hiernach seine „Verdienste für das Jenseits" (*yingong* 陰功) errechnen. Das Verhältnis zum Jenseits wurde somit vollständig berechenbar gemacht.

83 Das in der Ming-Zeit wohl einflussreichste Moralbuch, auf das auch Wan Quan in seiner Schrift zur Vermehrung der Fortpflanzung ausführlich eingeht, ist das daoistische „Traktat des Allerhöchsten über Einfluss und Vergeltung" (*Taishang ganyingpian* 太上感應篇), welches in den daoistischen Kanon *Daozang* aufgenommen wurde. Vgl. Schipper 1977, Nr. 1167 = 45: 36199–36411. Es wurde um 1164 verfasst und ging im 13. Jh. zum ersten Mal in Druck. In der Ming-Zeit wurde es dann in hohen Auflagen nachgedruckt und mit immer neuen Fallbeispielen und Illustrationen ausgestattet. Vgl. Bell 1996, 158–200. Zur Funktion der Moralbücher während der Ming-Zeit siehe Tadao Sakai 1970, 331–366, Brokaw 1987 und 1991 sowie Bauer 1991, 460–471.

zugetragen wurden, wie: „Warum erkranke gerade ich und der andere nicht? Warum hat der eine Söhne, der andere nicht?“ Solche religionsnahen Fragen, die in der Medizinliteratur sonst strikt ausgeschlossen wurden, bildeten den Mittelpunkt der theoretischen Überlegungen in der tradierten Literatur zur Fortpflanzung.[84] Wan Quan seinerseits sieht die tieferen Bedeutungen für Kinderlosigkeit eingebunden in eine gerechte, moralisch strukturierte Welt, in der jede Regung, jeder Gedanke, jede Tat eine Antwort und einen Widerhall im Sinne von Belohnung und Bestrafung finden.[85] Indem er diese Prinzipien über die Lebensgeschichte des einzelnen hinaus[86] geltend macht, kann er auch solche Fälle erklären, bei denen ein Mensch trotz tugendhaften Verhaltens und trotz medikamentöser Behandlung ohne männliche Nachkommenschaft bleibt.

---

84 Bereits früh in der chinesischen Geschichte bildete der Bereich der Fortpflanzung einen Sonderbereich der Medizin. Soweit er den Aspekt der Frauen, also Empfängnis, Schwangerschaft und Geburt betraf, wurde er in frauenheilkundlichen Schriften abgehandelt. Die Frage, was Männer gegen Kinderlosigkeit tun könnten, zählte allerdings bis zur Ming-Zeit nicht zum medizinischen Terrain. Ratschläge zur Fertilitätssteigerung fanden sich in der Literatur zur Lebensverlängerung (*yangsheng* 養生) und zu den Sexualtechniken (*fangzhongshu* 方中術). Wie Lu Yali 1993 nachweisen konnte, ist die Sprache all dieser Schriften zu den drei Abschnitten Zeugung bzw. Empfängnis, Schwangerschaft, Geburt von sehr heterogenen Konzepten geprägt. Neben den rein medizinischen kommen magische, rituelle und manuell-technische sowie auch dämonologische Konzepte zur Anwendung. Lu erklärt dies u.a. mit den unterschiedlichen Personen, die während der drei Abschnitte in unterschiedlicher Nähe zum eigentlichen Geschehen als Heilkundige beteiligt waren, nämlich Beamtenärzte, Hebammen, daoistische Magier, Schamanen usw.

85 Es fällt auf, dass Wan Quan in keiner seiner Fallgeschichten solche Zusammenhänge moralischer Art geltend macht. Seine Aufgabe als Arzt sah er in der Anwendung von Therapien, die sich auf regelhafte Vorgänge des menschlichen Körpers beziehen. Weitergehende Deutungen, die ein bestimmtes Verhältnis zum Jenseits beinhalten, äußerte er lediglich in seinen Aufzeichnungen zur gesunden Lebensführung und zur Fortpflanzungsmedizin.

86 Bei der Konzeption dieser das einzelne Menschenleben übergreifenden Kausalität sind buddhistische Einflüsse erkenntlich, die allerdings konfuzianisch überformt sind. So gebraucht Wan Quan für das Kausalprinzip zwar den buddhistischen Begriff „Karma“ (*yin'guo* 因果), der aufgrund der Wiedergeburtslehre die Vorstellung impliziert, dass für Fehlverhalten und Sünde die Konsequenzen möglicherweise auch in einer anderen Person zu ziehen sind. Im Sinne des Konfuzianismus, für den der Ahnenkult diese Weiterexistenz bestimmen sollte und der sich zu den individuellen Formen einer möglichen Weiterexistenz des Menschen nach seinem Tod nicht weiter äußerte, beschränkte Wan Quan diese Übertragung von „Schulden“ und „Verdiensten“ jedoch in einem konfuzianischen Sinne auf den Kreis der patriarchalen Familie. Hiernach sollte der Sohn das „Verdienstkonto“ des Vaters und Großvaters „erben“. Diese synchretistische Auslegung moralischer Vergeltungsprinzipien nach den drei Lehren war in der Ming-Zeit gang und gäbe. Vgl. Brokaw 1991. Konzepte des religiösen Daoismus, nach denen das Kausalitätsprinzip als rein rechnerisches Belohnungs- und Bestrafungsprinzip mit Paradies- und Höllenszenarios entwickelt wurde, nimmt Wan Quan allerdings nicht auf.

Wan Quans Versuch, die moralischen Resonanzbeziehungen der Welt der Bedeutungen in medizinische Kausalitätsprinzipien zu übersetzen und ein neues Fach in der Medizin – „Vermehrung der Nachkommenschaft" – zu begründen, ist von vorneherein zum Scheitern verurteilt. Sein Buch kommt über eine Zusammenstellung von kommentierten Zitaten aus medizinischen, konfuzianischen, buddhistischen und daoistischen Traktaten nicht hinaus. Die moralischen Vokabeln, die er zu einem physiologischen Körpermodell zusammensetzen will, sind bereits in Auflösung begriffen. Das Programm, das er sich angestellt hat, auszugestalten, nämlich anhand moralischer Prinzipien eine eigene Systematik der Medizin zu begründen, liest sich wie eine ohnmächtige Beschwörung von Glaubensinhalten, die die Gesellschaft sich gerade anschickte abzustreifen, indem sie sie systematisch entstellte und destruierte. Die Theoriegebilde, die Wan Quan erschafft, wirken daher wie die letzten Ruinen einer vergangenen Epoche.[87]

Die Suche nach der Bedeutung einer Krankheit

Wie die vorausgegangenen Fallbeispiele zeigen, ist es das Wesen einer Behandlung nach *yi,* wie sie Wan Quan versteht, den therapeutischen Gedanken zu entwickeln, der sich präzise in die besonderen Umstände und konkreten Handlungen einfügt, die eine individuelle Erkrankung ausmachen. *Yi* entspricht seiner Meinung nach einer präzisen Information, die wie ein Mosaikstein das Bild ergänzt oder wie ein Schlüssel in das Schloss passt und den Zugang zu den Wirkmechanismen des Kosmos öffnet. Um *yi* zu finden, muss sich Wan Quans Meinung nach der Arzt mit allen konkreten Begleitumständen einer Erkrankung vertraut machen. Von allen möglichen Schlussweisen, die ihm möglich erscheinen, muss er in kreativer Weise genau die auswählen, die zu dem konkreten Fall passt. Indem er auf den konkreten Fall zudenkt und sich die Summe erlaubter Sinnstrukturen vor Augen führt, kann er *yi* ermitteln. Dabei muss er mit den kosmologischen Notationen und Standardmethoden so vertraut sein, dass er das fehlende Sinnelement aus dem eigenen Selbst heraus und anhand von Regeln, die sich aus der alltäglichen Lebenswelt ableiten lassen, ergänzen kann.

Yi ist also das gedankliche Motiv, das alles erklärt und zugleich die Lösung einer Problemsituation darstellt (Tab. 3.11). Es liefert Handhaben sowohl für Erkenntnis- als auch für Wirkmöglichkeiten. *Yi* liegt dabei nahe bei den konkreten Dingen und kann, wie die oben erwähnten Fallbeispiele verdeutlichen, sowohl auf einen verlorengegangenen Gegenstand oder auf ein musikalisches Bedürfnis deuten, als auch die umfassende Deutung eines emotionalen

---

[87] Wie Lu Yali 1993 schildert, zeigte die Fruchtbarkeitsmedizin bald einen neuen Trend. Die Sprache der Fachbücher wurde zum Ende der Ming-Zeit immer empirienäher. So versuchte zum Beispiel der Mediziner Yue Fujia 岳甫嘉 (1612?–1645?), ein hoher Beamter und Arzt zum Ende der Ming-Zeit, die Faktoren, die die Fruchtbarkeit des Menschen bestimmen, an Beobachtungen des Verhaltens von Tieren zu erforschen. Vgl. Yue Fujia 1986. Übersetzung dieses Textes in Lu 1993, 28.

Missverständnisses beinhalten. *Yi* ist also nicht verallgemeinerbar. Wie die meisten seiner Zeitgenossen, die das, was man als die *yi*-Methode in der Medizin bezeichnen könnte, entwickelt haben, vertritt Wan Quan die Meinung, dass *yi* selbst nicht darstellbar sei und über die konkreten Fallgeschichten nur anschaulich gemacht werden könne.

Ebene	Übersetzung
hermeneutisch	das „Gemeinte", der Sinn hinter den Worten
scholastisch	die Verbindung zwischen widersprüchlichen Aussagen
erkenntnistheoretisch	der Sinn hinter unterschiedlichen Begriffen
handlungstheoretisch	Motiv oder Absicht
medizinisch-praktisch	Erfahrung
diagnostisch	Zustand, der einer bestimmten Symptomkonstellation zugrunde liegt
therapeutisch	Therapie lenkende Interpretation
pathogenetisch	Krankheitsmechanismus
mental-psychologisch	Intuition, Einbildungskraft
handwerklich	Handfertigkeit, Geschicklichkeit
konzeptuell	Erklärungskonzept
religiös	moralisches Kausalitäts- und Vergeltungsprinzip

Tab. 3.11 Das Konzept *yi* in seinen verschiedenen Bedeutungen im Werk von Wan Quan

Obwohl die *yi*-Methode in der medizinischen Literatur bereits seit der Han-Zeit sehr anspruchsvoll und abstrakt entwickelt wird, verkörpert sie auch eine Form von Alltagshermeneutik. *Yi* ist ein Motiv, welches definitionsgemäß einfach strukturiert ist und sich gefühlsmäßig auch anhand von Alltagserfahrungen nachvollziehen lässt. Jeder Mensch kann *yi* erkennen und treffen, wenn er nur lang genug nachdenkt und umfassend in seinem Selbst forscht. *Yi* ist jedoch zugleich auch so vage und komplex, dass es die elementaren Bedeutungen, die Zahlen, Symbole und Symbolstrukturen beinhalten, umschließt. *Yi* ist somit sowohl über den professionell-theoretischen Ansatz oder als auch über Alltagserfahrungen zu erfassen.[88] Da die Überzeugung gilt, dass die Welt grundsätzlich sinnhaft und logisch aufgebaut ist und in dieser

[88] In dieser Hinsicht ist der Einfluss des Chan-buddhistischen Ideengutes auf die Medizin unverkennbar. Das angestrebte „Erwachen" (*wu* 悟), welches das Verständnis für das Wesen der Dinge ermöglicht, soll sich auch im Chan-Buddhismus plötzlich und unvermittelt aus den Handlungen des Alltags heraus einstellen können.

Eigenschaft der menschlichen Natur entgegenkommt, kann der Mensch sich auf beiden Wegen die Sinnstrukturen des Handeln erklären und ergänzen.

Historisch leitet sich die *yi*-Methode offensichtlich aus alten dämonologischen Erklärungen von Ereignissen ab. In der Krankheitsbezeichnung „Besessenheit", die Wan Quan für das kindliche Verlustsyndrom benutzt, ist dieser Ursprung noch kenntlich. Statt als Ursache für Krankheiten personhafte Mächte – Dämonen (*gui* 鬼) – geltend zu machen, wird der Erklärungsanspruch rationalisiert und zugleich differenziert und verfeinert.[89] Eine Krankheit wird nicht pauschal mit dem Willen nicht-menschlicher, „übernatürlicher" Personen erklärt, sondern es werden für konkrete Konstellationen abgegrenzte Bedeutungen ausgemacht, die allen Menschen gemeinsam sind. In logisch-rationaler Sicht lässt sich dies so beschreiben, dass zwischen die abstrakten Welt der Zahlen und Symbole und die personale Welt der Dämonen eine abgeschwächt personale Zwischenwelt eingeschoben wird – die Welt der Bedeutungen. Der Erklärungsmodus ist dabei interpretierend. Die Problemsituation wird nicht analysiert, sondern interpretiert.

Wenn man alle Beispiele aus der medizinischen Literatur sammeln würde, die sich um Heilungen nach der *yi*-Methode scharen, so ließe sich in der chinesischen Medizingeschichte eine ähnliche Tendenz ausmachen wie in der abendländischen. So wie im abendländischen Denken die okkult-spiritistischen Praktiken über die „Entdeckung des Unbewussten"[90] zur Psychotherapie und Psychoanalyse führten, entwickelte sich im chinesischen Denken aus dämonologischen Erklärungen von Krankheit über die „Entdeckung der Bedeutungen" die *yi*-Methode in der Medizin der Ming-Zeit. Beide Verfahren haben durchaus Gemeinsamkeiten. Allerdings wurde die *yi*-Methode im 20. Jahrhundert nicht mehr tradiert.[91]

---

89 In der Konsequenz, mit der Wan Quan die Welt der Dämonen in eine Welt der Bedeutungen übersetzt, ist er anderen medizinischen Autoren seiner Zeit weit voraus. Gerade im 16. Jahrhundert verweisen die meisten medizinischen Autoren bei emotional gelagerten und besonders bedrohlichen Krankheiten immer noch auf Dämonen als Krankheitsursache. Das Fach „Beschwörung der Ursache" war bis zum Jahre 1571 noch offizielles medizinisches Lehrfach an der Kaiserlichen Medizinischen Akademie.

90 Vgl. den Titel der historischen Darstellung der dynamischen Psychiatrie von ihren Anfängen bis zu Janet, Freud, Adler und Jung verfasst von Henry F. Ellenberger: „The Discovery of the Unconscious".

91 Zwar arbeitete erst kürzlich der Wissenschaftshistoriker Liao Yuqun 廖育群 2000 von der Pekinger Akademie für Naturwissenschaften das alte Motto „Medizin ist *yi*" als den zentralen Grundsatz der TCM aus. *Yi* beinhalte das „Geheimnisvolle der Theorie der chinesischen Medizin", die „Lebendigkeit ihrer Therapiemethoden" und den „Weitblick des in ihrem Kontext arbeitenden Arztes". Doch subsumiert Liao unter *yi* lediglich die sogenannte „Unterscheidung der Symptomkonstellationen" (*bianzheng* 辨證) nach den kosmologischen Notationen, wie sie in der TCM gebetsmühlenartig als die besondere Vorgehensweise in Diagnostik und Therapie im Gegensatz zur westlichen Medizin herausgearbeitet wird. Weitergehende psychosomatische Einsichten, die in der alten Literatur mit *yi* angesprochen wurden, blendet er aus.

Die Welt der Bedeutungen und ihre Rezeption in der Qing-Zeit

Bereits Anfang der Qing-Zeit nahmen die Bemühungen um das Aufdecken krankheitsauslösender Bedeutungen eine andere Richtung. Insbesondere solche auf den Einzelfall bezogenen Erklärungen wurden nicht weiter verfolgt. So fand Wan Quans Kinder- und Pockenheilkunde in der Qing-Zeit zwar große Beachtung.[92] Von seinen originellen und kreativen Ansätzen zu Heilungen nach *yi* blieben in der Rezeption der Qing-Zeit allerdings lediglich verallgemeinernde Aussagen über besondere *Qi*-Dispositionen übrig, auf die man medikamentös in bestimmter Weise einwirken müsse. In seinem kinderheilkundlichen Fachbuch aus dem Jahre 1750 greift der Qing-zeitliche Arzt Chen Fuzheng zum Beispiel exakt den Krankheitszustand auf, den Wan Quan als „Zustand des Vermissens" (*xiangsi* 相思) gedeutet hatte und zitiert Wan Quan dabei teilweise wörtlich.[bb] Doch übernimmt er nur Aussagen aus dessen Grundlagetexten, in denen Wan Quan die Symptome herausarbeitet und die besondere Physiologie des Kindes beleuchtet. Chen Fuzheng deutet den Zustand letztendlich in traditioneller Weise als eine Form von „Besessenheit" (*kewu* 客忤), die durch das Obsiegen des „schädlichen *Qi*" über das „wahre *Qi*" zustande komme, und empfiehlt eine medikamentöse Behandlung.

Obwohl man nicht weiß, ob Chen Fuzheng nur aus darstellungsökonomischen Gründen darauf verzichtet, mögliche Krankheitsmotive im einzelnen zu benennen, die eine medikamentöse Therapie entbehrlich machen, scheint es sich hier doch um eine verbreitete Haltung zu handeln. Offensichtlich war die Erklärungskategorie *yi* nicht griffig genug und ein Verständnis dessen, was hiermit angesprochen sein sollte, in der Qing-Zeit nicht mehr vermittelbar. Insbesondere wurde der religiöse Kontext, in den die Diskussionen um *yi* eingebunden waren, in dieser Zeit energisch zurückgewiesen. Deutungen nach der *yi*-Methode wurden nur ihrem oberflächlichen Gehalt nach zur Kenntnis genommen. Bestimmte Krankheitszustände wurden pauschal als emotional begründet beschrieben und mit Residualkategorien aus der Dämonenmedizin versehen. Ihre Behandlung wurde entsprechend mit Medikamenten durchgeführt, denen eine „Affinität" zum Lebensgeist nachgesagt wurde und die man mit einem modernen Ausdruck als „Psychopharmaka der Vormoderne" bezeichnen könnte.[93]

---

92 Vgl. die umfassende Darstellung seines kinder- und pockenheilkundlichen Werkes in der Enzyklopädie *Gujin tushu jicheng*. Offensichtlich gab es in der Qing-Zeit zwei pockenheilkundliche Schulen, nämlich die vom Kaiserhof unterstützte Pockenimpfschule und die konservative Schule von Wan Quan. Auch der bekannte kinderheilkundliche Autor Chen Fuzheng zitiert in langen Textstellen aus Wan Quans kinder- und pockenheilkundlichen Werken – insbesondere den esoterischen Schriften. Seine sehr fortschrittliche und kritische Kinderheilkunde basiert ganz wesentlich auf Wan Quans Theorien.

93 So ist es in der TCM bis heute üblich, bestimmte Krankheitszustände, die als emotional gelagert wahrgenommen werden, mit „Lebensgeist beruhigenden Medikamenten" (*anshenyao* 安神藥) zu behandeln. Da angeblich ohnehin sämtliche Medikamente den

Zu dieser Entwicklung trug möglicherweise bei, dass die schamanistischen Verfahren, die zu Wan Quans Lebenszeit, im Jahre 1571, aus dem Kanon medizinischer Lehrfächer an der Kaiserliche Medizinische Akademie ausgegliedert worden waren (siehe Tabellen 1.1 und 1.2), aus dieser Ausgliederung eher gestärkt hervorgingen. Die Bemühungen zahlreicher medizinischer Autoren zum Ende der Mingdynastie um eine Integration dieser Verfahren in die offizielle Medizin oder – wie Wan Quan es praktizierte – um eine konsequente Übersetzung der dämonologischen in rationale medizinische Kategorien erhielten damit einen Rückschlag.[94] Wie aus den Beschreibungen westlicher Missionare hervorgeht, die Ende des 19. Jahrhunderts in China tätig waren, neigten die Patienten dazu, in beiden Zugangsformen – in der medikamentösen und der besprechenden Medizin – Alternativen zu sehen, wobei die Aufgabenteilung so ausgelegt wurde, dass man sich von dem Kontakt mit Ärzten eine wirksame medikamentöse Therapie versprach, und von Medien und Priestern die Beschwörung der eigentlichen Ursache (*zhuyou* 祝由). Mit großer Selbstverständlichkeit fanden sich in den chinesischen Städten der Ming- und Qing-Zeit neben den ärztlichen Spezialpraxen auch Praxen, in der solche Magier (*shushi* 術士) und Medien (*wu* 巫) tätig waren (s. Abb. 1.12). Die Beschwörer, die Kinder behandelten, waren meist ältere Frauen, die alle möglichen Heilverfahren anwandten (Abbildung 3.7). Für die Kontaktaufnahme mit den Geistern wurden oft Jungen unter 12 Jahren (*tong* 童) eingesetzt (siehe Fall Nr. 41 „Der Geist vom Lu-See").

All diese Entwicklungen sind in der Ming-Zeit bereits angelegt. In seinen Fallgeschichten schildert Wan Quan, dass insbesondere die minder bemittelten und weniger gebildeten Patienten und Angehörigen zunächst daoistische Magier und Medien herbeiriefen, die mit den Geistern Kontakt aufnehmen sollten, ehe sie dann, wenn nichts mehr half, ihn als Arzt zur Hilfe holten. In einer seltsamen Mischung aus respektvoller Neugierde auf der einen Seite und prinzipieller Ablehnung auf der anderen Seite beschreibt Wan Quan die Vorgehensweisen insbesondere der gehobenen Magier und Medien.[95] Gerade die Talismanwasser-Methoden (*fushui* 符水) aus der Schule des Magiers Wan Fudun 萬福敦 (1429–1520) aus Luotian (vgl. S. 7), die vermittelt durch den

körperlich-seelischen Zusammenhang berücksichtigen, wird eine „besprechende" Behandlung nicht für nötig erachtet.

94 Vgl. insbesondere auch die Bemühungen des medizinischen Autors Zhang Jiebin 張介賓 (1563?–1640), der in seinem „Nach Themen geordneten Kommentarwerk zum Inneren Klassiker" (*Leijing* 類經), Dämonen als Ausdruck menschlicher Sinnestäuschungen deutete und die Wirkung der Ursache beschwörenden schamanistischen Verfahren als psychologische erklärte. Vgl. Zhang Jiebin 1985, 351–355.

95 Vgl. die Fallgeschichten 40, 41 und 48. Hier schreibt Wan Quan zum Beispiel anerkennend über einen daoistischen Priester, er sei ein Meister, der die höchsten und besten Verfahren aller Zeiten beherrsche, und merkt dagegen über einen anderen Heiler an, dass dieser selbst nicht an die Geister glaubte. In einer Fallgeschichte erlaubt er sich den Spaß, einen Schutzgeist zu vertreiben, um der Familien dessen Wirkungslosigkeit vorzuführen.

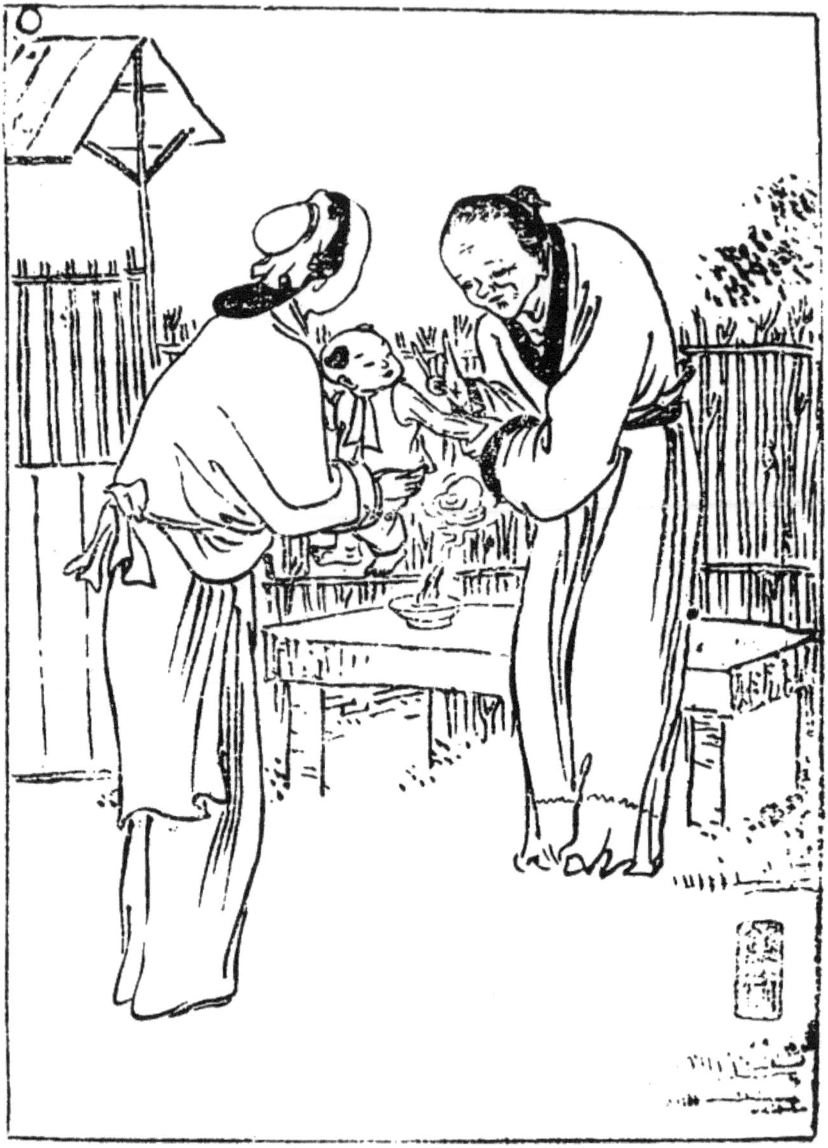

Abb. 3.7: Die beschwörende Behandlung durch ältere Schamaninnen und Medien (wu 巫) stellte die wohl am häufigsten angewandte Methode zur Behandlung von Kinderkrankheiten im vormodernen China dar.

Heiler Tao Zhongwen 陶仲文 (1481–1560) aus Huanggang auch am Kaiserhof großen Anklang fanden und sich später in der Qing-Zeit im ganzen Reich verbreiten sollten[96], stellten für ihn seit Beginn seiner ärztlichen Karriere eine große Herausforderung dar. Diese Beschwörungsverfahren, bei denen für die ungewöhnlichsten Krankheiten Bannsprüche zur Beschwörung der Ursache entwickelt wurden, regten ihn an, seinerseits für ein breites Spektrum von Krankheiten rationale und zugleich differenzierte Ansätze zu entwickeln und seine Behandlungsverfahren, insbesondere seine psychologischen Erklärungen, immer weiter zu verfeinern. In den Fallgeschichten wird deutlich, dass Wan Quan ein großes Geschick im Umgang mit seinen Patienten hatte und dass er sich auf Patienten aller sozialen Schichten einzustellen wusste. Er zeigt dabei eine Eigenschaft, die man neben der nicht überprüfbaren Treffsicherheit in der Diagnostik und Therapie als das „Kunstartige" seiner Medizin beschreiben könnte. Seine Deutungen insbesondere der Krankheitsbilder von Kindern sind so erlebens- und leibnah, dass sich hier neben der Arzneiwirkung ein zusätzlicher Effekt ergeben haben mag, den wir heute als psychologische Wirkung bezeichnen würden.

[96] Wie der Medizinhistoriker Zheng Wenzhuo 鄭文焯 im Jahre 1891 schreibt, verbreiteten sich diese Beschwörungsverfahren im Laufe der Qing-Zeit von der Provinz Hubei aus im ganzen Land. In seinem Buch *Yigu* 醫故 schildert er detailliert die ausgefallenen Bannspruchwasser-Techniken, die auch in seiner Zeit noch zur „Ursachenbeschwörung" verwendet wurden. Übersetzung in Unschuld 1980, 183.

Teil IV

Ich werde langsam alt,
und die Dinge rücken allmählich in eine gewisse Ferne.
Trotzdem habe ich [nochmals] versucht, für alle Symptomkonstellationen,
denen ich in der Vergangenheit begegnet bin
und alle Behandlungsmethoden, die ich hierfür erprobt habe,
[…] eine Fallgeschichte anzuführen.
Sicher ist auch weiterhin nicht alles erschöpfend gesagt,
aber wenn noch irgendetwas fehlt,
so kann ich dies nur den Edlen späterer Generationen überlassen.[1]

Wan Quan zu seinem letzten überarbeiteten Manuskript von 1580

Ich denke mir oft: Krankheiten zu behandeln ist eine Frage der Methode,
aber das Wichtigste für die Behandlung ist die [therapeutische] Idee (yi 意)
Wenn man eine Methode auswählt, und sie ist nicht sorgsam durchdacht,
so ist sie nichts als eine Methode, aber bringt nichts.
Wenn man über die [therapeutische] Idee spricht,
diese Aussagen aber nicht klar sind,
so mag man eine Idee haben, aber auch sie bringt nichts.[2]

Wan Quan in seinem letzten Vorwort von 1579

---

1 Unsignierte und undatierte Erklärung zur *Wanli*-Ausgabe des Pockentraktates, die vermutlich 1580 verfasst wurde.

2 Vorwort zum *Youke fahui* verfasst im Jahre 1579.

Einführung in die Fallgeschichten

Fallgeschichten stellen für Wan Quan ein zentrales Medium dar. Immer wieder neu setzt er sich mit den Behandlungsfällen seiner Praxiszeit auseinander. Er will den Mechanismus herausarbeiten, der entscheidend für die Heilung ist, und seine Erkenntnisse auf wesentliche Botschaften hin reduzieren. Fallgeschichten scheinen ihm am ehesten geeignet, handlungsrelevantes Wissen in der Medizin zu vermitteln. Offenbar unzufrieden mit der ersten Fallgeschichtssammlung, verfasst er in seinen letzten Lebensjahren auf der Grundlage der alten Krankenakten viele Fallgeschichten nochmals ganz neu.

Im Folgenden sind die Fallgeschichten, die Wan Quan in zwei Schaffensperioden verfasste, chronologisch aufgeführt. Jede Fallgeschichte enthält einen Kerngedanken, der entschlüsselt werden muss. Um diesen Kerngedanken herum entwickelt sich eine Handlung, die teilweise vermutlich konstruiert ist, aber in ihren Grundstrukturen nachweislich auf den Daten realer Krankenakten beruht.

Von den insgesamt überlieferten 396 Fallgeschichten sind 62 ausgewählt. Für die Auswahl war entscheidend, dass das Spektrum von Krankheitsfällen aus der Kinder- und Frauenheilkunde, der inneren Medizin, Pockenheilkunde und Fruchtbarkeitsmedizin möglichst repräsentativ ausgeleuchtet wird. Es wurden solche Fallgeschichten aufgenommen, in denen Wan Quan seine Handlungen ausführlich beschreibt und erklärt. Gleichzeitig ging es darum, Fallgeschichten aus allen Lebensabschnitten anzuführen, um Wan Quans biographische Entwicklung nachvollziehen und die Veränderungen seines Therapieverhaltens im Verlauf anwachsender klinischer Erfahrung dokumentieren zu können.[3] Während der erste Fall den dreiundzwanzigjährigen Studenten Wan Quan als Lehrling und zugleich Ratgeber seines alten Vaters zeigt, dokumentiert der letzte Fall den Höhepunkt seiner Karriere, als ihm die Insignien des Gelehrtenarztes verliehen werden. Die Auswahl der Fallgeschichten kann somit als repräsentativ für die Entwicklung von Wan Quans medizinischem Denken und Handeln gelten. In ihren diagnostischen und therapeutischen Begriffen und Techniken ist sie zugleich repräsentativ für die damalige Schul- bzw. Gelehrtenmedizin, wie sie in der Ming-Zeit in einer großen Vielfalt von Heilansätzen von einer Minderheit gebildeter Ärzte unter Berufung auf die medizinischen Klassiker vertreten wurde.[4]

---

3 In der Sekundärliteratur zur chinesischen Medizin wird selten überprüft, aus welcher Schaffensperiode ein medizinisches Werk stammt. Vor allem, wenn der Autor bekannt ist, werden all seine überlieferten Schriften und Rezeptvorschriften als autoritativ eingestuft und weiter tradiert. Die Frage, ob nicht der Autor selbst seine Konzepte und Therapiemethoden später revidiert und für obsolet erklärt, wird dabei nicht gestellt. Die Entwicklung medizinischen Denkens und Handelns innerhalb einer einzelnen Biographie wird ausgeschlossen.

4 Es muss betont werden, dass die Medizin, die heute als Traditionelle Chinesische Medizin (TCM) bezeichnet wird, in der Ming-Zeit nur von einigen wenigen gebildeten Ärzten praktiziert wurde. Die TCM stellt ein Konstrukt dar, das im Rahmen nationali-

Zum konzeptuellen und strukturellen Aufbau der Fallgeschichten

Konstellation (*zheng* 證)				
Alter, Geschlecht	**Grundkrankheit, Hauptsymptom**	**Zusätzliche Zeichen und Symptome**	**Puls**	**Jahreszeit**

Die Fallgeschichten sind mehr oder weniger alle nach dem gleichen Muster aufgebaut (siehe Tab. 4.1 und 4.2).[5]

Zunächst steht die Aufnahme des Befundes – die Gesamtkonstellation – im Vordergrund: Der Patient wird vorgestellt (**wer?**). Als Merkmale werden **Alter** oder **Geschlecht** genannt. Bei bedeutenden Personen, die ein öffentliches Amt bekleiden, sowie deren Angehörigen werden außer dem Wohnort und Namen auch Titel und Ehrenname aufgeführt. Dann wird die **Krankheit** (*bing* 病), bzw. das **Hauptsymptom** genannt („Der/die Patient/in erkrankt an…"). Meist erfolgt auch eine Angabe zur Dauer der Beschwerden und zu den Arzneien, die bislang angewandt wurden. Dann werden fast immer weitere **Zeichen und Zusatzsymptome**, der **Pulsbefund**[6] oder die **Jahreszeit** aufgezählt – entscheidende Angaben, die die Grundlage dafür bilden, dass ein Krankheitszustand manchmal anders gedeutet wird, als dies vordergründig nahe liegen würde. Die Gesamtheit all dieser sehr heterogenen Indikatoren bildet die Konstellation (*zheng* 證)[7].

---

stischer und gesundheitspolitischer Fraktionskämpfe seit Anfang des 20. Jahrhunderts geschaffen wurde. Damals wurden Extrakte der schriftlich tradierten Gelehrtenmedizin erarbeitet und zur „Nationalen Medizin" erklärt, während die im Volk verbreitete Dämonenmedizin als Aberglaube qualifiziert wurde. Übergeordnetes Ziel war es, die chinesische Medizin als ein in sich kohärentes, systematisches Denken darzustellen, das der westlichen Medizin wissenschaftlich nicht nur ebenbürtig, sondern auch überlegen war. Die Vielfalt der Heilansätze im Spektrum der mündlich und schriftlich tradierten Heiltraditionen ging hierbei verloren. Siehe hierzu Croizier 1967, Unschuld 1980 196–208.

5 Wie auf Seite 50–63 bereits ausgeführt, wurde die Anamnese von den Ming-zeitlichen Ärzten formularartig erfasst.

6 Nicht immer ist der Pulsbefund erwähnt. Dies muss nicht bedeuten, dass der Puls nicht untersucht wurde, lässt aber vermuten, dass er für die Diagnose irrelevant war. Bei Kindern galt das Tasten des Pulses als unzuverlässig. Hier war die Untersuchungsmethode des Betrachtens, insbesondere des Gesichtes, sehr viel wichtiger. (siehe auch Fußnote 91 in Teil I).

7 Der Begriff *zheng* 證, wörtlich „Beweis", „Evidenz", der auch heute noch als der zentrale Begriff der chinesischen Medizin gilt, bezeichnet einen Krankheitszustand, der durch eine bestimmte Gesamtkonstellation von Zeichen und Symptomen ausgezeichnet ist. Die Übersetzung „Kon-stella-tion" macht das zugrunde liegende astrologische Verständnis deutlich.. So wie sich der Kosmos in Stern- und Symbolkonstellationen (*xiang zheng* 象徵) manifestiert, soll auch der menschliche Körper seinen Zustand in bestimmten Sym-

Idee, Bedeutung (*yi* 意)			
Diagnose / Prognose Interpretation einer Konstellation	**Organ-Leitbahn-Zuordnung**	**Krankheits-mechanismus**	**Therapiekonzept**

Dann erfolgt die diagnostische Bewertung – die **Interpretation** der vorliegenden Konstellation nach Qualitäten von jeweils *Yin* oder *Yang*, Mangel oder Fülle, Kälte oder Hitze, innen oder außen. Hiermit verbunden ist meist entweder eine **Organzuordnung** im Sinne des Inneren Klassikers oder eine **Leitbahnzuordnung** im Sinne der Theorie von den Kälteverletzungen. Doch nicht in jeder Fallgeschichte ist die **Bedeutung** (*yi* 意) der Konstellation explizit gemacht. Manchmal werden in gestellten Dialogen mit Patienten oder Schüler alle Aspekte der Bedeutung (**Krankheitsmechanismus** (*bingji* 病機), **Krankheitsursache** (*bingyin* 病因) und **Therapiekonzept**) erklärt.[8]

Doch meist bleibt dieser zentrale Dreh- und Angelpunkt jeder Fallgeschichte unausgesprochen. Er wird verschlüsselt. Erfahrene Leser von Fallgeschichten der chinesischen Medizintradition können ihn aus der Charakterisierung der Symptome und Zeichen herauslesen oder der Zusammenstellung der Rezepturen entnehmen. Es ist das Wesen von Wan Quans Fallgeschichten, dass der geschriebene Text um das zentrale Konzept *yi* 意 (vgl. Kap. Die Welt der Bedeutungen und Sinnstrukturen") herum verfasst ist, das seinerseits unausgesprochen bleibt, damit es umso stärker hervortritt.

---

ptom- und Zeichenkonstellationen (*zheng* 證 oder *zheng* 症) bekunden. Die räumliche und zeitliche Anordnung beweglicher Symptome oder Zeichen schägt sich dabei in polaren Qualitäten nieder. Jede neue Anordnung, jedes zusätzliche Symptom oder Zeichen kann den Zustand entscheidend verändern. Die Qualität der jeweils neuen Konstellation kann in ihr Gegenteil umschlagen. Modernisierende Übersetzungen wie „Syndrom", „Muster", (bzw. englisch „pattern") oder Übersetzungen, die die Innenwahrnehmung in den Vordergrund stellen, wie „Leidenszustand" (bzw. englisch „pathocondition") geben dieses vormoderne, sehr dynamische Verständnis vom menschlichen Körper nur unzureichend weder. Vgl. Kap. „Die Welt der Symbole und Symbolstrukturen".

8 Nach dem damaligen Verständnis soll die Kunst des Arztes darin bestehen, die Strategie beweglich und flexibel (*biantong* 變通) an die jeweilige Symptomkonstellation anzupassen (*yingzheng* 應證). Der Arzt müsse die Gesamtsituation im Auge behalten und alle sich anbahnenden Entwicklungen einer Krankheit in einem wohl durchdachten Therapiekonzept vorwegnehmen. Die Terminologie, die in der Medizin der Ming-Zeit verwendet wird, macht den Bezug zum Buch der Wandlungen sehr deutlich. In modernen Lehrbüchern wird mit der Formel *bianzheng lunzhi* 辩证论治 („Unterscheidung des Krankheitszustandes und Erörterung des Therapieansatzes") dagegen an ein diagnostisches Konzept angeknüpft, das in der Qing-Zeit – also relativ spät in der chinesischen Medizingeschichte – entwickelt wurde und gleichlautend war mit *bianzheng* 辩证 („dialektische Methode").

Methode (*fa* 法)		
Arzneitherapie **Aku-Moxa-Therapie** **Manuelle Techniken**	**Rezepturen, Arzneien,** **Punkte, sensible Körperzonen**	**Dauer der Behandlung**

Zu den **Methoden** (*fa* 法) der Behandlung: Die wichtigste Therapieform, die in den Fallgeschichten angewandt wird, ist die Arzneitherapie. Das „Zuschneiden" von Rezepturen auf die jeweils vorliegende Konstellation stellt für Wan Quan das Herzstück seiner Heilkunst dar. Hier gibt er entweder den Namen der **Rezeptur** einschließlich der jeweiligen Modifikationen an oder listet die **Arzneien**, die er für die Behandlung wählt, einzeln auf. Unter Umständen beschreibt er auch deren Wirkung auf den Körper. Auch früher geheim gehaltene Familienrezepturen listet er in den Fallgeschichten genau auf.[9]

Manchmal kombiniert er die Arzneitherapie auch mit der Aku-Moxa-Therapie[10] oder der manuellen Therapie und gibt hierbei oft die genauen **Punktkombinationen**[11] und die **Dauer** der Behandlung an. Die manuelle Therapie für Kinder war im 16. Jahrhundert eine der populärsten Therapiemethoden für Kinder. Wan Quans Fallgeschichten sind die frühesten Zeugnisse dafür, wie diese Techniken, die vermutlich aus der Volksmedizin heraus entwickelt wurden und im 17. Jahrhundert Eingang in die Fachliteratur fanden, ausgeführt wurden.

---

9 Über Wan Quans Fallgeschichten erfahren wir auch sehr viel über „alternative" Theorien und Heilverfahren innerhalb und außerhalb der Ming-zeitlichen Gelehrtenmedizin. Neben den diversen Wanderheilern, manuellen Therapeuten, Magiern etc. (s. Tabelle 1.3) ist in den Fallgeschichten immer wieder von schamanistischen Medien die Rede, die Schutzgeister anriefen oder Dämonen beschworen.

10 Die Akupunktur stellt in den kinder- und frauenheilkundlichen Fallgeschichten eine Notfalltherapie dar. Die dauerhafte Heilung wird über die Arzneitherapie, gegebenenfalls in Kombination mit der Moxa-Therapie, angestrebt.

11 Der in der Ming-Zeit gebräuchliche Begriff für Akupunktur-„Punkt" ist *xue* 穴, wörtlich „Körperhöhle". An Körperhöhlen sollte das *Qi* manipulierbar sein. Meist gibt Wan Quan jedoch keine Begründung für diese Punktkombinationen. Die Wirkung der besonderen Körperzonen an Gesicht, Händen und Füßen, die beim Kind als sensibel galten, wird einfach als entweder auffüllend oder ableitend für die Organbereiche beschrieben. Vgl. Abbildungen 2.2b und 2.2c

Viele Fallgeschichten enden bereits kurz nach Abgabe einer Prognose („Die Krankheit kann nicht geheilt werden").[12] Oft werden aber auch sehr ausführliche, günstige Prognosen gestellt („Die Krankheit wird unter der und der Therapie nach x Tagen geheilt sein. Erst wird dieses Symptom verschwinden, dann jenes."). Die Patienten in der Ming-Zeit und ihre Angehörigen verlangten offenbar, dass sich ein Arzt in seiner Prognose genau festlegte. In den Fallgeschichten beschreibt Wan Quan dann in aller Ausführlichkeit, dass sich seine Prognose genauso erfüllte.

Tabellarisch zusammengefasst lassen sich die einzelnen Schritte von der Diagnostik zur Therapie (Tab. 4.2) einerseits und von der Aufnahme des Befundes bis zur Darstellung der Heilung bzw. Erfüllung der (negativen) Prognose (Tab. 4.1) andererseits wie folgt darstellen:

Konstellation (*zheng* 證)				
Alter, Geschlecht	Grundkrankheit, Hauptsymptom	Zusätzliche Zeichen und Symptome	Puls	Jahreszeit
Idee, Bedeutung (*yi* 意)				
Diagnose / Prognose (Interpretation der Konstellation)	Organ-Leitbahn-Zuordnung	Krankheits-mechanismus	Therapiekonzept	
Methode (*fa* 法)				
Arzneitherapie Aku-Moxa-Therapie Manuelle Techniken	Rezepturen, Arzneien, Punkte, sensible Körperzonen		Dauer der Behandlung	

Tabelle 4.1 Konzeptueller Aufbau der Fallgeschichten

[12] Bei schweren, unbehandelbaren Krankheitszuständen war es für einen Arzt in der Ming-Zeit essentiell, sich sofort zurückziehen, um nicht bei einem tödlichen Ausgang der Krankheit zur Rechenschaft gezogen zu werden. Solche Fallgeschichten waren daher für die ärztlichen Leser ebenso von großem Wert.

Wer?	Geschlecht, Alter
Wann?	Jahreszeit, Monat, Tag
erkrankte an	Hauptsymptom
sowie folgenden	Zeichen und Zusatzsymptomen
Er/sie/es hatte den folgenden	Pulsbefund
Hier liegt eine xy-Konstellation vor (xy=Yin-Yang, Kälte-Hitze, Mangel-Fülle)	Diagnose
mit Beteiligung der folgenden	Organe oder Leitbahnen
Die Krankheit entstand, weil	Krankheitsmechanismus
Die Krankheit wurde ausgelöst durch	(klimatische oder emotionale) Krankheitsursache
Die Krankheit wird nach x Tagen geheilt sein. Die Krankheit kann nicht geheilt werden.	Prognose
Ich setzte eine xy-Therapie an (xy = z.B. auffüllende – ableitende – wärmende – kühlende)	Therapiekonzept
und verwendete die	Rezeptur (mit Modifikationen)
bestehend aus	Arzneien
Die Arzneien in der Rezeptur haben die Rolle des	Herrschers, Minister, Assistenten, Boten
oder	
Ich wandte eine Aku-Moxa- oder manuelle Therapie an	Punktekombination
Nach x Tagen/Wochen war die Krankheit mit dieser Therapie geheilt.	Dauer der Behandlung und Erfüllung der Prognose
oder	
Nach x Tagen/Wochen starb der Patient/die Patientin, wie ich vorausgesagt hatte.	Erfüllung der Prognose
oder	
Da die Familie nicht auf mich gehört hatte, musste der Patient/die Patientin sterben. Wie traurig!	Erfüllung der Prognose

Tabelle 4.2 Struktureller Aufbau der Fallgeschichten

Zur Darstellungsform

Um seine Botschaft in den Fallgeschichten zu übermitteln, setzt Wan Quan gewisse rhetorische Stilmittel ein. Das sind Schwarz-Weiß-Kontrastierungen seiner Therapien mit den Therapien der konkurrierenden Heiler. Während die Konkurrenten und Schüler grundsätzlich scheitern, stellt Wan Quan jeweils die richtige Diagnose oder Prognose und leitet die erfolgreiche Therapie ein.[13] Andere rhetorische Mittel sind gestellte Dialoge, in denen Wan Quan die Fragen von Schülern oder Patienten aufgreift und in der Beantwortung typische diagnostische oder therapeutische Fehler bespricht.

Alle Fallgeschichten der chinesischen Medizinliteratur leben von dieser idealisierten Konstruktion, die den behandelnden Arzt stets als Helden zeigt. Im Vergleich zu anderen Fallgeschichten sind Wan Quans Fallgeschichten in dieser Hinsicht jedoch eher zurückhaltend. Wan Quan zeigt in der Darstellung sehr humorvolle Züge, die nicht nur Probleme im Umgang mit den konkurrienden Heilern und misstrauischen Patienten, sondern auch seine eigene Person betreffen. Er vermittelt seinen Lesern dabei auch Einblicke in eigene Überlegungen und Zweifel.

Da Wan Quan die Fallgeschichten vielfach überarbeitete, sind uns sogar oft mehrere Versionen desselben medizinischen Falls überliefert. Manchmal handelt es um kleine Umformulierungen, manchmal jedoch auch um größere Auslassungen von Text. In den später verfassten Fallgeschichten stimmen nur die Kerndaten wie Jahr, Name und Behandlungsmethode überein. „Weiche" Daten, die die Interpretation der Befunde oder persönliche Bewertungen betreffen, werden meist ganz anders formuliert. Um diese oft sehr interessanten Textvariationen kenntlich zu machen, sind Textteile, die Wan Quan später gestrichen hat, in **hellgrauem** gegenüber schwarzem Text gedruckt. Längere Texte, die Wan Quan später gänzlich umformulierte, werden in einer Fußnote ebenso in **hellgrauem** gegenüber schwarzem Text in ihrem vollem Wortlaut wiedergegeben. Fallgeschichten, die ganz neu verfasst wurden, werden als Fallgeschichts-Varianten in der Überschrift kenntlich gemacht.

Wie in der Sinologie üblich, werden in den Übersetzungen bestimmte Ergänzungen, die notwendig sind, um einen Satz im Deutschen verständlich zu machen und seinen Sinn wiederzugeben, in eckige Klammern gesetzt. Umgekehrt: Wenn innerhalb eines längeren Abschnittes oder Satzflusses im chinesischen Original Textteile ausgelassen wurden, die deutsche Übersetzung also kürzer ist als das Original, werden drei Punkte in eckige Klammern gesetzt.

---

[13] Wie bereits in Teil I dargestellt, werden in der Fallgeschichtsliteratur grundsätzlich nur therapeutische oder prognostische Erfolge dokumentiert.

Die Fallgeschichten 醫案

父子 Nr. 1 Vater und Sohn um 1523

Der Sohn des Beamten Huang Xueyi war an einer Hitze erkrankt, die nicht zurückgehen wollte. [Huang] bat meinen alten Vater, eine ausgleichende Behandlung anzusetzen, und versprach, sich mit großzügigen Geschenken zu bedanken. An einem dieser Tage kam mein Vater sehr niedergeschlagen nach Hause. Ich fragte ihn nach dem Grund. Der Vater sagte: „Die Hitze bei dem Kind der Huangs geht trotz Behandlung seit sieben, acht Tagen nicht zurück. Deshalb bin ich so niedergeschlagen." Ich fragte: „Wie äußert sich die Krankheit?" Der Vater antwortete: „Tag und Nacht besteht große Hitze. Der Harn ist rötlich, und der Stuhlgang ist verstopft." Ich fragte: „Welche Medikamente haben Sie, Vater, dem Kind gegeben?" Er sagte: „Ich habe erst „Poria-Magen-Pillen" (*Weilingwan* 胃苓丸) und dann „Kühlende Pillen" (*Liangliangwan* 涼涼丸) gegeben." Ich sagte: „Das kann keinen Erfolg haben." Der Vater fragte: „Würdest du, Quan, dir zutrauen, das Kind zu behandeln?" Ich antwortete: „Ja, das kann ich tun. [Diese Symptomkonstellation] deutet auf Wind; es ist eine Leber-Erkrankung. Man sollte daher „[Leber-]Grün-ableitende-Pillen" (*Xieqingwan* 瀉青丸) geben, dann wird die Hitze schnell zurückgehen."

Der Vater teilte Herrn Huang meine Worte mit. Dieser kam daraufhin mit meinem Vater und bat mich, das Kind zu untersuchen. Und wirklich, es lag eine Lebererkrankung vor. Daraufhin behandelte ich mit „Grün-ableitenden-Pillen". Nach fünf Tagen war das Kind wieder gesund. Hocherfreut sagte der Vater zur Mutter: „Als ich damals den Sohn studieren ließ, hast du gesagt, ich solle ihn nur nicht Medizin studieren lassen. Ich habe dir gesagt: ‚Die Medizin geht aus dem konfuzianischen Gedankengut hervor.'[14] Du hast mir nicht geglaubt. Nun siehst du: Ich habe einen Nachfolger."[a]

[14] Wan Quan legt seinem Vater hier eine in der Ming-Zeit sehr häufig verwendete Redensweise in den Mund: „Die Medizin geht aus dem konfuzianischen Gedankengut hervor" (醫出于儒). Sie verdeutlichte den Unterschied zwischen dem einfachen Heiler und dem Gelehrtenmediziner.

Weilingwan 胃苓丸 „Poria-Magen-Pillen"[15]

Cangzhu 蒼朮	**Rh Atractylodis**
Chenpi 陳皮	**Peric Citri Reticulatae**
Baizhu 白朮	**Rh Atractylodis Macrocephalae**
Houpo 厚樸	**C Magnoliae Officinalis**
Zhuling 豬苓	**Sclerotium Polypori Umbellati**
Fuling 茯苓	**Sclerotium Poriae**
Gancao 甘草	**R Glycyrrhizae Uralensis**
Caoguoren 草果仁	**S Amomi Tsao-Ko**
Zexie 澤瀉	**Rh Alismatis Orientalis**
Guangui 官桂	**C Cinnamomi Cassiae**

Liangliangwan 涼涼丸 „Kühlende Pillen"[16]

Huanglian黃連	**Rh Coptidis**
Huangqin 黃芩	**R Scutellariae Baicalensis**
Shanzhizi 山梔子	**F Gardeniae Jasminoidis**
Huangbo黃柏	**C Phellodendri**
Yujin鬱金	**T Curcumae**
Dahuang 大黃	**R und Rh Rhei**
Longdancao 龍膽草	**R Gentianae Scabrae**
Xionghuang雄黃	**Realgar**
Chensha 辰砂	**Zinnober**

---

15 Diese Rezeptur gehört zu den „Dreizehn überlieferten Rezepturen der Ahnen", die Wan Quan in seinen geheimen Schriften preisgibt. Sie stellt eine Abwandlung bzw. Erweiterung der gleichnamigen Rezeptur des *Shanghan lun* dar. Sie sollte nach dem Prozess der Abkochung zusammen mit Reisschleim zu kleinen hirsekorngroßen Pillchen geformt werden.

16 Diese Rezeptur gehört ebenfalls zu den „Dreizehn überlieferten Rezepturen der Ahnen", die Wan Quan in seinen frühen Schriften preisgibt. Sie soll die Hitze der fünf Speicher lösen, das Leber-Feuer ableiten, den akuten Schrecken bei Kindern stillen und die embryonale Hitze lösen. Die Rezeptur sei angezeigt, wenn der Urin braun-gelb und der Stuhl verstopft ist – beides Zeichen für Hitze. Wan Quan verwendet sie in späteren Jahren allerdings nicht mehr.

Xieqingwan 瀉青丸 „Grün"-ableitende-Pillen"[17]

Qianghuo 羌活	Rh et R Notopterygii
Fangfeng 防風	R Ledebouriellae Sesloidis
Guishen 歸身	R Angelicae Sinensis
Chuanxiong 川芎	R Ligustici Wallichii
Zhiren 梔仁	S Gardeniae Jasminoidis
Longdancao 龍膽草	R Gentianae Scabrae
Dahuang 大黃	R et Rh Rhei

心悟 Nr. 2 Plötzliche Eingebung um 1524

Wan Binlan war der älteste Sohn von [Wan] Shiquan. Er wurde im neunten Monat des Jahres *guiwei* [1523] geboren. Im darauffolgenden Jahr erkrankte er an Durchfall. Daher bat [Shiquan] meinen seligen Vater Juxuan um Arznei für die Behandlung des Kindes. [Durch die Rezeptur meines Vaters] kam [der Durchfall] zeitweise zum Stillstand, setzte aber immer wieder ein. Shiquan war 31 Jahre alt. Da dieser Sohn sein erster war und er ihn über alles liebte, bat er meinen Vater inständig [selbst vorbeizukommen]. Aber [mein Vater] war damals schon 77 Jahre alt. Da er nicht konnte, befahl er mir, hinzugehen und [das Kind] zu behandeln.

Als ich an der Hoftür angekommen war, hatte Shiquan gerade gehört, dass der Durchfall wieder schlimmer geworden war. Er stürzte zu Boden, erhob sich und schrieb [dabei unvermittelt] das Schriftzeichen „*niu* 牛" (Rind). [Das Blatt mit dem Schriftzeichen] legte er auf einen Holzschemel und sagte: „[Die Eingebung dieses Schriftzeichens muss bedeuten], dass ich Ihnen mit einem Rind danken soll, [wenn Sie meinen Sohn heilen]. Mit dem Schriftzeichen *niu* 牛 muss auch eine Weissagung über [den Ausgang der Krankheit verknüpft sein." Ich sagte: „Wenn man unten an das Schriftzeichen 牛 noch einen waagerechten Strich setzt, ergibt sich das Schriftzeichen *sheng* 生 (Leben). Das bedeutet: Ich bin gekommen, um die Krankheit Ihres Jungen zu heilen."[18]

---

[17] Bei der Rezeptur „Leber-ableitende-Pillen", wörtl. „Grün"-ableitende-Pillen", die von dem Song-zeitlichen Kinderarzt Qian Yi 錢乙 (1032–1113?) entwickelt wurde, erkennt man wie bei vielen Rezepturen am Namen auch die Funktion. Die Farbe blau-grün ist im *Suwen* konnotiert mit der Leber. Die Rezeptur enthält Arzneidrogen, die als leberspezifisch bzw. Wind ausleitend gelten und bei Fieberkrämpfen eingesetzt werden. Krämpfe wurden in der schriftlich tradierten Kinderheilkunde als Ausdruck von „Wind" oder „Schrecken" gedeutet und mit der Leber konnotiert. Allerdings ist dieses Symptom hier gar nicht erwähnt. Wan Quans Ferndiagnose wirkt daher etwas unplausibel. Möglicherweise ist diese Fallgeschichte nicht vollständig tradiert.

[18] Diese Form des automatischen, unbewussten Schreibens von Schriftzeichen in den Sand, das Ähnlichkeiten mit dem Planchette-Schreiben in der westlichen Tradition

Ich nahm die „Muskatnusspillen von Herrn Chen“ (*Chenshi Roudoukouwan* 陳氏肉豆蔻丸) und ließ sie zusammen mit „Poria-Magen-Pillen“ *(Weilingwan)* und Plantago (*Cheqianzi* 車前子) kochen und ein Dekokt anfertigen. Nach nur einer Verabreichung kam der Durchfall zum Stillstand. Shiquan sagte: „Zuvor hatte Ihr werter Vater mit der „Eine-einzige-Pillen-Raffinade“ (*Yilidan* 一粒丹) und den „Poria-Magen-Pillen“ behandelt. Dabei kam der Durchfall kurzzeitig zum Stillstand und setzte dann aber wieder ein. Deswegen wollte ich das Kind noch eine Portion einnehmen lassen.“ Ich sagte: „Darm und Magen der Kinder sind noch sehr schwach und zart. Sie können nicht viel vertragen. Wenn man daher Arzneien verabreicht, muss man die Krankheit treffen und dann sofort die Behandlung aussetzen. Man darf den Kindern auf keinen Fall zuviel geben.“ Drei Tage nachdem der Durchfall aufgehört hatte, bekam [der Junge] auf dem Körper rote Flecken, die wie Brokatfäden aussahen. Shiquan kannte sich in dem „Buch zur Heilung bei Kälteverletzungen“[19] sehr gut aus [und zitierte daraus]: „Wenn nach täglichem Durchfall Flecken auftauchen, so sind dies Anzeichen einer *Yangming*[-Konstellation]. Wenn man hier zu früh nach unten leitet, wird eine Magen-Krankheit entstehen, bei der das Hitze-*Qi* die Situation des Mangels ausnutzt.“ [Ich sagte]: „[Das Exanthem] kann man mit dem „Flecken verwandelnden Dekokt“ (*Huabantang* 化斑湯) behandeln.“ [Shiquan sagte:] „Das Gypsum [in dieser Rezeptur] ist von seiner Temperatureigenschaft her kalt. Nach einem Durchfall ist aber die Milz in einer Mangel-Konstellation, also darf man es nicht gebrauchen.“ [Ich sagte:] „Wenn bei dieser Krankheit aber genau [diese Flecken] erscheinen, dann muss und darf man diese Arznei geben. Warum sollte man es nicht dürfen? Bitte, gebraucht sie.“ Kaum war

---

hat, war ein in der Ming-Zeit und gerade auch am Jiajing-Kaiserhof sehr verbreitetes Verfahren zur Weissagung. Es wurde mit dem Kult um den Geist *Zigu* 紫姑 verknüpft. Normalerweise wurde es so ausgeführt, dass ein Medium (*jitong* 乩童 oder *jixian* 乩賢) mit zugebundenen Augen von zwei Blinden (*fuji* 扶乩) über eine Sandfläche geführt wurde. Dabei wurde eine Frage vorausgeschickt. Über das Medium – so die Vorstellung – schrieb der Kosmos seine Antwort gleichsam in die Welt. Die Deuter solchen In-den-Sand-Schreibens, die die einzelnen Schriftzeichen zerlegten oder zusammenfügten und dann interpretierten (*cezi* 測字), genossen am Jiajing-Hof hohes Ansehen. (Zu dieser von Needham als Pseudowissenschaft bezeichneten chinesischen Form der Glyphomantie siehe Needham Vol. 2, 346f. Zum Zigu-Kult innerhalb der magischen Künste (*wushu* 巫術) siehe Song Zhaolin 宋兆麟 1989, 164) Was Wan Quan hier vorführt, ist eine vereinfachte Form der Glyphomantie. Er deutet die unbewusst zu Papier gebrachten vier Striche des verzweifelt um Hilfe suchenden Vaters, indem er aus ihnen das Schriftzeichen: 生 „Leben“ zusammensetzt.

19 Wahrscheinlich ist hier der Ming-zeitliche Kommentar von Tao Hua 陶華 (15. Jh.) zum *Shanghanlun* (Abhandlung zu den Kälteverletzungen) von Zhang Ji 張機 gemeint, das sogenannte *Shanghan huorenshu* 傷寒活人書, das sich im 16. Jahrhundert großer Beliebtheit erfreute. Möglicherweise ist jedoch auch das ältere Song-zeitliche Buch *Nanyang Huorenshu* 南陽活人書 von Zhu Gong 朱肱 (1108) gemeint. Beide Bücher besprechen auch die Kälteverletzungen bei Frauen und Kindern.

[die Arznei] eingenommen, verschwanden die Flecken, und der Körper kühlte wieder ab.[b]

Chenshi Roudoukouwan 陳氏肉豆蔻丸 „Muskatnusspillen von Herrn Chen“[20]

Muxiang **木香**	**R Saussureae seu Vladimiriae**
Sharen **砂仁**	**Fr seu S Amomi villosi**
Longgu **龍骨**	**Draconis Os**
Kelile **訶棃勒**	**Fr Terminaliae Chebulae**
Chishizhi **赤石脂**	**Halloysitum Rubrum**
Kubaifan **枯白礬**	**Alumen**
Roudoukou **肉豆蔻.**	**S Myristicae Fragranticis**

Weilingwan 胃苓丸 „Poria-Magen-Pillen“ (s. Fußnote 15)

Cangzhu **蒼朮**	**Rh Atractylodis**
Chenpi **陳皮**	**Peric Citri Reticulatae**
Baizhu **白朮**	**Rh Atractylodis Macrocephalae**
Houpo **厚樸**	**C Magnoliae Officinalis**
Zhuling **豬苓**	**Sclerotium Polypori Umbellati**
Fuling **茯苓**	**Sclerotium Poriae**
Gancao **甘草**	**R Glycyrrhizae Uralensis**
Caoguoren **草果仁**	**S Amomi Tsao-Ko**
Zexie **澤瀉**	**Rh Alismatis Orientalis**
Guangui **官桂**	**C Cinnamomi Cassiae**

Yilidan 一粒丹 „Eine-einzige-Pillen-Raffinade“[21]

Hanshuishi **寒水石**	**Calcitum**
Kubaifan **枯白礬**	**Alumen**

[20] Diese Rezeptur wurde von dem Song-zeitlichen Arzt Chen Wenzhong 陳文仲 (fl. 13. Jh.), dem Autor des ersten spezialisierten Buches zu kindlichen Pockenausschlägen, entwickelt.

[21] Auch diese Hitze lösende Rezeptur gehört zu den „Dreizehn überlieferten Rezepturen der Ahnen“, die Wan Quan in den geheimen Schriften niederschrieb. Sie wurde mit Reisschleim zu einzelnen erbsengroßen Pillen geformt – daher ihr Name.

Huabantang 化斑湯 „Flecken-verwandelnde-Rezeptur“[22]

Shigao 石膏	Gypsum Fibrosum
Jingmi 粳米	Oryzae Sativae
Zhimu 知母	R Anemarrhenae Asphodeloidis
Gancao 甘草	R Glycyrrhizae Uralensis
Renshen 人參.	R Ginseng

心悟 Nr. 3 Plötzliche Eingebung (Variante) um 1524

Der beste Prüfling bei der Provinzprüfung des Jahres *renzi* [1552], Wan Binlan, ist der älteste Sohn des alten Shiquan. Der Alte bekam erst sehr spät Söhne. Zunächst wurde Binlan geboren, deshalb hing er an ihm wie an einem Juwel. Mit einem Jahr bekam [der Sohn] wässrigen Durchfall. Mehr als zehn Tage und Nächte ging das so. Der Alte ist ein guter Arzt und so behandelte er selbst und gab [dem Jungen] die „Mitte-Regulations-[Rezeptur]“ (*Lizhongtang* 理中湯) und zusätzlich Terminaliasamen (*Hezirou* 訶子肉) und Muskatnuss (*Roudoukou* 肉豆蔻), allerdings ohne Erfolg. Dann rief er mich und sagte mir gleich, dass er mit seinen Arzneien keinen Erfolg gehabt habe. Ich sagte: „Nach dem Traktat zur Regulierung [der Kälteverletzungen]“ (*Zhenglilun* 正理論)[23] ist die Mitte-Regulations-[Rezeptur] geeignet für die Regulierung des *Qi* der Mitte. Aber wenn man Durchfall behandelt und nicht [vorher] den Urin abfließen lässt, so kann keine Heilung eintreten.“ Ich wandte „Fünf-Pilze-Pulver“ (*Wulingsan* 五苓散) an und ersetzte dabei die Zimtzweige *(Guizhi)* durch Süßholz *(Gancao)*. Nach einer Verabreichung hörte der Durchfall auf. Drei Tage später bildeten sich auf dem ganzen Körper Flecken. Shiquan erschrak. Ich sagte: „Das ist nicht so schlimm. In dem „Buch zur Heilung der Menschen“ (*Huorenshu* 活人書)[24] heißt es: „Wenn man bei Kälteverletzungen zu früh nach unten leitet, dann nutzt die Hitze den entstehenden Mangel aus und dringt in den Magen, so erscheinen die roten Flecken. Wenn jetzt, in den Sommermonaten, wo die Hitze blüht, lange Zeit Durchfall und innerer

---

22 Die „Flecken-verwandelnde-Rezeptur“ *(Huabantang)*, ist eine Ergänzung der so genannten „Weißer Tiger-Rezeptur“ *(Baihutang)* aus dem *Shanghanlun*. Sie wird wie die „Weiße Tiger-Rezeptur“ eingesetzt bei *Yangming*-Leitbahn-Erkrankungen, wenn nach einem Schweißausbruch zusätzlich trockener Mund, Unruhe, Durst und rote Flecken auftreten.

23 Mit dem *Zhenglilun* ist die „Abhandlung zu den Kälteverletzungen“ *(Shanghan lun)* von Zhang Ji 張機 gemeint.

24 Mit diesem Buch ist entweder das Song-zeitliche *Nanyang Huorenshu* 南陽活人書 (1108) von Zhu Gong 朱肱 gemeint oder, was wahrscheinlicher ist, das *Shanghan huorenshu* 傷寒活人書 von Tao Hua 陶華, welches um 1445 verfasst wurde und sich im 16. Jahrhundert sehr großer Beliebtheit erfreute. Beide Bücher besprechen auch die Kälteverletzungen bei Frauen und Kindern. Siehe Fußnote 19.

Mangel besteht, dann nutzt das Hitze-*Qi* den Mangel aus und dringt nach innen. Wenn man dann viel „Mitte-Regulations-Dekokt" gibt, welches scharf und bitter ist, dann bleibt die Hitze im Magen. Wenn jetzt die roten Flecken erscheinen, dann wird die Hitze vom Inneren ins Äußere getrieben. Hier muss man das „Flecken-verwandelnde-Dekokt" (*Huabantang* 化斑湯) geben, damit wird es leicht zur Heilung kommen." Der Alte sagte: „Gypsum ist aber von seiner Temperatureigenschaft her kalt, dann darf man es bei Durchfall doch nicht geben!" Ich sagte: „Wenn diese Krankheit besteht, dann muss man diese Arznei dazu nehmen. In den Sommermonaten ist sogar das „Weißer-Tiger-Dekokt" (*Baihutang* 白虎湯) angezeigt." Nach einer Verabreichung verschwanden die roten [Flecken] und die Hitze ging zurück.[c]

Lizhongtang 理中湯 „Mitte-Regulations-Rezeptur"[25]

Ganjiang 干薑	**Rh Zingiberis Officinalis**
Baizhu 白術	**Rh Atractylodis Macrocephalae**
Renshen 人參	**R Ginseng**
Zhi Gancao 炙甘草	**R Glycyrrhizae Uralensis**

Wulingsan 五苓散 „Fünf-Pilze-Pulver"[26]

Fuling 茯苓	**Sclerotium Poriae albae**
Zhuling 豬苓	**Sclerotium Polypori**
Baizhu 白術	**Rh Atractylodis macrocephalae**
Zexie 澤瀉	**Rh Alismatis**
Guizhi 桂枝	**Ramuli Cinnamomi Cassiae**

Baihutang 白虎湯 „Weißer-Tiger-Dekokt"[27]

Shigao 石膏	**Gypsum Fibrosum**
Jingmi 粳米	**Oryzae Sativae**
Zhimu 知母	**R Anemarrhenae Asphodeloidis**
Gancao 甘草	**R Glycyrrhizae Uralensis**

25 Die „Mitte-Regulations-Rezeptur" (*Lizhongtang* bzw. *Lizhongwan*) ist eine wichtige Rezeptur aus dem *Shanghanlun* zur Behandlung von *Taiyin*-Erkrankungen. Sie soll die Mitte des Körpers regulieren und erwärmen. Die Himmelsrichtung „Mitte" war im *Suwen* mit den Funktionsbereichen Milz und Magen konnotiert.

26 Diese Rezeptur taucht erstmals in der „Abhandlung zu den Kälteverletzungen" *(Shanghan lun)* von Zhang Ji 張機 auf. Sie soll bei *Taiyang*-Erkrankungen, bei denen nach übermäßigem Schwitzen starker Durst auftritt, das *Qi* umwandeln und das Wasser bewegen, um von innen her jegliche Wasseransammlungen aufzulösen, die Milz aufzufüllen und dabei zugleich das Äußere zu lösen. Wan Quan erklärt, sie könne bei Bestehen äußerer und innerer Hitze gegeben werden, wenn kein Urin abfließt.

27 Diese Rezeptur stammt aus dem *Shanghanlun* und soll zur Behandlung von *Yangming*-Erkrankungen eingesetzt werden, bei denen außen und innen Hitze besteht.

三世 Nr. 4 Drei Generationen um 1528

Mein ältester Sohn Bangzhong war erst[28] in seinem dritten Lebensjahr, als bei ihm im Jahre *xuzi* [1528] die Pocken herauskamen. Mein seliger Vater war bereits achtzig Jahre alt gewesen, als er diesen Enkel bekam. Er und meine selige Mutter liebten [das Kind] über alles. Es verging kein Tag, an dem sie nicht Gebete [für ihren kranken Enkel] verrichteten.[29] Der Eiter hatte sich bereits gebildet und [die Pusteln] verschalten sich gerade, da kam es plötzlich zu Durchfall. Die Pusteln bekamen eine grau-weiße Farbe. Mein seliger Vater sagte: „Das ist ein Zustand (*zheng* 症) von Mangel-Kälte."[30] Er ordnete an, dass „Saussurea-Pulver" (*Muxiangsan* 木香散)[31] eingenommen werden sollte. Schon nach einer Verabreichung hörte der Durchfall auf, und die Pusteln gewannen wieder eine rötliche Farbe.[d]

Muxiangsan 木香散 „Saussurea-Pulver"

Muxiang **木香**	**R Saussureae seu Vladimiriae**
Dafupi **大腹皮**	**Peric Areca Catechu**
Renshen **人參.**	**R Ginseng**
Shexiang **麝香**	**Moschus berezovskii Flerov.**
Rougui **肉桂**	**Cinnamomi Cassiae**
Banxia **半夏**	**Rh Pinelliae Ternatae**
Qingpi **青皮**	**Peric Citri Reticulatae Viride**
Chifuling **赤茯苓**	**Sclerotium Poriae Rubrae**
Qianhu **前胡**	**R Peucedani**
Hezi **訶子**	**Fr Terminaliae Chebulae**
Zhi Gancao **炙甘草**	**R Glycyrrhizae Uralensis Praeparata**
Dingxiang **丁香**	**Fl Caryophylli**

28 Wie im Haupttext markiert heller Text diejenigen Stellen, die in der späteren Version der Fallgeschichten von Wan Quan gestrichen bzw. verändert wurden.

29 Beten oder weitergehende rituelle und religiöse Handlungen wie das Beschwören oder das Anrufen von Medien spielten während einer Pockenerkrankung eine sehr wichtige Rolle.

30 Diese Beurteilung verdeutlicht, dass der Vater, ohne dass er eine konfuzianische Grundausbildung erfahren hätte, auch in Notationen und Konnotationen dachte. Es scheint sogar, dass der Vater manche Zuordnungen innerhalb der sogenannte Wan'schen Pokkenlehre selbst entwickelt hatte. In jedem Fall gehörte die Zuordnung der Symptome „graue Farbe der Pusteln" und „Durchfall" zu Mangel bzw. Kälte und deutet auf eine fortgeschrittene Abstraktionsstufe medizinischen Denkens, die man bei einem einfachen Praktiker jener Zeit nicht unbedingt voraussetzen konnte.

31 Diese Rezeptur wurde von dem Song-zeitlichen Pockenarzt Chen Wenzhong 陳文仲 (fl. 13. Jh.) entwickelt. Laut Wan Quan soll sie bei Mangel-Kälte-Konstellationen gegeben werden, wenn das kindliche reine *Yang* zu schwinden droht.

急驚 Nr. 5 Fieberkrämpfe um 1531

Mein zweiter Sohn Bangxiao bekam im Frühjahr des Jahres *xinmao* [1531], als er gerade den vierten Jahreswechsel erlebte, Fieber. Er krampfte plötzlich und verlor dann das Bewusstsein. Seine Mutter weinte laut. Ich sagte: „Keine Sorge. Dies sind die Pocken." Ich drückte mit dem Daumennagel (*qia* 掐)[32] [den Punkt] „Vereinigendes Tal" (*Hegu* 合谷) ein.[33] Nachdem [mein Sohn] hierdurch wieder aufwachte, gab ich ihm eine Verabreichung „[Herz] Rot-hinabführendes-Pulver" (*Daochisan* 導赤散) und „[Leber-]Grün-ableitende-Pillen" (*Xieqingwan* 瀉青丸)[34]. Dadurch hörte das Krampfen auf. Die nun herauskommenden Pockenbläschen waren sehr dicht. Zum Glück entwikkelte sich keine andere Krankheit. Nach dreizehn Tagen verschalten sich die Pusteln. In dieser Zeit endete gerade die Trauerperiode [für meinen Vater][35]. **Da meine Mitstudenten sich gegen mich gewandt und mich verleumdet hatten,** folgte ich dem ehrenwerten Lehrer Cui nach Zaoyang, **um mich gegen die Anklagen zu verteidigen.**[36] Als ich nach einem halben Monat wieder nach Hause zurückkehrte, bekam [mein Sohn] noch die Masern, wurde aber dann wieder gesund.[e]

Daochisan 導赤散 „[Herz]-„Rot"-hinabführendes-Pulver"[37]

Shengdihuang 生地黄	**Rehmanniae Recens seu Viridis**
Mutong 木通	**Mutong Caulis**
Gancao 甘草	**R Glycyrrhizae Uralensis**

---

[32] Zur manuellen Technik des Eindrückens mit dem Fingernagel siehe Abbildung 4.7.

[33] Statt der Akupunktur wendet Wan Quan hier die manuelle sogenannte *Tuina* 推拿-Therapie (wörtl.: Schieb- und Greifmethode) an. Dieses kinderheilkundliche Verfahren erfreute sich im 16. Jahrhundert sehr großer Beliebtheit. Wan Quan liefert leider weder hier noch an irgendeiner anderen Stelle eine Begründung für die Auswahl der Punkte.

[34] Vgl. Fußnote 17.

[35] Die rituelle Trauerperiode für die Eltern (*zhancui* 斬衰) betrug drei Jahre. Die drei Jahre galten mit 27 Monaten als abgegolten. Vgl. DMHD 102: 9a–9b.

[36] Hier werden wir hineingenommen in den kritischen Lebensabschnitt Wan Quans in den Jahren nach dem Tod seines Vaters (den wir anhand dieser Fallgeschichte auf das Jahr 1529 datieren können) und dem Abbruch des Studiums. Der „ehrenwerte Lehrer" Cui ist der Erziehungskommissar der Region. Wan Quan folgt ihm, um die Vorwürfe, die gegen ihn erhoben wurden, zu entkräften, und eine Zulassung für die Magisterprüfung zu erhalten. Ob es sich dabei – wie das Wort „Anklage" nahe legt – um ein gerichtliches Verfahren handelt, lässt sich aus den Schriften Wan Quans nicht entnehmen.

[37] Das Rot-hinabführende-Pulver ist eine Rezeptur des Song-zeitliche Kinderarztes Qian Yi zur Behandlung von Herz („Rot")-Hitze. Das in der Rezeptur enthaltene Rehmannia soll das Blut kühlen, Mutong das Herz-Feuer senken und den Harn ableiten und Süßholz die Mitte harmonisieren. Die Rezeptur wird mit Bambussaft eingenommen, der seinerseits das Herz-Qi klären soll.

Xieqingwan 瀉青丸 „Grün“-ableitende-Pillen“ (s. Fußnote 17)

Qianghuo 羌活	**Rh et R Notopterygii**
Fangfeng 防風	**R Ledebouriellae Sesloidis**
Guishen 歸身	**R Angelicae Sinensis**
Chuanxiong 川芎	**R Ligustici Wallichii**
Zhiren 梔仁	**S Gardeniae Jasminoidis**
Longdancao 龍膽草	**R Gentianae Scabrae**
Dahuang 大黃	**R et Rh Rhei**

四季之治 Nr. 6 Die Bedeutung der Jahreszeiten um 1531

Mein Sohn Bangzheng wurde im sechsten zusätzlichen Schaltmonat des Jahres *xinmao* [1531] geboren.[38] Im sechsten Monat des Jahres *renzhen* [1532] erkrankte er an Durchfall. Zu dieser Zeit hatte ich gerade einen schweren Schicksalsschlag erlitten[39] und war außerhalb zum Unterrichten. Der ältere Bruder meiner Nebenfrau, Gan Dayong, der bei mir Medizin lernte, behandelte mit Medikamenten, doch ohne Erfolg. Es kam sogar noch starkes Fieber und Durst dazu. Schnell ließ er mir ausrichten, dass ich nach Hause kommen müsse. Ich fragte, welche Arzneien bisher angewandt worden wären. Gan sagte: „Mitte-Regulations-Pillen“ (*Lizhongwan* 理中丸). Mir war klar, dass [diese Rezeptur] nicht der Jahreszeit entsprach und verboten war. Ich ließ „Jadetau-Pulver“ (*Yulusan* 玉露散) anfertigen und es mit klarem Wasser einnehmen. Daraufhin wurde [der Junge] gesund.[f]

Lizhongtang 理中湯 „Mitte-Regulations-Rezeptur“ (s. Fußnote 23)

Ganjiang 干薑	**Rh Zingiberis Officinalis**
Baizhu 白術	**Rh Atractylodis Macrocephalae**
Renshen 人參	**R Ginseng**
Zhi Gancao 炙甘草	**R Glycyrrhizae Uralensis Praeparata**

[38] Die Geburt des Sohnes Bangzheng fällt knapp auf das Ende der Trauerperiode. Die zweite Frau aus der Familie Gan muss Wan Quan bereits vor dem Tod seines Vaters angenommen haben. Anderenfalls bestünde hier eine schwere Verletzung der alten Trauerriten.

[39] Man kann vermuten, dass mit dem „schweren Schicksalsschlag“ das Scheitern des von Wan Quan bei der Erziehungsbehörde in Zao Yang angestrebten „Rehabilitationsverfahrens“ gemeint ist.

Yulusan 玉露散 „Jadetau-Pulver“[40]

Hanshuishi 寒水石	Calcitum
Huashi 滑石	Talcum
Gancao 甘草	R Glycyrrhizae Uralensis

四季之治 Nr. 7 Die Bedeutung der Jahreszeiten (Variante) um 1531

Als der erste Sohn, den meine Nebenfrau Gan bekam, noch nicht ein Jahr alt war, erkrankte er an Durchfall. Der ältere Bruder meiner Nebenfrau, Gan Dayong, den ich unterrichtete, behandelte [das Kind], aber ohne Erfolg. Im Gegenteil, Hitze und Durst wurden noch größer. Als ich [von einer Reise] nach Hause zurückkehrte, fragte ich [Gan Dayong, was er verschrieben hatte], und er antwortete: „Ich habe „Mitte-Regulations-Pillen“ *(Lizhongwan)* verschrieben.“ Ich ließ ihn seine Unwissenheit nicht spüren. Mit heißen Arzneien die Hitze zurückzudrängen, ist hier natürlich nicht angezeigt, sondern zu dieser Jahreszeit streng verboten. Ich ließ „Jadetau-Pulver“ *(Yulusan)* zubereiten, welches die Hitze löst, und ließ es mit kaltem Wasser verabreichen. Nach einer Verabreichung war [der Junge] wieder gesund. Von da an nahm ich Jadetau-Pulver in die Liste der Rezepturen für Kinder auf.[g]

Lizhongtang 理中湯 „Mitte-Regulations-Rezeptur“ (s. Fußnote 23)

Ganjiang 干薑	Rh Zingiberis Officinalis
Baizhu 白術	Rh Atractylodis Macrocephalae
Renshen 人參	R Ginseng
Zhi Gancao 炙甘草	R Glycyrrhizae Uralensis Praeparata

Yulusan 玉露散 „Jadetau-Pulver“ (s. Fußnote 40)

Hanshuishi 寒水石	Calcitum
Huashi 滑石	Talcum
Gancao 甘草	R Glycyrrhizae Uralensis

40 „Jadetau-Pulver“ ist eine der vielen Rezepturen von Qian Yi, die Wan Quan neu zusammenstellte. Sie besteht bei ihm aus Calcitum (*Hanshuishi* 寒水石) und Talcum (*Huashi* 滑石) statt wie bei Qian Yi aus Gypsum (*Shigao* 石膏) und Süßholz (*Gancao* 甘草).

信巫 Nr. 8 Schamanenglauben um 1531

Der Sohn von Xu Zhushan aus dem Kreis Qishui hieß Wenzhen. Als er 17 Jahre alt war, erkrankte er an Pocken. Dies war im Winter des Jahres xinmao [1531]. Man bat mich ausgleichend zu behandeln. Als ich hinkam, hatte sich bereits Eiter gebildet. Zu der Zeit, als die [die Pusteln] gerade verschalten, kam es plötzlich zu einem Wahnanfall: [Der Junge] redete wirr, stand auf und tanzte. Er schlug um sich und beschimpfte die Leute, als wären sie verhasste Feinde. Auf dem ganzen Körper waren die Pocken aufgebrochen. Die Eltern fürchteten, [ihr Sohn] sei vom Nachtdämon verflucht (*yanchi* 魇叱) und riefen daher schnell den Schamanen (Daoisten) Tian, damit er [den Nachtdämon] austreiben sollte. Tian beherrschte seine Kunst sehr gut.[41] Da die Krankheit sich [durch seine Bemühungen] jedoch nicht beruhigte, bat man dann mich zu behandeln. Ich sagte: „Ihr vertraut immer nur der Zauberei und nicht der Medizin! Erst wenn der Schamane keine Möglichkeiten mehr hat, dann soll ich behandeln!" Tian wusste selber, dass hier nicht der Nachtdämon [am Werke war], und sagte zu mir: „Bitte verwenden Sie Medikamente, und lassen Sie uns [jetzt] nicht starrköpfig über unsere Einstellungen [streiten]." Ich verschrieb hundert „Lebensgeist-Beruhigungs-Pillen" (*Anshenwan* 安神丸) und ließ diese Portion zweimal einnehmen. Nach einer gewissen Zeit begann [der kranke Junge] wieder zu sich zu kommen und fragte, was er gemacht habe. [Für ihn] war alles [wie] ein Traum gewesen.[h]

Anshenwan 安神丸 „Lebensgeist beruhigende Pillen"[42]

Huanglian 黃連	**Rh Coptidis**
Dangguishen 當歸身	**R Guishen Angelicae Sinensis**
Maimendong 麥門冬	**T Ophiopogonis Japonici**
Baifuling 白茯苓	**Sclerotium Poriae Cocos**
Gancao 甘草	**R Glycyrrhizae Uralensis**
Zhusha 朱砂	**Zinnober**
Bingpian 冰片	**Borneol**

[41] In der Version II heißt es: Tian ist ein Meister, der die höchsten und besten Verfahren [daoistischer Magie] aller Zeiten beherrscht.

[42] Diese Rezeptur von Wan Quan soll den so genannten kindlichen „Schrecken" mit Herz-Hitze-Symptomen wie lautem Schreien, roten Wangen und wahnhaftem Reden behandeln.

大病小病 Nr. 9 Von schweren und leichten Krankheiten um 1533

Im sechsten Monat des Jahres *guisi* [1533] der Regierungsperiode „Herrliche Ruhe" erkrankte ein Kind von anderthalb Jahren aus der Schlachterfamilie Xu in unserem Kreis an Durchfall. Man rief Gan, der aber keinen Erfolg mit seiner Behandlung hatte. Es bestand große Hitze, großer Durst und starke Unruhe. Gan drängte mich hinzugehen und mir das Kind anzusehen. Ich fragte ihn: „Was hast du denn für Medikamente gegeben?" Gan sagte: „Jadetau-Pulver" (*Yulusan* 玉露散). Zunächst kam der Durchfall dadurch auch gleich zum Stillstand. Da die Hitze [jedoch] noch nicht ausgeleitet war, gab ich nochmals eine Verabreichung. Hierauf trat wieder Durchfall auf. Heute ist schon der fünfte Tag, und die Krankheit wird eher noch schlimmer." Ich erklärte ihm, dass man für die Behandlung das „Mitte-Regulations-Dekokt" (*Lizhongtang* 理中湯) nehmen und mit präpariertem Akonit (*Fuzi* 附子) anreichern könne. Sollte nach der Einnahme die Unruhe stärker werden, solle er noch eine Verabreichung geben. Denn [die Unruhe sei ein Zeichen, dass das Medikament] angeschlagen habe. Trete jedoch keine Unruhe auf, dann könne man [die Krankheit] nicht mehr heilen.

Als ich nach einem halben Monat [von Krankengängen] nach Hause zurückkehrte, brachte Gan Fisch, Schweinefleisch, Geflügel und Opferwein in mein Haus. Nachdem er sie auf dem Arzneikönigaltar[43] dargeboten hatte, befahl er seiner jüngeren Schwester[44] Wein vorzubereiten. Dann bat er mich, oben [vor dem Altar] zu sitzen. Er erhob die Wein[schale], kniete sich hin und bedrängte mich, [ihn über die Gründe für meine jeweilige Behandlung aufzuklären]. [Ich fragte ihn:] „Was möchtest Du [denn vor mir wissen]?" Gan sagte respektvoll: „Ich opfere dem Arzneikönig und frage Sie: Vor einem Jahr hatte ich bei dem ganz normalen Durchfall von Zubao[45] – das ist der „Milchname" [des Jungen] – mit dem „Mitte-Regulations-Dekokt" keinen Erfolg. Sie, Meister, haben mich gelehrt, Jadetau-Pulver zu verwenden, um [den Durchfall] zum Stillstand zu bringen. Jetzt hat der Sohn der Familie Xu Durchfall, und ich habe keinen Erfolg mit „Jadetau-Pulver". Und Sie, Meister, raten mir, „Mitte-Regulations-Dekokt" mit Akonit zu nehmen, um ihn

---

[43] In dieser Fallgeschichte erhalten wir auch einen interessanten Einblick in Wan Quans Innenräume – auf den Altar des Arzneikönigs (*yaowang* 藥王). Diese Götterfigur ist buddhistischen Ursprungs – sie taucht erstmals in der Lotus-Sutra auf – war in der Mingzeit eine populäre Gestalt des chinesischen Götterpantheons. Verschiedene chinesische Ärzte wurden mit dem Arzneikönig identifiziert, am häufigsten wohl der tangzeitliche buddhistische Arzt Sun Simiao. Vgl. Unschuld 1994 und Zheng Jinsheng 1996. Die möglicherweise von Wan Quan im Nachhinein etwas nachgestellte Szene vor dem Altar des Arzneikönigs verdeutlicht eindrucksvoll die religiöse Einbindung von Praxis und Lehre der Medizin in der Mingzeit.

[44] Gans jüngere Schwester war eine Nebenfrau von Wan Quan.

[45] Wörtlich bedeutet der Name „unter dem Schutz der Ahnen".

zum Stillstand zu bringen. Wie kann das sein?" Ich sagte: „Die durchfallstoppende Wirkung des „Mitte-Regulations-Dekokts" kommt durch Arzneidrogen zustande, die die Mitte stärken. Die durchfallstoppende Wirkung von „Jadetau-Pulver" kommt durch Arzneidrogen zustande, die das Sommergift lösen. Als im vorigen Jahr Zubao erkrankte, hast du „Mitte-Regulations-Dekokt" angewandt. [Mit einer Verabreichung] wäre es gut gewesen. Die [Grund]krankheit war getroffen worden, und damit hörte [der Durchfall] auf. Danach darf man nicht [noch] mehr geben. Da du aber zuviel gegeben hast, hast du die Organe angegriffen, das ist verboten. Die Milz liebt die Wärme und verabscheut die Kälte. Deshalb kann man hier mit „Mitte-Regulations-Dekokt" und Akonit abhelfen." Gan sagte: „Wenn das so ist, dann darf man also weder „Mitte-Regulations-Dekokt" noch „Jadetau-Pulver" nehmen." Ich sagte. „Beide [Rezepturen], „Mitte-Regulation" und „Jadetau", enthalten Arzneien, die den Sommerhitzedurchfall direkt[46] behandeln. Aber man muss natürlich jeweils die Symptomkonstellation untersuchen. Wenn bei Durchfall Durst besteht, dann liegt im Innern Hitze vor. Zunächst kann man „Jadetau-Pulver" als Abkochung geben, damit die Hitze gelöst wird. Wenn der Durst dann aufhört, gibt man „Mitte-Regulations-Dekokt", um das Innere aufzufüllen. Wenn bei Durchfall kein Durst besteht, liegt im Innern Kälte vor. Hier gibt man zuerst „Mitte-Regulations-Dekokt", um die Mitte aufzuwärmen, und dann „Jadetau-Pulver" und „Fünf-Pilze-Pulver" (*Wulingsan* 五苓散)[47] in einer Flüssigkeit als Abkochung, um die Hitze zu lösen und den Harn abfließen zu lassen." Gan sagte: „Sie, Meister, sagten, wenn nach Verabreichung von „Mitte-Regulations-Dekokt" die Unruhe stärker werde, könne man behandeln, wenn die Unruhe verschwinde, könne man nicht behandeln. Was ist der Grund hierfür?" Ich sagte: „Nach der Sommersonnenwende [am 21. Tag des sechsten Monats] bringt die Eins des *Yin* das „Empfangende *Kun* 坤" hervor, das ist das Trigramm des sechsten Monats. Im Buch der Wandlungen heißt es: „Das *Kun* wirkt im Bauch."[i] Das *Yin* ist im Innern, und das *Yang* ist im Äußeren. *Kun* gehört zur Erde, die Erde liebt die Wärme und nicht die Kälte. Nun enthält [die Rezeptur] „Jadetau-Pulver" zwar Arzneimittel, die gegen den Sommerhitzedurchfall wirken, aber sie sind von ihrer Temperatureigenschaft her alle kalt. Wenn man zuviel davon gibt, wird die Milz-Erde verletzt. Das *Yin* blüht im Innern, und außen trennt sich das *Yang* ab. Als vorgestern das Kind aus der Familie Xu erkrankte und ich sah, dass es ein rotes Gesicht und aufgerissene Augen hatte, dass der Mund offen stand, die Lippen unruhig [vibrierten], und große Hitze sowie

---

46 Nach SW 74:541 bezeichnet die „direkte" Behandlung (*zhengzhi* 正治) die Gegensteuerung von Hitze mittels Kälte. Das Gegenteil ist die „indirekte" Behandlung (*fanzhi* 反治), bei der man mit Hitze die Symptome der Hitze bekämpft, davon ausgehend, dass den Hitzesymptomen eine Verletzung durch Kälte zugrunde liegt.

47 Diese Rezeptur aus dem *Shanghanlun* wird zur Behandlung von *Taiyang*-Krankheiten eingesetzt, bei denen Durchfall oder Erbrechen bestehen, aber kaum Harn fließt. Die Kälte der *Taiyang*-Leitbahn soll mit dieser Rezeptur über den Harn abgeleitet werden.

großer Durst bestand, [da wusste ich], dies sind die Krankheit[szeichen] eines sich abtrennenden *Yang*. Deshalb wandte ich „Mitte-Regulations-Dekokt" zusammen mit präpariertem Akonit *(Fuzi)* an, um das *Qi* der Mitte aufzufüllen, das *Yang* zu stützen und das *Yin* in Schach zu halten. Wenn sich nach der Verabreichung dieser Arzneien die Unruhe nicht vermehrt, stirbt die Milz, und man kann das *Yin* nicht retten. Deshalb musste die Unruhe größer werden. [Die Unruhe zeigte, dass] das *Yin* das *Yang* besiegt hatte, aber immer noch Magen-*Qi* erhalten war. Die kämpfenden Arzneien waren der feindlichen Krankheit nur noch nicht gewachsen. Deshalb musste man noch eine Verabreichung geben, damit das *Yang* siegen konnte, und das *Yin* sich zurückbildete. Hiernach wurde das Kind wieder gesund."[48/j]

Yulusan 玉露散 „Jadetau-Pulver" (s. Fußnote 40)

Hanshuishi 寒水石	**Calcitum**
Huashi 滑石	**Talcum**
Gancao 甘草	**R Glycyrrhizae Uralensis**

Lizhongtang 理中湯 „Mitte-Regulations-Rezeptur" (s. Fußnote 23)

Ganjiang 干薑	**Rh Zingiberis Officinalis**
Baizhu 白術	**Rh Atractylodis Macrocephalae**
Renshen 人參	**R Ginseng**
Zhi Gancao 炙甘草	**R Glycyrrhizae Uralensis**

藥王壇前 Nr. 10 Differenzierungen vor dem Arzneikönigaltar um 1535

Der älteste Sohn von Wang Wangfeng war Chengnan. Als der seinen ersten Sohn bekam, schickte er ihn zu seinem Schwager Nanhe aus der Familie Hu, damit der ihn aufziehe.[49] Nanhe sagte einmal zu jemandem: „Der alte Herr

[48] Dieser Fall taucht im *Youke fahui* in einer anderen Version auf: Das erkrankte Kind des Schlachters ist hier zwölf Jahre älter, die Medikation jedoch dieselbe. Die Diskussion mit Gan Dayong wird ohne Opferung vor dem Arzneikönig geschildert, in der fachlichen Argumentation wird Wan Quan allerdings noch ausführlicher.

[49] Dass der Sohn nicht in der eigenen „inneren" Familie, sondern von einem Schwager aufgezogen wird, der somit einen anderen Familiennamen trägt, geschieht in diesem Fall, um weiteres Unglück von der Familie abzuwenden: Wie Wan Quan in der darauffolgenden Fallgeschichte „Heilung ohne Medikamente" berichtet, war innerhalb des Wang-Clans bereits ein Mitglied vom Blitz erschlagen worden. Zwei Jungen waren in frühem Kindesalter an den Pocken verstorben. Die Vorstellung, die sich hinter solchen Bräuchen verbirgt ist, dass rachesüchtige Dämonen und Geister gerade den schwächsten Mitgliedern einer Familie – den Kindern – zu schaden trachten. Die Namensänderung – in diesem Fall sogar die Änderung des Familiennamens – sollte die Dämonen und Geister gleichsam überlisten und sie auf diese Weise von ihrem Vorhaben abbringen. Vgl.

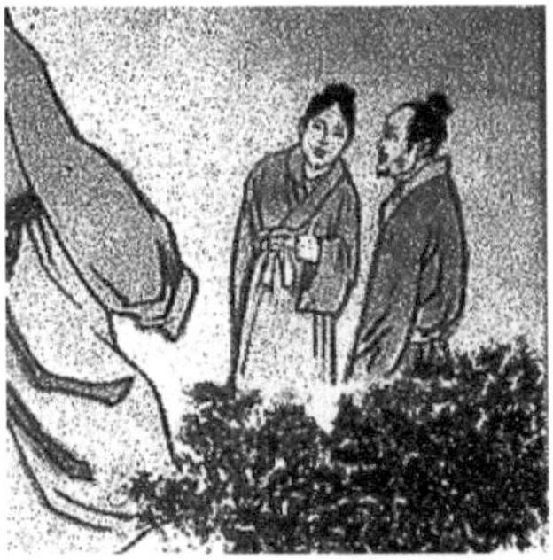

Abb. 4.1 Die Leute machen Wan Quan hinter seinem Rücken schlecht. (Illustrationen der Fallgeschichten durch einen Maler aus dem heutigen Luotian / Provinz Hubei)

Wan war ein guter Kinderarzt, aber sein Sohn Quan heute, der tut nur so gescheit [weil er auf die konfuzianische Schule gegangen ist]. Wenn ein Kind krank wird, sollte man eher Zhang Zuxiong holen. Der hat direkt beim alten Herrn Wan gelernt." (Abb. 4.1)

Als ich mit dem Menschen, [mit dem Nanhe gesprochen hatte], zusammentraf, sagte ich: „Ich halte mich bei den Arzneimitteln nicht dogmatisch an [feststehende] Rezepturen, sondern stelle sie je [nach Symptomkonstellation] neu zusammen. Auf diese Weise konnte ich schon viele Menschen heilen. Ich will versuchen, dies an einem oder zwei Beispielen zu verdeutlichen": Chengnans Sohn bekam einst Durchfall. Nach mehr als zehn Tagen war der immer noch nicht zum Stillstand gekommen. Zunächst wurde Zhang [Zuxiong] gerufen, um Arzneimittel zu verschreiben, und er ließ fünfzig „Poria-Magen-Pillen" (*Weilingwan* 胃苓丸) und die „Eine-einzige-Pillen-Raffinade" (*Yilidan* 一粒丹) verabreichen, aber alles ohne Erfolg. Dann bat [Nanhe] mich, [den Jungen] zu behandeln. Wangfeng, der diese Gerüchte kannte, fürchtete, dass ich mir keine Mühe geben [und nur gescheit daher reden würde]. So holte er zwei Unzen Silber und sagte, die würde ich bei erfolgreicher [Behandlung] erhalten. Ich seufzte und sagte: „Es geht mir nicht um Gewinn, Ihr müsst mir nur wirklich vertrauen. Wie könnte ich wagen, bei der Behandlung einer Krankheit nur gescheit zu tun? Dies sind zwar die alten Rezepte meines Vaters, aber man muss sie angepasst einsetzen. Bei schweren Krankheiten muss man schwere Mittel geben, bei kleinen Krankheiten leichte Mittel. „Poria-Magen-Pillen" zusammen mit der „Eine-einzige-Pillen-Raffinade" – wie könnte dies bei einer so schweren Krankheit ausreichen?" Ich verordnete stattdessen fünfzig „Kardamon-Pillen" (*Doukouwan* 豆蔻丸) und fünfzig „Poria-Magen-Pillen" *(Weilingwan)* und ließ sie mit einem Brei aus gelagertem Reis einnehmen. Nanhe sagte: „Nach nur einer Verabreichung soll [der Durchfall] schon aufhören?" Er wollte anfangs nicht auf mich hören. Als der Durchfall aber schlagartig zum Stillstand kam, war er sehr beeindruckt. Er sagte: „Ein guter Handwerker vollführt keine Schau, sondern erwirbt sich durch seine schlichte Tätigkeit Vertrauen."[k]

---

hierzu Kleiweg de Zwaan 1917, 33, 51–58, 103, 212, Doré 1914/1966 (I), 1–27 und Volkmar 1985, 76–77

Weilingwan 胃苓丸 „Poria-Magen-Pillen“ (s. Fußnote 14)

Cangzhu 蒼朮	Rh Atractylodis
Chenpi 陳皮	Peric Citri Reticulatae
Baizhu 白朮	Rh Atractylodis Macrocephalae
Houpo 厚樸	C Magnoliae Officinalis
Zhuling 豬苓	Sclerotium Polypori Umbellati
Fuling 茯苓	Sclerotium Poriae
Gancao 甘草	R Glycyrrhizae Uralensis
Caoguoren 草果仁	S Amomi Tsao-Ko
Zexie 澤瀉	Rh Alismatis Orientalis
Guangui 官桂	C Cinnamomi Cassiae

Yilidan 一粒丹 „Eine-einzige-Pille-Raffinade“ (s. Fußnote 20)

Hanshuishi 寒水石	Calcitum
Kubaifan 枯白礬	Alumen

Doukouwan 豆蔻丸 „Kardamonpillen“[50]

Baidoukou 白豆蔻	Fr seu S Amomi Cardamomi
Dingxiang 丁香	Fl Caryophylli
Liuhuang 硫磺	Sulfur
Huashi 滑石	Talcum

無藥愈病 Nr. 11 Heilung ohne Medikamente ?

Wang Ruyu aus unserem Kreis war der zweite Sohn von Dabin und ein Neffe von Dachuan. [Der Vater] Dabin wurde in frühem Alter vom Blitz erschlagen und hinterließ drei Söhne, von denen der älteste und der jüngste an Pocken starben. Bei dem [zweiten Sohn] Ruyu, [der nun auch an Pocken erkrankt war], hatten sich die grau-weiß gefärbten Pocken[bläschen] bereits verschalt und platzten gerade auf. Der Lebensgeist [des Jungen] war vollständig eingetrübt und [der Junge] noch nicht wieder erwacht. [Sein Onkel] Dachuan bat mich daher zu kommen. [Wang] Dachuan gehörte zu denen, die mir einst aus Missgunst sehr geschadet hatten. [Nun, da sein dritter Neffe an Pocken erkrankt war,] verbrannte er Weihrauch, betete zum Himmel und sagte: „Ich habe Euch einst sehr geschadet, Ich war zwar nur angestiftet durch Hu Mingrui, Cai Weizhong und [Cai] Weixiao, doch wage ich, Chuan, nicht, meine

[50] Diese Rezeptur stammt von dem Song-zeitlichen Autor Qian Yi. Sie wird zur Behandlung von Durchfall mit Erbrechen empfohlen, bei dem der Bauch aufgetrieben ist und kaum Harn fließt.

Mitschuld zu leugnen." Ich lächelte und sagte: „Dass der eine [die Chance erhält, dem Kaiser] in der Öffentlichkeit zu dienen und der andere stattdessen im Verborgenen handelt, ist wohl eine Sache des Schicksals (shu 數). Ich würde es nicht wagen, irgendjemanden persönlich dafür zu beschuldigen. Chuan sagte: „Vorher, als meine beiden Neffen [erkrankten], wollte ich Euch schon bitten zu kommen, doch wegen der damaligen Angelegenheit wagte ich es nicht. Die Krankheit dieses Neffen ist ganz ähnlich wie die damals [bei den anderen Neffen]. Wenn dieser Neffe durch ein Glück überleben würde, hätte mein jüngerer Bruder wenigstens noch diesen einen Nachkommen. Aber ich fürchte, man kann die Krankheit nicht behandeln." Ich bat darum, ihn mir anzusehen und sagte dann: „Es ist nicht so schlimm. Man braucht keine Medikamente zu geben. Ich werde zusammen mit Euch wachen und hier bleiben. Nach drei Tagen werden sich die Pusteln zurückbilden." Chuan fragte, wie man ohne Medikamente die Krankheit heilen könne. Ich sagte: „Wenn die Pockenpusteln weiß werden, dann ist übermächtige Hitze da. Wenn [sie] dann wie reife Früchte aufplatzen, dann bedeutet dies, dass kein Mangel vorliegt. Wenn dazu [an Symptomen] Benommenheit kommt, dann ist erschöpft sich bereits das üble *Qi*, [das von außen eingedrungen ist]. Und es erscheinen Zeichen, die anzeigen, dass das korrekte *Qi* wieder zurückkehrt, so wie am Höhepunkt [der Krankheit] der Friede wieder einkehrt. [Bei Ihrem Neffen] liegt keinerlei geistige Verwirrung vor. Daher wird nach drei Tagen das korrekte *Qi* wieder zurückkehren und die Krankheit geheilt sein. So war es dann auch. Als Chuan hörte, dass ich keine Medikamente verwendeten wollte, und sah, dass ich dann dennoch [am Bett seines Neffen] wachte, war das frühere Misstrauen [mir gegenüber] verflogen. Dies [ist ein Beispiel für eine] Heilung, bei der man keine Medikamente anwenden brauchte.[1]

師徒 Nr. 12 Meister und Schüler ?

Ein Sohn von Hu Sanxi war an chronischem Durchfall erkrankt. Sanxi selbst und Gan Dayong betätigten sich medizinisch, beide hatten es von mir gelernt. Sie hatten aber [in diesem Fall] keinen Erfolg. Der ältere Bruder [von Sanxi], Yuanxi, sagte: „Hier ist es wie mit unbehauener Jade. Damit sie zweihunderttausend Tael Gold wert wird, muss sie ein Meister behauen und formen. Wenn du gerade erst gelernt hast, wie man Krankheiten behandelt, warum bittest du dann nicht [Wan] Mizhai? [Glaubst du etwa,] du und Gan Dayong, ihr könntet [solch eine Krankheit] heilen?" Zu dieser Zeit befand ich mich gerade im [Nachbarkreis] Yingshan. Da ich diesem Sohn [von Sanxi als Pate] verbunden war, kehrte ich sofort heim, als ich davon hörte. Ich fragte gleich, welche Rezepturen angewandt worden waren. Keine passte zur vorliegenden Symptomkonstellation. Von den äußeren Zeichen her – die Gesichtsfarbe war gelb und die abgehende [Ausscheidung] säuerlich-stinkend – war dies ein Anhäufungsdurchfall. [Die Anhäufung] musste also nach unten geleitet werden. Als die

Anhäufung weg war, kam der Durchfall denn auch gleich zum Stillstand. Dann benutzte ich noch „Gewürznelken-Milz-Anhäufungs-Pillen“ (*Dingxiang piji wan* 丁香脾積丸). Nach einer Verabreichung war [der Junge] wieder gesund.[m]

Dingxiang pijiwan 丁香脾積丸 „Gewürznelken-Milz-Anhäufungs-Pille“[51]

Sanling 三稜	**C Sparganii Stoloniferi**
Ezhu 莪朮	**Rh Curcumae Zedoariae**
Qingpi 青皮	**Peric Citri Reticulatae Viride**
Liangjiang 良姜	**Rh Alpiniae Officinari**
Dingxiang 丁香	**Fl Caryophylli**
Muxiang 木香	**R Saussureae seu Vladimiriae**
Yazao 牙皂	**Gleditsiae Fructus abnormalis**
Baicaoshuang 百草霜	**verkohlte Gräser und Asche**
Badoushuang 巴豆霜	**Crotonis Fructus seu Semen Praep**

滿足感 Nr. 13 Genugtuung um 1536

Der Lehrer der konfuzianischen Schule unseres Kreises, Tao[52], hatte einen Sohn, der mit acht Monaten an Erbrechen erkrankte. Keiner der Ärzte, die gerufen wurden, brachte mit seiner Behandlung [das Erbrechen] zum Stillstand. Kaum waren die Abkochungen und Pillen im Mund, wurden sie auch schon wieder ausgespuckt. Die Ärzte sagten daher: „Wenn Essen hineingeht, kommt es [sofort] zu Erbrechen. Also liegt Feuer zugrunde.“ Sie behandelten daher [die Krankheit als] Ausdruck von Feuer und wandten feuerableitende Arzneien an. Doch wieder zeigte sich kein Erfolg. Keiner von den vielen Ärzten war fähig [die Krankheit] zu heilen; im Gegenteil, das Erbrechen wurde sogar schlimmer. Dann wurde ich gebeten, meinen Rat für die Behandlung abzugeben. Ich sagte: „Hier muss man das „Mitte-Regulations-Dekokt“ (*Lizhongtang* 理中湯) anwenden.“ Der Lehrer sagte: „Auch wenn man diese Abkochung verabreicht, wird sie erst gar nicht drin bleiben.“ Ich sagte: „Es kommt auf die Methode an, die man anwendet.“

Damals gab es den Amtsanwärter Cai Yishan [= Cai Weizhong], mit dem ich mich gar nicht verstand. Er kam von der Seite, lachte und sagte: „Du brauchst gar nicht soviel reden, lass mal sehen, welche Methode du hast.“ Ich sagte: „Du brauchst auch nicht soviel zu reden. Komm doch morgen früh

51 Diese Rezeptur wird zur Behandlung einer so genannten „Anhäufung“ (*ji* 積) im Kleinkindesalter eingesetzt. Hierunter versteht man in der traditionellen Kinderheilkunde einen Zustand der Milz-Fülle, bei dem die Nahrung nicht verdaut wird und sich dann – so die Vorstellung – „anhäuft“.

52 Wie die Lokalchronik verzeichnet, amtierte Tao Qingchen im Jahre 1536. (Vgl. LTXZ (1542) 3:43a.) Hierdurch lässt sich die Fallgeschichte datieren.

und frag' nach, dann wirst du sehen, was ich kann. Hier werden keine großartigen Worte oder leeres Bücherwissen geprüft. Wozu Deine Missgunst mir gegenüber?" Ich stellte ein „Mitte-Regulations-Dekokt" her und versetzte es mit jeweils einer Hälfte Schweinegalle und einer Hälfte Knabenurin. Dann ließ ich [das Ganze aufkochen, bis die Flüssigkeit] verdunstet war. Den verbliebenen Rückstand ließ ich rösten, bis er schwarz wurde. Dann löste ich diese Masse in gekochtem Wasser und ließ sie dem Kind verabreichen. Die Arznei gelangte bis in [den Magen], und das Erbrechen kam zum Stillstand.

Am nächsten Morgen kam Cai um zu fragen, [wie es mit meiner Behandlung geklappt hatte]. Der Lehrer sagte: „Sie hatte wirklich Erfolg." Dann fragte Cai [mich], welche Rezeptur ich angewandt hatte. Ich sagte: „Mitte-Regulations-Dekokt". Er fragte weiter: „Nach welcher Methode?" Ich sagte: „Diese Methode steht im Inneren Klassiker und in der „Abhandlung zu den Kälteverletzungen". Dort heißt es: „Wenn man das „Zwiebelweiß-Befreiungs-Dekokt" (*Baitongtang* 白通湯) mit Schweinegallensaft versetzt, so kann es heruntergeschluckt und aufgenommen werden." Werter Kollege, geh nach Hause und lies das mal nach. Dann versuche zu verstehen!"

Der Lehrer fragte mich: „Ich habe gehört, dass Cai Dich einst sehr diffamiert hat. Jetzt glaube ich das. Bitte erkläre mir deine Methode." Ich sagte: „Das Erbrechen ist Ausdruck einer Kältestörung. Daher muss man „Mitte-Regulations-Dekokt" in heißem Wasser geben, um es zum Stillstand zu bringen. Wenn die innere Kälte aber sehr stark wird, dann bildet sich eine Trennlinie zwischen *Yang* und *Yin*. Wenn die heiße Arznei in den Rachen kommt, wird sie durch die Kälte abgedrängt und kommt nicht herein. Ich habe heute jedoch die Bitterkeit und Kälte der Schweinegalle und das Salzige und Kalte des Knabenurins verwandt, damit im unteren Rachen die beiden kalten [Elemente] aufeinandertreffen. Dadurch kam [die Arznei] nicht wieder heraus. Nach einer kurzen Weile löste sich das [kalte] *Yin-Qi* auf, und das [warme] *Yang-Qi* [in der Aufkochung] konnte sich ausbreiten. Diese heiße Arznei muss man kühl verabreichen, damit sie der Kälte widersteht und das Erbrechen zum Stillstand bringen kann."[53]

Lizhongtang 理中湯 „Mitte-Regulations-Rezeptur" (s. Fußnote 23)

Ganjiang **干薑**	**Rh Zingiberis Officinalis**
Baizhu **白術**	**Rh Atractylodis Macrocephalae**
Renshen **人參**	**R Ginseng**
Zhi Gancao **炙甘草**	**R Glycyrrhizae Uralensis**

[53] Tatsächlich wird diese Methode im *Shanghanlun* beschrieben. Ausdrücklich heißt es, dass dieser Rezeptur, die das *Yang* befreie, Schweinegallensaft beigefügt werden solle, wenn ein übermäßiges *Yin* (Kälte) die (warmen) *Yang*-Arzneien zurückstoße (damit kann sowohl Erbrechen als auch Husten angesprochen sein). Falls der Puls sich nach Einnahme plötzlich wieder nach außen bewege, bedeute dies den Tod; falls er weiter schwach bleibe, Leben. Vgl. Mitchell, Ye, Wiseman 1999, 480–483.

Baitongtang 白通湯 „Zwiebelweiß-Befreiungs-Rezeptur“[54]

Congbai 蔥白	B Allii Fistulosi
Ganjiang 干薑	Rh Zingiberis Officinalis
Fuzi 附子	T Aconiti Laterale

乾親 Nr. 14 Paten um 1538

Als Hu Sanxi gerade zwei Söhne geboren worden waren, ging er im Jahre *dingyou* [1537] an die Nationale Universität. Den älteren Sohn vertraute er mir an, den zweiten Sohn Wan Shao. **Wan Shao war ein bekannter Arzt.** Im Frühjahr des Jahres *wuxu* [1538] kamen zunächst bei dem älteren Sohn die Pocken heraus. Ich überwachte und behandelte [seine Erkrankung] elf Tage lang, dann war [der Junge] wieder gesund. Daraufhin kamen bei dem zweiten Sohn die Pocken heraus. **[Wan] Shao kannte die [verschiedenen] Symptomkonstellationen bei den kindlichen Pocken nicht, tat jedoch so, als würde er sie kennen.** Ich hörte, dass [der Junge] immer wieder Hitzeschübe hatte, seine Füße kalt waren und er viele Tage keinen Stuhlgang hatte. Als dann die Pocken herauskamen, bekam er rote Flecken, die sich aber nicht ausbreiteten. Ich dachte daran, wie gut Sanxi immer zu mir gewesen war und ging hin, um den Jungen untersuchen. [Als ich den Jungen sah], erschrak ich und sagte: „Das sind widrige Pocken.“ **Shao sagte: „Das sind günstig-milde Pocken, warum erschrickst du?“ Ich sagte: „Wie kommst du darauf, dass dies günstig-milde Pocken seien?“** Shao sagte: „Wenn die Hitze leicht ist, ist auch die Pocken[erkrankung] leicht. Wenn die Hitze stark ist, ist auch das Gift stark. Da hier die Hitze leicht ist, ist dies eine günstig-milde Pockenerkrankung.“ Ich sagte: „Das stimmt nicht. Die Wurzel des Giftes ist das Feuergift. Dieses wartet auf die Hitze [von außen] und breitet sich dann aus. Wenn kein Fieber, keine Unruhe und kein Durst bestehen und die beiden Ausscheidungen normal verlaufen, der Lebensgeist klar ist, so ist die Hitze außen und im Innern gibt es kein übles [*Qi*]. Wenn das Giftfeuer [im Innern] übersprudelt, dann kommen die Pocken leicht heraus und verschalen auch leicht. Wenn jedoch Unruhe besteht und die beiden Ausscheidungen nur unter Schwierigkeiten [entleert werden], das Kind benommen ist und dauernd schlafen will, so staut sich das Feuergift innen an und kann nicht übersprudeln. Obwohl die Hitze außen nur leicht ist, ist die innere Hitze doch sehr stark. Wie kommst du darauf, dass wenn die Hitze gering ist, auch das Gift gering ist? Dass der Junge Hitzeschübe hat, zeigt, dass das Gift kommt und geht. Dass die Ausscheidungen nicht durchkommen, zeigt, dass sich das Giftfeuer [im Innern] anstaut. Aus der Tatsache, dass die roten Flecken sich nicht ausbreiten, wird

[54] Diese Rezeptur aus dem *Shanghanlun* wird zur Behandlung von *Shaoyin*-Erkrankungen eingesetzt, wenn zusätzlich Durchfall und ein schwacher Puls bestehen.

erkenntlich, dass das Giftfeuer sich nach innen senkt und verbirgt. Die kalten Füße zeigen, dass das Feuer so stark ist, dass es Wasser bindet. Dies alles ist in jeder Hinsicht anders als es sein sollte und widrig.“ Wan Shao stimmte mir [weiterhin] nicht zu. Am nächsten Tag gab es gar keine roten Flecken mehr, und die Unruhe wurde noch schlimmer. Da sagte er: „Dies bedeutet, dass sich innen etwas zusammenzieht.“

Ich schwieg und antwortete nicht. Dann seufzte ich und sagte: „Ärzte sollten immer solidarisch sein. Wenn man [als Arzt] eigensinnig auf dem Seinen beharrt, bedeutet dies nicht, dass man das Leben der Menschen aufs Spiel setzt? Wie konnte es soweit gekommen?“ Am darauffolgenden Tag starb der Junge.[o]

Version II: **Ich lachte [über Wan Shaos Worte]. Als [Wan Shao] gegangen war, wurden die Familienangehörigen sehr ängstlich und baten mich zu behandeln. Ich seufzte und sagte: „Ärzte müssen solidarisch sein und sich einigen. Dieser [Wan Shao] beharrte dogmatisch an seiner einseitigen Meinung und ging allzu leichtfertig mit dem Menschen[leben] um. Dieses ist nicht das** Schicksal des Jungen, sondern der Fehler des Arztes.“ Am darauffolgenden Tag starb der Junge.[p]

假醫 Nr. 15 Scharlatan ?

Ein größenwahnsinniger gewöhnlicher Arzt gab unter Missachtung jeglicher Regeln an, er sei durch Vater und Großvater in der Medizin spezialisiert und behauptete von sich, er habe [seine Kunst] von einem außergewöhnlichen Menschen empfangen. Er stellte wild irgendwelche Rezepturen und Methoden auf und warf alle Richtlinien durcheinander. Oft sagte er zu den Leuten: „Ich kann bei den menschlichen Krankheiten sofort erkennen, welche Organe betroffen sind und kann die Störungen beseitigen. Bei den Verletzungen weiß ich sofort, durch welche Dinge die Menschen verletzt sind und kann sie ableiten. Ich kann bei den Krankheiten sofort erkennen, ob sie günstig oder widrig verlaufen, und wie man [ein Gift] vorbeugend löst.“ Seine Worte waren großspurig und prahlerisch. Doch die Menschen glaubten ihm alle. Damals gab es den reichen Yang, der zwei Söhne hatte. Nachdem er von diesem hergelaufenen [Scharlatan] hörte, versuchte er gleich, seine Bekanntschaft zu machen, machte ihm seine Aufwartung und bat ihn innigst zu kommen. Allerdings verbarg [der reiche Yang], dass seine Söhne noch keine Pocken gehabt hatten. Hinterher bekam ein Sohn die Pocken. Da der [angebliche Spezialist] das Fieber [während der Pockenerkrankung] mit dämpfenden und schweißtreibenden Aufkochungen [behandelte], starb dieser Junge. Der jüngere Sohn entwickelte ein Geschwür, nachdem er giftiges Akonit (*Fuzi* 附子) verabreicht bekommen hatte. Er starb durch die Hände des Arztes. Das ist schon traurig.[q]

醫德 Nr. 16 Ärztliche Tugend um 1541

Hu Yuanxi [Hu Mingshu] graduierte im Jahre *xuzi* [1528] zum Magister *(juren)*. [Erst] im Jahre *dingyou* [1537] der Regierungsperiode Jiajing im Alter von 39 Jahren bekam er seinen ersten Sohn. Im Frühling des Jahres *xinchou* [1541] erkrankte dieser Sohn an Husten. [Yuanxi] bat Zhang Peng, seinen Sohn zu behandeln. Der war ein bekannter Arzt und verschrieb „Lepidium-Pillen“ (*Tingliwan* 葶藶丸)[55]. Hierdurch wurde es mal besser, mal schlechter, bis es dann im Sommer erneut zu [schweren] Hustenanfällen kam. Daraufhin wurde Gan Dayong hinzugezogen, der bei mir gelernt hatte. Das „Fünf Widerständigen-Dekokt“ (*Wu'aotang* 五拗湯)[56], das der verschrieb, zeigte keinen Erfolg. Sowohl die Lepidium[-Pillen] als auch das „Fünf Widerständigen-Dekokt“ öffnen befreiend das Äußere, greifen aber das Innere an. Sie verstärkten damit den Husten. Nachdem das Kind hundertmal ohne Unterbrechung hatte husten müssen, wurde sein Gesicht blau, und es bekam Luftnot. Mund und Nase bluteten. Die Lage war also sehr ernst.

Dass [Yuanxi] mich nicht hinzuzog, hat damit zu tun, dass er sich nicht traute mich anzusprechen. Zu der Zeit nämlich, als ich in unserer Kreisschule eine freigewordene Stelle als staatlicher Stipendiat erhalten sollte, hatten er [Yuanxi], Hu Mingrui und Cai Weizhong mir aus Neid die Sache vereitelt. So wagte er nicht, mich zu bitten. Da die Situation jedoch ernst wurde und er nicht wusste, was er tun sollte, warf er ein Orakel. Die Schafgarbenstengel ergaben die Worte: „In großer Hemmnis kommt ein Freund.“[57] Daraufhin bat er mich um meinen Besuch. Ich habe [als Arzt] die Einstellung, dass es meine Aufgabe ist, Menschen zu heilen, und ich bin nicht jemand, der einen alten Groll ewig in sich wachhält. So ging ich guten Mutes zu ihm hin und beschloss, eine ausgleichende Behandlung anzusetzen. Nach zwei Monaten, [so lautete meine Prognose], könnte [das Kind] wieder gesund sein.

Yuanxi fragte: „Warum ist die Behandlung so schwierig?“ Ich antwortete: „Die Krankheit dauert schon von Frühling bis Herbst, fast ein halbes Jahr. Die Lunge ist ein zartes Organ. Es ist nicht leicht, sie zu behandeln. Misstraue

---

[55] Diese Rezeptur, die von Qian Yi geschaffenwurde, soll das entgegengerichtete *Qi*, das als Husten zum Ausdruck kommt, nach unten senken.

[56] Diese Rezeptur aus der Familientradition der Wan basiert auf der so genannten „Drei Widerständigen Rezeptur“, die in der Song-zeitlichen Pharmakopoe verzeichnet ist. Sie wird um zwei Arzneien erweitert und soll hierdurch zugleich den Husten stillen, die Lunge freimachen und Wind und Kälte zerstreuen.

[57] Hier handelt es sich um einen Kommentar zum 39. Hexagramm „Das Hemmnis“ (*jian* 蹇), „Neun auf fünften Platz“. Vgl. *Zhouyi zhengyi* 4:39 in SSJ 51. „Hier sehen wir den Mann, der berufen ist, der Not entgegen zu steuern. Er darf den Hemmnissen nicht ausweichen wollen, auch wenn sie sich noch so gefährlich vor ihm auftürmen. Da er einen höheren Beruf hat, so ist die Macht seines Geistes stark genug, die Menschen an sich zu ziehen, so dass sie zu ihm kommen. Und er ist imstande, sie zu organisieren, damit durch die planvolle Zusammenarbeit aller Beteiligten das Hemmnis überwunden wird“ (Übersetzung nach Wilhelm 1924 (I) 114).

mir nicht, lass mich eine ausgleichende Behandlung ansetzen." Ich verschrieb noch ein Rezept aus Asparagus (*Tianmendong* 天門冬), Ophiopogon (*Maimendong* 麥門冬), Anemarrhena (*Zhimu* 知母), Fritillaria (*Beimu* 貝母) aus Sichuan, Süßholz (*Gancao* 甘草), Platycodon (*Jiegeng* 桔梗), Perillasamen (*Suzi* 蘇子), Zitrusfruchtschale (*Chenpi* 陳皮), bei der die weißen Fasern entfernt wurden, Scute-Wurzel (*Huangqin* 黃芩), Gardeniasamen (*Zhizi* 梔子) und Poria Cocos (*Baifuling* 白茯苓) und ließ [die Aufkochung] dreimal am Tag verabreichen. Die Hustenanfälle wurden daraufhin kürzer, sie kamen ungefähr zwanzig bis dreißig Mal hintereinander. Mund- und Nasenbluten hörten auf.

Yuanxi war [jedoch weiterhin] beunruhigt und ließ den Arzt Wan Shao kommen. Ich empfand dies als sehr eigenartig. Selbst wenn ich hätte bleiben wollen, so konnte ich nicht. Wenn ich gegangen wäre, dann wäre dies gleichbedeutend damit gewesen, das Leben des Kindes [bewusst] aufs Spiel zu setzen. Als ich sah, was [Wan Shao] dem Kind verschrieb, nämlich „Zitrus- und Pinellia-Dekokt" (*Erchentang* 二陳湯)[58] mit Siler (*Fangfeng* 防風), Stemona (*Baibu* 百部), Aprikosensamen (*Xingren* 杏仁), Aster (*Ziwan* 紫菀) und innerer Maulbeerbaumrinde (*Sangbaipi* 桑白皮) sagte ich zu ihm: „Die Lunge ist schon in Gegenrichtung. Sie hebt sich, anstatt sich zu senken. Meine Rezeptur hat sie nach unten gedrückt, und der Husten ist schwächer geworden. Siler (*Fangfeng* 防風) und Stemona (*Baibu* 百部) sind aber hebende Arzneien und scheinen mir daher im Augenblick nicht geeignet zu sein." [Wan] Shao erwiderte: „Siler und Stemona sind die heiligen Arzneidrogen gegen Husten!" Yuanxi wandte sich an mich: „Jeder hat ein Geheimrezept, warum willst du seines verhindern?" Ich sagte: „Ich tue das für deinen Sohn! Wie kannst du denken, dass ich mich in meinem Verhalten zu Kollegen von Neid leiten lasse, wie du es damals bei mir getan hast?" Und ich streichelte den Kopf des Jungen und sagte: „Trink nicht zuviel von dieser Arznei, sonst kommt die Krankheit wieder." Dann verabschiedete ich mich schnell und ging nach Hause. An demselben Tag [hatte der Sohn] nach Einnahme der Medikamente aufsteigendes *Qi* und hustete hundert Mal ohne Unterlass. Als er auch wieder Mund- und Nasenbluten bekam, rief er aus: „Papa lässt mich sterben!"

[Yuanxis] Frau [aus der Familie] Deng wurde sehr wütend und schimpfte [auf ihren Mann]. Yuanxi bekam es mit der Angst zu tun und schickte die Mutter meiner Nebenfrau, damit diese sich [in seinem Namen] bei mir entschuldigen und mich inständig bitten sollte, [wieder] zu behandeln. Ich lachte und sagte: „Jeder hat sein Geheimrezept. Ich wage es nicht, einem Menschen seinen Erfolg zu rauben. Warten wir, bis die Kunst von Wan Shao an ihre Grenze kommt! Dann werde ich schon von selbst kommen. Man braucht mich nicht zu drängen." [Daraufhin kam Yuanxi selbst,] kniete vor mir nie-

---

[58] Diese Rezeptur stammt aus der Song-zeitlichen Pharmakopoe *Taiping huimin heji jufang*太平惠民和剂局方. Sie soll den Schleim umwandeln und die Feuchtigkeit austrocknen.

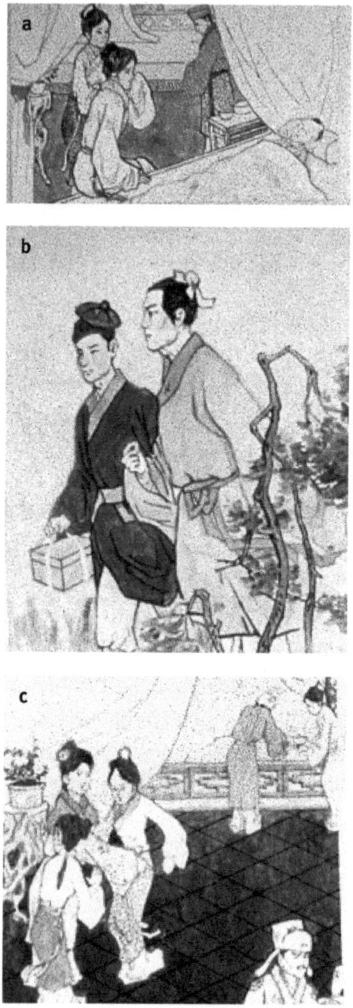

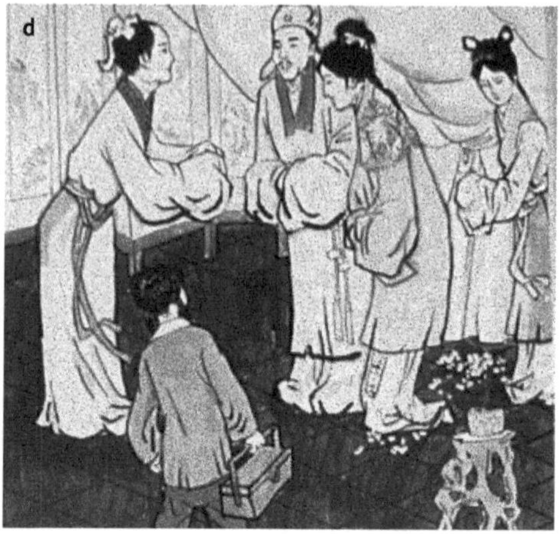

Abb. 4.2 a–g Krankenbesuch bei dem Sohn des ehemaligen Rivalen Hu Yuanxi. Die berühmte Fallgeschichte illustriert von einen Maler aus dem heutigen Luotian

a) Yuanxis Sohn erkrankt an schwerem Husten mit Atemnot.
b) Wan Quan auf dem Weg zu seinem alten Widersacher
c) Yuanxi beauftragt einen weiteren Arzt. Yuanxis Frau und die Ammen sind besorgt.
d) Frau Deng drängt ihren Mann Wan Quan zurückzuholen.

der, machte einen Kotau und sagte: „Es war der Fehler von [mir], Mingshu. Bitte, weisen Sie mich nicht ab!" Als ich sein Haus erreichte, kam seine Frau aus dem Innenhof heraus und sagte: „Es war der Fehler des Herrn dieses Sklavenhaushaltes. Bitte, verzeihen Sie ihm. Wenn Sie unseren Sohn heilen, werden wir es Ihnen danken." Ihr Sohn streckte mir daraufhin mit seiner Hand drei Tael Silber hin und sagte: „Soviel erhältst du als Belohnung, wenn du mein Leben rettest."

Ich spürte, dass [Hu] Yuanxi weiterhin großes Misstrauen [gegen mich] hegte. [Ich sagte ihm daher,] dass ich eine Akte [über die Krankheit seines Sohnes] erstellen und die jeweiligen Symptomkonstellationen und Rezeptu-

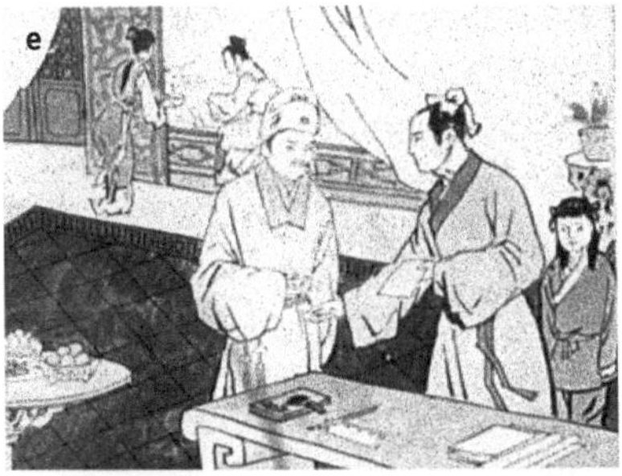

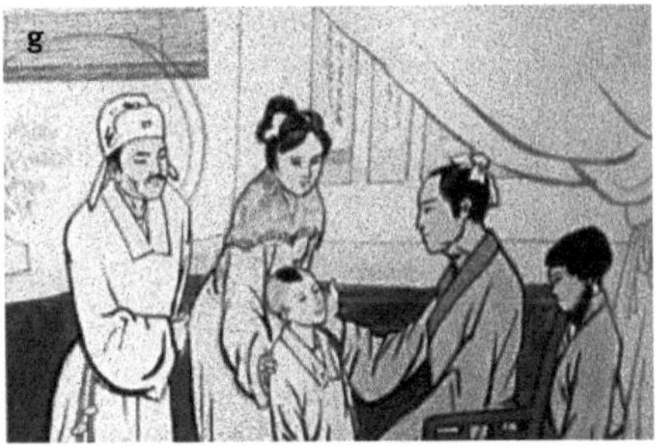

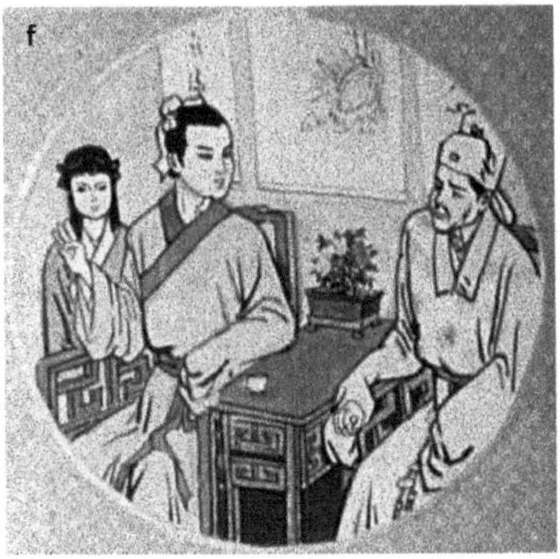

Abb. 4.2
e) Wan Quan kommt und verspricht, den Fall genau zu dokumentieren.
f) Wan Quan erklärt Yuanxi die drei Behandlungsfehler der anderen Ärzte.
g) Der Junge ist wieder gesund. Yuanxi und seine Frau bedanken sich bei Wan Quan

ren Tag für Tag aufzeichnen wolle, damit [das Ganze] später als Fallbeispiel dienen könnte. Yuanxi freute sich sehr darüber. Daraufhin wendete ich noch einmal für fünf Tage die vorherige Rezeptur zum Ausgleich an, worauf das Bluten aufhörte. Dann ordnete ich gepressten naturbelassenem Saft von roher Imperata (*Maogen* 茅根) für die Einnahme der Arzneien an. Da das Bluten aufgehört hatte, wandte ich weiter die vorherige Rezeptur mit Tussilago (*Kuandonghua* 款冬花) und Aprikosensamen (*Xingren* 杏仁) an, um den Husten zu stillen, und ließ Scute-Wurzel (*Huangqin* 黄芩) und Gardenia-Samen (*Zhiziren* 梔子仁) weg, gab aber Ginseng sowie weißen Atractylodes (*Baizhu* 白朮) dazu, um die Milz aufzufüllen. Statt Scute-Wurzel (*Huangqin* 黄芩) und Gardeniasamen (*Zhiziren* 梔子仁) fügte ich weiterhin noch Gelatine (*Ajiao* 阿膠) dazu, um die Lunge aufzufüllen. Diese ausgleichende Behandlung gab ich 20 Tage lang. Dann wurde das Kind gesund.

Yuanxi fragte mich: „Die Behandlung der beiden Ärzte Zhang und Gan zeigte bei dem Husten des Kindes keinen Erfolg. Bei Wan Shao wurde alles sogar eher noch schlimmer. Sie, Herr, haben nach zwanzig Tagen [das Kind] geheilt. Wie kommt das?" Ich antwortete: „Wenn im Frühling, da überall das *Qi* sich hebt, die Lunge von Wind und Kälte getroffen wird, muss man mit zerstreuender Behandlung vorgehen. Die [von ihm verabreichten] „Lepidium-Pillen" bilden eine Rezeptur, die das Innere angreift. Das Lungen-Metall war aber ohnehin schon in einer Mangel-Konstellation. Er leitete also umgekehrt [noch mehr] ab. Das war sein erster Fehler. Wenn dann im Sommer das Feuer lodert und das Lungen-Metall überwunden wird, muss man [Rezepturen verschreiben,] die das Metall klären und das Feuer ableiten. Das [von ihm verabreichte] „Fünf Widerständigen-Dekokt" aber ist eine zerstreuende Rezeptur. Er bekämpfte also Hitze mit Hitze. Das war sein zweiter Fehler. [Eigentlich hätte Wan Shao] zunächst den Schweiß heraustreiben, und als zweites [das *Qi*] nach unten leiten müssen. Als im Herbst das Lungen-Metall sich ohnehin in äußerstem Mangel befand und sich das *Qi* senken musste, aber nicht senken konnte, verschrieb Wan Shao aber noch fälschlicherweise eine hebende Rezeptur. Das war der dritte Fehler. Ich dagegen habe eine zusammenziehende, senkende Rezeptur verwendet, um das oberflächlich zerstreuende Feuer zu beruhigen. Das Feuer wird [im Monat des Erdzweiges] *xu* schwächer, und es war ja bereits gerade der neunte Monat. So ließ sich die Krankheit leicht beenden." Yuanxi seufzte bewundernd.[r]

Tingliwan 葶藶丸 „Lepidium-Pillen"

Tingli 葶藶	**S Lepidii seu Descurainiae**
Xingren 杏仁	**S Pruni Armeniacae**
Fangji 防己	**R Stephania Tetandrae**
Qianniuzi 牽牛子	**S Pharbitidis**

Wu'aotang 五拗湯 „Fünf Widerständigen-Dekokt"

Mahuang 麻黃	**H Ephedrae**
Zhi Gancao 炙甘草	**R Glycyrrhizae Uralensis Praeparatae**
Xingren 杏仁	**S Pruni Armeniacae**
Sangbaipi 桑白皮	**Cx Mori Albae Radicis**
Zisuye 紫蘇葉	**F Perillae Frutescentis**

Erchentang 二陳湯 „Zitrus- und Pinellia-Dekokt"

Banxia 半夏	**Rh Pinelliae Ternatae**
Fuling 茯苓	**Sclerotium Poriae Cocos**
Chenpi 陳皮	**Peric Citri Reticulatae**
Gancao 甘草	**R Glycyrrhizae Uralensis**
Shengjiang 生薑	**Rh Zingiberis viridis**
Wumei 烏梅	**Fr Mume**

乳母缺乳 Nr. 17 Die Amme ohne Milch um 1545

Wang Sanfeng, Student an der Reichsakademie, hatte einen Sohn, der war zwei Jahre alt und oft krank. Er bat mich ihn zu behandeln. Ich sagte: „Die Krankheit ist [durch] unzureichende Milchernährung [hervorgerufen]." Sanfeng entgegnete: „[Das Kind bekommt doch] soviel Muttermilch!" Ich sagte nichts mehr und verabschiedete mich schnell. Wangs Vater Zhuquan hielt mich zurück und sagte: „Wenn Sie, Herr, das Kind behandeln, werden Sie auch großen Dank erhalten!" Ich antwortete: „Wenn ich behandeln soll, so werde ich es auf der Grundlage tun, dass hier die Milchernährung unzureichend ist. [Ihr Sohn] behauptet jedoch, [das Kind] bekäme genug Milch. [Er glaubt wohl], dass ich die Symptome nicht klar erkenne und mich daher nicht traue, Medikamente zu verabreichen. Er soll doch jemand anders holen, das Kind zu behandeln." Daraufhin verabschiedete ich mich rasch und zog mich zurück.

Zu dieser Zeit war ich gerade zu Gast in der Privatakademie von [Hu] Sanxi. An dem Abend kamen die [beiden Brüder] Dongjiao [= Hu Sanxi] und Huichuan [= Hu Yuanxi] zu mir und fragten mich [herausfordernd]: „Na, wie viele Krankheiten hast du in den letzten Tagen geheilt, und wie viel hast du dabei verdient?" Ich lachte und sagte: „Gerade noch heute morgen hat mich Wang Sanfeng zu sich gebeten, damit ich mir die Krankheit seines Sohnes anschaue. Ich habe eine Ernährungsstörung (*gan* 疳)[59] [diagnostizieren] müssen, die wohl entstanden ist, weil die Milchernährung unzureichend ist. [Sanfeng] behauptete jedoch, [das Kind bekäme] genug Milch. Ich konnte also keine Behandlung ansetzen. Sollte dieses Kind [in der Folge] eine schwere Ernährungsstörung entwickeln, wird man es wohl nicht mehr retten können."

Als Huichuan das hörte, ging er schnell weg. [Mein Freund] Sanxi sagte: „Dieser [Wang Sanfeng] ist doch Huichuans Schwiegersohn! Du hast dich so schlimm ausgedrückt, dass er gegangen ist." Ich antwortete: „Er wird sicher mit Sanfeng zusammen zurückkommen. Warte nur ab und lass' uns noch ein wenig hier zusammensitzen." Und wirklich, es verging kaum eine Weile, da kam Huichuan mit Sanfeng zusammen zurück. [Sanfeng] entschuldigte sich und sagte: „Heute Morgen habe ich viel zu langsam [reagiert]. Die Krankheit dieses Sohnes sieht [tatsächlich] genauso aus wie das Krankheitsbild des Kindes, das ich in der südlichen Hauptstadt betrauern musste – und damals war es auch die Krankheit der Ernährungsstörung! Als mir Huichuan erzählte, was Sie gesagt haben, traf das mein Herz zutiefst. Ich hoffe sehr, dass Sie

[59] Diese Erkrankung, die neben Pocken, Masern und Krämpfen zu den vier schwersten Krankheiten der chinesischen Kinderheilkunde gerechnet wird, äußert sich in zunehmender Austrocknung und aufgeblähtem Bauch. Sie wird nach traditionellem Denken durch Mangel oder Übermaß an Nahrung ausgelöst.

[trotz meines schlechten Verhaltens] meinen Sohn wie Ihren eigenen behandeln werden!“ Ich sagte: „[Es ist wichtig zu wissen, ob das Kind] tatsächlich zuviel oder zuwenig Milch bekommt, denn das muss man bei der Arzneimittelgabe beachten. Bitte, überprüfen Sie dies und geben Sie mir morgen früh Bescheid.“ So gingen wir alle nach Hause.

Am Morgen des darauffolgenden Tages kam Sanfeng zurück und sagte: „Ihre Beurteilung, Herr, ist wirklich wundersam. Als ich gestern Abend zurückkam, hat meine Frau [die Brust] der Amme gedrückt, und wirklich, es kam keine Milch heraus! [Um ihren Milchmangel zu vertuschen, hatte die Amme] abends dem Kind zerdrückte Speisen oder eingeweichte Früchte zugefüttert und nachts immer ein wenig Wasser bereitgehalten [um das Kind damit ruhig zu halten]. Was soll man denn jetzt machen?“

Ich sagte: „Falls Sie die Amme wechseln wollen, so [würde ich Euch davon abraten], denn das Kind und die Amme sind aneinander gewöhnt und auf natürliche Weise eng miteinander verbunden. Man darf die Amme nicht wechseln. Wenn Sie jedoch das Kind nicht von einer [anderen] Amme stillen lassen, kann es nie mehr geheilt werden. Daher darf man auch nicht einfach die alte Amme das Kind weiter ernähren lassen. Wählen Sie daher eine junge Frau, die Milch hat. Lassen Sie sie abends mit dem Kind zusammensein und die Milchernährung aufbessern. Nach einiger Zeit werden sie sich aneinander gewöhnen und sich ebenfalls natürlich verbunden fühlen!“ Sanfeng fragte: „Warum ist die Behandlung jeweils anders, wenn [das Kind] zu wenig Milch oder zuviel Milch bekommt?“ Ich sagte: „Wenn eine Ernährungsstörung bei viel Milchernährung auftritt, so liegt eine Milchverletzung zugrunde, und dies ist eine Übersättigungskrankheit. Wenn eine Ernährungsstörung bei wenig Milch auftritt, so liegt ein Mangel an Milch zugrunde liegt und dies ist eine Hungerkrankheit. Man muss [bei diesem Kind] „Kindernährpillen“ (*Fei'er wan* 肥兒丸) geben.“ Nach einem Monat der Behandlung war das Kind wieder gesund.[s]

Fei'erwan 肥兒丸 „Kind-Nährungspillen“[60]

Renshen 人參	R Ginseng
Baizhu 白術	Rh Atractylodis Macrocephalae
Juhong 橘紅	Rubrum Citri Exocarpium
Fuling 茯苓	Sclerotium Poriae Cocos
Zhi Gancao 炙甘草	R Glycyrrhizae Uralensis
Chenpi 陳皮	Peric Citri Reticulatae
Sharen 砂仁	Fr Amomi
Shanyao 山藥	Rh Dioscorea Batatis
Lianrou 蓮肉	S Nelumbinis Nuciferae
Shanzha山楂	Crataegi Fructus
Chuanxiong 川芎	R Ligustici Wallichii
Shijunzi 使君子	Fr Quisqualis Indicae
Shenqu 神曲	Massa Medica Fermentata

馬鞭子 Nr. 18 Kindliche Bedürfnisse: Die Pferdepeitsche ?

Als der Sohn von Hu Sanxi anderthalb Jahre alt war, fing er [eines Tages] bei Sonnenuntergang plötzlich ein nicht enden wollendes großes Geschrei an. Es war gerade der Abend des siebten Tages im siebten Monat. Sanxi hatte Wein vorbereitet und bat mich, [mit ihm] im Hof im Freien ein wenig zusammenzusitzen und das *Qiqiao*-Fest zu begehen. Als [seine] Frau [aus der Familie] Wang sah, dass das Kind unaufhörlich weinte, bat sie mich [in die inneren Gemächer] herein, um das Kind zu untersuchen. Ich sagte: „Es liegt keine Krankheit vor.“ Eine kurze Weile später bat sie mich wiederum herein und sagte: „Wenn das Kind so unaufhörlich weint, muss doch eine Krankheit vorliegen!“ Kaum hatten wir wieder einige Becher getrunken, da ließ sie keinen Wein mehr hinaus tragen, sondern beauftragte jemanden, ihrem Mann zuzuflüstern, er solle dringlich auf mich einwirken. Sanxi drängte mich daher wieder hineinzugehen. Ich untersuchte das Kind genau, aber es lag wirklich keine Krankheit vor. [Ich dachte mir]: Wenn keine Krankheit vorliegt und das Kind [dauernd] weint, muss es etwas in seinem Herzen geben, was es sich wünscht und was es nicht ausdrücken kann. Das ist das Trotzweinen. Und ich fragte die Amme, die heute mit dem Kind zusammen war, mit welchen Sachen es gespielt hatte. Die Amme antwortete: „Mit einer Pferdepeitsche.“ Ich ließ [die Peitsche] holen und [als das Kind] sie bekam, lachte es, ergriff sie gleich und schlug seine Amme damit. [Prompt weinte es nicht mehr.]

---

60 Diese Rezeptur hat zwar den gleichen Namen wie eine Standardrezeptur aus der oben genannten Song-zeitlichen Pharmakopoe, wird aber von Wan Quan völlig anders zusammengesetzt.

Ich sagte zu Sanxi: „Als das Kind so unaufhörlich geweint hat, hat deine aufrechte Frau immer viel Beiläufigkeiten dahergeredet [und uns gestört]. Jetzt, wo das Kind glücklich ist und das Weinen aufgehört hat, sollten wir das große Mahl [genießen] und noch fröhlich trinken, bis wir betrunken sind. Das können wir doch jetzt tun!" So ließ [Sanxi] den Wein vorbereiten, und [wir tranken] bis Mitternacht. Am anderen Morgen erzählte Sanxi den anderen, [was geschehen war]. Und die Leute sagten alle, wie klug das Herz des Mizhai sei. Jemand fragte auch, ob [diese Therapie] auf irgendeiner Theorie beruhen würde. Da danach gefragt wurde, sagte ich: „Es gibt solch einen Abschnitt [in den alten Schriften]. Es sind die Fallgeschichten zu den „Verletzungen durch Verlusterfahrung". Wenn man dieser Art [von kindlichen Störungen] einmal begegnet ist (*chulei* 觸類) und [ihre Bedeutung] erkannt hat, so kann man sich [auf diese Erfahrung] stützen.[61t]

馬鞭子 Nr. 19 Kindliche Bedürfnisse: Die Pferdepeitsche (Variante) ?

Ein einjähriges Kind weinte ohne Unterlass. Die Untersuchung zeigte, dass keine Krankheit vorlag. Seine Eltern sagten: „Wenn das Kind nicht krank ist, warum schreit es dann so ungewöhnlich?" Ich fragte die Amme, mit welchen Dingen das Kind täglich spiele. Die Amme sagte: „Mit einer Pferdepeitsche." Als ich die Pferdepeitsche holen ließ und das Kind sie erblickte, lachte es, schlug damit auf die Menschen ein, und das Weinen hörte auf. [u]

夥伴 Nr. 20 Kindliche Bedürfnisse: Der Spielkamerad (Variante) ?

Ein halbes Jahr altes Kind wurde von einem Tag auf den anderen betrübt und schien sich über nichts mehr zu freuen. Es war immer apathisch und trank auch nicht mehr. Ich sagte: „Nach Form und Farbe liegt hier keine Krankheit vor. Diese Symptomkonstellation ist weder typisch für eine äußere Einwirkung von Wind und Kälte noch für eine innere Verletzung durch Milchernährung. Dieses Kind ist mit irgendetwas beschäftigt, und diese Beschäftigung seiner Gedanken schädigt seine Milz, so dass es ganz apathisch ist und nicht trinken will."

---

[61] Wan Quan bezieht sich hier auf eine Textstelle des Großen Kommentars zum Buch der Wandlungen. Sinngemäß heißt es hier, dass in der Abstraktion der acht Trigramme alle möglichen Situationen und Vorgänge in der Welt vollständig erfasst seien. Von den bildhaft-typischen Eigenschaften der Trigramme ausgehend könne man daher analog auf alle gleichartigen Situationen und Vorgänge in der Welt schließen. (*Xici* in SSJ 7:68 (80))

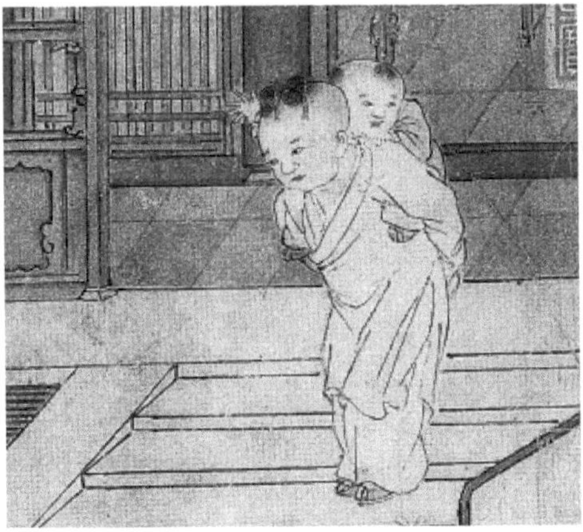

Abb. 4.3 Spielkameraden in einer Song-zeitlichen Malerei

Die Eltern des Kindes begriffen sofort und sagten: „Wir haben vor zwei Tagen einen kleinen Diener weggeschickt, der zuvor immer mit dem Kind zusammen war." (Abb. 4.3) Die Amme sagte ebenfalls: „Nachdem der kleine Diener weg war, war das Kind [schlagartig] nicht mehr froh und aß nichts mehr." Schnell ließ der Vater [den kleinen Diener] zurückholen.

Als das Kind den Jungen sah, lachte es. Der Vater sagte: „Dies ist wirklich nicht die geheimnisvolle Kunst eines Weisen, die man nicht selber wissen könnte."[v]

玉印 Nr. 21 Kindliche Bedürfnisse: Der Jadestempel (Variante) um 1537

Der [jetzige] assistierende Haushofmeister am Palast [des Prinzen] von Chu, Hu Xi mit Beinamen Xubo, ist der erste Sohn von Hu Sanxi. In seiner Kindheit war er oft krank. Sanxi beauftragte mich [damals], für die Gesundheit des Kindes zu sorgen. Am siebten Tag des siebten Monats im Jahre des zyklischen Zeichens *dingyou* [1537] wurde es ein Jahr alt. Sanxi hatte Wein vorbereitet und bat mich zum *Qiqiao*-Fest zu kommen. Als die Sonne untergegangen war, weinte [das Kind] unaufhörlich. Ich sah nach [und stellte fest], dass keine Krankheit vorlag. Darauf ging ich wieder zurück zum Festmahl. [Das Kind] weinte jedoch noch stärker als zuvor. Seine Mutter drängte mich, es noch einmal zu untersuchen. Aber wirklich, es lag keine Krankheit vor! [Die Mutter] sagte: „Wenn [wirklich] keine Krankheit vorliegt, warum hört [das Kind] nun schon eine Doppelstunde seit der Abenddämmerung nicht mehr auf zu weinen?"

Ich dachte, dass von den äußeren Anzeichen her kein Krankheitszustand vorliegen könne. Da bemerkte ich, dass das Kind immer nach rechts und links auf die Bediensteten schaute, als hätte es etwas verloren. Es konnte ja nicht sprechen, sondern nur weinen. Es [musste] also ein Trotzweinen vorliegen. So fragte ich, [ob das Kind nicht irgendetwas vermisse] und die Bediensteten antworteten: „Das Kind hat heute mit einem jadenen Stempel gespielt, den wir aber weggeräumt haben." Ich ließ [den Stempel] holen und dem Kind zurückgeben. Da lachte das Kind, und das Weinen hörte auf. Sanxi sagte: „[Dies ist die wahre Bedeutung des Satzes in der Großen Lehre] ‚Will man ein Kind, [welches noch nicht sprechen kann] schützen, so muss man wahrhaftig mit dem Herzen suchen, [um seine Bedürfnisse zu verstehen].“[w] Und er schenkte mir immer wieder Wein nach, so dass ich ganz betrunken nach Hause ging.[x]

脾喜樂 Nr. 22 Die Milz und die Musik ?

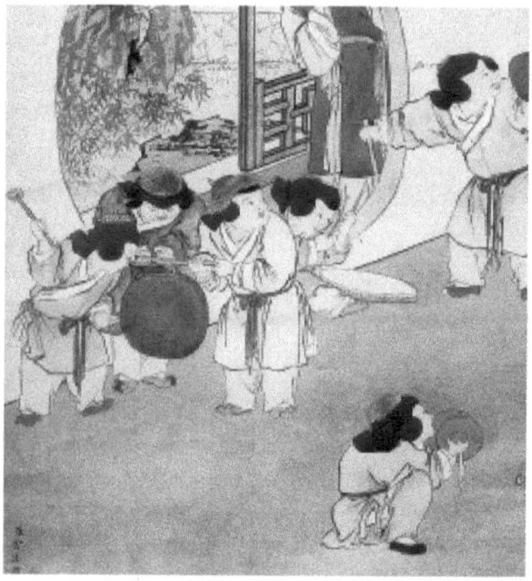

Abb. 4.4 Musizierende Kinder in einer Quing-zeitlichen Malerei

Der Student Wang Yuanjin aus der Schule unserer Kreisstadt hatte einen Sohn von fünf Jahren. Eine Verletzung durch [falsche] Ernährung hatte sich [bei dem Kind] zu einem Wechselfieber entwickelt. Hiernach bekam das Kind noch Krämpfe, was auf die Krankheit des Milz-Mangels deutete.

Man bat mich, das Kind zu behandeln. Ich sagte zu Wang Yuanjin: „Zur Behandlung der Schreckenswind[symptome] werden [üblicherweise] das „[Herz]-Rot-hinunterleitende-Pulver“ (*Daochisan* 導赤散) oder „[Leber-] Grün-ableitende-Pillen“ (*Xieqingwan* 泄青丸) verabreicht. Auch die besten Ärzte würden diese [Behandlungs]regel nicht verwerfen. Aber für ihren werten Sohn darf man [beide Rezepturen] auf keinen Fall verabreichen. Außer mir kann niemand diese Krankheit beherrschen. Ich möchte daher ein Kleidungsstück für Frauen als Belohnung für die Behandlung.“ Wang sagte: „Wenn das Kind gesund wird, bekommen Sie nicht nur ein Kleid für eine Frau.“

Ich behandelte mit dem „Ursprüngliches harmonisierenden Dekokt“ (*Tiaoyuantang* 調元湯) und mit „Bernstein-Pillen zum Schutze des Drachen“ (*Hupo baolongwan* 琥珀抱龍丸). Bald hörten die Krämpfe auf. Aber das Kind konnte die Augen immer noch nicht öffnen. Es war weiterhin ganz apathisch und schläfrig. Die Eltern waren sehr betrübt darüber. Ich selber dachte, dass die Milz wohl extrem erschöpft sei. Die Apathie hängt mit der Milz zusammen – daher die Schläfrigkeit. Die oberen und unteren Augenhüllen gehören zur Milz – bei einem Milzmangel können sie daher nicht geöffnet werden. Ich verschrieb noch einmal „Ursprüngliches harmonisierendes Dekokt“, um diesen Mangel aufzufüllen, und noch einmal „Bernstein-Pillen zum Schutze des Drachen“ (*Hupo baolongwan* 琥珀抱龍丸), um den Lebensgeist zu beruhigen.

Da die Milz die Musik liebt, ließ ich dann die Spielgefährten des Kindes um das Bett herum aufstellen: Einige [Kinder] trommelten und schlugen auf einen Gong, die anderen sangen und tanzten (Abb. 4.4).

Die Augen des kranken Kindes blinzelten immer mehr auf, dann erwachte das Kind und wollte nicht mehr schlafen. Danach gab ich noch „Kinderkräftigungspillen", um [das Kind] weiter zu harmonisieren [und zu stabilisieren]. Das Kind wurde so wieder ganz gesund. [Leider hat der gute Wang] nur sein Versprechen nicht gehalten.[y]

Baoyuantang 保元湯 (*Tiaoyuantang* 調元湯)
„Ursprungs-Schutz-Dekokt" (oder „Ursprungs-Harmonisierungs-Dekokt")

Renshen **人參**	**R Ginseng**
Huangqi **黃耆**	**R Astragali Membranacei**
Zhi Gancao **炙甘草**	**R Glycyrrhizae Uralensis Praeparata**
Shengjiang **生薑**	**Rh Zingiberis viridis**

Hupo baolongwan 琥珀保龍丸 „Bernsteinpillen zum Schutz des Drachen[62]

Hupo **琥珀**	**Succinum**
Tianzhuhuang **天竺黃**	**Concretio Silicea Bambusae**
Renshen **人參**	**R Ginseng**
Fuling **茯苓**	**Sclerotium Poriae Cocos**
Tanxiang **檀香**	**L Santali Albi**
Zhusha **朱砂**	**Zinnober**
Gancao **甘草**	**R Glycyrrhizae**
Zhiqiao **枳殼**	**Fr Citri seu Ponciri**
Zhishi **枳實**	**Fr Citri seu Ponciri Immaturus**
Dannanxing **膽南星**	**Rh Arisaematis Cum Bile**
Jinbo **金箔**	**Aurum**

脾喜樂 Nr. 23 Die Milz und die Musik (Variante) ?

Bei dem Sohn des Wang Yuanjin entwickelte sich im siebten Monat aus einer Nahrungsverletzung ein Wechselfieber. Nach sieben Tagen trat auch Krämpfe auf. Als ich das Kind anschaute, war der Leberwind zwar stark, doch die Milz war noch nicht ganz erschöpft. Man musste also die Leber ableiten und

62 Der Name „Bernsteinpillen zum Schutz des Drachen" taucht erstmals in dem 1294 veröffentlichten kinderheilkundlichen Text *Huoyou xinshu* 活幼心書 von Zeng Shirong 曾世榮, aus der Yuan-Zeit auf. Die Rezeptur ist auch unter den „Dreizehn Geheimrezepturen der Ahnen" erwähnt, wird aber von Wan Quan später ganz anders zusammengestellt.

die Milz auffüllen. Dann müsste es gehen. Nach dreimaliger Einnahme von „[Leber]-Grün ableitendem Pulver" (*Xiegansan* 瀉肝散) hörten die Krämpfe auf. Danach gab ich „das Ursprüngliche ausgleichende Dekokt" (*Tiaoyuantang* 調元湯), um die Milz zu stärken und „Bernstein-Pillen zum Schutz des Drachen" (*Hupo baolongwan* 琥珀抱龍丸), um die Leber auszugleichen. Das Kind wurde danach schläfrig und öffnete zwei Tage die Augen nicht. Ich dachte, die Schläfrigkeit kann dies nicht Ausdruck einer Milz-Erschöpfung sein. Der Lebensgeist ist [nur etwas] müde und benommen. Die Augen gehören zur Leber und die Augenlider zur Milz. Wenn die Augen geschlossen sind, so ist dies nicht, weil die Körperseele [gänzlich] entschwunden ist. Der Lebensgeist [des Kindes] ist einfach etwas matt. Das Kind will die Augen noch öffnen und schließen, [aber schafft es nicht]. Daran kann man [die noch bestehende Aktivität des Lebensgeistes] erkennen. Ich ließ daher nochmals zwei Tage lang die vorherige Rezeptur verabreichen. Außerdem ließ ich [die Kinder] des Hauses, die täglich mit dem Kind spielen, mit kleinen Trommeln, Gongs und anderen ähnlichen [Musik-] instrumenten im Zimmer vor dem Bett singen und tanzen, um das [kranke] Kind zu erfreuen (Abb. 4.4).[63] Kaum nach einem halben Tag öffneten sich die Augen, und der normale Zustand war wieder erreicht. Nach zehn Tagen war das Kind wieder völlig gesund.[z]

Xieqingwan 瀉青丸 „Grün-ableitende-Pillen"

Qianghuo 羌活	**Rh et R Notopterygii**
Fangfeng 防風	**R Ledebouriellae Sesloidis**
Guishen 歸身	**R Angelicae Sinensis**
Chuanxiong 川芎	**R Ligustici Wallichii**
Zhiren 梔仁	**S Gardeniae Jasminoidis**
Longdancao 龍膽草	**R Gentianae Scabrae**
Dahuang 大黃	**R et Rh Rhei**

Baoyuantang 保元湯 (*Tiaoyuantang* 調元湯)
„Ursprungs-Schutz-Dekokt" (oder „Ursprungs-Harmonisierungs-Dekokt")

Renshen 人參	**R Ginseng**
Huangqi 黃耆	**R Astragali Membranacei**
Zhi Gancao 炙甘草	**R Glycyrrhizae Uralensis Praeparata**
Shengjiang 生薑	**Rh Zingiberis viridis**

[63] In der Jingguantang Version heißt es: um das Kind mit dem Lärm in Unruhe zu versetzen (zao 譟).

Hupo baolongwan 琥珀保龍丸
„Bernsteinpillen zum Schutz des Drachen" (s. Fußnote 62)

Hupo 琥珀	Succinum
Tianzhuhuang 天竺黃	Concretio Silicea Bambusae
Renshen 人參	R Ginseng
Fuling 茯苓	Sclerotium Poriae Cocos
Tanxiang 檀香	L Santali Albi
Zhusha 朱砂	Zinnober
Gancao 甘草	R Glycyrrhizae
Zhiqiao 枳殼	Fr Citri seu Ponciri
Zhishi 枳實	Fr Citri seu Ponciri Immaturus
Dannanxing 膽南星	Rh Arisaematis Cum Bile
Jinbo 金箔	Aurum

驚癇 Nr. 24 Schrecken und Anfallskrankheit ?

Dessen [Wang Yuanjins] Onkel Wang Qianchuan wiederum war Student an der Nationalen Universität. Als sein Sohn im Alter von vier Jahren im siebten Monat an Schreckenskrämpfen (*jingchu* 驚搐) erkrankte, bat er einen Arzt die manuelle Greiftechnik (*nafa* 拿法) (Abb. 4.5) des Rollens (*niefa* 捏法) [der Haut über der Wirbelsäule] (Abb. 4.6) anzuwenden und hierdurch die Krämpfe zum Stillstand zu bringen.

Im achten Monat bekam er noch einmal einen Anfall. Diesmal wurde die „Methode des Drückens mit dem Daumennagel" (*qiafa* 掐法) angewandt. (Abb. 4.7) Als es im neunten Monat nochmals einen Anfall gab, schickte er jemanden mich zu fragen. Ich antwortete: „Wenn sich Schleim ansammelt, entsteht Schrecken. Wenn Schrecken über längere Zeit besteht, entsteht eine Anfallskrankheit (*jian*癇)." Die Greifbehandlung (*nafa*拿法) in der Kinderheilkunde leitet sich aus den manuellen Therapien (*anmofa* 按摩法) des Altertums ab.[64] Wenn die Krankheit in der [äußeren] Nähr- und Abwehr[schicht]

[64] Die manuellen Therapien für Kinder (*xiaoer tuinafa* 小兒推拿法 oder kurz *nafa* 拿法) wurden vermutlich in der Ming-Zeit entwickelt. Unter diesen beiden Oberbegriffen wurden verschiedene Techniken subsumiert, die vor allem zur Behandlung von Schreckenswind, Bewusstlosigkeit, Krämpfen eingesetzt wurden. Heute werden sie bei verschiendensten Erkrankungen eingesetzt. Wan Quans Hinweise auf diese Therapietechniken sind die frühesten, die uns überliefert sind. In der Ming-Zeit wurde der manuellen Therapie auch am Kaiserhof große Bedeutung eingeräumt (vgl. Tab. 1.2). Das erste erhaltene Buch zur manuellen Therapie der Kinder ist aus dem Jahre 1574. Es stellt den Nachdruck eines Buches dar, welches 1405 erstmals veröffentlicht wurde. Die ersten überlieferten Texte finden sich im Anhang zum *Zhenjiu dacheng* 針灸大成 (Großen Sammelwerk für die Aku-Moxa-Therapie) von dem Mediziner Yang Jizhou 楊繼洲 (1522-1600?), der am Kaiserhof tätig war. zur manuellen Therapie, die uns überliefert sind. Vgl. Lu Yali 卢亚丽 1987

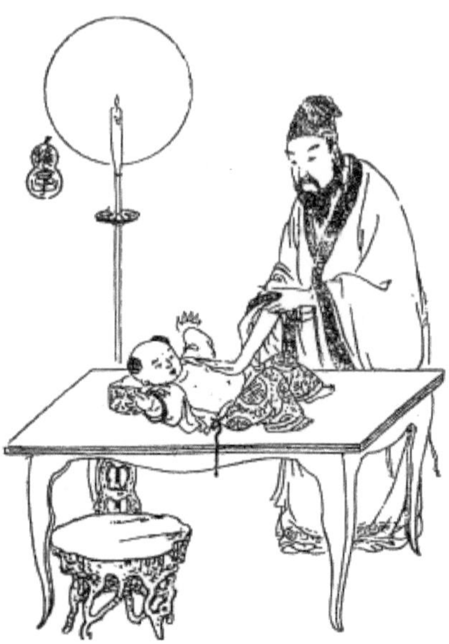

Abb. 4.5 Die manuellen Therapien für Kinder wurden vermutlich in der Ming-Zeit entwickelt. Unter dem Oberbegriff „Manuelle Schiebe- und Greif-Therapie (*tuinafa* 推拿法 oder kurz *nafa* 拿法) wurden verschiedene Techniken subsumiert. Hier dargestellt ist das kreisende Drücken (*roufa* 揉法) des „Zinnober-Felds“ (*dantian* 丹田).

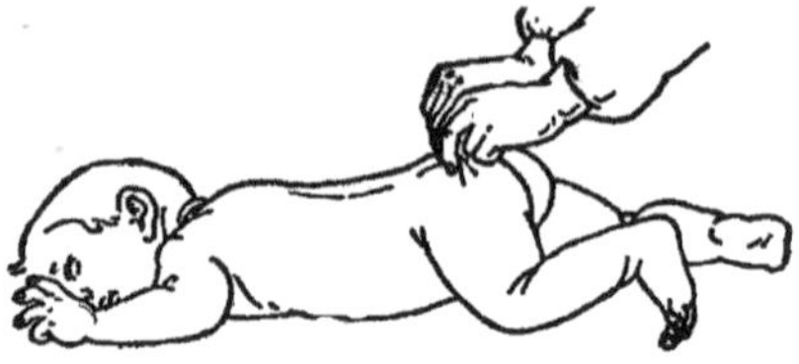

Abb. 4.6 Die Technik des manuellen Rollens (*niefa* 捏法) wird so durchgeführt, dass die Hautfalten beidseits der Wirbelsäule zwischen beiden Daumen und Fingern gegriffen und dann von unten nach oben gerollt werden.

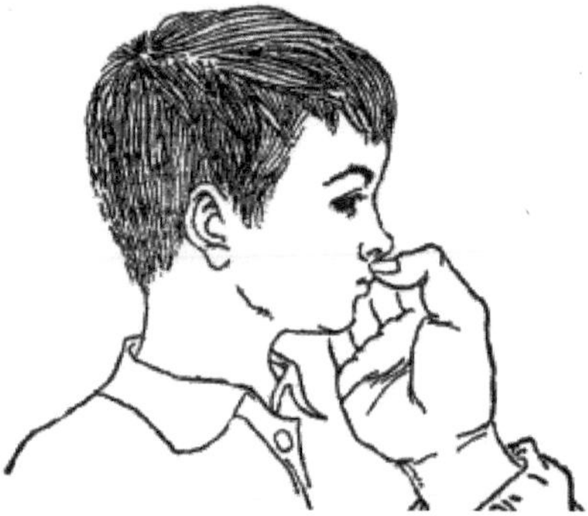

Abb. 4.7 Das Eindrücken bestimmter Punkte mit dem Daumen- oder Fingernagel (*qiafa* 掐法) galt als eine Notfalltherapie und wurde als Alternative zur Nadeltherapie bei Krämpfen mit oder ohne Bewusstseinsstörung eingesetzt. Hier wird der Punkt „Mitte des Menschen“ (*Renzhong* 人中) behandelt.

ist, kann man [diese manuellen Methoden] gebrauchen, um [das kranke *Qi*] zu zerstreuen. Wenn die Krankheit aber in den Organen ist, kann man sie nicht mehr [auf diese Weise] vertreiben.[aa]

針下無氣 Nr. 25 Kein *Qi* unter der Nadel ?

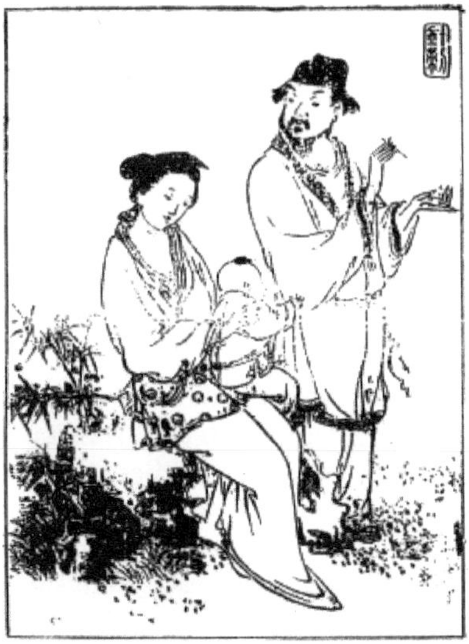

Abb. 4.8 Die Nadelstichtherapie (*zhenci* 針刺) wurde bei Kindern nur in Notfällen eingesetzt. Bereits der Anblick der Nadel – so die Vorstellung – könne das Kind so sehr erschrecken, dass es erkrankt. Damit die zarte Haut des Kindes nicht verletzt wird, wurde eine besondere Technik mit einer besonders feinen Nadel angewandt: Die Nadel wurde nur kurz in die Haut eingestochen (*ci* 刺) und dann gleich wieder herausgezogen.

Ein Kind begann eines Tages zu krampfen und wachte fünf Tage nicht mehr auf: Man konnte ihm keinerlei Medikamente zuführen. Ich nadelte (Abb. 4.8) die [Körper]höhlen „Drei Li" (*Sanli* 三里)[65], „Vereinigendes Tal" (*Hegu* 合谷)[66] und „Mitte des Menschen" (*Renzhong* 人中)[67] (Abb. 4.8), worauf es aufwachte.

Seine Eltern freuten sich sehr und sagten: „Unser Kind hat noch keine Pocken gehabt. Wir möchten Ihnen daher das Kind überschreiben, damit Sie wie ein Vater zu handeln, und Sie bitten, dafür zu sorgen, dass es gesund bleibt und gut heranwächst." Ich sagte: „Als ich [Ihr Kind] gestochen habe, [habe ich bemerkt], dass unter der Nadel kein *Qi* ist. Dies [bedeutet], dass das Verliehene nicht ausreichend ist. Wenn [das Kind erst] in einigen Jahren die Pocken bekommen wird, kann man es schützen, und es wird [die Krankheit] ohne Probleme [überstehen]. Aber wenn es [bereits] in den nächsten Jahren erkrankt, kann ich für nichts garantieren." Im darauffolgenden Jahr bekam das Kind tatsächlich die Pocken und starb.[bb]

65 Dieser Punkt auf der Oberseite des Unterarms wird in der westlichen Nomenklatur als „Di 10" – 10. Punkt der Dickdarm-Leitbahn – bezeichnet.

66 Dieser Punkt in der Mitte des Muskeldreiecks zwischen erstem und zweiten Mittelhandknochen wird in der westlichen Nomenklatur als „Di 4" – 4. Punkt der Dickdarm-Leitbahn – bezeichnet.

67 Dieser Punkt auf dem ersten Drittel der Mittelinie zwischen Oberlippen und Nase wird in der westlichen Nomenklatur Lenker-Gefäß „LG 26" genannt.

稟賦不足 Nr. 26 Schlechte Konstitution ?

Ein Kind hatte einen sehr zarten Hals. Sein Vater fragte mich oft: Kann [mein Kind] aufgezogen werden und wie? Ich antwortete: Der Hals ist der Stengel des [regierenden] Kopfes. Wenn der Stengel zu zart ist, kann er den Kopf nicht tragen. Es hängt davon ab, wie die Eltern das Kind heranziehen. Nach acht Jahren reden wir noch mal darüber. Fünf Jahre später starb das Kind.[cc]

聰慧早發 Nr. 27 Zu früh entwickelte Intelligenz ?

Bei einem Kind lockerten sich die Fontanellen (*xielu* 解顱). Es war noch kaum ein Jahr alt, da konnte es schon lesen. Die Eltern liebten es darum ganz besonders. Ich sagte: „Das embryonal Empfangene reicht bei diesem Kind nicht aus. Es besteht ein Mangel der Nieren; deshalb bleiben die Fontanellen offen. Das wahre *Yang* ist schwach. Die Intelligenz entfaltet sich zu früh, wodurch das wahre *Yang* auch noch abfließt. Ich fürchte, dieses Kind wird seine Eltern traurig zurücklassen." Nach kaum einem Jahr bekam das Kind einen Krampf und starb.[dd]

自笑無情 Nr. 28 Unbegründetes Lachen ?

Ein Kind begann im Alter von einem Jahr viel zu lachen. Ich sagte: „Dieses Kind wird schwer aufzuziehen sein." Der Vater fragte mich weshalb. Ich sagte: „Die Nieren entsprechen dem Wasser, das Herz entspricht dem Feuer. Wasser ist *Yin*, und Feuer ist *Yang*. Das *Yin* reicht oft nicht aus. Und das *Yang* ist häufig im Überfluss. Das Lachen ist der Laut des Feuers. Das Wasser kann [hier] das Feuer nicht besiegen. Deshalb weiß man, dass [dieses Kind] sehr schwer aufzuziehen ist." Der Vater sagte: „Sind alle Kinder, die viel lachen, schwer aufzuziehen?" Ich sagte: „Wenn [ein Kind] von jemandem zum Lachen gebracht wird, so ist das ein [Lachen] mit Gefühlen. Wenn [ein Kind jedoch] Menschen sieht und von selbst lacht, so ist dieses [Lachen] ohne Gefühle." Später bekam das Kind die Pocken und verstarb.[ee]

急救 Nr. 29 Wiederbelebung ?

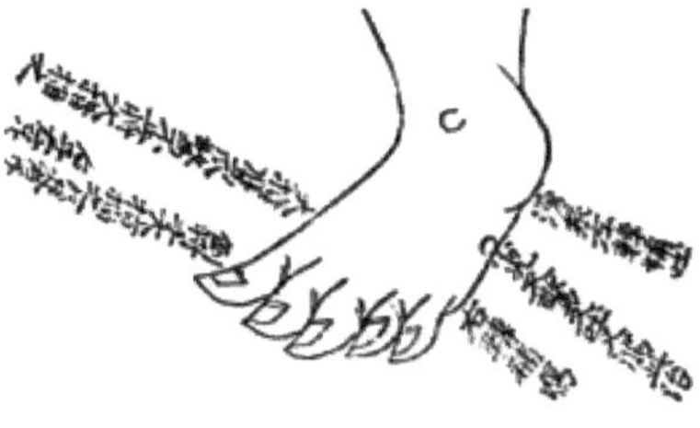

Abb. 4.9 Der Punkt „Sprudelnde Quelle" (*Yongquan* 湧泉) unterhalb des Fußes. Die Zeichnung geht möglicherweise auf Wan Quan selbst zurück.

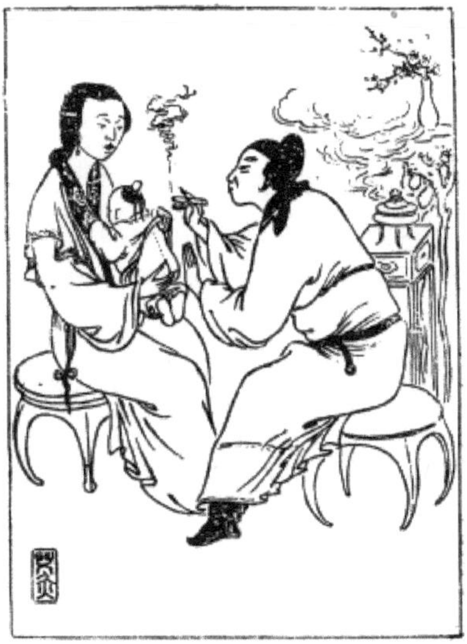

Abb. 4.10 Die Moxa-Therapie (*aijiu* 艾灸) wurde bei schweren Mangel-Zuständen meist in Ergänzung zur Arzneitherapie eingesetzt.

Ein Sohn der Familie Wen aus Yingshan war sechs Jahre alt, als er an Schreckenswind-[Krampf] erkrankte. Man bat mich, zu ihm zu gehen, aber als ich ankam [hieß es,] das Kind sei schon erstickt und gestorben. Die [Toten]kleider und der Sarg waren schon vorbereitet. Ich sah jedoch, dass die Gestalt und die Hautfarbe noch nicht verändert und Hände und Füße noch warm waren. So sagte ich zu den Eltern: „Weinen Sie nicht. Ich kann [Ihren Sohn] wiederbeleben." Ich nahm eine Nadel und stach [die Körperhöhle] „Sprudelnde Quelle" (*Yongquan* 湧泉)[68] beidseits. (Abb. 4.9)

Nicht lange, und er wachte auf. Die Eltern freuten sich und dankten mir. Ich sagte: „Diese Krankheit Ihres Sohnes ist durch eine Nahrungsverletzung entstanden. Verbleibende Nahrung bildet Schleim, Schleim verklumpt sich und lässt Zuckungen entstehen. Heute konnte man die Krankheit beheben. Der Restschleim ist jedoch noch nicht beseitigt, und so fürchte ich, dass das Kind eines Tages wieder einen Anfall bekommt. Man muss Medikamente geben, damit die Wurzel [der Krankheit] bekämpft wird, sonst wird das *Qi* des Lebensgeistes allmählich benommen, und es entsteht eine Krampfkrankheit." Die Familie hörte nicht auf meine Worte. Sie dachte wohl, ich sei auf finanziellen Nutzen aus. Im achten Monat des darauffolgenden Jahres entwickelte sich tatsächlich wieder die Krankheit der Schleim-Verstörung. Der Junge konnte Stuhl und Harn nicht mehr [kontrollieren]. Wenn man seine Kleider auszog, scheute er weder Feuer noch Wasser. Wieder bat man mich zu behandeln. Ich sah, dass [die Eltern jetzt so]

---

68 Dieser Punkt in der Fußsohle zwischen 1. und 2. Metatarsale wird in der westlichen Nomenklatur als „Ni 1" – 1. Punkt der Nieren-Leitbahn – bezeichnet.

eingestellt waren, dass sie alles auf die Medizin setzten. Daher verschrieb ich eine Rezeptur mit Coptis (*Huanglian* 黄連) und Gardenia (*Shanzhiren* 山梔仁), um das oberflächlich zerstreuende Feuer abzuleiten, Arisaema cum Bile (*Dannanxing* 膽南星) und Typhonium (*Baifuzi* 白附子), um den verklumpten Schleim zu vertreiben, [ferner] Poriae Cocos, Sclerotium (*Fushen* 茯神), Polygala (*Yuanzhi* 遠志), Acorus (*Shichangpu* 石菖蒲) und Zinnober (*Zhusha* 硃砂), um den Lebensgeist zu beruhigen, und [schließlich] Moschus (*Shexiang* 麝香), um die Ausgänge des Herzens durchgängig zu machen. [Für die Aufbereitung werden diese Medikamente] mit Wildschweinherzblut und Arzneihefe (*Shenqu* 神麴) zu Brei [gerührt] und zu Pillen [geformt], die so groß sind wie Hirse oder Reiskörner. Dann werden sie mit einer Binsengrasabkochung heruntergespült. Nach einem halben Jahr unter dieser Behandlung hatte das Kind keine Anfälle mehr. Dann verbrannte ich noch Moxa (Abb. 4.10) auf den sechs [Körperhöhlen] „Wind-Teich" (*Fengchi* 風池),[69] „Ellbeugen-Teich" (*Quchi* 曲池)[70] und am Bein die „Drei Li" (*Sanli* 三里)[71] [beidseits]. Das Kind wurde hierdurch ganz wieder gesund.[ff]

孕期出痘 Nr. 30 Pocken während der Schwangerschaft ?

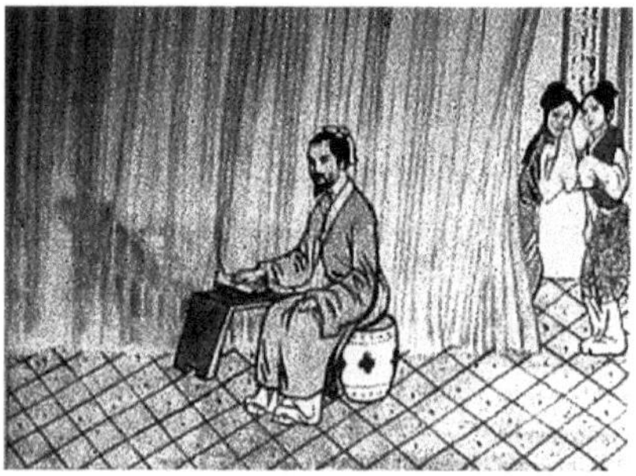

Abb. 4.11 Wan Quan untersucht durch den Spalt des Bettvorhangs den Puls einer Frau. Die Szene ist von einem Maler aus dem heutigen Luotian nachempfunden. Konkrete Anhaltspunkte darüber, wie die medizinische Untersuchung von Frauen im Ming-zeitlichen Luotian vonstatten ging, gibt es nicht

Der Literaturstudent unseres Kreises Cheng Wenda hatte im Jahre *bingxu* [1526] zusammen mit mir die Antragsakten für ein Stipendium eingereicht. Er starb früh und hinterließ nur eine Tochter. Diese war mit Wang Dachuans jüngerem Bruder Dazhong verheiratet. Als [die Tochter] zwanzig Jahre alt war, kamen bei ihr die Pocken heraus. Zudem war sie im fünften Monat schwanger. Man bat mich zu behandeln. Als ich ihren Puls fühlte, stellte ich fest, dass es eine männliche Leibesfrucht war. (Abb. 4.11)

---

[69] Dieser Punkt am unteren Rand des Hinterhauptbeins wird in der westlichen Nomenklatur als „Gb 20" – 20. Punkt der Gallenblasen-Leitbahn – bezeichnet.

[70] Dieser Punkt am äußeren Rand der Ellbogenfalte wird in der westlichen Nomenklatur als „Di 11" – 11. Punkt der Dickdarm-Leitbahn – bezeichnet.

[71] Dieser Punkt unterhalb des Knies, auf der Außenseite des Schienbeins, wird in der westlichen Nomenklatur als „Ma 36" – 36. Punkt der Magen-Leitbahn bezeichnet.

Ich gab nur Hitze klärende, Gift lösende, die Mitte harmonisierende und die Leibesfrucht beruhigende Medikamente, nämlich Scute (*Huangqin* 黄芩), Atractylodes (*Baizhu* 白朮) als Herrscher und Ginseng (*Renshen* 人參), Süßholz (*Gancao* 甘草), Angelica sinensis *(Dangguishen)*, rohe Rehmannia *(Dihuang)*, weiße Päonie (*Baishaoyao* 白芍藥), Perillablätter (*Zisuye* 紫蘇葉) als Assistenten. Vom Beginn mit dem Herauskommen [der Pockenpusteln] bis zur Bildung des Sekrets gab es keinerlei Probleme. Da hörte ich [die Nachricht], dass bei mir zu Hause ein Raub stattgefunden hatte.[72] Ich kehrte eilig nach Hause zurück. Daraufhin kam ein gewöhnlicher Arzt aus Qishui mit Namen Guo zu Cheng Xianqi und ließ Medikamente verabreichen. Nach nur einer Verabreichung, kam es zu einem Abgang der Leibesfrucht. [Wie ich vorausgesagt hatte,] war es tatsächlich eine männliche Frucht. Schnell wurde ich gebeten [wieder] zu kommen. Die Pockenpusteln waren grau-weiß gefärbt und fielen in sich zusammen, so dass [die Pusteln] umgekehrt [nach innen] einsanken. Der Grund hierfür war der innere Mangel. Ich erkundigte mich, welche Rezeptur geben worden war. Es war das „Einsame-Heiligen-Pulver" (*Dushengsan* 獨聖散). Ich sagte: „Ach! Pangolin (*Chuanshanjia* 穿山甲) und Moschus (*Shexiang* 麝香) sind beides Medikamente, die die Leibesfrucht abfallen lassen. Wenn die Frucht weg ist, geraten *Qi* und Blut immer mehr in Mangel. Wenn das Pustelgift [bereits] nach innen eingesunken ist, kann man nichts mehr tun." Ich verabschiedete mich und kehrte nach Hause zurück. Drei Tage später starb [die junge Frau].[gg]

Dushengsan 獨聖散 „Einsame Heiligen-Pulver"[73]

Chuanshanjia 穿山甲	**Squama Manitis Pentadactylai**
Shexiang 麝香	**Moschus berezovskii Flerov.**

[72] Nebenbei findet sich hier ein Hinweis auf ein Ereignis, welches für die Rezeption von Wan Quans Werken große Folgen haben sollte. Der Raub, der sich ereignete, betraf alle Manuskripte, die bis zum Jahre 1550 verfasst worden waren. Wie Wan Quan später in einem Vorwort erklärt, war sein ältester Sohn indirekt daran beteiligt gewesen. Er hatte die Manuskripte über den Mittelsmann Yu Chaoxian an Huang Lian verkauft.

[73] Die Rezeptur wurde von Chen Wenzhong 陳文仲 (fl. 13. Jh.) entwickelt zur Behandlung von Pocken, bei denen die Pusteln sich nach innen einsenken.

虛假術士 Nr. 31 Der betrügerische Alchemist ?

Die Frau von Li Huang[74] aus der Lushen-Gasse in Qishui war die Tochter von Cheng Xichuan. Als sie Witwe wurde, hatte sie nur eine Tochter. Diese erkrankte in ihrem fünften Lebensjahr an einer Wind- und Kälteverletzung, die – da sie nicht ausgeheilt war – in ein Wechselfieber umschlug. Als das Wechselfieber aufgehört hatte, schlug die Krankheit in einen dysenterischen Durchfall um. Als die Dysenterie aufgehört hatte, entwickelt sich [der Zustand] in die schwere *Gan*-Ernährungsstörung (*gan* 疳). Muskeln und Fleisch waren geschrumpft und abgemagert. Sie aß und trank immer weniger. Am Tag aß sie [höchstens] zehn Lotussamen. Ihre Mutter war zutiefst besorgt und schickte jemanden mich zu bitten, [das Kind] zu behandeln. Ich sagte: „Diese Krankheit bezeichnet man als Ernährungsstörung. Obwohl Gestalt und [Haut-]Farbe sehr schwach sind, ist das Magen-*Qi* [jedoch] noch erhalten. Die Krankheit kann man also noch behandeln." Da der jüngere Bruder [von Li Huang], Li Zhuang, gerade im Hause war und die alchemistische „Herbststein-Methode durch Wasser-Sublimation" (*Shuilian qiushi zhifa* 水煉秋石之法) lernte, redete [Wan Ding] leichtsinnig daher, dass man diese Krankheit nicht behandeln könnte. Ich lachte und sagte: „Keine Sorge! Die Krankheit dieses Mädchens ist leicht zu behandeln, aber mit der alchemistischen Herbststein-Methode geht es bestimmt nicht." (Abb.1.6) Und zu der Mutter sagte ich: „Bleiben Sie eisern dabei, die Arznei zu verabreichen, die ich Ihnen verschreibe, und lassen Sie sich durch diese oberflächlich dahingesprochenen Worte nicht beirren! Ich gehe erst einmal. Bis die Krankheit Ihrer Tochter ganz ausgeheilt ist, braucht niemand an die Entlohnung meiner Bemühungen zu denken." Ich ließ die „Versammelte Heiligen-Pillen" (*Jishengwan* 集聖丸) verabreichen. Nach einer drei Monate langen Einnahme war die Tochter wieder gesund. Wieder schickte man jemanden zu mir, um sich bei mir zu bedanken. Als ich zu der Familie ging, kam die Tochter gleich heraus und machte einen Kotau. Ihre Gestalt war überaus anmutig.

Ich fragte, wo Wan Ding sei. Die Familie lachte: „Diese Herbststein-Methode funktioniert nicht. Gerade hat sich der Betrüger mit seinem Maultier aus dem Staub gemacht."[hh]

---

[74] In der späteren Variante dieser Fallgeschichte im *Youke fahui* steht der Name Cheng Xinan (*YKFH 3:101). Im ebenso erst spät verfassten Pockentraktat wird dagegen der Name Li Wangsong genannt (*DZXF 15:205). Es handelt sich hierbei wohl um Erinnerungslücken von Wan Quan oder um Zuordnungsfehler der Personen, denen er seine Texte diktierte oder zum Abschreiben übergab.

Jishengwan 集聖丸 „Versammelte Heiligen-Pillen“[75]

Luhui 蘆薈	**H Aloes**
Wulingzhi 五靈脂	**Faeces Trogopterorum seu Pteropi**
Yemingsha 夜明砂	**Excrementum Vespertilii Murini**
Sharen 砂仁	**Fr seu S Amomi villosi**
Chenpi 陳皮	**Peric Citri Reticulatae**
Qingpi 青皮	**Peric Citri Reticulatae Viride**
Ezhu 莪朮	**Rh Curcumae Zedoariae**
Muxiang 木香	**R Saussureae seu Vladimiriae**
Shijunzi 使君子	**Fr Quisqualis Indicae**
Huanglian 黄連	**Rh Coptidis**
Ganchan 干蟾	**Bufo bufo gargarizans Cantor**
Chuanxiong 川芎	**R Ligustici Wallichii**

怕針 Nr. 32 Krankheit aus Angst vor den Nadeln ?

Hu Fengya[76] hatte einen Sohn, der nach [überstandener] Pockenerkrankung eine Ernährungsstörung (*gan* 疳) bekam, die durch eine Nahrungsverletzung verursacht war. [Das Kind] bekam Muskelschwund und strohige Haare. Der Arzt Tong Yice[77] untersuchte es und sagte: „Das ist keine Ernährungsstörung, sondern ein Blut-Mangel.“ Die Familie bezweifelte das. Zunächst hatte [die auf dieser Diagnose beruhende Behandlung] Erfolg. Dann [jedoch] entstand eine [neue] Krankheit. Es sah aus, als hätte [das Kind] Anfälle, doch es waren keine Anfälle. Tagsüber war das Kind immer unruhig und nachts hatte es Albträume, umarmte seine Amme und rief: „Ich habe Angst, ich habe Angst!“ Es sah so aus, als ob [es sich fürchtete], jemand könne nach ihm greifen. Als ich mich erkundigte, wodurch es zu dieser Krankheit gekommen war, hieß es, dass das Kind [freiwillig] keine Medikamente hatte einnehmen wollen. [Der Arzt] Yice hatte ihm daher [gedroht und ihm so] die Medikamente [gewaltsam] einflößen lassen. Mit Nadel und Feuer hatte er es in Angst und Schrecken versetzt (vgl. Abb. 4.8). So hatte das Kind diese Krankheit bekommen. [...] Nachdem ich das Kind ein halbes Jahr ausgleichend behandelt hatte, wurde es wieder gesund.[ii]

---

75 Diese Rezeptur von Wan Quan empfiehlt er in seinen Schriften bei einer schweren *Gan*-Ernährungsstörung im Kindealter, die mit Abmagerung und Hitze einhergeht.

76 In der Jingguantang-Ausgabe steht hier ein ganz anderer Name, nämlich Wang Zishan. Möglicherweise lagen hier den unterschiedlichen Editionen unterschiedliche Originalmanuskripte zugrunde.

77 In der Jingguantang-Ausgabe steht hier Wu Renwen. Möglicherweise lagen den unterschiedlichen Editionen auch unterschiedliche Originalmanuskripte zugrunde.

真搐 Nr. 33 Echte Krampfanfälle ?

a

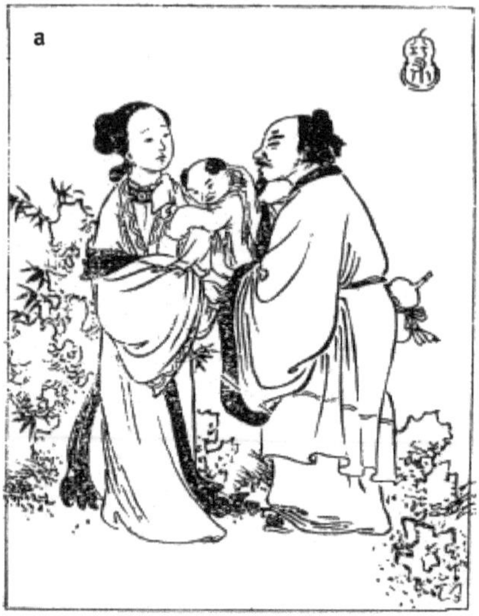

b

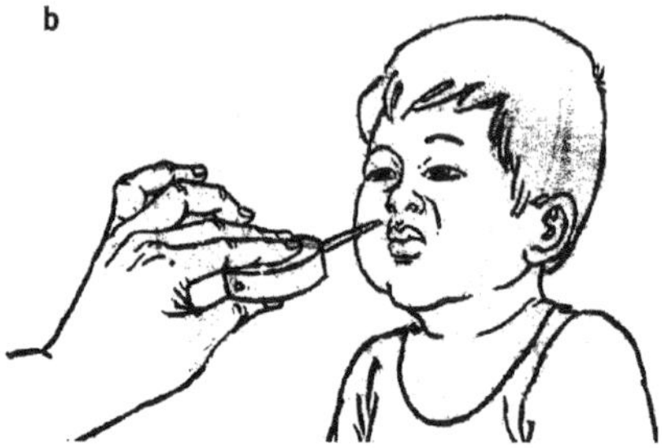

c

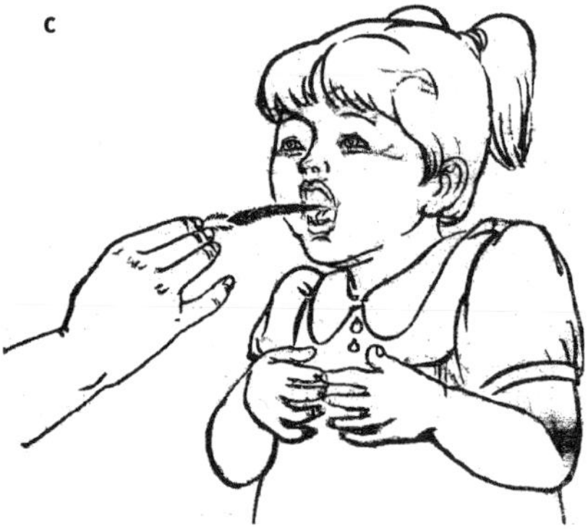

Abb. 4.12a Das Freimachen der Organöffnungen (*qiaoshu* 竅術) – Ohren, Nasen, Mund, Augen – galt als eine wichtige Technik der Wiederbelebung. Hier soll der Ohrgang gereinigt und durchgängig gemacht werden.

Abb. 4.12b Das Provozieren von Niesen durch Einpusten eines Pulvers in die hintere Nasenhöhle oder durch Riechenlassen eines Duftstoffes.

Abb. 4.12c Auch das Erbrechenlassen galt als eine Form der Öffnung.

Ein Kind bekam mit sieben Monaten unzählige Krampfanfälle. Es war komatös und wachte kaum noch auf. Es weinte und trank nicht. Wenn man [die Höhle] „Mitte des Menschen“ (*Renzhong* 人中) mit dem Daumennagel drückte (vgl. Abb. 4.7) oder Moxa abbrannte (vgl. Abb. 4.10), zeigte es nicht einmal eine Schmerzreaktion. Wenn man die Nasenhöhle reizte (Abb. 4.12b), noss es nicht. Wenn man über die Haut behandelte, zeigte es keine Reaktion (Abb. 4.13a–c). Aufgegossene Arzneien nahm es nicht an. Ich sagte: „Dies ist ein echter Krampf. Hier kann man nicht mehr behandeln.“[ij]

推法 Nr. 34 Manuelle Therapie ?

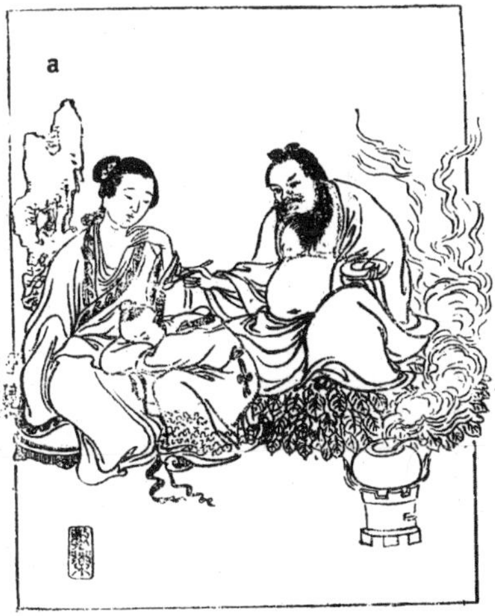

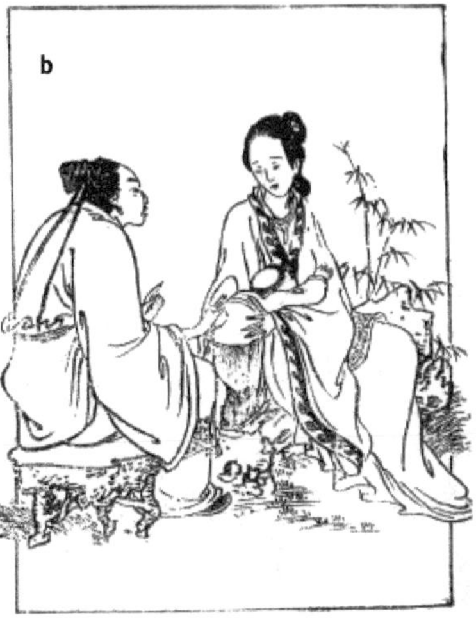

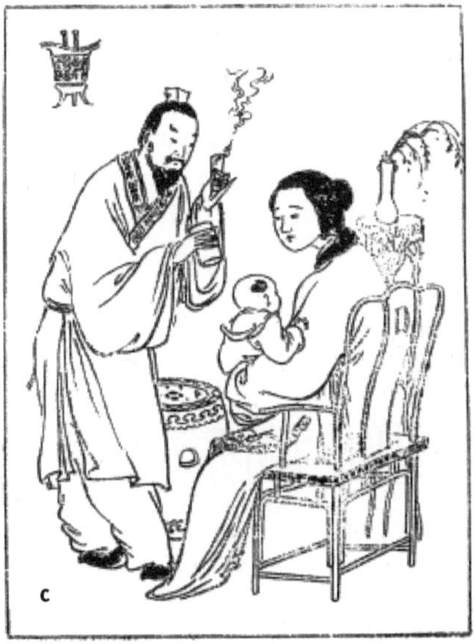

Abb. 4.13a Zu den unterschiedlichen Verfahren, die angewandt wurden, wenn die Arzneien bei Kinder nicht geschluckt werden konnten, gehörten das Auftragen von Kräuterpasten (*fuyao* 敷藥) auf die Haut, ...

Abb. 4.13b ... das Aufbügeln von feuchten Kräuterwickeln (*yuntang* 熨燙) auf Handinnenseiten, Fußsohlen oder Rücken bei Verletzungen, Schürfungen sowie ...

Abb. 4.13c ... die Schröpfkopf-Therapie (*baguan* 拔罐) als Therapie für pathologischen Fülle-Zustände. Hierdurch sollte dem Körper übles *Qi* und Blut entzogen werden

Ein Kind bekam Krampfanfälle. Zunächst kam es kurz durch die kräftige manuelle Therapie (*tuifa* 推法) (Abb. 4.5–4.7) zu einem Stillstand [der Krämpfe]. Doch dann traten [die Krämpfe] wieder auf und wurden sogar noch schlimmer. Ich sagte: „Das manuelle Schieben [der Haut] leitet sich aus der Akumoxa- und aus der manuellen Druckbehandlung (*anmo* 按摩) ab (und hat dieselbe Wirkung [wie diese]. In den Klassiker heißt es: ‚Menschen mit starkem Mangel darf man nicht stechen.' Auch die manuellen Schiebetechniken und die Drucktechniken mit dem Daumen- oder Fingernagel (*tuiqia* 推掐法) darf man [nur] bei sehr kräftigen Menschen gebrauchen. Wenn die Menschen [durch die Krankheit] schwach sind, darf man ihr *Qi* nicht zu sehr in Bewegung bringen. Wenn man [die Haut mit den Händen rhythmisch] schiebt, tritt Schweiß aus, und dies verletzt das ursprüngliche *Qi*. Die Familie glaubte meinen Worten nicht. Ich sagte: „Selbst wenn das Kind nicht stirbt, wird es [in jedem Fall] eine Anfallskrankheit bekommen. Nach einem halben Monat starb das Kind.[kk]

推法 Nr. 35 Manuelle Therapie (Variante) ?

Ein Kind bekam Zuckungen. Nachdem die manuelle Schiebetechnik (*tuifa* 推法) angewandt worden war, gingen [die Zuckungen] wieder zurück. Nach einem Monat kamen sie wieder. Wieder wurden sie durch schiebendes Streichen [der Haut] behandelt. Nach einem Monat kam wieder ein Anfall, nach einem weiteren Monat wieder ein Anfall. Ich sagte: „Die Krankheit ist zu einer periodischen Anfallskrankheit (*xian* 癇) geworden. Mit der manuellen Schiebetherapie kann man das Äußere behandeln. (Abb 4.5-4.7) Wenn sich jedoch Schleim im Herzen angesammelt hat, bekommt man ihn so nicht heraus. Zum Glück ist die Anfallskrankheit erst gerade eingetreten. Jetzt kann man noch behandeln. Wenn solche Anfälle schon lange bestehen, entwickelt sich eine lebenslange chronische Krankheit (*guji* 痼疾), die man nicht mehr behandeln kann. Ich erstellte eine Rezeptur mit Coptis (*Huanglian* 黃連), Zinnober (*Zhusha* 硃砂), Euphorbiae (*Gansui* 甘遂) und Arisaema cum Bile (*Dannanxing* 膽南星) [...] und ließ sie dreimal nachts und einmal tagsüber verabreichen. Hiernach wurde [das Kind] wieder gesund."[ll]

預防癇病 Nr. 36 Der Anfallskrankheit vorbeugen ?

Ein Kind von vier Jahren bekam einen Schreckenskrampf und wurde bewusstlos. Ich nadelte [den Punkt] „Sprudelnde Quelle" (*Yongquan* 涌泉)[78], worauf [das Kind] sofort aufwachte. Seither trat kein Schreckenskrampf mehr auf. Ich sagte zu dem Vater: „Auch wenn der Schrecken nicht mehr aufgetreten ist, muss man [Ihrem Sohn] nun möglichst frühzeitig schleimauflösende Medikamente verabreichen, sonst entwickelt sich eine Anfallskrankheit. Vater und Mutter glaubten mir nicht. Kaum ein halbes Jahr später, schien vollkommen von dem Schleim verstört. Essen und Speisen [flossen

[78] Dieser Punkt in der Fußsohle zwischen 1. und 2. Metatarsale wird in der westlichen Nomenklatur als „Ni 1" – 1. Punkt der Nieren-Leitbahn – bezeichnet.

aus dem Mund heraus], und der Stuhlgang ging ab, ohne dass [der Junge] dies bemerkte. Immer wieder fiel er bewusstlos zu Boden. Sein Vater kam zu mir, und teilt mir mit: „Bisher haben wir Euren Worten keinen Glauben geschenkt. Doch jetzt, wo die Krankheit, [die Sie uns bereits angekündigt hatten] tatsächlich aufgetreten ist, bitte ich Sie untertänigst, meinen Sohn medizinisch zu behandeln. Ich werde nicht versäumen, Sie gut zu belohnen." Ich sagte zu dem Sohn: „Spürst du selbst vorher, wenn der Anfall kommt?" Der Sohn antwortete: „Ich werde kurz vorher müde und dann kommt der Anfall." Ich gab daher die „Lebensgeist-Beruhigungspillen" (*Anshenwan* 安神丸) von Qian Yi und zusätzlich Gentiana (*Dancao* 膽草). Dann belehrte ich den Vater und sagte: „Wenn [Sie merken], dass Ihr Sohn gerade wieder einen Anfall bekommt, drücken Sie schnell mit dem Daumennagel an beiden Händen die [Körper]höhle „Vereinigendes Tal" (*Hegu* 合谷)"[79] (Abb. 4.7). Mit dieser Ausgleichmethode wurde der Junge nach einem Monat gesund.[mm]

Anshenwan 安神丸 „Lebensgeist beruhigende Pillen" von Qian Yi

Yaxiao **牙硝**	**Mirabilitum (Natri Sulfas)**
Baifuling **白茯苓**	**Sclerotium Poriae Cocos**
Maimendong **麥門冬**	**T Ophiopogonis Japonici**
Gancao **甘草**	**R Glycyrrhizae Uralensis**
Zhusha **朱砂**	**Zinnober**
Bingpian **冰片**	**Borneol**

痰風 Nr. 37 Schleim und Wind ?

Im Kreis Qishui erkrankte im Dorf Shaban ein Sohn des Xu Shudao an Schreckenswind. Zunächst wurde ein Arzt namens Zhang geholt, ihn zu behandeln. Da sich selbst nach mehreren Tagen kein Erfolg zeigte, bat man mich zu kommen. Es bestanden gerade akute Atembeklemmungen durch Schleim. [Die Anfälle von] Schreckenszuckungen waren sehr häufig. Ich behandelte zunächst den Schleim und dann die Zuckungen. Ein [Symptom] nach dem anderen beruhigte sich. Nur noch die Körperhitze war sehr stark. Der Arzt namens Zhang wollte mit einer Gift lösenden Rezeptur, einer Bambussaft-Abkochung und der „Kleinen-Bupleurum-Rezeptur" (*Xiao chaihutang* 小柴胡湯)[80] behandeln. Ich sagte: „Das geht alles nicht. Die Leber der Kinder ist

[79] Dieser Punkt in der Mitte des Muskeldreiecks zwischen erstem und zweiten Mittelhandknochen wird in der westlichen Nomenklatur als „Di 4" – 4. Punkt der Dickdarm-Leitbahn – bezeichnet.

[80] Diese grundlegende Rezeptur aus dem *Shanghanlun* soll ausgleichen, wenn Kälte in die *Shaoyang*-Leitbahn vorgedrungen ist und Symptome von abwechselnder Kälte und Hitze auftreten.

oft im Übermaß, aber die Milz reicht oft nicht aus. Die Krankheit entsteht zwar aus der Leber. Wind und Holz werden übermäßig stark. Aber hierdurch werden Milz und Erde verletzt. Die Hitze ist hier aus einem [Milz-]Mangel heraus entstanden. Deshalb darf man nicht mit Kälte behandeln. Weil die Kälte das *Qi* der Mitte schädigt, behandle ich mit der „Vier-Edlen-Rezeptur" (*Sijunzitang* 四君子湯), geröstetem Astragalus (*Huangqi* 黄芪) und schwarz geröstetem Ingwer." [Bereits] nach einer einmaligen Einnahme hatte [sich der Zustand] beruhigt.[nn]

Sijunzitang 四君子湯 „Vier-Edlen-Rezeptur"[81]

Renshen **人参**	**R Ginseng**
Fuling **茯苓**	**Sclerotium Poriae Cocos**
Baizhu **白術**	**Rh Atractylodis Macrocephalae**
Zhi Gancao **炙甘草**	**R Glycyrrhizae Uralensis**
Dazao **大棗**	**Fr Zizyphi Jujubae**
Ganjiang **干薑**	**Rh Zingiberis Officinalis**

酒傷寒 Nr. 38 Alkohol-Kälte-Verletzung um 1544

Im zweiten Monat des Jahres *jiachen* der Regierungsperiode Jiajing [1544] wurde ein alter Mann aus dem Dorf Pinghu in unserem Kreis durch Kälte verletzt. Er bat mich, ihn zu behandeln. Als ich seinen Puls untersuchte, stellte ich fest, dass er gespannt, gleitend und schnell war. Ich fragte nach seinen Beschwerden. [Er sagte,] er habe ein Hitze[gefühl], Schwindel, und Durst. Ich sagte: „Da keine Kälteempfindlichkeit besteht, scheint die Krankheit durch zweierlei Faktoren, die zusammenkamen, nämlich Alkohol und Kälte, begründet zu sein. Er antwortete: „Ja, tatsächlich habe ich mich sofort nach dem Trinken erkältet." Ich gab eine Verabreichung von „Puerariablumen-Abkochung zum Lösen von [Katergefühl beim] Aufwachen" (*Gehua jiexing tang* 葛花解醒湯). Davon bekam er einen leichten Schweißausbruch, dann wurde es sofort besser. Nach weiteren drei Tagen schmerzten die beiden Flanken wie Messerstiche. Schnell holte man mich [wieder]. [Der Alte] rief mehrmals hintereinander: „Rette mich, rette mich!" Dieses Herz, welches derart den Tod fürchtete, rührte mein Mitleid! Er bat mich, seinen Puls zu fühlen, und ich sagte: „Den brauche ich nicht zu untersuchen. Die Alkoholkrankheit ist noch nicht ausgestanden. Alkohol ist von seinem Temperaturverhalten her heiß. Gleichzeitig ist er giftig und hat ein gestaltloses *Qi*. Sein materieller Teil ist Wasser, also gehört er zu den Dingen, die Gestalt haben. Wenn man etwas

---

81 Diese wohl berühmteste Rezeptur zur Auffüllung und Vermehrung des *Qi* der Milz, ist erstmals in der Song-zeitlichen Pharmakopoe *Taiping huimin heji jufang* 太平惠民和剂局方 erwähnt.

schwitzt, zerstreut sich das *Qi* [des Alkohols], aber der materielle Teil bleibt noch zurück. Wenn beide Flanken wie Messerstiche schmerzen, muss man aufhören Flüssigkeiten aufzunehmen." Ich ließ zwei *liang*[82] Genkwablumen (*Yuanhua* 芫花) in Essig schwarz rösten, zehn Jujube-Datteln (*Dazao* 大棗) in einem Becher Wasser einweichen und beides gekocht einnehmen. Nach nur einer Verabreichung ließ [der Patient] viel klares Wasser und wurde gesund.[oo]

Gehua jiexing tang 葛花解醒湯
„Puerariablumen-Abkochung zum Lösen von [Katergefühl beim] Aufwachen"[83]

Lianhua 蓮花	**Fl Nelumbinis Nuciferae**
Qingpi 青皮	**Peric Citri Reticulatae Viride**
Muxiang 木香	**R Aucklandiae Lappae**
Jupi 橘皮	**Citri Exocarpium Rubrum**
Renshen 人参	**R Ginseng**
Zhuling 豬苓	**Sclerotium Polypori Umbellati**
Fuling 茯苓	**Sclerotium Poriae Cocos**
Shenqu 神曲	**Massa Medica Fermentata**
Ganjiang 干薑	**Rh Zingiberis**
Zexie 澤瀉	**Rh Alismatis Orientalis**
Baizhu 白術	**Rh Atractylodis Macrocephalae**
Gehua 葛花	**Fl Puerariae**
Sharen 砂仁	**Fr Amomi**
Baidoukou 白豆蔻	**Fr Amomi Cardamomi**

元氣充盛 Nr. 39 Das starke *Qi* ?

Mein ältester Enkel Zushan war der älteste Sohn meines zweiten Sohnes Bangxiao. Als er im zweiten Jahr war, wurde er mit Pocken angesteckt und bekam Fieber. Drei Tage lang hatte er immer wieder plötzliche Kälteschauder. [Die Krankheit] sah aus wie ein Wechselfieber. [Mein Sohn Bang]xiao weinte: „Er wird sterben!" Ich lachte und sagte: „Wenn ein Arzt Krankheiten heilt, ist das wie ein Ruderer, der Menschen transportiert. Wenn [der Ruderer] bei plötzlichem Wind und großen Wellen sofort mit seinen Armen und Beinen aus dem Konzept geraten würde, wie könnte er da Menschen sicher transportieren? Der Junge hat ein so volles und reiches Ursprungs-*Qi*. Das *Qi* des

---

82 1 Liang entspricht 3 Gramm

83 Diese Rezeptur wurde von Li Gao 李杲 (1180–1251), einem der vier Meister der Song-Jin-Yuan-Zeit, entwickelt. Li Gao beschäftigte sich viel mit Alkoholkrankheiten, da einer seiner besten Freunde – ein derzeit bekannter Dichter - Alkoholiker war. (Diesen Hinweis verdanke ich Christine Bodenschatz-Li, die sich lange mit Li Gaos Leben und Werk beschäftigt hat.)

Giftes ist dagegen schwach und gering. Das üble [Qi] kann also das korrekte [Qi] nicht besiegen. Deshalb kam es zu Kälteschauern. [Das Gift] zieht sich zurück. Du wirst sehen, jetzt werden nur ganz spärliche Pockenbläschen erscheinen." Und tatsächlich, es kamen nur fünf bis sieben [Pocken-]Körner heraus. Am siebten Tag war [mein Enkel] wieder gesund.[pp]

湖内黑神 Nr. 40 Der schwarze Geist vom Lu-See um 1553

Im Jahre *guichou* [1553] kamen bei der Familie von Wang Shaxi im Norden des Kreises Qishui die Pocken heraus. Ehrfürchtig bat man den „Schwarzen Geist vom Lu-See", durch einen Beschwörer auf einen reinen Knaben herabzukommen und] zu sprechen. [Der Geist] sprach: „Dein Haushalt hat achtzehn Mitglieder, sechs von ihnen werden sterben." Zunächst kamen die Pocken bei einer Magd heraus und sie starb [alsbald]. Eilig bat man mich zu kommen. Eine weitere Magd bekam Fieber und ihr Bewusstsein verdunkelte sich. Sie zog sich die Kleider vom Leib und wurde wahnsinnig. Als ich sie mir anschaute, sagte ich: „Hier ist die Hitze ganz besonders groß. Man muss sie schnell lösen." Die Frau von Shaxi sagte: „Konzentrieren Sie sich auf meinen Enkel. Ich bitte Sie, Herr, herüberzukommen und sich nicht um diese niedere Magd zu kümmern. Außerdem sagte der Geist doch, dass es bei sechs Menschen Unheil geben werde und diese Zahl fest bestimmt sei." Ich sagte: „Ein Arzt unterscheidet bei den Menschen nicht, ob sie niedrigen oder hohen Standes sind. Yang Bao rettete einen Sperling, und Song Jiao ließ die Ameisen [das Hochwasser] überqueren.[84] Muss dies nicht umso mehr [für die Rettung] von Menschen gelten? Nach meinem Empfinden sollten die Menschen [hier im Haushalt] alle behandelt werden, sie können nämlich alle geheilt werden. Was der Geist sagte, ist in keinster Weise vertrauenswürdig." Ich ließ eine große „Dreimal-Gelb-Abkochung" (*Sanhuangtang* 三黄湯) zubereiten. Nachdem ich sie [der Magd] verabreicht hatte, floss [der Harn] ab, die Hitze

[84] Der Legende nach nahm Yang Bao (fl. 1. bis 2. Jh. n. Chr.) im Alter von neun Jahren einen verletzten gelben Sperling zu sich und fütterte ihn in einer kleinen Kiste, bis er wieder fliegen konnte. Der Vogel stellte sich später als der Bote der daoistischen Göttin „Königliche Mutter des Westens" heraus. Yang Bao wurde für seine Menschlichkeit und Liebe mit drei weißen Ringen belohnt, die ihm und seinen Nachkommen Glück bringen sollten. – Der Feldherr Song Jiao aus der Songzeit wiederum soll sich während eines Hochwassers einer Schar von Ameisen erbarmt haben, die zu ertrinken drohte. Als er später bei einer Schlacht bereits einen Großteil seiner Soldaten verloren hatte, tauchte plötzlich aus dem Nichts eine Truppe unscheinbarer kleiner Gestalten auf, die den Sieg über das feindliche Heer erkämpften – es waren die Geister der Ameisen. Vgl. auch 27. Kapitel des *Daodejing:* „Die Weisen bemühen sich um die Rettung der Menschen. Daher kommt es nicht vor, dass sie irgendjemanden verwerfen. Sie bemühen sich stets um die Rettung jeglicher Lebewesen. Daher würden sie keines verwerfen."

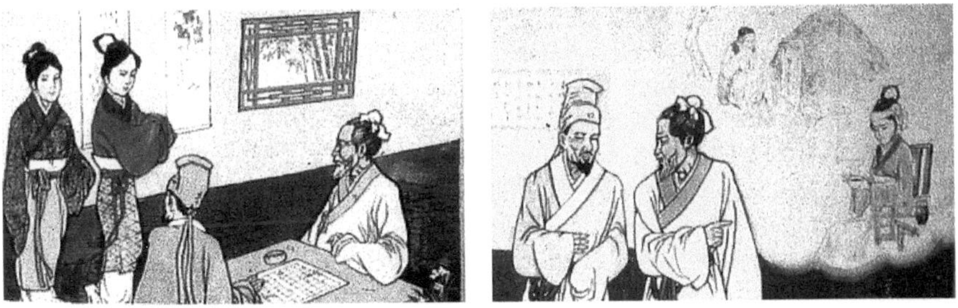

Abb. 4.14 a–b Zwei Mägde erkranken an Pocken. Wan Quan sagt voraus, dass eine Magd überleben kann, wenn sie seine Medizin nimmt, die andere jedoch sterben wird (Szene nachempfunden).

wurde schwächer, und der Geist wieder klar. Die Pocken kamen ganz heraus, und [die Magd] wurde wieder gesund (Abb. 4.14a, b). Die übrigen siebzehn konnte ich hiernach auch alle heilen.[qq]

Sanhuangsan 三黃湯 „Dreimal-Gelb-Abkochung"[85]

Niuhuang 牛黃	**Calculus Bovis tauri domestici**
Dahuang 大黃	**R et Rh Rhei**
Sheng Dihuang 生地黄	**R Rehmanniae Glutinosae**
Muxiang 木香	**R Saussureae seu Vladimiriae**
Qingdai 青黛	**Indigo Pulverata Levis**

湖内黑神 Nr. 41 Der Geist vom Lu-See (Variante) um 1553

Wang Yuanshi, der [im Bezirk] „Gleitende Steine"-Sandbank von Qishui wohnt, ist der Sohn von Shaxi und der jüngere Bruder von Baishi. Als sich bei ihm im Sommer des Jahres guichou [1553] bereits der Eiter bei den Pocken bildete, waren [die Bläschen] an Kopf, Gesicht, Bauch und Rücken alle prall gefüllt. Nur an den Armen und Beinen vom Ellbogen bzw. vom Knie ab bis zu den Sohlen, Fingern und Zehen hatten sich noch keine [Pusteln] entwickelt. Ich erschrak und sagte: „Die Milz ist für die vier Gliedmaßen verantwortlich. Wie überaus schwach sind bei diesem Kind Milz und Magen!" Die Großmutter aus der Familie Hua (Ye) sagte: „Drei Tage, nachdem mein Enkel geboren wurde, starb seine Mutter. So habe ich ihn mit vorgekautem Reisbrei großgezogen." Ich wandte das „Mitte-Stärkungs-Dekokt" (*Jianzhongtang* 健中湯)

---

85 Diese Rezeptur von Qian Yi wird bei Nieren-Mangel empfohlen. Wan Quan geht hier offenbar davon aus, dass bei der Magd der kritische Zustand eingetreten war, bei dem das Gift in widriger Weise zu den Nieren „zurückzukehren" drohte, statt über die Pockenpusteln nach außen zu treten und sich dort zu entleeren.

angereichert mit Astragalus *(Huangqi)* und Siler *(Fangfeng)* an. Nach nur einer Verabreichung bildeten sich [auch an den Unterarmen und -beinen] Flekken, die bald anschwollen und eitrig wurden. Damals glaubte Shaxis Frau an den Schwarzen Geist vom Lu-See und opferte ihm in ihrem Hause. Sie hatte den Namen dieses Sohnes dem Geist anvertraut. Kaum waren die Pokken [bei ihm] herausgekommen, hatte sie sogleich den Geist in ein Medium herab[rufen lassen], wobei [der Geist] gesagt haben soll: „Der Altar schützt und beherbergt mich alten schwarzen Geist. Ich werde daher dafür sorgen, dass [bei deinem Sohn] nur ganz wenig Pockenbläschen herauskommen!" Letztlich waren die Pocken aber [bei diesem Jungen] hundertprozentig dicht. Am Abend lachte ich zusammen mit anderen sehr [über diese Geschichte], und wir entwarfen zum Spaß den Plan, [den Geist] zu vertreiben, so dass er tatsächlich auch verschwand. Später gab es deswegen Verwünschungen [gegen uns]. Shaxis Frau konnte sich kaum beruhigen. Aber letztendlich entstand hierdurch keinerlei Schaden.[rr]

Jianzhongtang 健中湯 „Mitte stärkende Abkochung"[86]

Guizhi 桂枝	Ram Cinnamomi Cassiae
Gancao 甘草	R Glycyrrhizae Uralensis
Dazao 大棗	Fr Zizyphi Jujubae
Shengjiang 生薑	Rh Zingiberis Officinalis Recens
Bai Shaoyao 白芍藥	R Paeoniae Lactiflorae

奔豚氣 Nr. 42 Springende Ferkel um 1552

Der Amtsekretär unseres Kreises mit Namen Li Tianyuan verwaltete im Jahre *renzi* [1552] die Gelben Steuerregister. Im sechsten Monat wurde er von Sommerhitze getroffen und bekam Bauchschmerzen. [...][87] Der Herr hatte viele Mägde und Nebenfrauen. Da der [zunächst behandelnde] Arzt glaubte, dass der Herr an Kälte erkrankt sei, ließ er ihn eine Abkochung von „Mitte-Regulations-Dekokt" *(Lizhongtang)* einnehmen. Die Bauchschmerzen hörten daraufhin auf. Aber jetzt bekam der Herr Fieber, und alle Knochen und Gelenke schmerzten. Der Arzt ließ ihn daraufhin das Dekokt „Die Zehn Wunderbaren" *(Shishentang* 十神湯*)*[88] einnehmen. Nachdem der Herr hierdurch sehr schwitz-

[86] Diese Rezeptur stellt eine Abwandlung der Zimtzweig-Rezeptur *(Guizhitang)* aus dem *Shanghanlun*. Sie soll, wie der Name besagt, das *Qi* der Mitte, also Milz und Magen, stärken und wärmen.

[87] Der nächste Satz steht etwas unvermittelt da. Möglicherweise sind hier Textteile verlorengegangen.

[88] Diese Standardrezeptur aus der Pharmakopoe der Song-Zeit soll das Äußere lösen, das *Qi* regulieren und *Yang* durchgängig machen.

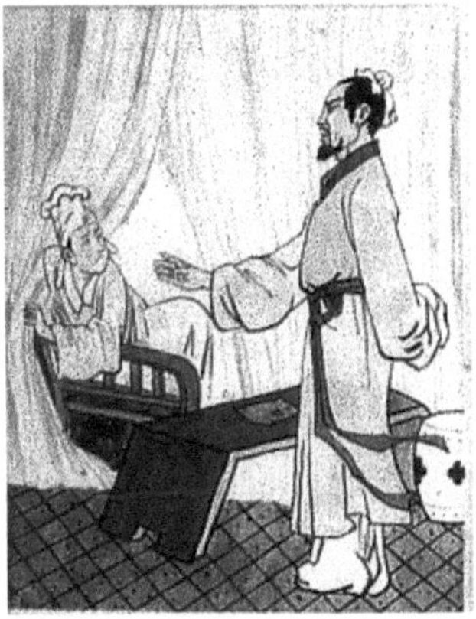

Abb. 4.15 Der Amtssekretär wacht auf und hat keine Schmerzen mehr.

te, ging die Hitze zurück, und der Körper schmerzte nicht mehr. Als ich [davon erfuhr] und schnell zum Kreisamt ging, um mich nach dem Befinden [des Amtsekretärs] zu erkundigen, sagte der Herr, seine Krankheit sei bereits geheilt. Doch ich sah, dass seine Gesichtsfarbe ganz rot war und wusste dadurch, dass sich die Hitze noch nicht gelöst hatte. Ich bat daher darum, [den Herrn] untersuchen zu dürfen. Sein Puls war weit, gleitend, aber zugleich schnell. Im Klassiker heißt es: „Wenn der Puls groß ist, so geht die Krankheit in den Körper hinein."[ss] Heute war nach dem Schwitzen der Puls besonders weit und schnell. Daher wusste ich, dass die Krankheit [weiter in den Körper] eindrang. Da der Herr selbst meinte, die Krankheit sei besser geworden, wagte ich nichts über [den Fortbestand seiner] Krankheit zu sagen und zog mich zurück. Kaum hatte der Herr seine Mahlzeit eingenommen, da kam die Krankheit wieder zum Ausbruch. Der Bauch war prall gefüllt und schmerzte heftig. Er rumorte und bewegte sich, als würden Ferkel[89] darin herumspringen. Von oben und unten, von links und von rechts ließ [der Herr den Bauch] von vielen Händen massieren.

Schnell ließ der Herr nach mir rufen und rief aus: „Du hast den Puls gefühlt und nichts gesagt, sondern bist weggegangen. Du wusstest, dass ich krank war. Ich bin hier hundert *li* [von meinem Zuhause] entfernt und lege mein Schicksal in deine Hände. Bitte, rette mich schnell!" Ich sagte: „Es ist nicht so schlimm." Ich ließ ihn das „Mitte-Stärkungs-Dekokt" (*Jianzhongtang* 健中湯) einnehmen. Nach einer Verabreichung kamen die Schmerzen zur Ruhe. Dann fiel der Herr in einen tiefen Schlaf und wachte erst am anderen Morgen wieder auf (Abb 4.15).

Der Herr rief mich [nun sofort] mit meinem Ehrennamen nach mir [und sagte:] „Bleiben Sie hier bei mir, um mich weiter zu behandeln, und kehren Sie nicht übereilt nach Hause zurück!" An diesem Tag gab ich keine Medikamente. Am darauffolgenden Tag kam dann noch der Provinzzensor Wan Pu vorbei. Der war ein guter Arzt und fragte den Herrn, wie es mit seiner Krankheit stehe. Während er den Puls fühlte, schreckte er auf und schaute immer wieder besorgt um sich. Der Herr wurde misstrauisch und ängstlich. Dann fühlte ich nochmals den Puls und sagte dann zu Wan Pu: „Sie wundern

---

89 Der Krankheitszustand des „laufenden Ferkels" ist ein feststehender Begriff aus den alten medizinischen Klassikern, insbesondere des *Lingshu* (Kap. 4: Kap. „*Xieqi zangfu binxing*" 邪氣藏府病形第四) und des *Shanghan lun*. Er wird als eine Symptomatik des Bauches beschrieben, die sich vom Unterbauch nach oben ausbreitet und auf die Herzgegend drückt. Möglicherweise kommt das Bild des „springenden Ferkels" von den aufgeblähten Darmschlingen, die sich peristaltisch bewegen.

sich, dass der Puls so schnell ist und dann wieder aussetzt? Der Herr hat unter seinem Herzen ein unruhiges Klopfen, deshalb ist der Puls so." Der Herr rief: „Wenn es unter meinem Herzen unruhig springt, dann geben Sie mir dafür Medikamente." Ich bereitete eine Rezeptur mit Ginseng (*Renshen* 人參), Ophiopogon (*Maimendong* 麥門冬), Süßholz (*Gancao* 甘草), weißer Paeonie (*Baishaoyao* 白芍藥), roher Rehmannia (*Sheng Dihuang* 生地黃) und Schisandra (*Wuweizi* 五味子) in einer Aufkochung zusammen mit Wildschweinherz zu. Nach nur einer Verabreichung sprang das Herz nicht mehr, und der hastige Puls konnte nicht mehr getastet werden. Der Herr sagte: „Das ist ja wunderbar." Ich sagte: „Das Herz verabscheut die Hitze. Mit Hitze die Hitze fernzuhalten[90], und hierfür das „Mitte-Regulations-Dekokt" oder „Die Zehn Wunderbaren" einzusetzen, das ist in [dieser] Jahreszeit nicht angezeigt und streng verboten. Deshalb kam die Krankheit nochmals wieder." [Wan] Pu war jetzt auch überzeugt. Der Herr [übergab mir] eine Dankeskarte, auf der stand: „Meine Krankheit war wirklich sehr heftig, und die Behandlung hat Ihnen viel Mühe bereitet. Ein großer Flächenbrand wurde mit klarem, kaltem Quellwasser gelöscht. Wahrlich: Die Medizin kommt aus der konfuzianischen Gelehrsamkeit. [Angesichts solcher Klarheit] kann man sich nur demütig [vor Ihnen] verbeugen."[tt]

Lizhongtang 理中湯 „Mitte-Regulations-Rezeptur" (s. Fußnote 23)

Ganjiang 干薑	**Rh Zingiberis Officinalis**
Baizhu 白術	**Rh Atractylodis Macrocephalae**
Renshen 人參	**R Ginseng**
Zhi Gancao 炙甘草	**R Glycyrrhizae Uralensis**

Shishentang 十神湯 „Die Zehnfache Wunder-Rezeptur"

Chuanxiong 川芎	**R Ligustici Wallichii**
Mahuang 麻黃	**H Ephedrae**
Baizhi 白芷	**R Angelicae Dahuricae**
Chenpi 陳皮	**Peric Citri Reticulatae**
Congbai 蔥白	**Bulbus Allii Fistulosi**
Shengjiang 生薑	**Rh Zingiberis Officinalis Recens**
Gancao 甘草	**R Glycyrrhizae Uralensis**
Zi Suye 紫蘇葉	**Folium Perillae Frutescentis**
Shengma 升麻	**Rh Cimicifugae**
Bai Shaoyao 白芍藥	**R Paeoniae Lactiflorae**
Ge'gen 葛根	**R Puerariae**
Xiangfu 香附	**Rh Cyperi Rotundi**

[90] Es handelt sich hierbei um eine Behandlungsstrategie, die im 71. Kapitel des *Suwen* erwähnt ist (SW 71:461).

Jianzhongtang 健中湯 „Mitte stärkende Abkochung“

Guizhi 桂枝	Ram Cinnamomi Cassiae
Gancao 甘草	R Glycyrrhizae Uralensis
Dazao 大棗	Fr Zizyphi Jujubae
Shengjiang 生薑	Rh Zingiberis Officinalis Recens
Bai Shaoyao 白芍藥	R Paeoniae Lactiflorae

天人相應 Nr. 43 Kosmologische Entsprechungen um 1551

Xiao Jingwu 蕭敬吾 graduierte im Jahre *bingwu* [1546] zum Magister. Im Winter des Jahres *gengxu* [1550] bekam er eine Windkrankheit und holte einen Arzt. Die Behandlung war jedoch unzureichend. Im Frühling des Jahres *xinhai* [1551] wurden seine rechte Schulter und der Arm sowie seine Lippen an die Seite gezogen und zuckten. Daraufhin bat er mich, den Puls zu fühlen. Der war oberflächlich, langsam und rauh. Ich sagte: „Das Wind-Übel hat sich in der *Taiyin*-Leitbahn festgesetzt. *Taiyin* ist die Leitbahn der Lunge. Wenn der Puls oberflächlich und rauh-stotternd ist und Schulter und Arme zucken, dann ist dies [Ausdruck einer] Lungenkrankheit. Wenn der Puls der Fuß-*Taiyin*-Leitbahn bzw. Milz-Leitbahn langsam ist und die Lippen an die Seite gezogen werden, dann ist dies [Ausdruck] einer Milzkrankheit. Hier ist die Einnahme von Astragalus (*Huangqi* 黃耆) (in Honig geröstet), weiße Päonie (*Baishaoyao* 白芍藥) (in Wein angedünstet) und mit Honig präparierter Süßholz (*Zhi Gancao* 炙甘草) in einer großen Abkochung angezeigt. Jingwu fragte darauf [prompt]: „Warum verwenden Sie nicht Medikamente, die den Schleim und den Wind behandeln?“ Ich sagte: „Mit dieser hochdosierten Rezeptur lässt sich langsam die Wurzel der Krankheit behandeln. Der Wind hat die Abwehr[schicht] geschädigt. Die Lunge ist für das Abwehr-*Qi* zuständig. Die süße und wärmende [Eigenschaft] des Astragalus *(Huangqi)* stärkt die Lunge. Der Geschmack der Päonie *(Shaoyao)* ist sauer. „[Holz], welches gekrümmt wächst, ist sauer.“ Das Saure ist dem Himmelsstamm *jia* 甲zugeordnet. Der Geschmack von Süßholz *(Gancao)* ist süß, [Erde], die durch Säen und Ernten bearbeitet wurde, ist süß.“[91] Das Süße ist dem Himmelsstamm *ji* 己 zugeordnet. *Jia* und *ji* verwandeln die Erde.[92] Daher stärken sie die Milz. Im Klassiker heißt es: „Alle Wind[symptome] wie Schütteln und Wanken gehören zum Holz und zur Leber.“[93] [Und an anderer Stelle heißt es]: „Wenn

---

[91] Diese Konnotationen finden sich im Kapitel „*Hongfan*“ des „Buches der Dokumente“ (*Shangshu* in SSJ 12:76 (188).

[92] Nach der Theorie der fünf Perioden und sechs *Qi* (wuy*un liu qi*), die im *Suwen* ausgeführt wird, sind die Himmelsstämme jia 甲und *ji*己 mit der Erde konnotiert (SW 66:370).

[93] Diese Konnotationen finden sich im 74. Kapitel des *Suwen* (SW 74:538).

die Leber gespannt ist, soll man schnell süße [Arzneien] einnehmen, damit [die Spannungen] sich wieder lösen."[94] Daher gebrauche ich Süßholz *(Gancao)*. Die Leber will sich zusammenziehen.[95] Das Saure bewirkt dieses Zusammenziehen, daher gebrauche ich weiße Päonie *(Bai Shaoyao)*." Als Jingwu das hörte, freute er sich. Ich behielt diese Therapie bei und ging weiter ausgleichend vor. Im vierten Monat des Sommers war er wieder gesund.[uu]

酒病 Nr. 44 Alkoholkrankheit um 1552

Der Steuerbeauftragte der Präfektur Huangzhou, Hu, hatte im Winter des Jahres *renzi* [1552] das amtliche Siegel für den Kreis Luotian inne. Er war dem Alkohol sehr zugetan. Als er am 15. Tag des elften Monats im Literaturtempel Weihrauch abbrennen ließ, bekam er plötzlich eine Wind-Krankheit. Mund und Lippen wurden zur Seite gezogen und zuckten, seine Sprache war unverständlich und stotternd. Er bat mich, ihn zu behandeln. Als ich seinen Puls untersuchte, stellte ich fest, dass er gespannt wie eine Saite und gleitend war. Ich teilte ihm mit: „Wegen eines Milz-Mangels hat sich bei Ihnen Schleim gebildet, und durch die Kälte ist er zum Ausbruch gekommen." Der Herr konnte ja nicht sprechen, deshalb schrieb er auf einen Notizblock: „Ich esse im allgemeinen wenig, aber ich trinke gerne Alkohol." Ich wandte das „Zitrus- und Pinellia-Dekokt" (*Erchentang* 二陳湯) an; statt Pinellia (*Banxia* 半夏) nahm ich Arisaemawurzel (*Nanxing* 南星) und fügte noch weißen Atractylodes (*Baizhu* 白朮), Gastrodia (*Tianma* 天麻) und Siler (*Fangfeng* 防風) dazu. Nach nur einer Verabreichung stabilisierte sich [der Zustand]. Hiernach konnte er wieder normal sprechen.

Dann wurde dem Beamten der Arzt Zhang Peng empfohlen, der die Lehre vom Alkoholschleim verbreitete. Dieser wollte unter anderem Trichosanthesfrucht (*Gualou* 瓜蔞) verschreiben. Ich suchte dies zu verhindern und sagte: „Trichosanthes ist von seiner Temperatureigenschaft her kalt. Die Milz verabscheut die Kälte. Zudem haben wir jetzt gerade tiefsten Winter. Wie kann man mit Kälte die Kälte vertreiben? Man darf jetzt auf keinen Fall Trichosanthes dazugeben!" Da Zhang nicht auf mich hörte, sagte ich zu dem Herrn: „Wenn Sie diese Abkochung einnehmen und die alte Krankheit bricht wieder aus, dann werfen Sie mir nicht vor, ich hätte Sie nicht gewarnt!" Der Herr hörte aber nicht auf mich, und so verging die Zeit bis zum 17. Tag [des elften Monats]. Kaum hatte der Herr [an diesem Tag] die Medikamente eingenommen, kam es zu einem erneuten Krankheitsanfall, der jedoch schlimmer verlief.

---

[94] Diese Konnotationen finden sich im 22. Kapitel des *Suwen* (SW 22:141).

[95] Eigentlich ist es nach dem *Suwen* die Lunge, die „das Zusammenziehen wünscht und sich durch Einnahme saurer Arzneien zusammenzieht" (SW 22:145). Insgesamt wirkt die Argumentation hölzern.

Der Herr wurde sehr zornig, zeigte mit der Hand auf mich und befahl mir, ihn schnell zu behandeln. Ich sagte: „Kälte und Schleim sind gerade derart stark, dass man [eine Heilung] nur noch durch Erbrechen erzielen kann." Der Herr zog das Notizbuch hervor und schrieb: „Muss man unbedingt mit dieser gewaltsamen Methode den Erfolg erzwingen?" Ich sagte ihm: „Wind[symptome] wie Schütteln und Wanken gehören zum Holz der Leber."[96] Wenn das Holz stagniert, muss man es ausstoßen. Dies wird mit dem Erbrechen erzielt." Der Herr nickte mit dem Kopf. Ich ließ wieder „Zitrus- und Pinellia-Dekokt" (*Erchentang* 二陳湯), diesmal mit Platycodon (*Jiegeng* 桔梗) aufkochen. Zunächst umschnürte ich den Bauch des Herrn mit einem weichen Tuch. Als er das Dekokt eingenommen hatte, steckte ich eine Gänsefeder tief [in seinen Rachen] und ließ ihn erbrechen.[97] Nachdem er mehr als drei Schalen zähen Schleim erbrochen hatte, stabilisierte sich seine Krankheit. Sobald der Herr wieder sprechen konnte, ordnete er an, [Zhang] Peng zu entlassen und mir die Verantwortung zu übergeben. Ich behandelte mit dem „Sechs-Edle-Dekokt" (*Liujunzitang* 六君子湯) sowie Astragalus (*Huangqi*) und Zimtzweigen (*Guizhi*) weiter. Am 15. Tag des 12. Monats konnte [der Herr] seine Amtsgeschäfte wieder aufnehmen.[vv]

Erchentang 二陳湯 „Zitrus- und Pinellia-Dekokt"

Banxia 半夏	**Rh Pinelliae Ternatae**
Fuling 茯苓	**Sclerotium Poriae Cocos**
Chenpi 陳皮	**Peric Citri Reticulatae**
Gancao 甘草	**R Glycyrrhizae Uralensis**
Shengjiang 生薑	**Rh Zingiberis viridis**
Wumei 烏梅	**Fr Mume**

Liujunzitang 六君子湯 „Sechs-Edlen-Rezeptur"[98]

Renshen 人參	**R Ginseng**
Fuling 茯苓	**Sclerotium Poriae Cocos**
Baizhu 白術	**Rh Atractylodis Macrocephalae**
Zhi Gancao 炙甘草	**R Glycyrrhizae Uralensis**
Dazao 大棗	**Fr Zizyphi Jujubae**
Ganjiang 干薑	**Rh Zingiberis Officinalis**
Chenpi 陳皮	**Peric Citri Reticulatae**
Banxia 半夏	**Rh Pinelliae Ternatae**

96 Diese Konnotationen finden sich wiederum im 74. Kapitel des *Suwen* (SW 74:538).

97 Diese Methode gehört zu den Techniken des „Freimachens der Organöffnungen" (Abb. 4.12 a–c).

98 Diese Standardrezeptur aus der Pharmakopoe der Song-Zeit soll das *Qi* auffüllen und vermehren.

運氣 Nr. 45 Pocken und Klimatheorie um 1553

Der Sohn von Wang Yuanshi aus Qishui war der Enkel von Shaxi. Im 4. Monat des Jahres *guichou* [1553] kamen bei ihm die Pocken heraus. Nachdem [die Pusteln] schon verschalt waren, wurde er plötzlich bewusstlos. Augen und Mund waren geschlossen. Die ganze Familie weinte. Ich sagte: „Ihr braucht nicht weinen. Ich wusste, dass diese Krankheit kommen würde." Und ich ließ meinen zweiten Sohn Bangxiao das „Ursprüngliches ausgleichende Dekokt" *(Tiaoyuantang)* zubereiten mit Ophiopogon (*Maimendong* 麥門冬) als konzentrierten Saft. Ich öffnete den Mund, [in dem ich einen Spachtel zwischen den Zähnen] umdrehte und ließ [den Jungen] ein wenig davon schlucken: Dann ließ ich Reissuppe im Wechsel mit Medikamenten einflößen.

Nach einer Weile war [der Junge] wieder friedlich wie zuvor. Yuanshi[99] sagte: „Ihre Kunst ist wirklich wunderbar.[100] Wie konnten Sie so bestimmt sagen, dass dieses Krankheits[bild] auftreten würde?" Ich sagte: „Das korrekte *Qi* ist schwach, das widrige *Qi* blüht gerade. Das starke Feuer nährt sich von dem *Qi*. So wird das *Qi* immer noch schwächer. Jetzt ist das widrige *Qi* bereits zurückgegangen und das korrekte *Qi* nimmt wieder zu. Dies ist das Anzeichen, dass der höchste Punkt des Unheils erreicht ist und nun der Friede kommt.[101] Daher darf man [das Kind] nicht stören, sondern muss warten, bis es von selbst wieder zu sich kommt. Wenn man diese Bedeutung (*yi* 意) nicht kennt und plötzlich sieht, dass [das Kind] bewusstlos wird, [das Kind] dann umarmt und bewegt und dazu noch weint und heult, zerstreut sich das *Qi* seines Geistes. Viele [Kinder] kann man dann nicht mehr heilen."

Derzeit waren zwei weitere Ärzte mit an der Seite [des Krankenbettes] (im Haus). (Abb. 4.16)

Der Arzt mit dem Familiennamen Zhou sagte zu den beiden Wangs: „Der Tag des Ausbruches der Krankheit richtet sich gegen [die Konstellation] *Taiyi tianfu*, daher fürchte ich noch, dass [der Zustand] sich wieder [zum Schlechten] wendet." Ich sagte: „Die Theorie der [fünf] Perioden und [sechs] *Qi*[102] beinhaltet die geheimen Hinweise [des Arztes] Qi Bo gegenüber dem Gelben Kaiser. Die Theorie bezieht sich auf das Jahr, [in dem eine Krank-

---

99 In der früheren Version heißt es statt Yuanshi „Shaxi".

100 In der früheren Version heißt es: „Ihre wunderbare Kunst ist das Glück dieses kleinen Enkels."

101 Diese Ausdrucksform ist dem Buch der Wandlungen entnommen.

102 Die Theorie von den fünf Perioden und sechs *Qi* (*wuyun liuqi* 五運六氣), oder kurz *yunqi*-Theorie, die hier angesprochen ist, wurde von Wang Bing im achten Jahrhundert innerhalb der „Sieben Diskurse" (*qipian* 七篇), in den Inneren Klassiker eingefügt Vgl. *Suwen* Kap. 66–74. Es ist bislang nicht geklärt, zu welcher Zeit diese Theorie entstanden ist. Für eine genaue Darstellung ihrer Inhalte siehe Fang Yaozhong/Xu Jiasong 1984, Unschuld 1997, 45–66 und Despeux 2001, 121–165. Eine besonders ausführliche Erklärung dieser komplexen Theorie findet sich in der jüngsten Veröffentlichung von Unschuld 2003, 387–488.

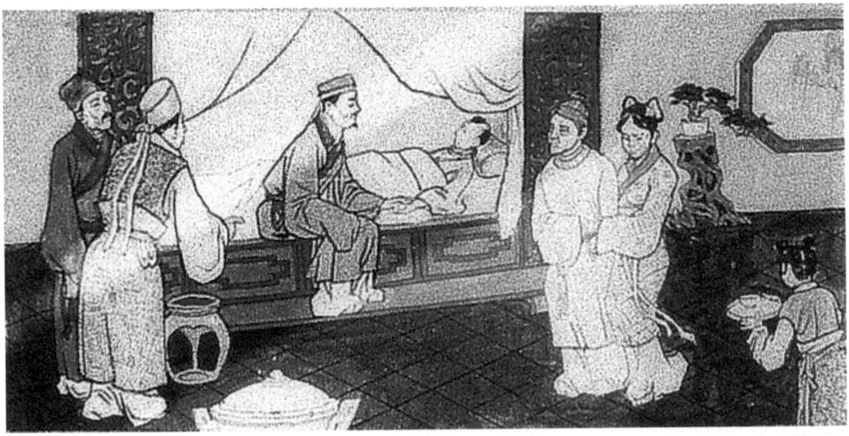

Abb. 4.16 Wan Quan und Konkurrenten

heit auftritt]. Sie hat nichts damit zu tun, an welchem Tag eine Krankheit ausbricht. Wenn man gemäß der Stempel-Methode für Kälteverletzungen[103] nach dem Tag rechnet, an dem die Krankheit ausbricht und hiernach seine Rezeptur aussucht, so hat man nicht nur die Bedeutung (*yi* 意) der Hinweise von Qi Bo und dem Gelben Kaiser verfehlt, sondern auch die Methode von [Zhang] Changsha auf den Kopf gestellt. Die Veränderungen, wie das Wirt- und das Gast-Qi innerhalb eines Jahres einander besiegen, lassen sich kaum vorhersagen. Wie sollte man also daran Heil oder Unheil für den Ausgang einer einzelnen Krankheit prognostizieren können? Wenn man deinen Worten Glauben schenken würde, dann wären alle Krankheiten, die an einem Tag unter einer *Taiyi tianfu*[-Konstellation][104] ausbrechen,

103 Die Stempel-Methode (*qianfa* 鈐法) entsprach offensichtlich einem zeitgenössischen Kalkulationsverfahren für Krankheiten durch Kälteverletzung. Sie wurde durch den Arzt Gao Chang 高昶 in der zweiten Hälfte des 15. Jahrhunderts verbreitet. Dessen „Buch zur Stempelmethode" (*Qianfashu* 鈐法書) ist heute nicht mehr erhalten. Die im 16. Jahrhundert offensichtlich sehr beliebte Methode wurde offensichtlich in der Qing-Zeit nicht mehr angewandt. An anderer Stelle (*BMGK 1:18) geht Wan Quan ausführlich auf ihre Grundlagen: Offensichtlich war die Stempel Methode eine Zusammenfassung der *Yunqi*-Theorie aus dem *Suwen* und der Leitbahntheorie von Zhang Ji 張機. In dem Buch wurden 367 Methoden und 113 Rezepturen angegeben, die jeweils an bestimmten Tagen gegeben werden mussten, wenn Wirt- und Gast-*Qi* eine bestimmte Konstellation erreicht hatten. Wan Quan schildert in seinen Schriften, dass er selbst zunächst ein großer Anhänger dieser Methode war und erst in späteren Jahren seinen Irrtum erkannt habe.

104 Die Konstellation Taiyi tianfu betrifft nach der „Theorie der Fünf Perioden und Sechs *Qi*" (*wuyun liuqi* 五運六氣) Jahre und nicht wie in der zitierten Theorievariante: Tage innerhalb eines Sechziger-Kalenderzyklus, bei denen gleichartige Qualitäten zusammentreffen, d.h. sowohl die Periode als auch das [klimatische] *Qi* dieselbe Qualitäten haben. Dies gilt jeweils für vier Jahre bzw. für die Jahre *jichou* 己丑, *jiwei* 己未, *yiyou* 乙酉und *wuwu* 戊午, bei denen der erstgenannte Himmelsstamm, (der die Qualität der Periode

von Unheil, und alle Krankheiten, die in einem Jahr unter einer *Taiyi tianfu* [-Konstellation] ausbrechen, insgesamt nicht zu behandeln. Der Arzt aus Macheng mit Familiennamen Xiang sagte: „Aber es gibt noch Restgift." Ich lachte und sagte: „Was für Restgift?" Wenn man die Theorien von Qian Yis Kinderheilkundebüchern nimmt, dann gibt es drei Symptome, [an denen man erkennt] dass es Restgift gibt: eines ist Hautrötung und Schuppenbildung (*jie* 疥), das zweite ist Geschwürsbildung und das dritte ist Augenrötung. Es gibt niemanden, der je gesagt hätte, dass [das Restgift] sich in Bewusstlosigkeit äußern könne. Alle Pockenpusteln, die nicht ausreichend herauskommen, nicht ganz durchkommen oder nicht gleichmäßig verschalen, solche, die innen leer sind und keine Flüssigkeit enthalten oder nur klare Flüssigkeit, aber keinen Eiter enthalten, [deuten darauf], dass es noch Restgift gibt. In diesem Fall waren die Pocken ganz kräftig herausgekommen, die Eiterflüssigkeit war prall und voll, warum sollte es noch Restgift geben?[ww]

破傷風 Nr. 46 Wundstarrkrampf um 1560

Eine Frau von über vierzig Jahren, mit dunkler und abgemagerter Gestalt und von unruhigem und nervösem Wesen, bekam im fünften Monat des Jahres *gengjia* [1560] der [Regierungszeit] Herrliche Ruhe einen inneren Abszess in ihrem linken Bein. Nachdem dieser aufgeplatzt war, stand sie sofort wieder von ihrem Lager auf. Ich sagte: „Der Mund des Geschwürs ist noch nicht wieder geschlossen, jetzt darf auf keinen Fall Wind daran kommen." Die Frau meinte jedoch selbst, sie sei stark und gesund, und hörte nicht auf mich. Eines Tages wurde ihr plötzlich schwindlig, und sie stürzte zu Boden. Die Augen hingen herunter, und der Mund war zur Seite verzogen. Der Körper war wie ein umgekehrter Bogen überstreckt, Arme und Beine standen in krampfartiger Beugestellung. Ihre Familieangehörigen baten mich sie zu behandeln. Ich sagte: „Das ist eine Windverletzung der aufgebrochenen [Haut][105] – eine Form von Krampf."[106] Ich wandte das „Zimtzweig-Dekokt" (*Guizhitang* 桂芝湯) mit präpariertem Akonit (*Shufuzi* 熟附子), Astragalus (*Huangqi* 黃耆) und Siler (*Fangfeng* 防風) als Abkochung an. Darauf wurde die Krankheit schwächer. Dann gab ich noch drei Verabreichungen von der „Großen Auf-

---

bestimmt), dieselbe Qualität hat wie der zweitgenannte Erdzweig, der das *Qi* kontrolliert: Detaillierte Erklärungen finden sich im Anhang von Unschuld 2003, 469. (siehe auch Kap. „Zyklen und klimatische Ereignisse", S. 225).

105 Das chinesische Wort *Poshangfeng* 破傷風 wörtlich „Windverletzung durch aufgebrochene [Haut]" hebt die unterstellte Ursache der Krankheit hervor. Der gleich lautende, moderne chinesische Terminus wird heute für „Tetanus", bzw. „Wundstarrkrampf" im engeren Sinne verwendet.

106 *Ci* 痓, hier übersetzt als „Krampf", ist ein alter Begriff aus dem *Suwen* (SW 70:438); dessen ursprüngliche klinische Bedeutung nicht mehr zu eruieren ist. Bei Wan Quan wird er gleichbedeutend mit *jing* 痙 (Krampf, Tetanie) verwendet.

füllrezeptur mit den Zehn Vollständigen" (*Shiquan dabutang* 十全大補湯). Hiernach ward die Frau wieder gesund.[xx]

Guizhitang 桂枝湯 „Zimtweig-Rezeptur"[107]

Guizhi 桂枝	Ram Cinnamomi Cassiae
Shengjiang 生薑	Rh Zingiberis Officinalis Recens
Zhi Gancao 炙甘草	R Glycyrrhizae Uralensis praeparatae
Bai Shaoyao 白芍藥	R Paeoniae Lactiflorae
Dazao 大棗	Fr Zizyphi Jujubae
Jiaoyi 膠飴	Granorum Saccharon

Shiquan dabu tang 十全大補湯
„Große Auffüllrezeptur mit den Zehn Vollständigen"[108]

Renshen 人參	R Ginseng
Fuling 茯苓	Sclerotium Poriae Cocos
Shu Dihuang 熟地黃	R Rehmanniae Glutinosae Praeparata
Danggui 當歸	R Angelicae Sinensis
Rougui 肉桂	Cinnamomi Cassiae
Baizhu 白術	Rh Atractylodis Macrocephalae
Gancao 甘草	R Glycyrrhizae Uralensis
Bai Shaoyao 白芍藥	R Paeoniae Lactiflorae
Chuanxiong 川芎	R Ligustici Wallichii
Huangqi 黃耆	R Astragali Membranacei
Shengjiang 生薑	Rh Zingiberis viridis
Dazao 大棗	Fr Zizyphi Jujubae

昏睡症 Nr. 47 Schlafkrankheit um 1561

Im zweiten Monat des Jahres *xinyou* [1561] der [Regierungszeit] Herrliche Ruhe war nach dem Neumond die ganze Erde von mehr als einer Elle Schnee bedeckt. [In dieser Zeit] erkrankte eine Frau. Am 13. [des Monats] kamen ihre Angehörigen zu mir, um Medikamente zu holen, und teilten mir ihre Krankheitssymptome mit. Zunächst habe sie offenbar sehr starke Kopfschmerzen gehabt, und jetzt, nach zehn Tagen sei sie immer noch schlaftrunken und wollte einfach nicht aufwachen. Im Rachen gebe es Schleimgeräu-

107 Diese bekannte Rezeptur aus dem *Shanghan lun* soll den Wind vertreiben und das Äußere festigen.

108 Diese Rezeptur von Li Gao 李杲 (1180–1251), die *Qi* und Blut auffüllen und vermehren soll, stellt eine Abwandlung der bekannten „Acht-Kostbarkeiten-Rezeptur" (*Bazhentang* 八珍湯) dar.

sche, ihre Arme und Beine seien kalt, und ihr Körper wie erstarrt gerade da liegend. Ich dachte: „Das ursprüngliche *Qi* dieser Frau ist wohl immer schon sehr schwach. Wahrscheinlich ist sie nun sehr weit gelaufen und hat dadurch [die Krankheit] bekommen." Ich fragte daher nach, [was sie zuvor gemacht habe]. Tatsächlich war sie am dritten Tag des ersten Monats, dem Schnee trotzend, zu der Familie ihres Mannes gelaufen. Nach ihrer Rückkehr war sie dann erkrankt. Ich sagte: „Die Kälte hat die beiden Fuß-*Shaoyin*- und *Jueyin*-Leitbahnen getroffen. Wenn jemand völlig verstummt und nur noch schlafen will, ist dies Ausdruck einer Krankheit der Fuß-*Shaoyin*-Leitbahn bzw. der Niere. Wenn der Kopf bitterlich schmerzt, [der Patient] bewusstlos und Schleimgeräusche aufweist, so ist dies Ausdruck der *Shaoyin*-Leber. Ich ließ das „Große Auffülldekokt mit den Zehn Vollständigen" *(Shiquan dabutang)* dreimal verabreichen. Statt Rehmannia (*Dihuang* 地黃) und weißer Päonie *(Shaoyao)* gab ich Asarum (*Xixin* 細辛), Pinellia (*Banxia* 半夏) und trockenen Ingwer *(Ganjiang)*. Nach fünf Tagen kam jemand, sich zu bedanken, und teilte mir mit, dass ihre [Schlaf]krankheit vorbei sei.[yy]

Shiquan dabu tang 十全大補湯
„Große Auffüllrezeptur mit den Zehn Vollständigen"

Renshen 人參	**R Ginseng**
Fuling 茯苓	**Sclerotium Poriae Cocos**
Shu Dihuang 熟地黃	**R Rehmanniae Glutinosae Praeparata**
Danggui 當歸	**R Angelicae Sinensis**
Rougui 肉桂	**Cinnamomi Cassiae**
Baizhu 白術	**Rh Atractylodis Macrocephalae**
Gancao 甘草	**R Glycyrrhizae Uralensis**
Bai Shaoyao 白芍藥	**R Paeoniae Lactiflorae**
Chuanxiong 川芎	**R Ligustici Wallichii**
Huangqi 黃耆	**R Astragali Membranacei**
Shengjiang 生薑	**Rh Zingiberis viridis**
Dazao 大棗	**Fr Zizyphi Jujubae**

符水 Nr. 48 Zauberwasser ?

Der Amtskandidat Hu Renshan ist der Sohn von Xiaoshan. In seiner Kindheit bekam er sehr dichte Pocken. Dabei hatte sich zwar Eiter gebildet, aber die Pockenpusteln verschalten sich nicht. Erst als die Pusteln schon aufplatzten, bat Xiaoshan mich, [seinen Sohn] zu behandeln. Ich fragte nach, ob [der Junge] seit Ausbruch [der Krankheit] Stuhlgang gehabt habe. Es bestand nämlich innere Fülle und aufdampfende Hitze, so dass die [Pusteln] keine Krusten bildeten. Ich riet dazu, [diese innere Fülle und Hitze] abzuleiten. Xiaoshan sagte: „Dieser Sohn ist von seiner Konstitution her schwach. Ich fürchte, man kann bei ihm nicht noch ableiten." Damals gab es einen Magier[109] namens Wang Kelian, der viel Erfahrungen in der Talismanwasser-Methode (*fushui* 符水) hatte[110]. [Wang Kelian] schrieb einen Bannspruch, verbrannte ihn und ließ ihn dem Kind [in Wasser gelöst] verabreichen. Nach einer kurzen Weile gab es im Bauch ein Rumoren, und dann ging klares Wasser ab. Alle freuten sich und lobten [Wang]. Auch ich freute mich, aber ich dachte mir: „[Das Kind] hatte solange keinen Stuhlgang gehabt. Wo blieb all der trockene Kot? Das heute abgegangene klare Wasser war wohl eher die Wirkung des Qi aus dem Bannspruch."

Kaum am anderen Tag platzten die Pocken erneut auf. Ich wandte daher die Gallenabführmethode an. Bald darauf kamen mehr als 30 Stücke trockenen Stuhlgangs heraus, die kaum so groß waren wie Schrotkugeln. Alle lachten und sagte: „Diese Methode ist fürwahr noch eindrucksvoller." Allmählich verschalten sich die Pusteln [über den Rücken] bis ins Kreuz. Allerdings zogen sie sich immer noch nicht zusammen. Nachdem durch die einmalige Abführbehandlung der trockene Stuhl abgegangen war, kam es zu keiner [weiteren Entleerung]. Ich sagte: „Sollte man hier etwa wieder Bannsprüche anwenden, oder nicht besser mit Galle [den Stuhlgang] abführen?" Wang sagte: „Nichts wirkt besser als die Abführmethode mit Galle." Nachdem nochmals 14 trockene Stücke Stuhlgang abgegangen waren, kam [endlich] wieder breiiger Kot. Die Pocken[erkrankung] hatte sich erschöpft und der Junge wurde wieder gesund. Seit dieser Zeit wurde die Qi-Schriftzeichen-Bannspruch-Methode (*Qizi fufa* 氣字符法) von Wang Kelian berühmt[zz].

醫者易也 Nr. 49 Medizin-Orakel um 1565

Die Tochter von Shen Han aus dem Kreis Yingshan war 19 Jahre alt, als bei ihr im Frühling des Jahres yichou [1565] die Pocken herauskamen. [Shen Hans] Schwiegersohn war Pao Zongyi.[111] Da ich gerade im Bezirk Kongjia [des Kreises Yingshan] unterrichtete, bat er mich, [seine Frau] zu behandeln. Während des Ausbruchs [der Pocken] hatten sich [bei der Frau] zwar Bläschen entwickelt, aber sie waren nicht alle durchgekommen. Eitriger Saft hatte sich zwar gebildet, aber nicht genügend. Dann hatten sich [die Bläschen] schon wieder eingezogen, ohne sich jedoch regelrecht zu verschalen. Eilig wurde das Orakel mit Schafgarbenstengeln geworfen, da erschien das Bild der „Auflösung" (*huan* 渙) des Trigramms *xun* 巽[112]. Ich sagte: „[Von der Medizin

---

[109] In den beiden Versionen wird für Magier einmal der Ausdruck *shushi* 術士 („Meister der Künste") und einmal der Ausdruck *fashi* 法士 („Meister der Methoden") verwendet.

[110] In der früheren Version heißt es: „sehr geschickt war."

[111] In der Version II steht noch unvermittelt der Satz: „Die Pocken verschalten sich unregelmäßig." Offensichtlich wurden in dieser Ausgabe Zeilen vertauscht.

[112] Das 59. Wandlungszeichen „Auflösung" (*huan* 渙) besteht oben aus dem Trigramm: „Das Sanfte, der Wind" (*xun* 巽), und unten aus dem Trigramm: „Das Abgründige,

her gesehen], ist das Erscheinungsbild [der Pocken] widrig, [vom Orakel her] sind Trigramm und Hexagramm ebenfalls unheilvoll. Man kann bei dieser Krankheit nicht helfen." Und tatsächlich starb [Pao Zongyis Frau].

Dann kamen bei [Shen Hans] einzigem Sohn, der zehn Jahre alt war, die Pocken heraus: Wie zuvor bei der älteren Schwester entwickelte sich während des Verschalungsprozesses ein gleicher Krankheitszustand. Der Junge war [offensichtlich] von dem epidemischen Qi angesteckt worden. Als man das Orakel befragte, ergab sich wieder das Bild der „Auflösung" des Trigramms *xun*. Alle erschraken (wurden betrübt). Wieder wurde ich gebeten zu behandeln. Ich sagte: „Keine Sorge. Hier kann man behandeln." Der Schwiegersohn sagte: „Es ist doch dieselbe Krankheit und dasselbe Wandlungszeichen! Wie kann das sein? Bei meiner Frau konnte man nicht behandeln und jetzt, bei meinem Schwager, soll man [plötzlich] behandeln können?" Ich sagte: „Von der Krankheit her gesprochen ist es so: Bei Ihrer werten Frau haben sich [die Pusteln] zu schnell verschalt. Auf ihrem Gesicht waren keine einzigen voll ausgebildeten Pusteln. Deshalb habe ich gesagt, dass man nicht behandeln kann. Bei Ihrem werten Schwager sind die Pockenbläschen auf dem Gesicht halb verschalt, und sie sind auch prall mit Eiter gefüllt. Deshalb sage ich: Hier kann man behandeln. Von den Wandlungszeichen her lässt sich dies so erklären: Zuerst hat der Ehemann für seine Frau das Orakel geworfen. Hier ist der Verbrauch von Wohlstand das Entscheidende. Nach dem Trigramm gibt es jedoch keinen Wohlstand. Älterer und jüngerer Bruder werden aktiv und überwinden den [mangelnden] Wohlstand der Frau. Deshalb bedeutete dies Unheil. Hinterher hat der Vater für seinen Sohn das Orakel geworfen. Hier ist das Vorhandensein von Söhnen das Entscheidende. Söhne und Enkel gibt es in Hülle und Fülle. Älterer und jüngerer Bruder werden aktiv und können den Sohn beleben. Daher bedeutet dies Heil."[113] Und wirklich es war

---

das Wasser" (*kan* 坎). Der Kommentar zu diesem Hexagramm lautet: „Der Wind, der oben über das Wasser fährt, zerstreut es und löst es auf in Schaum und Dunst. Darin liegt der Gedanke, dass das Lebens-Qi , wenn es sich im Menschen staut (was durch die Eigenschaft des unteren Zeichens als Gefahr angedeutet ist), durch die Sanftheit wieder zerstreut und aufgelöst wird" (Übersetzung nach Wilhelm 1924 (I) 170).

113 Wan Quans unterschiedliche Interpretation desselben Hexagramms bei Tochter und Sohn wirkt weit hergeholt. Sie bezieht sich auf eine spezielle Weissagetechnik, die die einzelnen Linien eines Hexagramms und ihr hierarchisches Verhältnis zueinander betrifft. Nach dieser besonderen Weissagetechnik werden die Linien mit sechs Verwandtschaftsbeziehungen (*liuqin* 六亲) symbolisiert. Dabei wird die symbolische Ebene der Interpretation der Linien mit der realen persönlichen Beziehung des Fragestellers bzw. des Angehörigen hin zur erkrankten Person verschränkt. Bei der Frage, ob der Verlauf der Krankheit nun Heil oder Unheil bedeutet, werden die Bewegungen der einzelnen Linien in ihren Tendenzen nach drei verschiedenen Stadien beurteilt: Anfang der Bewegung, Gefahr in der Bewegung, Ruhe und Vollendung der Bewegung. Zwei durchgreifende Kriterien finden für die Frage Anwendung, ob die Bewegung der Linien „älterer und jüngerer Bruder" (*xiongdi* 兄弟) Heil oder Unheil bedeutet: „Wohlstand der Ehefrau" (*cai* 妻财) wird als Kriterium der Robustheit und Stärke in der Bewegung bei einem Orakel des Ehemanns für die Ehefrau (*fuqi* 夫妻) definiert, „Söhne und Enkel" (*zisun* 子孫) bei

so. [Zhen] Han sagte noch: „Wie konnten Sie, Herr, dies erkennen? Sie sind nicht nur ein guter Arzt, sondern auch ein geistreicher Wahrsager.“[114/a]

變蒸 Nr. 50 Wachstumssymptome ?

Der Leiter des Zensoramtes von Huguang hatte einen Sohn, der mit neun Monaten Fieber bekam. Er fürchtete, es seien die Pocken und sandte jemanden aus, [mich,] Quan zu holen. Als ich hinging, sah ich gleich, es waren nicht die Pocken, sondern [Wachstumserscheinungen] von „Metamorphose und Dampf“. Der Herr fragte: „Wie kann man das unterscheiden?“ Ich sagte: „Wenn man die Tage [nach der Geburt] zählt, so ist [genau jetzt] die Zeit von Metamorphose und Dampf gekommen. Wenn man die Symptomen untersucht, so ergibt sich auch kein [Hinweis auf das] Zustandsbild der Pocken. Der Herr fragte: „Was gibt es denn für Symptomkonstellationen bei Pocken?“ Ich sagte: „Die Pocken kommen aus den Giftsäften der fünf Organe. Daher sieht man, je nachdem welches Organ betroffen ist, [andere Symptom-] Konstellationen. Gähnen und schreckhaftes Herzklopfen [sind Ausdruck des Giftes im] Herzen; ein krampfartig gespannter Hals und plötzliche Benommenheit sind [Ausdruck des Giftes in der] Leber; Husten und Niesen sind [Ausdruck des Giftes in] der Lunge; Erbrechen und Schläfrigkeit sind [Ausdruck des Giftes in] der Milz. Kalte Ohren und ein kaltes Steißbein sind [Ausdruck des Giftes in] der Niere. Da Euer Sohn jedoch keines [dieser Symptome] zeigt, weiß man, dass es sich nicht um die Pocken handelt, sondern um [normale Wachstumserscheinungen bei] Veränderung und Dampf (*bianzheng* 變蒸)[115]. Diese werden [von selbst] zurückgehen.“ Am andern Tag war das Kind wirklich wieder gesund. Der Herr freute sich: „Deine Kunst ist wirklich sehr feinsinnig.“ Er übergab mir fünf Unzen Silber. Ich bedankte mich und kehrte nach Hause zurück.[bbb]

知縣傷寒 Nr. 51 Die Kälteverletzung des Landrates um 1566

Der Landrat unseres Kreises Tang Xiaofeng bekam am vierten Tag des zweiten Monats im Jahre *bingyin* [1566] der Regierungsperiode Herrliche Ruhe nach der [morgendlichen] Opferung eine Kälteverletzung. Die Ärzte gaben ihm die „Notopterygius-Rezeptur mit neun Geschmacksrichtungen“ (*Jiuwei*

---

einem Orakel des Vaters für den Sohn (*fuzi* 父子). Die spitzfindige Form der Auslegung ist typisch für die damalige Zeit. Sie ist aus heutiger Sicht kaum noch nachvollziehbar.

114 In Version II heißt es: „Mizhai ist nicht nur ein guter Arzt, sondern er weiß auch das Orakel zu befragen und die Antworten zu deuten.“

115 Die Wachstumserscheinungen bei Veränderung und Dampf werden in Kapitel „Die Welt der Zahlen“ ab S. 183 beschrieben.

qianghuo tang 九味羌活湯)[116], aber diese hatte keinen Erfolg. Dann hieß es, er habe eine Erkrankung durch äußere Einwirkungen, die von einer Erkrankung durch innere Verletzung begleitet sei. So bekam er das „Mitte-Auffüllungs- und-*Qi-Vermehrungs*-Dekokt" (*Buzhong yiqi tang* 補中益氣湯)[117], aber auch das hatte keinen Erfolg. Dann gab man ihm die „Bupleurum-Poria-Rezeptur" (*Chailingtang* 柴苓湯), allerdings ohne Ginseng. Hierdurch wurde die Krankheit langsam besser. Nach vier Tagen bekam er [jedoch] wieder Fieber und starke Kopfschmerzen. Die Ärzte wollten ihm eine ableitende Behandlung geben. Sie hatten dies gerade beschlossen, da wurde ich gebeten zu behandeln. Als ich den Puls fühlte, war er weit, lang und gespannt wie eine Saite. Ich sagte: „Mein Herr, Sie leiden [zunächst einmal] an einem *Qi*-Mangel. Da Sie [für die morgendliche Opferung] so früh aufgestanden sind, wurden Sie dann von der Kälte getroffen. Jetzt ist die Krankheit bereits nicht nur in der *Yangming*-, sondern auch in der *Shaoyang*[-Leitbahn], es ist also eine kombinierte Krankheit. Dass die Kälte bereits in die *Shaoyang*[-Leitbahn] vorgedrungen ist, erkennt man daran, dass Sie mal Hitze mal Kälte haben. Dass der Kopf dabei sehr stark schmerzt, deutet darauf, dass die Krankheit auch in der *Yangming*-[Leitbahn] ist. Hier muss man die „Kleine-Bupleurum-Rezeptur" (*Xiaochaihutang* 小柴胡湯)[118] zusammen mit „Pueraria-Zwiebelweiß-Dekokt" (*Ge'gen congbai tang* 葛根蔥白湯)[119] geben. Der Herr sagte: „Ich habe oft Schleim- oder Feuer-Erkrankungen, daher dürfen Sie bei mir kein Ginseng verwenden." Ich sagte: „Ihr ursprüngliches *Qi*, Herr, reicht nicht aus, deshalb handelt es sich bei Ihnen immer um Mangel-Feuer. Bei Fülle-Feuer muss man ableiten, aber bei einem Mangel-Feuer muss man auffüllen." Der Herr zweifelte [meine Worte zwar] nicht an, aber sein Gesicht wirkte angespannt. Obwohl er sich zwang, [meinen Anweisungen] zu folgen, hatte er in seinem Herzen immer noch Angst. Nach einer Verabreichung war die Krankheit ausgeheilt.

Hiernach versuchte der Herr mit mir auszuhandeln, dass ich ihm eine Rezeptur verabreichen sollte. Er sagte: „Ich nehme immer die „Vier-Zutaten-Rezeptur" (*Siwutang* 四物湯)[120] mit Phellodendron *(Huangbo)* und Anemarrhena *(Zhimu)*, um das *Yin* anzufeuchten und das Feuer damit zu senken. Bei Ginseng und Astragalus fürchte ich, dass sie genau entgegengesetzt wirken [und das Feuer verstärken]. Stelle mir dieses Rezept aus!" Ich antwortete

---

[116] Diese Rezeptur von Wang Haogu 王好古 (13. Jh.) soll die äußeren Körperbereiche lösen.

[117] Diese Rezeptur von Li Gao 李杲 (1180–1251) soll – wie der Name besagt – das *Qi* der Mitte vermehren und Milz und Magen auffüllenl.

[118] Diese Rezeptur aus dem *Shanghanlun* soll ausgleichen, wenn die Kälte in die *Shaoyang*-Leitbahn vorgedrungen ist und Symptome von abwechselnder Hitze und Kälte auftreten.

[119] Diese Rezeptur stellt eine Abwandlung der Pueraria-Rezeptur aus dem *Shanghanlun* dar.

[120] Diese bekannte Rezeptur, die bereits in der Pharmakopoe der Song-Zeit verzeichnet war, soll das *Qi* auffüllen und vermehren.

ihm: „Bei allen Krankheiten muss man Mangel und Fülle [unterscheiden]. Anhand der Pulsuntersuchung kann man dies erkennen. Es gibt auffüllende und ableitende Arzneien. [Welche geeignet sind], ist am Puls erkenntlich. Als ich Ihren Puls, Herr, fühlte, bemerkte ich, dass er gespannt, gleitend und zugleich schwach war. Ein gespannter Puls ist ein Leber-Puls. Ihr Wesen, mein Herr, ist nervös und angespannt. Das Leber-Feuer ist stark aufflammend: es ist ein Drachendonner-Feuer. Wenn es auf Holz trifft, verbrennt es [das Holz]. Wenn es auf Wasser trifft, lässt es [das Wasser] verdunsten. Wenn es auf Metalle und Steine trifft, lässt es sie schmelzen. Menschliches Feuer kann man nicht so einfach mit Wasser löschen." Im [Inneren] Klassiker heißt es: ‚Das Bittere und Angespannte der Leber sollte man entspannen, indem man schnell Süßes isst'.[ccc] Man sagt auch: ‚Das Süße leitet das Feuer ab.' Daher kann man [die Krankheit] ohne süße und wärmende Arzneien wie Ginseng, Astragalus *(Huangqi)* und Süßholz nicht kontrollieren. Wenn der Puls gleitend ist, gibt es Schleim; wenn er schwach ist, herrscht Mangel. Dies kann nur ein Mangel des *Qi* der Mitte sein, hierbei kehrt das *Qi* nicht an seinen Ursprung zurück, das Blut nicht in die Leitbahnen. Ein Qi, das seine Ausgeglichenheit verliert, wird zu Feuer. Blut, das die zugehörigen [Leitbahnen] verlässt, wird zu Schleim. Dies ist die Quelle Ihrer Krankheit, Herr!"

Ich befahl sofort eine Rezeptur einzunehmen mit Ginseng, Astragalus und Süßholz aus Hauptmittel, um das ursprüngliche *Qi* aufzufüllen und das Feuer abzuleiten, sowie Zitrusfruchtschale *(Chenpi)* ohne die weiße [Haut] und Poria Cocos *(Bai Fuling)*, um das *Qi* zu bewegen und den Schleim abfließen zu lassen, weiterhin Ophiopogon *(Maimendong)*, um die Lunge zu klären und die Leber auszugleichen, und noch ein wenig Phellodendron *(Huangbo)* und Anemarrhena *(Zhimu)*, um das Wasser der Nieren anzureichern, damit das eine Wasser [der Nieren] die zwei Feuer [Herrscher- und Ministerfeuer] besiegen kann." Der Herr freute sich und befolgte alles.

In den drei Jahren, die er hier im Kreis als Landrat tätig war, nahm er nur diese Rezeptur ein. Er sagte oft lachend zu mir: „Ich hatte damals Angst Ginseng einzunehmen, weil ich so oft Schleim- und Feuerkrankheiten hatte. Jetzt habe ich sicher schon mehr als zwei *Jin*[121] Ginseng eingenommen und habe [trotzdem] keinerlei Schleim oder Feuer[-Krankheiten] mehr. Das ist Dein Verdienst!"[ddd]

[121] 1 Jin entspricht etwa 480 g, 2 Jin entsprechen also etwas weniger als einem Kilogramm.

Jiuwei qianghuo tang 九味羌活湯
„Notopterygius-Rezeptur mit neun Geschmacksrichtungen"

Qianghuo 羌活	**Rh et R Notopterygii**
Cangzhu 蒼朮	**Rh Atractylodis**
Chuanxiong 川芎	**R Ligustici Wallichii**
Huangqin 黃芩	**R Scutellariae Baicalensis**
Gancao 甘草	**R Glycyrrhizae Uralensis**
Fangfeng 防風	**R Ledebouriellae Divaricatae**
Xixin 細心	**H c Radice Asari**
Baizhi 白芷	**R Angelicae Dahuricae**
Sheng Dihuang 生地黄	**R Rehmanniae Glutinosae**
Dazao 大棗	**S Zizyphi jujubae**
Shengjjiang 生薑	**Rh zingiberis viridis**
Xiebai 薤白	**Bulbus allii bakeri**

Buzhong yiqi tang 補中益氣湯
„Mitte-Auffüllungs- und-Qi-Vermehrungs-Dekokt"

Huangqi 黃耆	**R Astragali Membranacei**
Baizhu 白朮	**Rh Atractylodis Macrocephalae**
Danggui 當歸	**R Angelicae**
Shengma 升麻	**Rh Cimicifugae**
Renshen 人參	**R Ginseng**
Zhi Gancao 炙甘草	**R Glycyrrhizae Praeparatae**
Chenpi 陳皮	**Peric Citri Reticulatae**
Chaihu 柴胡	**R Bupleuri**
Ganjiang 干薑	**Rh Zingiberis Officinalis**
Dazao 大棗	**Fr Zizyphi Jujubae**

Chailingtang 柴苓湯 „Bupleurum-Poria-Rezeptur"

Chaihu 柴胡	**R Bupleuri**
Renshen 人參	**R Ginseng**
Banxia 半夏	**Rh Pinelliae Ternatae**
Dazao 大棗	**Fr Zizyphi Jujubae**
Fuling 茯苓	**Sclerotium Poriae Cocos**
Baizhu 白術	**Rh Atractylodis Macrocephalae**
Huangqin 黃芩	**R Scutellariae Baicalensis**
Shengjiang 生薑	**Rh Zingiberis Officinalis Recens**
Gancao 甘草	**R Glycyrrhizae Uralensis**
Zexie 澤瀉	**Rh Alismatis Orientalis**
Zhuling 豬苓	**Sclerotium Polypori Umbellati**
Guizhi 桂枝	**Ram Cinnamomi Cassiae**

Xiaochaihutang 小柴胡湯 „Kleine-Bupleurum-Rezeptur“

Chaihu 柴胡	**R Bupleuri**
Banxia 半夏	**Rh Pinelliae Ternatae**
Renshen 人参	**R Ginseng**
Dazao 大棗	**Fr Zizyphi Jujubae**
Huangqin 黄芩	**R Scutellariae Baicalensis**
Shengjiang 生薑	**Rh Zingiberis Officinalis Recens Zhi**
Gancao 甘草	**R Glycyrrhizae Uralensis**

Ge'gen congbai tang 葛根蔥白湯 „Pueraria-Zwiebelweiß-Dekokt“

Ge'gen 葛根	**R Puerariae**
Congbai 蔥白	**B Allii Fistulosi**
Ganjiang 干薑	**Rh Zingiberis Officinalis**
Fuzi 附子	**T Aconiti Laterale**
Renniao 人尿	**Hominis Urina**

Siwutang 四物湯 „Vier-Zutaten-Rezeptur“

Shudihuang 熟生地黄	**R Rehmanniae Praeparata**
Danggui 當歸	**R Angelicae Sinensis**
Bai Shaoyao 白芍藥	**R Paeoniae Lactiflorae**
Chuanxiong 川芎	**R Ligustici Wallichii**

在官府 Nr. 52 Im Beamtenhaushalt um 1567

Der Vize-Gouverneur der Provinz Huguang, Seine Exzellenz mit Beinamen Huaihai, hatte eine Tochter, die im ersten Jahr der Regierungsperiode Longqing [1567] an Durchfall erkrankt war. Keiner der Ärzte, die hinzugezogen worden waren, hatte mit seiner Behandlung Erfolg. [Das Mädchen] zeigte starke Körperhitze und Durst und magerte täglich weiter ab. Die Ärzte hatten die Krankheit als „Durchfall bei einer *Gan*-Ernährungsstörung“ [diagnostiziert und] behandelt. Je schlimmer die Krankheit wurde, umso bedrückter und unruhiger wurde der Herr, denn er hatte nur diese eine Tochter.

Damals gab es dort einen Konstabler namens Wang Bingjiang, der aus Huanggang stammte und etwas von Medizin verstand. Da ich [in Huanggang] kurz vorher den Bluthusten des Sohnes von [Provinzzensor] Xu Chengren erfolgreich behandelt hatte,[eee] empfahl mich der Konstabler dem Herrn. Der ließ sofort jemanden nach mir schicken. Dies war am dreizehnten Tag des siebten Monats. Als ich den Befehl erhielt, machte ich mich sofort auf die Reise.

Das kleine Fräulein war damals fünf Jahre alt. Der Herr ließ es nach draußen tragen, damit ich es untersuchen konnte. Nach der Untersuchung sagte ich: „Der Durchfall geht schon so lange, dass mittlerweile ein großer Mangel an *Qi* besteht und auch die Körperflüssigkeiten nicht mehr ausreichen. Deshalb liegen Körperhitze und starker Durst vor. Wenn [das kleine Fräulein] Durst hat und immer wieder heißes Wasser trinkt, nässt die Milz ein [und verliert ihre Funktionsfähigkeit]. So kann der Durchfall nicht zum Stillstand kommen. Wenn der Durchfall nicht aufhört, trocknen die Nieren allmählich aus, und der Durst wird noch schlimmer. Durch den Durchfall wird wiederum das *Yin* verletzt, und durch den Mangel des *Yin* entsteht Körperhitze. Die Behandlungsmethode muss sich also darauf konzentrieren, die Milz zu stärken, damit die Körperflüssigkeiten wieder gebildet werden. Also muss man zunächst den Durst stoppen. Wenn der Durst gestillt ist, hört auch der Durchfall auf, und die Hitze wird von selbst ausgeleitet. In ein paar Tagen wird das kleine Fräulein wieder gesund sein."

Der Herr freute sich und ließ mich in seiner Bibliothek wohnen, damit ich morgens und abends leichter behandeln konnte. Ich stellte große Mengen von „Atractylodespulver" (*Baizhusan* 白朮散)[122] her und verbot, dass [die Tochter] Wasser zu sich nahm. Sie sollte nur das Dekokt trinken. Jeden halben Tag ließ ich zwei Verabreichungen geben.

Ich nahm an, dass die Metall-Lunge, die für die Körperflüssigkeiten verantwortlich ist, ausgetrocknet war und dadurch keine Körperflüssigkeiten mehr bildete, und dass daher der Durst so lange angehalten habe. Ich stellte die Rezeptur so um, dass ich Trichosantheswurzel (*Tianhuafen* 天花粉) zusammen mit Pueraria (*Ge'gen* 葛根) dazu gab. Hiervon gab ich nur eine Verabreichung, und schon ließ der Durst nach. Auch der Durchfall wurde schwächer. Über 15 Tage ließ ich dann wieder die vorherige Rezeptur zusammen mit Trichosantheswurzel geben. Nach 16 Tagen ließen sowohl Durst als auch Durchfall nach.

Der Herr fragte: „Warum benutzt du nicht Picrorrhiza (*Huhuanglian* 胡黃連) und Stellaria *(Yinchaihu)*. Beide Mittel drängen doch die Körperhitze zurück." Ich antwortete: „Picrorrhiza *(Huhuanglian)* und Stellaria *(Yinchaihu)* sind von ihrer Natur her bitter und kühl. Hierdurch, so fürchte ich, greifen sie das Magen-*Qi* an. Ich wage nicht sie anzuwenden."

Tatsächlich wurde mit Hilfe von weißem „Atractylodespulver" *(Baizhusan)* die Hitze von alleine beseitigt. Nach dreißig Tagen wurde der Körper wieder kühler, und die Hitze ging zurück. Der Herr freute sich sehr. Er fragte mich, ob ich studiert hätte. Ich antwortete ihm wahrheitsgemäß. Der Herr brachte mir dann noch mehr Respekt entgegen und lud mich ein, Platz zu nehmen. Er erkundigte sich, wie man nach der Krankheit weiter ausgleichen könne. Ich sagte, dass die Behandlung zusammen mit „Weißes Atractylodes-

---

122 Diese bekannte Standardrezeptur aus der Pharmakopoe der Song-Zeit soll das Qi auffüllen und vermehren.

pulver mit Ginseng und Poria" (*Shenling baizhu san* 參苓白朮散)[123] geeignet sei und ließ Pillen hiervon herstellen.

Später lud der Herr mich ein, ihm beim Trinken Gesellschaft zu leisten, und wir unterhielten uns zwanglos beim Wein über die Klassiker, die Lehren der Philosophen, die Geschichte sowie über Harmonielehre und Kalenderkalkulation. Der Herr war bekannt für sein literarisches Talent. Sowohl am Kaiserhof als auch in der Provinz kannte man seine Schriften. Am besten beherrschte der Herr die buddhistischen Klassiker. Als er bemerkte, dass ich mich nicht nur in [der Medizin], sondern auch genauestens in den drei Lehren auskannte, ließ er alle äußere Form und Etikette fallen.

Als ich mich verabschieden und nach Hause zurückkehren wollte, sagte der Herr: „Ich habe durch meine guten Kenntnisse der Ritualaufzeichnungen (*Liji* 禮記) die Prüfung auf Provinzebene bestanden. Durch meine guten Kenntnisse des Klassikers der Dokumente (*Shujing* 書經) habe ich die Hauptstadtprüfung bestanden. Hierdurch habe ich mir einen Namen gemacht und soll daher in der Herbstprüfung dieses Jahres in der Prüfungshalle die Oberaufsicht übernehmen und für diese beiden Klassiker die Bewertung durchführen. Wenn ich zur Prüfung gehe, wünsche ich, dass du hier meine Tochter statt meiner mit liebendem Herzen versorgst." Ich sagte: „Wie könnte ich es wagen, Ihrem Befehl nicht zu folgen?"

Am siebten Tag des achten Monats, als der Herr sich zur Prüfungshalle begab, befahl er seinem Adoptivsohn Sun Huan, mich Tag und Nacht zu begleiten. Huan war sehr intelligent. Er war damals dem Herrn gefolgt, als dieser als ermittelnder Zensor nach Sichuan gesandt wurde. Damals hatte ihm der Herr befohlen, Medizin zu lernen. Am besten beherrschte er die Akupunktur.

Am 13. Tag [des achten Monats] wollte die Frau des Herrn das kleine Fräulein verwöhnen und gab ihr Wassernüsse zu essen. Aber Milz und Magen des kleinen Fräuleins waren noch zu schwach [für so eine rohe und kalte Speise]. So wurde es wieder krank. Es atmete schwer, und Gesicht und Augen waren geschwollen. Die Frau erschrak sehr und ließ [über ihren Adoptivsohn] Huan mich rufen, damit ich Medikamente gäbe. Sie wollte auf keinen Fall, dass ihr Gemahl etwas davon erfuhr. Ich ließ ihr durch Huan ausrichten: „Werte Frau, Sie brauchen sich keine Sorgen zu machen. Ich bin ja hier." Huan fragte, welche Rezeptur man jetzt geben müsse, und ich sagte: „Das „Besondere-Wirksamkeiten-Pulver" (*Yigongsan* 異功散) von Qian [Yi] ist jetzt das Hauptmittel. Man muss noch Agastacheblätter (*Huoxiangye)* dazugeben, um die Nässe der Milz zu beseitigen, weiterhin Perillablätter (*Zisuye* 紫蘇葉), um den Wind in der Lungenleitbahn zu verscheuchen. Dann wird [das Mädchen] wieder gesund." Huan hielt sich genau an die Rezeptur. Schon nach einer Verabreichung gingen die Schwellungen zurück und das schwere Atmen hörte auf. Huan notierte sich sofort die Rezeptur.

[123] Dies ist die um Ginseng und Poria cocos erweiterte Rezeptur.

Am 29. Tag [des achten Monats], kurz nachdem die Ergebnisse der Prüfung bekannt gegeben worden waren, kehrte der Herr zurück. Als er die Rezeptur sah, freute er sich und sagte zu mir: „Die [Krankengeschichte meiner Tochter] sollst du als Fallstudie festhalten." Ich blieb noch bis zum zehnten Tag des neunten Monats. Zum Abschied überreichte der Herr mir [in Anerkennung meiner Verdienste] Beamtenkappe und Beamtengürtel[124/fff]

Baizhusan 白朮散 „Atractylodespulver"

Baizhu 白術	**Rh Atractylodis Macrocephalae**
Shanyao 山藥	**R Dioscoreae oppositae**
Lianzi 蓮子	**S Nelumbinis Nuciferae**
Yiyiren 薏苡仁	**S Coicis Lachryma-Jobi**
Jiegeng 桔梗	**R Platycodi Grandiflori**
Sharen 砂仁	**Fr Amomi**
Bai Biandou 白扁豆	**S Dolichoris Lablab**
Zhi Gancao 炙甘草	**R Glycyrrhizae praeparatae**

Shenling baizhu san 參苓白朮散
„Atractylodespulver mit Ginseng und Poria Cocos"

Renshen 人參	**R Ginseng**
Fuling 茯苓	**Sclerotium Poriae Cocos**
Baizhu 白術	**Rh Atractylodis Macrocephalae**
Shanyao 山藥	**R Dioscoreae oppositae**
Lianzi 蓮子	**S Nelumbinis Nuciferae**
Yiyiren 薏苡仁	**S Coicis Lachryma-Jobi**
Jiegeng 桔梗	**R Platycodi Grandiflori**
Sharen 砂仁	**Fr Amomi**
Bai Biandou 白扁豆	**S Dolichoris Lablab**
Zhi Gancao 炙甘草	**R Glycyrrhizae praeparatae**

124 Mit Beamtenkappe und Beamtengürtel wurde Wan Quan als sogenannter konfuzianischer Gelehrtenarzt (*ruyi* 儒醫) geehrt. Dieser Titel war in der Mingzeit anders als in der vorangegangenen Yuan-Dynastie allerdings nur noch ein Ehrentitel. Er implizierte weder die wirkliche Aufnahme in die Beamtenklasse, noch war er mit finanziellen oder steuerlichen Vorteilen verbunden.

Yigongsan 異功散 „Besondere Wirksamkeiten-Pulver“[125]

Renshen **人參**	**R Ginseng**
Fuling **茯苓**	**Sclerotium Poriae Cocos**
Chenpi **陳皮**	**Peric Citri Reticulatae**
Baizhu **白術**	**Rh Atractylodis Macrocephalae**
Zhi Gancao **炙甘草**	**R Glycyrrhizae Praeparatae**

職業病 Nr. 53 Beamten-Berufskrankheit um 1567

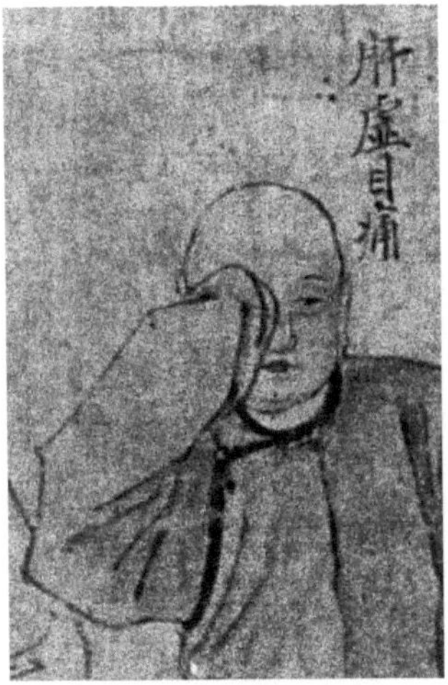

Abb. 4.17 Augenschmerzen durch Leber-Mangel

Als der Große Koordinator in Yunyang und Umgebung und kaiserlich gesandte Vize-Zensor, Herr Sun, im ersten Jahre der Regierungsperiode Longqing [1567] noch als Vize-Gouverneur der Provinz Huguang amtierte, musste er im achten Monat die Prüfungen abnehmen. Er sagte zu mir: „Zu meiner Zeit als Erziehungskommissar in Shaanxi musste ich so viele Prüfungsbogen lesen, dass ich mir eine Augenkrankheit zugezogen habe. Wenn ich zu viele Schriftzeichen lese, schwellen meine Augäpfel an und tun mir sehr weh. Wie soll ich es bloß diesmal schaffen, wenn ich die Prüfung abnehmen muss? Stell mir eine Rezeptur zusammen!“

Ich empfing den Befehl respektvoll und stellte [folgende Rezeptur] zusammen: Das „Acht-Kostbarkeiten-Dekokt“ (*Bazhentang* 八珍湯) als Grundrezeptur ohne Atractylodes (*Baizhu* 白朮) und Ligusticum (*Chuanxiong* 川芎); aber mit Ginseng (*Renshen* 人參), Poria Cocos (*Baifuling* 白茯苓), geröstetem Süßholz (*Gancao* 甘草), in Wein gespülter Angelika sinensis (*Danggui* 當歸), in Wein angedünsteter weißer Päonie (*Bai Shaoyao* 白芍藥), in Wein gespülter roher Rehmannia (*Dihuang* 地黃), und zusätzlich Ophiopogon (*Maimendong* 麥門冬), Schisandra (*Wuweizi* 五味子), Biotasamen (*Boziren* 柏子仁), saure Zizyphuskerne (*Zaoren* 棗仁) und geröstete Coptis (*Huanglian* 黃連), letztere gegenüber den Arzneien der Standardrezeptur um die Hälfte verringert. Insgesamt waren dies elf Arzneidrogen, die ich ihm respektvoll überreichte.

---

[125] Diese Rezeptur aus dem bedeutenden Kinderheilkundeklassiker von Qian Yi stellt eine um die Arznei Zitrusschale (*Chenpi* 陳皮) erweiterte „Vier-Edlen Rezeptur“ dar. Sie soll das *Qi* der Milz auffüllen.

Der Herr fragte: „Warum benutzt du nicht Chrysantheme (*Juhua* 菊花) und Vitex (*Manjingzi* 蔓荊子)?“ Ich antwortete: „Bei den Augenkrankheiten gibt es solche, die von außen, und solche, die von innen her entstehen. Bei denjenigen, die durch Wind-Hitze von außen entstehen, muss man eine zerstreuende Behandlung anwenden und solche Mittel wie Chrysantheme *(Juhua)*, Vitex *(Manjingzi)* und Siler (*Fangfeng* 防風) benutzen. [Bei den Augenkrankheiten], die durch gestautes Feuer entstehen, wobei über längere Zeit das Blut im Innern geschädigt wird, muss man vor allem das Blut nähren. Wenn die Augen wieder genug Blut erhalten, dann können sie auch wieder besser sehen.“ Als der Herr das hörte, freute er sich. Und tatsächlich, als er [einige Zeit später] von der Prüfung zurückkam, sagte er zu mir: „Die Rezeptur, die du mir gegeben hast, ist wirklich wunderbar. Als ich die Prüfung abhielt, nahm ich jeden Tag einmal eine Portion ein. Obwohl ich Tag und Nacht die Prüfungsbogen lesen musste, waren die Augen nicht geschwollen, schmerzten und tränten nicht. [Die Rezeptur] musst du unbedingt aufzeichnen!“[ggg]

Bazhentang 八珍湯 „Acht-Kostbarkeiten-Dekokt“[126]

Renshen **人参**	**R Ginseng**
Baizhu **白術**	**Rh Atractylodis Macrocephalae**
Chuanxiong **川芎**	**R Ligustici Wallichii**
Bai Shaoyao **白芍藥**	**R Paeoniae Lactiflorae**
Fuling **茯苓**	**Sclerotium Poriae Cocos**
Shengjiang **生薑**	**Rh Zingiberis Officinalis Recens**
Shu Dihuang **熟地黃**	**R Rehmanniae Praeparatae**
Danggui **當歸**	**R Angelicae Sinensis**
Zhi Gancao **炙甘草**	**R Glycyrrhizae Uralensis**
Dazao **大棗**	**Fr Zizyphi Jujubae**

無子症 Nr. 54 Zeugungsprobleme um 1568

Obwohl der Große Koordinator, Seine Exzellenz Sun Huaihai, vierzig Jahre alt war, hatte er noch immer keine männlichen Nachkommen. So fragte er mich nach der [richtigen] Methode zur Vermehrung der Nachkommenschaft und ihm den Grund nennen, [warum er selbst keine männlichen Nachkommen habe]. Ich sagte ihm: „Im [Kommentar zum] Buch der Wandlungen steht: ‘Wenn Mann und Frau sich vereinigen, werden die zehntausend Wesen geboren.’[hhh] Beim Mann muss der „Weg des *Yang*“ (das ist der Penis) fest und steif werden, bei der Frau muss die „Monatsangelegenheit“ (das ist die Monatsblutung) rechtzeitig herabkommen. Wenn sich [die Essenzen von Mann

[126] Diese bekannte Rezeptur, die das *Qi* und Blut auffüllen und vermehren soll, wurde wahrscheinlich auch von Li Gao entwickelt.

und Frau] zur richtigen Zeit und auf wunderbare Weise vereinen und miteinander verschmelzen, muss es zur Schwangerschaft kommen.

Wenn der Weg des *Yang* beim Mann jedoch nicht kräftig wird, kann es daran liegen, dass das *Qi* von Niere und Leber nicht ausreicht. Die Niere ist das Organ, das die Stärke bewirkt. Die Leber ist die Grundlage für [die Ausdauer bis] zur äußersten Erschöpfung. Die Fähigkeit der Leber, diese [Stärke bis zur] äußersten Erschöpfung [aufzubauen], entsteht auf der Grundlage des Starkmachens der Nieren. Wenn also sich der Penis nicht hebt und nicht fest wird, so kommt das Sehnen-*Qi* dort nicht an. Die Leber ist für die Sehnen zuständig. Wenn die Leber einen Mangel erleidet, dann reicht das *Qi* der Leber nicht aus. Wenn der Penis sich hebt, aber nicht fest und hart wird, ist das Knochen-*Qi* nicht angekommen. Bei der Zusammenkunft geht dann leicht der Same ab und kann sich nicht richten wie ein Pfeil. Er zerstreut sich und sammelt sich nicht. Er bleibt kalt und wird nicht heiß. Dies wiederum bedeutet, dass der Lebensgeist im Innern in Unordnung ist und dass das Herz-*Qi* nicht ausreicht. In all diesen Fällen muss man das *Qi* des jeweiligen Organs, welches im Mangel ist, auffüllen. Wenn die Leber [Mangel erleidet], muss man die Leber vermehren, z.B. mit solchen Mitteln wie Angelica Sinensis (*Danggui* 當歸), Achyranthes (*Niuxi* 牛膝), Dipsacus (*Xuduan* 續斷) und Morinda (*Bajitian* 巴戟天). Wenn die Niere [Mangel erleidet], muss man die Nieren vermehren mit solchen Mitteln wie präparierter Rehmannia (*Dihuang* 地黃), Cistanche (*Roucongrong* 肉蓯蓉) oder Eucommia (*Duzhong* 杜仲). Wenn das Herz [Mangel erleidet], muss man das Herz vermehren mit solchen Mitteln wie Schisandra (*Wuweizi* 五味子), Alpiniafrucht (*Yizhiren* 益智仁), Psoralea (*Poguzhi* 破故紙). Mit den Medikamenten Cibotium (*Gouqi* 枸杞), Cuscutasamen (*Tusizi* 兔絲子), Biotasamen (*Boziren* 柏子仁) kann der Same angereichert werden, wenn er wegen zu geringer Menge nicht ganz ankommt. Mit Cornus (*Shanzhuyu* 山茱萸), Dioscorea (*Shanyao* 山藥) und Euryale (*Qianshi* 芡實) kann man den Samen festigen, wenn er wegen frühen Abgehens nicht ankommt. Wenn man die Rezeptur so zusammenstellt und sie [vor der Vereinigung] einnimmt, wird man unbedingt Erfolg haben. Die einzelnen Medikamente sind nicht kompliziert.

Bei der Zusammenkunft [mit der Frau] werden sich viele Bärenträume ankündigen, und das Einhorn Qilin wird viele Söhne bringen.[127] Man kann die Tage danach zählen und auf [die Niederkunft der Söhne] warten. Ich ließ die folgende Rezeptur zusammenstellen und nannte sie Qilin-Pillen.[iii]

---

[127] Sowohl der „Bärentraum“ als auch das Fabeltier Qilin stehen symbolisch für Kindersegen, genauer für männlichen Nachwuchs. Vgl. Eberhard 1983, 29 und 68–70.

久病復發 Nr. 55 Rückfall um 1568

Im siebten Monat des Jahres [1568] der Regierungsdevise Longqing erkrankte die Tochter des Großen Koordinators von Yunyang und Zensors der Provinzhauptstadt, Sun Huaihai, wiederum an schwerem Durchfall. Der Herr schickte den Diener Wang Jiabin eilig mit einem Postpferd [nach Luotian] zu reiten, um mich, Quan, zu holen. Als ich den Befehl empfangen hatte, machte ich mich sofort auf. Von Luotian nach Yunyang waren es fünf Tage und fünf Nächte. Als der Herr hörte, dass ich angekommen war, ließ er mich sofort hereinbitten, und als er mich sah, war die Freude groß. Er sagte: „Meine Tochter hat schon seit dem fünften Monat Durchfall. Bis heute ist es nicht besser geworden. Aus den vier Präfekturen Jingzhou, Xianyang, De'an und Yunyang kamen verschiedene beamtete Ärzte, um sie zu behandeln, aber keiner hatte Erfolg. Da ich nun weiß, dass Du da bist, brauche ich nicht mehr betrübt zu sein." Ich sagte: „Als Sie noch Vize-Gouverneur in [der Provinz] Huguang waren, vertraute ich auf die Gunst des Schicksals und hatte das Glück bei Ihrer Tochter, dass ich die Erkrankung genau treffen konnte. Wie könnte ich dieses Verdienst des Himmels als meines ansehen? Da nun Ihre Tochter immer wieder Glück hat, braucht man sich bei dieser Krankheit nicht zu sehr zu sorgen." Ich wandte die „Scutellaria-Paeonien-Rezeptur" (*Huangqin shaoyao tang* 黄芩芍藥汤) von [Liu] Hejian[128] zusammen mit Ginseng an. Nach fünf Verabreichungen war [das kleine Fräulein] wieder gesund. Der Herr sagte zu mir: „Ich habe den vier Beamtenärzten gesagt: ‚Das Blut muss ernährt werden, dann wird auch das Eitern und Bluten aufhören. Wenn man das *Qi* ausgleicht, dann wird der Druck nach unten von selbst verschwinden. Mit welcher Rezeptur kann man das erreichen?' Doch keiner wusste eine Antwort. Heute hast Du genau solch eine Rezeptur zusammengestellt. Und sie hatte Erfolg."

Als der Herr Freizeit von seinem Regierungsgeschäft hatte, sagte er zu mir: „Letztes Jahr im fünften Monat war das kleine Fräulein schon einmal an Durchfall erkrankt und Du hast sie behandelt. Dieses Jahr im fünften Monat hat sie eine Dysenterie, und wieder hast Du sie erfolgreich behandelt. Ich glaube, die beiden Krankheiten des kleinen Fräuleins haben alle mit dem fünften Monat zu tun. Wenn es nicht Durchfall ist, ist es Dysenterie. Wie kommt das?" Ich antwortete: „Es liegt an dem Mangel der Milz. Wenn man das Mädchen zu sehr verwöhnt, so verletzen die Speisen die Milz. Die Milz ist das äußerste *Yin* und ist konnotiert mit dem [Erdzweig] *ji* und der Erde. Ende des Sommers wird das *Yin* geboren, dann nimmt das Hexagramm *li* das *ji* auf. Wenn das Yin gerade geboren ist, ist die *Yin*-Erde noch ganz schwach. Wenn sie dann durch Essen geschädigt wird, kommt es zur Krankheit. Da-

---

[128] Das ist Liu Wansu 劉完素 (1120–1200) – einer der vier Meister der Song-Jin-Yuan-Zeit.

her kommt es im fünften Monat schnell zu Durchfall und Dysenterie." Der Herr fragte: „Ich möchte Dich nicht belasten, aber kannst Du nicht eine Rezeptur zur ausgleichenden Behandlung aufschreiben, damit meine Tochter nächstes Jahr nicht wieder krank wird?" Ich antwortete: „Mit der Rezeptur „Atractylodespulver mit Ginseng und Poria Cocos" (*Shenling baizhu san* 參苓白朮散), in der statt Dolichossame (*Biandou* 扁豆), Platycodon (*Jiegeng* 桔梗) Zitrusfruchtschale *(Chenpi)*, blaue Zitrusfruchtschale *(Qingpi)*, Saussurea (*Muxiang* 木香), Amomum *(Sharen)*, Quisqualis (*Shijunzirou* 使君子肉), Arzneihefe (*Shenqu* 神曲), Klebreismehl (*Jingmifen* 粳米分) und Lotosblättern (*Heye* 荷葉) zugegeben wird, dies alles mit Wasser aufgekocht und den Brei zu Kugeln geformt eingenommen werden." Seit dieser Zeit blieb [die Tochter seiner Exzellenz] gesund und hatte keinen Durchfall mehr.[129/jjj]

Huangqin shaoyao tang 黄芩芍藥汤 „Scutellaria-Paeonien-Rezeptur"[130]

Bai Shaoyao 白芍藥	**R Paeoniae Lactiflorae**
Huanglian 黃連	**Rh Coptidis**
Muxiang 木香	**R Aucklandiae Lappae**
Rougui 肉桂	**C Cinnamomi Cassiae**
Dahuang 大黃	**R et Rh Rhei**
Danggui 當歸	**R Angelicae Sinensis**
Huangqin 黃芩	**R Scutellariae Baicalensis**
Binglang 檳榔	**S Arecae Catechu**
Gancao 甘草	**R Glycyrrhizae Uralensis**

Shenling baizhu san 參苓白朮散
„Atractylodespulver mit Ginseng und Poria Cocos"

Renshen 人參	**R Ginseng**
Fuling 茯苓	**Sclerotium Poriae Cocos**
Baizhu 白術	**Rh Atractylodis Macrocephalae**
Shanyao 山藥	**R Dioscoreae oppositae**
Lianzi 蓮子	**S Nelumbinis Nuciferae**
Yiyiren 薏苡仁	**S Coicis Lachryma-Jobi**
Jiegeng 桔梗	**R Platycodi Grandiflori**
Sharen 砂仁	**Fr Amomi**
Bai Biandou 白扁豆	**S Dolichoris Lablab**
Zhi Gancao 炙甘草	**R Glycyrrhizae praeparatae**

---

129 Diese Standardrezeptur aus der Pharmakopoe der Song-Zeit soll das Qi auffüllen und vermehren.

130 Diese Rezeptur stellt eine Abwandlung der Scutellaria-Rezeptur (*Huangqin tang* 黄芩芍藥汤) aus dem Shanghanlun dar, die zur Lösung von Hitze bei Durchfall eingesetzt wird.

以身事人 Nr. 56 Mit dem Körper dienen um 1568

Der Herr fragte dann: „Wie kann denn man bei der Frau die Monatsblutung ausgleichen, wenn sie mal früher und mal später kommt?" Ich antwortete: „Das ist eine Krankheit des Geistes und der Gedanken, die man mit den Standardmethoden kaum behandeln kann." Der Herr fragte: „Aus welchem Grunde?" Ich sagte: „Wenn man viel Zärtlichkeit gibt, aber die Liebe nicht rund wird, wenn das Verlangen tief ist, aber das Glück nicht ankommt, so ist es, weil sich Geist und Gedanken nicht ausbreiten können[131]. [Die] Frau dient [Ihnen] mit ihrem Körper, doch ist sie in ihrem Wesen stolz.[132] Sie setzt ihren Liebreiz ein, um [Ihnen] Freude zu machen, doch ist sie in ihrem Herz eigensinnig. Deshalb ist es schwierig [medikamentös] auszugleichen." Der Herr sagte: „Aber dann kann man doch in diesem Sinne eine Rezeptur zusammenstellen das *Qi* glätten, das Blut ernähren, und die Stauungen öffnen?" Ich sagte: „Ich schließe mich respektvoll Ihrer Lehre an: Man könnte „Menstruations-Ausgleich-Pillen" (*Tiaojingwan* 調經丸) verabreichen. Dabei öffnen Zyper (*Xiangfu* 香附), Ligusticum (*Chuanxiong* 川芎) und Zitrusfruchtschale (*Chenpi* 陳皮) die Stauungen und bringen das *Qi* wieder in einen regulären Fluss; Atractylodes (*Baizhu* 白朮) nährt die Milz und Angelica Sinensis (*Danggui* 當歸) nährt das Herz. So werden [mit einer Rezeptur] die Krankheiten von Herz und Milz zugleich behandelt."[kkk]

Tiaojingwan 調經丸 „Menstruations-Ausgleich-Rezeptur"

Xiangfu 香附	**Rh Cyperi Rotundi**
Chuanxiong 川芎	**R Ligustici Wallichii**
Chenpi 陳皮	**Peric Citri Reticulatae**
Baizhu 白朮	**Rh Atractylodis Macrocephalae**
Danggui 當歸	**R Angelicae Sinensis**
Banlan 板藺根	**R Isatidis seu Baphicacanthi**

---

131 In der früheren Version dieser Fallgeschichte im *Guangsi jiyao* heißt es hier: „weil Geist und Gedanken durcheinandergeraten" (*GSJY 4: 17–18).

132 In seiner esoterischen Schrift zur Frauenheilkunde geht Wan Quan allgemein auf diese vermeintliche „Eigenart" der Frauen ein: „Die Frauen dienen [dem Mann] mit ihrem Körper, doch von ihrem Wesen her sind sie hitzig. Sie setzen all ihre Sinnlichkeit ein, um ihm Freude zu machen, doch ihre Gefühle sind eigensinnig. Wenn nur etwas ihren Vorstellungen nicht entspricht, so entwickeln sich Trübsinn, Grübelei, Hass und Wut. Durch den Trübsinn verknotet sich das *Qi*, durch die Grübelei stockt das *Qi*, durch den Hass blockiert das *Qi* und durch die Wut steigt das *Qi* nach oben. Dies [bedeutet, dass] man das Herz glätten und das *Qi* stabilisieren muss, dies ist das wichtigste bei den Frauen" (*FRK 1:15).

娠内傷病 Nr. 57 Innere Verletzung während der Schwangerschaft ?

Als die Hauptfrau des Polizeimeisters und Gefängnisdirektors von Luotian, Xiong Jing, schwanger war, erkrankte sie im fünften Monat [jenes Jahres] erkrankte sie zunächst an Hitze. Die Ärztin Zhu Tinghe wurde gerufen, sie zu behandeln. Daraufhin entwickelte sich ein Wechselfieber. Dann wurde der im Jahre *renzi* [1552] zum Magister graduierte Wan Yuanxian [das ist Wan Yance, ein Schüler von Wan Quan] hinzugezogen, und es kam noch Dysenterie dazu. Bis in den achten Monat hinein hielten Wechselfieber und Dysenterie an.

Dann wurde der Meister [das ist Wan Quan][133] gebeten, ausgleichend [zu behandeln]. Als er den Puls fühlte, war der am linken Handgelenk tief, voll und kraftvoll; am rechten Handgelenk war er dagegen oberflächlich, groß und leer (Abb. 4.11).

[Der Meister diagnostizierte] eine innere Verletzung bei einer Schwangerschaft mit einem Jungen und ließ [die Frau] „Mitte stärkendes sowie *Qi* vermehrendes Dekokt" (*Buzhong yiqi tang* 補中益氣湯) mit einem Streifen Scute-Wurzel (*Huangqin* 黄芩) und weißem Atractylodes (*Baizhu* 白朮) einnehmen. Nach zehn aufeinanderfolgenden Verabreichungen kamen sowohl Wechselfieber als auch Dysenterie zum Stillstand. Danach gab er „Picrorrhiza-Pillen" (*Hulianwan* 胡連丸) zum Ausgleich, worauf [die Frau] wieder gesund wurde. Im Frühling des darauffolgenden Jahres wurde wirklich ein Junge geboren.[III]

---

[133] Mit dem „Meister" ist Wan Quan gemeint. Dieser Fall aus dem *Guangsi jiyao* wurde offensichtlich von Wan Quans Schüler, Cai Chaoyi, eingefügt. Das Textgerüst stammt aber eindeutig von Wan Quan selbst. Es ist auffällig, dass Wan Quan sehr wenige frauenheilkundliche Fallgeschichten in seine Fallsammlungen aufnimmt, obwohl er sicher viele Frauen betreut hatte. Wie seine Schrift zur Frauenheilkunde verdeutlicht, war er ein erfahrener Geburtshelfer.

Buzhong yiqi tang 補中益氣湯
„Mitte-Auffüllungs- und-Qi-Vermehrungs-Dekokt"[134]

Huangqi 黃耆	R Astragali Membranacei
Baizhu 白朮	Rh Atractylodis Macrocephalae
Danggui 當歸	R Angelicae
Shengma 升麻	Rh Cimicifugae
Renshen 人參	R Ginseng
Zhi Gancao 炙甘草	R Glycyrrhizae Praeparatae
Chenpi 陳皮	Peric Citri Reticulatae
Chaihu 柴胡	R Bupleuri
Ganjiang 干薑	Rh Zingiberis Officinalis
Dazao 大棗	Fr Zizyphi Jujubae

Hulianwan 胡連丸
„Picrorrhiza-Pillen" anderer Name: „Frucht beruhigende Pillen"[135]

Lianrou 蓮肉	S Nelumbinis Nuciferae
Baizhu 白朮	Rh Atractylodis Macrocephalae
Huangqin 黃芩	R Scutellariae Baicalensis
Sharen 砂仁	Fr seu S Amomi villosi

在京城 Nr. 58 Als Arzt in der Hauptstadt um 1568

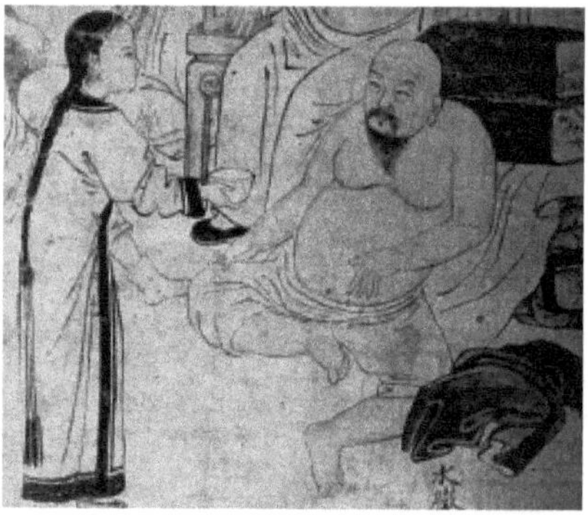

Abb. 4.18 Ein Quing-zeitlicher Patient mit einem so genannten Wassertrommelbauch.

Im ersten Monat des zweiten Jahres der Regierungsperiode Longqing [1568] wurde der Landrat Chen Ruiye 陳瑞野 aus Gaoyao in Kanton in die Kaiserliche Halle vorgeladen. Als er durch das Portal ging, erlitt er eine Kälte-Verletzung. Der Polizeimeister und Gefängnisdirektor seines Kreises kannte sich in der Medizin aus und gab ihm schweißtreibende Mittel. Sieben Tage später war [der Landrat] jedoch noch nicht wieder genesen. Der Unterbauch war vielmehr prall, schmerzte und rumorte. Daher wagte

[134] Diese Rezeptur aus dem *Piweilun* (Traktat zu Milz und Magen) von Li Gao 李杲 (1180–1251) wird häufig eingesetzt, wenn neben einer äußeren Verletzung auch eine innere Verletzung von Milz und Magen diagnostiziert wird.

[135] Diese Rezeptur wird von Wan Quan zur Vorbeugung eines Abortes empfohlen. Sie schütze den Embryo und verhindere, dass er sich frühzeitig absenkt.

[der Polizeimeister] es nicht abzuleiten. Zu dieser Zeit war ich gerade mit dem Landrat unseres Kreises Tang Xiaofeng in der Hauptstadt. Dieser bat mich, [den Landrat von Gaoyao] zu behandeln. Als ich den Puls untersuchte, stellte ich fest, dass er an der Taststelle „Elle“ tief, gespannt und schnell war. Ich fragte: „Hatte [der Herr] in letzter Zeit das Bedürfnis zu trinken verspürt?“ Seine Bediensteten antworteten: „Er war sehr durstig. Doch obwohl er trank, ließ der Durst nicht nach.“ Ich sagte: „Dies ist eine Wasseransammlung, die ähnliche Erscheinungen macht wie eine Wölbung [durch einen Bruch]. Hier darf man tatsächlich nicht einfach ableiten.“

Ich ließ „Fünf-Pilze-Pulver“ (*Wulingsan* 五苓散) verabreichen, um das Wasser abfließen zu lassen, dazu gab ich Melia (*Lianzi* 楝子) aus Sichuan und Fenchel (*Xiaohuixiang* 小茴香), um den Schmerz im Unterbauch zu stillen. Nach einer Verabreichung ging in der Nacht vier- fünfmal klares Wasser ab. Am anderen Tag wurde ich nochmals ersucht zu behandeln. Ich sagte. „Man braucht keine weiteren Medikamente zu geben. Das Wasser ist ganz abgeflossen und [die Krankheit] hört nun von selbst auf.“ Drei Tage später war [Chen Ruiye] tatsächlich wieder gesund.[mmm]

Wulingsan 五苓散 *„Fünf-Pilze-Pulver“*[136]

Fuling 茯苓	**Sclerotium Poriae albae**
Zhuling 豬苓	**Sclerotium Polypori**
Baizhu 白術	**Rh Atractylodis macrocephalae**
Zexie 澤瀉	**Rh Alismatis**
Guizhi 桂枝	**Ramuli Cinnamomi Cassiae**

逆痘 Nr. 59 Widrige Pocken um 1569

Die Tochter des Großen Koordinators in Yunyang, des Herrn Sun, war sieben Jahre alt, als sie am siebten Tag des vierten Monats im Jahre *siji* [1569] an Fieber erkrankte. Ich war gerade in der Residenz [des Herrn] zu Gast. Als ich sah, dass das Gesicht [der Tochter] rot und ihre Wangen trocken waren, wusste ich: das war ein [Anfangs]zustand der Pocken. Am anderen Tag bekam [die Tochter] dann auch neben ihren Mundwinkeln rote Punkte, die das Aussehen von Mückenstichen hatten, sich aber noch nicht zu Körnern formten. Dies war ein ungünstiges [Zeichen]. Sie hatte Kreuz- und Bauchschmerzen. Das war ein zweites ungünstiges [Zeichen]. Weiterhin war sie ganz apathisch und redete durcheinander. Das war das dritte ungünstige [Zeichen]. Sie hatte

136 Diese Rezeptur stammt aus dem *Shanghanlun*. Sie soll hiernach bei einer *Taiyang*-Erkrankung verabreicht werden, wenn nach stärkerem Schwitzen der Magen „trocken“ ist. Sie transformiere das *Qi* und bewege das Wasser. Wan Quan erklärt, sie könne bei Bestehen äußerer und innerer Hitze gegeben werden, wenn kein Urin abfließt.

zähen Auswurf. Das war das vierte ungünstige [Zeichen]. Als der Herr sie so am neunten Tag sah, schlug er sich mit beiden Händen auf die Brust und brach in großes Klagen aus. Ich beruhigte ihn immer wieder damit, dass nach Gesichtsfarbe und Puls [zu urteilen] die Tochter nicht so schwer krank sei. Aber [der Herr] glaubte mir nicht, brach in Tränen aus und sagte: „In deinem Buch über die Pocken hast du klar und deutlich geschrieben, dass [diese Art von Pocken] nicht geheilt werden kann. Warum willst du mir etwas vormachen?" Ich antwortete: „Die Krankheit ist in den Leitbahnen, daher kann man sie heilen. Aber weil das *Qi* der Mitte einen sechsfachen Mangel hat, wird das Gift nicht nach außen abgeleitet. Man muss daher nur eine schützende Behandlung geben. Es ist nicht so schlimm." Der Herr sagte: „Dann ist es mein ausdrücklicher Wunsch, [dass du dies übernimmst.]" Und er befahl, [seiner Tochter] Medikamente zu geben. Ich wandte das „Ursprungs-Schutz-Dekokt" (*Baoyuantang* 保元湯) an, um das *Qi* der Mitte zu stärken und zusätzlich Agastache (*Huoxiang* 藿香), Siler (*Fangfeng* 防風), Schizonepeta (*Jingjie* 荊芥) und Bupleurum (*Chaihu* 柴胡), um das äußere Übel zu zerstreuen, sowie Saussurea (*Muxiang* 木香) und Crataegus (*Shanzha* 山楂), um das innere Übel zu vertreiben. Dazu ließ ich Zinnober-Pulver mischen, um das Gift zu lösen. Am neunten, zehnten und elften Tag gab ich jeweils drei Verabreichungen. Am dreizehnten Tag wurde die Tochter plötzlich bewusstlos. Ihre Augen waren geschlossen, der Mund gespannt. Ihre Ausstrahlung und Gesichtsfarbe veränderten sich plötzlich. Der Herr und seine Gemahlin weinten sehr. Ich sagte schnell: „Dies bedeutet, dass der Widerstandsschweiß kommt. Wenn dieser Schweiß nun herauskommt, dann folgen auch die Pocken. Deshalb nennt man dies „Pocken, die gegen Widerstand herauskommen"." Nach einer Weile konnte man es sehen: Die Tochter bekam einen großen Schweißausbruch. Nachdem der Schweiß ganz herausgetreten war, gab ich noch Qian Yis „Wunderbare Wirksamkeiten-Pulver" *(Yigongsan)* und zusätzlich Scute-Wurzel (*Huangqin* 黄芩) und Angelica (*Baizhi* 白芷), um weiter zu harmonisieren. Der Herr verbeugte sich und dankte mir: „Ich bereue nicht, dass ich Dir das Pockenbuch habe drucken lassen. Heute hat es seinen Nutzen bewiesen."[nnn]

Baoyuantang 保元湯 *Tiaoyuantang* 調元湯) „Ursprungs-Schutz-Dekokt"
(oder „Ursprungs-Harmonisierungs-Dekokt")

Renshen 人參	**R Ginseng**
Huangqi 黃耆	**R Astragali Membranacei**
Zhi Gancao 炙甘草	**R Glycyrrhizae Uralensis Praeparata**
Shengjiang 生薑	**Rh Zingiberis viridis**

Yigongsan 異功 „Besondere Wirksamkeiten-Pulver"

Renshen 人參	**R Ginseng**
Fuling 茯苓	**Sclerotium Poriae Cocos**
Chenpi 陳皮	**Peric Citri Reticulatae**
Baizhu 白術	**Rh Atractylodis Macrocephalae**
Zhi Gancao 炙甘草	**R Glycyrrhizae Praeparatae**

傷暑 Nr. 60 Sommerhitzefolgen ?

Der Student der Nationalen Universität, Li Shaohua aus Qishui, erkrankte im sechsten Monat an Sommerhitze. Nach einem sehr starken Schweißausbruch wurde er plötzlich völlig benommen. Beide Arme waren in verkrampfter Beugestellung, und der Harn kam nur zögerlich heraus. Wenn er Wasser lassen wollte, schrie er laut und knetete seinen Penis, bis nach langer Zeit ein, zwei Tropfen herauskamen. Weil er so elend war, bereitete seine Familie bereits eilig die Nachlassangelegenheiten vor. Ich wurde gerufen, um ihn zu behandeln. Zu seiner Frau und den Söhnen sagte ich: „Keine Sorge! Dieser Krankheitszustand ist Folge des [starken] Schwitzens. Die Sommerhitze hat sein Ursprungs-*Qi* angegriffen. Als er soviel geschwitzt hat, geriet sein *Qi* mehr und mehr in einen Mangel. Dass der Geist so getrübt ist [zeigt], dass die Sommerhitze auch das Herz verletzt hat. Das Herz beherbergt den Lebensgeist. Das Herz verabscheut die Hitze. Daher ist der Lebensgeist so benommen. Dass die Arme so verkrampft sind, bedeutet, dass das Schwitzen auch die Körpersäfte angegriffen hat. Hierdurch übertrug sich die Hitze in den Dünndarm, und vom Dünndarm her wurde die Hitze in die Blase verschoben. Deshalb hat er in seinem Penis eine rauhe [Blockade] und Schmerzen, und der Harn kommt nicht heraus. Ich ließ „Ursprungs-Ausgleichs-Dekokt" (*Tiaoyuantang* 調元湯) zusammen mit „Gefäß-Bildungs-Pulver" (*Shengmaisan* 生脈散) verabreichen. Nach sechs Verabreichungen beruhigte sich der Zustand. Dann ließ ich diese Rezeptur [nochmals] mit Ginseng (Renshen), Astragalus (*Huangqi* 黃芪), Ophiopogon (*Maimendong* 麥門冬) und Süßholz (*Gancao* 甘草) hochdosiert verabreichen.°°°

Baoyuantang 保元湯 (*Tiaoyuantang* 調元湯) „Ursprungs-Schutz-Dekokt"
(oder „Ursprungs-Harmonisierungs-Dekokt")

Renshen 人參	**R Ginseng**
Huangqi 黃耆	**R Astragali Membranacei**
Zhi Gancao 炙甘草	**R Glycyrrhizae Uralensis Praeparata**
Shengjiang 生薑	**Rh Zingiberis viridis**

Shengmaisan 生脈散 „Gefäße-Bildungspulver"[137]

Renshen 人參	R Ginseng
Maimendong 麥門冬	T Ophiopogonis Japonici
Wuweizi 五味子	F Schisandrae Chinensis

雙胎 Nr. 61 Zwillingsschwangerschaft um 1571

Als die Frau von Xu Taihe im achten Monat schwanger war, bekam sie eine Kind-Fülle-Erkrankung. Andere Ärzte sahen [den Zustand fälschlich] als Kind-Schweben an. Die Behandlung hatte [daher] keinen Erfolg. Der Bauch wurde noch praller, und die Frucht sank ab und drückte nach unten. Das Jadetor stand weit auf. [Die Frau] konnte nur noch stehen und liegen, aber nicht mehr sitzen. Hierdurch entstand eine kritische Situation. Daher wurde Meister Mizhai [das ist Wan Quan][138] gebeten zu behandeln. Er untersuchte den Puls und fand heraus, dass der Puls an beiden Armen groß, fest und [so kräftig war], dass er über das Handgelenk sprang. (Abb. 4.11)

Er sagte zu dem Ehemann: „Ihre Aufrechte hat keine Erkrankung, sondern eine Zwillingsschwangerschaft. Ihre Gebärmutter ist fett, doch ihr *Qi* ist so schwach, dass [die Frucht] nicht fest genug gebunden ist. Deshalb senkt sie sich. Damit die Frucht gebunden wird, muss man das „*Qi* ausgleichende Getränk" (*Heqiyin* 和氣飲) verabreichen sowie zusätzlich Ginseng und geröstete Cimicifuga. Nach drei Verabreichungen hoben sich Frucht und Unterbauch nach oben und kamen zur Ruhe. Später wurden tatsächlich ein Junge und ein Mädchen geboren.[ppp]

Heqiyin 和氣飲 „Qi ausgleichendes Getränk"[139]

Baizhu 白朮	Rh Atractylodis Macrocephalae
Huangqin 黃芩	R Scutellariae Baicalensis
Dafupi 大腹皮	P Areca Catechu
Zhiqiao 枳殼	Fr Citri seu Ponciri
Zisuye 紫蘇葉	F Perillae Frutescentis
Sharen 砂仁	S Amomi villosi
Zhi Gancao 炙甘草	R Glycyrrhizae Uralensis Praeparata

[137] Diese Rezeptur, die von Li Gao entwickelt wurde, soll Qi und Blut Yin aufüllen und vermehren.

[138] Dieser Fall wurde offensichtlich wiederum von Wan Quan Schüler Cai Chaoyi aufgezeichnet. Der Schüler verwendet den Ehrennamen Mizhai.

[139] Diese Rezeptur wurde laut Wan Quan von Li Gao 李杲 (1180–1251) entwickelt.

榮譽 Nr. 62 Ehrung 4.9.1573

Das kleine Fräulein des werten Herrn Sun, dem Vize-Gouverneur der Provinz Huguang, erkrankte im fünften Monat an Durchfall. Im siebten Monat[140] war [der Durchfall] immer noch nicht zum Stillstand gekommen. Die Ärzte hatten alle keinen Erfolg bei der Behandlung. Da sandte man jemanden, mich zu holen. Als ich dort ankam und sah, wie stark der Durst war, wusste ich, dass die Körperflüssigkeiten nicht mehr ausreichend waren. Wenn man den Durst nicht beheben könnte, würde auch der Durchfall nicht zum Stillstand kommen. Auch das Fieber würde nicht zurückgehen. Der Herr fragte mich: „Wie viele Tage brauchst du für die Behandlung?" Ich antwortete: „Nach drei Tagen wird der Durst nachlassen, nach fünf Tagen wird der Durchfall aufhören, nach zehn Tagen geht auch die Hitze zurück. Ich schätze, dass ich 18 Tage brauche." Der Herr antwortete: „Die Krankheit besteht schon lange, wenn Du einen Monat für die Behandlung brauchst, bin ich schon zufrieden." Ich gab [der Tochter] „Weißes Atractylodes-Pulver" *(Baizhusan)* in großen Verabreichungen anstelle von Suppe. Schon eine kurze Weile später hatte sie alles ausgetrunken. Als ich sah, wie groß der Durst war, gab ich noch zwei Verabreichungen von Trichosantheswurzel (*Tianhuafen* 天花粉) dazu. In der darauf folgenden Nacht ließ der Durst nach, und auch der Durchfall wurde schwächer. Am anderen Tag gab ich noch eine Verabreichung: Sowohl Durst als auch Durchfall hörten auf. Am dritten Tag ging auch die Hitze zurück. Am vierten Tag fragte mich der Herr: „Warum ist meine Tochter noch nicht gesund?" Ich sagte: „Als ich kam, sagte ich Ihnen doch: Nach drei Tagen wird der Durst nachlassen, nach fünf Tagen wird der Durchfall zum Stillstand kommen, nach 10 Tagen wird die Hitze zurückgehen. Heute ist der fünfte Tag, Durst und Durchfall haben beide aufgehört. Die Hitze lässt auch allmählich nach. [In einem Sprichwort heißt es:] ‚Wenn man ackern will, muss man den Bauern fragen; wenn man weben will, muss man die Frauen fragen.' Die Verantwortung für die Gesundheit Ihrer werten Tochter liegt auf meinen Schultern. Sie müssen mir ein wenig Zeit lassen." Der Herr entschuldigte sich.

Als ausgleichende Behandlung wandte ich für einen halben Monat weiter Atractylodes-Pulver an, jedoch ohne getrocknete Pueraria *(Ge'gen)* und stattdessen Zitrusfruchtschale *(Chenpi)* an. Danach war [die Tochter des Herrn Sun] wieder gesund. Der Herr freute sich sehr. Er übergab mir ein Zertifikat, eine Tafel mit der Inschrift „Konfuzianischer Gelehrtenarzt", eine Beamtenkappe und einen Beamtengürtel sowie zehn Unzen Silber. Dies geschah am 4. Tag des neunten Monats des ersten Jahres [1573] der Regierungsperiode

---

[140] Nach westlichem Kalender ist dies die Zeit von Juni bis August.

„Zehntausendjährige Geschichte". Der Präfekt unseres Kreises, Tang Baifeng, hielt dies fest für die Überlieferung.[141/qqq]

Baizhusan 白朮散 „Atractylodespulver"

Baizhu 白術	Rh Atractylodis Macrocephalae
Shanyao 山藥	R Dioscoreae oppositae
Lianzi 蓮子	S Nelumbinis Nuciferae
Yiyiren 薏苡仁	S Coicis Lachryma-Jobi
Jiegeng 桔梗	R Platycodi Grandiflori
Sharen 砂仁	Fr Amomi
Bai Biandou 白扁豆	S Dolichoris Lablab
Zhi Gancao 炙甘草	R Glycyrrhizae praeparatae

[141] In dieser Fallgeschichte hält Wan Quan das Datum taggenau fest. Offenbar stellt das Ereignis der ehrenvollen Überreichung sämtlicher Insignien eines Beamten zum Ende seiner praktischen Tätigkeit als Arzt und die hiermit verbundene Anerkennung seiner Qualifizierung als konfuzianischer Gelehrter eine große Zäsur für ihn dar. Sun Ying'ao wird, wie die Dynastiengeschichte verzeichnet, in diesem selben Jahr an den Kaiserhof versetzt und kehrt hiernach offensichtlich nicht mehr in die Provinz Huguang zurück. Er leitet nunmehr das Ritenministerium und hat damit eines der höchsten Ämter im Reichen inne. Umso mehr müsste man davon ausgehen, dass das Datum, das Wan Quan hier – in seiner letzten kinderheilkundlichen Schrift – verzeichnet, auch korrekt ist. Es bestehen jedoch erhebliche Zweifel an der korrekten Überlieferung. Sämtliche Details – die Krankheit der Tochter, Wan Quans Arzneitherapie, das Amt, das Sun Ying'ao derzeit angeblich bekleidet, und auch der Name des Präfekten von Luotian, der das Datum in die Chronik des Kreises eingetragen haben soll - deuten darauf hin, dass die Fallgeschichte gar nicht aus dem Jahre 1573 stammte. All diese Details hatte Wan Quan bereits in einer Fallgeschichte des Jahres 1567 (siehe Fallgeschichte 52) erwähnt. Erinnerte er sich nicht mehr an Details und zeitliche Zusammenhänge, als er im Jahr 1579 diese Fallgeschichte neu verfasste? Oder hatte er diese Fallgeschichte vielleicht lediglich als Schmuck um ein Datum herum verfasst, das für ihn im Rückblick die entscheidende Wende darstellte?

Anmerkungen zu Teil I

[a] RM 768.
[b] Zur Regierungszeit Jiajing und ihrem Kaiser siehe DMB 315–322 sowie Geiss in Mote; Twitchett 1988, 440–510.
[c] Zu den verschiedenen Strömungen des Daoismus in der Ming-Zeit vgl. Liu Cunren 柳存仁 (Liu Ts'un-yan) 1967, 1970, 1971.
[d] Zum religiösen Daoismus vgl. Liu Ts'un-yan 1971, 90–91 und ders. in DMB 108, 998; Demiéville 1957, 196–197; Berling in Mote, Twitchett 1998, 953–986; und Robinet 1990.
[e] LTXZ (1926) Anhang:7a (137). Leider sind die genauen Inhalte dieses Memorandums nicht überliefert.
[f] Aus *Wei Shuzi wenji* 魏叔子文集, zitiert nach Chan 1982, 14–15.
[g] Eine ausführliche Biographie von Wan Fudun findet sicht erstmals in der 1591 erschienenen Provinzchronik HGZZ 72:316a–318b und 1889 in LTXZ (1889) 8:14ab.
[h] *Shizong shilu* in MSL 537:2a (8635), 43. Jahr, 8. Monat.
[i] LTXZ (1542) 1:3b (26).
[j] DMB 317.
[k] LTXZ (1542) 1:2b–3a (24–25).
[l] Vgl. LTXZ (1542) 1:2b–21ba (24–64).
[m] LTXZ (1926), 2:16b (54).
[n] Vorwort zur ersten Lokalchronik des Kreises LTXZ (1542), 1.
[o] Zum Dienstpflichtensystem der Ming-Zeit siehe Friese 1959. Zu den wirtschaftlichen Auswirkungen des Steuersystems siehe Liang Fangzhong 1936, Huang 1970, Shek 1980 und Heijdra 1995.
[p] MCXZ 5:14b–15a (364–365); 74:30–31, *Hubei tongzhi* (1935), 69:1605–1606.
[q] Die ausführlichste Darstellung der spannenden Biographie von Zhang Mingdao findet sich in LTXZ (1926) 附錄 7b–11a (136–145). Biographische Hinweise finden sich außerdem in RM 939, MCFS 18:7007–7008, MYTZ 61:284, DQYTZ 264:133, HGZZ 55:22ab, *Suzhou fuzhi* 46:25ab, *Shaoxing fuzhi* 41:10ab, HZFZ 20:53a (731).
[r] Zu Hu Mingshu siehe LTXZ (1926) 4:3a (75), LTXZ (1889) 6:19b, RM 692, MCFS 18:7008–7009, MYTZ 61:284, DQYTZ 264, HZFZ 19:6b (673), HGZZ 55:32b.
[s] Vgl. Grimm 1960, 49. DMHD 78:4a.
[t] LTXZ (1926) 4:6a–6b (81–82).
[u] LTXZ (1926) 4:1b (72).
[v] *YKFH 2:31, 50; *GSJY 16:91, 107.
[w] HGZZ 55:32b.
[x] Ausführliche Biographie in HGZZ 55:31b–32a und HZFZ 23:12a (853).
[y] Vgl. die Kapitel „Berühmte Beamte" in *Suzhou fuzhi* 46:25ab, *Shaoxing fuzhi* 41:10ab.
[z] Allgemeine Untersuchungen über die Gentry in der späten Ming-Zeit siehe Ho 1962; Mori Masao 1980, 31–53; Heijdra 1995, 329–378.
[aa] Vgl. Wilhelm, H. 1970, 6 sowie Peterson 1979, 2–9.
[bb] Vgl. Heijdra 1995, 319 und 333.
[cc] Fan Zhongyan: „不為良臣，則為良醫", zitiert in Wu Zeng 吳曾, *Nenggaizhai manlu* 能改齋漫錄, CSJC 13:332; vgl. Hymes 1987, 33. Fan Zhongyan blieb die Umsetzung seines Vorsatzes erspart, denn er bestand die Prüfungen mit Bravour. Aber auch als hoher Minister setzte er sich sehr für medizinische Institutionen ein.
[dd] Biographie in MS 299:7653; detaillierte Zeittafel in Chen Cunren 陳存仁 1982, 75–79. Darstellungen seiner Biographie in englischer Sprache von Lu Gweidjen 1966, 383–392 und Unschuld 1986, 145–163, Métailié 2001, 221–261.

[ee] *YKFH 3:80–81. Diese Fallgeschichte ist als Fall Nr. 16 in vollem Wortlaut in Teil IV aufgenommen.

[ff] *YKZN: 1:1.

[gg] *DZXF (I) 16:226, *DZXF (II) 5:12b.

[hh] Leung 1987 verweist auf das Dekret in MSL 2519, 6. Monat, 17. Jahr der Hongwu-Periode (1384).

[ii] Wu Kun 1986,2:22a-23b.

[jj] Wu Kun 1986,2:23b.

[kk] Linck 1986, Münzel 1968, 22.

[ll] *GSJY 16: 109.

[mm] *DZXF (I) 16:233, *DZXF (II) 5:22a–22b.

[nn] Zu den Moralbüchern siehe Eberhard 1967; Tadao Sakai 1970, 331–366; Brokaw 1987, 1991; Bauer 1991, 460–471.

[oo] Zu Personen des 16. Jahrhunderts, die diesen Synkretismus unter verschiedenen Schwerpunkten verbreiteten, vgl. Berling 1980, Yü 1981.

[pp] Biographie und Dokumente in DMB 1252–1256; Ching/Fang 1987, 144–146; MRXA 26:261–280; MS 205:5422–5424; BSJ 318; HMSS 2:7, 5:12.

[qq] Vgl. hierzu Fuchs 1947. Biographie und Dokumente in DMB 980–984; Ching/Fang 1987, 131–135; MRXA 18:157–178; MS 283:7278–7280; HMSS 3:20, 4:22, 5:16; weitere biographische Angaben in MRZJ 986:1252.

[rr] HGZZ 55:22a.

[ss] Zu Sun Ying'ao siehe RM 768, MCFS 115:36b–38b (10149–10152), DQYTZ 294, *Yunyang fuzhi* 鄖 陽 府 志 53:20a (227) und *Rugao xianzhi* 如皋縣志 5/1:42a–44b. In *Guizhou tongzhi* 貴州通志 28:15a–15b findet sich auch die Grabinschrift sowie eine ausführliche Biographie, beide verfasst von dem Beamten Guo Zizhang 郭子章, der sich in der Wanli-Zeit dafür einsetzte, dass Sun Ying'ao vom Kaiser 1602 posthum den Ehrennamen Wengong 文恭 verliehen bekam. (*Guizhou tongzhi* 貴州通志 41:3a–4b., SKQS 572:436–439 und 572:329–331). Eine weitere Biographie schrieb der Qing-zeitliche Literat Mao Guangsheng 冒廣生 in *Maoshi congshu* 1:42a–44b und 16:6下.

Anmerkungen zu Teil II

[a] *Zhuangzi* 9/26 „*Waiwu*" in ESEZ 74.

[b] Leider ist diese Gesamtausgabe nur noch in Luotian – Wan Quans Heimatort – vollständig einsehbar. Andere chinesische Bibliotheken verfügen nur über unvollständige Ausgaben.

[c] Die neue Edition wurde nicht auf einen Schlag, sondern sukzessive herausgegeben. Die verschiedenen Herausgeber schrieben ihre eigenen Vorworte, doch alle erzählen die obige Geschichte. (Vorwort von Liu Yigui 劉 一炅 aus Luotian von 1654; Vorwort von Lü Minghe 呂命和, Landrat von Luotian, von 1659 (die Datierung 1666 in der modernen Werkausgabe ist falsch); und Vorwort des Präfekten von Huangzhou, Zhu Chang 祝昌 von 1659. Die drei Vorworte sind abgedruckt in *DZXF (1) IV-VIII) – Dass es sich um die Originalmanuskripte handelte, kann daraus geschlossen werden, dass auch zuvor nicht veröffentlichte Manuskripte darunter waren.

[d] Eine detaillierte Untersuchung der Editionsgeschichte dieser Gesamtausgabe gibt Mao Dehua 1995.

[e] Die Edition von Ou Yangduo 歐陽鐸.

[f] Diese 13-bändige Gesamtausgabe erschien zwischen 1984 und 1986 im Verlag Hubei kexue jishu chubanshe, Wuhan. Inzwischen sind zwei weitere Gesamtausgaben im Pekinger Verlag *Zhongguo zhongyiyao chubanshe* erschienen. Die erste wurde 1996 von Zhang Hailing 張海凌 und Zhang Linguo 張林國 herausgegeben. Sie basiert vollstän-

dig auf der Qing-zeitlichen Ausgabe „*Wan Mizhai yixue quanshu* 萬密齋醫學全書“ von Zhang Bozong und Zhang Tanyi, die erstmals 1712 erschien (siehe Abb. 2.2). Die zweite Gesamtausgabe des Jahres 1999 basiert zwar ebenso auf dieser Qing-zeitlichen Edition. Sie wurde von Fu Peipan 傅沛潘, Yao Changshou 姚昌綬 und Wang Xiaoping 王曉萍 jedoch sehr sorgfältig neu kollationiert.

g Buch Zhuangzi 6/17, Kap. „*Qiushui*“ in ESEZ 51. Übersetzung in Wilhelm 1912, 132–133.

h Buch Xunzi, Kap. 1 „*Quanxue*“, 7 in ESEZ . Übersetzung in Köster 1967, 5 und Watson 1963.

i Diese Ausgabe, von deren Existenz wir nur durch die Ming-zeitliche Bibliographie *Yizang shumu* 醫藏書目 (1618?) wissen, ist leider nicht mehr erhalten: Ende der Ming-Zeit verbrannten alle Druckstöcke, die in Wan Quans Heimatort Luotian aufbewahrt waren. 1658/59 wurde das *Shanghan zhaijin* in einer zehnbändigen Werkausgabe unter dem Titel *Xinkan Wanshi jiachuan Shanghan zhaijin* 新刊萬氏家傳傷寒摘錦 erneut publiziert, nachdem sich Originalmanuskripte gefunden hatten.

j In seiner Übersetzung des *Nanjing* vergleicht Unschuld zwanzig Kommentarschriften zum *Nanjing* miteinander. Dabei stellen sich erstaunliche zeitspezifische Umdeutungen heraus. Unschuld 1980.

k Li Chan in dem selbstverfassten Vorwort (1575) zu seinem Hauptwerk *Yixue rumen* 醫學入門 (Einführung in das Fach der Medizin). Das Vorwort trägt den Titel „*Xiyi guige* 習醫規格“ (Regeln zur Ausübung des medizinischen Berufes). Vgl. Li Chan 1999, Bd. 2, 1487.

l *YKFH 3:90.

m Postskript zum *Suijinfu* 碎金賦 (Goldsplitter in Reimprosa) in der Erstauflage des *Douzhen shiyi xinfa* (Kernmethoden eines Generationenarztes für die Behandlung der Pocken) von 1568. Diese Edition ist nur noch in der Library of Congress, Washington DC, einsehbar.

n *Xijiangyue* werden auch *buxuci* 步虛詞 oder *jiangyueling* 江月令 genannt.

o *YYJM 1:1.

p *Gekuo* werden auch *gejue* 歌訣 oder *koujue* 口訣 genannt. Sie wurden besonders in der medizinischen Literatur der Qing-Zeit sehr häufig verwendet, fanden aber bereits in der Song-Jin-Yuan-Zeit Anwendung. Siehe auch die Rubrik *gekuo*, Kommentarliteratur zum *Shanghanlun* und *Jingui yaolüe* im Union-Katalog ZYTS 88–91, 100–101.

q *YYJM 1:14.

r Einleitung mit dem Titel *Youke fawei fu* 幼科發微賦 (Reimprosa aus der Kinderheilkunde zur Entwicklung des Neugeborenen) aus dem Buch *Yuying jiami* 育嬰家秘 (Familiengeheimnisse zur Aufzucht von Säuglingen) *YYJM VII.

s *Suijinfu* (Goldsplitter in Reimprosa) in der Erstauflage des *Douzhen shiyi xinfa* von 1568.

t *Huzhou fuzhi* (1733) 46:13a–13b.

u Die erste Edition dieses Buches, die vermutlich im Jahre 1562 in Ganzhou in der Provinz Jiangxi erschien, ist leider nicht mehr erhalten. Die Herausgeber waren zwei hohe Beamten, die in Ganzhou tätig waren: Mao Ruqi 毛汝麒 und Lu Wen 陸穩. Lu Wen war ein enger Freund und Förderer von Huang Lian. Er sollte Huang Lian noch weiter unterstützen. So förderte er weitere Nachdrucke des Buches, z.B. 1573 (unter dem Titel *Michuan douzhen jingyan fang*), 1574 und 1579 (wiederum unter dem Titel *Michuan douzhen jingyan fang*). Zur Publikationsgeschichte des Plagiats vgl. Tabelle 2.8. Eine Gesamtdarstellung zum Thema der Plagiarismus am Beispiel von Wan Quans Werken siehe Volkmar 2000, 1–77.

v Gao Wu in Tamba Mototane 1983:1043–1044.

w Vgl. *Huangzhou fuzhi* 21:12a.

x Vorwort von Sun Guangzu zum *Douzhen xinyao*.

[y] Huzhou fuzhi (1733) 46:13a–13b.
[z] Biographie in *Huzhou fuzhi* (1733), 20:25b–26b.
[aa] Vgl. *Huzhou fuzhi* (1733), 46:13a–13b.
[bb] Vgl. die Zahl der Auflagen in ZYTS 497.
[cc] ZHGYJK 1043–1044. Das Buch von Weng Zhongren, dessen Inhalt von Gong Tingxian stammt, heißt *Douzhen jinjinglu* 痘疹金鏡錄.
[dd] Der Ausdruck *yong shou zhu zi* 用壽諸梓ist uneindeutig, damit letztlich auch die Bedeutung des gesamten Satzes. Dabei ist vor allem fraglich, ob der Druck der Schrift nur anvisiert wurde, oder ob die Druckstöcke bereits hergestellt worden waren. Dafür, dass Wan Quan das Manuskript zu seinen Lebzeiten nicht unbedingt veröffentlichen wollte, spricht, dass er die Manuskripte versteckte.
[ee] Vgl. Fallgeschicht 17 (*GSJY 16:93–94).
[ff] Nach LTXZ (1884) 5:9a und HZFZ 15:33 (540) müsste dies Xiao Jimei 蕭繼美 (*juren* des Jahres 1546) sein. „Chuwu" 楚梧 dürfte der Beiname sein. In *GSJY 109 und *BMGK 443 nennt Wan Quan als Patienten einen Magister namens Xiao Jingwu 蕭敬梧. Offensichtlich handelt es sich jeweils um dieselbe Person.
[gg] *Maoshi zhengyi*, Kap. „*Daya*" 17 Nr. 4, in *SSJ* 17:281 (549), vgl. Legge Vol. IV, Part III, Bk II, Ode X:500–501.
[hh] Vgl. Chronologie von 1579.
[ii] Diese Auflage ist heute noch in der Library of Congress in Washington, D.C. zu sehen.
[jj] Lu Yali 1993:9–13.
[kk] ZYTS 469–471: Rubrik *Guangsi* 廣嗣.
[ll] *GSJY 1:1.
[mm] *GSJY 4:17–18.
[nn] Über die vielen, sehr kommerziell ausgerichteten und profitorientierten Verlagshäuser des Ortes Jianyang, die über den Zeitraum vom 11. bis zum 17. Jahrhundert zu den bedeutendsten Druckzentren Chinas gehörten und im Wesentlichen in den Händen dreier großer Familienclans waren, siehe die ausführliche Studie von Lucille Chia 2002.
[oo] Needham 1987, 30.
[pp] Von den Titeln dieser Bücher haben wir Kenntnis durch die Bibliographie *Yizang shumu* (um 1618).
[qq] *YYJM 1:14.
[rr] Zu den Ortsnamen siehe Kap. 2.1.
[ss] *YYMJ 1:9.
[tt] *FRK 1:2.
[uu] Die erste Ausgabe des *Youke zhinan jiachuan mifang* im Verlagshaus Jingguangtang 靜觀堂 ist uns heute nicht mehr erhalten. Der früheste Nachdruck dieser Ausgabe durch das Verlagshaus Kuibitang 奎壁堂 von 1786 ist in der Bibliothek der School of Oriental und African Studies (SOAS) in London einsehbar. Er enthält jedoch kein Vorwort. Neben der Jingguangtang-Ausgabe existiert in Luotian – den Herausgebern der modernen Gesamtausgabe zufolge – eine über die Jahrhunderte tradierte Abschrift, die offenbar nicht auf diese Ausgabe zurückgeht.
[vv] Dieses Vorwort von Zheng Zhu zur Jinguangtang-Edition, das in dem Kuibitang-Nachdruck fehlt, findet sich in einer handschriftlichen Abschrift von Wu Zhao 吳照 (1881) an der Bibliothek der China Akademie für Traditionelle Chinesische Medizin in Beijing.
[ww] *YKZN 1:1.
[xx] *YKZN 1:1.
[yy] *PYXS 4: 44; *YKZN 1:37.
[zz] Die Entwicklung der Pockenimpfung wäre auf dieser Grundlage wohl nicht möglich gewesen. Vgl. Volkmar 2004.

Anmerkungen zu „Überlegungen zur Methodik"

[a] *Chunqiu fanlu* 13/56 in ESEZ 13:798. Übersetzung nach Roetz 1984, 74.
[b] Diels/Kranz 1957, 77 (Philolaos Frg. B4).
[c] *Laozi Daodejing* 老子道德經 Abschnitt 42 in ESEZ 42: 5.
[d] Zur Bedeutung der Zahl in der Weissagung nach dem Buch der Wandlungen siehe Hertzer 1996, 111–136.
[e] Eine vollständige Übersetzung sämtlicher medizinischer Manuskripte von Mawangdui liegt uns durch Donald Harper 1998 vor.
[f] *Guoyu Zhouyu* C2:98 sowie *Guoyu Zhouyu* C7:132 nach Roetz 1984, 175.
[g] *Zhouyi Xici* 7:69 in SSJ 81.
[h] Zu Shao Yong und seinen Zahlenspekulationen vgl. Birdwhistell 1989, 71–94 und Smith 1990, 100–135. Biographie u.a. in Franke 1976, 849–857.
[i] Bauer 2001, 246–250. Eine ausführliche Untersuchung der Ideen von Shao Yong findet sich in Birdwhistell 1989. In einer gesonderten Untersuchung geht Birdwhistell 1989, 47–93 der Frage nach, wie Shao Yong anhand von Zahlenzyklen Theorien zur Voraussagbarkeit aller Weltereignisse entwickelte.
[j] Zu Hu Mingshu 胡明庶 siehe Kap. 1.
[k] *BMGK 7:116–117.
[l] *Liji* Kap. „*Liyun*" 22:194 in SSJ 1422.
[m] *BMGK 7:116–117.
[n] SW 1:4–8.
[o] *YSSY 1:1.
[p] SW 1:2–3.
[q] *YSSY 1:1–2.
[r] *Xici* in *Zhouyi zhengyi* in SSJ 7: 66 (78).
[s] *YKFH 1:13–14.
[t] *YKFH 1:13.
[u] *YKFH 1:13.
[v] *YYJM 2:62.
[w] Chen Fuzheng 1978, 48.

Anmerkungen zu „Die Welt der Symbole und Symbolstrukturen"

[a] *Xici* 繫辭 A8 in *Zhouyi* 7:67 in SSJ 79. Übersetzung in Abwandlung von Wilhelm 1924 (I), 247.
[b] McEvilly 1967, 144; 148.
[c] Vgl. insbesondere SW 5: 66–67. Vgl. insbesondere SW 5: 66–67. Vgl. insbesondere SW 5: 66–67.
[d] Vgl. Granet 1967, 129 unter Bezugnahme auf die etymologischen Analysen des Historiographen Sima Qian aus der Han-Zeit.
[e] Vgl. Unschuld U 1972 und Unschuld PU 1980, 140–149.
[f] Diese Einbindung geschah unter dem Einfluss der neokonfuzianischen Philosophen Shao Yong 邵雍 (1011–1077) und Zhou Dunyi 周敦頤 (1017–1073). Siehe insbesondere Smith u.a. 1990.
[g] *Zhouyi* „*Shuogua*" 9:82 in SSJ 94; nach Wilhelm 1960, 254
[h] Vgl. zum Beispiel *BMGK 10:169. *DZXF (I) 6:81.

Anmerkungen zu „Die Welt der Bedeutungen und Sinnstrukturen“

[a] Wang Bi 王弼, *Zhouyi lüeli* 周易略例, Kap. „*Mingxiang* 明象“ in Lou Yulie 1980 (II), 609: 故言者所以明象,得象而忘言; 象者, 所以存意, 得意而忘象. Vgl. Übersetzung in Lynn 1994, 31.

[b] Buch *Zhuangzi*, Kap. 26 („*Waiwu*“) in ESEZ 9:74: 荃者所以在魚，得魚而忘荃；蹄者所以在兔，得兔而忘蹄；言者所 以在意，得意而忘言. Übersetzung in Abwandlung von Wilhelm 1911, 205. Vgl. Watson 1968, 302 und Graham 1981, 190.

[c] Sie werden in verschiedener Weise mal als „Intention“ oder „Sinn“, mal als das dahinterstehende Prinzip („that-by-which“) bezeichnet.

[d] Vgl. Bauer 1995, 147–155.

[e] Vgl. Friedrich 1990, 1–45.

[f] Zhouyi *Xici* A12 in SSJ 7:70 (82). Übersetzung in Abwandlung von Wilhelm 1924 (I), 245. Vgl. Übersetzung von Peterson 1982, 98–99, Lynn 1994, 67 und Wagner 2002, 16.

[g] Vgl. Wagner 2002, 15–18.

[h] Zu Wang Bi als Kommentator und als Schöpfer der „Lehre vom Dunkeln“ (*xuanxue* 玄學) siehe die aufschlussreiche dreibändige Untersuchung von Wagner 2000–2002. Der dritte Band („Language, Ontology, and Political Philosophy“) geht auf den zentralen Widerspruch der konfuzianischen Tradition ein, nämlich dass über das unfassbare *Dao* 道, das Wang Bi als das „Dunkle“ (*xuan* 玄) bezeichnet, gesprochen werden kann und gesprochen wird.

[i] Diesen Hinweis verdanke ich Rudolf G. Wagner.

[j] Wang Bi in Lou Yulie 1980 (II), 609: 故言者所以明象得象而忘言; 象者, 所以存意, 得意而忘象. Vgl. Übers. von Lynn 1994, 31.

[k] Hierzu passt auch die im Neokonfuzianismus geforderte „aufrichtige Einstellung“ (*chengyi* 誠意) bei der Betrachtung der Dinge (*Daxue* in *Liji* 60: 445 in SSJ 1673: Vgl. Übersetzung Legge 1:355–381 sowie Bauer 1975, 297–298). Shimada/Übelhör 1979, 236 definieren diese wie folgt: „ In seinen Intentionen so aufrichtig werden, dass in keiner Handlung eigensüchtige Regungen ins Spiel kommen und man daher auf alle Dinge ihrer jeweiligen Natur entsprechend eingehen kann.“

[l] Zur alternativen Übersetzung des Begriffes *xinfa* 心法 als „Botschaft der Weisen“ vgl. de Bary 1989.

[m] Vgl. *Daodejing* 55.

[n] Vgl. hierzu die Schriften von Zhu Xi in Chan Wing-tsit 1973, 593–653.

[o] Kapitel „*Yueji*“ in *Liji* 37:301 in SSJ 1529. Derselbe Text ist auch in das erste Kapitel des daoistischen Buches *Huainanzi* (2. Jh. v.w.Z.) aufgenommen worden. Vgl. Übersetzung von Wilhelm 1981, 73–74.

[p] Vgl. *Hou Hanshu* 82:2735. Vgl. auch die ganz andere Übersetzung von DeWoskin 1983, 74–76.

[q] Liu Fang 1987, 5.

[r] *Jufang fahui* in Zhu Zhenheng 1993:47

[s] *YSSY 2:14.

[t] *YSSY 2:18.

[u] *YSSY 2:18.

[v] *Zhouli* 4:22 in SSJ 660.

[w] *YKFH 2:52.

[x] Vgl. Wan Quans theoretische Erklärungen zu den Fallgeschichten. (*YYJM 2:80 und *YKFH 2:36).

[y] *GSJY 4:17–18. Dieselbe Fallgeschichte findet sich auch in *YSSY 4:40.

[z] *YSSY 2:14–15 nach SW 23:154.

[aa] *YSSY 2:14–15.

[bb] Chen Fuzheng 1978, 77.

Anmerkungen zu Teil IV

[a] *GSJY 16:107.
[b] *GSJY 16:101.
[c] *YKFH 3:88–89.
[d] *DZXF (I) 16:222; *DZXF (II) 5:5b–6a.
[e] *DZXF (I) 13:171, *DZXF (II) 2:7a.
[f] *GSJY 16:102.
[g] *YKFH 4:130.
[h] *DZXF (I), 16:228 *DZXF (II) 5:14a–14b.
[i] *Zhouyi „Shuogua“* in SSJ 9:82 (94); nach Wilhelm 1960, 254.
[j] *GSJY 16:102.
[k] *YKFH 3:90.
[l] *DZXF (I) 16:233, *DZXF (II) 5:22a–22b.
[m] *YKFH 3:83.
[n] *YKFH 3:80–81.
[o] *DZXF (I) 14:182.
[p] *DZXF (II) 3:5a–5b.
[q] *YKFH 3:107.
[r] *GSJY 16:95–97.
[s] *GSJY 16:93–94.
[t] *GSJY 16:109–110.
[u] *YKFH 2:36.
[v] *YKFH 2:36.
[w] Zitat aus dem Kanonischen Buch „Große Lehre“ in *Liji* in SSJ 60:446 (1674)
[x] *YKFH 2:52.
[y] *GSJY 16:90.
[z] *YKFH 2:40–41.
[aa] *GSJY 16:90–91.
[bb] *YKFH 1:10.
[cc] *YKFH 1:10.
[dd] *YKFH 1:10.
[ee] *YKFH 1:10.
[ff] *GSJY 16:91.
[gg] *DZXF (I) 21:281; *DZXF (II) 10:4a–4b.
[hh] *GSJY 16:94–95.
[ii] *YKFH 2:41 unter der Rubrik „Symptomkonstellationen der Leber-Leitbahn“.
[jj] *YKFH 2:21 unter der Rubrik „Symptomkonstellationen der Leber-Leitbahn“.
[kk] *YKFH 2:28 unter der Rubrik „Symptomkonstellationen der Leber-Leitbahn“.
[ll] *YKFH 2:28 unter der Rubrik „Symptomkonstellationen der Leber-Leitbahn“.
[mm] *YKFH 2:33.
[nn] *YKFH 2:29.
[oo] *BMGK 35:447.
[pp] *DZXF (I) 13:175; *DZXF (II) 2:12a.
[qq] *DZXF (I) 13:173; *DZXF (II) 2:9b.
[rr] *DZXF (I) 15:203–204; *DZXF (II) 4:12b.
[ss] SW 17:98.
[tt] *BMGK 35:444–445.
[uu] *BMGK 35:442–443.
[vv] *BMGK 35:442–443.
[ww] *DZXF (I) 19:262–263,*DZXF (II) 8:14a–14b.
[xx] *BMGK 35:443.

[yy] *BMGK 35:443.
[zz] *DZXF (I) 17:239; *DZXF (II) 6:3b–4a.
[aaa] *DZXF (I) 6:238; *DZXF (II) 6:2b.
[bbb] *YKFH 1:15.
[ccc] SW 22:141.
[ddd] *BMGK 35:443–444.
[eee] *GSJY 16:97.
[fff] *GSJY 16:99–100.
[ggg] *BMGK 35:448–449.
[hhh] Vgl. *Xici*-Kommentar in *Zhouyi zhengyi* 8:76 in SSJ 88.
[iii] *YSSY 4:39 bzw. *GSJY 4:17.
[jjj] *GSJY 16:103.
[kkk] *YSSY 4:40 bzw. *GSJY 4:17–18.
[lll] *GSJY 12:69.
[mm] *BMGK 35:449.
[nnn] *DZXF (I) 12:162–163; *DZXF (II) 1:15a–15b.
[ooo] *BMGK 33:437.
[ppp] *GSJY 9:54.
[qqq] *YKFH 3:90.

Farbtafeln

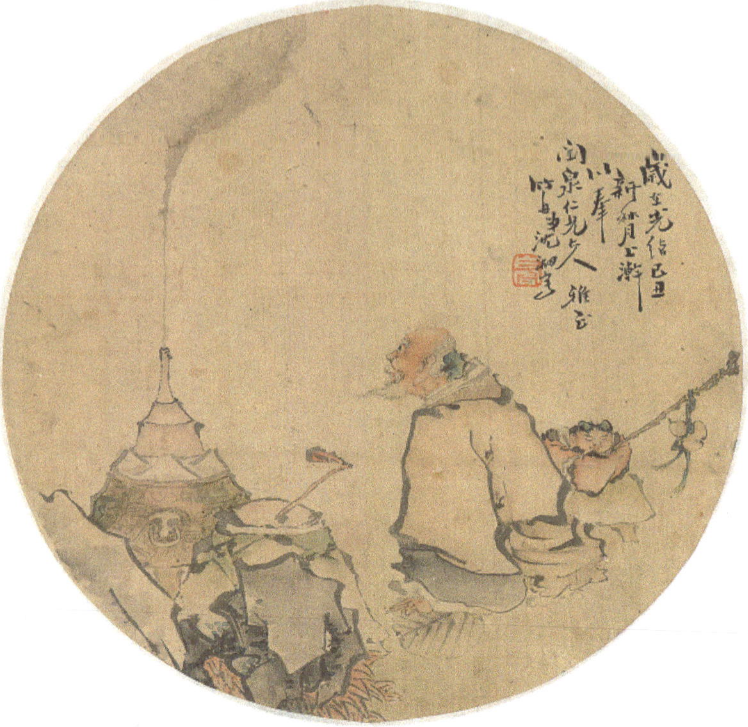

Abb. 1.1 Ein alter Arzt oder Alchemist beim Raffinieren von Arzneien. Über dem konisch zulaufenden mehrstöckigen Kesselaufsatz steigt senkrecht-steil der Dampf auf. Die aufmerksam leuchtenden Augen des alten Mannes deuten an, dass hier ein besonderes Elixier – das Unsterblichkeitselixier – hergestellt werden soll. Ein junger Schüler hält verträumt einen gewundenen Stock im Arm, an den der charakteristische Flaschenkürbis (*hulu* 葫蘆) als Arzneibehältnis und Symbol ärztlicher Heilkunst gebunden ist.

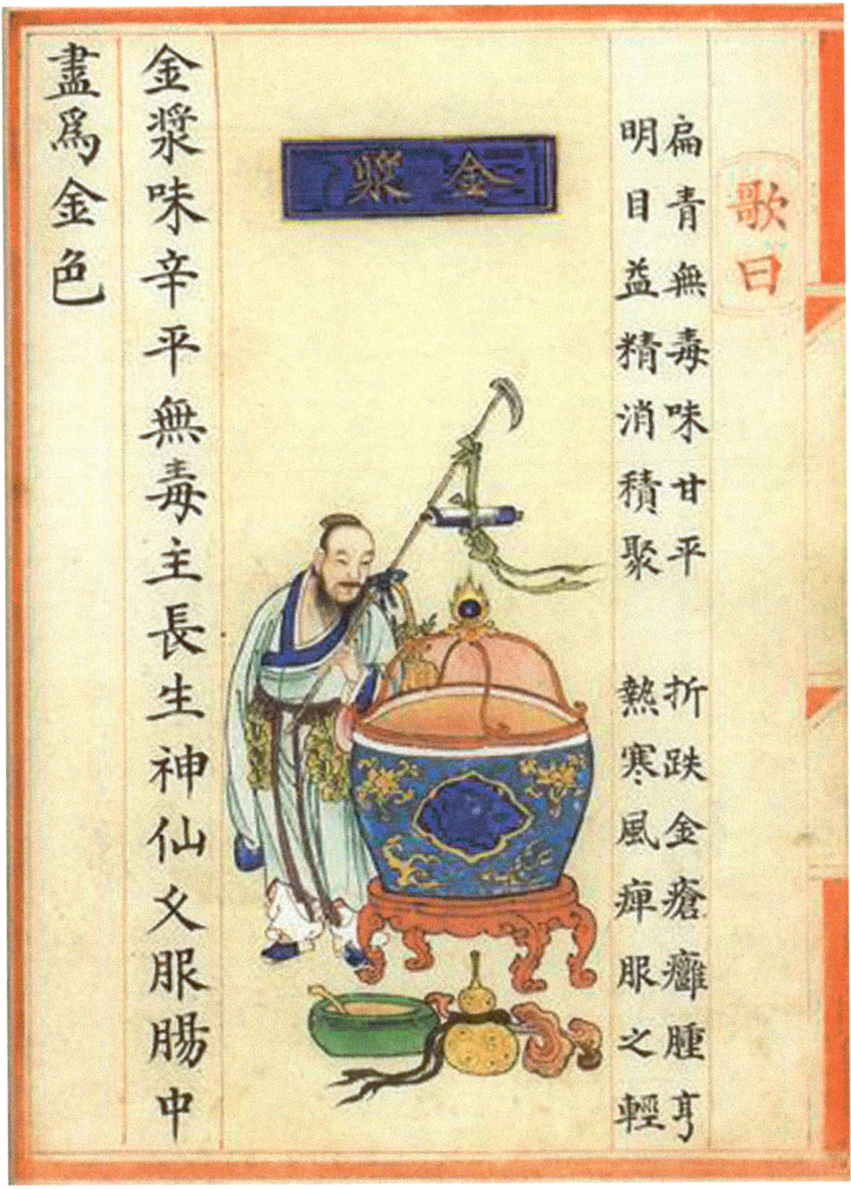

Abb. 1.2 c Herstellung einer Essenz zur Lebensverlängerung: Vor dem Trog, in dem die Essenz angerührt werden soll, liegen von links nach rechts eine Schale mit flüssigem Gold, ein Flaschenkürbis und ein Zauberpilz als Mittel zur Unsterblichkeit (aus einem Arzneibuch von 1591).

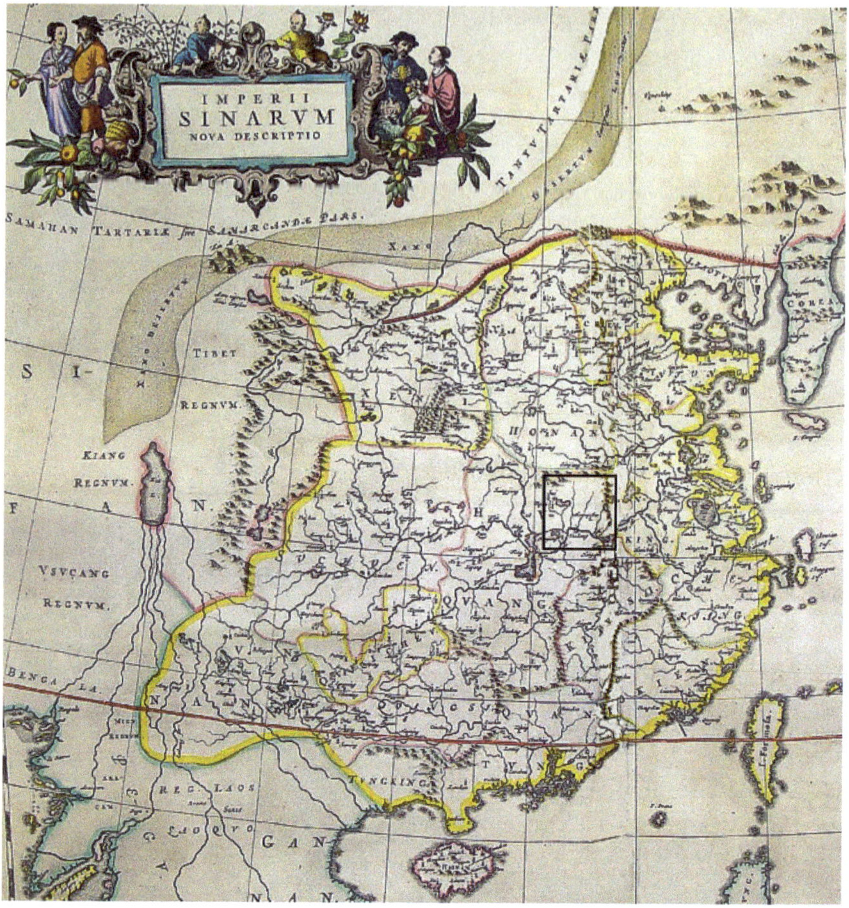

Abb. 1.3 a Das chinesische Reich zum Ende der Ming-Zeit. Der Ausschnittsrahmen markiert den Nordosten der Zentralprovinz Huguang (heutiges Hubei). (China-Karte aus dem Atlas Sinensis, 1655)

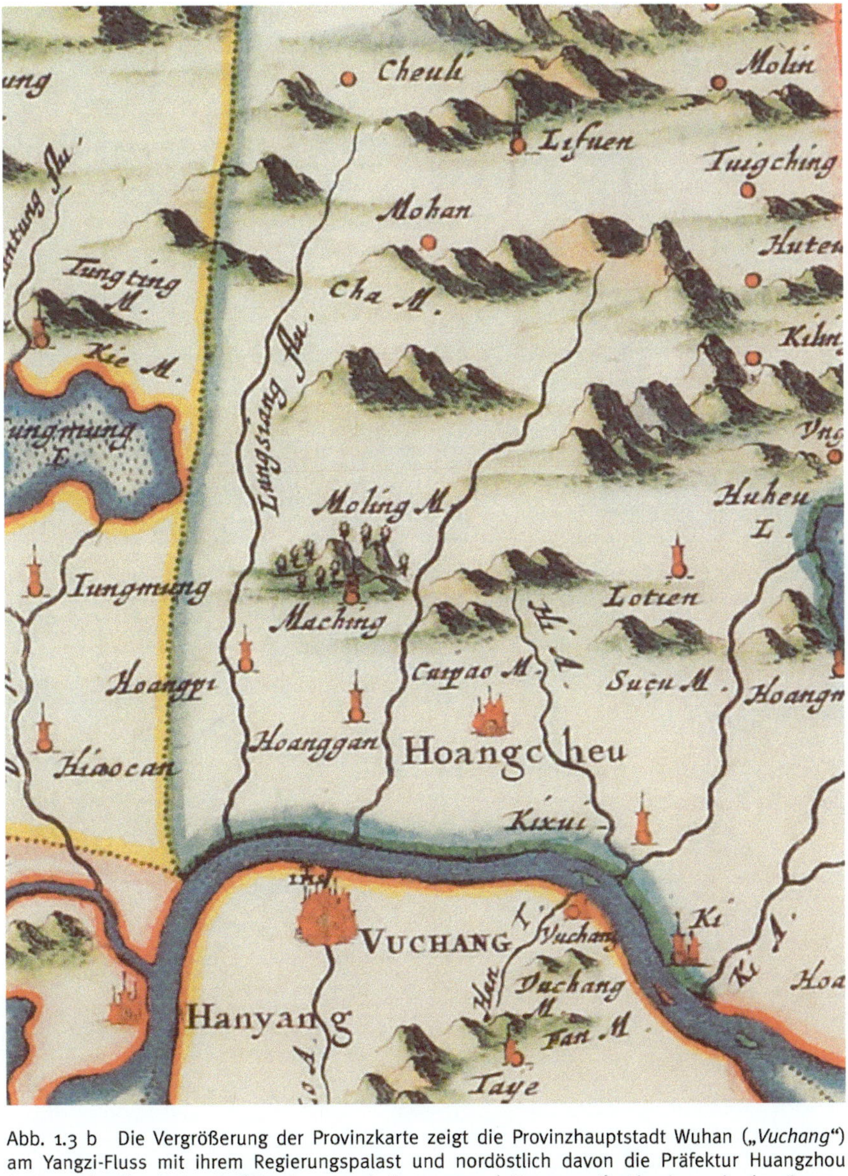

Abb. 1.3 b Die Vergrößerung der Provinzkarte zeigt die Provinzhauptstadt Wuhan („*Vuchang*") am Yangzi-Fluss mit ihrem Regierungspalast und nordöstlich davon die Präfektur Huangzhou („*Hoangcheu*") mit der Präfekturhaupstadt Huanggang („*Hoanggan*"). Abgelegen in den Bergen liegt nordöstlich der Ort Luotian („*Lotien*"). Hier hatte Wan Quan seine Praxis und tätigte von hier aus in einem Umkreis von 250 Kilometern seine Hausbesuche. (Ausschnitt aus der Karte von „Huquang", Atlas Sinensis, 1655)

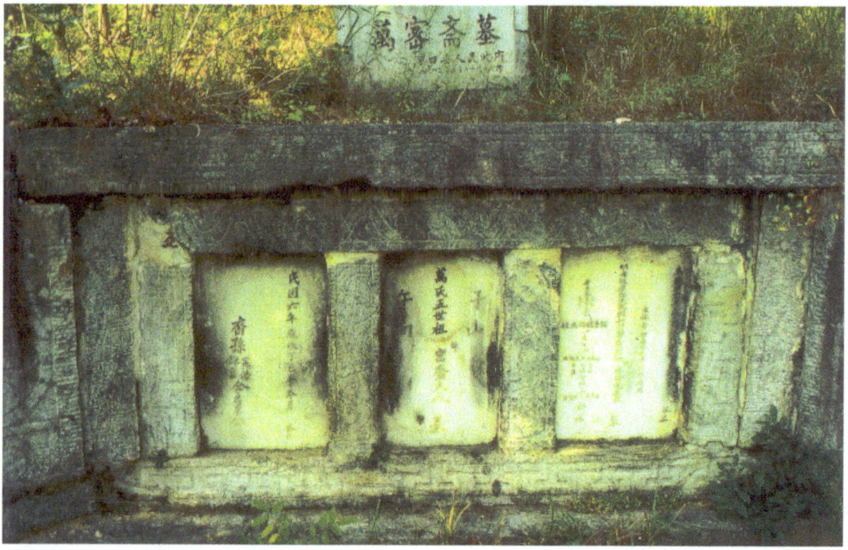

Abb. 1.5 Wan Quans Grab in der Nähe des heutigen Dorfes Dahe'an im Kreis Luotian. Oben findet sich die Aufschrift „Grab von Wan Mizhai", unten die Bezeichnung „Arzt und Heiliger".

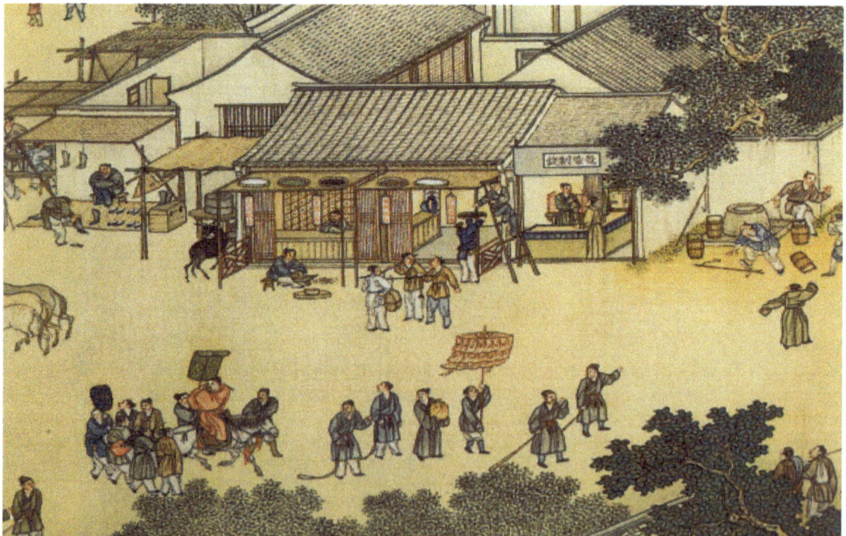

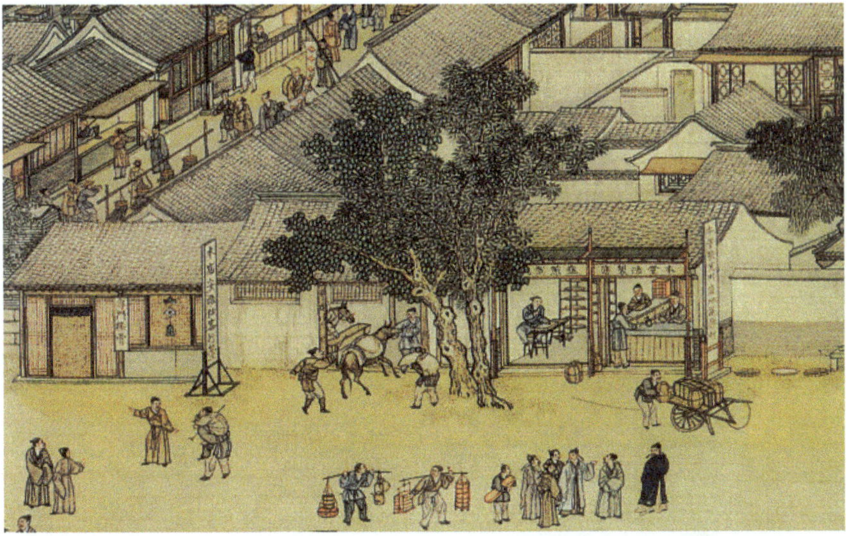

Abb. 1.6 b Darstellung einer weiteren Apotheke erkennbar an dem Schild über der Offizin. Hier heißt es: „In dieser Apotheke werden den Regeln gemäß Aufkochungen erstellt, die jeweils an die vorliegende Symptomkonstellation angepasst sind." (本堂法製應症煎劑). Auf der rechts aufgestellten Tafel heißt es: „In dieser Apotheke werden unverfälschte Arzneien aus [Si]chuan und Guang[dong] verkauft." (本堂發兌川廣地道藥材). Rechts neben der Apotheke liegen Korbschalen mit pflanzlichen Arzneien auf dem Boden. Links von der Apotheke befindet sich eine orthopädische Praxis, in der Knochenbrüche behandelt werden. (Siehe Abb. 1.12) (Vergrößerter Ausschnitt aus der Qing-zeitlichen Bildrolle „Flussuferszenen am Qingming-Fest")

Abb. 1.6 a Darstellung einer Apotheke in einer Stadt der späten Ming-Zeit. Hinter dem Handverkaufstisch sitzt ein Mann, der möglicherweise der Apotheker ist. Vor ihm bedient ein Gehilfe das Eisenschiff, um die Arzneidrogen zu zerkleinern. Ein weiterer Gehilfe reicht seinem Kollegen auf der Leiter gerade eine Korbschale an. Mehrere Korbschalen mit pflanzlichen Arzneidrogen stehen bereits zum Trocknen auf dem Vordach. Auf den senkrechten Schildern links finden sich senkrecht rot gedruckt eine Reklame für Ginseng (官採人參) und eine weitere Reklame für Herbststein (秋石). Die dritte Reklame rechts ist nicht lesbar. Nicht weit von der Apotheke befindet sich eine kinderheilkundliche Spezialpraxis (siehe Abb. 1.11). Vorne im Bild reitet ein hoher Beamter mit seinem Gefolge vorbei. (Vergrößerter Ausschnitt aus der Qing-zeitlichen Bildrolle „Flussuferszenen am Qingming-Fest")

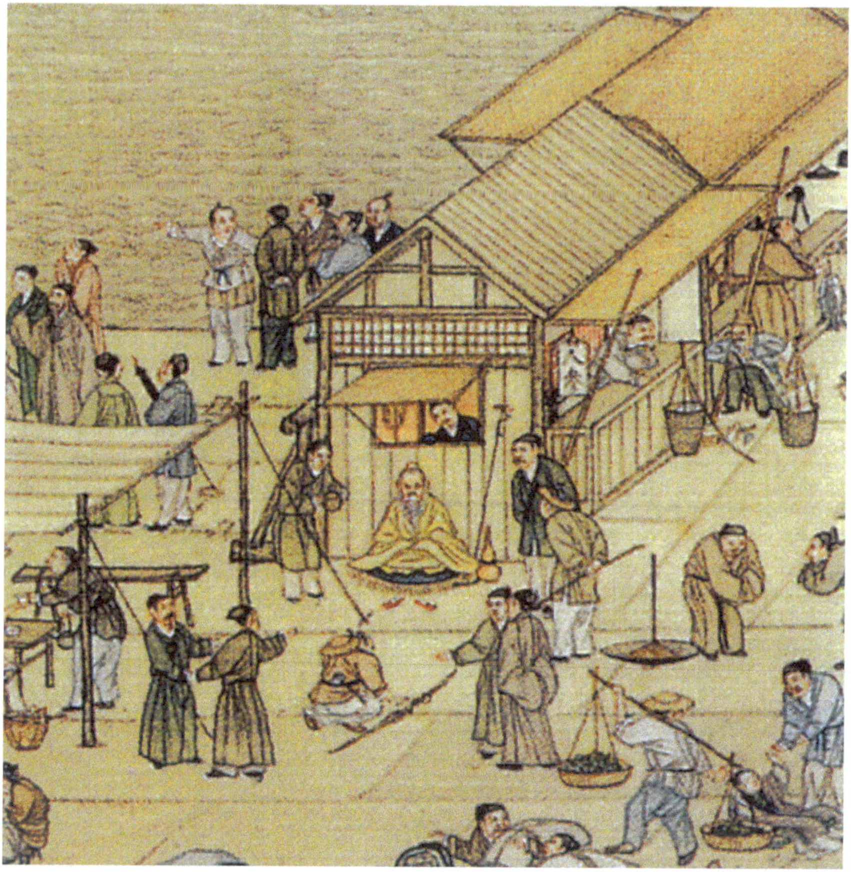

Abb. 1.6 c Darstellung einer weiteren kleinen Apotheke am Brückenaufgang. Diese Apotheke vertreibt offenbar vor allem Ginseng erkennbar an dem Schild: „*Renshen* 人参“. Vor der Apotheke unterhalb des kleinen Fensters, aus der eine Person herausschaut, sitzt werbewirksam ein meditierender „Unsterblicher“ (*xianren* 仙人). (Ausschnitt aus der Qing-zeitlichen Bildrolle „Flussuferszenen am Qingming-Fest“)

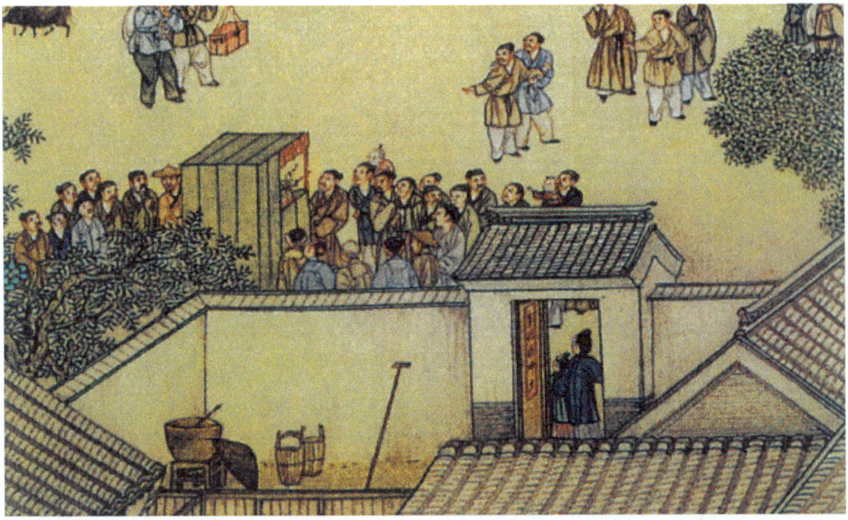

Abb. 1.8 a Die Frauen finden sich im Bild einer Stadt der späten Kaiserzeit meist mit ihren Kindern im Bereich der Innenhöfe. Während ihre Männer auf den öffentlichen Plätzen Tee trinken, plaudern oder Theatervorführungen verfolgen, verrichten sie ihre Hausarbeit, beaufsichtigen ihre Kinder oder empfangen ihre Gäste an den Hauseingängen. Nur von hier aus nehmen sie an den gesellschaftlichen Festivitäten während des Qingming-Festes Anteil (Ausschnitt aus der Bildrolle „Flussuferszenen am Qingming-Fest").

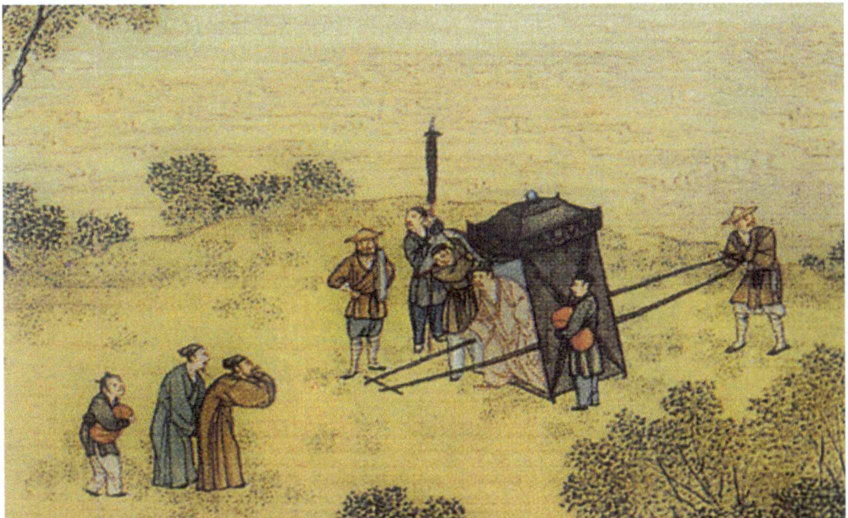

Abb. 1.8 b Begrüßung eines Beamten. Wo immer Beamte im Stadtbild einer Ming-zeitlichen Stadt auftauchen, werden sie in Sänften getragen, hofiert und bedient. Stets ist ein Diener an ihrer Seite. In der Gegend um Luotian hatten diese den Status von Leibeigenen (Ausschnitt aus der Bildrolle „Flussuferszenen am Qingming-Fest").

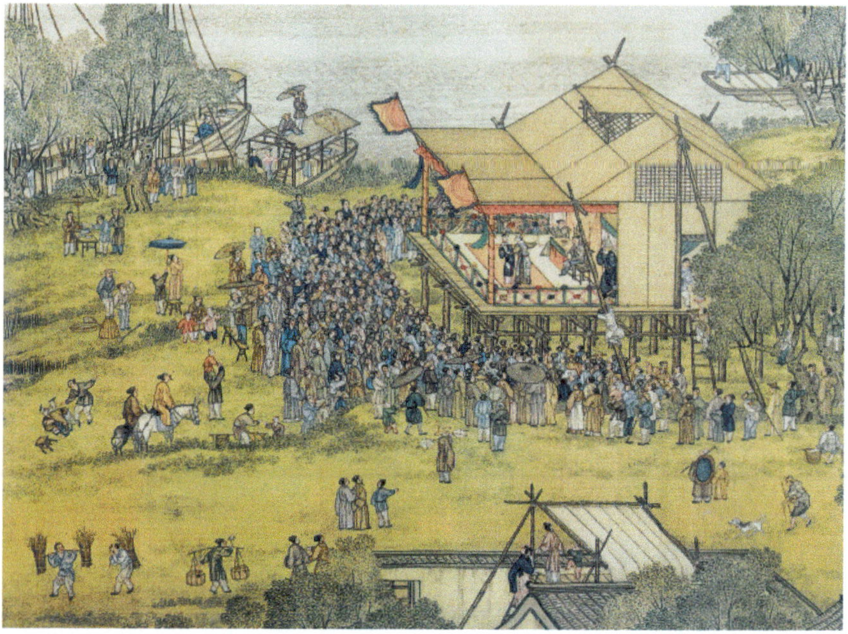

Abb. 1.9 a, b Darstellung einer Opernaufführung. Während die Männer und Kinder sich direkt um die Bühne scharen, verfolgen die Frauen die Vorführung von der Mauer ihres Hauses aus (Ausschnitte aus der Bildrolle „Flussuferszenen am Qingming-Fest").

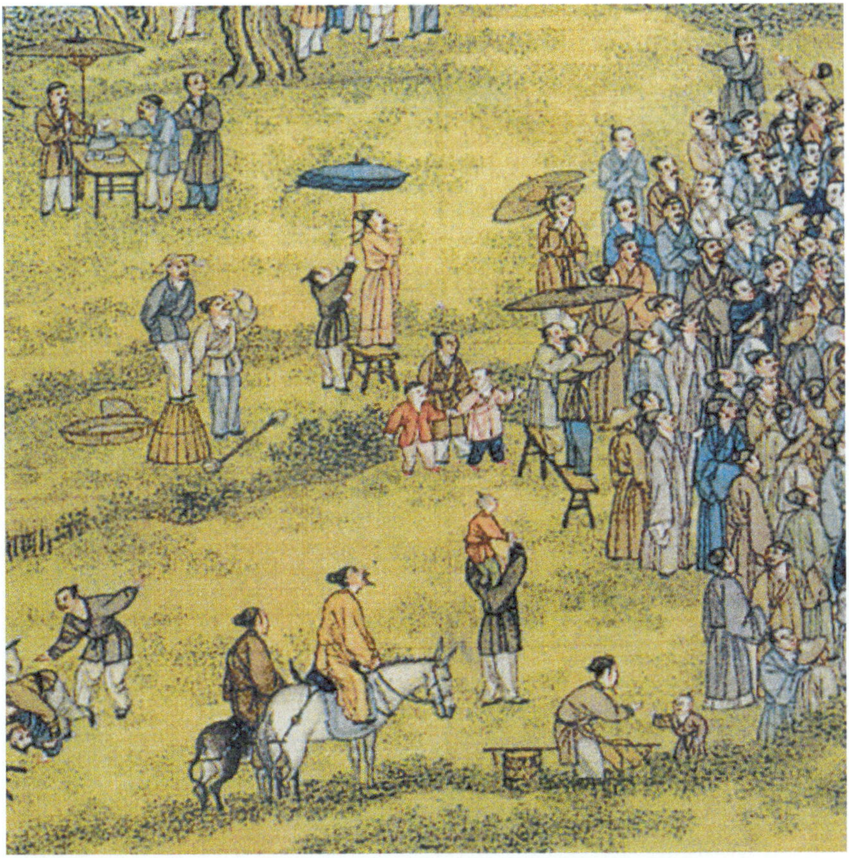

Abb. 1.9 b

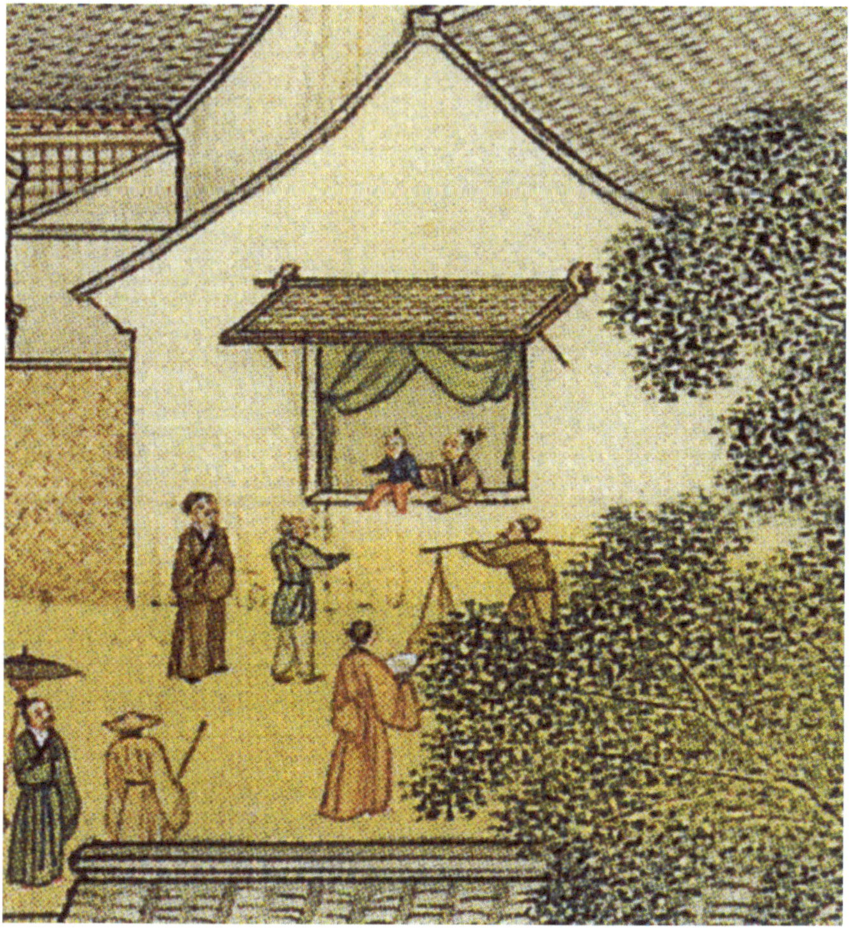

Abb. 1.10 a

Abb. 1.10 a, b, c Überall auf der 11 Meter langen Bildrolle „Flussuferszenen am Qingming-Fest" finden sich Kinder: Kinder, die von ihren Müttern stolz am Fenster präsentiert werden, Kinder, die einem Spielzeugverkäufer hinterherlaufen, Kinder, die mit einem Affen spielen und viele andere Motive. Kinder gelten im vormodernen China als Inbegriff von Lebensfreude, Spontaneität, Unschuld und Reinheit. Die chinesischen Maler zeichnen die Kinder dabei weniger wie kleine Erwachsene (wie in der abendlichen Kunst), sondern versuchen sie als eigene Wesen zu erfassen und ihre Freude beim Spiel bildnerisch darzustellen.

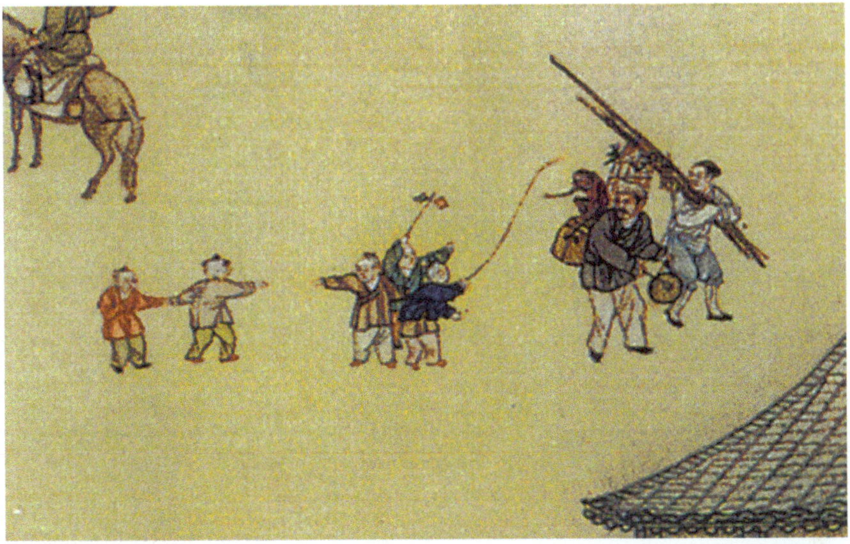

Abb. 1.10 b

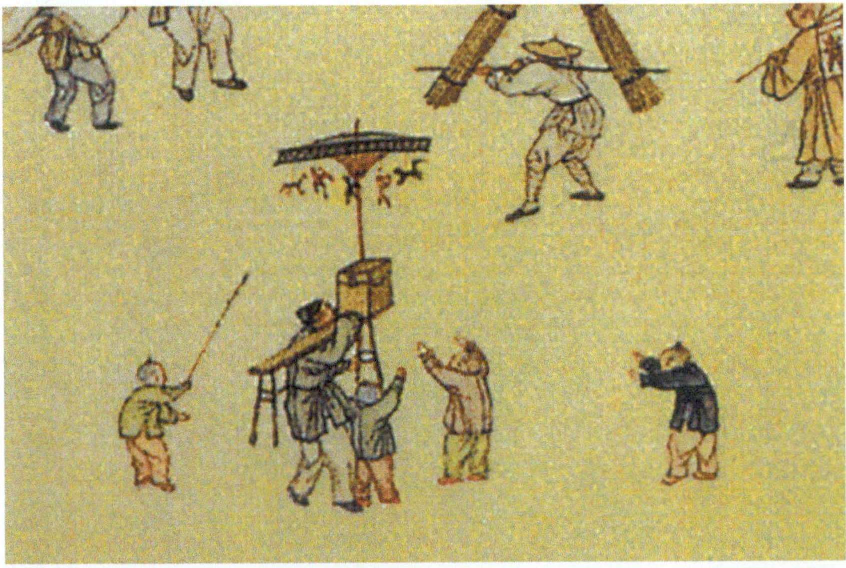

Abb. 1.10 c

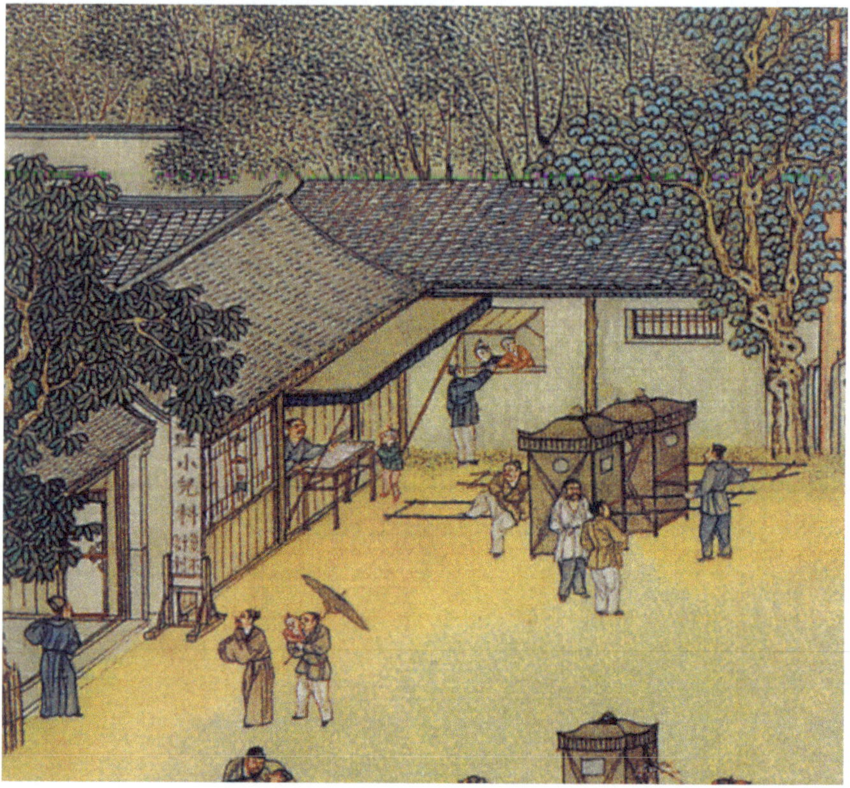

Abb. 1.11 Darstellung einer kinderheilkundlichen Praxis, erkennbar an dem links vorne aufgestellten Schild, auf dem sich vier Schriftzeichen 理小兒科 erkennen lassen: „[Spezialisierte Ausübung] des Faches Kinderheilkunde". Darunter findet sich klein gedruckt der Satz 貧不計利: „Bei Armen wird kein Profit berechnet".
Links im Bild sitzt der Kinderarzt am offenen Fenster, vor den ein einfacher Tisch gerückt ist. Er scheint auf Patienten zu warten, wobei ein kleines Kind mit nackten Beinen bereits Kontakt mit ihm aufzunehmen scheint. Ein anderes Kind wird auf den Armen eines Dieners fort getragen, der einen elegant bekleideten älteren Mann begleitet. Gegenüber der Praxis sind zwei Sänften abgestellt, die offenbar eine reiche Familie befördert haben. Die Sänftenträger ruhen sich aus. Zwei Personen schauen hinten aus einem kleinen Fenster heraus, vor dem eine Person etwas abzuholen scheint. Möglicherweise handelt es sich um eine Ausgabestelle für Medikamente und Arzneidrogen (vergrößerter Ausschnitt aus der Bildrolle „Flussuferszenen am Qingming-Fest).

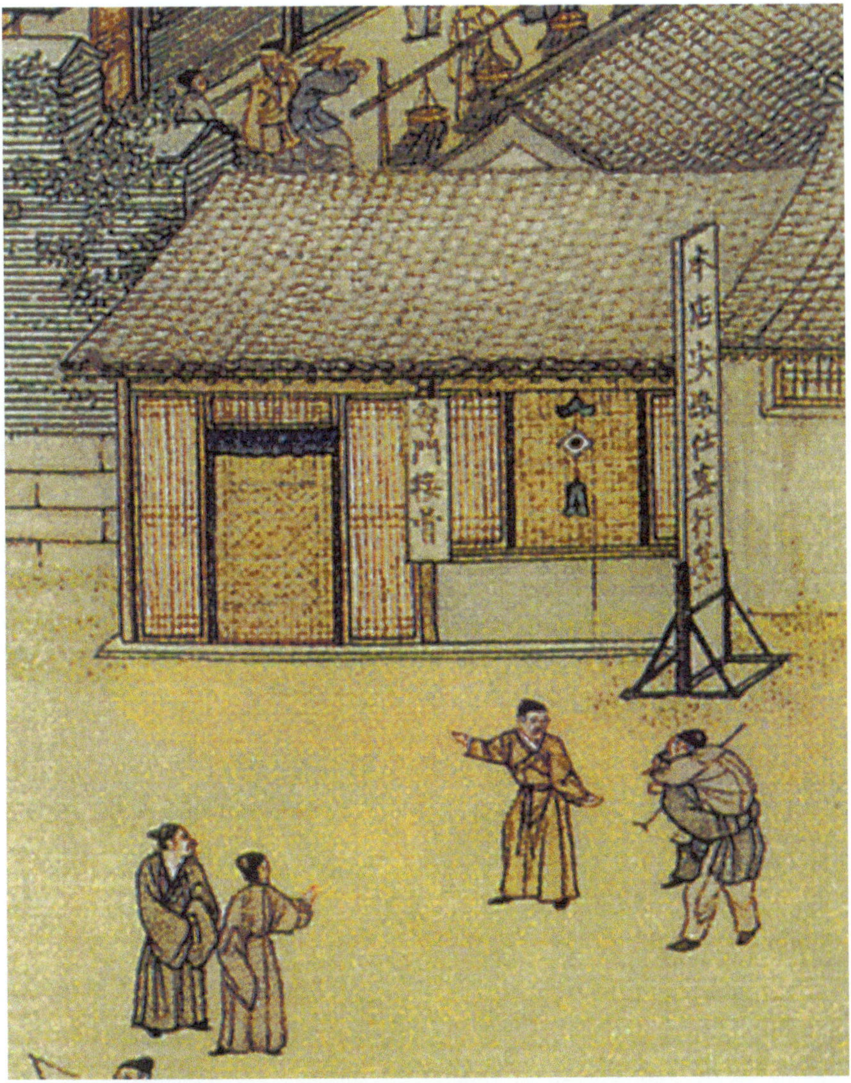

Abb. 1.12 Links neben der Apotheke (Abb. 1.6 b) befindet sich eine orthopädische Praxis, erkennbar an der Tafel rechts neben der mit Bastvorhang verhangenen Tür. Hier heißt es: „Spezialisiert auf das Zusammenfügen von Knochen" (*Zhuanmen jiegu* 專門接骨): Vor dem Fenster hängt das typische ärztliche Pflasterarznei-Symbol (weißes Viereck mit rotem Kreis in der Mitte). Ein offensichtlich gehbehinderter alter Mann wird gerade Huckepack auf dem Rücken eines anderen zur Praxis getragen. Ein Passant weist den Weg zur Praxis (vergrößerter Ausschnitt aus der Bildrolle „Flussuferszenen am Qingming-Fest").

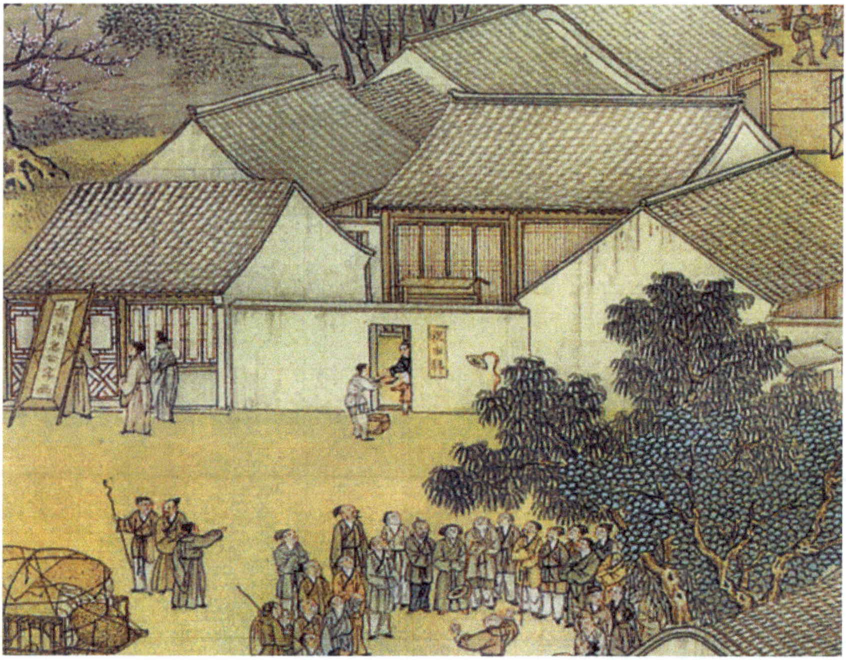

Abb. 1.13 Oben im Bild, hinter der Zuschauergruppe findet sich eine „Praxis für Ursachenbeschwörung" erkennbar an dem Schild „*zhuyouke* 祝由科" rechts am Hauseingang. Schamanistische Beschwörungsverfahren stellten bis 1571 und dann wieder in der Qing-Zeit ein eigenes Fach der offiziellen Medizin dar (vergrößerter Ausschnitt aus der Bildrolle „Flussuferszenen am Qingming-Fest").

Anhang

In den Fallgeschichten erwähnte Arzneidrogen

Pinyin	Chinesisch	Botanischer Name	Populäre Bezeichnung
Ajiao	阿膠	Asini, Gelatinum	Gelatine
Awei	阿魏	Asafoetida, Radix seu Caulis	Asafoetida
Badou	巴豆	Crotonis, Fructus seu Semen	Crotonsamen
Badoushuang	巴豆霜	Crotonis, Fructus seu Semen	Tau auf Crotonsamen
Baishaoyao	白芍藥	Paeoniae Lactiflorae, Radix	Päonie weiß
Baibiandou	白扁豆	Dolichoris Lablab Album, Semen	Dolichossame
Baibu	百部	Stemonae, Radix	Stemona
Baidoukou	白豆蔻	Amomi Cardamomi, Fructus seu Semen	Kardamon
Baifuzi	白附子	Typhonii Gigantei, Rhizoma seu Aconiti C	Typhonium
Baihe	百合	Lilii, Bulbus	Lilie
Baiji	白芨	Bletillae Striatae, Rhizoma	Bletilla
Baijiezi	白芥子	Sinapis Albae, Semen	Brassica
Baijili	白蒺藜	Tribuli terrestris, Fructus	Tribulus
Baimaogen	白茅根	Imperatae Cylindricae, Rhizoma	Imperata
Baipi	白砒	Arsenolit	Arsenolit
Baiqian	白前	Cynanchii Stautoni, Radix et Rhizoma	Cynanchum
Baitouweng	白頭翁	Pulsatillae Chinensis, Radix	Pulsatilla
Baiwei	白薇	Cynanchii Atrati, Radix et Rhizoma	Cynanchum atratum
Baixianpi	白蘚皮	Dictamni Dasycarpi Radicis, Cortex	Dictamnus
Baizhi	白芷	Angelicae Dahuricae, Radix	Angelica
Baizhu	白朮	Atractylodis Macrocephalae, Rhizoma	Atractylodes weiß
Bajitian	巴戟天	Morindae Officinalis, Radix	Morinda

Pinyin	Chinesisch	Botanischer Name	Populäre Bezeichnung
Banlangen	板蘭根	Isatidis seu Baphicacanthi, Radix	Isatiswurzel
Banmao	斑蝥	Pharbitidis, Semen	Pharbitissame, weiß
Banxia	半夏	Pinelliae Ternatae, Rhizoma	Pinellia
Beimu	貝母	Fritillariae Cirrhosae, Bulbus	Fritillaria
Beishashen	北沙參	Glehniae Littoralis, Radix	Glehnia
Bianxu	扁畜	Polygoni Avicularis, Herba	Polygonum avicularis
Biejia	鼈甲	Amydae Sinensis, Carapax	Wasserschildkröten-panzer
Biejia	鼈甲	Amydae Sinensis, Carapax	Schildkrötenpanzer
Bihu	壁虎	Gekko swinhoana	Gekko
Bijie	萆薢	Dioscoreae Sativae, Rhizoma Bei Xie	Tokoro
Binglang	檳榔	Arecae Catechu, Semen	Arecasame (Betelnuss)
Bingpian	冰片	Borneol	Borneol
Bohe	薄荷	Menthae, Herba	Mentha
Boziren	柏子仁	Biotae Orientalis, Semen	Biotasame
Buguzhi	補骨脂	Psoraleae Corylifoliae, Fructus	Psoralea
Cangerzi	蒼耳子	Xanthii, Fructus	Xanthium
Cangzhu	蒼朮	Atractylodes, Rhizoma	Atractylodes rot
Cansha	蠶沙	Bombycis Mori, Excrementum	Bombyx excrementum
Cantuizhi	蠶退紙	Bombycis mori, Ootheca	Seidenraupeneier-kapsel
Caodoukou	草豆蔻	Alpiniae Katsumadai, Semen	Alpiniae Katsumadai
Caoguo	草果	Amomi Tsao-Ko, Fructus	Tsao Kuo
Caoguoren	草果仁	Amomi Tsao-Ko, Semen	Tsao Kuo-Kerne
Cebaiye	側柏葉	Biotae Orientalis, Cacumen	Biota cacumen
Chaihu	柴胡	Bupleuri, Radix	Bupleurum
Changshan	常山	Dichorae Febrifugae, Radix	Dichora
Chansu	蟾酥	Bufo bufo gargarizans Cantor	Krötengift

Pinyin	Chinesisch	Botanischer Name	Populäre Bezeichnung
Chantui	蟬蛻	Cicadae, Periostracum	Zikade
Chencangmi	陳倉米	Oryza sativa	gelagerter Reis
Chenpi	陳皮	Citri Reticulatae, Pericarpium	Zitrusfruchtschale
Chensha	辰砂	Zinnober	Zinnober
Chenxiang	沉香	Aquilariae Resinatum, Lignum	Aquilaria
Cheqiancao	車前草	Plantaginis, Herba	Plantago folium
Cheqianzi	車前子	Plantaginis, Semen	Plantago
Chi shaoyao	赤芍藥	Paeoniae Rubra, Radix	Päonie rot
Chishizhi	赤石脂	Halloysitum Rubrum	Kaolin
Chixiaodou	赤小豆	Phaseoli Calcarati, Semen	Phaseolus
Chongwei	茺蔚	Leonuri Heterophylli, Herba	Herzgespann
Chuanlianzi	川楝子	Meliae Toosendan, Fructus	Melia
Chuanshanjia	穿山甲	Manitis Pentadactylai, Squama	Anteater Scales (Pangolin)
Chuanxiong	川芎	Ligustici Wallichii, Radix Chuanxiong	chinesischer Liebstöckel
Cishi	磁石	Magnetitum	Magnetit
Congbai	蔥白	Allii Fistulosi, Bulbus	Allium bulbus
Congzi	蔥子	Allii Fistulosi, Semen	Allium semen
Da zhizhu	大蜘蛛	Aranea Ventricosa	Araneaspinne
Dadoujuan	大豆卷	Sojae Germinatum, Semen	Soja keimend
Dafengteng	大風藤	Parthenocissus tricuspidata	Parthenocissus
Dafupi	大腹皮	Areca Catechu, Pericarpium	Arecaschale
Dahuang	大黃	Rhei, Radix et Rhizoma	Rhabarber
Daizheshi	代赭石	Haematitum (Ocherum Rubrum)	Haematit
Daji	大薊	Cirsii Japonici, Herba	Cirsium
Daji	大戟	Euphorbiae pekinensis Rupr., Radix	Euphorbia
Dandouchi	淡豆豉	Sojae Praeparatum, Semen	Soja

Pinyin	Chinesisch	Botanischer Name	Populäre Bezeichnung
Danggui	當歸	Angelicae Sinensis, Radix	Angelica Sinensis
Dangshen	黨參	Codonoptidis Pilosulae, Radix	Codonopsis
Dannanxing	膽南星	Arisaematis, Rhizoma Cum Bile	Arisaema (Cum Bile)
Dansha	丹砂	Cinnabar	Zinnober
Danshen	丹參	Salviae Miltiorrhizae, Radix	Salbei
Danxing	膽星	Arisaematis, Rhizoma Cum Bile	Arisaema (Cum Bile)
Danzhuye	淡竹葉	Lophatheri Gracilis, Herba	Lophathera
Daqingye	大青葉	Isatidis seu Baphicancanti, Folium	Isatis folium
Dazao	大棗	Zizyphi Jujubae, Fructus	Jujubedattel
Digupi	地骨皮	Lycii Chinensis Radicis, Cortex	Lyciumrinde
Dihuang	地黃	Rehmanniae Recens seu Viridis, Radix	Rehmannia
Dilong	地龍	Pheretima Aspergillum	Regenwurm
Dingxiang	丁香	Caryophylli, Flos	Gewürznelke
Diyu	地榆	Sanguisorbae Officinalis, Radix	Sanguisorba
Dongguapi	冬瓜皮	Benincasae, Exocarpium	Benincasaschale
Dongguazi	冬瓜子	Benincasae Hispidae, Semen	Benincasa
Dongkuizi	東葵子	Abutiloni Seu Malvae, Semen	Abutilon
Duhuo	獨活	Angelicae Pubescentis, Radix	Tu Huo
Duzhong	杜仲	Eucommiae Ulmoidis, Cortex	Eucommia
Ebushicao	鵝不食草	Centipedae Minima, Herba	Centipeden-Kraut
Ercha	兒茶	Acacia seu Gambir, Ramus et Herba	Catechu
Ezhu	莪朮	Curcumae Zedoariae, Rhizoma	Zedoaria
Fangfeng	防風	Ledebouriellae Sesloidis, Radix	Siler
Fangji	防己	Stephania Tetandrae, Radix	Stephania
Fanxieye	番瀉葉	Sennae, Folium	Senna
Feizi	榧子	Torreya, Semen	Torreya
Fengweicao	鳳尾草	Pteris, Herba	Pteris

Pinyin	Chinesisch	Botanischer Name	Populäre Bezeichnung
Foshou	佛手	Citri Sarcodactylis, Fructus	Finger-Citrus
Fuling	茯苓	Poriae Cocos, Sclerotium	Poria
Fulingpi	茯苓皮	Poriae Cocos, Cortex	Poriarinde
Fulonggan	伏龍肝	Terra Flava Usta	Terra Flava Usta
Fupenzi	覆盆子	Rubi, Fructus	Rubus
Fuping	浮萍	Lemnae seu Spirodelae, Herba	Lemna
Fushen	茯神	Poriae Cocos Pararadicis, Sclerotium	Fu Shen
Fuxiaomai	浮小麥	Tritici Aestivi Levis, Semen	Weizen
Fuzi	附子	Aconiti Carmichaeli, Radix Praeparata	Eisenhutwurzel, vorbeh.
Gancao	甘草	Glycyrrhizae Uralensis, Radix	Süßholz
Ganchan	干蟾	Bufo bufo gargarizans Cantor	Kröte
Gangxiang	橺香		Amberbaumharz
Ganjiang	干薑	Zingiberis Officinalis, Rhizoma	getrockneter Ingwer
Ganjiegeng	干桔梗	Adenophorae Tracheloidis, Radix	Adenophora Tracheloidis
Ganlan	橄欖	Canarii, Fructus	Canari
Ganqi	干漆	Lacca Sinica Exsiccata	Lacca Sinica Exsiccata
Gansui	甘遂	Euphorbiae Kansui, Radix	Euphorbia
Gaoben	陡本	Ligustici Sinensis, Rhizoma et Radix	Kao Pen
Gegen	葛根	Puerariae, Radix	Pueraria
Gehua	葛花	Puerariae, Flos	Puerariablume
Gejie	蛤蚧	Gecko, Gecko	Gekko
Gouqizi	枸杞子	Lycii Chinensis, Fructus	Chinesischer Bockshorn
Gouteng	勾藤	Uncariae Cum Uncis, Ramulus	Gambir
Gualou	瓜蔞	Trichosanthis, Fructus	Trichosanthesfrucht
Gualougen (s. Tianhuafen)	瓜蔞根	Trichosanthis, Radix	Trichosantheswurzel

Pinyin	Chinesisch	Botanischer Name	Populäre Bezeichnung
Guanfangji	防己	Aristolochiae Fang Ji, Radix	Aristolochia Fang Ji
Guanzhong	貫眾	Dryopteridis Crassirhizomae, Rhizoma	Dryopteris
Guiban	龜板	Chinemys Reevesii	Schildkrötenbrustbein
Guijian	鬼箭	Euonymus alatus	Euonymus
Guizhi	桂枝	Cinnamomi Cassiae, Ramulus	Zimtzweige
Gujingcao	谷精草	Eriocaulonis Buergeriani, Scapus	Eriocaulis
Gusuibu	骨碎補	Drynariae seu Davillae, Rhizoma	Drynaria
Haidai	海帶	Laminaria, Thallus	Algen
Haiershen	孩兒參	Pseudostellariae Heterophyllae, Radix	Pseudostellaria
Haifengteng	海風藤	Piperis Futokadsurea, Caulis	Piperis
Haifushi	海浮石	Pumice	Pumice
Haijinsha	海金沙	Lygodii, Spora	Lygodium spores
Haima	海馬	Hippocampus	Hippocampus
Haipiaoxiao	海螵蛸	Sepiae seu Sepiellae, Os	Sepia
Haitongpi	海桐皮	Erythrinae Variegatae, Cortex	Erythrina
Haizao	海藻	Sargassii, Herba	Sargassum
Hanliancao	旱蓮草	Ecliptae Prostratae, Herba	Eclipta
Hanshuishi	寒水石	Calcitum	Calcitum
Hehuanpi	合歡皮	Albizziae Julibrissin, Cortex	Albizzia
Heidou	黑豆	Sojae, Semen	schwarze Sojabohne
Heiqianniu	黑牽牛	Pharbitidis, Semen	Pharbitissame, schwarz
Heixi	黑錫	Zinn	Zinn
Heshouwu	何首烏	Polygoni Multiflori, Radix	Ho Shou Wu
Heye	荷葉	Nelumbinis, Folium	Lotusblatt
Hezi	訶子	Terminaliae Chebulae, Fructus	Terminalia
Honghua	紅花	Carthami Tinctorii, Flos	Saflorblüten

Pinyin	Chinesisch	Botanischer Name	Populäre Bezeichnung
Hongteng	紅藤	Sargentodoxae, Caulis	Sargentodoxa
Houpohua	厚樸花	Magnoliae Officinalis, Flos	Magnoliablume
Houpu	厚樸	Magnoliae Officinalis, Cortex	Magnoliarinde
Huaihua	槐花	Sophorae Japonicae Immaturus, Flos	Sophorablume
Huaijiao	槐角	Sophorae japonicae, Fructus	Sophorafrucht
Huajiao	花椒	Zanthoxyli Bungeani, Fructus	Zanthoxylum
Huangbi	黃蘗	Phellodendri, Cortex	Phellodendron
Huangbo	黃柏	Phellodendri, Cortex	Phellodendron
Huangdan	黃丹	Minium	Zinnstein
Huangjing	黃精	Polygonati Officinalis, Rhizoma	Polygonatum offici.
Huanglian	黃連	Coptidis, Rhizoma	Coptis
Huangqi	黃耆	Astragali, Radix	Astragalus
Huangqin	黃芩	Scutellariae Baicalensis, Radix	Scute
Huangyaozi	黃藥子	Dioscoreae Bulbiferae, Tuber	Dioscorea Bulbiferae
Huaruishi	花蕊石	Ophicalcitum	Ophicalcitum
Huashi	滑石	Talcum	Talk
Hugu	虎骨	Tigris, Os	Tigerknochen
Huhuanglian	胡黃連	Picrorrhizae, Rhizoma	Picrorrhiza
Huixiang	舶上茴香	Illicii veri, Fructus	Sternanis
Hujiao	胡椒	Piperis Nigri, Fructus	schwarzer Pfeffer
Huluba	葫蘆巴	Lagenariae Sicerariae, Fructus	Lagenaria
Huma(ren)	胡麻（仁）	Sesami Indici, Semen	Sesam
Huomaren	火麻仁	Cannabis Sativae, Semen	Linum
Huoxiangye	藿香葉	Agastaches seu Pogostemi, Herba	Agastacheblätter
Hupo	琥珀	Succinum	Bernstein
Husui	胡荽	Coriandri sativi, Herba	Koriander
Hutaoren	胡桃仁	Juglandis Regiae, Semen	Walnuss
Jiangcan	殭蠶	Bombyx Batryticatus	Bombyx

Pinyin	Chinesisch	Botanischer Name	Populäre Bezeichnung
Jianghuang	姜黃	Curcumae, Rhizoma Longae Aromatica	Turmeric
Jiangpi	姜皮	Zingiberis Recens, Cortex	Ingwerrinde
Jiaoye	椒葉	Zanthoxyli Bungeani, Folium	Zanthoxylum
Jiegeng	桔梗	Platycodi Grandiflori, Radix	Platycodon
Jiguanhua	雞冠花	Celosiae Cristatae, Flos	Celosia flos
Jigucao	雞骨草	Abri Precatorius, Herba	Abrus (precatorius)
Jili	蒺藜	Tribuli Terrestris, Fructus	Tribulus
Jinbo	金箔	Aurum	Blattgold
Jineijin	雞內金	Endothelium Corneum Galli	Gallus
Jingjie	荊芥	Schizonepetae Tenuifoliae, Herba seu Flos	Katzenminze
Jingjiehui	荊芥穗	Schizonepetae Tenuifoliae, Herba seu Flos	Katzenminze
Jingmi	粳米	Oryza sativa	runder, geschälter, klebriger Reis
Jinqiancao	金錢草	Lysimachiae seu Desmodii, Herba	Lysimachia (Desmodium)
Jinyingzi	金櫻子	Rosae Laevigatae, Fructus	Glatte Rose
Jinyinhua (s. Rendongteng)	金銀花	Lonicerae Japonicae, Flos	Lonicera
Jixueteng	雞血藤	Milletiae, Radix (Caulis Spatholobi)	Milletia
Juanbo	卷柏	Selaginellae, Herba	Selaginella
Juemingzi	決明子	Cassiae Torae, Semen	Cassiasame
Juhong	橘紅	Citri Exocarpium, Rubrum	Mandarinenschale
Juhua	菊花	Chrysanthemi morifloIii, Flos	Chrysanthemum
Juluo	橘絡	Aurantii Vascularis, Fasciculus	Citrusfasern
Jupi	橘皮	Citri Exocarpium, Rubrum	Mandarinenschale
Kelile	訶藜勒	Terminaliae chebulae, Fructus	Terminalia
Kuang-donghua	款冬花	Tussilagi Farfarae, Flos	Huflattich

Pinyin	Chinesisch	Botanischer Name	Populäre Bezeichnung
Kubaifan	枯白礬	Alumen	Alumen
Kulianpi	苦楝皮	Meliae Radicis, Cortex	Meliarinde
Kunbu	昆布	Algae, Thallus (Laminariae seu Eckloniae)	Laminaria
Kushen	苦參	Sophorae Flavescentis, Radix	Sophora
Laifuzi	萊菔子	Raphani Sativi, Semen	Raphanus
Lanxiangye	蘭香葉	Ocimi basilici L.var. pilosi, Folium	
Laxue	臘雪		Schnee des 12. Monats
Leigongteng	雷公藤	Tripterygii, Caulis et Radix	Tripterygium
Leiwan	雷丸	Omphalia	Omphalia
Lianfang	蓮房	Nelumbinis Nuciferae, Receptaculum	Lotus peducle
Liangjiang	良姜	Alpiniae Officinari, Rhizoma	Galanga
Lianhua	蓮花	Nelumbinis Nuciferae, Flos	Lotusblume
Lianqiao	連翹	Forsythiae Suspensae, Fructus	Forsythie
Lianxu	蓮須	Nelumbinis Nuciferae, Stamen	Lotusstaubgefäß
Lianzi	蓮子	Nelumbinis Nuciferae, Semen	Lotussamen
Lianzixin	蓮子心	Nelumbinis Nuciferae, Embryo	Lotusembryo
Lingyangjiao	羚羊角	Antelopis, Cornu	Antilopenhorn
Liuhuang	硫磺	Sulfur	Schwefel
Liujinu	劉寄奴	Artemisiae Anomalae, Herba	Artemisia anomala
Liyupi	鯉魚皮	Cyprinus carpio	Karpfenhaut
Lizhihe	荔枝核	Litchi Chinensis, Semen	Litschi
Longchi	龍齒	Dens Draconis	
Longdancao	龍膽草	Gentianae Scabrae, Radix	Gentiana
Longgu	龍骨	Draconis, Os	Drachenknochen
Longkui	龍葵	Solani Nigri, Herba	Solanum nigrum
Longnao (s.a. Bingpian)	龍腦	Borneol	Borneol

Pinyin	Chinesisch	Botanischer Name	Populäre Bezeichnung
Longyanrou	龍眼肉	Longanae, Arillus (Euphoriae, Fructus)	Longan
Loulu	漏蘆	Rhapontici Seu Echinops, Radix	Rhaponticum
Lüdou	綠豆	Phaseoli Radiati, Semen	grüne Bohne
Lugen	蘆根	Phragmitis Communis, Rhizoma	Phragmites
Luhui	蘆薈	Aloes, Herba	Aloe
Lujiaoshuang	鹿角霜	Cervi Degelatinatum, Cornu	Colla Cervis Parvi
Lulutong	路路通	Liquidambaris Taiwanianae, Fructus	Liquidambar
Luofuzi	蘿菔子	Raphani Sativi, Semen	Raphanus
Luohanguo	羅漢果	Momordicae Grosvenori, Fructus	Momordica
Luoshiteng	絡石藤	Trachelospermi Jasmoidis, Caulis	Trachelospermum
Lurong	鹿茸	Cervi Parvum, Cornu	Junghirschgeweih
Mabiancao	馬鞭草	Verbenae, Herba	Verbena
Mabo	馬勃	Lasiosphaerae, Fructificatio	Lasiophaerae
Machixian	馬齒莧	Portulacae Oleraceae, Herba	Portulaca
Madouling	馬兜鈴	Aristolochiae, Fructus	Aristolochiafrucht,
Mahuang	麻黃	Ephedrae, Herba	Mahuang
Mahuanggen	麻黃根	Ephedrae, Radix	Mahuang radix
Maimendong	麥門冬	Ophiopogonis Japonici, Tuber	Ophiopogon
Maiya	麥芽	Hordei Vulgaris Germinatus, Fructus	Malz
Malanhua	馬蘭花	Kalimeris Indicae, Herba et Radix	Kalimeris
Mangxiao	芒硝	Mirabilitum (Natri Sulfas)	Mirabilit
Manjingzi	蔓荊子	Viticis, Fructus	Vitex
Maodongqing	毛冬青	Ilicis Pubescentis, Radix	Ilex Pubescentis
Maogen	茅根	Imperatae Cylindricae, Rhizoma	Imperata
Maqianzi	馬前子	Strychni, Semen	Nux Vomica

Pinyin	Chinesisch	Botanischer Name	Populäre Bezeichnung
Maziren	麻子仁	Cannabis Sativae, Semen	Linum
Mengshi	礞石	Lapis Chloriti	Lapis (Glimmerschiefer)
Mi	蜜	Apis mellifera	Bienenhonig
Mimenghua	蜜蒙花	Buddleiae Offincinalis, Flos	Buddleia
Mingfan	明礬	Alumen	Alumen
Moyao	沒藥	Myrrha, Commiphora	Myrrhe
Mudanpi	牡丹皮	Moutan Radicis, Cortex	Mudan
Mugua	木瓜	Chaenomelis Lagenariae, Fructus	Chaenomeles
Muli	牡蠣	Ostreae, Concha	Auster
Mutong	木通	(Akebiae) Mutong, Caulis	Akebien-Lianenstengel
Muxiang	木香	Saussureae Lappae, Radix	Saussurea
Muzei	木賊	Equiseti Hiemalis, Herba	Equisetum
Nanshashen	南沙參	Adenophorae, Radix	Adenophora
Niu danxing	牛膽星	Arisaematis, Rhizoma Cum Bile	Arisaema (Cum Bile)
Niubangzi	牛蒡子	Arctii Lappae, Fructus	Arctium (große Klette)
Niuhuang	牛黃	Bovis tauri domestici, Calculus (Bezoar orientalis)	Bovis, Calculus
Niuru	牛乳	Lac Bovis	Kuhmilch
Niuxi	牛膝	Achyranthis Bidentatae, Radix	Achyranthis-Wurzel
Nüzhenzi	女貞子	Ligustri Lucidi, Fructus	Ligustrum
Pangdahai	胖大海	Sterculiae Scaphigerae, Semen	Sterculia
Peilan	佩蘭	Eupatorii Fortunei, Herba	Eupatorium
Pengsha	硼砂	Borax	Borax
Pipaye	琵琶葉	Eriobotryae Japonicae, Folium	Eriobotrya
Poguzhi	破故紙	Psoraleae Corylifoliae, Fructus	Psoralea
Pugongying	蒲公英	Taraxaci Mongolici cum Radice, Herba	Dandelion
Puhuang	蒲黃	Typhae, Pollen	Rohrkolben

Pinyin	Chinesisch	Botanischer Name	Populäre Bezeichnung
Puxiao	樸硝	Mirabilitum (Natri Sulfas)	Mirabilit
Qiandan	鉛丹	Minium	Zinnstein
Qianghuo	羌活	Notopterygii, Rhizoma et Radix	Chiang Huo
Qianhu	前胡	Peucedani, Radix	Peucedanum
Qiannianjian	千年健	Homalomenae, Herba	Homalomena
Qianniuzi	牽牛子	Pharbitidis, Semen	Pharbitissame
Qianshi	芡實	Euryales Ferox, Semen	Euryale
Qingdai	青黛	Indigo Pulverata Levis	Indigo
Qinghao	青蒿	Artemisiae Apiaceae, Herba	Artemesia (Qing Hao)
Qingpi	青皮	Citri Reticulatae Viride, Pericarpium	Blaue Zitrusfrucht-schale
Qingxiangzi	青葙子	Celosiae, Semen	Celosiasame
Qingyan	青鹽	Halit	Halit
Qinjiao	秦艽	Gentianae Macrophyllae, Radix	Chin-Chiu
Qinpi	秦皮	Fraxini, Cortex	Fraxinus
Qiushi	秋石	Urinae Hominis Sedimen	Präpariertes Harnsedi-ment mit Herbsttau
Quanxie	全蠍	Buthus Martensi (Scorpio)	Skorpion
Qumai	瞿麥	Dianthi, Herba	Dianthus
Rendongteng (s. Jinyinteng)	忍冬藤	Lonicerae Japonicae, Caulis et Folium	Lonicera-Stiel
Renniao	人尿	Hominis Urina	Menschlicher Urin
Renru	人乳	Lac Hominis	Muttermilch
Renshen	人參	Ginseng, Radix	Ginseng
Renzhongbai	人中白	Urinae Hominis Sedimen	Harnsediment
Roucongrong	肉蓯蓉	Cistanches, Herba	Cistanche (Sommerwurz)
Roudougen		Dolichoris, Radix	Dolichoswurzel
Roudoukou	肉豆蔻	Myristicae Fragranticis, Semen	Myristica (Muskatnuss)
Rougui	肉桂	Cinnamomi Cassiae, Cortex	Zimtrinde

Pinyin	Chinesisch	Botanischer Name	Populäre Bezeichnung
Ruxiang	乳香	Olibanum, Resina	Mastix (Weihrauch)
Sangbaipi	桑白皮	Mori Albae Radicis, Cortex	Innere Maulbeerbaum-rinde
Sangjisheng	桑寄生	Loranthi seu Visci, Ramus	Loranthus
Sangpiaoxiao	桑螵蛸	Mantidis, Ootheca	Mantis (Eikapsel der Gottesanbeterin)
Sangshen	桑葚	Mori, Fructus	Maulbeere
Sangye	桑葉	Mori Albae, Folium	Maulbeerbaumsblatt
Sangzhi	桑枝	Mori Albae, Ramulus	Maulbeerbaumzweig
Sanleng	三稜	Sparganii, Rhizoma	Scirpus (Sparganium)
Sanling	三稜	Sparganii Stoloniferi, Caulis	Sparganium
Shancigu	山慈菇	Tulipae Edulis, Bulbus	Pleione
Shandougen	山豆根	Sophorae Subprostrata, Radix	Sophora subprostrata
Shanglu	商陸	Phytolaccae, Radix	Phytolacca
Shanyao	山藥	Dioscorea Batatis, Rhizoma	Dioscorea
Shanzha	山楂	Crataegi, Fructus	Crataegus
Shanzhuyu	山茱萸	Corni Officinalis, Fructus	Cornus
Shaoyao	芍藥	Paeoniae, Radix	Päonie rot
Sharen	砂仁	Amomi villosi, Fructus seu Semen	Amomum
Shechuangzi	蛇床子	Cnidii Monnieri, Semen	Cnidiumsame
Shegan	射干	Belamcandae Chinensis, Rhizoma	Belamcanda
Shengdihuang	生地黃	Rehmanniae Recens seu Viridis, Radix	Rehmannia roh
Shengjiang	生薑	Zingiberis Officinalis Recens, Rhizoma	roher Ingwer
Shengma	升麻	Cimicifugae, Rhizoma	Cimicifuga
Shenqu	神麴	Massa Fermentata, Medicinalis	Arzneihefe
Shetui	蛇蛻	Serpentis, Periostracum	Periostracum Serpentis
Shexiang	麝香	Moschus berezovskii Flerov.	Moschus

Pinyin	Chinesisch	Botanischer Name	Populäre Bezeichnung
Shichangpu	石菖蒲	Acori Graminei, Rhizoma	Acorus-Wurzelstock
Shidi	柿蒂	Diospyros Kaki, Calyx	Kaki (Kelch und Receptaculum)
Shigao	石膏	Gypsum fibrosum	Gips
Shihu	石斛	Dendrobii, Herba	Dendrobium
Shijueming	石決明	Haliotidis Fibrosum, Concha	Haliotis (Abalone)
Shijunzi	使君子	Quisqualis Indicae, Fructus	Quisqualis
Shiliupi	石榴皮	Punicae granati, Pericarpium	Granatapfelschale
Shiwei	石葦	Pyrrosiae, Folium	Pyrrosia
Shiyan	食鹽	Natriumchlorid	Speisesalz
Shudihuang	熟地黃	Rehmanniae Praeparata, Radix	Rehmannia gekocht
Shuiniujiao	水牛角	Bubali, Cornu	Cornu Bubali
Shuizhi	水蛭	Hirudo seu Whitmaniae	Hirudo
Shujiao	蜀椒	Piperis Nigri, Fructus	schwarzer Pfeffer
Sigua	絲瓜	Luffae cylindricae, Fructus	Luffa
Sigualuo	絲瓜絡	Luffae Fasciculus Vascularis	Luffafasern
Songjie	松節	Pini Nodi, Lignum	Knorriges Pinienholz
Songzhi	松脂	Pini massonianae, Oleum	Kiefernharz
Suanzaoren	酸棗仁	Zizyphi Spinosae, Semen	Zizyphus
Sumu	蘇木	Sappan, Lignum	Sappanholz
Suoyang	鎖陽	Cynomorii Songarici, Herba	Cynomorium
Taipan	胎盤	Placenta Hominis	menschl. Plazenta, getrocknet
Tanxiang	檀香	Santali Albi, Lignum	Sandelholz
Taoren	桃仁	Persicae, Semen	Persica
Taoye	桃葉	Pruni Persicae, Folium	Persica
Tianhuafen	天花粉	Trichosanthis, Radix	Trichosantheswurzel
Tiankuizi	天葵子	Semiaquilegiae, Semen	Semiaquilegiasame
Tianma	天麻	Gastrodiae Elatae, Rhizoma	Gastrodia

Pinyin	Chinesisch	Botanischer Name	Populäre Bezeichnung
Tianmendong	天門冬	Asparagi Cochinchinensis, Radix seu Tube	Asparagus
Tiannanxing	天南星	Arisaematis, Rhizoma	Arisaemawurzel
Tianxianteng	天仙藤	Aristolochiae, Caulis	Aristolochiastiel
Tianxiong	天雄	Realgar	Realgar
Tianzhuhuang	天竺黃	Concretio Silicea Bambusae	Bambus silicea
Tingli	葶藶	Lepidii seu Descurainiae, Semen	Lepidiumsamen
Tongbian	童便		Knabenurin
Tongcao	通草	Tetrapanacis Papyriferi, Medullla	Tetrapanax
Tubeimu	土貝母	Bolbostemmatis, Rhizoma	Bolbostemmatis
Tubiechong	土鱉蟲	Eupolyphagae seu Steleophaga	Eupolyphaga
Tufuling	土茯苓	Smilacis Glabrae, Rhizoma	Smilax
Tuguagen	土瓜根	Trichosanthis cucumeroidis, Radix	
Tuniuxi	土牛膝	Achyranthis Asperae, Radix	Achyranthes Aspera
Tusizi	兔絲子	Cuscutae, Semen	Cuscuta
Walengzi	瓦稜子	Arcae, Concha	Arcamuschel
Wangbuli-uxing	王不留行	Vaccariae Segetalis, Semen	Vaccaria
Weilingxian	威靈仙	Clematidis Chinensis, Radix	Clematis
Wubeizi	五倍子	Galla Sinensis	Gallapfel
Wugong	蜈蚣	Scolopendra Subspinipes	Scolopendra
Wuguteng	五谷騰	Marsdeniae, Herba	Marsdenia
Wuhuaguo	無花果	Caricae Fici, Calyx	Caricafeige
Wujiapi	五加皮	Acanthopanacis Radicis, Cortex	Stachelpanaxwurzel-rinde
Wulingzhi	五靈脂	Trogopterorum seu Pteropi, Faeces	Pteropus
Wumei	烏梅	Mume Prunus, Fructus	Mume (Jap. Aprikose)
Wushaoshe	烏梢蛇	Zaocys Dhumnades	Zaocys

Pinyin	Chinesisch	Botanischer Name	Populäre Bezeichnung
Wutou	烏頭	Aconiti Carmichaeli, Radix Wu Tou	Wu Tou-Eisenhutwurzel
Wuweizi	五味子	Schizandrae Chinensis, Fructus	Schizandra
Wuyao	烏藥	Linderae Strychnifoliae, Radix	Lindera
Wuzhuyu	吳茱萸	Evodiae Rutaecarpae, Fructus	Evodia
Xiakucao	夏枯草	Prunellae Vulgaris, Spica	Brunelle
Xiangfu	香附	Cyperi Rotundi, Rhizoma	Zyper
Xiangfuzi	香附子	Cyperi Rotundi, Semen	Zypergrassamen
Xiangru	香薷	Elsholtziae Splendentis, Herba	Elsholtzia
Xiangyuan	香櫞	Citri, Fructus	Citrusfrucht
Xianhecao	仙鶴草	Agrimoniae Pilosae, Herba	Agrimonie
Xianlingpi	仙靈脾	Epimedii, Herba	Epimedium
Xianmao	仙茅	Curculiginis Orchioidis, Rhizoma	Curculigo
Xiaohuixiang	小茴香	Foeniculi Vulgaris, Fructus	Fenchel
Xiaoji	小薊	Cephalanoplos Segeti, Herba	Cephalanoploris
Xiebai	薤白	Allii Chinensis, Bulbus	Bakeri
Xijiao	犀角	Rhinoceri, Cornu	Rhinoceroshorn
Xingren	杏仁	Pruni Armeniacae, Semen	Aprikosensame
Xinyi	辛夷	Magnoliae Liliflorae, Flos	Magnolienblume
Xionghuang	雄黃	Realgar	Realgar
Xixin	細辛	Asari cum Radice, Herba	Asarum
Xiyangshen	西洋參	Panacis quinquefolii, Radix	Amerikanischer Gin-seng
Xuancao	萱草	Hemerocallis fulvae, Flos	Taglilie
Xuanfuhua	旋覆花	Inulae, Flos	Inula
Xuanhusuo	玄胡索	Corydalis Yanhusuo, Rhizoma	Corydalis
Xuanshen	玄參	Scrophulariae Ningpoensis, Radix	Scrophularia
Xuduan	續斷	Dipsaci, Radix	Dipsacus

Pinyin	Chinesisch	Botanischer Name	Populäre Bezeichnung
Xuejie	血竭	Draconis, Sanguis	Drachenblut
Xueyutan	血余碳	Crinis Carbonisatus	Crinis Carbonisatus
Yangqishi	陽起石	Actinolitum	Actinolit
Yanhusuo	延胡索	Corydalis Yanhusuo, Rhizoma	Corydalis
Yaxiao	牙硝	Mirabilitum (Natri Sulfas)	Mirabilit
Yazao	牙皂	Gleditsiae Sinensis, Fructus	Gleditsia frucht
Yejiaoteng	夜交藤	Polygoni Multiflori, Caulis	Polygonum
Yemingsha	夜明砂	Vespertilii Murini, Excrementum	Fledermausexkrement
Yimucao	益母草	Leonuri Heterophylli, Herba	Herzgespann
Yinbo	銀箔	Argentum	Blattsilber
Yinchaihu	銀柴胡	Stellariae Dichotomiae, Radix	Stellaria
Yinchen	茵陳	Artemesiae Capillaris, Herba	Capillaris
Yinghuo	螢火		Glühwürmchen
Yingsuqiao	罌粟殼	Papaveri somniferi, Fructus	Mohnporenkapsel
Yinxingguo	銀杏果	Ginkgo Bilobae, Semen	Ginkgo
Yinyanghuo	淫羊藿	Epimedii, Herba	Epimedium
Yiyiren	薏苡仁	Coicis Lachryma-jobi, Semen	Coix
Yizhiren	益智仁	Alpiniae Oxyphyllae, Fructus	Alpiniafrucht
Yuanhua	芫花	Genkwa, Flos	Genkwablume
Yuanzhi	遠志	Polygalae Tenuifoliae, Radix	Polygala
Yujin	鬱金	Curcumae, Tuber	Curcuma
Yuliren	鬱李仁	Pruni, Semen	Pflaumensamen
Yuxingcao	魚腥草	Houttuyniae Cordatae, Herba	Houttuynia
Yuyuliang	禹余糧	Limonitum	Limonit
Yuzhu	玉竹	Polygonati Odorati, Rhizoma	Polygonatum odorati
Zaojiao	皂角	Gleditsiae Sinensis, Fructus	Gleditsia fructus
Zaojiaoci	皂角刺	Gleditsiae Sinensis, Spina	Gleditsia spine
Zaoxiu	蚤休	Paridis, Rhizoma	Pariswurzel

Pinyin	Chinesisch	Botanischer Name	Populäre Bezeichnung
Zelan	澤蘭	Lycopi Lucidi, Herba	Lycopus
Zexie	澤瀉	Alismatis Plantago-aquaticae, Rhizoma	Alisma
Zhangnao	樟腦	Camphora	Kampfer
Zhebeimu	浙貝母	Fritillariae Thunbergii, Bulbus	Fritillaria Thunbergii
Zhenzhu	珍珠	Margarita Usta, Concha	Perle
Zhenzhumu	珍珠母	Margaritiferae Ustae, Concha	Mutterperle
Zhicaowu	炙草烏	Aconiti Kusnezoffii, Radix Praeparata	Kusnezoff-Eisenhut, vorbeh.
Zhimu	知母	Anemarrhenae Asphodeloidis, Radix	Anemarrhena
Zhiqiao	枳殼	Citri seu Ponciri, Fructus	Chih Ko
Zhiren	梔仁	Gardeniae Jasminoidis, Semen	Gardeniakern
Zhishi	枳實	Citri seu Ponciri Immaturus, Fructus	Chih-Shih
Zhizhuhua	躑躅花	Rhododendron molle, Flos	Rhododendron
Zhuli	竹瀝	Phyllostachys nigrae, Caulis	Phyllostachys
Zhuling	豬苓	Polypori Umbellati, Sclerotium	Polyporus
Zhuru	竹茹	Bambusae in Taeniis, Caulis	Bambusstreifen
Zhusha	硃砂	Cinnabar	Zinnober
Zicao	紫草	Lithospermi seu Arnebiae, Radix	Lithospermum
Ziheche	紫河車	Hominis, Placenta	Plazenta
Zihuadiding	紫花地丁	Violae cum Radice, Herba	Viola
Zishiying	紫石英	Fluoritum (Amethystum)	Fluoritum (Amethyst)
Zisu	紫蘇	Perilla Frutescentis	Perilla
Zisuye	紫蘇葉	Perillae Frutescentis, Folium	Perillablätter
Zisuzi	紫蘇子	Perillae Frutescentis, Fructus	Perillasamen
Ziwan	紫菀	Asteris Tatarici, Radix	Aster

Zeittafeln

Dynastientafel

Vorkaiserzeitliches China	Shang-Dynastie	1122–771 v. Chr.
	Zhou-Dynastie	770–221 v. Chr.
	Zeit der Streitenden Reiche	403–221 v. Chr.
Frühe Kaiserzeit	Qin-Dynastie	221–207 v. Chr.
	Han-Dynastie	206 v. Chr.–220 n. Chr.
	Drei Reiche	220–265
	Jin-Dynastie	265–420
	Süd- und Nord-Dynastien	420–581
	Sui-Dynastie	581–618
	Tang-Dynastie	618–906
Mittlere Kaiserzeit	Fünf Dynastien und Zehn Staaten	907–960
	Nördliche Song-Dynastie	960–1127
	Südliche Song-Dynastie bzw. Jin-Dynastie im Norden	1127–1279 1115–1234
	Yuan-Dynastie	1279–1368
Späte Kaiserzeit	Ming-Dynastie	1368–1644
	Qing-Dynastie	1644–1911
Das moderne China	Republik China	1911–1949
	Volksrepublik China	seit 1949

Zeittafel Wan Quan

Persönliche Ereignisse Wan Qans	Jahrzahl	Ereignisse, die Wan Quans Lebenswelt prägten
Der Pocken- und Kinderarzt Wan Kuang 萬筐, Vater von Wan Quan, lässt sich in Luotian (Provinz Huguang) nieder und heiratet eine Frau aus der Familie Chen vom Nachbarkreis Qishui.	1480	
Geburt von Wan Quan 萬全	1500	
	1513	Wan Quans späterer Lehrer Zhang Mingdao 張明道 graduiert zum juren
	1518	Geburt von Li Shizhen 李時珍, dem herausragendsten Botaniker und Arzt der chinesischen Geschichte, im Nachbarkreis Qizhou
	1522–1566	**Regierungsperiode Jiajing unter Kaiser Shizong**
Wan Quan studiert (die konfuzianischen Klassiker) bei Zhang Mingdao und Hu Mingshu	1520–1528	
Erste Aufzeichnung eines eigenen Krankenbesuches (Patient Wan Yance 萬言策)	1523	
	1524	Der daoistische Priester Shao Yuanjie 邵元節 kommt an den Kaiserhof
Heirat einer Frau aus der Familie Qian 錢	1525	Wan Quans Lehrer Hu Mingshu 胡明庶 graduiert zum *juren*
Antrag auf ein Stipendium	1526	
Geburt des ersten Sohnes, Bangzhong 邦忠	1526	
Geburt des zweiten Sohnes, Bangxiao 邦孝	1528	Wan Quans Mitstudenten Hu Mingshu und Hu Mingtong bestehen die Prüfung auf Provinzebene
Tod des Vaters Wan Kuang, Wan Quan wird diffamiert und eines angeblichen Vergehens angeklagt	1529	Zhang Mingdao besteht beim sechsten Versuch die Prüfung in der Hauptstadt und wird Zensor am Hauptgerichtshof

Persönliche Ereignisse Wan Qans	Jahrzahl	Ereignisse, die Wan Quans Lebenswelt prägten
Rituelle Trauerzeit: Wan Quan verlässt die Schule und gibt seinen Status als Amtsanwärter auf. Er widmet sich der Medizin und nimmt Schüler an	1529–1531	
Wan Quan folgt dem Erziehungskommissar nach Zaoyang, um sich wegen der Vorwürfe an seiner Person zu verteidigen	Frühjahr 1531	
Geburt von Bangzheng 邦正, Sohn der Nebenfrau Gan	Juni 1531	
	1532	Wan Quans Lehrer Hu Mingshu 胡明庶 graduiert zum *jinshi*
Nicht näher bezeichneter „Schicksalsschlag" (Klage in Zaoyang abgewiesen?)	1532	Aufwendige Fruchtbarkeitsriten am Hofe
	1533	Geburt eines Sohnes des Jiajing-Kaisers. Zhang Mingdao erhält wegen Kritik am Kaiser die Prügelstrafe und wird verbannt Hu Mingshu (der Lehrer) stirbt kurz nach Antritt einer Beamtenstelle in Peking
Wan Quan entwickelt eine erfolgreiche Standardrezeptur gegen die Pocken	Frühjahr 1534	Pockenepidemie in Luotian
Sichtung der Schriften des Vaters. Erste eigene Schriften zur Pulslehre, zu Arzneidrogen, zu Fiebererkrankungen und zur Kinderheilkunde	1534–1540	Li Shizhen scheitert dreimal bei den Prüfungen auf Provinzebene
	1539	Tod von Shao Yuanjie. Der von ihm empfohlene Daoist Tao Zhongwen 陶仲文, Schüler eines Magiers aus Wan Quans Heimatort, gewinnt Einfluss am Hof
	1540	Der zweite Sohn des Jiajing-Kaisers und designierte Thronfolger erkrankt an Pocken. Nach seiner Gesundung gewinnt Tao Zhongwen, der ihn mit Zauberwasser und Beschörungen behandelt hatte, großen Einfluss am Hof
Merkverse zur Pocken- und Kinderheilkunde (als Lehrmaterial für die Söhne)	1546–1547	Zhang Mingdao kehrt nach Luotian zurück und gründet eine Privatakademie

Persönliche Ereignisse Wan Qans	Jahrzahl	Ereignisse, die Wan Quans Lebenswelt prägten
Erste Fassung des *Douzhen shiyi xinfa* 痘疹世醫心法. Erstes Vorwort (1549)	1549–1550	
Der älteste Sohn Wan Bangzhong entwendet Manuskripte und gibt sie an verschiedene Personen weiter	1550–1558	
Theoretische Abhandlung zu den Pocken *Douzhen gezhi yaolun* 痘疹格致要論. Vorwort von Wan Quan (1552) und Vorwort von Wan Yance 萬言策 (1553)	1552–1553	Pockenepidemie in Luotian
	1553	Tod von Zhang Mingdao im Alter von 73 Jahren. Er geht als „vorbildlicher Beamter" in die Annalen ein
Wan Quan erhält erstmals die Ehrentafel „Gelehrtenarzt"	1558	
	1560	Pockenepidemie in Luotian
	1562	Der daoistische Magier Huang Lian 黃廉 aus dem Nachbarort Qishui gibt die gestohlenen Manuskripte in Jiangxi unter seinem Namen und dem Titel *Douzhen quanshu* 痘疹全書 heraus
	1567–1572	**Regierungsperiode Longqing unter Kaiser Muzong**
Wan Quan behandelt die Tochter des Vize-Gouverneurs von Huguang Sun Ying'ao 孫應敖	1567	
Wan Quan reist als Leibarzt des Kreisvorstehers von Luotian in die nördliche Hauptstadt	1568	
Wan Quan reist mehrmals nach Yunyang zur Behandlung von Sun Ying'ao und dessen Tochter Erster Druck aller Pockenschriften in einer Doppeledition. Sun Ying'ao, Förderer des Druckes, schreibt das Vorwort	1568–1569	Sun Ying'ao wird Großer Koordinator in Yunyang
Wan Quan erhält zahlreiche Auszeichnungen (Urkunde, Beamtenkappe und -gürtel, Ehrentafel)	1569	Das Fach Pocken (*douzhenke* 痘疹科) wird zu einem eigenen Fach an der Kaiserlichen Medizinischen Akademie. Spätere Schriften legen erste Pockenimpfungen in diese Zeit

Persönliche Ereignisse Wan Qans	Jahrzahl	Ereignisse, die Wan Quans Lebenswelt prägten
	1569	Sun Ying'ao reicht ein erstes Memorandum ein, das die Position der Beamtengelehrten am Hof stärken soll. Das Memorandum wird angenommen. Sun Ying'ao tritt aus Krankheitsgründen von seinem Posten zurück
Zweiter Druck der Pockenschriften durch den Präfekten von Huangzhou	1571	
Wan Quan gibt die ärztliche Praxis auf	1572/1573	
	1573–1620	**Regierungsperiode Wanli unter Kaiser Shenzong**
Wan Quan schließt sein Manuskript zur Fortpflanzungsmedizin sowie die Niederschrift seiner kinderheilkundlichen Fallgeschichten ab	1573	Sun Ying'ao wird nochmals als Großer Koordinator in Yunyang eingesetzt. Er reicht ein zweites Memorandum zur Rehabilitierung aller Beamten, die in der Jiajing-Zeit Unrecht erlitten haben, ein. Das Memorandum wird angenommen
	1573/1574	Wan Quans Pockenschriften werden erneut unter dem Namen Huang Lians herausgegeben
	1574–1576	Sun Ying'ao wird Tutor des Thronfolgers und danach Minister im Ritenministerium
Wan Quan ordnet sein medizinisches Gesamtwerkes und stellt es für die Nachwelt zusammen	1573–1585	
Vorwort zum *Youke fahui* 幼科發揮. Viertes Vorwort zu *Douzhen xinfa* 痘疹心法	1579	Wan Quans Pockenschriften werden ein weiteres Mal unter dem Namen Huang Lian herausgegeben
Wan Quan klärt die Geschichte der unterschiedlichen Plagiate und Editionen des Douzhen *xinfa*	1579–1584	
Tod von Wan Quan. Aufwändige Bestattung in einem „hängenden Sarg“	1579?–1585?	
	1583	Tod von Sun Ying'ao
	1590? 1593?	Tod von Li Shizhen

Persönliche Ereignisse Wan Qans	Jahrzahl	Ereignisse, die Wan Quans Lebenswelt prägten
Druck der ersten posthumen Gesamtausgabe herausgegeben durch den Präfekten Li Zhiyong 李之用 in Shaowu (Provinz Fujian)	1596–1599	
Die Druckstöcke der posthumen Gesamtausgabe verbrennen mit der Bibliothek von Luotian während Unruhen	1630–1652	Aufstände in Macheng (1630/41) und Luotian (1651)
Sämtliche Manuskripte von Wan Quan werden im Hause seines Enkels gefunden und vom Urenkel in einer neuen Werkausgabe veröffentlicht	1654–1659	
Wan Quan wird in die Reihe der „Heiligen Ärzte" der Qingdynastie aufgenommen. Sein Grab wird zur Pilgerstätte	1708	Die Chroniken beschreiben Wan Quan als Wunderheiler, der Pockentote zum Leben erweckte

Literaturverzeichnis

Bibliographische Abkürzungen

Die mit Asteriskus gekennzeichneten Abkürzungen beziehen sich auf Schriften Wan Quans. Zu den Quellen ohne Verlagsangabe siehe Luotian-Werkausgabe im Werk- und Editionsverzeichnis.

*BMGK	*Wanshi jiachuan Baoming gekuo* 萬氏家傳保命歌括 (1986) (Merkverse zum Schutz des Lebens aus der Familientradition der Wan)
*DDJ	*Wanshi jiachuan Diandianjing* 萬氏家傳點點經 (1986) (Winziger Klassiker aus der Familientradition der Wan)
*DZXF (I)	*Wanshi jiachuan Douzhen xinfa* 萬氏家傳痘疹心法 (1985) (Wesentliche Methoden zur Behandlung der Pocken aus der Familientradition der Wan) auf der Grundlage der qingzeitlichen Edition *Wan Mizhai quanshu* 萬密齋全書 von Zhang Wanyan 張萬言 oder Zhang Bocong 張伯琮
*DZXF (II)	*Douzhen xinfa* 痘疹心法 (Original Wanli-Edition, o.O. [ca.1580]) (Wesentliche Methoden zur Behandlung der Pocken)
*FRK	*Wanshi furen ke* 萬氏婦人科 (1984) (Die Frauenheilkunde der Wan-Familie)
*GSJY	*Wanshi jiachuan Guangsi jiyao* 萬氏家傳廣嗣紀要 (1986) (Wichtige Prinzipien zur Vermehrung der Nachkommenschaft)
*PYDZ	*Wanshi michuan Pianyu douzhen* 萬氏秘傳片玉痘疹 (1986) (Jadeschrift zu den Pocken aus der geheimen Tradition der Wan-Familie)
*PYXS	*Wanshi michuan Pianyu xinshu* 萬氏秘傳片玉心書 (1984) (Wesentliche Jadeschrift aus der geheimen Tradition der Wan Familie)
*SHZJ	*Wanshi jiachuan Shanghan zhaijin* 萬氏家傳傷寒摘錦 (1984) (Auslese aus der Lehre von den Kälteverletzungen aus der Familientradition der Wan)
*WKXF	*Wanshi michuan Waike xinfa* 萬氏秘傳外科心法 (1984) (Wesentliche Methoden für das Fach der äußeren Erkrankungen aus der geheimen Tradition der Wan-Familie)

*YKFH *Wanshi jiachuan Youke fahui* 萬氏家傳幼科發揮 (1986) (Erläuterungen zur Kinderheilkunde aus der Familientradition der Wan)

*YKZN *Wanshi jiachuan Youke zhinan xinfa* 萬氏家傳幼科指南心法 (1986) (Kompaß und Kernmethoden der Kinderheilkunde aus der Familientradition der Wan)

*YSSY *Wanshi jiachuan Yangsheng siyao* 萬氏家傳養生四要 (1984) (Vier Prinzipien zur Nährung des Lebens aus der Familientradition der Wan)

*YYJM *Wanshi jiazang Yuying mijue* 萬氏家藏育嬰秘訣 (1986) (Geheime Lehrsätze zur Aufzucht des Kindes aus der Familientradition der Wan)

DMB Goodrich, Carrington L. u. Fang Chaoying (Hg.), *Dictionary of Ming-Biography 1368–1644,* 2 Bde. New York, London: Columbia U.P., 1976.

DMHD Shen Shixing 申時行 u.a. (Hg.), *Da Ming huidian* 大明會典 (Gesammelte Statuten der Mingzeit), 228 Kap. (Mikrofilm der Wanli-Palastausgabe von 1585).

DQYTZ *Da Qing yitongzhi* 大清一統志 (Geographie- und Verwaltungshandbuch der Großen Qingdynastie) in SKQS 480.

ESEZ *Ershi'erzi* 二十二子. (Mikrofilmnachdruck der Edition von 1875) Shanghai: Guji chuban she, 1986.

GJTS Chen Menglei 陳夢雷 et al. (Hg.), *Gujin tushu jicheng* 古今圖書集成 (Sammlung der Bilder und Bücher aus vergangener und neuer Zeit). Beijing: Renmin chuban she, 1983.

HBTZ Lü Tiaoyuan 呂調元, Liu Cheng'en 劉承恩 u.a. (Komp.), *Hubei tongzhi* 湖北通志 (1921). Shanghai: Shangwu yinshu guan, 1934.

HGTZ Yu Zhu 遇柱, Xia Lishu 夏力恕 u.a. (Komp.), *Huguang tongzhi* 湖廣通志 (1733). In: SKQS 531–534.

HGXZ Dai Changyan 戴昌言, Liu Gong 劉恭 u.a (Komp.), *Huanggang xianzhi* 黃岡府志 (1882). Taibei: Xuesheng shuju, 1969

HGZZ Xu Xuemo 徐學謨 u.a. (Komp.), *Huguang zongzhi* 湖廣總志. Mikrofilm der Wanli-Edition von 1591.

HMSS — Li Shaowen 李紹文, *Huang Ming Shishuo xinyu* 皇明世說新語 (Interessante Worte aus Gesprächen der glorreichen Mingzeit), Mikrofilm der Wanli-Edition.

HZFZ — Ying Qixiu 英啟修 u.a. (Komp.), *Huangzhou fuzhi* 黃州府志. In: Zhongguo fangzhi congshu Nr. 336, 4 Bde. Taibei: Chengwen chubanshe 1975 (Nachdruck der Originalausgabe von 1884).

LTXZ (1542) — Zhu Xu 祝珝, Cai Yuanwei 蔡元偉 u.a. (Komp.), *Jiajing Luotian xianzhi* 嘉靖羅田縣志 (1542). In: Tianyige zang Mingdai fangzhi xuankan xubian, 62. Shanghai: Guiji shudian, 1990.

LTXZ (1884) — Guan Yikui 管貽葵 u.a. (Hg.), *Luotian xianzhi* 羅田縣志, 16 Bde. 1. Aufl. 1876, Luotian: Yichuan shuyuan, 1884.

LTXZ (1926) — Zhu Xu 祝珝, Cai Yuanwei 蔡元偉 u.a. (Komp.), *Luotian xianzhi* 羅田縣志 (Nachdruck 1926 der Originalausgabe von 1542 mit Ergänzungen, zus.gest. v. Wang Baoxin 王葆心 u. Wang Kuiqiang 王夔強). In: Zhongguo fangzhi congshu No. 339, Taibei: Chengwen chubanshe, 1975.

MCFS — Guo Tingxun 過庭訓, *Mingchao fensheng renwukao* 明朝分省人物考 (Untersuchung zu Persönlichkeiten der Mingdynastie geordnet nach Provinzen), Reprint Taibei: Chengwen chubanshe, 1971.

MCXZ — Yu Jinfang 余晉芳 (Komp.), *Macheng xianzhi qianbian* 麻城顯志前編 (1935). Taibei: Chengwen chubanshe, 1975.

MRXA — Huang Zongyi 黃宗義, *Mingru xue'an* 明儒學案 (Dokumente zu den Lehren der neokonfuzianischen Philosophen der Mingzeit). Taibei: Shijie shuju, 1965.

MRZJ — *Mingren zhuanji ziliao suoyin* 明人傳記資料索引 (Index zu den biographischen Quellen der Mingdynastie). Hg. v. Guoli zhongyang tushuguan Taibei, 1965.

MS — Zhang Tingyu 張廷玉 u.a. (Hg.), *Mingshi* 明史 (Die Geschichte der Mingdynastie) 28 Bde. Beijing: Zhonghua shuju, 1991.

MSL — *Mingshilu* 明實錄 (Die wahrhaftigen Aufzeichnungen der Mingzeit). Mikrofilm eines Manuskriptes der National Central Library Taibei. Hg. v. Academia Sinica, Institut für Geschichte und Philologie. Taibei: 1963–66.

MYTZ *Ming yitongzhi* 明一統志 (Geographie- und Verwaltungshandbuch der Mingdynastie). In: SKQS 473.

OF Hucker, Charles O., *A Dictionary of Official Titles in Imperial China*. Stanford: University Press, 1985.

RM Zang Lihe 臧勵龢 u.a., *Zhongguo renming dazidian* 中國人名大辭典 (Großes Lexikon der chinesischen Personennamen). Shanghai: Shangwu, 1921.

SB Franke, Herbert (Hg.), *Song Biographies,* 4 Bde. Wiesbaden: Franz Steiner, 1976.

SKQS *Qinding Siku quanshu* 欽定四庫全書 (Sammlung zum Druck freigegebener Bücher der kaiserlichen Bibliothek), 1782. Edition.

SSJ Ruan Yuan 阮元, *Shisanjing zhushu* 十三經注疏 (Kommentierte Ausgabe der dreizehn Klassiker). Beijing: Zhonghua shuju chubanshe, 1979.

SW *Huangdi neijing suwen* 黃帝內徑素問 (Allgemeine Fragen aus dem Leitfaden des Gelben Kaisers). Beijing: Renmin chubanshe, 1978.

YZSM Yin Zhongchun 殷仲春, *Yizang shumu* 醫藏書目, *Zhongguo gudian yixue congkan* 中國古典醫學叢刊. Shanghai: Qunlian chuban she, 1955 (Erstauflage um 1619).

ZGYJK Tanba Mototane 丹波 元胤, *Zhongguo yijikao* 中國醫籍考. Beijing: Renmin weisheng chuban she, 1956 (Erstauflage 1819).

ZYTS Xue Qinglu 薛清錄et al. (Hg.), *Quanguo zhongyi tushu lianhe mulu* 全國中醫 圖書聯和目錄. Beijing: Zhongyi guji chubanshe, 1991.

Werk- und Editionsverzeichnis

Ming-zeitliche Editionen

Titel	Zeit	Zahl *juan*	Vorwort	Druckort/ Verlag	Existenz	Verfügbarkeit
1						
Wanshi jiachuan Guangsi jiyao 萬氏家傳廣嗣紀要	1596	16	Li Zhiyong 李之用	Präfektur Shaowu	erhalten	Stadtbibliothek Dalian
Xinkan Wanshi jiachuan guangsi jiyao 新刊萬氏家傳廣嗣紀要	1597	5	Li Zhiyong 李之用	Yiqingtang-Verlag	erhalten	Staatsbibliothek Shanghai, Naikaku-bunko, Tokyo
2						
Ke wanbing suiquan Baoming gekuo 刻萬病 隨痊保命歌括	1596	35	Li Zhiyong 李之用	Präfektur Shaowu	erhalten	Nationalarchiv, Tokyo
Ke wanbing suiquan Baoming gekuo 刻萬病隨痊保命歌括	1597	10	Li Zhiyong 李之用	Yiqingtang-Verlag, Jianyang	erhalten	Staatsbibliothek Shanghai, Naikaku-bunko, Tokyo
3						
Wanshi jiachuan Youke fahui 萬氏家傳幼科發揮	1599	2	Wan Quan 萬全 Li Zhiyong 李之用	Präfektur Shaowu	verloren	
4[1]						
Douzhen xinyao 痘疹心要	1568	11+12	Wan Quan 萬全 Sun Ying'ao 孫應熬	Provinzregierung Yunyang	erhalten	Library of Congress, Washington, DC

1 Sämtliche qing-zeitlichen Editionen dieses Pockentraktates finden sich geordnet nach vier unterschiedlichen Manuskriptversionen ab S. 143 ff.

Titel	Zeit	Zahl *juan*	Vorwort	Druckort/ Verlag	Existenz	Verfügbarkeit
Douzhen xinyao 痘疹心要	1571	11+12	?	Präfektur Huangzhou	verloren	
Douzhen xinfa 痘疹心法	1580?	23	Wan Quan 萬全 Sun Ying'ao 孫應敖, Sun Guangzu 孫光祖	?	erhalten	Staatsbibliothek Shanghai
Douzhen xinyao 痘疹心要	1583	11+12	Chen Yunsheng 陳允升	Präfektur Suzhou	erhalten	Staatsbibliothek Shanghai
Douzhen xinyao 痘疹心要	1585	11+12	?	Shaoxing / Zhejiang	verloren	
Douzhen xinyao 痘疹心要	1588	11+12	Ding Cilü <丁此呂	Wuchang / Huguang	erhalten	Zhejiang Bibliothek, Hangzhoun
Douzhen xinfa 痘疹心法	1595	23	Wang Yiming 王一鳴	Linzhang / Henan	erhalten	Hochschule für TCM, Shanghai
Douzhen xinfa 痘疹心法	1596–1599?	23	Wan Quan 萬全 Li Zhiyong 李之用	Präfektur Shaowu	verloren	
Douzhen quanshu 痘疹全書	1601		Lu Wen 陸穩, Wu Mianxue 吳勉學	Nanjing / Nanzhili	erhalten	Bibliothek Nanjing
Douzhen xinyao 痘疹心要	1601	11+12	Qin Dakui 秦大夔, Zhang Heming 張鶴鳴	Nanchang / Jiangxi	erhalten	Nationalbibliothek Peking
Douzhen xinyao 痘疹心要	1610	11+12	Han Zhongyong 韓仲雍, Wang Yuncheng 王允成		erhalten	Nationalarchiv Tokyo

Titel	Zeit	Zahl *juan*	Vorwort	Druckort/ Verlag	Existenz	Verfügbarkeit
Douzhen quanshu 痘疹全書	1610	11+12	Wu Liang 吳亮	Yangzhou / Jiangsu	erhalten	Zentrale Akademie für TCM, Peking
Douzhen quanshu 痘疹全書	1617	11+12	Deng Shichang 鄧士昌	Yongzhou / Huguang	erhalten	Zentrale Akademie für TCM, Peking
Douzhen xinyao 痘疹心要	1623	11+12	Wang Yuncheng 王允成	Verlag Qingyitang 清議堂	erhalten	Hochschule für TCM, Nanjing
5						
Wanshi jiachuan Yangsheng siyao 萬氏家傳養生四要	1596–1599?	5	?	Präfektur Shaowu	verloren	
6						
Shanghan zhaijin 傷寒摘錦	1596-1599?	2	?	Präfektur Shaowu	verloren	

Moderne Editionen (geordnet nach Publikationsjahr)

Gesamtausgaben

Wan Mizhai-Krankenhaus und Gesundheitsamt Luotian (Hg.), Wuhan: Hubei kexue jishu chubanshe, 1984 bis 1986.

Wanshi furen ke 万氏妇人科	(1984)
Wanshi jiachuan shanghan zhaijin 万氏家传伤寒摘锦	(1984)
Wanshi jiachuan yangsheng siyao 万氏家传养生四要	(1984)
Wanshi michuan pianyu xinshu 万氏秘传片玉心书	(1984)
Wanshi michuan waike xinfa 万氏秘传外科心法	(1984)
Wanshi jiachuan douzhen xinfa 万氏家传痘疹心法	(1985)
Wanshi baoming gekuo 万氏保命歌括	(1986)
Wanshi jiachuan guangsi jiyao 万氏家传广嗣纪要	(1986)
*Wanshi jiachuan youke fahu*i 万氏家传幼科发挥	(1986)
*Wanshi jiazang yuying miju*e 万氏家藏育婴秘诀	(1986)
Wanshi michuan pianyu douzhen 万氏秘传片玉痘疹	(1986)
Wanshi jiachuan youke zhinan xinfa 万氏家传幼科指南心法	(1986)
Wanshi jiachuan diandianjing 万氏家传点点经	(1986)

Zhang, Hailing 张海凌, Zhang, Linguo 张林国 (Hg.), *Wan Mizhai yixue quanshu* 万密斋医学全书. In: *Ming Qing mingyi zhuzuo dacheng* 明清名医著作大成. Beijing: Zhongguo zhongyiyao chubanshe, 1996.

Fu Peipan 傅沛潘, Yao Changshou 姚昌绶, Wang Xiaoping 王晓萍 (Hg.), *Wan Mizhai yixue quanshu*. In: *Ming Qing mingyi quanshu dacheng* 明清名医著作大. Beijing: Zhongguo zhongyiyao chubanshe, 1999.

Einzeltitel

Youke fahui 幼科发挥, Beijing: Renmin weisheng chuban she, 1957 (1959, 1963, 1981, 1986)

Youke zhinan 幼科指南, Zweites Krankenhaus des Kreises Longyan / Provinz Fujian (Hg.) Longyan: 1960.

Pianyu xinshu 片玉心书, Gesundheitsamt Macheng (Hg.) Macheng: 1962.

Einzeltitel in Reihen und Serien

Nüke yaoyan 女科要言. In: Chen Xiuyuan 陈修园 (Hg.), *Zhongguo yixue dacheng sanbian* 中国医学大成三编; 8. Changsha: Yuelu shushe, 1994.

Wanshi jiachuan youke fahui 万氏家传幼科发挥. In: Bu Xianchun 卜献春, He Shangdeng 贺双腾 (Hg.), *Zhuanshi zangshu.* 传世藏书. *Ziku. Yibu;* 4 子库. 医部; 4. Haikou: Hainan guoji xinwen chuban zhongxin, 1995

Douzhen shiyi xinfa 痘疹世医心法 und *Douzhen gezhi yaolun* 痘疹格致要论. Photoreprint der Ausgabe von 1583. In: Xuxiu siku quanshu 续修四库全书, Zibu yijia lei 子部医家类; 1011. Shanghai: Shanghai gu ji chu ban she, 1995.

Liu Zhongde 刘忠德, Liu Pengju 刘鹏举, Xue Fengkui 薛凤奎 u.a. (Hg), Zhongyi guji linzheng bidu congshu 中医古籍临证必读丛书 – Erke juan 儿科卷. Changsha: Hunan kexue jishu chu, 1995.
Pianyu xinshu 片玉心书
Youke fahui 幼科发挥
Yuying mijue 育婴秘诀
Youke zhinan 幼科指南 (als Autor wird fälschlich Zhou Zhen 周震 angegeben) Douzhen xinfa 痘疹心法

Youke fahui 幼科发挥. In: Kuo Ruihua 郭瑞华 (Hg.), Zhongguo erke mingzhu jicheng 中国儿科名着集成 bzw. Lidai zhongyi mingzhu wenku 历代中医名著文库. Beijing: Huaxia chubanshe, 1997

Wanshi furenke 万氏妇人科. In: Yang, Jinguo 杨金国, Feng Danzhen 冯丹晨, Jiang Mingzhen 姜明珍 (Hg.), *Zhong yi fuke mingzhu jicheng* 中医妇科名着集成 bzw. Lidai zhongyi mingzhu wenku 历代中医名著文库. Beijing: Huaxia chuban she, 1997.

Wanshi furenke jizheng und *Madou liangfang*
万氏妇人科集证: 痲痘良方 傅青主
男女科. Photoreprint der Ausgabe „Wanshi furenke jizheng“
万氏妇人科集证
(1912). Taibei: Xinwen fengchu bangu fenyou xiangongsi, 1997.

Douzhen xinfa 痘疹心法 (Auswahl). In: *Zhongguo bencao quanshu*; Kap. 239. Beijing: Huaxia chuban she, 1999.

Baoming gekuo 保命歌括. In: *Zhongguo yixue dacheng xuji* 中国医学大成续集; 21. Shanghai: Shanghai kexue jishu chubanshe, 2000.

Guangsi jiyao 广嗣纪要. In: *Zhongguo yixue dacheng xuji* 中国医学大成续集; 37. Shanghai: Shanghai kexue jishu chubanshe, 2000.

Wanshi jiachuan nüke 万氏家传女科. In: *Zhongguo yixue dacheng xuji* 中国医学
大成续集; 35. Shanghai: Shanghaike xueji shu chubanshe, 2000.

Yangsheng siyao 养生四要. In: *Zhongguo yixue dacheng xuji* 中国医学大成续集; 20 Shanghai: Shanghai kexue jishu chubanshe, 2000.

Primärquellen

Werke, deren Autor nicht bekannt ist, werden jeweils am Ende der Auflistung gesondert alphabetisch angeführt.

Primärquellen der medizinischen Literatur

Chao Yuanfang 巢元方 (550?–630?), *Zhubing yuanhoulun* 諸病源候論. Beijing: Renmin weisheng chubanshe, 1955.

Chen Fuzheng 陳复正 (um 1750), *Youyou jicheng* 幼幼集成, Shanghai: Kexue jishu chubanshe, 1978.

Chen Jiayuan 陳佳園 (um 1660), *Fuke mishu bazhong* 婦科秘書八種. Beijing: Zhongyi guji chubanshe, 1988.

Chen Menglei et al. 陳夢雷 (um 1670) *Gujin tushu jicheng* 古今圖書集成. Beijing: Renmin chuban she, 1983.

Chen Shigong 陳實功 (1555–1636), *Waike zhengzong* 外科正宗 (1617). Beijing: Renmin weisheng chuban she, 1979.

Chen Wenzhong 陳文中 (13. Jh.), *Chenshi xiao'er douzhen fanglun* 陳氏小兒痘疹方論 *Xueshi yi'an* 薛氏醫案 in SKQS 764/77:1–63 (623–654). Nachdruck Shanghai: Guji chubanshe, 1991.

Chen Yan 陳言 (1161?–1174?), *Sanyinji yibingzheng fanglun* 三因極一病證方論 Beijing: Renmin weisheng chubanshe, 1983.

Chen Ziming 陳自明 (1190–1270?), *Furen daquan liangfang* 婦人大全良方. Beijing: Renmin weisheng chubanshe, 1985.

Cheng Wuji 成無己 (11. Jh.), *Shanghan mingli lun* 傷寒明理論, Beijing: Shangwu yinshuguan, 1955.

Ge Hong 葛洪 (281–341), *Shouhou beiji fang* 肘後 備急方 (mit Ergänzungen von Tao Hongjing 陶弘景 (456–53) Beijing: Renmin weisheng chubanshe, 1983.

Han Mao 韓懋 (um 1522), *Hanshi yitong* 韓氏醫通. Nanjing: Jiangsu kexue jishu chubanshe, 1985.

Jiang Guan 江瓘 (1503–1565), *Mingyi lei'an* 名醫類案. Beijing: Renmin weisheng chubanshe, 1983.

Li Chan 李梴 (um 1575), *Yixue rumen* 醫學入門. Tianjin: Kexue jishu chubanshe, 1999.

Li Gao 李杲 (1180–1251), *Piweilun zhushi*, 脾胃論 注釋. Beijing: Renmin weisheng chubanshe, 1976.

— *Neiwaishang bian* 內外傷辨. Nanjing: Jiangsu kexue jishu chubanshe, 1985.

Li Shizhen 李時珍 (1518–1593), *Bencao gangmu* 本草綱目. Beijing: Renmin weisheng chubanshe, 1957.

Liu Fang 劉昉 (fl. 1137–1161), *Youyou xinshu* 幼幼新書 (校點本) Beijing: Renmin weisheng chuban she, 1987.

Liu Wansu 劉完素 (1120–1200) *Suwen xuanji yuanbingshi* 素問玄機原病式, Nanjing: Jiangsu kexue jishu chubanshe, 1985.
Liu Yang 劉瑒 (16. Jh.), *Yinsilu* 胤嗣錄 (1547). In: Ed. *Yiyuan* 醫苑, herausgegeben 1875
Ni Fengbin 倪鳳賓 (um 1728), *Chanbao* 產寶 (1728). In: *Zhenben yishu jicheng* 珍本醫書集成. Bd 8. Shanghai: Guji chubanshe, 1986.
Qi Zhongfu 齊仲甫 um 1195–1224, *Nüke baiwen* 女科百問. In: *Zhenben yishu jicheng* 珍本醫書集成. Bd 8. Shanghai: Guji chubanshe, 1986.
Qian Yi 錢乙 (1032–1113?), *Xiao'er yaozheng zhijue* 小兒藥證直訣. Taibei: Xuanfeng chuban she, 1978.
Shen Jin'ao 沈金鰲 (1717–1776), *Fuke yuchi* 婦科玉尺 (1774), Beijing: Zhongyi guji chubanshe, 1996.
Sheng Yin 盛寅 (1375–1441) *Yijing mizhi* 醫經秘旨. Jiangsu kexue jishu chubanshe, 1984.
Sun Simiao 孫思邈 (581–682), *Beiji qianjin yaofang* 備急千金要方. Beijing: Renmin weisheng chubanshe, 1982.
— *Qianjin yifang* 千金翼方. Beijing: Renmin weisheng chubanshe, 1983.
Sun Yikui 孫一奎 (1530?–1620?), *Chishui xuanzhu quanji* 赤水玄珠全集, Beijing: Renmin weisheng chuban she, 1986.
Tanba Yasuyori 丹波 康賴 (um 982), Ishimpô *(Yixin fang)* 醫心方. Beijing: Renmin weisheng chuban she, 1993.
Tao Hua 陶華 (15. Jh.), *Shanghan liushu* 傷寒六書 (1445). Shanghai: Zhonghua shuju, 1934.
Wang Huaiyin 王懷隱 u.a. (Hg. um 992), *Taiping shenghui fang* 太平聖惠方. Beijing: Renmin weisheng chubanshe, 1958.
Wang Ji 王機 (um 1512), *Shishan yi'an* 石山醫案 in SKQS 765:325–409.
Wang Kentang 王肯堂 (1549–1613), *Zhengzhi zhunsheng* 證治準繩 (6 Bde.), Shanghai: Kexue jishu chubanshe, 1984.
Wang Luan 王鑾 (um 1666), *Youke leicui* 幼科類粹. Beijing: Zongyi guji chubanshe, 1984.
Wang Lun 王綸 (15.–16. Jh.), *Mingyi zazhu* 明醫雜著. Ausgabe mit Kommentaren von Xue Ji 薛己. Jiangsu: Kexue jishu chubanshe, 1985.
Wang Shuhe 王叔和 (3. Jh.), *Maijing* 脈經. Beijng: Renmin weisheng chubanshe, 1982.
Wang Tao 王燾 (670–755), *Waitai miyao* 外臺秘要. Beijing: Renmin chubanshe, 1987.
Wu Kun,烏昆 (1552–1620), *Maiyu* 脈語. In: Zhongyi guji shanben congkan. Shanghai: Shanghai shudian, 1986.
Xiao Yuan 蕭源 et al. (15. Jh.), *Yongle dadian (Yiyaoji)* 永樂大典(醫藥集). Beijing: Renmin weisheng chuban she 北京人民衛生出版社, 1986.
Xie Jin 解縉 et al. (1409?), *Yongle dadian Yiyaoji* 永樂大典醫藥集. Beijing: Renmin weisheng chuban she, 1986.
Xu Chunfu 徐春甫 (1520–1596), *Gujin yitong* 古今醫統大全, o.O., o.Z.

Xu Shuwei 许叔微 (1079– ca. 1154), *Shanghan jiushi lun* 伤寒九十论.
In: Xu Shuwei Shanghanlun zhu sanzhong.
Beijing: Renmin weisheng chubanhe.
Xue Ji 薛己 (1558–1686?), *Neike zhaiyao* 內科撮要,
Nüke zuoyao 女科撮要, *Baoying zuoyao* 保嬰撮要.
Beijing: Renmin weisheng chubanshe, 1983.
— *Xueshi yi'an* 薛氏醫案 in SKQS 764/77:1–63 (623–654).
Nachdruck Shanghai: Guji chubanshe, 1991.
Yang Shangshan 楊上善 (6.–7. Jh.), *Huangdi neijing taisu* 黃帝內經太素.
Beijing: Renmin weisheng chuban she, 1983.
Yang Shiying 楊士瀛 (13. Jh.), *Renzhai xiaoer fanglun* 仁齋小兒方論.
In *Xinjiaozhu Yang Renzhai yishu* 新校注楊仁齋醫書. Fuzhou: Fujian kexue jishu chubanshe, 1986.
Yao Ruoqin 姚若琴1933, *Song, Yuan, Ming Qing mingyi lei'an*
宋元明清明醫類案. Taibei: Xuanfeng chubanshe.
Yu Qiao 俞橋, (1522–1566), *Guangsi yaoyu* 廣嗣要語 (um 1544).
In: Qiu Yanyuan 裘慶元 (Hg.), *Zhenben yishu jicheng* Bd. 90 Nr. 4, (1142–1160), Beijing: Zhongguo zhongyiyao chubanshe, 1999.
Yuan Huang 袁黃 (1533–1606), *Qisi zhenquan* 祈嗣真詮 (1590).
In: *Congshu jicheng chubian*, Shanghai: Shangwu yinshuguan, 1936.
Yue Fujia 岳甫嘉 (1612?–1645?), *Miaoyizhai yixue zhengyin zhongzibian*
妙一齋醫學正印種子編. Beijing: Zhongyi guji chubanshe, 1986.
Zhang Congzheng 張從正 (1156–1228), *Rumen shiqin* 儒門事親,
Tianjin: Kexue jishu chubanshe, 1999.
Zhang Ji 張機 (142–220?), *Zhujie Shanghan lun* 注解傷寒論.
Hongkong: Yiyao weisheng chubanshe, 1968.
Zhang Jiebin 張介賓 (1563?–1640), *Jingyue quanshu* 景岳全書.
Taibei: Guofeng chubanshe, 1976.
Zhang Jiebin 張介賓 (1563?–1640), *Leijing* 類經. 2 Bde.
Beijing: Renmin weisheng chubanshe, 1985.
Zhang Yuansu 張元素 (12. Jh.), *Yixue qiyuan* 醫學啟源.
Beijing: Renmin chubanshe, 1978.
Zhao Ji 趙佶 (Kaiser Hui Zong 徽宗 der Song-Zeit 1082–1135;
hg. 1110–1117), *Shengji zonglu* 聖濟總錄.
2 Bde. Beijing: Renmin weisheng chubanshe, 1987.
Zhao Ji 趙佶 (Kaiser Hui Zong 徽宗 der Song-Zeit 1082–1135;
hg. um 1118), *Shengjijing* 聖濟經
Beijing: Renmin weisheng chubanshe, 1990.
Zhu Su 朱橚 et al. (?–1425), *Puji fang* 普濟方.
Beijing: Renmin weisheng chubanshe, 1985.
Zhu Zhenheng 朱震亨 (1281–1358), *Gezhi yulun* 格致余論, *Jufang fahui* 局方發揮, *Danxi xinfa* 丹溪心法. In: Literaturforschungsabteilung der Akademie für traditionelle chinesische Medizin Zhejiang (Hg. u. Komm.), *Danxi yiji* 丹溪醫集, Beijing: Renmin weisheng chubanshe, 1993.

Zhu Huiming 朱惠明, *Douzhen chuanxinlu*痘疹傳心錄.
Edition von 1789. (Erstveröffentlichung 1594).
Lingshujing 靈樞經. In *Huangdi neijing zhangju suoyin* 黃帝內經章句索引.
Beijing: Renmin weisheng chuban she, 1986.
Luxinjing 顱顖經 (um 907). In: Ding Bing 丁丙 (Hg.),
Danggui caotang yixue congshu 富歸草堂醫學叢書, o.O., 1878.
Xuanyuan Huangdi busheng housi lun 軒轅黃帝補生後嗣論
(um 1450, handschriftlich). In Ed. *Yiyuan* 醫苑 (1875).

Primärquellen unterschiedlicher Gattung

Ban Gu 班固 (32–92), *Hanshu* 漢書. Beijing: Zhonghua shuju, 1975.
Cheng Ben 程本, *Zihuazi* 子華子 aufgenommen in *Daozang* (*Taiqingbu*) 1166, Nachdruck Taibei: Yiwen yinshuguan, 1962.
Cui Jiayan 崔嘉彥, *Ruyaojing* 入藥境. In: Lü Guangrong 呂光榮, Lou Yugang 樓羽剛, Wu Jia 吳家駿 (Hg.) *Daozang qigong shu shizhong* 道藏氣功書十種, Beijing: Zhongyi guji chubanshe, 1987.
Fan Ye 范曄 (398–445), *Hou Hanshu* 後漢書.
Beijing: Zhonghua shuju, 1965.
Feng Yingjing, *Huang Ming Jingshi shiyong bian* 皇明經世實用編 (Ed. 1580).
Huang Zongyi 黃宗義: *Mingru xue'an* 明儒學案, Taibei: Shijie shuju, 1965.
Jiao Hong 焦宏 , *Guoshi jingjizhi* 國史經籍志. Ed.
Yueyatang congshu 粵雅堂叢書.
Li Shaowen 李紹文: *Huang Ming Shishuo xinyu* 皇明世說新語.
Wanli-Edition. o.O.
Liu Xu 劉煦 u.a., *Jiu Tangshu* 舊唐書. Beijing: Zhonghua shuju, 1989
Long Wenbin 龍文彬, *Ming huiyao* 明會要. Beijing: Zhonghua shuju, 1956
Luo Hongxian 羅洪先 (1504–1564); Zhu Siben 朱思本 (1273–1335?), *Guangyutu quanshu* 廣與圖全書 (1575). Photolithographischer Nachdruck Beijing: Guoji wenhua chuban she, 1997.
Mao Guangsheng 冒廣生, Xiaosan wuting wenjia ji 小三吾亭文甲集 .
In: Ed. *Rugao Maoshi congshu* 如皋冒氏叢書.
Quan Zuwang 全祖望, *Song Yuan xue'an* 宋元學案 (ca. 1680).
Nachdruck Taibei: Guoli bianyi guan, 1954.
Shao Yong 邵雍 (1011–1077), *Huangji jingshi* 皇極經世.
Nachdruck Taibei: Yiwen yinshuguan, 1962.
Shen Chaoyang 沈朝陽, *Huang Ming Jialong liangchao wenjian ji* 皇明嘉隆兩朝聞見集 Faksimile eines Wanli Druckes. In: Mingdai shiji huikan. Taibei: Taiwan xuesheng shuju, 1969.
Shen Defu 沈德夫 (1578–1642), *Wanli yehubian* 萬歷野獲編 (1606).
Nachdruck Taibei: Wentushu chubanshe, 1976.
Sun Chengze (1592–1676), *Chunming mengyulu* 春明夢余錄.
Nachdruck Beijing: Beijing guji chuban she, 1992.

Sun Simiao 孫思邈 (581–682), *Zhenren Sheyang lun* 孫真人攝養論 in Lü Guangrong 呂光榮, Lou Yugang 樓羽剛, Wu Jia 吳家駿 (Hg.) *Daozang qigong shu shizhong* 道藏氣功書十種, Beijing: Zhongyi guji chubanshe, 1987.

Sun Ying'ao 孫應鰲(1528–1583?), *Sun Shanfu duxue shiji* 孫山甫督學詩集. Mikrofilm einer Jiajing-Ausgabe. o.O.

Wang Bi 王弼, *Zhouyi lüeli* 周易略例. In: Lou Yulie 樓宇烈. (Hg.), *Wang Bi ji jiaoshi* 王弼集校釋. Beijing: Zhongshu shuju, 1980.

Wang Qi 王圻 u.a., *Sancai tuhui* 三才圖會. Photolithographischer Nachdruck der Wanli Ausgabe (Huaiyin caotang 1607). Taibei: Chengwen chubanshe 1970.

Wang Shouren 王守仁 (1472–1528) Wang Yangming 王陽明, *Xiangzhu Wang Yangming quanji* 詳註王陽明全集. Shanghai: Saoye shanfang, 1935.

Wen Chun 溫純, *Wengongyi gong wenji* 溫恭毅公文集 (1639), o.O.

Xiao Yan 蕭彥, *Yiyuan renjian* 掖垣人鑒. Wanli-Ed. o.O.

Xie Zhaozhe 謝肇淛 (1588–1590?), *Wuzazu* 五雜俎 2 Bde. Nachdruck Taibei: Xinxing shuju, 1971.

Xiong Zhuanhai 熊傳海 (Hg.), *Da Yuan shengzheng guochao dianzhang* 大元聖政國朝典章. Photolithographischer Nachdruck der Ausgabe Shen Jiaben 1908). Taibei: Wenhai chuban she, 1964.

Xu Kaijiang 徐開江, *Ming mingchen yanxing lu* 明名臣言行錄. o.O., o.Z.

Zhu Ru 朱儒, *Taiyiyuanzhi* 太醫院志 (Palastausgabe 1616).

Zhang Boduan 張伯端, *Wuzhenpian* 悟真篇 (1078) aufgenommen in den Daozang (Cheng-t'ung Tao-tsang, Taibei: Yiwen, 1977, Nr. 1151 = 42:34310). Siehe auch Lü Guangrong 呂光榮, Lou Yugang 樓羽剛, Wu Jia 吳家駿 (Hg.) *Daozang qigong shu shizhong* 道藏氣功書十種, Beijing: Zhongyi guji chubanshe, 1987

Zhang Huang 章潢, *Tushu bian* 圖書編. Photolithographischer Nachdruck der Wanli Ausgabe (1613) Taibei: Chengwen chubanshe, 1971

Zhou Dunyi 周敦頤 (1017–1073), *Zhouzi quanshu* 周子全書. Ed. Wanyou wenku, Shanghai 1938.

Mawangdui Hanmu boshu: Taichan shu 馬王堆漢墓帛書: 胎產書 (um 167 v.w.Z.) Beijing: Wenwu chuban she. 1980 Vol. 4.

Mingchen zouyi 明臣奏議. In: Congshu jicheng chubian, Shanghai: Shangwu yinshuguan, 1936.

Qinding lidai zhiguanbiao 欽定歷代職官表. In: Ed. Sibu beiyao. Beijing Zhonghua shuju, 1970.

Sunüjing 素女經. In: Fangzhong congshu (Miben) 房中叢術 (秘本), Shanghai: Boguzhai, o.J.

Taishang ganying pian 太上感應篇 aufgenommen in den *Daozang* (*Cheng-t'ung Tao-tsang*, Taibei: Yiwen, 1977, Nr. 1167 = 45:36199–36411).

Wanshi zongpu 萬氏宗譜 (1868–1924). Einzelexemplar im Gesundheitsamt des Kreises Luotian.

Lokalchroniken und geographische Verwaltungshandbücher

siehe auch Abkürzungsverzeichnis

Chuji 楚紀 (1545) Komp. v. Liao Daonan 廖道南.
Cixi xianzhi 慈谿縣志 (1624). Komp. v. Yao Zongwen 姚宗文.
Cixi xianzhi 慈谿縣志 (1730). Komp. v. Yang Zhengsun 楊正筍 u.a.
Guizhou tongzhi 貴州通志 (1721). Komp. v. Jing Daomo. In: SKQS 572.
Huangzhou fuzhi 黃州府志 (1500). Komp. v. Lu Xizhao 盧希招.
Huguang tongzhi 湖廣通志 (1684). Komp. v. Xu Guoxiang 徐國相, Ding Sikong 丁思孔 u.a.
Huzhou fuzhi 湖州府志 (1739). Komp. v. Gao Xiling 高錫齡.
Jianyang xianzhi 建陽縣志 (1929). Komp. v. Zhao Mo 趙模, Wang Baoren 王寶仁.
Jinhua xianzhi 金華縣志 (1568). Komp. v. Wang Maode 王懋德。
Jinhua xianzhi 金華縣志 (1598). Komp. v. Hu Song 胡頌.
Luotian xianzhi 羅田縣志 (1664). Komp. von Cai Rongyuan 蔡容遠.
Luotian xianzhi 羅田縣志 (1717). Komp. v. Zhang Lin 張琳 u.a.
Macheng xianzhi qianbian 麻城縣志後編 (1935). Komp. v. Yu Jinfang 余晉芳. Taibei: Chengwen chubanshe, 1975.
Qingping xianzhi (1756). Komp. v. Liang Zhongting.
Qishui xianzhi 蘄水縣志 (1547). Komp. v. Xiao Pu 蕭璞 u.a.
Qishui xianzhi 蘄水縣志 (1880). Komp. v. Duo Qi 多祺 u.a.
Qizhou zhi 蘄州志 (1536). Komp. v. Gan Ze 甘澤. In: Tianyige zang Mingdai fangzhi xuankan, Shanghai: Guji shudian, 1982.
Rugao xianzhi 如皋縣志 (1837). Komp. v. Fan Shiyi 范仕義 u.a.
Shaowu fuzhi 邵武府志 73 (1900). Komp. v. Wang Zhu 王琛 u.a.
Shaoxing fuzhi 紹興府志 (1587). Komp. v. Xiao Lianggan 蕭良幹 u.a. Mikrofilm der Wanli-Ausgabe.
Suzhou fuzhi 蘇州府志 (1883). Komp. v. Li Mingwan 李銘皖, Feng Guifen 馮桂芬.
Wuxian zhi 吳縣志 (1561). Komp.
Yingshan xianzhi 英山縣志 (1920). Komp. v. Xu Jin 徐錦 u.a.
Yingshan xianzhi 英山縣志 (1756) Komp. v. Zhang Hai 張海 u.a.
Yunyang fuzhi 鄖陽府志 (1850) Komp. v. Wu Baoyi 吳葆儀. Nachdruck Taibei: Chengwen chubanshe, 1976.

Sekundärliteratur

Forschung zu Wan Quan, seiner Biographie, seinen Werken und seinen medizinisch-klinischen Konzepten

An Bangyu 安邦煜, und Zhang Muhan 张牧寒 1991, *Mingdai Wan Mizhai erke quanshu* 明代万密斋儿科全书. Beijing: Zhongyi guji chubanshe.

Chang Qing 长青 1995, Wan Quan 万全. *Shanxi zhongyi* 11(3):31.

Chen Baosong 陈宝松 1997, „Wanshi jiachuan diandianjing" jiubing lunzhi tese qianxi 《万氏家传点点经》酒病轮值特色浅析. *Guangxi zhongyiyao* 21 (1):38–40.

Chen Jiabo 陈家柏 1995, Wan Quan erke jizheng sixiang chutan 万全儿科急症思想初探. *Gansu zhongyi* 8 (5):1–2.

Feng Mingde 酆明德 1986, Lüetan Wanshi xueshuo dui erke de zhidao yiyi 略谈万氏学说对儿科的指导意义. *Hubei zhongyi zazhi,* (1):55.

Guo Ruihua 郭瑞华 1997, „Youke fahui" de xueshu tese 《幼科发挥》的学术特色. *Shandong zhongyiyao daxue xuebao* 21 (2):133–134.

He Zengwen 何曾文 u.a. 1982, Wan Quan linzheng zhuanqi 万全临证传奇. *Hubei zhongyi zazhi* (2):32.

Jia Kun 贾坤 1983, Wan Mizhai erke xueshu chengjiu jianjie 万密斋儿科学术成就简介. *Shanxi zhongyi* 6.4:4–6.

Jiang Jingbo 江静波 1957, Mingdai Wan Mizhai xiansheng dui xiaoer jingluan zheng de renshi 明代万密斋先生对小儿痉 挛症的认识. *Guangdong zhongyi* (4):35–36.

Ke Xinqiao 柯新桥 1982, Wan Mizhai erke xueshu sixiang chutan 万密斋儿科学术思想初探. *Xinzhongyi* (12):46-49.

— 1985, Mingdai erke yijia Wan Mizhai xiaozhuan 明代儿科医家万密斋小传. *Hubei zhongyi zazhi* (6):7.

Li Jimin 李积敏 1990, Wan Quan zhenzhi xiao'er rezheng tanyao 万全诊治小儿热证探要. *Shaanxi zhongyi* 11 (4):383.

— 1991, Wan Quan lun „taidu" chutan 万全论《胎毒》初探. *Shanxi zhongyi* 12:382.

Li Wanqing 李万庆 1989, Youke fahui yongyao tese qianxi 幼科发挥用药特色浅析. *Zhongyiyao xinxi* 4:8–9.

Ling Tianyi 凌天翼 1984, Wan Quan ji qi „Jiazang furen mike" chutan 万全及其《 家藏妇人秘科》初探. *Zhejiang zhongyizazhi* 19(4):174.

Ling Tianyi 凌天翼 1984, Wan Quan ji qi „Jiazang furen mike" chutan 万全及其《 家藏妇人秘科》初探. *Zhejiang zhongyizazhi* 19(4):.174

Liu Bichen 刘弼臣 1963, Wan Mizhai de xueshuo chengjiu jiqi dui erke de gongxian 万密斋的学说成就及其对儿科的贡献. *Zhonghua yixuehui Beijing fenhui* 中华医学会北京分会, 11.

Liu Xiushun 刘秀顺, Liu Tianyi 刘天骥 1994, Lüelun „Youke fahui“ yishu de xueshu gongxian 略论《幼科发挥》一书的学术贡献. *Guiyang zhongyi xueyuan xuebao* 16 (4):41–42.

Liu Yuannan 刘远南 1982, Guanyu Wan Mizhai qiren yizhu ji qita 关于万密斋其人, 轶着及其它. *Zhonghua yishi zazhi* 12 (1):17–19.

Ma Bingxiang 马丙祥, Xue Jun 薛峻, Wang Jun 王君 1996, Wanshi jiazang erke xueshu sixiang tanxi 《万氏家藏》儿科学术思想探析. *Guoyi luntan* 11 (6):40–41.

Mao Dehua 毛德华 1992, Wan Quan jiashi ji shengzu kao 万全家世及生卒考. *Hubei zhongyi zazhi*, (4):21–23.

— 1993, Wanshi mizhuan waike xinfa“ fei Wan Quan zhuzuo kao 《万氏万氏秘传外科心法》非万全著作考 *Zhonghua yishi zazhi* 23 (4):230–232.

— 1994, „Wanshi jiachuan diandianjing“ fei Wan Quan zhuzuo 《万氏家传点点经》非万全著作. *Hubei zhongyi zazhi* 16 (2):35–36.

— 1995, Wan Quan shengping ruogan shishi kao 万全生平若干史事考. *Zhonghua yishi zazhi* 25 (4):108–110.

— 1996, „Wan Mizhai yixue quanshu“ banben yuanliu kao 万密斋医学全书》版本源流考. Zhonghua yishi zazhi 26 (2):97–102.

— 1998, *Wan Quan shengping zhushu kao* 万全生平著述考. Wuhan: Huazhong shifan daxue chubanshe.

Mao Yongsen 毛永森 1993, Wan Quan yongyao tan 万全用药谈. *Gansu zhongyi xueyuan xuebao* 10 (4):4.

Pu Zhengqi 濮正琪 1996, Wan Quan de „guayu“ yangshengguan 万全的《寡欲》养生观. *Jiangxi zhongyiyao* 27 (3):2–3.

— 1997, Wan Quan lun „fashi“ yangsheng 万全论《法时》养生. *Jiangxi zhongyiyao* 28 (6).

Pu Zhengqi 濮正琪, Chen Benchuan 陈本川 1996, Wan Quan lun „shendong“ yangsheng 万全论《慎动》养生观. *Jiangxi zhongyiyao* 27 (4).

Qin Jianguo 秦建国 1982, Wan Mizhai ji qi zhuzuo pingjie 万密斋及其著作评介. *Hubei zhongyi zazhi* 4:44.

— 1987, Wan Mizhai yu „Wan Mizhai yixue quanshu“ 万密斋与《万密斋医学全书 》*Zhonghua yishi zazhi* 17 (1):31.

Qing Zhou 轻舟, De Chun 德纯 1980, Mingdai yisheng Wan Mizhai 明代医圣万密斋. *Kexue yuren* 科学与人.

— 1988, Jianjie „Wan Mizhai yixue quanshu“ 简介《万密斋医学全书. *Hubei zhongyi zazhi* (4):38.

Tian Wenping 田文平 1997, Wan Quan zhiliao xiao’er xiexie jingyan 万全治疗小儿泄泻. *Shandong zhongyi zazhi* 16(9).

Volkmar, Barbara 2000a, Wanshi yiguan yu Wanshi jiachuan youke fahui yuantong mingyi kao 《万氏医贯》与《万氏家传幼科发挥源同名异. *Nanjing zhongyiyao daxue xuebao–Shexue kexue ban* 社会科学版 1.2:86–88.

Wan Fang 万芳 1995, Wan Quan xiao'er piweiguan lunshuo 万全小儿脾胃观论说. *Zhongguo yiyao xuebao* 10 (5):30–32.
Wang Wencai 王文才1990, „Yangsheng siyao" xueshu sixiang tanxi 《养生四要》学术思想探析. *Jilin zhongyiyao* 5:38–40.
Wang Zhenxi 王振熹 1989, Qiantan Wan Quan dui Zhongyi erke xueshu de gongxian 浅谈万全对中医儿科学术. *Guangxi zhongyiyao* 12 (4):28–29.
Wu Zuoxin 吴佐忻 1986, Wan Mizhai de Waike xinfa - Waike fu 万密斋的外科心法外科赋. *Shanghai zhongyiyao zazhi* (4):38.
Xu Yihou 徐宜厚 1988, Wan Mizhai waike xueshu sixiang chutan 万密斋外科学术思想初谈. *Hubei zhongyi zazhi*, (2):38.
Yu Zhengling 禹正玲 1997, Wan Quan „wuzang lunzhi" zhiliao sixiang tanwei 万全《五脏论治》治疗思想探微. *Guiyang zhongyi xueyuan* 19 (3):4–5.
Zeng Yingtai 曾应台 1959, Mingdai erke yijia Wan Quan lun xiaoer zhengzhi 明代儿科医家万全论小儿证治. *Chengdu zhongyi xuebao* 2.12:62–67.
Zeng Zihao 曾自豪 1981, Mingdai erke shiyi Wan Mizhai 明代儿科世医万密斋. *Zhejiang zhongyi zazhi* 8:346–347.
Zhang Nan 张南 1992, „Youke fahui" xia ji dazhifa zhiyan 《幼科发挥》下积导滞法治验. *Hebei zhongyi* 12 (2):20.
Zhao Yankun 赵延坤 1992, Mingdai yijia Wan Quan dui wenbingxue de gongxian 明代医家万全对瘟病学的贡献. *Shandong zhongyi xueyuan xuebao* 16 (2):24–25.
Zhou Gangshun 周刚顺 1992, Wan Quan xiao'er pibing zhengzhi sixiang chutan 万全小儿脾病证治思想初探. *Hubei zhongyi zazhi* 14 (2):32–33.
Zhu Jinxi 朱锦喜 1982, Wan Mizhai xiaoer piwei xueshu sixiang pingjia 万密斋小儿脾胃学术思想评价. *Zhongyi zazhi* 6:7–9.

Chinesische und japanische Sekundärliteratur

Chang Chia-feng 张嘉凤 1996, Qing Kangxi Huang Di caiyong rendoufa de shijian yu yuanyin shitan 清康熙皇帝采用人痘法的时间与原因试探 *Zhonghua yishi zazhi* 1.26, 30–32.
Chen Bangxian 陈帮贤 1982, *Ershiliushi yixue shiliao huibian* 二十六史医学史料汇编. Beijing: Zhongguo yishi wenxian yanjiu suo.
Chen Cunren 陈存仁 1982, Li Shizhen xiansheng nianpu 李时珍先生年普. *Zhonghua yishi zazhi*, (12.2.):75–79.
Chen Dashun 陈大舜 1994, *Lidai mingyi yi' an xuanjiang* 历代名医医案选讲, Shanghai: Zhongyiyao daxue chubanshe.
Chen Guying 陈鼓应 1991, *Lao Zhuang xinlun* 老庄新论. Hong Kong: Zhonghua chuban she.
Chen Kebei 陈可冀 1987 (Hg.), *Qingdai gongting yihua* 清代宫廷医话. Beijing: Renmin weisheng chubanshe.
Chen Mengjia 陈梦家 1938, Wuxing zhi qiyuan 五行之起源. *Yanjing xuebao* 24.35–55.

Chen Menglai 陈梦赉 u.a. 1987 (Hg.), *Zhongguo lidai mingyi zhuan* 中国历代名医传. Beijing: Kexue qinji chubanshe, 251–253.

Cheng Baoshu 程宝书等 1986, Danxi zhuzuo zhenwei kao 丹溪著作真伪考. *Zhongyiyao xuebao*, 6:54.

Ding Fubao 丁福保, *Fouxue dazidan*. Shanghai: Yixue shuju, 1921.

— 1979, *Zhongguo lidai yiyao shumu* 中國歴代醫藥書目, Taibei: Nantian shuju.

Du Xinfu 杜信孚 1983, *Mingdai banke zonglu* 明代版刻综录, Nanjing: Jiangsu guangling guji keyin she.

Fan Xingzhun 範行準 1954, *Zhongguo yufang yixue sixiangshi* 中國預防思想史. Beijing: Renmin chuban she.

— 1986, *Zhongguo yixue shilüe* 中國醫學史略 Beijing: Zhongyi guji chubanshe.

— 1989, *Zhongguo bingshi xinyi* 中國病史新義. Beijing: Gujin chubanshe.

Fang Yaozhong 方药中; Xu Jiasong 许家松 1984: *Huangdi Neijing Suwen Yunqi qipian jiangjie* 黄帝内经素问运气七篇讲解. Beijing: Renmin weisheng chubanshe.

Fei Zhenzong 费振钟 1998, *Xuanhu waitan* 悬壶外谈. Hangzhou: Zhejiang sheying chubanshe.

Fuma Susumu 夫馬進 1982, Dôzenkai shôshi – Chûgoku shakai fukushi shijô ni okeru Minmatsu Shinshô no ichizuke no tame 同善会小史 – 中国社会福祉史上における明末清初の位置ずたけのために. *Shirin* 史林 65 4:37–76.

Gao Chunyuan 高春媛 1987, Zhongyi yi'an fazhanshi 中医医案发展史. *Zhonghua yishi zazhi*.17.4:207–211.

Gao Jinglang 高镜朗 1954/1982. *Gudai erke jibing xinlun* 古代儿科疾病新论. Shanghai: Kexue jishu chuban she.

Gu Weicheng 贾维诚 1982, *Sanbai zhong yiji lu* 三百种医籍录. Harbin: Heilongjiang kexue jishu chuban she.

Guo Aichun 郭靄春 u.a. 1984, *Zhongguo fensheng yijikao* 中国分省医籍考. 2 Bde. Tianjin kexue jishu chuban she.

He Shixing 何世英 u.a. 1985, *Lidai erke yi' an jicheng* 历代儿科医案集成. Tianjin: Kexue jishu chubanshe.

Hsiung Ping-Chen 熊秉真 1991, Mingdai de youke 明代的幼科醫學. *Han-hsüe yen-chiu (Chinese Studies)*, 9:1, 53–69.

— 1995, *Chuantong zhongguo de qiangbao zhi dao* 傳統中國的襁褓之道. Taibei: Lianjing chubanshe.

— u.a. (Hg.) 2001, *Rang zhengju shuohua* 讓證據説話. Taibei: Maitian chuban.

Huang Sanyuan 黄三元 1981 (Hg.), *Zhongguo lidai mingyi liezhuan* 中國歴代名醫列傳. Taibei: Bade jiaoyu wenhua chubanshe.

Huang Suying 黄素英, Liu Xiaozhuang 刘晓庄 1992, Mingdai yixue fazhan deshi tan mingdai 铭代医学发展得失谈, *Zhonghua yishi zazhi* 22.4:248–250.

Hubei zhongyi xueyuan 湖北中医学院 1993 (Hg.), *Hubei yixue shigao* 湖北医学史稿. Wuhan: Hubei kexue jishu chubanshe.

Ji Wenhui 吉文辉 1986, *Zhongyi wenxian jiansuo shiyong ce* 中医文献检索实用手册 Jiangsu kexue jishu chubanshe.

Kosoto, Hiroshi 小曽户洋 1992–1994, Mindai no iyakusho 明代の医薬書. *Gendai toyo igaku* 現代東洋医学, in 12 Teilen: 13.1.–15.4.

Kuroda Genji 黑田源次 1931, *Zhongguo yixue shumu* 中國醫學書目 o.O.: Manzhou yike daxue.

Lee Jen-der李貞德 2004 *„Xiaoji" kao–jianlun zhongguo guyizhe dui xile de taidu* 「笑疾」考–兼論中國中古醫者對喜樂的態. *Zhongyang yanjiu yuanlishi yuyan yanjiusuo jikan* (The Bulletin of the Institute of History and Philology, Academia Sinica) 75.1., pp. 99–148.

Li Jianmin 李建民 1997, Zhongguo gudai „jinfang" kaolun 中國古代禁方考論. *Zhongyang yanjiuyuan, Lishi yuyanyanjiusuo jikan* (Bulletin of the Institute of History and Philology, Academia Sinica) 68, 1.

— 2000, *Sisheng zhi yu–Zhou Qin Han maixue zhi yuanliu* 死生之域–周秦漢脈學之源流. Taibei: *Zhongyang yanjiuyuan lishi yuyan yanjiusuo (*Academia Sinica, Institute for History and Philology Press).

Li Jingwei 李经纬 u.a. 1988 (Hg.), *Zhongyi renwu cidian* 中医人物辞典. Shanghai cishu chubanshe.

Li Jinhua 李晋华 1932, *Mingdai chizhuan shukao* 明代敕撰书考. Beijing: Harvard Yenching Index, Supplement.

Li Maoru 李茂如, Hu Tianfu 胡天福, Li Ruojun 李若钧 1994 (Hg), *Lidai shizhi shumu zhu yiji huikao* 历代史志书目录医藉汇考. Beijing: Renmin chubanshe.

Li Tao (Lee T'ao) 李濤 1941, Zhongguo de yixue daode guan 中國的醫學道德觀. *Zhonghua yixue zazhi* 27.11:679–688.

— 1957, Mingdai yixue (1369–1644) de chengjiu 明代醫學1369–1644 的成就. *Yixueshi yu baojian zuzhi*, (1.46):43–73.

Li Yongchun 李永春 u.a. 1981–1982 (Hg.), *Zhongyi da cidian* 中医大辞典. Beijing: Renmin weisheng chubanshe, *Fuke erke fence* 妇科儿科分册 *Yishi wenxian fence* 医史文献分册 *Zhongyao fence* 中药分册.

Li Yun 李云 u.a., *Zhongyi renming cidian* 中医人名辞典. Beijing: Guoji wenhua chuban gongsi, 1988.

Liang Fangzhong 梁方仲, Mingdai di hutie 明代的胡帖， *Renwen kexue bao* 2/1 (1943) wiederabgedruckt in Liang Fangzhong 梁方仲, *Liang Fangzhong jingjishi lunwen* 梁方仲经济史论文. Beijing: Zhonghua shuju, 1989.

Liang Jun 梁峻 1995, *Zhongguo gudai yizheng shilüe* 中国古代医政史略. Huhehote: Neimenggu renmin chubanshe.

Liang Qizi 梁其姿 (Leung, Angela Ki Che) 1986, „Mingmo qingchu minjian cishan huodong de xingqi yi Jiangzhe diqu wei li" 明末清初民間慈善活動的興起以江浙地區為例, *Shihuo yuekan* 15.7–8:304–331 (52–79).

Liao Mingchun 廖名春 u.a. 1991, *Zhouyi yanjiushi* 周易研究史. Changsha: Hunan chubanshe.
Liao Yuqun 廖育群 2000, Guanyu zhongguo chuantong yixue de yige chuantong guannian — Yizhe yiye 关于中国传统医学的一个传统观念—医者意也. *Dalu zazhi*, 1–19.
Liu Cunren 柳存仁 (Liu Ts'un-yan) 1967, Ming ru yu daojiao 明儒與道教. *Xinya xuebao* 8.1.:259–96.
Liu Guangrui 刘光瑞，Liu Shaolin 刘少林 (Hg.) 1987, *Zhongguo minjian erliao tujie* 中国民间儿疗图解. Chengdu: Sichuan kexue jishu chuban she.
Liu Shijue 刘时觉 1987, Mingqing shiqi Huizhou shangye de fanrong he Xin'an yixue de jueqi 明清时期徽州商业的繁荣和新安医学 的崛起, *Zhonghua yishi zazhi* 3. 11–13.
— 1993, Danxi zhushu bianwei 丹溪著述辨伪. *Zhonghua yishi zazhi 23. 2,*106–109.
Lu Yali 卢亚丽 1990 (siehe auch unter westlicher Sekundärliteratur), Xiancun zhongyi guji zhong anmo yu tuina wenxian chukao (*tiyao*) 现存中医古籍中按摩与推拿文献初考 (提要). *Zhonghua yishi zazhi*. 20. 2., 119–124.
Ma Jixing 马继兴 1990: *Zhongyi wenxianxue jichu* 中医文献学基础. Shanghai: Kexue jishu chu banshe.
Okanishi Tameto 岡西 為人 1941, *Xu zhongguo yixue shumu* 續中國醫學書目. Taibei: Wenhai chuban she.
— 1969, *Song yiqian yijikao* 宋以前醫籍考. Taibei: Wenhai chuban she.
Otsuka Yasuo 大冢恭男 1967, „I wa i nari" o megutte 「醫者意也」をめぐつて, *Nihon igaku zasshi* 2279:43–47.
Pi Mingxiu 皮明庥 u.a. 1984 (Hg), *Hubei lishi renwu cidian* 湖北历史人物辞典, Wuhan: Hubei renmin chuban she.
Sakai Tadao 酒井忠夫 1960, *Chûgoku zensho no kenkyû* 中國善書の研究. Tokyo: Kōbundō.
Shen Mingxiu 沈明秀; Cai Lianxiang 蔡莲香 1988, *Zhongyilun muru weiyang* 中医论母乳喂养. Beijing: Renmin weisheng chubanshe.
Shi Changyong 史常永 1981, *Xue Lizhai shengping nianpu* 薛立斋生平年普. *Zhonghua yishi zazhi* 11, (2):65–69.
Shi Qi 施, Xiao Mincai 萧敏材 1994 (Hg.), *Zhongyi bing'an xue* 中医病案学, Shanghai: Dabeike quanshu chubanshe.
Song Zhaolin 宋兆麟 1989, *Wu yu wushu* 巫与巫术. Ya'an: Sichuan minzu chubanshe.
Tan Qixiang 1982 (Hg.), *Zhongguo lishi ditu ji* 中国历史地图集 (Bd. 7: Yuan Ming shiqi 元明时期). Shanghai: Ditu chubanshe.
Wang Baoxuan 王葆玹 1992, Cong Mawangdui boshuben kann Xici yu Laozi xuepai de guanxi 从马王堆看'系辞'与老子学派的关系. *Daojia wenhua yanjiu* 175–187.
Wang Jimin 王吉民 1954, *Li Shizhen wenxian zhanlanhui tekan* 李时珍展览会特刊. Shanghai.

Watanabe Kozo 1953, *Ri Ji-chin no Honzo Komoku tu sono hampon* 李時珍 の 本草綱目 と そ の 版本. Toyoshi Kenkyu 東洋史研究 (12):1–25.
Wu Chih-huo 吴智和 1979/1980, A Classified List of Chinese Articles and Books on Ming China 明史研究中文报刊论文专著分类索引 (in sechs Teilen). *Chinese Culture*, Vol. XX, No. 2 bis Vol. XXI, No. 3.
Xie Zhongmo 谢仲墨 1958, *Yishu congkao* 医书从考, *Zhongyi zazhi* 3:192
Xiong Zhuanhai 熊传海 1998: *Edong si da mingyi Pang Anchang, Li Shizhen, Wan Mizhai, Yang Jitai* 鄂东四大名医庞安常， 李时珍， 万密齐，杨际泰. Beijing: Zhongyi guji chubanshe.
Xu Zhongshu 徐中舒 1983, Shuzhan fa yu „Zhouyi" de baogua 数占法与周易的八卦. *Gu wenzi yanjiu* 10, 382.
Xue Gongshen 薛公忱 1999 (Hg.), *Yi zhong ru dao fou* 医中儒道佛. Beijing: Zhongyi guji chubanshe.
Xue Qinglu 薛清录 u.a. 1986 (Hg.), Guanzang zhongyi xianzhuang shumu 馆藏中医线装书目. Beijing: Zhongyi guji chuban she.
— 1991 (Hg.), *Quanguo zhongyi tushu lianhe mulu* 全国图书联合目录 Beijing: Zhongyi guji chubanshe, 1991.
Yamada Keiji 山田庆儿 1996, *Gudai dongya zhexue yu keji wenhua* 古代东亚哲学与科技文化. Dalian: Liaoning jiaoyu chubanshe.
Yamane Yukio 山根幸夫 1964, *Nihon genzon Mindai chihoshi denki sakuin ko* 日本現存明代地方誌傳索引稿. Nachdruck in Zhongri xianzang sanbei zhong. Taibei: Dahua shuju, 1986.
— 1966, *Nihon genson Minjin bunshu mokuroku* 日本 現 存明人文書目錄. Korrigierte Neuauflage Kyoto: Tōyōshi kenkyūkai 東 洋 史 研 究 會, 1972.
Yan Shiyun 严世芸 u.a. 1993 (Hg.), *Zhongguo yiji tongkao* 中国医籍通考 (5 Bde.). Shanghai: Zhongyi xueyuan chubanshe.
Yoshimoto Akiharu 1992, Jinpingmei ni miru chugokuyigaku 金瓶梅にみる中國醫學. *Nihon yishigaku zasshi* 日本醫史學雜誌, 133–163.
— 1992, Jinpingmei mei to dokyoyigaku 金瓶梅と道教醫學. *Nihon yishigaku zasshi* 日本醫史學雜誌, 36–52.
Yu Yan 余嚴 1961, *Gudai jibing minghou shuyi* 古代疾病名候疏義. Taibei: Taiwan ziyou chuban she yinying.
Zhang Zhenglang 张政烺 1980, Shishi Zhouchu qingtong qi mingwen zhong de Yigua 试释周初青铜器铭文中德易卦, *Kaoguxuebao* 4, 883–894.
Zhang Zhibin 张志斌 1999, Mingdai chuchan shoufa de jinbu jiqipingjia 明代助产手法的进步及其评价. *Zhonghua yishi zazhi*. 29. 2, 79–81.
Zhongguo kexueyuan - Tianwentai 中国科学院 - 天文台 1985 (Hg.), *Zhongguo difangzhi lianhe mulu* 中国地方志联合目录. (Hg.) Beijing: Zhonghua shuju.
Zhu Baojiong 朱保炯, Xie Peilin 谢沛霖 1980, *Ming Qing jinshi timingbei suoyin* 明清进士题名碑索引 Shanghai: Guji chubanshe.
Tian Jizong 田繼宗 u.a. 1987, *Bashijiu zhong Mingdai zhuanji zonghe yinde* 八十九種明代傳記綜合引得 (Eighty-nine Collections of Ming Dynasty Biographies), Sinological Index Series #24) Harvard-Yenching

Institute Sinological Index Series Supplement 3, 1935. Reprint Beijing: Zhonghua shuju.
Xie Guan 謝觀 u.a. (Hg.) 1988, *Zhongguo yixue dacidian* 中國醫學大辭典. Beijing: Zhongguo shudian.
Zhao Hongjun 赵洪钧1989, *Jindai zhongxiyi lunzhengshi* 近代中西医论争史. Hefei: Anhui kexue jishu chubanshe.

Sekundärliteratur in westlichen Sprachen

Andrews, Bridie 2001 „From case records to case histories: the modernisation of a Chinese medical genre, 1912–49" in Hsü, Elisabeth (Hg.), *Innovation in Chinese Medicine.* Cambridge: University Press, 324–336.
— 1996, *The Making of Modern Chinese Medicine, 1895–1937*, Harvard: University of Cambridge Ph.D. diss.
Apel, Willi 1962, *Die Notation der polyphonen Musik: 900–1600.* Leipzig: Breitkopf und Härtel.
Assmann, Jan 1998, *Moses der Ägypter. Entzifferung einer Erinnerungsspur*, München: Hanser.
Bauer, Wolfgang 1966, „The Encyclopaedia in China". In: *Cahiers d'histoire mondiale (Journal of World History)*, IX: 3 (Neuchatel/ Schweiz), 665–691.
— 1973, *Das Bild in der Weissage-Literatur Chinas – Prophetische Texte im politischen Leben vom Buch der Wandlungen bis zu Mao Tse Tung*, München: Moos Verlag.
— 1974, *China und die Hoffnung auf Glück, Paradiese, Utopien, Idealvorstellungen in der Geistesgeschichte Chinas.* München: dtv.
— 1982, ‚Vorsicht beim Alleinsein' und ‚Beobachtung des inneren Selbst': Philosophische Aspekte des Einsiedlertums im Konfuzianismus. In: Eikemeier u.a.: *Ch'en yue chi*, 313–331. Tübingen: Attempto-Verlag.
— 1985, „The Hidden Hero: Creation and Disintegration of the Ideal of Eremitism". In: Munro, Donald J. (Hg.): *Individualism and Holism. Studies in Confucian and Taoist Values*, 157–201, Ann Arbor: University of Michigan Press.
— 1990a, „Das Ich ohne Namen: Anonymität als paradoxes Stilmittel in der chinesischen Selbstdarstellung". In: Kuhfus, P.M. u.a., *Dimensionen der Geschichte* (Festschrift für Tilemann Grimm), 1–23, Tübingen: Attempto-Verlag.
— 1990b, *Das Antlitz Chinas. Die Autobiographische Selbstdarstellung in der chinesischen Selbstdarstellung von ihren Anfängen bis heute.* München: Hanser.
— 1995, „Gläubigkeit und Rationalität. Über das Verblassen von Göttern und Geistern in der zweiten Hälfte des ersten vorchristlichen Jahrtausends". In: *Das Alte China: Menschen und Götter im Reich der Mitte 5000 v. Chr. –220 n. Chr.* Kruppstiftung Ruhr, Essen Villa Hügel 2. Juni 1995 – 5. November 1995. München: Hirmer, 147–155.

— 1996, „Das Stirnrunzeln des Totenkopfes. Über die Paradoxie des Todes in der frühen chinesischen Philosophie". In: von Barloewen, Constantin, *Der Tod in den Weltkulturen und Weltreligionen*, München: Diederichs, 247–281.

— 2001, *Geschichte der chinesischen Philosophie. Konfuzianismus, Buddhismus, Daoismus*. München: Beck.

Bell, Catherine M., 1996, „A Precious Raft to Save the World". The Interaction of Scriptural Traditions and Printing in a Chinese Morality Book, *Late Imperial China* 17.1, 158–200.

Berg, Daria, *The Xingshi yinyuan zhuan: a Study of Utopia and the Perception of the World in seventeenth-century Chinese discourse.* DPhil dissertation, Oxford: Institute for Chinese Studies, University of Oxford, 1994.

Berkowitz, Alan 1983, On the dates of Shao Yung. *Chinese Literature - Essays, Articles, Reviews* 5, 1, 91–95.

Billeter, Jean-François 1979, *Li Zhi – philosophe maudit (1527–1602). Contribution à une sociologie du mandarinat chinois de la fin des Ming.* Genève: Droz.

Birdwhistell, Anne D. 1989, *Transition to Neo-Confucianism: Shao Yung on Knowledge and Symbols of Reality.* Stanford: Stanford University Press.

— 1989, The Philosophical Concept of foreknowlege in the Thought of Shao Yong. *Philosophy East and West*, 47–93.

Bloom, Irene 1985, „On the Matter of the Mind: The Metaphysical Basis of the Expanded Self". In: Munro, Donald J. (Hg.), *Individualism and Holism. Studies in Confucian and Taoist Values,* Ann Arbor: University of Michigan Press, 293–330.

— 1987 (Übers.), *Knowledge Painfully Acquired. The K'un-chih chi by Lo Ch'in-shun*, New York: Columbia University Press.

Bohn, Hermann Gotthold 1997, *Die Rezeption des Zhouyi in der chinesischen Philosophie, von den Anfängen bis zur Song-Dynastie.* München: Utz Verlag Wissenschaft.

Boltz, Judith M. 1987, *A Survey of Taoist Literature. Tenth to Seventeenth Centuries.* (China Research Monographs, 32.) Berkeley: Institute of East Asian Studies, University of California.

Boxer, C.R. (Hg.) 1967, *South China in the 16th Century* (Being the Narratives of Galeote Pereira, Fr. Gaspar da Cruz, O.P.; Fr. Martín de Rada, O.E.S.A.), London: Hakluyt Society, 1953 (reprint Nendeln/Liechtenstein: Kraus Ltd.

Brokaw, Cynthia J. 1982, „Guidebooks to Social and Moral Success: The Morality Books in 16th and 17th Century China". In: *Transactions of the International Conference of Orientalists in Japan*, 27:137–141.

— 1987, „Yuan Huang (1533–1606) and the Ledgers of Merit and Demerit", *Harvard Journal of Asian Studies* 47:137–195.

— 1991, *The Ledgers of Merit and Demerit: Social Change and Moral Order in Late Imperial China,* Princeton: University Press.

Brook, Timothy 1998, „Communication and Commerce“. In: Mote, Frederick; Twitchett, Denis (Hg.), *The Cambridge History of China*, Vol. 8: *The Ming Dynasty* 1368–1644, Part II. Cambridge, New York: Cambridge University Press, 579–707.
— 1998, *The Confusions of Pleasure: Commerce and Culture in Ming China.* Berkeley: University of California Press.
Cahill, James 1960, „Confucian Elements in the Theory of Painting“. In: Wright, Arthur (Hg.), *The Confucian Persuasion.* Stanford: University Press, 115–140.
— 1994, *The Painter's Practice: How Artists Lived and Worked in Traditional China.* (Bampton lectures in America, 29) New York: Columbia Univ. Press.
Cartier, Michel 1973, „Nouvelles données sur la démographie chinoise à l'époque des Ming (1368–1644)“, *Annales: Economies, Sociétés, Civilisations* (Nov.–Déc.) 28/6:1341–1359.
Cass, Victoria B. 1986, „Female Healers and the Lodge of Ritual and Ceremony“, *Journal of the American Oriental Society (JAOS)*, 106:1, 233–240.
— 1999, *Dangerous Women: Warriors, Grannies, and Geishas of the Ming.* Lanham: Rowman & Littlefield.
Chan, Albert 1982, *The Glory and Fall of the Ming Dynasty*, Norman: Univ. of Oklahoma Press.
Chan Wing-tsit 1963 (Übers.), *Instructions for Practical Living and other Neo-Confucian Writings by Wang Yang-ming.* New York: Columbia U.P.
— 1970, „The Ch'eng-Chu School of Early Ming“. In: De Bary, Wm. Theodore Hg., *Self and Society in Ming Thought,* New York: Columbia U.P., 29–51.
— 1973, (Übers. und Komp.) *A Sourcebook in Chinese Philosophy.* Princeton, New Jearsey: Princeton University Press.
Chang, Carsun 1959/1962, *The Development of Neo-Confucian Thought,* 2 Bde., New York: Bookman.
Chang, Chia-feng 1996, *Aspects of Smallpox and its Significance in Chinese History.* School of Oriental and African Studies: Ph.D.-Thesis.
Chandler, James K.; Davidson, Arnold Ira; Harootunian, Harry 1994, *Questions of Evidence: Proof, Practice and Persuasion across the Disciplines.* Chicago: Univ. of Chicago Press.
Chao Yuan-ling 2000, The Ideal Physician in Late Imperial China: The Question of Sanshi 三世. *East Asian Science, Technology and Medicine* (EAST) 17:66–93.
Chemla, Karine; Harper, Donald; Kalinowski, Marc (Hg.) 1999, *Divination et rationalité en Chine ancienne.* In: Extrême-orient, extrême-occident; 21. Saint-Denis: Presses Univ. de Vincennes.
Ch'en, Kenneth K.S. 1964, *Buddhism in China. A Historical Survey.* Princeton NJ, Princeton U.P.

Cheng, Anne 1997, *Histoire de la pensée chinoise*. Paris: Seuil.

Chia, Lucille 2002. *Printing for Profit: The Commercial Publishers of Jianyang, Fujian (11th-17th Centuries)*. (Harvard-Yenching Institute Monograph Series, 56.) Cambridge, Mass.; Harvard University Press.

Ching, Julia and Fang Chao-ying 1987 (Hg.), *The Records of Ming Scholars*. Honululu: University of Hawaii Press.

Chu Hung-lam 1986, Chiu Chün's Ta hsüeh yen-i pu and its Influence in the Sixteenth and Seventeenth Centuries. *Ming Studies* 22 (Fall), 1–32.

Clunas, Craig 1991, *Superfluous Things: Material Culture and Social Status in Early Modern China*. Cambridge: Polity Press.

Cua, A.S. 1982, *The Unity of Knowledge and Action. A Study in Wang Yang-ming's Moral Psychology*. Honolulu: The University Press of Hawaii.

Croizier, Ralph C. 1968, *Traditional Medicine in Modern China. Science, Nationalism and the Tensions of Cultural Change*. Cambridge, Mass.: Harvard University Press.

— Medicine and Modernization in China: An Historical Overview. In: Ed.: Kleinman et al., *Medicine and Chinese Cultures, Cooperative Health Care in Chinese and other Societies*. U.S. Department of Health Education and Welfare Public Health Service, National DHEW Publication No.: 75–653, Washington 1974.

Cullen, Christopher 1993, Patients and Healers in Late Imperial China. Evidence from the *Jinpingmei*. *History of Science* XXXI: 99–150.

— 2001, „*Yi'an* (case statements): the origins of a genre of Chinese medical literature" in Hsü, Elisabeth (Hg.): *Innovation in Chinese Medicine*. Cambridge: University Press, 297–323.

Damerow, Peter 1994, „Vorüberlegungen zu einer historischen Epistemologie der Zahlbegriffsentwicklung". In: Dux, Günter und Wenzel, Ulrich (Hg.), *Der Prozeß der Geistesgeschichte. Studien zur ontogenetischen und historischen Entwicklung des Geistes*. Frankfurt am Main: Suhrkamp, 248–322.

Dardess, John W. 1983, *Confucianism and Autocracy. Professional Elites in the Founding of the Ming Dynasty*. Berkeley: University of California Press.

— 1997, *A Ming Society T'ai-ho county, Kiangsi from the fourteenth to seventeenth centuries*. Berkeley: University of California Press.

de Bary, Wm. Theodore 1970 (Hg.), *Self and Society in Ming Thought*, New York: Columbia U.P.

— 1975, *The Unfolding of Neo-Confucianism*, New York: Columbia U.P.

— 1981, *Neo-Confucian Orthodoxy and the Learning of the Mind-and-Heart*, New York: Columbia U.P.

— 1983, *The Liberal Tradition in China* (Ch'ien Mu Lecture), Hongkong: Chinese U.P.

— 1985, „Getting it Oneself“ or „Finding the Way in Oneself“ (*tzu-te*) as a Concept of Self-Realization in Neo-Confucian Thought. *Tsing Hua Journal of Chinese Studies*, N.S., XVII: 29–64.
— 1989, *The Message of the Mind in Confucianism,* New York: Columbia University Press
— 1979, with Bloom, Irene (Hg.), *Principle and Practicality: Essays in Neo-Confucianism and Practical Learning*, New York: Columbia University Press.
— 1989 with Chaffee, John W. (Hg.), *Neo-Confucian Education: The Formative Stage*, Berkeley: University of California Press.
Despeux, Catherine 1994, *Taoïsme et corps humain. Le Xiuzhen tu*. Paris: Guy Tredaniel Editeur.
DeWoskin, Kenneth J. 1983 (Übers.), *Doctors, Diviners and Magicians of Ancient China: Biographies of Fang-shih*, New York: Columbia U.P.
Demiéville, Paul 1957, La situation réligieuse en Chine au temps de Marco Polo, *Oriente Poliano*.
Diels, Hermann; Kranz, Walther (Hg.) 1957, *Die Fragmente der Vorsokratiker.* (Rowohlts Klassiker der Literatur und der Wissenschaft; 10) Hamburg: Rowohlt.
Dreyer, Edward L. 1982, *Early Ming China*, Stanford: University Press.
Doré, Henri 1914/1966, *Researches into Chinese Superstitions*, 13 Bände, Translated by M. Kennedy and L. F. McGreal. Shanghai: T’usewei Printing Press, 1914. Photocopy reprint Taipei: Ch’eng Wen Publishing Company.
Douglas, Mary 1988, *Reinheit und Gefährdung: eine Studie zu Vorstellungen von Verunreinigung und Tabu,* Frankfurt: Suhrkamp. (Original: *Purity and Danger: An Analysis of the Concepts of Pollution and Taboo.* London, 1966.)
Dubs, Homer H. 1928 (Übers.), *The Works of Hsüntze,* London: A. Probsthain, (Reprint: Taibei: Chengwen Publ. Co., 1973.)
Duden, Barbara 1985, *Die praxisleitenden Vorstellungen eines Eisenacher Arztes vom Körperinneren und die Klagen seiner Patientinnen um 1730.* Berlin, Techn. Univ., Diss.
— 1987, *Geschichte unter der Haut: Ein Eisenacher Arzt und seine Patientinnen um 1730.* Stuttgart: Klett-Cotta.
Dunstan, Helen 1975, The Late Ming Epidemics. *Ch’ing shih wen t’i* 3, 1–59.
Dux, Günter 1982, *Die Logik der Weltbilder. Sinnstrukturen im Wandel der Geschichte.* Frankfurt: Suhrkamp.
— und Wenzel, Ulrich (Hg.) 1994, *Der Prozeß der Geistesgeschichte. Studien zur ontogenetischen und historischen Entwicklung des Geistes.* Frankfurt: Suhrkamp.
Eberhard, Wolfram 1933, Zur kosmologischen Spekulation Chinas in der Hanzeit, *Baessler Archiv* 16:1–100.
— 1967, *Guilt and Sin in Traditional China,* Berkeley: University of California Press.

— 1983, *Lexikon chinesischer Symbole,* Köln: Diederichs.
Eco, Umberto 1968/1988, *Einführung in die Semiotik.* München: Fink.
Eichhorn, Werner (Übers.) 1937, *Die Westinschrift des Chang Tsai* (Abh. f. d. Kde des Morgenlandes, 22, 7:1–85) Leipzig.
— 1973, *Die Religionen Chinas.* Stuttgart: Kohlhammer.
Ellenberger, Henri F. 1985, *Die Entdeckung des Unbewußten: Geschichte und Entwicklung der dynamischen Psychiatrie von den Anfängen bis zu Janet, Freud, Adler und Jung.* Zürich: Diogenes, 1985.
Elman, Benjamin A. 1984, *From Philosophy to Philology: Intellectual and Social Aspects of Change in Late Imperial China,* Cambridge (Mass.): Harvard U.P.
— 1990, *Classicism, politics, and kinship: The Ch'ang-chou school of New Text Confucianism in late imperial China*, Berkeley: University of California Press.
— 2000, *A Cultural History of Civil Examination in Late Imperial China.* Berkeley: University of California Press.
Endres, Franz Carl; Schimmel, Annemarie 1951/1984, *Das Mysterium der Zahl: Zahlensymbolik im Kulturvergleich.* Köln: Diederichs.
Engelfriet, Peter, 2000. „Some Remarks on Taoism and Medicine in Late Ming and Early Qing China". In: Jan A. M. de Meyer & Peter M. Engelfriet (Hg.), *Linked faiths: essays on Chinese religions and traditional culture in honour of Kristofer Schipper* (Sinica Leidensia; Vol. 46). Leiden; Boston; Köln: Brill, 2000. 248–268.
Farmer, Edward L. et al. 1994, *Ming History - An Introductory Guide to Research.* Ming Studies Research Series Number 3. Minneapolis.
Faure, Bernard 1993, *Chan Insights and Oversights: An Epistemological Critique of the Chan tradition.* Princeton, N.J.: Princeton University Press.
Field, Judith V. 1984, „Kepler's Rejection of Numerology". In: Vickers, Brian (Hg.), *Occult and Scientific Mentalities in the Renaissance.* Cambridge: Cambridge Univ. Press, 273–296.
Fingarette, Herbert 1972, *Confucius – The Secular as Sacred.* New York: Harper Torchbooks.
Fisher, Carney T. 1988, Smallpox, Salesmen and Secretarians. Ming-Mongolian Relations in Jia-jing Reign (1522–1567). *Ming Studies* 25 (Spring):1–23.
Fleck, Ludwik 1935/1999, *Entstehung und Entwicklung einer wissenschaftlichen Tatsache. Einführung in die Lehre vom Denkstil und Denkkollektiv.* Frankfurt: Suhrkamp.
John Forrester 1996, If p, then what? Thinking in Cases. *History of the Human Sciences*, 9, 1–25.
Foucault, Michel 1995, *Die Ordnung der Dinge. Eine Geschichte der Humanwissenschaften* (Les mots et les choses. Une archéologie des sciences humaines, Paris: Editions Gallimard, 1966) Frankfurt: Suhrkamp Taschenbuch Wissenschaft.

Franke, Herbert 1976 (Hg.), *Sung Biographies*, Münchener Ostasiatische Studien Bd. 16 (4 Bände). Wiesbaden: Franz Steiner.

— 1980, „Materialien zur Arzneimittelgebung der Yüan-Zeit". In: Franke, Herbert, Heissig, Walther (Hg.), *Heilen und Schenken*, (Asiatische Forschungen Bd.71), Wiesbaden: Otto Harrassowitz, 72–76.

Franke, Wolfgang 1968, *An Introduction to the Sources of Ming History*. Singapur: University of Malaya Press.

— 1956, Der gegenwärtige Stand der Forschung der Geschichte Chinas im 15. und 16. Jahrhundert. *Saeculum* 7:413–441.

— 1954, „Neuere chinesische Arbeiten zur Geschichte der frühen Ming-Zeit". In: *Asiatica*. Festschrift Friedrich Weller, 131–141.

Freeman, Michael D. 1982, From Adept to Worthy: The Philosophical Career of Shao Yung, *Journal of Asian and Oriental Studies* 102:1–14.

Friedrich, Michael 1990, „Tradition und Intuition: Zur Vorgeschichte der Schule von Chu Hsi". In: Schmidt-Glintzer, Helwig (Hg.), *Lebenswelt im frühneuzeitlichen China*, Münchener Ostasiatische Studien, Bd. 49, Stuttgart: Steiner, 1–45.

Friese, Hans 1959, *Das Dienstleistungssystem der Ming-Zeit (1388–1644)*, Hamburg: Gesellschaft für Natur- und Völkerkunde Ostasiens.

Fuchs, Thomas 1992, *Die Mechanisierung des Herzens. Harvey und Descartes – Der vitale und der mechanische Aspekt des Kreislaufs*. Frankfurt: Suhrkamp.

Furth, Charlotte 1986, Blood, Body and Gender. Medical Images of the Female Condition in China (1600 – 1850). *Chinese Science*, 7:43–66.

— 1987, Concepts of Pregnancy, Childbirth, and Infancy in Ch'ing Dynasty China. *Journal of Asian Studies*, 46, 1:7–35.

— 1999, *The Flourishing Yin. Gender in China's Medical History, 960 – 1665*. Berkeley: University of California Press.

— 2006, mit Hsiung Ping-chen und Zeitlin, Judith (Hg.), *Thinking With Cases: Specialist Knowledge in Chinese Cultural History*. Honululu: Hawaii University Press.

Gloy, Karen 1995, *Das Verständnis der Natur. Band I: Die Geschichte des wissenschaftlichen Denkens. II. Die Geschichte des ganzheitlichen Denkens*. München: Beck.

— 1996, *Das Verständnis der Natur. Band II: Die Geschichte des ganzheitlichen Denkens*. München: Beck.

Gardner, Daniel K. 1996, „Zhu Xi on Spirit Beings", in Lopez, Donald S. (Hg.), *Chinese Religions in Practice*, Princeton Readings in Religion, Princeton: University Press, 106–119.

Ginzburg, Carlo 1996, *Der Käse und die Würmer. Die Welt eines Müllers um 1600*. Berlin: Wagenbach.

— 2001, *Die Wahrheit der Geschichte. Rhetorik und Beweis*. Berlin: Wagenbach.

Graham, A.C. 1958, *Two Chinese Philosophers, Cheng Ming-tao and Ch'eng Yi-ch'uan*. London: Lund Humphries.
— 1981, *Chuang-tzu: The Seven Inner Chapters and Other Writings from the Book Chuang-tzu*. London: Allen & Unwin.
— 1989, *Disputers of the Dao. Philosophical Argument in Ancient China,* La Salle, Illinois: Open Court.
Granet, Marcel 1934/1968, *La pensée chinoise*. Paris: Éditions Albin Michel.
— 1921, Le depôt de l'enfant sur le sol. *Revue Archéologique,* Nr. 14.
Grant, Joanna 2003, *A Chinese Physician: Wang Ji and the Stone Mountain Medical Case Histories*. In: Needham Research Institute Series. London and New York: Routledge Curzon.
Greiner, Peter 1982, „Die Disziplinarordnung der Ming-Zeit". In: Eikemeier, D.; Kuhfus, P. M. u.a (Hg.), *Ch'en-yüeh chi*. Tilemann Grimm zum 60. Geburtstag. Tübingen: Attempto Verlag, 91–107.
Grieszler, Margareta von 1992 (Hg.), *Gonzales de Mendoza, Juan, Die Geschichte der höchst bemerkenswerten Dinge und Sitten im chinesischen Königreich* (Historia de las cosas mas notables, ritos y costumbres, del Gran Reyno de la China, Roma 1585, Madrid 1586, Medina 1595, Anvers 1596, Frankfurt/M, 1589). Sigmaringen: Thorbecke.
Grimm, Tilemann 1960, Erziehung und Politik im konfuzianischen China der Ming-Zeit (1368–1644). Hamburg (=MOAG 35b).
— 1969, „Ming Educational Intendants". In: Hucker, C. O. (Hg.), *Chinese Government in Ming Times: Seven Studies*. New York: Columbia University Press, 129-147.
Gross, Alan G. and Keith, William M. (Hg.) 1997, *Rhetorical Hermeneutics: Invention and Interpretation in the Age of Science*. Albany: State University of New York Press.
Habermas, Jürgen 1988, *Theorie des kommunikativen Handelns*, Frankfurt: Suhrkamp.
Hallpike, Christopher R. 1979, *The Foundations of Primitive Thought.* Oxford: Clarendon Press.
Handlin, Joanna F. 1983, *Action in Late Ming Thought. The Reorientation of Lü K'un and other Scholar-officials,* Berkeley/Los Angeles/London: University of California Press.
Handlin-Smith, Joanna F. 1987, Benevolent Societies: The Reshaping of Charity During the Late Ming and Early Ch'ing, *The Journal of Asian Studies* 46.2 (May):309–337.
Hansen, Valerie 1990, *Changing gods in medieval China, 1127–1276.* Princeton, NJ: Princeton Univ. Pr.
Harbsmeier, Christoph 1998, *Language and Logic.* In: Needham, Joseph *Science and Civilisation.* Vol. 7. Part I. Cambridge: University Press.

Harper, Donald John 1982, *The Wu-shi-erh ping fang. Translation and Prolegomena.* PhD. thesis. Berkeley, Calif.

— 1985, A Chinese Demonography of the Third Century B.C., *Harvard Journal of Asiatic Studies* 45, 459–498.

— 1990, The Conception of Illness in Early Chinese Medicine, as Documented in Newly Discovered 3rd and 2nd Century B.C. Manuscripts (Part I). *Sudhoffs Archiv,* Band 74, Heft 2 (1990), 210–235.

— 1998, *Early Chinese Medical Literature: The Mawangdui Medical Manuscripts.* Sir Henry Wellcome Asian Series; Vol. 2. New York: Kegan Paul International.

— 1999, „Warring States Natural Philosophy and Occult Thought“ in Loewe, Michael; Shaughnessy, Edward (Hg.), *The Cambridge History of Ancient China: From the Origins of Civilization to 221 B.C.* Cambridge: Cambridge Univ. Press, 813–884.

— 2001, „Iatromancy, Diagnosis and Prognosis in Early Chinese Medicine“. In: Hsü, Elisabeth (Hg.), *Innovation in Chinese Medicine.* Cambridge: University Press, 99–120.

Harrell, Stevan 1979, The Concept of Soul in Chinese Folk Religions. *Journal of Asian Studies* 38.3, 519–528.

Harvard-Yenching Index to the Taoist Canon, *Tao tsang tzu mu yin-te.* Harvard-Yenching Institute, 1936. Photocopy reprint. Taibei: Chengwen Publ. Co., 1970.

Hazelton, Keith 1985, *A Synchronic Chinese-Western Daily Calendar, 1341–1661 A.D.* Minneapolis: Ming Studies Research Series 1.

Heijdra, Martin J. 1995, *The Socio-economic Development of Ming Rural China (1368–1644)*: An Interpretation. PhD diss, An Arbor.

— 1998, „The Socio-economic Development of Rural China during the Ming“ in Mote, Frederick; Twitchett, Denis (Hg.), *The Cambridge History of China*, Vol. 8: *The Ming Dynasty* 1368–1644, Part II. Cambridge, New York: Cambridge University Press, 419–478.

Henderson, John B 1984, *The Development and Decline of Chinese Cosmology,* New York: Columbia University Press.

Henke, Frederick Goodrich 1916, *The Philosophy of Wang Yang-ming*, London-Chicago: The Open Court.

Herrlich, A 1960, *Die Pocken. Erreger, Epidemiologie und klinisches Bild.* In: Schriftenreihe aus dem Gebiete des öffentlichen Gesundheitswesens. Heft 11. Stuttgart: Georg Thieme.

Herrmann, Konrad 1997 (Übers. u. Hg.), *Shen Kuo, Pinselunterhaltungen am Traumbach. Das gesamte Wissen des alten Chinas.* München: Diederichs.

Hertzer, Dominique 1996, *Das alte und das neue Yijing. Die Wandlungen des Buches der Wandlungen.* München: Diederichs.

Ho Ping-ti 1959, *Studies on the Population of China 1386–1953*, Cambridge: Harvard University Press.

— 1972, *The Ladder of Success in Imperial China: Aspects of Social Mobility*, 1368–1644, New York: Columbia University.

Homann, Rolf 1971, *Die wichtigsten Körpergottheiten im Huang-t'ing ching*, Göppingen: Kümmerle.

Hindle, S. Hes/Rutkovska, C. 1972/1973, Smallpox Prevention during the Ming Dynasty. *Koroth* 6 96–100.

Hjelmslev, Louis 1959, „Pour une sémantique strukturales". In: Hjelmslev (Hg.) *Travaux du Cercle Linguistique de Copenhague*. Kopenhagen: Nordisk Sprog-og Kulturforlag.

Hopkins, R. D. 1983, *Princess and Peasants. Smallpox in History*. Chicago und London.

Hsu, Francis L. K. 1952, *Religion, Science and Human Crisis*. London: Routledge & K.

— 1963, *Clan, Caste, Club*, Princeton: Van Nostrand.

— 1967, *Under the Ancestors' Shadow: Kinship, Personality and Social Mobility in Village China*. Rev. ed. Garden City N.Y.

Hsu Sung-peng 1979, *A Buddhist Leader in Ming China. The Life and Thought of Han-Shan Te-Ch'ing*, New York/London: The Pennsylvania State University Press.

Huang, Ray 1970, *Taxation and Governmental Finance in Sixteenth Century Ming China*. Cambridge: University Press.

— 1986, *1587 – Ein Jahr wie jedes andere. Über den Niedergang der Ming*. Frankfurt: Insel. (*1587 – A Year of no Significance. The Ming Dynasty in Decline*. New Haven, London: Yale University Press, 1981).

Hucker, Charles O. 1985, *A Dictionary of Official Titles in Imperial China*. Stanford: U.P.

— 1958b, Governmental Organization of the Ming Dynasty. *Havard Journal of Asiatic Studies*, Vol.21:1–66. = Governmental Institutions of the Ming Dynasty in: *Studies of Governmental Institutions in Chinese History. Harvard Yenching Institute Studies* XXIII.

— 1958a, An Index of Terms and Titles in „Governmental Organization of the Ming Dynasty". *Havard Journal of Asiatic Studies*, Vol. 23:127–151.

— 1966, *The Censorial System of Ming China*. Stanford, Cal.: University Press.

— 1978 (Hg.), The Ming Dynasty: Its Origins and Evolving Institutions, Ann Arbor: Univ. of Michigan.

— 1969 (Hg.), *Chinese Government in Ming Times. Seven Studies*. New York: Columbia U.P.

Hummel, Arthur W.C 1943, *Eminent Chinese of the Ch'ing Period 1644–1912*, Washington: U.S. Government Printing Office. Nachdruck Taipei: Ch'engwen, 1973.

Hymes, Robert P. 1987, Not quite Gentlemen? Doctors in Song and Yuan. *Chinese Science*, 8:9–76.

James, William 1890/1981, *The Principles of Philosophy*, Cambridge and London: Harvard University Press.

Johnson, David, Nathan, Andrew J, Rawski, Evelyn S. (Hg.) 1987, *Popular Culture in Late Imperial China*, Berkeley: University of California.

Kalinowski, Marc 1994, „La divination par les nombres dans les manuscrits de Dunhuang“, in Isabelle Ang und Pierre-Étienne Will (Hg.), *Nombres, Astres, Plantes et Viscères: sept essais sur l'histoire des sciences et des techniques en Asie Orientale,* Paris: Collège de France, Institut des hautes études chinoises, 37–88.

— 1991 (Übers.), *Cosmologie et divination dans la Chine ancienne: le compendium des cinq agents.* (Xiao Ji, *Wuxing dayi* 五行大義, VIe siècle). Paris: École Française d'Extrême-Orient. (Publications de l'École Française d'Extrême-Orient; 166)

Kaltenmark, Max 1965/1981 *Lao-tzu und der Taoismus.* Frankfurt: Suhrkamp. (*Lao Tseu et le taoïsme*, Paris: Editions du Seuil).

Klein, Jana 1974, *Zur Geschichte der Pocken-Inokulation in Russland.* Med.Diss. Berlin.

Kleiweg de Zwaan, J. P. 1917, *Völkerkundliches und Geschichtliches über die Heilkunde der Chinesen und Japaner.* Haarlem.

Kohn, Livia 1995, *Laughing at the Tao: Debates among Buddhists and Taoists in Medieval China.* Princeton, NJ: Princeton Univ. Press.

— 1989 (Hg.), *Taoist Meditation and Longevity Techniques*, Ann Arbor: The University of Michigan Press.

Ko, Dorothy 1994, *Teachers of the Inner Chambers. Women and Culture in the Seventeenth-Century China.* Stanford: University Press.

Kohlberg, Lawrence 1981, *The Philosophy of Moral Development. Moral Stages and the Idea of Justice (Essays on moral development Bd. 1)* San Francisco, Cambridge u.a.: Harper & Row.

Kristeller, Paul Oskar 1979, *Renaissance Thought and its Sources,* New York: Columbia University Press.

Kuhn, Thomas S. 1962/1989, *Die Struktur wissenschaftlicher Revolutionen.* Frankfurt: Suhrkamp.

Shigehisa Kuriyama 1999, *The Expressiveness of the Body and the Divergence of Greek and Chinese Medicine.* New York, NY: Zone Books.

Lackner, Michael 1995, „Sein Sinn steht nach dem Bauchfett des Tao“. Die Typologie des braven Armen im *Pin shi zhuan* (16. Jahrhundert). In: Helwig Schmidt-Glintzer (Hg), *Das andere China, Festschrift für Wolfgang Bauer zum 65. Geburtstag.* Wolfenbütteler Forschungen, Bd. 62, Wiesbaden: Harrassowitz, 101–128.

— 1990, „Die Verplanung des Denkens am Beispiel des T'u“. In Schmidt-Glintzer, Helwig (Hg.), *Lebenswelt im frühneuzeitlichen China*, Münchener Ostasiatische Studien, Bd. 49, Stuttgart: Steiner, 133–156.

LeBlanc, Charles 1985, *Huai-nan Tzu: Philosophical Synthesis in early Han Thought; the Idea of Resonance (Kan-Ying)*. Hong Kong: Univ. Pr.

Lee T'ao 1936, A Short History of the Acute Infectious Diseases in China. *The Chinese Medical Journal,* Vol. 50, No.2, 172–183.

— 1943, Medical Ethics in Ancient China. *Bulletin of the History of Medicine*, 13:268–277.

— 1956, Achievements in Materia Medica during the Ming dynasty (1368-1643) *Chin. Med. Journal* 74.2.:177.

— 1958, Chinese Medicine during the Ming dynasty (1368-1643) *Chin. Med. Journal* 76.2:178–198; 76.3:285–304.

Legge, James 1983 (Übers.), *The Chinese Classics*, 5 Bde., Nachdruck Taipei: Southern Materials Center Inc.

— 1980, „The Thai Shang Tractate of Actions and Their Retributions". In: Müller, Max, *The Sacred Books of the East*. Vol. 39, Oxford: University Press, 233–246.

Lei, Sean Hsiang-lin 2002, „How did Chinese Medicine become Experimental? The Political Epistemology of *Jingyan*". *Positions* 10:2, pp. 333–364.

Leinkauf, Thomas 2001, „Interpretation und Analogie. Rationale Strukturen im Hermetismus der frühen Neuzeit" in Trepp, Anne-Charlott, Lehmann, Hartmut (Hg.) 2001 *Antike Weisheit und kulturelle Praxis: Hermetismus in der Frühen Neuzeit.* (Veröffentlichungen des Max-Planck-Instituts für Geschichte; 171.) Göttingen: Vandenhoeck & Ruprecht, 41–62.

Leung, Angela Ki Che 1984, Autour de la naissance. La mère et l'enfant en Chine aux XVIe et XVIIe siècles. *Cahiers internationaux de sociologie* 76:51–69.

— 1987, „Organized Medicine in Ming-Qing China: State and Private Medical Institutions in the Lower Yangzi Region". *Late Imperial China* 8.1. (June):134–166.

— 1985 L'accueil des enfants abandonnés dans la Chine du Bas-Yangzi aux XVIIe et XVIIIe siècles. *Etudes Chinoises* 4.1.:15-54.

Liang Mingyue 1985, *Music of the Billion. An Introduction to Chinese Musical Culture*. New York: Heinrichshofen Edition.

Liao, W.K. 1959 (Übers.), *The Complete Works of Han Fei Tzu,* 2 Bde., London.

Linck-Kesting, Gudula 1981, Alt und Jung im vormodernen China. *Saeculum* XXXII, Heft 4, 374-408.

Linck, Gudula, 1986, *Zur Sozialgeschichte der chinesischen Familie im 13. Jahrhundert: Untersung am „Ming-gong shu-pan qing-ming ji"*. (Freiburg Univ., Habil.-Schr., 1985) Münchener ostasiatische Studien; 40. Stuttgart/Wiesbaden: Steiner.

— 1996, Körper, Leib, Welt und Gefühl. Zum menschlichen Selbstverständnis im vormodernen China. *Akupunktur – Theorie und Praxis* 24, 3, 141–154.

Liu Kwang-ching 1990 (ed), *Orthodoxy in Late Imperial China*, Berkeley: University of California Press,.

Liu Ts'un-yan 1967, Yuan Huang and His „Four Admonitions", *Journal of the Oriental Society of Australia*, 5.1.2 (Dec.) 108–132.

— 1970, „Taoist Self-Cultivation in Ming Thought" in De Bary, Wm. Theodore (Hg.), *Self and Society in Ming Thought*, New York: Columbia U.P., 291–330.

— 1971, The Penetration of Taoism into the Ming Neo-Confucianist Elite. *T'oung Pao n.s.*, 57:31–102.

Lloyd, Geoffrey E. R. 1996, *Adversaries and Authorities: Investigations into Ancient Greek and Chinese science*. In: Ideas in context 42. Cambridge: Cambridge University Press.

Lopez, Donald S. 1996 (Hg.), *Chinese Religions in Practice*, Princeton Readings in Religion, Princeton: University Press.

Lu Gweidjen 1966, China's Greatest Naturalist; A Brief Biography of Li Shizhen. *Physis* (8):383–392.

Lu, Yali 1993, *Das Werden des Menschen aus der Sicht der traditionellen chinesischen Medizin*. Freiburg: Med. Diss.

— 1995, *„Schwangerschaft und Geburt im alten China"*. In: W. Schiefenhövel u.a. (Hg.), Gebären – Ethnomedizinische Perspektiven. Berlin: Verlag für Wissenschaft und Bildung.

Lynn, Richard John 1994, *The Classic of Changes: a new Translation of the I Ching as interpreted by Wang Bi.* (Translations from the Asian classics) New York: Columbia Univ. Press.

Ma, Kanwen 1983, Obstetrics in Ancient China. Teizo, Ogawa (Hg.) *History of Obstetrics*. Taniguchi Foundation. Mengyo Kaikan, Osaka, 145–174.

— 1994, *Woman Healers in the History of Chinese Medicine*. Unveröffentlichtes Manuskript eines Vortrags gehalten am 30. Juni 1994 im Institut für Geschichte der Medizin, München.

Major, John S. 1993, *Heaven and Earth in Early Han Thought: Chapters 3, 4, and 5 of the Huainanzi*. Albany, NY: SUNY Press.

Martini, Martino (1614–1661), *Novus atlas Sinensis*. In: Martino Martinio Soc. Iesu descriptus et seren.mo archiduci Leopoldo Guilielmo Austriaco dedicatus. Amsterdam: Blaeu, 1655.

Martzloff, Jean-Claude 1997, *A History of Chinese Mathematics*. Berlin, Heidelberg: Springer. (*Histoire des mathématiques chinoises*. Paris: Masson, 1987).

Maspero, Henri 1937, Les procédés de 'nourrir le principe vitale dans la réligion taoïste ancienne. *Journal Asiatique* 229, avril-juin: 177–252, juillet-septembre: 353–430.

— 1971, *Le Taoïsme et les réligions chinoises*, Paris: Éditions Gallimard.

Mauss, Marcel 1990, *Die Gabe: Form und Funktion des Austauschs in archaischen Gesellschaften.* Anh.: Die ethnologische Wende / Henning Ritter. (*Essai sur le don*). Frankfurt am Main: Suhrkamp, 1990.

McEvilly, Wayne 1967, Synchronicity and the I Ching. *Philosophy East and West* 137–149.

McKnight, Brian E. (Übers.) 1981, *The Washing Away of Wrongs.* In: Science, Medicine & Technology in East Asia (Vol I). Ann Arbor: Center for Chinese Studies. The University of Michigan.

Meskill, John 1982, *Academies in Ming China. A Historical Essay.* Tucson: University of Arizona Press.

— 1969, „Academies and Politics in Ming Dynasty". In: Hucker, C.O. (Hg.), *Chinese Government in Ming Times: Seven Studies*'. New York: Columbia University Press, 149–174.

Metzger, Thomas A. 1977, *Escape from Predicament. Neo-Confucianism and China's Evolving Political Culture,* New York: Columbia University Press.

Mitchell, Craig; Feng Ye und Nigel Wiseman (Übers.) 1999, *Shang Han Lun (On Cold Damage). Translation and Commentaries.* Brookline, MA: Paradigm Publications.Mixius, W. Andreas 1980, *„Nu-pien" und die „Nu-pu" von Kiangnan–Aufstände Abhängiger und Unfreier in Süd-China (1644/1645)*, Mitteilungen der Gesellschaft für Natur- und Völkerkunde Ostasiens Bd. 84, Hamburg.

Miyazaki, Ichisada 1981, *China's Examination Hell. The Civil Service Examinations of Imperial China* (Übers. von Schirokauer, Conrad). New Haven: Yale University Press. (*Hakyo. Chûgoku no Shiken Shigoku*, Kyoto: Chø õ Kõron-sha, 1963).

Mori, Masao 1980, „The Gentry in the Late Ming–An Outline of the Relations between the *Shih-ta-fu* and Local Society", *Acta Asiatica*, no.38:31–53.

Mote, Frederick; Twitchett, Denis 1988 (Hg.), *The Cambridge History of China*, Vol. 8: *The Ming Dynasty* 1368–1644, Part I. Cambridge, New York: Cambridge University Press.

— 1998 (Hg.), *The Cambridge History of China*, Vol. 8: *The Ming Dynasty* 1368–1644, Part II. Cambridge, New York: Cambridge University Press.

Münzel, Frank 1968, *Strafrecht im alten China nach den Strafrechtskapiteln in den Ming-Annalen.* Veröffentlichungen des Ostasien-Institutes der Ruhr-Universität Bochum (Bd.?). Wiesbaden: Otto Harrassowitz.

Nakayama, Shigeru 1984, *Academic and Scientific Traditions, in China, Japan, and the West.* Trans. by Jerry Dusenbery. Tokyo: University of Tokyo Press.

Naredi-Rainer, Paul von 1984, *Architektur und Harmonie. Zahl, Maß und Proportion in der abendländischen Baukunst.* Köln: Dumont.

Neuwirth, Gösta 1982, „Erzählung von Zahlen". In Heinz-Klaus Metzger, Riehn, Rainer (Hg.) *Josquin des Prés* Musik-Konzepte 26/27. München: edition text + kritik, 4–39.

Needham, Joseph 1954, *Science and Civilisation*. Cambridge: University Press. Vol. II.: *History of Scientific Thought*. Vol. 3 *Mathematics and the Sciences of the Heavens and the Earth*, with Ho Ping-yu and Lu Gwei-djen 1983, Vol. 5.5. *Spagyrical Discovery and Invention. Physiological Alchemy*.

— 1979, *Wissenschaftlicher Universalismus. Über Bedeutung und Besonderheiten der chinesischen Wissenschaft*. Frankfurt: Suhrkamp.

— 1980, „China and the Origin of Immunology". In: Lanciotti, Lionello (Hg.), *Venezia L'Oriente*. Florenz: Leo S. Olschki Editore, 23–57.

— und Lu Gwei-djen 1980, *Celestial Lancets. A History and Rationale of Acupuncture and Moxa*. Cambridge: Cambridge University Press.

— und Lu Gwei-djen 1970, *Clerks and Craftmen in China and the West*. Cambridge: Cambridge University Press.

Nienhauser, William H., Jr. 1986 (Hg.), *The Indiana Companion to Traditional Chinese Literature*. Bloomington: Indiana University Press.

Otsuka, Yasuo 1976, „Chinese Traditional Medicine in Japan". In: Charles Leslie (Ed.), *Asian Medical Systems*. Stanford, Cal.: Univ. of California Press, 322–339.

Pagel, Walter 1962, *Das medizinische Weltbild des Paracelsus: seine Zusammenhaenge mit Neuplatonismus und Gnosis*. Forschungen und Texte zur Geschichte des Weltbildes, der Naturphilosophie, der Mystik und des Spritualismus vom Spätmittelalter bis zur Romantik. Bd. 1. Wiesbaden: Steiner.

Parsons, James B. 1963, „The Ming Dynasty Bureaucracy: Aspects of Background Forces", *Monumenta Serica* 22:343–406. (= The Ming Dynasty Bureaucracy: Aspects of Background Forces". In: C.O. Hucker (Hg.), *Chinese Government in Ming Times. Seven Studies*, New York: Columbia U.P., 1969, 175–231).

Peng Yoke Ho 1991, Chinese Science: The Traditional Chinese View. *Bulletin of the School of Oriental and African Studies* 54, 506–519.

Peterson, Willard J. 1979, *Bitter Gourd: Fang I-chih and the Impetus for Intellectual Change*. New Haven: Yale UP.

— 1982, „Making Connections: 'Commentary on the Attached Verbalizations' of the *Book of Change*", *HJAS* 42.1,67–116.

Petzinna-Gilster, Sabine 1984, *Huian, ein chinesischer Kreis im 16. Jahrhundert in China, dargestellt an den Aufzeichnungen des Magistrats Ye Chunji*. Phil. Diss. Hamburg.

Pinto, Fernao Mendez 1979, Wunderliche und merkwürdige Reisen des Fernao Mendez Pinto, Berlin: Rütten & Loenig.

Porkert, Manfred 1965, Die energetische Terminologie in den chinesischen Klassikern. *Sinologica*, VII, 184–210.

— 1973, *Die theoretischen Grundlagen der chinesischen Medizin*. Münchener Ostasiatische Studien Bd. 5. Wiesbaden: Franz Steiner.

Rall, Jutta 1970, *Die vier großen Medizinschulen der Mongolenzeit. Stand und Entwicklung der chinesischen Medizin in der Chin- und Yüan-Zeit.* Münchener Ostasiatische Studien Bd. 7. Wiesbaden: Franz Steiner.

Ratchnevsky, Paul 1967, *Historisch-Terminologisches Wörterbuch der Yuan-Zeit. Medizinwesen.* Unter Mitarbeit von J. Dill und D. Heyde (Veröffentlichungen des Institutes für Orientforschung. Bd. 66), Berlin: Akademie-Verlag.

— *Un Code des Yuan.* (Bibliothèque de l'Institut des Hautes Etudes Chinoises, Vol. IV) 3 Bde. Paris: Presses Universitaires de France, 1937, 1972, 1977.

Rawsky, Evelyn S. 1972 (+1979), *Agricultural Change and the Peasant Economy of South China,* Boston: Harvard University Press.

— 1987, „Economic and Social Foundations". In David Johnson, Andrew J. Nathan, Evelyn S. Rawski (Hg.), *Popular Culture in Late Imperial China,* Berkeley: University of California.

Read, Bernard E. 1931–1941, *Chinese Materia Medica.* Peiping: Peking Natural History Bulletin.

— und C. Pak 1936, *Minerals and Stones.* Peiping: Peking Natural History Bulletin.

— 1936, *Chinese Medicinal Plants.* Peiping: Peking Natural History Bulletin.

Risse, Guenther 1991, „A History of Therapeutics". In: W.F. Bynum, *Essays in the History of Therapeutics (Clio Medica* 22), Amsterdam: Rodopi: 3–11.

Robinet, Isabelle 1993, *Taoist meditation: The Mao-shan tradition of great purity.* Albany: State Univ. of New York Pr.

— 1995, *Geschichte des Taoismus.* München: Diederichs. (Histoire du Taoïsme des origines au XIVe siècle. Paris: Les Éditions du Cerf, 1991).

Rosner, Erhard 1980, „Zur Geschichte der Pocken in Innerasien". In: Franke, Herbert, Heissig, Walther (Hg.): *Heilen und Schenken,* (Asiatische Forschungen Bd.71), Wiesbaden: Otto Harrassowitz, 72–76.

Rowe, W.T. 1990, „Modern Chinese Social History in Comparative Perspective". In: Paul Ropp (Hg.) *Heritage of China: Contemporary perspectives on Chinese civilization,* Berkeley: University of California Press.

— 1992, Woman and the Family in Mid-Ch'ing Social Thought. The Case of Ch'en Hung-mou. *Late Imperial China,* 13, no.2 (Dec.), 1–41.

Roetz, Heiner 1984, *Mensch und Natur im alten China. Zum Subjekt-Objekt-Gegensatz in der klassischen chinesischen Philosophie. Zugleich eine Kritik des Klischees vom chinesischen Universismus.* Europäische Hochschulschriften, Reihe Philosophie, Bd. 136. Frankfurt: Peter Lang.

— 1992, *Die chinesische Ethik der Achsenzeit. Eine Rekonstruktion unter dem Aspekt des Durchbruchs zu postkonventionellem Denken.* Frankfurt: Suhrkamp.

Rudolph, R.C., „Medical matters in a fourteenth century Chinese diary", *Journal of the History of Medicine and Allied Sciences* 2 (1947):299–306.

Ryschawy, Hans; Stoll, Rolf W. 1988, „Die Bedeutung der Zahl in Dufays Kompositionsart: Nuper rosarum flores“ In: Heinz-Klaus Metzger; Riehn, Rainer (Hg.), *Guillaume Dufay* Musik-Konzepte 60. München: edition text + kritik, 3–74.

Santangelo, Paolo 1992, Destiny and Retribution in Late Imperial China. *East and West* 42 (Dez.), nos 2–4:377–442.

Schipper, Kristopher M. 1975, *Concordance du Tao-Tsang*. Paris: Publications de l'Ecole Française d'Extrême Orient, (vol.102). Nachdruck Cheng t'ung Tao-tsang mu-lu so-yin. Taipei: Yiwen, 1977 (60 vols).

— 1982, *Le Corps Taoïste: Corps Physique – Corps Social*, Paris: Fayard.

Schmidt-Glintzer 1975 (Hg. u. Übers.), *Mo Ti Schriften*. 2 Bde. Düsseldorf: Diederichs.

Schmitz, Hermann 1964–1980, *System der Philosophie* (Bde I–V) Bonn: Bouvier.

— 1992, *Leib und Gefühl. Materialien zu einer philosophischen Therapeutik*, Innovative Psychotherapie und Humanwissenschaften, Bd. 48. Paderborn: Junfermann.

Schütz, Alfred 1932/1960, *Der sinnhafte Aufbau der sozialen Welt: eine Einleitung in die verstehende Soziologie*. Wien: Springer.

— und Luckmann, Thomas 1975, *Strukturen der Lebenswelt*. Darmstadt: Luchterhand.

Seidler, Eduard 1976, Der Umgang mit dem Kind. Probleme der Tradition. *Arzt und Christ*, Heft 3–4,129–145.

— 1986, Das kranke Kind. Historische Modelle einer medizinischen Anthropologie des Kindesalters. In: Martin J./ Nitschke A. (Hg.): *Zur Sozialgeschichte der Kindheit*. Freiburg: Karl Alber, 685–709.

Seiffert, G.; Du Dscheng-Hsing 1937, Zur Geschichte der Pocken und Pockenimpfung. *Arch. Gesch. Med.* Bd. 30, Heft 1 und 2, 26–34.

Serruys, H. 1980, Smallpox in Mongolia during the Ming and Ch'ing Dynasties. In: Franke, Herbert, Heissig, Walther (Hg.): *Heilen und Schenken*, (Asiatische Forschungen Bd.71), Wiesbaden: Otto Harrassowitz, 41–65.

Shek, Richard Hon-chun 1980, *Religion and Society in Late Ming: Sectarianism and Popular Thought in Sixteenth and Seventeeth Century China*. Ph.D. diss., University of California, Berkeley.

Shimada, Kenji; Übelhör, Monika 1979, *Die Neo-Konfuzianische Philosophie. Die Schulrichtungen Chu Hsis und Wang Yang-Mings*. Gesellschaft für Natur- und Völkerkunde Ostasiens e.V., Mitteilungen LXXIV. Hamburg.

Siraisi, Nancy 1990, *Medieval and Early Renaissance Medicine. An Introduction to Knowledge and Practice*. Chicago, London: University of Chicago Press.

Sivin, Nathan 2000 (Hg.), *Science and Civilisation*. Vol. 6.6.: Medicine. Cambridge: University Press.

— 1995, *Medicine, Philosophy and Religion in Ancient China: Researches and Reflections*. Aldershot: Variorum.

— 1988, Science and Medicine in Imperial China – the State of the Field, *Journal of Asian Studies*, 47, no.1 (Feb.), 41–90.

— 1968, *Chinese Alchemy. Preliminary Studies*. Harvard Monograph in the History of Science I Cambridge: Harvard University Press.

— und Nylan, Michael 1987, „The First Neo-Confuciamism: an Introduction to Yang Hsiungs's 'Canon of Supreme Mystery' (T'ai hsuan ching, c.4 B.C.)". In: Le Blanc, Charles und Blader, Susan, *Chinese Ideas about Nature and Society*. Hong Kong: University Press, 41–99.

Smith, Kidder; Bol, Peter K.; Adler Joseph A.; Whyatt Don J. 1990, *Sung Dynasty Uses of the I Ching*. Princeton NJ: Princeton Univ. Pr.

Soothill, William Edward, *A Dictionary of Chinese Buddhist Terms*. London: Kegan Paul. Nachdruck Taipei: Chengwen, 1975.

Spence, Jonathan D. 1988, *Emperor of China. Self-Portrait of Kang-Hsi*, New York: Vintage Books Edition, 1. Aufl. 1974.

— 1994, *Die Geschichte der Frau Wang. Leben in einer chinesischen Provinz des 17. Jahrhunderts*. München: dtv, 1978 (The Death of Woman Wang, New York: Viking Press).

Strickmann, Michel, Faure. Bernard (Hg.) 2002, *Chinese Magical Medicine*. In: Monographs in Asian Religions and Cultures. Stanford: Stanford University Press.

Suzuki, D.T. and Carus, Paul 1944 (Übers.), *The Treatise of the Exalted One on Response and Retribution*, La Salle, (Ill.); The Open Court Publ. Co.

Tadao Sakai 1970, „Confucianism and Popular Educational Works". In: Wm. Theodore de Bary (Hg.), *Self and Society in Ming Thought*, New York: Columbia U.P., 331–366.

Tambiah, Stanley Jeyaraja 1991, *Magic, science, religion, and the scope of rationality*. Cambridge: Cambridge University Press (The Lewis Henry Morgan lectures presented at the University of Rochester, 1984).

Tanaka Masatoshi 1984, „Popular Uprisings, Rent Resistance and Bondservant Rebellions in the Late Ming". In: Grove, Linda and Daniels, Christian, *State and Society in China. Japanese Perspectives on Ming-Qing Social and Economic History* Tokyo: University of Tokyo Press, 165–215.

— 1984, „Rural Handicraft in Jiangnan in the Sixteenth and Seventeenth Centuries". In: Grove, Linda and Daniels, Christian, *State and Society in China. Japanese Perspectives on Ming-Qing Social and Economic History* Tokyo: University of Tokyo Press, 79–100.

Taylor, Rodney L. 1978, *The Cultivation of Sagehood as Religious Goal in Neo-Confucianism. A Study of Selected Writings of Kao P'an-lung*, Ann Arbor: Edwards Brothers Inc.

— 1982, Proposition and praxis. The dilemma of Neo-Confucian syncretism, *Philosophy East and West* 32:187–199.

1990, *The Religious Dimensions of Confucianism*, New York: State University Press.

— 1990, „Official and Popular Religion and the Political Organization of Chinese Society in Ming", in Liu Kwang-ching (ed.), *Orthodoxy in Late Imperial China*, Berkeley: University of California Press.

Tessenow, Hermann 1991, *Der chinesische Moralbegriff Yi. Analyse von Texten aus Philosophie und Geschichtsschreibung*. In: Europäische Hochschulschriften Reihe 27, Bd.27 Frankfurt: Peter Lang.

Thomas, Keith 1971, *Religion and the Decline of Magic. Studies in popular beliefs in sixteenth and seventeenth century England*. London: Weidenfeld and Nicolson.

Tillyard, E.M.W 1943/1988, *The Elisabethan World Picture*, London: Penguin.

Tjan Tjoe Som 1952 (Übers.), *Po Hu T'ung. The Comprehensive Discussions in the White Tiger Hall.* Leiden: Brill.

Topitsch, Ernst 1958/1972, *Vom Ursprung und Ende der Metaphysik: eine Studie zur Weltanschauungskritik*. München: DTV.

Topley, Marjorie 1970, Chinese Traditional Ideas and the Treatment of Disease: two examples from Hongkong. *Man* 5, 421–437.

— 1974, „Cosmic Antagonism: A Mother-Child Syndrome". In: Hg. Wolf A., *Religion and Ritual in Chinese Society.* Stanford: University of California Press, 233–249.

Trauzettel, Rolf 1992, Chinesische Reflexionen über Furcht und Angst. Ein Beitrag zur Mentalitätsgeschichte Chinas im Mittelalter und in der frühen Neuzeit, *Saeculum* Bd. 43, Heft 4, 307–324.

Turrettini, Fancois 1889 (Hg.), *Le Livre des Récompenses et des Peines* (inkl. chinesischer Text), Genève.

Tu Cheng-sheng 1990 (Hg.), *Paintings of Children at Play* (*Yingxi tu* 嬰戲圖). Taipei: National Palace Museum.

Tu Wei-ming 1976, *Neo-Confucian Thought in Action: Wang Yang-ming's Youth (1472–1509)*. Berkeley: Univ. of California Press.

— 1972, Li as Process of Humanization, *Philosophy East and West* 22:187–201.

— 1976, The Neo-Confucian Concept of Man, Philosophy East and West 21:79–87.

— 1976, Wang Yang-ming's Youth: A personal relection on the method of my research. *Ming Studies* 3:11–17.

Twitchett, Denis 1983/1994, Druckkunst und Verlagswesen im mittelalterlichen China. In: *Wolfenbütteler Schriften zur Geschichte des Buchwe-*

sens, Bd. 22. Wiesbaden: Harrossowitz Verlag. (*Printing and Publishing in Medieval China*, New York, London: the Wynkyn de Worde Society.)
Übelhör, Monika 1986, *Wang Gen (1483–1541) und seine Lehre. Eine kritische Position im späten Konfuzianismus*. Berlin: Reimer.
— 1980, Das kosmische Ordnungsprinzip (*t'ien li*) und die persönlichen Wünsche des Menschen (jen yü), *Oriens Extremus,* 27:25–42.
Unschuld, Paul U. 1973, *Das Yü-chih pen-ts'ao p'in-hui ching-yao. Ein Arzneibuch aus dem China des 16. Jahrhunderts.* München: Moos.
— 1975, *Medizin und Ethik. Sozialkonflikte im China der Kaiserzeit.* Münchener Ostasiatische Studien Bd.11. Wiesbaden: Franz Steiner.
— 1977, Arzneimittelmißbrauch und heterodoxe Heiltätigkeit im kaiserzeitlichen China. Ausgewählte Materialien zu Gesetzgebung und Rechtssprechung, *Sudhoffs Archiv* 61 H. 4, 353–386.
— 1978, „The Physician in Imperial China, Medical Ethics and Malpractice Legislation". In Teizo Ogawa (Hg.), *History of the Professionalization of Medicine* (Proceedings of the 3rd International Symposium on the Comparative History of Medicine – East and West). Shizuoka: Taniguchi Foundation, 91–115.
— 1980, *Medizin in China. Eine Ideengeschichte*. München: Beck.
— 1986, *A History of Pharmaceutics*. Berkeley: University of California Press.
— 1986 (Übers.), *Nan-ching. The Classic of Difficult Issues.* Berkeley: University of California Press.
— 1990a, „Therapie der Welt und ihrer Krankheiten. Heilkundliche Tendenzen zur Zeit der Sung" in Schmidt-Glintzer (Hg.), *Lebenswelt im frühneuzeitlichen China* Stuttgart: Franz Steiner, 177–187.
— 1990b (Übers.), *Forgotten Traditions of Ancient Chinese Medicine: The I-hsüeh Liu Lun (1757) by Hsü Ta Ch'un. A Chinese view from the Eighteenth Century.* Brookline, Mass.: Paradigm.
— 1995, „Plausibility of Truth? An Essay on Medicine and World View", *Science in Context* 8, 1:9–30.
— 1996, *Huichun. Chinesische Heilkunde in historischen Objekten und Bildern. München: Prestel.*
— 2003, *The Huang Di Nei Jing Su Wen. Nature, Knowledge, Imagery in an Ancient Chinese Medical Text.* Berkeley/Los Angeles, Univ. of California Press.
Unschuld, Ulrike 1972, *Das T'ang-yeh pen-ts'ao und die Übertragung der klassischen chinesischen Medizintheorie auf die Praxis der Drogenkunde.* München: Dissertation.
van Gennep, Arnold 1909, *Les rites de passages.* Paris: Librairie Critique Emile Nourry.
van Glahn, Richard 1991, Urban Social Conflict in Late Ming, *Journal of Asian Studies* 50, no.2 (May):280–307.
Vickers, Brian 1984 (Hg.), *Occult and Scientific Mentalities in the Renaissance.* Cambridge: Cambridge Univ. Press.

Volkmar, Barbara (siehe auch unter chinesischsprachiger Sekundärliteratur)
— 1985 *Das Kind in der chinesischen Heilkunde*, Freiburg: Med. Diss.
— 1991, *Untersuchungen zu den erhaltenen und verlorenen Werken der chinesischen Kinderheilkunde*. Unveröffentlichtes Manuskript.
— 1994, *Waves in Tranquil Water: The Arousal of Emotions within the Child*. Proceedings of the 4th International Congress of Traditional Asian Medicine (18.–21. August, Tokyo 1994), Part I, 235–244.
— 1997, Die Entwicklung der Gefühlswelt des Kindes: Wahrnehmungen und Beschreibungen nach historischen Quellen der traditionellen chinesischen Pädiatrie. *Berliner China-Hefte. Beiträge zur Gesellschaft und Geschichte Chinas,* Nr. 14 (April), 111–117.
— 2000b, The Physician and the Plagiarists: The Fate of Wan Quan's Legacy. *The East Asian Library Journal* 9.1, 1–77.
— 2000c, The Concept of Contagion in Chinese Medical Thought: Empirical Knowledge Versus Cosmological Order. *History and Philosophy of the Life Sciences,* (2), 147–165.
— 2004, On Sense and Non-Sense of Premodern Medical Theories: The Example of Theories on Smallpox. *Disquisitions on the Past & Present* (*Gujin lunheng* 古今論衡, Academia Sinica, Taipei), 11, 73–94.
Wagner, Rudolf G. 2000, *The Craft of a Chinese Commentator: Wang Bi on the Laozi.* (Suny series in Chinese philosophy and culture) Albany, NY: State University of New York Press.
— 2002, *A Chinese Reading of the Daode jing. Wang Bi's Commentary on the Laozi. With Critical Text, and Translation.* Albany, NY: State University of New York Press.
— 2002, *Language, Ontology, and Political Philosophy in China: Wang Bi's Scholarly Exploration of the Dark (Xuanxue).* Albany, NY: State University of New York Press.
Ware, James R. 1966 (Übers. u. Hrsg.) *Alchemy, Medicine, Religion in the China of A.D. 320. The Nei P'ien of Ko Hung (Pao-p'u tzu)*, Cambridge (Mass.): Harvard University Press.
Waley, Arthur 1956 (Übers.), *The Analects of Confucius*, London: George Allen & Unwin Ltd.
Wang, Richard T. 1985, *Ming Studies in Japan, 1961–1981: A Classified Bibliography*, Minneapolis: Ming Studies Research Series 2.
Watson, Burton 1989 (Übers.), *The Tso chuan. Selections from China's Oldest Narrative History*. New York: Columbia University Press.
— 1968 (Übers.), *The Complete Works of Chuang Tzu*, New York: Columbia UP.
— 1963 (Übers.), *Hsün Tzu*. London.
Watson, James L. und Rawski, Evelyn S. 1988, *Death Ritual in Late Imperial and Modern China*. Berkeley: California.
Wear, A.; French, R.K.; Lonie, I.M. 1985 (Hg.), *The Medical Renaissance of the Sixteenth Century,* Cambridge: Cambridge University Press.

Westman, Robert S. 1984, „Nature, Art, and Psyche: Jung, Pauli, and the Kepler-Fludd polemic". In: Vickers, Brian (Hg.), *Occult and Scientific Mentalities in the Renaissance.* Cambridge: Cambridge Univ. Press, 177–229.

Whitfield, Roderick 1965, *Chang Tse-tuan's Ch'ing-Ming Shang-he t'u.* Princeton University: Ph.D. Diss.

Wieland, Wolfgang 1975, *Diagnose. Überlegungen zur Medizintheorie,* Berlin: Walter de Gruyter.

— 1989, *Aporien der praktischen Vernunft.* Wissenschaft und Gegenwart: Geistesgeschichtliche Reihe 65. Frankfurt/Main: Vittorio Klostermann.

Wilhelm, Hellmut 1970-71, On Ming Orthodoxy, *Monumenta Serica*, 29, 1–26.

— 1985, Die Wandlung. Acht Essays zum I Ging, Frankfurt: Suhrkamp.

Wilhelm, Richard 1912 (Übers.), *Liä Dsi. Das wahre Buch vom quellenden Urgrund.* Jena: Diederichs.

— 1911, Dschuang Dsi. Das wahre Buch vom südlichen Blütenland, Jena: Diederichs.

— 1914, Kungfutze-Gespräche Lun Yü. Jena: Diederichs.

— 1914, *Mong Dsi. Mong Ko.* Jena: Diederichs.

— 1924, *I Ging. Das Buch der Wandlungen.* Erstes und Zweites Buch. Jena: Diederichs.

— 1930, *Li Gi. Das Buch der Sitte vom Älteren und Jüngeren Dai. Jena*: Diederichs.

— 1981, *Li Gi. Das Buch der Riten, Sitten und Gebräuche.* Düsseldorf: Diederichs.

Will, Pierre-Etienne 1980, *Bureaucratie et Famine en Chine au 18e siècle.* In: Civilisations et sociétés 66, Paris: Mouton Ed.

Wilson, Thomas. 1995, *Genealogy of the Way: The Construction and Uses of the Confucian Tradition in Late Imperial China.* Stanford: Stanford University Press.

Wittgenstein, Ludwig 1984, *Werkausgabe* (8 Bände). Frankfurt: Suhrkamp.

Wright, Arthur 1960 (Hg.), *Confucian Persuasion.* Stanford: University Press.

— and Twitchett, Denis 1962 (Hg.), *The Confucian Personalities.* Stanford: University Press.

Wong, George H.C. 1963, China's Opposition to Western Science during Late Ming and Early Ch'ing. *Isis* 54.1, 29–49.

Wu Jingzi (1701–1754), *Der Weg zu den weißen Wolken. Geschichten aus dem Gelehrtenwald.* (Übers. v. Yang Enlin und Gerhard Schmitt) München: Beck, 1962.

Wu, Kwang Tsing 1943, Ming Printing and Printers, *Harvard Journal of Asiatic Studies* 7:203–260.

Wu Pei-yi 1979, Self-Examination and Confession of Sin in Traditional China, *Harvard Journal of Asian Studies* 39:5–38

— 1989, „Education of Children in the Sung". In: De Bary, T. Wm. and Chaffee, J. W. (Hg.), *Neo-Confucian Education: The Formative Stage,* Berkeley: University of California press, 307–324.

Wu Yiyi 1993–94, A Medical Line of Many Masters: A Prosopographical Study of Liu Wansu and His Disciples from the Jin to the Early Ming, *Chinese Science* 11:36–95.

Whyatt, Don Y. 1985, Chu Hsi's Critique of Shao Yung. One Instance of the Stand against Fatalism, *Harvard Journal of Asian Studies* 45:649–666

Yamada Keiji, The Formation of the Huang-di Nei-jing. *Acta Asiatica* 36 1979, 67–89.

Yampolsky, Philip B. 1967 (Übers.), *The Platform Sutra of the Sixth Patriarch: the text of the Tun-Huang manuscript with translation, introduction, and notes.* New York: Columbia Univ. Pr.

Yü, Chün-fang 1981, *The Renewal of Buddhism in China. Chu Hung and the Late Ming Synthesis,* New York: Columbia University Press.

Zeitlin, Judith 1991, The Petrified Heart: Obsession in Chinese Literature, Art, and Medicine. *Late Imperial China,* 12 No.1 (June), pp. 1–26.

Zurndorfer, Harriet T. 1989, *Change and Continuity in Chinese Local History: The Development of Hui-chou Prefecture 800–1800.* Leiden: E.J. Brill.

Zürcher, Eric 1959, The Buddhist Conquest of China: The Spread and Adaptation of Buddhism in Early Medieval China. In: Sinica Leidensia; 11 (2 Bde). Leiden: Brill.

Abbildungsnachweis

Abb. 1.1: Runder Fächer eines anonymen Malers (um 1889), Tinte und Farben auf Seide, Originalgröße 25 cm Ø, Privatsammlung.

Abb. 1.2 a: Li Shizhen 李時珍 (1518-1593), *Bencao gangmu* 本草綱目. Jiangxi-Edition von 1603. Ostasiatische Abteilung der Staatsbibliothek zu Berlin, Preussischer Kulturbesitz.

Abb. 1.2 b: Li Shizhen 李時珍 (1518-1593), *Bencao gangmu* 本草綱目. Beijing: Renmin weisheng chubanshe, 1957.

Abb. 1.2 c: Abbildung unter der Rubrik „Gold" (*Jinjiang* 金漿) in dem 1591 verfassten Arzneibuch *Buyi Leigong paozhi bianlan* 補遺雷公炮製便覽 (Ergänzungen zu den pharmazeutischen Aufbereitungsverfahren von Leigong zur bequemen Einsicht). Bibliothek der China Academy of Chinese Medical Sciences, Beijing. Mit freundlicher Vermittlung von Prof. Paul U. Unschuld.

Abb. 1.3 a: Martini, Martino (1614-1661), *Novus atlas Sinensis*. In: Martino Martinio Soc. Iesu descriptus et seren.mo archiduci Leopoldo Guilielmo Austriaco dedicatus. Amsterdam: Blaeu, 1655. Princeton University Library, Rare Books – Historical Map Collection. Internet-Zugang:
http//libweb5.princeton.edu/visual_materials/maps/martini1655/contents.html

Abb. 1.3 b: Martini, Martino (1614-1661), *Novus Atlas. Das ist Weld-beschreibung*. Amsterdam: Blaeu, 1655. Bd. 6: Novus atlas Sinensis. Ausschnitt aus Karte 7 zur Provinz Huguang *(„Huquang – Imperii Sinarum – Provincia septima")* Herzog-August-Bibliothek Wolfenbüttel: 1.2.2 Geogr. 2°

Abb. 1.4 a–b: Lokalchronik von Luotian (*Luotian xianzhi* 羅田縣志), Edition von 1876.

Abb. 1.5: Fotographie anlässlich eines Besuches der Verfasserin in Luotian im Jahre 1993.

Abb. 1.6 a, b, c, 1.8 a–b, 1.9 a, b, 1.10–1.13: Vergrößerte Ausschnitte aus der Qing-zeitlichen Handrolle *Qingming shanghe tu* 清明上河圖 (Flussuferszenen am Qingming-Fest), Entstehungszeit um 1736. Gemeinschaftsarbeit der fünf akademischen Maler Chen Mei 陳枚, Sun Hu 孫祜, Qin Kun 金昆, Dai Hong 戴洪 und Cheng Zhidao程志道 im Auftrag des Qianlong-Kaisers. (Handrolle, Tinte und Farben auf Seide, 35,6 x 1152,8 cm). Druck mit freundlicher Genehmigung des National Palace Museum, Taipei.

Abb. 1.14: Zeichnungen aus Zhu Huiming 朱惠明, *Douzhen chuanxinlu* 痘疹傳心錄 (Aufzeichnungen der wesentlichen Inhalte aus den überlieferten Schriften zu den Pocken). Edition von 1789. (Erstveröffentlichung 1594). Gest Library Collection in The East Asian Library, Princeton. Mit freundlicher Vermittlung von Martin J. Heijdra.

Abb. 2.1: Titelblatt der Gesamtausgabe *Wan Mizhaishu* 萬密齋書. Edition von 1778, Verlag Shilütang 視履堂in Wuchang (Hubei). Gest Oriental Library Collection in The East Asian Library, Princeton. Mit freundlicher Vermittlung von Martin J. Heijdra.

Abb. 2.2 a–c: Zeichnungen aus dem 5. Kapitel der Edition *Xinkan Wanshi jiachuan guangsi jiyao* 新刊萬氏家傳廣嗣紀要(Wichtige Prinzipien zur Vermehrung der Nachkommenschaft) des Jahres 1597, Verlag Yiqingtang 怡慶堂 in Jianyang (Fujian). Naikaku bunko-Sammlung in den Nationalarchiven, Tokyo.

Abb. 2.3: Photolithograhischer Nachdruck der japanischen Erstedition von Wan Quans kinderheilkundlichem Fachbuch *Youke fahui* 幼科發揮 (Erläuterungen der Kinderheilkunde) 8. Jahr der Genroku-Zeit (1695), Verleger Takemura Shinbei aus Kyoto. Nachdruck Shanghai: Zhonghua shuju, 1936.

Abb. 2.4: Zeichnung aus einem anonymen, undatierten Manuskript, wahrscheinlich späte Qing-Zeit, Library of the Wellcome Institute for the History of Medicine, London.

Abb. 2.6: *Youke zhinan jiachuan mifang* 幼科指南家傳秘方 (Kompass der Kinderheilkunde mit familientradierten Geheimrezepturen). Nachdruck der Erstedition hrsg. von Zheng Zhu 鄭翥 1715, Verlagshaus Jingguantang 靜觀堂in Longyan (Fujian). Library of the Wellcome Institute for the History of Medicine, London. Mit freundlicher Vermittlung von Prof. Ma Kanwen.

Abb. 2.7 a–b: Zeichnungen aus *Pianyu xinshu* 片玉心書 (Wesentliche Jadeschrift) aufgenommen in: *Wan Mizhai shu* 萬密齋書, Edition von 1741, hrsg. von Hu Lüe 胡略, Verlagshäuser Tongrentang 同人堂 und Fuwentang 敷文堂. Bayerische Staatsbibliothek, München.

Abb. 3.1 a–b: Utriusque cosmi ... historia [Oppenheim, 1616–1621]

Abb. 3.2 a–b: Liao Mingchun 廖名春1991, *Zhouyi yanjiushi* 周易研究史 (Forschungsgeschichte zum Buch der Wandlungen). Changsha: Hunan chubanshe, 214.

Abb. 3.3: Apel, Willi 1962, *Die Notation der polyphonen Musik: 900–1600.* Leipzig: Breitkopf und Härtel, 482.

Abb. 3.4 a–b: Manuskriptkopie eines Ming-zeitlichen Sammelwerkes von Texten zur Po-ckenheilkunde mit dem Titel Michuan douzhen yusui 秘傳痘疹玉碎 (Jadenes Mark zu den Pokken in geheimer Tradierung). Erstausgabe 1599. Verlagshaus Yiqingtang怡慶堂, Jianyang (Fujian). Bibliothek der China Academy of Traditional Chinese Medicine, Beijing.

Abb. 3.5: Chen Zhengsheng 陳真晟 (1410–1473) in de Bary 1989, 71.

Abb. 3.6 a–b: Farbige Tuschemalereien aus einem anonymen Qing-zeitlichen Manuskript mit dem Titel *Ershisi jieqi daoyin tu*二十四節氣導引圖 (Tafeln zu Gymnastikübungen während der 24 Solarperioden). Bibliothek der Provinz Zhejiang, Hangzhou.

Abb. 3.7: Zeichnung aus einem undatierten Manuskript eines anonymen Autors. Nachgedruckt in: Liu Guangrui 刘光瑞，Liu Shaolin 刘少林 (Hg.) 1987, *Zhongguo minjian erliao tujie* 中国民间儿疗图解 (Illustrationen und Erklärungen zu den Volksheilmethoden für Kinder). Chengdu: Sichuan kexue jishu chuban she.

Abb. 4.1, 4.2 a–g, 4.11, 4,16–4.18: Illustrationen zu den Fallgeschichten aus einer Ausstellung zu Wan Quans Leben und Werk im Wan Mizhai-Krankenhaus Luotian, 1993.

Abb. 4.3: Ausschnitt aus einer Malerei von Jin Tingbiao 金廷標 (1736-1796) *Yingxi tu* 嬰戲圖 (Spielende Kinder). Originalgröße 73,6 × 112,3 cm. National Palace Museum, Taipei. Siehe Tu Cheng-sheng 1990 (Hg.), *Paintings of Children at Play*, Ausstellungskatalog National Palace Museum, Taipei.

Abb. 4.4: Ausschnitt aus einer Malerei von Su Hanchen 蘇漢臣 (12. Jh.) *Yingxi tu*嬰戲圖 (Spielende Kinder) Originalgröße 20,4 × 20,4 cm. Tu Cheng-sheng 1990 (Hg.), *Paintings of Children at Play*, Ausstellungskatalog National Palace Museum, Taipei.

Abb. 4.5, 4.8, 4.10, 4.12 a–c, 4.13–4.15: Zeichnungen aus einem undatierten Manuskript eines anonymen Autors. Nachgedruckt in: Liu Guangrui 刘光瑞, Liu Shaolin 刘少林 (Hg.) 1987, *Zhongguo minjian erliao tujie* 中国民间儿疗图解 (Illustrationen und Erklärungen zu den Volksheilmethoden für Kinder). Chengdu: Sichuan kexue jishu chuban she.

Abb. 4.6: Zeichnung aus Jin Yicheng 近义成 et al. 1988, *Xiaoer tuina tujie* 小儿推拿图解 (Illustrationen und Erläuterungen zur manuellen Therapie für Kinder). Shanghai: Kexue jishu chuban she.

Abb. 4.7: Zeichnung aus Luan Changye 栾长业, Dan Yongjin 单永进 1986, *Xiaoer tuina tujie* 小儿推拿图解 (Illustrationen und Erläuterungen zur manuellen Therapie für Kinder). Shanghai: Renmin weisheng chuban she.

Abb. 4.9: Zeichnungen aus dem 5. Kapitel der Edition *Xinkan Wanshi jiachuan guangsi jiyao* 新刊萬氏家傳廣嗣紀要(Wichtige Prinzipien zur Vermehrung der Nachkommenschaft) des Jahres 1597, Verlag Yiqingtang 怡慶堂 in Jianyang (Fujian). Naikaku bunko-Sammlung in den Nationalarchiven, Tokyo.

Abb. 4.19–4.20: Zeichnungen aus einem anonymen, undatierten Manuskript, wahrscheinlich späte Qing-Zeit, Library of the Wellcome Institute for the History of Medicine, London.

Danksagung

Das Projekt, die Fallgeschichten von Wan Quan einer breiteren Öffentlichkeit bekannt zu machen und das klinische Denken und Handeln der chinesischen Medizin durch den Filter einer einzelnen Person des traditionellen Chinas und ihrer Lebensgeschichte lebendig werden zu lassen, beschäftigte mich viele Jahre lang. Die Idee dazu kam mir erstmals in Shanghai während der Zeit meiner klinischen Tätigkeit, als ich in einem kleinen Buchantiquariat eine alte Ausgabe von Wan Quans letzter kinderheilkundlicher Schrift fand, die sein Vermächtnis sowie die letzte Version seiner Fallgeschichten enthielt. Die Unmittelbarkeit von Wan Quans Sprache in der Reflektion seiner medizinischen Fälle zog mich unmittelbar in ihren Bann. Es begann eine Spurensuche, die mich weltweit an kleinen und großen Bibliotheken nach weiteren Schriften und Manuskripten forschen ließ und im Jahre 1993 bis nach Luotian, in die Heimat Wan Quans, führte.

Es ist schwer, alle Personen aufzuführen, denen ich zu Dank verpflichtet bin und die mich anspornten, auch in schweren Zeiten nicht aufzugeben.

Zuallererst möchte ich mich bei meiner Kollegin, Dr. med. Lu Yali 盧亞麗, bedanken, mit der ich heute in gemeinsamer Praxis zusammenarbeite und die die Begeisterung für die Schriften von Wan Quan von Anfang an mit mir teilte. Sie hat mich über all die Jahre mit ihrer überragenden Fachkenntnis und ihrer Freundschaft vorbehaltlos unterstützt.

Es war der große Chinagelehrte Prof. Wolfgang Bauer – damals noch Lehrstuhlinhaber der Sinologie in München –, der mein Projekt nach meiner Rückkehr aus China mit all seinem inspirativen Enthusiasmus aufgriff und mir seine Unterstützung anbot. Er gab den entscheidenden Impuls für die Realisierung des Projektes. Doch kaum waren meine Recherchen in Asien und den USA beendet, da starb er. Ich verlor in ihm einen wunderbaren Lehrer und Mentor, dem ich unendlich viel verdanke.

Hiernach erklärte sich Prof. Rudolf G. Wagner (Heidelberg) bereit, mich zu unterstützen. Ihm sei Dank, dass er mit seiner regen Intellektualität und philologischen Genauigkeit meine Thesen auf ihre Verankerung in den Originalquellen abklopfte.

Ohne klinische Erfahrungen in der Kinderheilkunde wäre es mir kaum möglich gewesen, Wan Quans Texte, insbesondere die vielen diagnostischen Begriffe, einzuordnen. Ich danke meinem Lehrer in Shanghai Su Hua 蘇華, dass er mich während meiner Ausbildungszeit in der Kinder-Ambulanz des Longhua-Krankenhauses in Shanghai im Jahre 1986 mit großer Geduld in die Diagnose- und Therapiemethoden der traditionellen Kinderheilkunde einführte.

Ganz besonders bedanke ich mich auch bei Hans-Christoph Guth und Clara Maldener (Tübingen). Durch ihr selbstloses Engagement und ihre kritischen Fragen halfen sie mir, zeitgenössischen relativistischen Forschungsansätzen zu widerstehen und meine eigene Forschung in den Kontext eines

Kulturvergleichs menschlicher Entwicklungsprozesse im Umgang mit zunehmender Erfahrung zu stellen. Von ihrem reichen geistesgeschichtlichen Wissen habe ich sehr profitiert.

Auch meinen Lehrern Prof. Gudula Linck (Kiel), Prof. Ma Kanwen 馬堪溫 (London), Prof. Eduard Seidler (Freiburg) und insbesondere auch Prof. Paul U. Unschuld (München) möchte ich sehr herzlich danken. Sie haben mich überhaupt auf diesen Weg geführt und mein Vorhaben, mehr als sie es vielleicht selber wissen, durch ihre eigenen mutigen und pionierhaften Forschungen im Hintergrund motiviert.

Die Deutsche Forschungsgemeinschaft ermöglichte mir, mich drei volle Jahre ganz und gar dem Projekt zu widmen. Sie finanzierte in dankenswerter Weise all meine Forschungsaufenthalte an amerikanischen, englischen und ostasiatischen Bibliotheken, an denen sich Schriften von Wan Quan fanden. Bei der Reproduktion der kostbaren Originalquellen und Bildmaterialien waren Martin J. Heijdra (Princeton), Renate Schmitt (Berlin), Renate Stephan-Bahle (München), Hwang Jenn Bin 黃鎮斌 (Taipei), Qin Jianguo 秦建国 (Luotian), Prof. Ma Kanwen (London) und Prof. Paul U. Unschuld (München) sehr behilflich. Bei computertechnischen Fragen konnte ich mich stets auf die Hilfe von Matthias Arnold und Sven Eigler (Heidelberg) sowie Bernhard Busshardt, Herwart Weigel und Barbara Zimmermann (Freiburg) verlassen. Ihnen allen danke ich sehr herzlich.

Zuletzt möchte ich mich bei Christl Kiener und Petra Münzel-Kaiser vom Verlag Elsevier Urban & Fischer bedanken, die sich mit großem persönlichem Engagement dafür einsetzten, dass dieses Buchprojekt mit seinen vielen, teilweise sogar farbigen Illustrationen realisiert werden konnte.

Barbara Volkmar
Oktober 2006

Register der Rezepturen aus den Fallgeschichten

313

Anshenwan 安神丸
„Lebensgeist beruhigende Pillen"

Huanglian 黃連	Rh Coptidis
Dangguishen 當歸身	R Guishen Angelicae Sinensis
Maimendong 麥門冬	T Ophiopogonis Japonici
Baifuling 白茯苓	Sclerotium Poriae Cocos
Gancao 甘草	R Glycyrrhizae Uralensis
Zhusha 朱砂	Zinnober
Bingpian 冰片	Borneol

349

Anshenwan 安神丸
„Lebensgeist beruhigende Pillen von Qian Yi"

Yaxiao 牙硝	Mirabilitum (Natri Sulfas)
Baifuling 白茯苓	Sclerotium Poriae Cocos
Maimendong 麥門冬	T Ophiopogonis Japonici
Gancao 甘草	R Glycyrrhizae Uralensis
Zhusha 朱砂	Zinnober
Bingpian 冰片	Borneol

308

Baihutang 白虎湯
„Weißer-Tiger-Dekokt"

Shigao 石膏	Gypsum Fibrosum
*Jingmi*粳米	Oryzae Sativae
Zhimu 知母	R Anemarrhenae Asphodeloidis
Gancao 甘草	R Glycyrrhizae Uralensis

322

Baitongtang 白通湯
„Weiße Befreiungs-Rezeptur"

*Congbai*蔥白	B Allii Fistulosi
Ganjiang 干薑	Rh Zingiberis Officinalis
Fuzi 附子	T Aconiti Laterale

374, 388

Baizhusan 白朮散
„Atractylodespulver"

Baizhu 白術	Rh Atractylodis Macrocephalae
Shanyao 山藥	R Dioscoreae oppositae
Lianzi 蓮子	S Nelumbinis Nuciferae
Yiyiren 薏苡仁	S Coicis Lachryma-Jobi
Jiegeng 桔梗	R Platycodi Grandiflori
Sharen 砂仁	Fr Amomi
Bai Biandou 白扁豆	S Dolichoris Lablab
Zhi Gancao 炙甘草	R Glycyrrhizae praeparatae

335, 336, 384, 385 — Baoyuantang 保元湯 (Tiaoyuantang 調元湯)
„Ursprungs-Schutz-Dekokt“ oder „Ursprungs-Harmonisierungs-Dekokt“

Renshen 人參	R Ginseng
Huangqi 黃耆	R Astragali Membranacei
Zhi Gancao 炙甘草	R Glycyrrhizae Uralensis Praeparata
Shengjiang 生薑	Rh Zingiberis viridis

380 — Bazhentang 八珍湯
„Acht-Kostbarkeiten-Dekokt“

Renshen 人參	R Ginseng
Baizhu 白術	Rh Atractylodis Macrocephalae
Chuanxiong 川芎	R Ligustici Wallichii
Bai Shaoyao 白芍藥	R Paeoniae Lactiflorae
Fuling 茯苓	Sclerotium Poriae Cocos
Shengjiang 生薑	Rh Zingiberis Officinalis Recens
Shu Dihuang 熟地黃	R Rehmanniae Praeparatae
Danggui 當歸	R Angelicae Sinensis
Zhi Gancao 炙甘草	R Glycyrrhizae Uralensis
Dazao 大棗	Fr Zizyphi Jujubae

370, 382 — Buzhong yiqi tang 補中益氣湯
„Mitte-Auffüllungs- und-Qi-Vermehrungs-Dekokt“

Huangqi 黃耆	R Astragali Membranacei
Baizhu 白朮	Rh Atractylodis Macrocephalae
Danggui 當歸	R Angelicae
Shengma 升麻	Rh Cimicifugae
Renshen 人參	R Ginseng
Zhi Gancao 炙甘草	R Glycyrrhizae Praeparatae
Chenpi 陳皮	Peric Citri Reticulatae
Chaihu 柴胡	R Bupleuri
Ganjiang 干薑	Rh Zingiberis Officinalis
Dazao 大棗	Fr Zizyphi Jujubae

370 Chailingtang 柴苓湯
„Bupleurum-Poria-Rezeptur"

Chaihu 柴胡	R Bupleuri
Renshen 人參	R Ginseng
Banxia 半夏	Rh Pinelliae Ternatae
Dazao 大棗	Fr Zizyphi Jujubae
Fuling 茯苓	Sclerotium Poriae Cocos
Baizhu 白術	Rh Atractylodis Macrocephalae
Huangqin 黃芩	R Scutellariae Baicalensis
Shengjiang 生薑	Rh Zingiberis Officinalis Recens
Gancao 甘草	R Glycyrrhizae Uralensis
Zexie 澤瀉	Rh Alismatis Orientalis
Zhuling 豬苓	Sclerotium Polypori Umbellati
Guizhi 桂枝	Ram Cinnamomi Cassiae

306 Chenshi Roudoukouwan 陳氏肉豆蔻丸
„Muskatnusspillen von Herrn Chen"

Muxiang 木香	R Saussureae seu Vladimiriae
Sharen 砂仁	Fr seu S Amomi villosi
Longgu 龍骨	Draconis Os
Kelile 訶藜勒	Fr Terminaliae Chebulae
Chishizhi 赤石脂	Halloysitum Rubrum
Kubaifan 枯白礬	Alumen
Roudoukou 肉豆蔻	S Myristicae Fragranticis

310 Daochisan 導赤散
„[Herz]-„Rot"-hinabführendes-Pulver"

Shengdihuang 生地黃	Rehmanniae Recens seu Viridis
Mutong 木通	Mutong Caulis
Gancao 甘草	Glycyrrhizae Uralensis Radix

320 Dingxiang pijiwan 丁香脾積丸
„Gewürznelken-Milz-Anhäufungspille"

Sanling 三稜	C Sparganii Stoloniferi
Ezhu 莪朮	Rh Curcumae Zedoariae
Qingpi 青皮	Peric Citri Reticulatae Viride
Liangjiang 良姜	Rh Alpiniae Officinari
Dingxiang 丁香	Fl Caryophylli
Muxiang 木香	R Saussureae seu Vladimiriae
Yazao 牙皂	Gleditsiae Fructus abnormalis
Baicaoshuang 百草霜	verkohlte Gräser und Asche
Badoushuang 巴豆霜	Crotonis Fructus seu Semen Praep

313

Doukouwan 豆蔻丸
„Kardamompillen"

Baidoukou 白豆蔻	Fr seu S Amomi Cardamomi
Dingxiang 丁香	Fl Caryophylli
Liuhuang 硫磺	Sulfur
Huashi 滑石	Talcum

343

Dushengsan 獨聖散
„Einsame Heilige-Dekokt"

Chuanshanjia 穿山甲	Squama Manitis Pentadactylai
Shexiang 麝香	Moschus berezovskii Flerov.

328, 359

Erchentang 二陳湯
„Zitrus- und Pinellia-Dekokt"

Banxia 半夏	Rh Pinelliae Ternatae
Fuling 茯苓	Sclerotium Poriae Cocos
Chenpi 陳皮	Peric Citri Reticulatae
Gancao 甘草	R Glycyrrhizae Uralensis
Shengjiang 生薑	Rh Zingiberis viridis
Wumei 烏梅	Fr Mume

331

Fei'erwan 肥兒丸
„Kind-Nährungspillen"

Renshen 人參	R Ginseng
Baizhu 白術	Rh Atractylodis Macrocephalae
Juhong 橘紅	Rubrum Citri Exocarpium
Fuling 茯苓	Sclerotium Poriae Cocos
Zhi Gancao 炙甘草	R Glycyrrhizae Uralensis
Chenpi 陳皮	Peric Citri Reticulatae
Sharen 砂仁	Fr Amomi
Shanyao 山藥	Rh Dioscorea Batatis
Lianrou 蓮肉	S Nelumbinis Nuciferae
*Shanzha*山楂	Crataegi Fructus
Chuanxiong 川芎	R Ligustici Wallichii
Shijunzi 使君子	Fr Quisqualis Indicae
Shenqu 神曲	Massa Medica Fermentata

371

Ge'gen congbai tang 葛根蔥白湯
„Pueraria-Allium bulbus-Dekokt"

Ge'gen 葛根	R Puerariae
*Congbai*蔥白	B Allii Fistulosi
*Ganjiang*干薑	Rh Zingiberis Officinalis
Fuzi 附子	T Aconiti Laterale
*Renniao*人尿	Hominis Urina

351 **Gehua jiexing tang 葛花解醒湯**
„Puerariablumen-Abkochung zum Lösen von [Katergefühl beim] Aufwachen"

Lianhua 蓮花	Fl Nelumbinis Nuciferae
Qingpi 青皮	Peric Citri Reticulatae Viride
Muxiang 木香	R Aucklandiae Lappae
Jupi 橘皮	Citri Exocarpium Rubrum
Renshen 人參	R Ginseng
Zhuling 豬苓	Sclerotium Polypori Umbellati
Fuling 茯苓	Sclerotium Poriae Cocos
Shenqu 神曲	Massa Medica Fermentata
Ganjiang 干薑	Rh Zingiberis
Zexie 澤瀉	Rh Alismatis Orientalis
Baizhu 白術	Rh Atractylodis Macrocephalae
Gehua 葛花	Fl Puerariae
Sharen 砂仁	Fr Amomi
Baidoukou 白豆蔻	Fr Amomi Cardamomi

363 **Guizhitang 桂枝湯**
„Zimtzweig-Rezeptur"

Guizhi 桂枝	Ram Cinnamomi Cassiae
Shengjiang 生薑	Rh Zingiberis Officinalis Recens
Zhi Gancao 炙甘草	R Glycyrrhizae Uralensis praeparatae
Bai Shaoyao 白芍藥	R Paeoniae Lactiflorae
Dazao 大棗	Fr Zizyphi Jujubae
*Jiaoyi*膠飴	Granorum Saccharon

386 **Heqiyin 和氣飲**
„Qi ausgleichendes Getränk"

Baizhu 白朮	Rh Atractylodis Macrocephalae
Huangqin 黃芩	R Scutellariae Baicalensis
*Dafupi*大腹皮	P Areca Catechu
*Zhiqiao*枳殼	Fr Citri seu Ponciri
*Zisuye*紫蘇葉	F Perillae Frutescentis
Sharen 砂仁	S Amomi villosi
Zhi Gancao 炙甘草	R Glycyrrhizae Uralensis Praeparata

307 **Huabantang 化斑湯**
„Flecken-verwandelnde Rezeptur"

Shigao 石膏	Gypsum Fibrosum
*Jingmi*粳米	Oryzae Sativae
Zhimu 知母	R Anemarrhenae Asphodeloidis
Gancao 甘草	R Glycyrrhizae Uralensis
Renshen 人參	R Ginseng

379

Huangqin shaoyao tang 黄芩芍藥汤
„Scutellaria-Päonien-Rezeptur"

Bai Shaoyao 白芍藥	R Paeoniae Lactiflorae
Huanglian 黃連	Rh Coptidis
Muxiang 木香	R Aucklandiae Lappae
Rougui 肉桂	C Cinnamomi Cassiae
Dahuang 大黃	R et Rh Rhei
Danggui 當歸	R Angelicae Sinensis
Huangqin 黃芩	R Scutellariae Baicalensis
Binglang 檳榔	S Arecae Catechu
Gancao 甘草	R Glycyrrhizae Uralensis

382

Hulianwan 胡連丸
„Picrorrhiza-Pillen", anderer Name: „Frucht beruhigende Pillen"

Lianrou 蓮肉	S Nelumbinis Nuciferae
Baizhu 白朮	Rh Atractylodis Macrocephalae
Huangqin 黃芩	R Scutellariae Baicalensis
Sharen 砂仁	Fr seu S Amomi villosi

335, 337

Hupo baolongwan 琥珀保龍丸
„Bernsteinpillen zum Schutz des Drachen"

Hupo 琥珀	Succinum
Tianzhuhuang 天竺黃	Concretio Silicea Bambusae
Renshen 人參	R Ginseng
Fuling 茯苓	Sclerotium Poriae Cocos
*Tanxiang*檀香	L Santali Albi
Zhusha 朱砂	Zinnober
*Gancao*甘草	R Glycyrrhizae
*Zhiqiao*枳殼	Fr Citri seu Ponciri
*Zhishi*枳實	Fr Citri seu Ponciri Immaturus
Dannanxing 膽南星	Rh Arisaematis Cum Bile
*Jinbo*金箔	Aurum

354, 357

Jianzhongtang 健中湯
„Mitte stärkende Abkochung"

Guizhi 桂枝	Ram Cinnamomi Cassiae
Gancao 甘草	R Glycyrrhizae Uralensis
Dazao 大棗	Fr Zizyphi Jujubae
Shengjiang 生薑	Rh Zingiberis Officinalis Recens
Bai Shaoyao 白芍藥	R Paeoniae Lactiflorae

345 Jishengwan 集聖丸
„Versammelte Heiligkeit-Pillen“

Luhui 蘆薈	H Aloes
*Wulingzhi*五靈脂	Faeces Trogopterorum seu Pteropi
*Yemingsha*夜明砂	Excrementum Vespertilii Murini
Sharen 砂仁	Fr seu S Amomi villosi
Chenpi 陳皮	Peric Citri Reticulatae
Qingpi 青皮	Peric Citri Reticulatae Viride
Ezhu 莪朮	Rh Curcumae Zedoariae
Muxiang 木香	R Saussureae seu Vladimiriae
Shijunzi 使君子	Fr Quisqualis Indicae
*Huanglian*黃連	Rh Coptidis
Ganchan 干蟾	Bufo bufo gargarizans Cantor
Chuanxiong 川芎	R Ligustici Wallichii

370 Jiuwei qianghuo tang 九味羌活湯
„Notopterygius-Rezeptur mit neun Geschmacksrichtungen“

Qianghuo 羌活	Rh et R Notopterygii
Cangzhu 蒼朮	Rh Atractylodis
Chuanxiong 川芎	R Ligustici Wallichii
Huangqin 黃芩	R Scutellariae Baicalensis
Gancao 甘草	R Glycyrrhizae Uralensis
Fangfeng 防風	R Ledebouriellae Divaricatae
Xixin 細心	H c Radice Asari
Baizhi 白芷	R Angelicae Dahuricae
Sheng Dihuang 生地黃	R Rehmanniae Glutinosae
Dazao 大棗	S Zizyphi jujubae
Shengjiang 生薑	Rh zingiberis viridis
*Xiebai*薤白	Bulbus allii bakeri

303 Liangliangwan 涼涼丸
„Kühlende Pillen“

*Huanglian*黃連	Rh Coptidis
Huangqin 黃芩	R Scutellariae Baicalensis
Shanzhizi 山梔子	F Gardeniae Jasminoidis
*Huangbo*黃柏	C Phellodendri
*Yujin*鬱金	T Curcumae
Dahuang 大黃	R und Rh Rhei
Longdancao 龍膽草	R Gentianae Scabrae
*Xionghuang*雄黃	Realgar
Chensha 辰砂	Zinnober

359 **Liujunzitang 六君子湯**
„Sechs-Edlen-Rezeptur“

Renshen 人參	R Ginseng
Fuling 茯苓	Sclerotium Poriae Cocos
Baizhu 白術	Rh Atractylodis Macrocephalae
Zhi Gancao 炙甘草	R Glycyrrhizae Uralensis
Dazao 大棗	Fr Zizyphi Jujubae
Ganjiang 干薑	Rh Zingiberis Officinalis
Chenpi 陳皮	Peric Citri Reticulatae
Banxia 半夏	Rh Pinelliae Ternatae

308, 311, 312, 316, 321, 356 **Lizhongtang 理中湯**
„Mitte-Regulations-Rezeptur“

Ganjiang 干薑	Rh Zingiberis Officinalis
Baizhu 白術	Rh Atractylodis Macrocephalae
Renshen 人參	R Ginseng
Zhi Gancao 炙甘草	R Glycyrrhizae Uralensis

309 **Muxiangsan 木香散**
„Saussurea-Pulver“

Muxiang 木香	R Saussureae seu Vladimiriae
*Dafupi*大腹皮	Peric Areca Catechu
Renshen 人參	R Ginseng
Shexiang 麝香	Moschus berezovskii Flerov.
Rougui 肉桂	Cinnamomi Cassiae
Banxia 半夏	Rh Pinelliae Ternatae
Qingpi 青皮	Peric Citri Reticulatae Viride
Chifuling 赤茯苓	Sclerotium Poriae Rubrae
*Qianhu*前胡	R Peucedani
Hezi 訶子	Fr Terminaliae Chebulae
Zhi Gancao 炙甘草	R Glycyrrhizae Uralensis Praeparata
Dingxiang 丁香	Fl Caryophylli

328 **San'aotang 三拗湯**
„Drei Widerständigen-Rezeptur“

Mahuang 麻黃	H Ephedrae
Zhi Gancao 炙甘草	R Glycyrrhizae Uralensis Praeparatae
Xingren 杏仁	S Pruni Armeniacae

353 **Sanhuangsan 三黄散**
„Dreimal-Gelb-Pulver“

Huanglian 黄連	Rh Coptidis
Huangqin 黄芩	R Scutellariae Baicalensis
Huangbo 黄柏	C Phellodendri

386 **Shengmaisan 生脈散**
„Gefäße-Bildungspulver“

Renshen 人參	R Ginseng
Maimendong 麥門冬	T Ophiopogonis Japonici
Wuweizi 五味子	F Schisandrae Chinensis

374, 379 **Shenling baizhu san 參苓白朮散**
„Atractylodespulver mit Ginseng und Poria Cocos“

Renshen 人參	R Ginseng
Fuling 茯苓	Sclerotium Poriae Cocos
Baizhu 白術	Rh Atractylodis Macrocephalae
Shanyao 山藥	R Dioscoreae oppositae
Lianzi 蓮子	S Nelumbinis Nuciferae
Yiyiren 薏苡仁	S Coicis Lachryma-Jobi
Jiegeng 桔梗	R Platycodi Grandiflori
Sharen 砂仁	Fr Amomi
Bai Biandou 白扁豆	S Dolichoris Lablab
Zhi Gancao 炙甘草	R Glycyrrhizae praeparatae

356 **Shishentang 十神湯**
„Zehnfache Wunder-Rezeptur“

Chuanxiong 川芎	R Ligustici Wallichii
Mahuang 麻黄	H Ephedrae
Baizhi 白芷	R Angelicae Dahuricae
Chenpi 陳皮	Peric Citri Reticulatae
Congbai 蔥白	Bulbus Allii Fistulosi
Shengjiang 生薑	Rh Zingiberis Officinalis Recens
Gancao 甘草	R Glycyrrhizae Uralensis
Zi Suye 紫蘇葉	Folium Perillae Frutescentis
Shengma 升麻	Rh Cimicifugae
Bai Shaoyao 白芍藥	R Paeoniae Lactiflorae
Ge'gen 葛根	R Puerariae
Xiangfu 香附	Rh Cyperi Rotundi

363, 364

Shiquan dabu tang 十全大補湯
„Große Auffüllrezeptur mit den Zehn Vollständigen“

Renshen 人參	R Ginseng
Fuling 茯苓	Sclerotium Poriae Cocos
Shu Dihuang 熟地黃	R Rehmanniae Glutinosae Praeparata
Danggui 當歸	R Angelicae Sinensis
Rougui 肉桂	Cinnamomi Cassiae
Baizhu 白術	Rh Atractylodis Macrocephalae
Gancao 甘草	R Glycyrrhizae Uralensis
Bai Shaoyao 白芍藥	R Paeoniae Lactiflorae
Chuanxiong 川芎	R Ligustici Wallichii
Huangqi 黃耆	R Astragali Membranacei
Shengjiang 生薑	Rh Zingiberis viridis
Dazao 大棗	Fr Zizyphi Jujubae

350

Sijunzitang 四君子湯
„Vier-Edlen-Rezeptur“

Renshen 人參	R Ginseng
Fuling 茯苓	Sclerotium Poriae Cocos
Baizhu 白術	Rh Atractylodis Macrocephalae
Zhi Gancao 炙甘草	R Glycyrrhizae Uralensis
Dazao 大棗	Fr Zizyphi Jujubae
Ganjiang 干薑	Rh Zingiberis Officinalis

371

Siwutang 四物湯
„Vier-Zutaten-Rezeptur“

Shudihuang 熟生地黃	R Rehmanniae Praeparata
Danggui 當歸	R Angelicae Sinensis
Bai Shaoyao 白芍藥	R Paeoniae Lactiflorae
Chuanxiong 川芎	R Ligustici Wallichii

380

Tiaojingwan 調經丸
„Menstruations-Ausgleich-Rezeptur“

Xiangfu 香附	Rh Cyperi Rotundi
Chuanxiong 川芎	R Ligustici Wallichii
Chenpi 陳皮	Peric Citri Reticulatae
Baizhu 白朮	Rh Atractylodis Macrocephalae
Danggui 當歸	R Angelicae Sinensis
Banlan 板蘭根	R Isatidis seu Baphicacanthi

328 — Tingliwan 葶藶丸 „Lepidium-Pillen“

Tingli 葶藶	S Lepidii seu Descurainiae
Xingren 杏仁	S Pruni Armeniacae
*Fangji*防己	R Stephania Tetandrae
*Qianniuzi*牽牛子	S Pharbitidis

303, 306, 318 — Weilingwan 胃苓丸 „Poria-Magen-Pillen“

Cangzhu 蒼朮	Rh Atractylodis
Chenpi 陳皮	Peric Citri Reticulatae
Baizhu 白朮	Rh Atractylodis Macrocephalae
Houpo 厚樸	C Magnoliae Officinalis
Zhuling 豬苓	Sclerotium Polypori Umbellati
Fuling 茯苓	Sclerotium Poriae
Gancao 甘草	R Glycyrrhizae Uralensis
Caoguoren 草果仁	S Amomi Tsao-Ko
Zexie 澤瀉	Rh Alismatis Orientalis
Guangui 官桂	C Cinnamomi Cassiae

328 — Wu'aotang 五拗湯 „Fünf Widerständigen-Dekokt“

Mahuang 麻黃	H Ephedrae
Zhi Gancao 炙甘草	R Glycyrrhizae Uralensis Praeparatae
Xingren 杏仁	S Pruni Armeniacae
Sangbaipi 桑白皮	Cx Mori Albae Radicis
Zisuye 紫蘇葉	F Perillae Frutescentis

308, 383 — Wulingsan 五苓散 „Fünf-Pilze-Pulver“

Fuling 茯苓	Sclerotium Poriae albae
Zhuling 豬苓	Sclerotium Polypori
Baizhu 白術	Rh Atractylodis macrocephalae
Zexie 澤瀉	Rh Alismatis
Guizhi 桂枝	Ramuli Cinnamomi Cassiae

371

Xiaochaihutang 小柴胡湯
„Kleine-Bupleurum-Rezeptur“

Chaihu 柴胡	R Bupleuri
Banxia 半夏	Rh Pinelliae Ternatae
Renshen 人參	R Ginseng
Dazao 人棗	Fr Zizyphi Jujubae
Huangqin 黃芩	R Scutellariae Baicalensis
Shengjiang 生薑	Rh Zingiberis Officinalis Recens Zhi
Gancao 甘草	R Glycyrrhizae Uralensis

304, 336

Xieqingwan 瀉青丸
„Grün-ableitende-Pillen“

Qianghuo 羌活	Rh et R Notopterygii
Fangfeng 防風	R Ledebouriellae Sesloidis
Guishen 歸身	R Angelicae Sinensis
Chuanxiong 川芎	R Ligustici Wallichii
Zhiren 梔仁	S Gardeniae Jasminoidis
Longdancao 龍膽草	R Gentianae Scabrae
Dahuang 大黃	R et Rh Rhei

304, 311

Xieqingwan 瀉青丸
„Grün-ableitende-Pillen“

Qianghuo 羌活	Rh et R Notopterygii
Fangfeng 防風	R Ledebouriellae Sesloidis
Guishen 歸身	R Angelicae Sinensis
Chuanxiong 川芎	R Ligustici Wallichii
Zhiren 梔仁	S Gardeniae Jasminoidis
Longdancao 龍膽草	R Gentianae Scabrae
Dahuang 大黃	R et Rh Rhei

375, 385

Yigongsan 異功散
„Besondere Wirksamkeiten-Pulver“

Renshen 人參	R Ginseng
Fuling 茯苓	Sclerotium Poriae Cocos
Chenpi 陳皮	Peric Citri Reticulatae
Baizhu 白術	Rh Atractylodis Macrocephalae
Zhi Gancao 炙甘草	R Glycyrrhizae Praeparatae

306, 318

Yilidan 一粒丹
„Eine-einzige-Pille-Raffinade"

Hanshuishi 寒水石	Calcitum
Kubaifan 枯白礬	Alumen

312, 316

Yulusan 玉露散
„Jadetau-Pulver"

Hanshuishi 寒水石	Calcitum
Huashi 滑石	Talcum
Gancao 甘草	Glycyrrhizae Uralensis Radix

Namensregister

B

Banghe 邦和 29
Banghua 邦化 29
Bangjing 邦靖 29
Bangning 邦寧 29
Bangrui 邦瑞 29
Bangxian 邦咸 29
Bangxiao 邦孝 29
Bangzheng 邦正 29, 78
Bangzhi 邦治 29
Bangzhong 邦忠 29
Binlan 賓蘭 37

C

Cai Weizhong 蔡惟忠 27
Cao Jixiao 143
Cheng Hao 程顥 67
Cheng Yi 程頤 67
Chen Menglei 145
Chen Yunsheng 陳允升 143
Chunyu Yi 淳于意 57
Cui Hua 崔華 144

D

Dai Sigong 戴思恭 48
Deng Shichang 143
Ding Cilü 143
Dong Shoufan 董守藩 133

F

Fan Zhongyan 範仲淹 38
Fuwentang 敷文堂 146

G

Gan Dawen 甘大文 29, 65
Gan Dayong 甘大用 29, 64, 65
Gao Bingjun 高秉鈞 132
Gong Tianxi 龔天錫 157
Gu Shicheng 顧世澄 132

H

Han Fengqi 韓鳳岐 65
Han Zhong-yong 韓仲雍 143
Hayashi Gombei 146
Huang Lian 黃廉 14
Hua Shou 滑壽 48
Hu Lüe 胡略 145, 146
Hu Mingrui 胡明睿 27
Hu Mingshu 胡明庶 25
Hu Mingshu 胡明書 27
Hu Mingtong 胡明通 65

J

Jiang Guan 江瓘 61
Jueluo Hengbao 覺羅恒保 147

K

Kawakaze Gorjiemon 川勝五郎右衛門 146

L

Li Gao 李杲 48
Li Geng 李庚 263
Li Shizhen 李時珍 8, 38
Liu Honglie 劉洪烈 147
Li Wenyan 李聞言 38
Li Zhiyong 李之用 109, 124, 153
Li Zhi 李贄 14
Lu Jiuyuan 陸九淵 68
Luo Hongxian 羅洪先 68

N

Nakamura Magobee 中村孫兵衛 144, 145
Nishimura Riemon 西村理右衛門 144

O

Ouyang Duo 歐陽鐸 146

Q

Qian Yi 錢乙 58
Qin Dakui 143
Qiu Ying 仇英 19

S

Sanxi 三溪 65
Shao Yuanjie 召元節 5
Sheng Yin 盛寅 48
Sun Guangzu 孫光祖 142
Sun Yikui 孫一夔 74
Sun Ying'ao 孫應鰲 3, 72, 142

T

Takeda Jiemon 144
Tanabe Sakuemon 146
Tang Shunzhi 唐順之 68
Tan Yunxian 談允賢 37
Tao Hongjing 陶弘景 64
Tao Zhongwen 陶仲文 6
Tongrentang 同人堂 146
Tongxian 通仙 37

W

Wan Da 萬達 78, 144
Wan Fudun 萬福敦 7
Wang Kentang 王肯堂 64, 79, 132
Wang Qiao 王樵 38
Wang Shouren 王守仁 68
Wang Yiming 王一鳴 143, 149
Wang Yuncheng 144
Wan Ji 萬機 138
Wan Kuang 萬筐 19
Wan Yance 萬言策 37
Wu Kun 吳崐 51
Wu Mianxue 吳勉學 143, 147

X

Xue Ji 薛己 79
Xu Shen 許紳 7
Xu Yinzong 許胤宗 264

Y

Yan Song 嚴嵩 3
Yan Xiaozhong 閻孝忠 58
Ye Gui 叶桂 62

Z

Zhang Bozong 張伯琮 145
Zhang Congzheng 張從正 58
Zhang Juzheng 張居正 11
Zhang Mingdao 張明道 6, 25
Zhang Tanyi 張坦議 145
Zhang Wanyan 張萬言 144
Zhao 趙燁 149
Zhu Liangyong 朱良用 71
Zhu Xi 朱熹 67
Zhu Xu 祝珝 15
Zhu Zhenheng 朱震亨 48, 58

Stichwortregister

A

Abbildtheorie 216
Abbildungsachsen 201
Abhandlung zu den Kälteverletzungen *(shanghanlun)* 86, 88
Abhandlung zu den Pocken 99
Abnutzungen (4), Zahl-Begriff-Paare 197
Abstraktionsprozess nach Zahlen 190
Acht Körperteile 236
Acht Trigramme *(fu xi)* 236
Acht Vermehrungen 204
Acht-Fuß-Stil *(baguwen)* 92
Acht-Kostbarkeiten-Dekokt *(bazhentang)* 376
Akonit 236
Akonit, präpariertes 314
Aku-Moxa-Therapie 297
Akupunktur *(zhenjiu)* 11, 42, 47, 51
Akupunktur, Wirkpläne 193
Akupunkturpunkte (365), Zahl-Begriff-Paare 200
Alchemie, innere *(neidan)* 272
Alkoholkrankheiten 134
Alkoholkrankheiten, Schriften 80, 82
Alkoholkrankheiten, Umgang 135
Allgemeine Diagnostik in *xijiangxyue*-Versen 166
Amtsanwärter 26
Amtsärzte *(guanyi)* 20
Analyse des Werkes 177
Anamnese 56
Anamnesedokumentation 50
Anatomische Zeichnungen *(tuxing)* 131
Angst (der Nieren), Nachdenken 202
anmo (Ursachenbeschwörungen) 42
anshenwan (Lebensgeist beruhigende Pillen) 313, 349
Antwort *(ying)* 261
aoku buzhi (unaufhörliches trotziges Weinen) 278
Apotheke in einer Stadt der späten Ming-Zeit 21
Apotheken in der Ming-Zeit 19
Apotheker und Arztberuf in der Ming-Zeit 19
Arsenik 9
Arzneipflanzen in Luotian 19
Arzneitherapie 298
Arzt in Erbfolge 48
Arztberuf als Brotberuf 38
Ärzte und Heiler in der Provinz 37
Ärzte, umherziehende *(jianghuyui)* 20
Ärztestand 27
Atractylodespulver *(baizhusan)* 374, 388
Atractylodespulver mit Ginseng und Poria Cocos *(shenling baizhu san)* 374, 379
Aufgelesene Perlen 87
Auflösung der Geschwülste *(xiaosan)* 131
Aufmerksamkeit auf das Allein *(shendu)* 272
Aufstieg, gesellschaftlicher 70
Augenheilkunde *(yanke)* 11, 42
Auslese aus dem Fach Kälteverletzungen *(shanghan zhaijin)* 80, 83, 96, 124
Auslese aus dem Fach Medizin 87
Auslese aus der Lehre von den Kälteverletzungen aus der Familientradition der Wan *(xinkan wanshi jiachuan shanghan zhaijin)* 154
Äußere Krankheiten 130
Äußere Krankheiten, Schriften 80
Authentizitätsprüfung einzelner Schriften 124

B

baguwen (Acht-Fuß-Stil) 92
bahui (Hundert Vereinigungen) 165
baihutang (Weißer-Tiger-Dekokt) 308
baisuichuang (Hundert-Jahre-Pusteln) 241
baitongtang (Zwiebelweiß-Befreiungs-Rezeptur) 322
baizhusan (Atractylodespulver) 374, 388
Bambustonpfeife 189
Bannspruchwasser-Verfahren *(fushui)* 215
baoming gekuo (Leitverse zur Lebenserhaltung) 124
baoming gekuo (Werk zur Medizin) 170
baoyi (Umfangen der Einheit) 272
baoying jiami (Familiengeheimnisse zum Schutz der Säuglinge) 167
baoyuantang (Ursprungs-Schutz-Dekokt) 335, 336, 384, 385
Barbarenpusteln 63
bazhentang (Acht-Kostbarkeiten-Dekokt) 376
Beamte 34–35
Beamtenprüfung 26

Beamtentum 26
Bedeutung *(yi)* 297
Bedeutung einer Krankheit 285
Bedeutung und Resonanz 261
Bedeutung und unkonventionelle Deutungen 275
Bedeutungen und Sinnstrukturen 252
Begierden (6, *renyu*), Zahl-Begriff-Paare 198, 262
Behandlungsfehlschlag als Mord 46
Belle Bonne 230
Bergmensch hart wie ein Bronzewall *(tongbi shanren)* 94
Bernsteinpillen zum Schutz des Drachens *(hupo baolongwan)* 335, 337
Beschämung *(lin)* 262
Beschwörungsverfahren, Kinderkrankheiten 291
Besessenheit 279, 287
Besondere Wirksamkeiten-Pulver *(yigongsan)* 375
Betrachten 52
Bewegung *(dong)* 261
bianzheng (Dampf) 206
biji (Pinselnotizen) 62
Bildrolle, Flussuferszenen am Qingming-Fest *(qingming shanghe tu)* 19
bingji (Krankheitsmechanismus) 297
bingyin (Krankheitsursache) 297
Bipolarität 220
Blaue Gebete *(qingci)* 215
Blei-Tetroxid 9
bohutong 205
Buch der Wandlungen *(xiang)* 192, 218
Buch der Wandlungen, *Xici*-Kommentar 254
Bücher vom Gutsein *(shanshu)* 67, 283
Bupleurum-Poria-Rezeptur *(chailingtang)* 370
buzhong yiqi tang (Mitte-Auffüllungs- und -Qi-Vermehrungs-Dekokt) 370, 382

C

chailingtang (Bupleurum-Poria-Rezeptur) 370
Chan-Buddhismus 68, 272
chanhou (vorgeburtliche und nachgeburtliche Phasen) 127
chen fuzheng 288
Cheng-Zhu-Neokonfuzianismus 68
chenshi roudoukouwan (Muskatnusspillen von Herrn Chen) 306
cheqianzi (Plantago) 305
Chinesisches Reich zum Ende der Ming-Zeit 12
chizi (Zustand des neugeborenen nackten Säuglings) 261
chuangyang (Geschwürheilkunde) 42, 130
ciyou jingxin fu (Mahnung zur liebenden Fürsorge für die Kinder in Reimprosa) 161
Cordier, Baude 230

D

dabieshan 14
dafangmai (Erwachsenenmedizin) 11, 42
Dampf *(bianzheng)* 206
Dämpfe aus den Lebensmitteln, Physai ek ton peritomaton, Qi 259–260
dao (Weg) 256
daochisan ([Herz]Rot-hinabführendes-Pulver) 310
daodejing (Klassiker vom Weg und der Tugend) 184
Das Abgründige *(kan)* 237
Das Empfangene *(kun)* 237
Das Erregende *(zhen)* 237
Das geheime Fach der Frauenheilkunde 80, 127
Das Haftende *(li)* 237
Das Heitere *(dui)* 237
Das Sanfte *(xun)* 237
Das Schöpferische *(qian)* 237
Das Stillhaltende *(gen)* 237
de (Tugend) 282
Depression 113
Detailkenntnisse der Laien 40
diandianjing (winziger Klassiker) 134
Diätetik 47
Die 30 Symptomkonstellationen des Faches der Alkoholkrankheiten *(jiumen sanshi zheng)* 134
Die Zehnfache Wunder-Rezeptur *(shishentang)* 356
Dinge (10000), Zahl-Begriff-Paare 200
dingxiang pijiwan (Gewürznelken-Milz-Anhäufungs-Pille) 320
Diskussionsforum 40
dong (Bewegung) 261

dongzhi (Übung zur Ankunft des Winters) 273
doukouwan (Kardamompillen) 318
douzhen gezhi yaolun (grundlegende Abhandlung zur Untersuchung der Dinge und Erweiterung des Wissens über die Pocken) 83, 99, 124, 169
douzhen gusuifu (Quintessenzen zu den Pocken in Reimprosa) 116
douzhen quanshu (vollständiges Buch zu den Pocken) 94
douzhen shiyi xinfa (wesentliche Therapiemethoden eines Generationenarztes zur Behandlung der Pocken) 83, 98, 124, 137, 140, 169
douzhen xinyao (Werk zur Pockenheilkunde) 169
douzhenke (Pockenheilkunde) 11
Dreimal-Gelb-Abkochung *(sanhuangsan)* 353
Dreizehn Rezepturen der Ahnen 166
dui (das Heitere) 237
Durchfall 162, 305, 312, 314
Durchfall und Durst 315
Durchfall, Behandlung 235
Durchfall, wässriger 307
dushengsan (Einsame Heiligen-Pulver) 343

E

Ehrenzeichen 75
Eine-einzige-Pille-Raffinade *(yilidan)* 306, 318
Einheit (1), Zahl-Begriff-Paare 196
Ein-Korn-Pillen *(yilidan)* 162
Einprägsamkeit mit Zahlen 196
Eins als Repräsentantin der Einheit 184
Einsame Heiligen-Pulver *(dushengsan)* 343
Einsicht jenseits der schriftlichen Tradierung *(jiaowai biechuan)* 270
Einstichpunkte (365), Zahl-Begriff-Paare 200
Einwirkung *(gan)* 261
Einzeldrogen 47
Elixier der Unsterblichkeit 272
Embryonales Gift *(taidu)* 100, 240
Emotionen, Notationen 231
Enérgeia 260
Entwicklung des Säuglings, Zahlen- und Wandlungstheorien 205
Entwicklungsschritte des Menschen, Zahlen 204
Epidemieerkrankungen 125
Erbsen-Pusteln *(wandouchuang)* 63, 241
erchentang (Zitrus- und Pinellia-Dekokt) 328, 359
Erdstämme (12), Zahl-Begriff-Paare 199
Erdzweige 234
Erkenntnisse eines Frosches im Brunnenloch *(jingwa)* 87, 88
Erkenntnisse im Brunnenloch 86
Erkrankungen des Äußeren *(waike)* 11
Erläuterungen zur Kinderheilkunde *(youke fahui)* 80, 83, 124, 158, 161, 163
Erläuterungen zur Kinderheilkunde aus der Familientradition der Wan *(wanshi jiachuan youke fahui)* 154
Ermahnende Worte von Mizhai an seine Söhne, Originaltitel 160
Ermüdungen (5), Zahl-Begriff-Paare 197
Erscheinungswelt *(samsara)* 274
Erstuntersuchung, Dokumentation 57
Erwachsenenkrankheiten anhand der Vier (schädigenden Qi) 196–197
Erwachsenenkrankheiten, Einteilung 196–197
Erwachsenenmedizin *(dafangmai)* 11, 42
Essenz zur Lebensverlängerung 9
Ethik, medikalisierte 263
Euphorie 113
Existenzkämpfe 39

F

fa (Methode) 298
Fach der äußeren Krankheiten *(waike)* 130
Fach der Stummen 51
Fachärzte 43
Fachlicher Austausch 40
Falldokumentationen 58
Fallgeschichten 50, 139, 293
Fallgeschichten als Präzedenzfälle 60
Fallgeschichten, Alkohol-Kälte-Verletzung 350
Fallgeschichten, Alkoholkrankheit, Kosmologische Entsprechungen 357
Fallgeschichten, Als Arzt in der Hauptstadt 382
Fallgeschichten, ärztliche Tugend 324
Fallgeschichten, Aufbau 295, 299

Fallgeschichten, Beamten-Berufskrankheit 375
Fallgeschichten, Darstellungsform 301
Fallgeschichten, Das starke Qi 351
Fallgeschichten, Der Anfallskrankheit vorbeugen 348
Fallgeschichten, Der betrügerische Alchemist 344
Fallgeschichten, Der Geist vom Lu-See (Variante) 353
Fallgeschichten, Der schwarze Geist vom Lu-See 352
Fallgeschichten, Die Amme ohne Milch 329
Fallgeschichten, Die Bedeutung der Jahreszeiten 311
Fallgeschichten, Die Bedeutung der Jahreszeiten (Variante) 312
Fallgeschichten, Die Kälteverletzung des Landrates 367
Fallgeschichten, Die Milz und die Musik 334
Fallgeschichten, Die Milz und die Musik (Variante) 334
Fallgeschichten, Differenzierungen vor dem Arzneikönigaltar 316
Fallgeschichten, drei Generationen 309
Fallgeschichten, Echte Krampfanfälle 346
Fallgeschichten, Ehrung 387
Fallgeschichten, Fieberkrämpfe 310
Fallgeschichten, Genugtuung 320
Fallgeschichten, Heilung ohne Medikamente 318
Fallgeschichten, Im Beamtenhaushalt 371
Fallgeschichten, Innere Verletzung während der Schwangerschaft 381
Fallgeschichten, Kein Qi unter der Nadel 339
Fallgeschichten, Kind mit Fieberkrämpfen 275
Fallgeschichten, Kindliche Bedürfnisse: der Jadestempel 333
Fallgeschichten, Kindliche Bedürfnisse: der Spielkamerad 332
Fallgeschichten, Kindliche Bedürfnisse: die Pferdepeitsche 331
Fallgeschichten, Kindliche Bedürfnisse: die Pferdepeitsche (Variante) 332
Fallgeschichten, Krämpfe 276
Fallgeschichten, Krankheit aus Angst vor den Nadeln 345
Fallgeschichten, Manuelle Therapie 347
Fallgeschichten, Manuelle Therapie (Variante) 348
Fallgeschichten, Medizin-Orakel 365
Fallgeschichten, Meister und Schüler 319
Fallgeschichten, Mit dem Körper dienen 380
Fallgeschichten, Paten 322
Fallgeschichten, plötzliche Eingebung 304
Fallgeschichten, Plötzliche Eingebung (Variante) 307
Fallgeschichten, Pocken und Klimatheorie 360
Fallgeschichten, Pocken während der Schwangerschaft 342
Fallgeschichten, Rückfall 378
Fallgeschichten, Schamanenglauben 313
Fallgeschichten, Scharlatan 323
Fallgeschichten, Schlafkrankheit 363
Fallgeschichten, Schlechte Konstitution 340
Fallgeschichten, Schleim und Wind 349
Fallgeschichten, Schrecken und Anfallskrankheit 337
Fallgeschichten, Sommerhitzefolgen 385
Fallgeschichten, Stilelemente 62
Fallgeschichten, Stilmittel 301
Fallgeschichten, Struktur 59
Fallgeschichten, Unbegründetes Lachen 340
Fallgeschichten, Varianten 301
Fallgeschichten, Vater und Sohn 302
Fallgeschichten, Verteilung auf die einzelnen Schriften und Fächer 84
Fallgeschichten, Von schweren und leichten Krankheiten 314
Fallgeschichten, Wachstumssymptome 367
Fallgeschichten, Widrige Pocken 383
Fallgeschichten, Wiederbelebung 341
Fallgeschichten, Wundstarrkrampf 362
Fallgeschichten, Zauberwasser 364
Fallgeschichten, Zeugungsprobleme 376
Fallgeschichten, Zu früh entwickelte Intelligenz 340
Fallgeschichten, Zwillingsschwangerschaft 386
Fallübernahme 46
Familie Wan in der vierten Generation 29
Familiengeheimnisse zum Schutz der Säuglinge *(baoying jiami)* 87, 88
Familiengeheimnisse zur Aufzucht der Säuglinge *(yuying jiami)* 80, 83, 119, 124, 156–157, 172

Farben (5), Zahl-Begriff-Paare 197
Fehlschlag der Behandlung als Mord 46
fei'erwan (Kind-Nährungspillen) 331
Feuchtigkeit 232
Fingerlinien 111
Flecken 307
Flecken nach täglichem Durchfall 305
Flecken verwandelndes Dekokt *(huabantang)* 305, 307, 308
Flussuferszenen am Qingming-Fest, Bildrolle 19
Fortpflanzung 5
Fortpflanzungsmedizin, Pocken 64
Fortpflanzungsmedizin, Schriften 80
Fragen 54
Frau, Neun-Jahres-Schritte 203
Frau, Phasen und Krankheiten im Leben 128
Frau, Sieben-Jahres-Schritte 203
Frauen in der Ming-Zeit 33
Frauenheilkunde *(furenke)* 11, 42, 51, 80, 127
Fräulein, kleine 71
Freude (des Herzens), Angst 202
Frucht beruhigende Pillen *(hulianwan)* 382
Fruchtbarkeitsmaßnahmen *(zhongzi)* 127
Fruchtbarkeitsmedizin *(guangsi jiyao)* 84, 103, 127, 195
Fruchtbarkeitsmedizin, Wandlungstheorien 192
Fruchtbarkeitsmedizin, Zahlen 204
Fruchtbarkeitsriten 5
fu xi (Acht Trigramme) 265
Fu zur Kinderheilkunde 92
Fünf als Erdzahl 190
Fünf Emotionen 201
Fünf Erschöpfungserscheinungen *(wulao)* 282
Fünf für das Konzept der fünf Phasen 192
Fünf Gefühle, Notationen 231
Fünf Organe, Notationen 231
Fünf Phasen, Himmel, Erde und Mensch 222, 231
Fünf Schädigungen *(wushang)* 282
Fünf Speicher und sechs Paläste *(wuzang liufu)* 221
Fünf Symbolelemente 222
Fünf Töne, Notationen 231
Fünf Widerständige-Dekokt *(wu'aotang)* 234, 328
Fünf-Phasen-Modell 202, 234
Fünf-Pilze-Pulver *(wulingsan)* 308, 383
Fünf-Ton-Pfeife, Fünf Phasen 189
Funktionelle Einheiten des Körpers, Zahl-Begriff-Paare 200
furen mike (Werk zur Medizin) 170
furenke (Frauenheilkunde) 11, 42
fushui (Bannspruchwasser-Verfahren) 215, 289
Fußtherapie, manuelle 112

G

gan (Einwirkung) 261
gancao (Süßholz) 307
ganying (Resonanz zwischen Himmel, Erde und Mensch) 224
Ganzheitsschule *(quanshengpai)* 131
ge (Lieder) 163
ge'gen congbau tang (Pueraria-Zwiebelweiß-Dekokt) 371
Gebete 47
Geburtshilfe 129
Gefäße (100), Zahl-Begriff-Paare 200
Gefäße, Zahlen 190
Gefäße-Bildungspulver *(shengmaisan)* 386
Gefühle und Organfunktionen 201
Gefühle, Zahl-Begriff-Paare 197-198
Gefühlshaushalt 113
Gegenpole (2), Zahl-Begriff-Paare 196
Geheim tradierte Erfahrungen zur manuellen Therapie für Kinder *(michuan jingyan xiaoer nafa)* 106
Geheimes Fach der Frauenheilkunde 130
Geheimrezepturen als Wegweiser der Kinderheilkunde *(youke zhinan mifang)* 79
Geheimschrift *(youke zhinan mifang)* 158–161, 170
gehua jiexing tang (Puerariablumen-Abkochung zum Lösen von [Katergefühl beim] Aufwachen) 351
Geistige Substanzen (7), Zahl-Begriff-Paare 198
gekuo-Verse 98
Gelehrtenarzt *(ruyi)* 38, 48, 70, 89, 226
Gemeines Volk 27
gen (das Stillhaltende) 237
Generationenarzt 48
Gerüche (5), Zahl-Begriff-Paare 197
Gesamtedition 79
Gesamtwerk von Wan Quan 79
Geschmacksarten (5), Zahl-Begriff-Paare 197

Geschwürheilkunde *(chuangyang)* 42, 130
Gesicht, diagnostisch und therapeutisch relevante Zonen 164
Gesichtsdiagnose, kinderheilkundliche 106
Gesichtshautverfärbung 108
Gesunde Lebensführung *(yangsheng)* 271, 273
Gesunde Lebensführung anhand der vier (moralischen Prinzipien) 196
Gesunde Lebensführung, Schriften 80
Gesundheitspflege *(yangsheng siyao)* 127
Gesundheitspflege, Anzahl der Fallgeschichten 84
gewu (Untersuchung der Dinge) 98
Gewürznelken-Milz-Anhäufungs-Pille *(dingxiang pijiwan)* 320
Gift, embryonales *(taidu)* 100, 240
Goldsplitter in Reimprosa *(suijinfu)* 117
Grab Wan Quans 18
Grausames Qi 240
Große Auffüllrezeptur mit den Zehn Vollständigen *(shiquan dabu tang)* 363, 364
Großkonfuzianer in Luotian 25
Grün-ableitende-Pillen *(xieqingwan)* 336
Grundlegende Abhandlung zur Untersuchung der Dinge und Erweiterung des Wissens über die Pocken *(douzhen gezhi yaolun)* 83, 99, 124
Grundlegende Fragen *(suwen)* 86
guangsi (Vermehrung der Nachkommenschaft) 103
guangsi jiyao (Prinzipien zur Vermehrung der Nachkommenschaft) 104, 124, 127, 170
guanyi (Amtsärzte) 20
guizhi (Zimtzweige) 307
guizhitang (Zimtzweig-Rezeptur) 363
guo yu 264
gusuifu (Quintessenzen in Reimprosa) 117
Gypsum 305, 308

H

Handlinien 111
Handtherapie, manuelle 111
Handwerker 27
hanshi yitong (medizinischer Leitfaden) 50
Hausbesuche 40, 51
Hausrezepturen 47
Hautverfärbung im Gesicht 108
hegu (vereinigendes Tal) 310
Heilergruppen 47
Heilige Pusteln *(shengchuang)* 241
Heilmethoden 47
Heilung nach yi 279
heqiyin (Qi ausgleichendes Getränk) 386
Herrensöhne 71
Herrliche Ruhe 91
Herz *(xin)* 257
hetu (Plan des [Gelben] Flusses) 192
Hexagramme 192, 218
Hexagramme (64) Zahl-Begriff-Paare 199
hezirou (Terminaliasamen) 307
Himmel, Erde und Mensch 222
Himmelsbewegtes Qi 63
Himmelspusteln *(tianchuang)* 63, 241
Himmelsstämme (10), Zahl-Begriff-Paare 198
Himmelszahlen *(tianshu)* 190
Himmlisches Prinzip *(tianli)* 262
Himmlisches Schicksal *(tianming* oder *tianshu)* 242
Hinterkopf, Hundert Vereinigungen 165
Hitzegift, Alkohol 134
hoanggan 13
Hören und Riechen *(wen)* 53
hu liuxi 25
hu mingshu 25
huabantang (Flecken verwandelndes Dekokt) 305, 307, 308
huang di neijing (Innerer Klassiker des Gelben Kaisers) 87, 203, 265
huang lian (Pockenbuch) 94
huanggang 13
huangqin shaoyao tang (Scutellaria-Paeonien-Rezeptur) 379
hubei 12
huguang 12
hui (Reue) 262
huimin yaoju (Volksapotheken) 49
hulianwan (Picrorrhiza-Pillen, Frucht beruhigende Pillen) 382
Hundert Vereinigungen *(bahui)* 165
Hundert-Jahre-Pusteln *(baisuichuang)* 241
Hundertjahr-Pusteln 63
huoyou zhinan fu (Kompass zur Heilung der Kinder in Reimprosa) 161
hupo baolongwan (Bernsteinpillen zum Schutz des Drachen) 335, 337
Husten des Kindes 234

I

Idee *(yi)* 297
Innere Alchemie *(neidan)* 272
Innere Medizin und Kälteverletzungen, Anzahl der Fallgeschichten 84
Innere Medizin, Schriften 80
Innerer Klassiker des Gelben Kaisers *(huang di neijing)* 87, 265
Instrument des menschlichen Körpers 185
Intrige gegen Wan Quan 27

J

Jadeschrift zu den Pocken *(pianyu douzhen)* 80, 136, 156
Jadeschrift zu den Pocken aus der geheimen Tradition der Wan-Familie *(wanshi michuan pianyu douzhen)* 154
Jadeschriften *(pianyu xinshu, pianyou douzhen)* 170
Jadetau-Pulver *(yulusan)* 236, 312, 316
Jahre (14), Zahl-Begriff-Paare 199
Jahre (16), Zahl-Begriff-Paare 199
Jahre (49), Zahl-Begriff-Paare 199
Jahre (64), Zahl-Begriff-Paare 199
Jahre und Tabus *(nianji)*, Zahlen 204
Jahreszeiten (4), Zahl-Begriff-Paare 197
Jahreszeiten (5) , Zahl-Begriff-Paare 197
Jahreszeitliche Zyklen 235
Jahre-Zyklus (60), Zahl-Begriff-Paare 199
jianghuyi (umherziehende Ärzte) 20
jianzhongtang (Mitte stärkende Abkochung) 354, 357
jiaowai biechuan (Einsicht jenseits der schriftlichen Tradierung) 270
jiawei wulingsan 129
jiegu (Wunden durch metallene Pfeilspitzen) 42
jieguke (orthopädische Praxis für das Zusammenfügen von Knochen) 44
Jing (Leitbahnen), Zahlen 190
jing (Ruhe) 261
jingwa (Erkenntnisse eines Frosches im Brunnenloch) 87
jingxinfu (Reimprosa als Warnung) 161
jingzuo (Praktiken des stillen Sitzens) 272
jinzu (Manuelle Therapien) 42
jishengwan (Versammelte Heiligen-Pillen) 345
jiumen sanshi zheng (die 30 Symptomkonstellationen des Faches der Alkoholkrankheiten) 134
jiuwei qianghuo tang (Notopterygius-Rezeptur mit neun Geschmacksrichtungen) 370
jjiaowai biechuan 100

K

Kaiserliche Medizinische Akademie der Ming-Zeit 42
Kalenderrechnungen 225
Kälteverletzungen *(shanghan)* 11, 42, 80
kan (das Abgründige) 237
Kardamompillen (*doukouwan)* 318
Kategorienbildung 180
Kater 113, 135
Kenner der konfuzianischen Lehre 37
Kernmethoden eines Gelehrtenarztes zu den Pocken, Leitverse 140
Kernmethoden zu den Pocken 117
Kernmethoden zum Fach der äußeren Krankheiten *(waike xinfa)* 80, 131, 155
Kernmethoden zur Behandlung der Pocken aus der Familientradition der Wan *(wanshi jiachuan douzhen xinfa)* 154
Kind mit Fieberkrämpfen 275
Kinder auf der Bildrolle 41
Kinder- und Pockenheilkunde, literarische Schreibversuche 90
Kinderärzte 42
Kindergesicht, diagnostisch und therapeutisch relevante Zonen 164
Kindergesichter 108
Kinderheilkunde *(xiaofangmai)* 11, 42, 51
Kinderheilkunde in der Song-Zeit 118
Kinderheilkunde, Anzahl der Fallgeschichten 84
Kinderheilkunde, Erläuterungen *(youke fahui)* 124
Kinderheilkunde, Kompass und Kernmethoden 155
Kinderheilkunde, Rhapsodie 92
Kinderheilkunde, Schriften 80
Kinderheilkunde, Wandlungstheorien 192
Kinderheilkunde, Weiterentwicklung 121
Kinderheilkundliche Praxis 43
Kinderheilkundliche Schrift 79

Kinderkopf, diagnostisch und therapeutisch relevante Zonen 164
Kinderkrankheiten anhand der Fünf (Organ-Funktions-)Einheiten 195
Kinderkrankheiten, Abstraktion nach den Qualitäten ihrer Hauptsymptome 232
Kinderkrankheiten, Beschwörungsverfahren 290
Kinderkrankheiten, Einteilung 195
Kinderlosigkeit 280
Kindliche Symptome, Zuordnung aufgrund abstrakter Gemeinsamkeiten 232
Kind-Nährungspillen *(fei'erwan)* 331
Kindslage, Wendetechniken 129
Klassiker der schwierigen Fragen *(nanjing)* 86
Klassiker vom Weg und der Tugend *(daodejing)* 184
Klassiker zu den Alkoholkrankheiten 134
Kleine-Bupleurum-Rezeptur *(xiaochaihutang)* 371
Klimatische Ereignisse 225
Klimatische Zyklen, Zahlen 203
Klimatisches Qi des Himmels (6), Zahl-Begriff-Paare 198
Klinische Tätigkeit 39
Klinischer Stil *(linzhengti)* 62
Knochen zusammenfügen *(jiegu)* 42
Knochenabschnitte (365), Zahl-Begriff-Paare 200
Knochenrichten *(zhenggu)* 11
Kodifizierung der medizinischen Fachsprache 229
Kommentar zum Buch der Wandlungen, *Xici* 254
Kommentarschriften zu den medizinischen Klassikern 86
Kompass der Kinderheilkunde 155
Kompass und Kernmethoden zur Kinderheilkunde aus der Familientradition der Wan Familie *(wanshi jiachuan youke zhinan xinfa)* 155, 158
Kompass zur Heilung der Kinder in Reimprosa *(huoyou zhinan fu)* 161
Konferenzen am Krankenbett 40
Konfuzianische Tradition 71
Konnotation 230
Konstellationen 222
Konzept Qi 222, 259
Konzept Yi 286
Kopf, diagnostisch und therapeutisch relevante Zonen 164
Körperbereiche, Leitbahnpaare (6), Zahl-Begriff-Paare 198
Körperdarstellungen 131
Körperstrukturen, Zahl-Begriff-Paare 200
Körpersubstrate, Zahl-Begriff-Paare 200
Körperteile, Acht 236
Körperzonen, sensible (des Kindes) 112
Kosmogonie nach Zahlen 184
Kosmologische Prinzipien *(li)* 226, 269
Kosmos, moralischer 262
kouchi (Mund- und Zahnheilkunde) 11, 42
Krampfanfälle, Abbild des Windes 232
Krämpfe, Fallbeispiel 276
Krankenakte 50
Krankheit als Feind 237
Krankheiten (100), Zahl-Begriff-Paare 200
Krankheiten und ihre Behandlung differenziert nach Leitsymptomen in Prosatexten und *xijiangyue*-Versen 166
Krankheitsbezogene Lieder *(zhubingge)* 134
Krankheitsfälle des Berufslebens 60
Krankheitsmechanismus *(bingji)* 297
Krankheitsursache *(bingyin)* 297
Kriegsgefangenenpusteln *(luchuang)* 241
Kriegsmetaphern 237
Kühlende Pillen *(liangliangwan)* 303
kun (das Empfangene) 237
Kunstfehler 60

L

Laienkenntnisse 40
Leben *(sheng)* 304
Lebenserhaltung, Leitverse *(baoming gekuo)* 124
Lebensführung, gesunde *(yangsheng siyao)* 103, 110
Lebensführung, Zahlen 203, 204
Lebensgeist beruhigende Pillen *(anshenwan)* 313, 349
Lebenskrise des Wan Quan 27
Lebensverlängerung *(yangsheng)* 5, 9, 103, 113, 136
Lebererkrankungen 302
Lehrgesänge 91
Leitbahnen (12), Zahl-Begriff-Paare 199
Leitbahnen und Verbindungsgefäße (34000), Zahl-Begriff-Paare 200
Leitbahnen, Zahlen 190

Leitbahnpaare, Körperbereiche (6), Zahl-Begriff-Paare 198
Leitverse 91
Leitverse zur Lebenserhaltung *(baoming gekuo)* 80, 124
Lepidium-Pillen *(tingliwan)* 234, 328
li (das Haftende) 237
li (kosmologische Prinzipien) 226, 269
li geng 264
liangliangwan (Kühlende Pillen) 303
Lieder *(ge)* 163
Liedform, Tang-zeitliche *(xijiangyue)* 91
lin (Beschämung) 262
lingzhi (Zauberpilz) 7
Linien (384), Zahl-Begriff-Paare 200
linzhengti (klinischer Stil) 62
liufa (Sechs Methoden) 50
liujunzitang (Sechs-Edlen-Rezeptur) 359
lizhongtang (Mitte-Regulations-, Springende Ferkel Rezeptur) 308, 321, 356
lizhongwan (Mitte-Regulations-Pillen) 311, 312, 316
lu jiuyuan 257
luchuang (Kriegsgefangenenpusteln) 241
lülü xinshu (neues Buch zur Musiklehre) 195
lun (Prosastil) 99
Lunge als Symbolelement innerhalb eines Regelsystems 234
luoshu (Schrift des Flusses Luo) 192
luotian 13, 15
Luotianer Gesamtausgabe 82

M

Magen-Poria-Rezeptur *(weilingwan)* 162
Magier *(shushi)* 289
Mahnung an die Söhne, Plagiat, Jadeschrift und Geheimschrift 166
Mahnung zur liebenden Fürsorge für die Kinder in Reimprosa *(ciyou jingxin fu)* 161
maijing (Pulsklassiker) 86
Makrokosmos und Mikrokosmos 260
Mangel-Kälte 309
Mann, Jahres-Schritte 203
Mannigfaltigkeit 184
Manuelle Therapie an der Hand 111
Manuelle Therapie für Kinder *(xiaoer nafa* bzw. *xiaoer tuinafa)* 107
Manuelle Therapien *(anmo)* 42, 47, 298
Mao Dehua 133
Masern 162, 310
Medien *(wu)* 289
Medikalisierte Ethik 263
Meditation 272
Meditations- und gymnastische Übungen für die gesunde Lebensführung *(yangsheng)* 273
Medizin in der Ming-Zeit 38
Medizin yi *(yizhe yiye)* 263
Medizinische Akademie, Fächer 11
Medizinische Akte 60
Medizinische Fachsprache, Kodifizierung 229
Medizinischer Leitfaden *(hanshi yitong)* 50
Medizinisches Denken, Musik und die Kalenderkunde 195
Medizinschulen, Yuan-zeitliche *(yixue)* 49
Medizintradition der Familie Wan 19
Meisterung der Stille *(zhujing)* 272
Memoriertexte, *xijiangyue*-Verse 94
Menschenleben, Zahlen 203
Menstruation, Hamonisierung 127
Menstruations-Ausgleich-Rezeptur *(tiaojingwan)* 380
Menstruationsstörungen 280
Merkverse zum Schutz des Lebens aus der Familientradition der Wan *(wanshi jiachuan baoming gekuo)* 154
Metall als Symbol aus der Fünf-Phasen-Theorie 234
Metamorphose 206
Metamorphose und Dampf, Zahlen-Begriffs-Paare 208
Metamorphosen (10), Zahl-Begriff-Paare 198
Metaphern und Symbole aus der Landwirtschaft 240
Methode *(fa)* 298
michuan jingyan xiaoer nafa (geheim tradierte Erfahrungen zur manuellen Therapie für Kinder) 106
Mikrokosmos und Makrokosmos 260
Militär 27
Milz und Musik 276
Mitte 261
Mitte stärkende Abkochung *(jianzhongtang)* 354, 357
Mitte-Auffüllungs- und -Qi-Vermehrungs-Dekokt *(buzhong yiqi tang)* 370, 382

Mitte-Regulations [Rezeptur] *(lizhong-tang)* 308, 321, 356
Mitte-Regulations-Pillen *(lizhongwan)* 311, 312, 316
Mitte-regulierendes[-Dekokt] 236
Mondkalender 234
Monochord 185, 189
Moralischer Kosmos 262
Moxa 47
Mundheilkunde *(kouchi)* 11, 42
Musik 189
Musik und Milz 276
Muskatnuss *(roudoudou)* 307
Muskatnusspillen von Herrn Chen *(chenshi roudoukouwan)* 306
muxiangsan (Saussurea-Pulver) 309

N

Nachgeburt 129
Nachgeburtliche Phase *(chanhou)* 127, 129
Nährung des Lebens *(yangsheng)* 113
nanjing (Klassiker der schwierigen Fragen) 86
Naturgesetze 226
Naturphänomene 184
neidan (innere Alchemie) 272
Neokonfuzianische Medizin 226
Neudruck des in der Wan Familie aus Luotian bewahrten, geheimen Faches Frauenheilkunde *(xinke luotian wanshi jiazang furen mike)* 154
Neues Buch zur Musiklehre *(lülü xinshu)* 195
Neues Buch zur Pflege des Kindes *(youyou xinshu)* 265
Neugeborenenphase 119
Neuschnitt der in der Wan Familie bewahrten Familiengeheimnisse zur Aufzucht der Kinder *(xinjuan wanshi jiazang yuying jiami)* 154
nianji (Jahre und Tabus), Zahlen 204
Nirvana (Wahre Welt) 274
niu (Rind) 304
Notation 229
Notation in der praktischen Medizin 231
Notationsform, abendländische 230
Notopterygius-Rezeptur mit neun Geschmacksrichtungen *(jiuwei qianghuo tang)* 370
Null als Bezeichnung des Nichts 184
Numerische Aspekte 184

O

Oberflächen- und Tiefenstruktur 217
Oberflächliche Erklärungen 87
Ontologische Ebenen 222
Opferpoesie 215
Orakelontologie 219
Orakelsystem des Buches der Wandlungen 218
Organbegriff 234
Organe, Himmel, Erde und Mensch 222
Organe, Notationen 231
Organfunktionen und Gefühle 201
Orthodoxe Schule *(zhengzongpai)* 130
Orthopädie 51
Orthopädische Praxis für das Zusammenfügen von Knochen *(jieguke)* 44

P

Pagodenberg-Akademie *(tashan shuyuan)* 70
Palastorgane (5), Zahl-Begriff-Paare 198
Parallelprosa *(pianwen)* 92
Pathogene, Tang-zeitliche *(xijiangyue)* Tang-zeitliche *(xijiangyue)*, Himmel, Erde und Mensch 222
Perioden (5), Zahl-Begriff-Paare 197
Phasen (5), Zahl-Begriff-Paare 197
Phasen und Krankheiten im Leben einer Frau 128
Philosophisches Konzept, Yi 253
Physai ek ton peritomaton, Dämpfe aus den Lebensmitteln, Qi 259–260
pianwen (Parallelprosa) 92
pianyu douzhen (Jadeschrift zu den Pocken) 137, 169, 170
pianyu xinshu (Werk zur Kinderheilkunde) 169, 170
Picrorrhiza-Pillen *(hulianwan)* 382
pingyun (Tonreime) 91
Pinselnotizen *(biji)* 62
Plagiat 94
Plagiate 14
Plan des (Gelben) Flusses *(hetu)* 192, 195
Plantago *(cheqianzi)* 305
Plazentaabgang 129
Pneuma 260
Pocken 7, 63, 239, 309
Pocken, Begleitsymptome 247
Pocken, Fortpflanzungsmedizin 64
Pocken, Krankheitszeichen 246

Pocken, Prognosekriterien 246
Pocken, Stadien 246
Pocken, Verteilung der Flecken und Pusteln 244
Pockenarzt 65
Pockenbuch *(huang lian)* 94
Pockenepidemie 64
Pockenheilkunde *(douzhenke)* 10, 11, 90
Pockenheilkunde in der Ming-Zeit 114
Pockenheilkunde, Anzahl der Fallgeschichten 84
Pockenheilkunde, literarische Schreibversuche 90
Pockenheilkunde, Rhapsodie 93
Pockenheilkunde, Schriften 80
Pockenimpfung 249
Pockenschriften, Publikationsgeschichte 143
Pockenschutz 10
Pockenstadien 243
Pockentraktat 241
Pockentraktat, Textversion 137
Pockentraktat, Überarbeitung 114
Polaritäten und Qi 220
Poren (84000), Zahl-Begriff-Paare 200
Poria-Magen-Pillen *(weilingwan)* 303, 306, 318
Potenzen (3), Zahl-Begriff-Paare 196
Potenzstörungen, männliche 280
Praktiken des stillen Sitzens *(jingzuo)* 272
Praxis für Ursachenbeschwörung *(zhuyouke)* 44
Prinzipien der gesunden Lebensführung *(yangsheng siyao)* 110
Prinzipien zur Vermehrung der Nachkommenschaft aus der Familientradition *(wanshi jiachuan guangsi jiyao)* 74, 104, 110, 157
Professionalität 48
Prognose 238, 300
Prognostik und Weissagung 248
Prosastil *(lun)* 99
Prügelstrafe 6
Psychosomatisch 279
pu (Zustand des unbehauenen Holzblocks) 261
Puerariablumen-Abkochung zum Lösen von [Katergefühl beim] Aufwachen *(gehua jiexing tang)* 351
Pueraria-Zwiebelweiß-Dekokt *(ge'gen congbau tang)* 371
Pulsbezogene Lieder *(zhumaige)* 134
Pulsklassiker *(maijing)* 86
Pythagoreische Harmonie im Kosmos 185

Q

Qi (4), Zahl-Begriff-Paare 197
Qi (9), Zahl-Begriff-Paare 198
Qi ausgleichendes Getränk *(heqiyin)* 386
Qi und Blut bei Männern und Frauen 127
Qi und Polaritäten 220
Qi, Bewegungsrichtungen 202
Qi, grausames 240
Qi, himmelsbewegtes 63
Qi, Konzept 259
Qi, Zahl-Begriff-Paare 201
qian (das Schöpferische) 237
qingci (Blaue Gebete) 215
qingming shanghe tu, Bildrolle (Flussuferszenen am Qingming-Fest) 19
quanshengpai (Ganzheitsschule) 131
Quintessenzen in Reimprosa *(gusuifu)* 117
Quintessenzen zu den Pocken in Reimprosa *(douzhen gusuifu)* 116

R

Rachenheilkunde *(yanhou)* 11, 42
Regelsysteme 222
Regierungsbezirk des Kreises Luotian 17
Regulierung der Menstruation *(tiaojing)* 127
Reimprosa 92
Reimprosa als Kompass *(zhinanfu)* 161
Reimprosa als Warnung *(jingxinfu)* 161
Reimprosa aus der Kinderheilkunde zur Entwicklung des Neugeborenen *(youke fawei fu)* 119
Reimprosatexte, Plagiat, Jadeschrift und Geheimschrift 166
renyu (selbstsüchtige Wünsche und Begierden) 262
Resonanz zwischen Himmel, Erde und Mensch *(ganying)* 224
Reue *(hui)* 262
Rezepturbezogene Lieder *(zhufangge)* 134
Rezepturen 47, 298
Rhapsodie, *fu* 92
Rind *(niu)* 304
Ritualaufzeichnungen der Zhou *(zhouli)* 276
roudoudou (Muskatnuss) 307
Rückkehr des Giftes zur Niere 99

Ruhe *(jing)* 261
ruyi (Gelehrtenarzt) 38, 48, 70, 89, 226

S

samsara (Erscheinungswelt) 274
sanhuangsan (Dreimal-Gelb-Abkochung) 353
Säuglingsentwicklung, Zahlen-Begriffs-Paare 207
Saussurea-Pulver *(muxiangsan)* 309
Schädigungsfaktoren, Zahl-Begriff-Paare 200
Schaffensperiode, frühe 86
Schafgarbenstengel für das Orakel (49), Zahl-Begriff-Paare 199
Schlichte Hinweise 87
Schrift des Flusses Luo *(luoshu)* 192, 194
Schriften von Wan Mizhai, Titelblatt 81
Schriftenzusammenstellung 169
Schule von den Symbolen und Zahlen *(xiangshu xuepai)* 193
Schweregefühl 232
Scutellaria-Paeonien-Rezeptur *(huangqin shaoyao tang)* 379
Sechs als Himmelszahl 190
Sechs Methoden *(liufa)* 50
Sechs-Edlen-Rezeptur *(liujunzitang)* 359
Seidennetzgefäße (180), Zahl-Begriff-Paare 200
Selbstsüchtige Wünsche *(renyu)* 262
Sexualessenzen Samen und Blut, Entwicklungsschritte des Menschen 204
Sexualität 113
Sexualität, weibliche 129
shanghan (Kälteverletzungen) 11, 42
shanghan zhaijin (Auslese aus dem Fach Kälteverletzungen) 83, 96, 124, 170
shanghanlun (Abhandlung zu den Kälteverletzungen) 87, 125
shanshu (Bücher vom Gutsein) 67, 283
shao yong 193
shen nong 265
shendu (Aufmerksamkeit auf das Allein) 272
sheng (Leben) 304
shengchuang (heilige Pusteln) 241
shengmaisan (Gefäße-Bildungspulver) 386
shenling baizhu san (Atractylodespulver mit Ginseng und Poria Cocos) 374, 379
shennong bencao 265
shiquan dabu tang (Große Auffüllrezeptur mit den Zehn Vollständigen) 363, 364
shishentang (Die Zehnfache Wunder-Rezeptur) 356
shu (Zahl) 190
shushi (Magier) 289
shushu (Zahlenkünste) 190
Sich Strecken zur Kleinen Vollständigkeit *(xiaoman)* 273
Sieben Gefühle 201
Sieben Gefühle bei Kindern 277
Sieben Verminderungen 204
sijunzitang (Vier-Edlen-Rezeptur) 350
sisun (Vier Verletzungen) 282
siwutang (Vier-Zutaten-Rezeptur) 371
Söhne Wan Quans 29
Solarperioden (24), Zahl-Begriff-Paare 199
Sommerhitzedurchfall 236, 315
Sorgenvolles Nachdenken (der Milz), Wut 202
Spaltung 184
Speicherorgane (5), Zahl-Begriff-Paare 197
Stammbaum Wan Quans 30
Stände 27
Sterne (5), Zahl-Begriff-Paare 198
Sternkonstellationen (28), Zahl-Begriff-Paare 199
Stilles Sitzen 272
Stipendium 26
Strukturkrankheiten 125
Sturzblutungen 127
Suche nach der Bedeutung einer Krankheit 285
suijinfu (Goldsplitter in Reimprosa) 117
sun simiao 265
Süßholz *(gancao)* 307
Suwen (grundlegende Fragen) 87, 267
Suwen, Fünf Akteure 222
Suwen, Zahlen 203
Symbolstrukturen 214, 217
Symptome, kindliche, Zuordnung aufgrund abstrakter Gemeinsamkeiten 232
Symptomkonstellation *(zheng)* 227
Symptomkonstellation in der praktischen Medizin 231
Symptomkonstellationen des Faches der Alkoholkrankheiten *(jiumen sanshi zheng)* 134

T

Tage eines großen Wachstumszyklus (64), Zahl-Begriff-Paare 199
Tage eines Jahres (365), Zahl-Begriff-Paare 200
Tage eines kindlichen Metamorphosen- und Dampfzyklus (384), Zahl-Begriff-Paare 200
Tage eines kleinen Wachstumszyklus (32), Zahl-Begriff-Paare 199
taidu (embryonales Gift) 240
Talismanwasser 47
Talismanwasser-Methoden *(fushui)* 289
tao zhongwen 14
tashan shuyuan (Pagodenberg-Akademie) 70
Tasten 55
Terminaliasamen *(hezirou)* 307
Testamentarischer Text Wan Quans 122
Theorienbildung 180
Therapie und Handlungsstrategie 263
Therapieansätze 47
Therapiebezogene Lieder *(zhifage)* 134
Therapiekonzept 297
Therapiemethoden eines Generationenarztes zu den Pocken, Publikationsgeschichte 149
Therapiemethoden zu den Pocken 80, 98, 141
tianchuang (Himmelspusteln) 241
tianli (himmlisches Prinzip) 262
tianming (Himmlisches Schicksal) 242
tianshu (Himmelszahlen) 190, 242
tiaojing (Regulierung der Menstruation) 127
tiaojingwan (Menstruations-Ausgleich-Rezeptur) 380
tiaoyuantang (Ursprungs-Harmonisierungs-Dekokt) 335, 336, 384, 385
tingliwan (Lepidium-Pillen) 234, 328
Titelblatt *(Wan Mizhai shu)* 81
Ton und Zahl 189
Töne (5), Zahl-Begriff-Paare 197
tongbi shanren (Bergmensch hart wie ein Bronzewall) 94
Tonreime *(pingyun)* 91
Tradierung des kinderheilkundlichen Wissens 122
Tradierungsformen 150
Tradition, konfuzianische 71
Trauer (der Lunge), Freude 202
Trigramme (8) 236
Trigramme (8), Zahl-Begriff-Paare 198
Trigramm-Paare 192
Tugend *(de)* 282
tuxing (anatomische Zeichnungen) 131

U

Übung zur Ankunft des Winters *(dongzhi)* 273
Übung, still ruhende 273
Umfangen der Einheit *(baoyi)* 272
Umherziehende Ärzte *(jianghuyui)* 20
Unfruchtbarkeit 280
Untersuchung der Dinge *(gewu)* 99
Untersuchungsmethoden, bei Kindern 51
Untersuchungsmethoden, vier 50, 52–55
Ursachenbeschwörungen *(zhuyou)* 42
Ursachenkategorien, Zahl-Begriff-Paare 200
Ursprünglicher Atem *(yuanqi)* 272
Ursprungs-Harmonisierungs-Dekokt *(tiaoyuantang)* 335, 336, 384, 385
Ursprungs-Schutz-Dekokt *(baoyuangtang)* 335, 336, 384, 385

V

Verbindungsgefäße (12), Zahl-Begriff-Paare 199
Vereinigendes Tal *(hegu)* 310
Verlaufsbeurteilungen 87
Verlaufseinschätzungen von Kälteverletzungen 88
Verletzungen (5), Zahl-Begriff-Paare 197
Verlustsyndrom, kindliches 287
Vermehrung der Nachkommenschaft *(guangsi)* 103, 284, 285
Vermehrungen (8), Zahl-Begriff-Paare 198
Verminderungen (7), Zahl-Begriff-Paare 198
Vermissen, Zustand *(xiangsi)* 277, 288
Versammelte Heiligen-Pillen *(jishengwan)* 345
Verse 91
Versformen als Wissensvermittlung 93
Vier Prinzipien der gesunden Lebensführung *(yangsheng siyao)* 80, 110, 124, 203, 271, 276
Vier Prinzipien zur Nährung des Lebens aus der Familientradition der Wan *(xinkan wanshi jiachuan yangsheng siyao)* 154

Vier Untersuchungsmethoden 50, 52–55
Vier Verletzungen *(sisun)* 282
Vier-Edlen-Rezeptur *(sijunzitang)* 350
Vier-Zutaten-Rezeptur *(siwutang)* 371
Volksapotheken *(huimin yaoju)* 49
Vollständiges Buch zu den Pocken *(douzhen quanshu)* 94, 165
Vorgeburtliche Phase *(chanhou)* 127
vuchang 13

W

Wachstumsprozess, Zahlen-Begriffs-Paare 208
Wachstumsprozess, Zahlen-Begriffs-Welt 209
Wahre Welt (Nirvana) 274
waike (Erkrankungen des Äußeren) 11, 130
waike xinfa (Kernmethoden zum Fach der äußeren Krankheiten) 132
wan fudun 289
Wan Mizhai shu (Schriften von Wan Mizhai), Titelblatt 81
Wan Quans Grab 18
Wan Quans heilkundliche Schriften, Herausgabe 3
Wan Quans Manuskripte, Bücher und Plagiate 152
Wandlungstheorien, Säuglingsentwicklung 205
wandouchuang (Erbsen-Pusteln) 241
Wansche Medizintradition 21
wanshi jiachuan baoming gekuo (Merkverse zum Schutz des Lebens aus der Familientradition der Wan) 154
wanshi jiachuan diandianjing winziger (Klassiker aus der Familientradition der Wan Familie) 155
wanshi jiachuan douzhen xinfa (Kernmethoden zur Behandlung der Pocken aus der Familientradition der Wan) 154
wanshi jiachuan guangsi jiyao (wichtige Prinzipien zur Vermehrung der Nachkommenschaft aus der Familientradition der Wan) 74, 154
wanshi jiachuan youke fahui (Erläuterungen zur Kinderheilkunde aus der Familientradition der Wan) 154
wanshi jiachuan youke zhinan xinfa (Kompass und Kernmethoden zur Kinderheilkunde aus der Familientradition der Wan Familie) 155
wanshi michuan pianyu douzhen (Jadeschrift zu den Pocken aus der geheimen Tradition der Wan-Familie) 154
wanshi michuan pianyu xinshu (wesentliche Jadeschrift aus der geheimen Tradition der Wan Familie) 154
wanshi michuan waike xinfa (Kernmethoden zu den äußeren Krankheiten aus der Geheimtradition der Wan Familie) 155
Weg *(dao)* 256
Wegweiser und Kernmethoden zur Kinderheilkunde, Schriften 80
Weichheiten (5), Zahl-Begriff-Paare 197
weilingwan (Magen-Poria-Rezeptur) 162, 303, 306, 318
Weinen, unaufhörliches 278
Weißer-Tiger-Dekokt *(baihutang)* 308
Welt des Kaiserhofs 5
Weltkarten aus der Vor-Han-Zeit 193
wen (Hören und Riechen) 53
Wendetechniken bei falscher Lage des Kindes 129
Wesentliche Behandlungsmethoden zu den Pocken 91
Wesentliche Jadeschrift aus der geheimen Tradition der Wan Familie *(wanshi michuan pianyu xinshu)* 154
Wesentliche Therapiemethoden eines Generationenarztes *(douzhen shiyi xinfa)* 83, 98, 124
Wesentliche Therapiemethoden zu den Pocken *(douzhen xinfa)* 83, 137
Wichtige Prinzipien zur Vermehrung der Nachkommenschaft *(guangsi jiyao)* 80, 83, 124, 154
Widersacher 33
Widrige Einflüsse (5), Zahl-Begriff-Paare 197
Wiederkehrende Krämpfe *(xian)* 162
Winde der acht Himmelsrichtungen (8), Zahl-Begriff-Paare 198
Windpocken 162
Windsymptom, Konnotation mit den Symbolen Holz (Ebene Erde) und Leber (Ebene Mensch) 232
Winziger Klassiker *(diandianjing)* 80, 82, 134
Winziger Klassiker aus der Familientradition der Wan Familie *(wanshi jiachuan diandianjing)* 155
Wissensvermittlung in Versformen 93

wu (Medien) 289
wu'aotang (Fünf Widerständige-Dekokt) 234, 328
wuhan 13
wulao (Fünf Erschöpfungserscheinungen) 282
wulingsan (Fünf-Pilze-Pulver) 308, 383
Wunden durch metallene Pfeilspitzen *(jinzu)* 42
Wunderbare Wirksamkeiten-Pulver *(yigongsan)* 385
Wunderheiler 47
wushang (Fünf Schädigungen) 282
Wut (der Leber), Trauer 202
Wuxing, Zahl Fünf 192
wuzang liufu (fünf Speicher und sechs Paläste) 221

X

xian (wiederkehrende Krämpfe) 162
xiang (Buch der Wandlungen) 218
Xiang, Disposition des Himmels 219
Xiangshan-Schule *(xiangshanxue)* 68
xiangshu xuepai (Schule von den Symbolen und Zahlen) 193
xiangsi (Vermissen) 277, 288
xiaochaihutang (Kleine-Bupleurum-Rezeptur) 371
xiaoer nafa bzw. *xiaoer tuinafa* (Manuelle Therapie für Kinder) 107
xiaofangmai (Kinderheilkunde) 11, 42
xiaoman (Kleine Vollständigkeit) 273
xiaosan (Auflösung der Geschwülste) 131
Xici-Kommentar zum Buch der Wandlungen 219, 255
xieqingwan ([Leber]Grün-ableitende-Pillen) 304, 311, 336
xijiangyue-Verse zur Kinder- und Pockenheilkunde 91, 97
xijiangyue-Verse, Memoriertexte 94
xin (Herz) 257
Xing, physiognomische Gestalt 220
xinjuan wanshi jiazang yuying jiami (Neuschnitt der in der Wan Familie bewahrten Familiengeheimnisse zur Aufzucht der Kinder) 154
xinkan wanshi jiachuan shanghan zhaijin (Auslese aus der Lehre von den Kälteverletzungen aus der Familientradition der Wan) 154
xinkan wanshi jiachuan yangsheng siyao (Vier Prinzipien zur Nährung des Lebens aus der Familientradition der Wan) 154
xinke luotian wanshi jiazang furen mike (Neudruck des in der Wan Familie aus Luotian bewahrten, geheimen Faches Frauenheilkunde) 154
xiude jiqing ((Kinder)Segen ansammeln) 282
xu yinzong 265
xun (das Sanfte) 237

Y

Yang, sich abtrennendes 316
Yangming[-Konstellation] 305
yangsheng (gesunde Lebensführung) 103, 113, 271
yangsheng siyao (Vier Prinzipien der gesunden Lebensführung) 110, 124, 127, 170, 271
yanhou (Knochen zusammenfügen) 42
yanhou (Rachenheilkunde) 11
yanke (Augenheilkunde) 11, 42
Yao, Buch der Wandlungen 219
yi (Idee, Bedeutung) 297
Yi Konzept 253, 263, 286, 287
yigongsan (Besondere Wirksamkeiten-Pulver) 375, 385
yilidan (Eine-einzige-Pillen-Raffinade) 162, 305, 318
Yin im Yang 219, 222
Yin und Yang, Zahl Zwei 192
Yin, kleines oder äußerstes 222
ying (Antwort) 261
yixue (Yuan-zeitliche Medizinschulen) 49
yizhe yiye (Medizin yi) 263
youke fahui (Erläuterungen zur Kinderheilkunde) 83, 124, 169
youke fawei fu (Reimprosa aus der Kinderheilkunde zur Entwicklung des Neugeborenen) 119
youke quanshu (vollständiges Buch zu den Pocken) 165
youke zhinan jiachuan mifang (Kompass der Kinderheilkunde mit familientradierten Geheimrezepturen) 158
youke zhinan mifang (Geheimrezepturen als Wegweiser der Kinderheilkunde) 79, 170
youyou xinshu (neues Buch zur Pflege des Kindes) 265

yuanqi (ursprünglicher Atem) 272
yulusan (Jadetau-Pulver) 312, 316
yuying jiami (Familiengeheimnisse zur Aufzucht von Säuglingen) 83, 119, 124, 127, 169, 172

Z

Zahl *(shu)* 190
Zahl der Frau (7), Zahl-Begriff-Paare 198
Zahl der großen Ausdehnung (50), Zahl-Begriff-Paare 199
Zahl der Mitte zwischen Himmel und Erde (25), Zahl-Begriff-Paare 199
Zahl des Mannes (8), Zahl-Begriff-Paare 198
Zahl und Ton 189
Zahl-Begriff-Paare 196
Zahlen und Analogien 185
Zahlen und medizinische Kategorien 194
Zahlenkünste *(shushu)* 190
Zahlentheorien, Säuglingsentwicklung 205
Zahlenwelten 184
Zahlgebungen, sakrale und säkulare 184
Zahnheilkunde *(kouchi)* 11, 42
Zauberpilz *(lingzhi)* 7
Zehn Himmelsstämme 226
Zeichenkonstellation *(zheng)* 227
Zeiteinheiten, Zahl-Begriff-Paare 200
Zeugungskraft 113
Zeugungsunfähigkeit 281
zhang mingdao 25
zhang yuquan 25
zhang zhongjing 265
zhen (das Erregende) 237
zheng (Symptom- und Zeichenkonstellation) 227
zhenggu (Knochenrichten) 11
zhengzongpai (orthodoxe Schule) 130
zhenjiu (Akupunktur) 11, 42
zhifage (therapiebezogene Lieder) 134
zhinanfu (Reimprosa als Kompass) 161
zhongzi (Fruchtbarkeitsmaßnahmen) 127
zhou dunyi 271
zhouli (Ritualaufzeichnungen der Zhou) 276
Zhou-Zeit 252
zhu xi 258, 272
zhu zhenheng 266
zhubingge (krankheitsbezogene Lieder) 134
zhujing (Meisterung der Stille) 272
zhumaige (pulsbezogene Lieder) 134
zhuyouke (Praxis für Ursachenbeschwörung) 44
zihuazi 269
Zimtzweige *(guizhi)* 307
Zimtzweig-Rezeptur *(guizhitang)* 363
Zitrus- und Pinellia-Dekokt *(erchentang)* 328, 359
Zuckungen, Abbild des Windes 232
Zustand des neugeborenen nackten Säuglings *(chizi)* 261
Zustand des unbehauenen Holzblocks *(pu)* 261
Zustand des Vermissens*(xiangsi)* 288
Zwei als Konzept der Bipolarität von Yin und Yang 192
Zwiebelweiß-Befreiungs-Rezeptur *(baitongtang)* 322
Zwölf Erdzweige 226
Zwölf-Ton-Pfeife 189
Zyklen 225
Zyklen, jahreszeitliche 235